国家卫生健康委员会"十四五"规划教材

全国高等学校教材

供本科护理学类专业用

# 外科护理学

## 第 7 版

U0284737

主　编　李乐之　路　潜

副主编　张美芬　许　勤　汪　晖　龚　姝

编　者（以姓氏笔画为序）

王　泠（北京大学人民医院）

王国蓉（四川省肿瘤医院）

尹心红（南华大学护理学院）

卢惠娟（复旦大学护理学院）

叶　曼（中南大学湘雅二医院）（兼秘书）

田建丽（承德医学院护理学院）

史　蕾（南方医科大学护理学院）

刘　敦（福建医科大学护理学院）

许　勤（南京医科大学护理学院）

孙　蓉（南京中医药大学护理学院）

李　津（西安交通大学医学部）

李　领（海南医学院国际护理学院）

李乐之（中南大学湘雅护理学院）

李树雯（安徽医科大学护理学院）

汪　晖（华中科技大学同济医学院附属同济医院）

张美芬（中山大学护理学院）

罗翱翔（广东药科大学护理学院）

岳树锦（北京中医药大学护理学院）

庞　冬（北京大学护理学院）

郑　瑾（中国医科大学附属第一医院）

赵丽萍（中南大学湘雅二医院）

赵博伦（大连大学护理学院）

秦　颖（郑州大学护理与健康学院）

袁　华（吉林大学护理学院）

高　丽（首都医科大学护理学院）

龚　姝（四川大学华西医院）

韩　媛（广州医科大学护理学院）

路　潜（北京大学护理学院）

臧小英（天津医科大学护理学院）

人民卫生出版社

·北　京·

**图书在版编目（CIP）数据**

外科护理学/李乐之，路潜主编. —7 版. —北京：
人民卫生出版社，2021.12（2024.4 重印）

ISBN 978-7-117-32472-4

Ⅰ.①外…　Ⅱ.①李…②路…　Ⅲ.①外科学-护理
学-教材　Ⅳ.①R473.6

中国版本图书馆 CIP 数据核字（2021）第 241519 号

| 人卫智网 | www.ipmph.com | 医学教育、学术、考试、健康，购书智慧智能综合服务平台 |
| 人卫官网 | www.pmph.com | 人卫官方资讯发布平台 |

外科护理学
Waike Hulixue
第 7 版

主　　编：李乐之　路　潜
出版发行：人民卫生出版社（中继线 010-59780011）
地　　址：北京市朝阳区潘家园南里 19 号
邮　　编：100021
E - mail：pmph @ pmph. com
购书热线：010-59787592　010-59787584　010-65264830
印　　刷：人卫印务（北京）有限公司
经　　销：新华书店
开　　本：850×1168　1/16　印张：43
字　　数：1272 千字
版　　次：1987 年 6 月第 1 版　　2021 年 12 月第 7 版
印　　次：2024 年 4 月第 6 次印刷
标准书号：ISBN 978-7-117-32472-4
定　　价：98.00 元
打击盗版举报电话：010-59787491　E-mail：WQ @ pmph.com
质量问题联系电话：010-59787234　E-mail：zhiliang @ pmph.com

# 第七轮修订说明

2020 年 9 月国务院办公厅印发《关于加快医学教育创新发展的指导意见》(国办发〔2020〕34 号),提出以新理念谋划医学发展、以新定位推进医学教育发展、以新内涵强化医学生培养、以新医科统领医学教育创新,并明确提出"加强护理专业人才培养,构建理论、实践教学与临床护理实际有效衔接的课程体系,加快建设高水平'双师型'护理教师队伍,提升学生的评判性思维和临床实践能力。"为更好地适应新时期医学教育改革发展要求,培养能够满足人民健康需求的高素质护理人才,在"十四五"期间做好护理学类专业教材的顶层设计和规划出版工作,人民卫生出版社成立了第五届全国高等学校护理学类专业教材评审委员会。人民卫生出版社在国家卫生健康委员会、教育部等的领导下,在教育部高等学校护理学类专业教学指导委员会的指导和参与下,在第六轮规划教材建设的基础上,经过深入调研和充分论证,全面启动第七轮规划教材的修订工作,并明确了在对原有教材品种优化的基础上,新增《护理临床综合思维训练》《护理信息学》《护理学专业创新创业与就业指导》等教材,在新医科背景下,更好地服务于护理教育事业和护理专业人才培养。

根据教育部《关于加快建设高水平本科教育 全面提高人才培养能力的意见》等文件要求以及人民卫生出版社对本轮教材的规划,第五届全国高等学校护理学类专业教材评审委员会确定本轮教材修订的指导思想为:立足立德树人,渗透课程思政理念;紧扣培养目标,建设护理"干细胞"教材;突出新时代护理教育理念,服务护理人才培养;深化融合理念,打造新时代融合教材。

本轮教材的编写原则如下:

1. 坚持"三基五性" 教材编写坚持"三基五性"的原则。"三基":基本知识、基本理论、基本技能;"五性":思想性、科学性、先进性、启发性、适用性。

2. 体现专业特色 护理学类专业特色体现在专业思想、专业知识、专业工作方法和技能上。教材编写体现对"人"的整体护理观,体现"以病人为中心"的优质护理指导思想,并在教材中加强对学生人文素质的培养,引领学生将预防疾病、解除病痛和维护群众健康作为自己的职业责任。

3. 把握传承与创新 修订教材在对原有教材的体系、编写体裁及优点进行继承的同时,结合上一轮教材调研的反馈意见,进一步修订和完善,并紧随学科发展,及时更新已有定论的新知识及实践发展成果,使教材更加贴近实际教学需求。同时,对于新增教材,能体现教育教学改革的先进理念,满足新时代护理人才培养在知识结构更新和综合能力提升等方面的需求。

4. 强调整体优化 教材的编写在保证单本教材的系统和全面的同时,更强调全套教材的体系性和整体性。各教材之间有序衔接、有机联系,注重多学科内容的融合,避免遗漏和不必要的重复。

5. 结合理论与实践　针对护理学科实践性强的特点,教材在强调理论知识的同时注重对实践应用的思考,通过引入案例与问题的编写形式,强化理论知识与护理实践的联系,利于培养学生应用知识、分析问题、解决问题的综合能力。

6. 推进融合创新　全套教材均为融合教材,通过扫描二维码形式,获取丰富的数字内容,增强教材的纸数融合性,增强线上与线下学习的联动性,增强教材育人育才的效果,打造具有新时代特色的本科护理学类专业融合教材。

全套教材共 59 种,均为国家卫生健康委员会"十四五"规划教材。

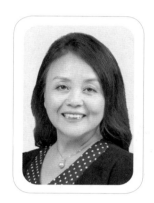

**李乐之**,女,博士,主任护师,博士生导师,中南大学湘雅护理学院副院长。兼任中华护理学会护理产业工作委员会副主任委员;中华护理学会重症监护专业委员会副主任委员;湖南省护理学会副理事长;湖南省重症监护专业委员会主任委员等。担任《中华护理杂志》《护理学杂志》等杂志的编委。

长期从事临床护理、护理管理以及科研教学工作。主编、副主编各类教材和专著30余部;主持课题13项;共发表论文130余篇,其中SCI论文14篇,CSCD论文70余篇;先后荣获全国优秀科技工作者;全国护理管理先进工作者;首届全国优秀护理部主任;全国杰出护理工作者;全国"进一步改善医疗服务行动计划"示范个人等称号。

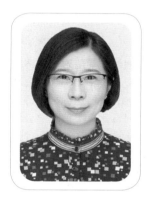

**路潜**,女,博士,教授,博士生导师,现任北京大学护理学院内外科护理学教研室副主任。兼任美国护理科学院院士。中华护理学会继续教育工作委员会副主任委员;外科护理专业委员会委员。中国医药教育协会护理专业委员会副主任委员。中国抗癌协会肿瘤营养专业委员会委员及营养护理学组副组长;肿瘤护理专业委员会委员;康复会学术指导委员会护理专业学组副主任委员。北京护理学会普外科专业委员会副主任委员。

长期从事肿瘤护理、临床营养护理研究。主持各级各类基金项目10余项。发表学术论文260余篇,其中,SCI收录论文35篇。主编《外科护理学》10余部,主编《外科护理学》获教育部高等教育精品教材。曾获宝钢优秀教师奖、北京市教育教学成果奖二等奖。

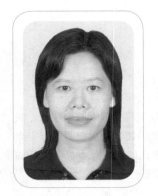

**张美芬**，女，教授，博士生导师，中山大学护理学院外科护理学教研室主任，美国护理科学院院士。兼任中国生命关怀学会人文护理专业委员会副主任委员；中国抗癌协会康复会（护理学组）副主任委员；广东省护理学会常务理事等职。

研究方向为慢病管理。近年来主持国家自然科研基金面上项目；国家社会科学基金项目；教育部人文社科研究项目；国家虚拟仿真实验教学项目；省级科研课题近20项。以第一或通讯作者发表学术论文130多篇，其中SCI期刊论文30篇。主编、副主编国家级规划教材、专著10余本。

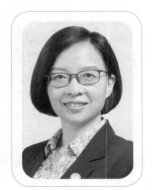

**许勤**，女，教授，博士生导师，现任南京医科大学护理学院院长。中华护理学会护理教育专业委员会委员；江苏省护理学会护理教育专业委员会主任委员；江苏省高等教育学会护理教育研究会副理事长。

长期从事护理学临床、教学、研究工作。研究方向为围术期康复及肿瘤护理，营养与代谢。主持国家自然科学基金面上项目及江苏省重点研发计划（社会发展）项目，国家级一流本科课程负责人。曾获江苏省科技进步奖三等奖；南京市科技进步奖三等奖；卫生厅新技术引进奖二等奖；江苏省教学成果奖一等奖、二等奖；中华护理学会科技奖三等奖等。

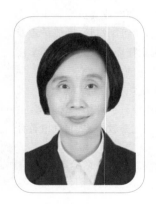

**汪晖**，女，主任护师，博士生导师，现任华中科技大学同济医学院附属同济医院护理部主任，华中科技大学同济医学院护理学院副院长。兼任中华护理学会理事；中华护理学会外科专业委员会副主任委员；德中护理协会常委；中国医院协会护理管理专业委员会副主任委员；湖北省护理学会副理事长；武汉市护理学会副理事长；《中华急危重症护理》《中国临床护理》杂志副主编，《中国护理管理》《护理学杂志》《护理研究》《现代临床护理》《中西医结合护理（中英文）》杂志编委。

研究方向为磁性管理、疼痛管理、慢病管理、延伸护理、循证护理等领域，主编和参编书籍30余部；主持及参与课题20余项；发表论文100余篇。获第二届全国创新争先奖状；中国医院协会医院科技创新奖一等奖；中华护理学会科技奖二等奖；湖北省护理学会科技奖一等奖。

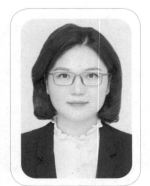

**龚姝**，主任护师，硕士研究生导师，四川大学华西医院护理部副主任。中国研究型医院学会护理教育专业委员会委员；四川省生物信息学会智慧医学教育专委会副会长；四川省护理学会外科护理专委会常务委员；四川省医师协会临床营养医师分会常务委员；成都市护理学会外科专委会主任委员。

主要从事护理临床教学管理工作。主要研究方向为外科护理、护理教育及管理。近年来主持及参与各级各类科研课题10余项；以第一作者/通讯作者发表学术论文30余篇；编写教材和专著10余部，其中国家级规划教材4部。

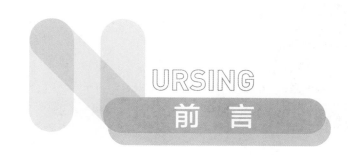

前 言

第 7 版《外科护理学》在承袭前 6 版教材编写理念、经验和模式的基础上,结合临床护理现状和需求,以人的健康为出发点,以整体护理观为指导,以护理程序为框架,贴近新知识、新技术的进展,融入思想政治的内容,紧跟新政策的走向,内容向社区护理、家庭护理延伸;在强调外科护理学基本知识、基本理论和基本技能的基础上,注重整体护理、人文关怀、评判性思维以及综合分析能力的培养。

在体例结构上,章首设定学习目标,帮助学生从知识、能力和素质 3 个层面了解教与学的重点内容;设立章下导言,说明本章在教材中的作用;由导入情境引出思考题,正文针对常见疾病提出护理诊断和措施,以培养学生认识问题、解决问题能力;文中插入 box,以拓宽学生的知识面;每章选择 1~2 种常见疾病按照护理评估、常见护理诊断/问题、护理目标、护理措施和护理评价 5 个部分进行详细阐述,其余疾病只介绍特殊的护理措施;章末设置思考题,帮助学生梳理和总结整章内容,复习和巩固已学知识。

在编写内容上,力求做到既突出外科护理学的专业特点,又避免与其他教材重复。按照人体解剖结构的顺序安排章节,以符合思维习惯;适当增加章节前的解剖生理概要,便于学生理解本书内容;将胆道、泌尿与男性生殖系统外科疾病、骨科疾病的常用检查及一般护理纳入相应的专科疾病章节中介绍,使教材内容更加紧凑。

此外,本教材还增加课件、案例、目标测试及视频等数字内容,以增强教材的生动性和多样性,营造交互、开放的教学环境。同时,为帮助学生进一步学习和掌握外科护理学的知识和技能,更加深刻地理解和把握外科护理学的实践要求,编者们还围绕学习目标,遵循教学大纲要求,依据主教材的内容编写了配套教材——《外科护理学实践与学习指导》。

本教材的编者既有护理教育专家,也有护理临床专家,来自全国多所大学、医学院以及综合性大学的临床医院。为保证教材内容的"新、精、准",使教材具有代表性和科学性,主编和编者们尽最大努力,对教材进行了反复斟酌和修改。由于时间和水平所限,错漏之处在所难免,恳请广大读者批评指正。

本书在编写过程中得到了中南大学湘雅护理学院、北京大学护理学院及其他编者所在院校、临床医院领导的大力支持,也得到了外科医、护教师的无私帮助,谨在此一并表示诚挚的谢意!

李乐之　路　潜
2021 年 10 月

# NURSING

## 目 录

# NURSING

## 第一章

# 绪 论

01章
01章 数字内容

───── 学 习 目 标 ─────

- 知识目标:
  1. 掌握外科疾病、外科学和外科护理学的概念。
  2. 熟悉外科护理学的发展历程及变革趋势。
  3. 了解外科护士应具备的素质。
- 能力目标:
  能应用外科护理学的学习方法学习本课程。
- 素质目标:
  具有科学严谨、谨言慎行的工作态度和乐于奉献、尊重病人的职业道德。

# 第一节 外科护理学的发展

外科疾病(surgical diseases)是指主要通过手术或手法修复处理才能获得最好治疗效果的疾病,包括损伤、感染、肿瘤、畸形、梗阻和功能障碍等多类疾病。

外科学(surgery)是研究外科疾病的演变、预防、诊断及治疗的一门科学。

外科护理学(surgical nursing)是基于外科学的发展而形成的,阐述和研究对外科疾病病人进行整体护理的一门临床护理学科。

### (一)外科护理学的发展历程

中国的外科学有着悠久的发展历史。早在旧石器时代,我国祖先就开始用人工制造的器具——砭石治疗伤病。夏商时代甲骨文记载有"疥""疮"等字。周代,外科成为独立学科,《周礼》中称外科医师为"疡医",负责肿疡、溃疡、金疡、折疡等外科疾病的治疗。秦汉时期,我国现存最早的医学专著《黄帝内经》已有"痈疽篇"的外科专章。汉末,华佗已用麻沸散做麻醉进行腹腔手术。汉代以后,我国外科手术有了长足进步,在断肠缝合术、血管结扎术、鼻息肉摘除术、痔疮摘除术、咽部异物探取术等方面取得了可喜的进步,对外科伤病的认识和治疗水平不断提高,但其发展过程却漫长且曲折。古代外科学以诊治体表的疾病和外伤为主,其间的医学专著中几乎未出现过"护理"一词。

16世纪欧洲文艺复兴时期,人体解剖学不断发展,此后生理学、病理学逐渐形成,为近代外科学的建立奠定基础。由于外科技术被认为是"小技"或"卑下的技术",外科学度过了黑暗的中世纪,发展处于停滞状态。直到19世纪40年代,麻醉镇痛、消毒灭菌、止血、输血技术先后出现,解决了疼痛、感染、出血和休克四大阻碍外科学发展的难题,外科学进入新的发展阶段,现代外科学由此奠基。同期,克里米亚战争爆发,现代护理学创始人弗洛伦斯·南丁格尔在前线医院看护伤病员的过程中成功应用清洁、消毒、换药、包扎伤口、改善休养环境等护理手段,注重伤病员的心理调节和营养补充,使伤病员病死率从42%降至2.2%,充分证实了护理工作在外科疾病病人治疗过程中的重要地位和特殊意义,由此创建了护理学,并延伸出外科护理学。

我国外科护理学的发展与外科学的发展相辅相成、密不可分。1958年我国成功抢救首例大面积烧伤病人,1963年世界首例断指再植在上海获得成功等。这些成就既体现了我国外科学的发展,也展示了我国外科护理学的进步。

现代外科学在原有基础上不断拓展新的领域,高速发展。人工材料与人工脏器(如组织工程材料、纳米生物材料、人工关节、人工心脏瓣膜、克隆技术、基因工程等)的应用为外科学的发展提供了条件,救治了许多以前无法治疗或治愈的病人。腔镜技术、内镜技术、介入技术的使用推动了微创外科的快速发展,大大减少了手术给病人带来的创伤和疼痛。手术机器人和机器人护士的运用,提高了手术的可操控性、精确性和稳定性,节省了人力资源,降低了感染风险。

与此同时,外科护理学也紧跟外科学的发展步伐,以现代护理观为指导,以护理程序为方法,在深度和广度上不断更新发展。相应领域的专科护士,如伤口造口专科护士、疼痛管理专科护士等不断涌现,不仅能促进外科手术病人康复,提高医疗护理质量,指导和帮助其他护士提高专业水平,还能减少术后并发症的发生,降低医疗费用。

---

知 识 拓 展

**外科4.0:数字化智能化外科赋能时代**

2018年,Hooshair A首先提出外科发展从外科1.0到外科4.0的概念。大数据与云计算技术、全息可视化技术、高速的网络传输技术、深度学习的人工智能、自动化医学机器人等标志着当下已经进入外科4.0,而这些技术已经逐步应用于外科诊疗过程。例如:当全息可视化技术与医学影像数据进行融合时,可将平面上的医学图像三维、立体地呈现在医师所处的现实空间,并实现360°全方位观察、测量、操作,医师不但可以从虚拟模型上全面观察病变的细节、手术部位的解剖结构特征和周围毗邻组织,而且可以通过现实视角观察实际的外科手术情况。有着深度学习能力的人工智能化现代医学机器人不仅能够完成达芬奇机器人系统的"主从"式操作,还能实现包括医学信息的提取呈现、分析和处理以及手术设计、路径规划、手术风险预警等智能化的自主行为,逐步实现由人工智能辅助向完全手术智能过渡。而以互联网、物联网、5G为代表的网络传输技术则使远程手术成为现实并极大地保障了手术的安全性。

### (二)外科护理学的变革趋势

**1. 延续性的工作范畴** 现代医学的进步和发展拓展了外科护理学的领域和内容,而《"健康中国2030"规划纲要》更是强调了要全方位、全周期保障人民健康,这对护理的范畴要求更广,对护士的综合素质要求更高。延续性护理的实施,能够为有不同照顾需求的病人在不同环境之间转移时(医院向社区或家庭、医院不同科室)提供跨越多个照护单位的连续协调的医疗服务。要实现这一目标,护士应该具有对病人不断变化的需求做出反应的能力,并确保健康管理服务实施的正确性、适时性、连续性和一致性。例如,针对全髋关节置换术后的病人,我们通过完善保健制度,建立公众健康教育平台、医院的相关反应系统,通过采取支持小组、咨询、病友联谊会及各种协会等方式,通过电话、家访、计算机网络等多种途径,向病人提供术后功能锻炼、人工关节保护等疾病相关的信息和指导,促进病人快速康复并恢复其社会功能。

**2. "以人为本"的服务理念** 实践证明现代医院间的激烈竞争不仅仅体现在规模、技术、设备等医疗条件上,优质的护理服务品质也同样是强有力的竞争优势。具体来说,护理服务理念中的服务意识、护理技能、工作态度及效率、人文关怀等,都是护理服务品质提升的核心要素。"以人为本"的优质护理服务理念,要求将整体护理的观念深入到日常临床工作中,一方面把时间还给护士、把护士还给病人,加强护士和病人之间的交流、缩短护士与病人之间的距离;另一方面要求护士关注病人的全方面需求,而不仅仅局限于疾病本身的治疗。

**3. 多学科融合的知识架构** 随着护理事业的发展,护理模式的转变,护士的角色也由单纯的照顾者角色扩展为照顾者、决策者、沟通者、促进康复者、教育者与咨询者等多元化的角色,这都对护士的理论知识结构提出了新的要求。在以现代护理观为指导的整体护理模式中,护士不仅要加深原有的基础理论知识,更要不断学习,融合多学科知识,以适应学科发展的需要。尤其近几年,国家大力发展新工科、新医科、新农科、新文科的高等教育"质量革命"。更是推动了从"生物医学科学为主要支撑的医学教育模式"向"医文、医工、医理、医X交叉学科支撑的医学教育新模式"的转变。这种转变在依托于材料工程、机械制造等理工学科发展而飞速进步的外科护理学上体现得更为明显。因此,外科护士更要适应时代的变革,不断丰富自身的知识体系;还要具有审慎的态度、评判性的思维,在护理实践中发现问题,并用科学的方法反复探索、回答和解决问题,从而推动专业发展,甚至促进护理理论、知识、技能的革新。

**4. 专业规范的护理技能** 外科学的发展日趋专科化、精细化,与此同时新业务、新技术也在不断涌现。随着外科诊疗技术的不断改进,专科治疗飞速发展,加速康复技术广泛应用,对外科护理工作也提出了更高的要求。面对新的检查方法,护士必须了解其原理与目的,熟悉其适应证和禁忌证,以及检查前后需要进行的护理工作。面对新的监测技术和设备,要熟练其原理和用途,熟练掌握各种监护技术和设备的使用方法,制订各种安全预案。面对新的手术方式,要学习其基础知识及操作程序,掌握与医师配合部分的理论知识及操作技能,积极参与病人的诊疗全过程。

## 第二节 学习外科护理学的方法与要求

随着外科领域的不断拓展、信息技术的广泛应用、生命科学新技术的引进以及医学分子生物学和基因研究的不断深入,外科学和外科护理学的发展迎来了新的机遇,同时也面临着新的挑战。作为外科护士,不仅要热爱护理学专业,秉承全心全意为全人类健康服务的思想,更应努力提高自身素质,顺应本学科的发展趋势,加强国际交流与合作,吸取先进的技术和理念,承担起时代赋予的重任,为外科护理学的发展做出应有的贡献。

（一）树立良好职业思想

学习外科护理学,不仅要掌握外科护理学及相关学科的基本理论知识与专业技能,将其学以致用,还必须树立良好的职业思想。职业思想是护士社会价值和理想价值的具体体现,要与护士的职业劳动紧密结合。为人类健康服务需要有正确的思想指导和实质性内容,即在全心全意为病人服务的指导思想下,在实践中运用知识、奉献爱心。只有学习目的明确、学习兴趣浓厚和乐于为护理事业无私奉献者,才能心甘情愿地付出精力并学好外科护理学。只有当一个人所学的知识为人所需、为人所用时,才能真正体现知识的价值。

（二）应用现代护理观指导学习

外科护士在护理实践中,应始终以人为本,以现代护理理念为指导,根据以护理程序为框架的整体护理模式,收集和分析资料,评估病人现有的和潜在的护理问题,从而采取有效的护理措施并评价其效果,最终达到帮助病人解决健康问题的目的。

随着生物-心理-社会医学模式的不断推广和运用,护理的内涵不断丰富,护士的职能不断拓宽。1980 年美国护士学会指出:护理是诊断和处理人类对现存的或潜在的健康问题的反应。护理的宗旨就是帮助病人适应和改善内外环境的压力,达到最佳的健康状态。护士要将病人看作生物、心理、社会、文化、发展的有机统一体,护士不仅是护理的提供者、决策者、管理者和沟通者,还是教育者和研究者;临床护理中,不仅要帮助和护理病人,还要提供健康教育和指导服务;不仅要为病人提供舒适的医疗护理环境,还要为病人提供温馨的心理环境,与病人建立良好的信任关系,调动病人的积极性,主动参与治疗护理过程,提高其参与能力,满足各种需要,使其达到最佳的健康状态。如外科病人手术前会存在种种顾虑,外科护士在与病人建立信任关系的基础上,通过观察病人并与其沟通交流等,了解其手术前主要的需求,有针对性地讲解疾病和手术相关的知识,消除其紧张焦虑的情绪,增强其信心与力量,使其由被动接受护理转向主动参与和配合护理。外科护士对手术中和手术后病人的护理重点转向手术配合、病情观察、伤口护理、营养支持、心理护理、疼痛管理和并发症的预防等;对即将出院的病人,则应对其健康问题进行指导和宣教,以促进病人康复。

（三）坚持理论联系实践

外科护理学是一门实践性很强的应用性学科,学习外科护理学必须遵循理论与实践相结合的原则。一方面,要掌握好基本理论、知识和技能;另一方面,必须参加实践,结合临床病例,多学习、多动手、多观察。通过独立思考,将书本知识与临床护理实践灵活结合,进一步印证、强化书本知识,更加牢固地掌握所学知识,提高发现问题、分析问题和解决问题的能力。另外,外科护士应审时度势,具体情况具体分析,根据病人病情的变化,及时采取相应的护理措施。如外科病人手术后,局部解剖关系和生理功能发生了变化,术后的护理问题也相应发生改变,护理问题的重点或护理首优问题也随之改变。又如同一疾病,由于病人身心的差异性,病人的护理问题也可能迥然不同。这些都提示我们必须综合运用所学的解剖、生理、病理、生化和内外科学知识,结合病人年龄、性别、社会文化背景、心理特点、工作性质等,发现和分析病人的护理问题,有针对性地制订护理计划和实施护理措施,实施个性化护理。作为外科护士,还必须具备整体护理观念,将病人看作一个整体的人。在护理实践中,不能只看到局部问题,而应关注由局部问题导致的全身反应,严密观察,加强护理,并及时评价护理效果。

## 第三节 外科护士应具备的素质

随着医学的发展、科学技术的进步、现代护理理念的更新和各学科间的相互渗透与交叉,外科护理学的内涵得到更广阔的外延和发展。外科急诊、危重病人多,同时由于创伤、麻醉及手术的影响,病情复杂多变,有突发性或病情演变迅速等特点。因此,对外科护士的综合素养提出了更高的要求。

（一）高尚的道德素质

护士是人们心目中的白衣天使,肩负救死扶伤、促进人类健康的神圣职责。这就要求外科护士要充分认识到护理工作的重要性,具备高尚的思想品德和无私奉献的精神,还要有崇高的护理职业道德,爱岗敬业、尊重病人、谨言慎行和全心全意地为病人服务的专业精神。同时,外科疾病病人的病情瞬息万变,外科护士在工作中应具有强烈的使命感和责任心,严肃认真、一丝不苟、遵章守纪、精益求精,兢兢业业地守护病人的生命和健康。

（二）扎实的业务素质

1. **全面的理论知识** 外科护士不仅要具备护理岗位所需的基础理论知识,还应掌握外科护理专业知识。如外科常见疾病的防治知识、护理知识以及外科急、危、重症救护知识等,将所学知识融会贯通,培养细致的观察力和敏锐的判断力。

2. **过硬的专科技能** 除了护理岗位所需的基本操作技能,随着外科学的精细化发展,外科护理学也逐渐细分,外科护士在临床工作中还应有意识地培养自己的专科技能,如静脉输液治疗护理、伤口护理、肠造口护理、疼痛护理等,使自己掌握并精通,努力让自己成长为相应领域的专科护士,不仅能为病人解除相应的护理问题,同时还能提升个人的职业成就感。

3. **较强的工作能力** 外科护士应善于运用语言及非语言表达方式,与病人及其家属进行有效交流;通过对病人的正确评估,及时发现病人现存或潜在的护理问题,协同医师进行有效处理,同时运用评判性思维方式和使用护理程序为病人提供个性化的整体护理。

4. **较高的科学素养** 在当前的医疗环境和医学模式下,护士必须不断更新知识、开拓创新,使护理的科学性、技术性、独立性更广泛和深入。护理学理论的构建,护理技术和方法的改进,护理设备的革新,护理管理模式的创新等,都有赖于护士去探索规律、总结经验。因此,护士应具备实事求是、刻苦钻研、勇于质疑的科学精神,以及完成护理研究及成果转化的科研能力。

（三）突出的人文素质

随着时代的发展和社会文化的进步,病人对护理服务的要求越来越高,以人为本、人文关怀成为现代护理的主题。要全面提高护理质量,就必须在护理工作中坚持“以人为本”的核心理念,尊重病人、关心病人、理解病人,让病人感受到人文关怀和医学抚慰生命的善意,触摸到医护人员全心全意为病人服务的诚意。因此,要求外科护士仪表文雅大方,举止端庄稳重,服装整洁美观,待人彬彬有礼,对病人具有爱心、耐心、细心、诚心、责任心与同情心,在护理工作中关注病人在生理、心理、社会等方面对健康问题的反应和对护理的需求,真正做到“以人为本”,使护士成为病人心目中名副其实的白衣天使。

（四）良好的身心素质

外科护理工作有急诊多、工作量大、病人病情急且变化快、突发事件多等特点。如果外科护士不具备健全的体魄、过硬的心理素质和应急能力、开朗的性格和饱满的精神状态,就难以保证有效、及时地参与抢救和护理工作,满足病人的身心护理需求。外科护士可通过情景模拟训练,锻炼敏锐细致、严谨坚定、沉着冷静的心理素质,最大限度地服务于病人。

当下,医学模式与护理理念的转变、医学教育的改革使得护理学科的发展正面临着前所未有的机遇和挑战,外科护理学也在其中,各种新理论、新技术、新设备不断应用于临床,护理工作的范畴也在不断扩大,外科护士的职能不断拓宽等,外科护士应充分借助医学科学技术的革新成果,在前辈们积

Note:

累的丰厚资料之上，与时俱进，努力使自己成为具有临床护理能力、护理教学能力和护理科研能力的综合型、创新型高素质护理人才，为护理学科、外科护理专科发展贡献力量。

（李乐之）

## 思 考 题

1. 大数据与云计算技术、全息可视化技术、高速的网络传输技术、人工智能医学机器人的应用标志着当下已经进入外科 4.0，而这些技术已经逐步应用于外科诊疗和护理过程。如机器人"护士"可以进行药物配制、搬运病人，还可以传递手术器械、进行伤口换药等。

请问：

（1）作为一名外科护士，你认为应该如何利用新的科学技术带来的便捷？

（2）在新技术带来便捷的同时，外科护士该如何应对随之而来的挑战？

2. 随着护理工作范围和服务领域的不断扩大，在某个临床护理领域具有丰富工作经验、先进专业知识和高超临床技能的护士主导的护理门诊应运而生，如伤口造口门诊、疼痛管理门诊等。

要想从一名外科护理领域的新手成长为本领域的专科护士或专家。

请问：

（1）在外科临床实践中应当如何培养自己的综合素质？

（2）在成长过程中，该如何要求自己？

# 第二章

# 水、电解质代谢紊乱和酸碱平衡失调病人的护理

02章 数字内容

—— 学 习 目 标 ——

- **知识目标：**
1. 掌握脱水、钾代谢紊乱、酸碱平衡失调的临床表现、处理原则及主要的护理措施。
2. 熟悉脱水、钾代谢紊乱、酸碱平衡失调的分类、概念、病因及辅助检查。
3. 了解钙、磷、镁等电解质代谢紊乱的分类、概念、病因、临床表现、处理原则及主要的护理措施。
- **能力目标：**
能运用护理程序对水、电解质代谢紊乱和酸碱平衡失调病人实施整体护理。
- **素质目标：**
具有关心水、电解质代谢紊乱和酸碱平衡失调病人的态度和行为。

体液平衡是维持机体正常代谢、内环境稳定和各器官生理功能的基本保证。创伤、感染、手术及其他外科疾病常可导致水、电解质代谢紊乱及酸碱平衡失调。若体液平衡失调的程度超出了人体的代偿能力，即可产生严重后果，甚至危及生命。体液平衡失调分为容量失调、浓度失调和成分失调3种。容量失调是指细胞外液量等渗性减少或增加，细胞外液的渗透压无明显改变，如等渗性脱水；浓度失调是指细胞外液量减少或增加，导致细胞外液的渗透压也发生改变，如低渗或高渗性脱水；成分失调是指细胞外液中钠以外其他离子的浓度发生改变，如低钾血症或高钾血症、酸中毒或碱中毒等。本章主要阐述水、电解质代谢紊乱及酸碱平衡失调的病因、病理生理、临床表现、处理原则及护理措施。

 ———————————— 导入情境与思考 ————————————

王先生，52岁，因上腹部疼痛6h急诊入院。病人6h前无明显诱因出现上腹疼痛，疼痛剧烈，并伴恶心，呕吐1次，呕吐物为胃内容物，量约300ml。自觉头晕，四肢乏力，食欲、精神均欠佳。既往有胃、十二指肠溃疡病史5年，未接受正规内科治疗。体格检查：T 38.8℃，P 116次/min，R 30次/min，BP 90/65mmHg，痛苦面容，烦躁不安，呼吸急促，全腹腹膜刺激征明显，移动性浊音（+）。实验室检查：血常规：RBC $5.5\times10^{12}$/L，Hb 155g/L，血细胞比容0.65，WBC $16.5\times10^9$/L；血清电解质：$Na^+$ 138mmol/L，$K^+$ 3.2mmol/L；动脉血气分析：pH 7.32，$HCO_3^-$ 18mmol/L，$PaCO_2$ 29mmHg。

请思考：

（1）该病人出现了哪些类型的水、电解质代谢紊乱和酸碱平衡失调？

（2）病人目前主要的护理诊断/问题有哪些？

（3）针对病人的护理诊断/问题，应采取哪些护理措施？

# 第一节　水和钠代谢紊乱

细胞外液中水和钠的关系极为密切，水、钠代谢紊乱往往同时或相继发生，并相互影响。根据细胞外液容量和渗透压的改变，水、钠代谢紊乱分为脱水和水中毒两类。

## 一、脱水

脱水（dehydration）是指人体由于饮水不足或病变消耗大量水分而未能及时补充，导致细胞外液减少而引起代谢障碍的一组临床综合征。根据脱水时伴有的血钠和血浆渗透压的变化，分为等渗性脱水、低渗性脱水、高渗性脱水3种。

（一）等渗性脱水

等渗性脱水（isotonic dehydration）又称急性脱水或混合性脱水，是指水和钠呈比例丧失，细胞外液量（包括循环血量）迅速减少，但血清钠浓度和血浆渗透压仍维持在正常范围，是外科病人最常见的脱水类型。

【病因】

常因急性体液丧失引起，丧失的体液成分与细胞外液基本相同。常见的病因有：

1. **消化液的急性丧失**　如大量呕吐、腹泻、肠外瘘等。

2. **体液丧失于第三间隙**　如胸膜炎形成大量胸水、腹膜炎形成大量腹水、肠梗阻时肠腔内大量积液等。

3. **经皮肤丢失**　如大面积烧伤等。

【病理生理】

因细胞外液量减少，刺激肾入球小动脉壁压力感受器及远曲肾小管致密斑的钠感受器，引起肾

Note:

素-血管紧张素-醛固酮系统兴奋,醛固酮分泌增加,促进肾远曲小管对 $Na^+$ 和水的重吸收,使细胞外液量得以恢复。由于丧失的液体为等渗性,细胞内、外液的渗透压并无明显变化,故细胞内液量一般不发生改变。但若体液失衡持续时间长且未及时补充适当液体,细胞内液也将逐渐外移而出现细胞内脱水。

【临床表现】

1. **症状** 病人出现恶心、厌食、乏力、少尿等症状,但不口渴。
2. **体征** 常见的有口唇干燥、眼窝凹陷、皮肤弹性降低等。若短时间内体液丧失达到体重的 5%,可出现心率加快、脉搏细速、血压不稳或降低、肢端湿冷等血容量不足的表现。当体液继续丧失达体重的 6%~7% 时,休克表现明显,常伴有代谢性酸中毒。但大量胃液丧失所致的等渗性脱水,因有 $H^+$ 的大量丢失,可并发代谢性碱中毒。

【辅助检查】

1. **血常规** 红细胞计数、血红蛋白和血细胞比容均明显增高。
2. **血清电解质测定** 血清 $Na^+$、$Cl^-$ 一般无明显改变。
3. **尿液检查** 尿量减少,尿比重增高。
4. **动脉血气分析** 可帮助判断是否有酸、碱平衡失调存在。

【处理原则】

1. 积极治疗原发疾病。
2. **静脉补液** 可选用平衡盐溶液或等渗盐水。目前临床常用的平衡盐溶液有乳酸钠与复方氯化钠混合液,以及碳酸氢钠与等渗盐水混合液 2 种。

【护理评估】

1. **健康史**
（1）一般情况:①年龄:老年人及婴幼儿体液调节功能较差,易受到各种不良因素的影响而发生体液平衡失调;②体重:如体重在短期内明显减轻,往往提示有水钠缺失;③生活习惯:了解病人日常的饮食、饮水、运动等情况,分析体液失调的原因。

（2）既往史:评估是否存在易引起等渗性脱水的常见疾病,如呕吐、腹泻、消化道梗阻、消化道瘘、严重感染或大面积烧伤等。

2. **身体状况**
（1）症状与体征:①生命体征:评估有无心率加快、脉搏细速、血压不稳或降低、肢端湿冷等血容量不足的表现;②神经系统症状:评估病人的意识状况、有无乏力表现;③皮肤弹性:轻捏手背或前臂皮肤后再松开,若持续 20~30s 后才恢复原状,常提示严重体液不足;④口腔黏膜与吞咽:口腔内颊黏膜或齿龈线区出现干燥、病人做吞咽动作困难,提示体液不足;⑤静脉充盈程度:颈静脉在去枕平卧时若不充盈,提示细胞外液量不足;手背静脉在手下垂 5s 内不见充盈,提示细胞外液量明显减少。

（2）辅助检查:①血常规:若红细胞计数、血红蛋白、血细胞比容均增高,提示有血液浓缩现象;②血清电解质:了解血清 $K^+$、$Na^+$、$Cl^-$ 等电解质成分及渗透压是否正常;③中心静脉压（central venous pressure，CVP）:正常值为 5~12cmH$_2$O,低于正常值则提示血容量不足;④尿比重:尿少而尿比重高提示病人肾脏无严重损害,尿少系因体液不足所致。

3. **心理-社会状况** 评估病人和家属的经济状况,对疾病及其伴随症状的认知程度和心理反应,对疾病的承受能力以及对治疗和护理的配合程度等。

【常见护理诊断/问题】

1. **体液不足** 与高热、呕吐、腹泻、胃肠减压、肠梗阻、大面积烧伤等导致的体液大量丢失有关。

Note:

2. **有受伤的危险**　与意识障碍、低血压有关。

3. **潜在并发症**：休克、酸碱平衡失调、低钾血症等。

【护理目标】

1. 病人体液量恢复平衡，等渗性脱水的症状和体征得到改善。

2. 病人对受伤危险的认知程度增加，未出现受伤现象。

3. 病人未发生并发症，或并发症得到及时发现和处理。

【护理措施】

**1. 维持充足的体液量**

（1）去除病因：采取有效预防或治疗措施，积极处理原发疾病。

（2）补充液体：对已出现体液不足的病人，应根据其生理状况和各项实验室检查结果，遵医嘱及时补充液体。补液时应严格遵循定量、定性、定时的原则。

1）定量：包括生理需要量、已经损失量和继续损失量3部分。①生理需要量：每日生理需要量的简易计算方法为：体重的第1个10kg×100ml/（kg·d）+体重的第2个10kg×50ml/（kg·d）+其余体重×20ml/（kg·d）。65岁以上的老年人或心脏病病人，实际补液量应少于计算所得量。小儿每日生理需要量平均为100ml/（kg·d），可根据年龄、体重进行适当增加或减少。②已经损失量：又称累积损失量，指在制订补液计划前已经丢失的体液量，按脱水程度补充。轻度脱水需补充的液体量为体重的2%~4%，中度为4%~6%，重度为6%以上，可按每丧失体重的1%补液400~500ml计算。由于机体自身具有一定的调节能力，故通常第1个24h只需补充1/2量，第2d再根据病情及辅助检查结果补充其余的1/2。③继续损失量：又称额外损失量，指在补液过程中继续丧失的体液量，包括外在性和内在性失液。外在性失液按所丢失液体的不同特点，尽可能等量、等质地补充。内在性失液，如腹（胸）腔内积液、胃肠道积液等需根据病情变化来估计补液量。此外，体温每升高1℃，应按3~5ml/kg体重增补；中度出汗者，丢失的体液量可估算为500~1 000ml（含钠1.25~2.5g）；大量出汗，估计丢失体液1 000~1 500ml；湿透1套衬衣裤，按丢失1 000ml体液计算；气管切开者从呼吸道蒸发的水分24h可达800~1 200ml。

2）定性：原则是缺什么，补什么。①生理需要量：成人对盐、糖的日需要量为：氯化钠4~6g，相当于生理盐水500ml；氯化钾3~4g，相当于10%氯化钾30~40ml；5%~10%葡萄糖溶液1 500~2 000ml；②已经损失量：等渗性脱水以补充平衡盐溶液为主；③继续损失量：根据实际丧失体液的成分进行补充。

3）定时：根据体液丧失的量、速度及重要脏器的功能状态合理安排补液的速度。若各重要脏器功能良好，应遵循"先快后慢"的原则进行分配，即第1个8h补充总量的1/2，剩余1/2在后16h内均匀输入。

（3）准确记录24h出入量：入水量包括经胃肠道和非胃肠道摄入的液体，如饮食、饮水、管饲和静脉输液量等；出水量包括大小便量、呕吐物、汗液、引流液以及从呼吸道、创面蒸发的液体量等。

（4）疗效观察：补液过程中严密观察补液效果，注意不良反应。①生命体征：如血压、脉搏、体温的改善情况；②精神状态：如萎靡、嗜睡等症状的改善情况；③脱水征象：如皮肤弹性下降、眼窝内陷等表现的恢复程度；④辅助检查：如尿常规、血常规、血清电解质及中心静脉压等指标的变化趋势。

**2. 减少受伤的危险**

（1）监测血压：定时监测血压，告知血压偏低或不稳定者在改变体位时动作宜慢，以免因直立性低血压或眩晕而跌倒受伤。

（2）建立安全的活动模式：与病人及家属共同制订活动的时间、量及形式。病人除在床上主动活动外，也可由他人协助在床上做被动运动。根据病人肌张力的改善程度，逐步调整活动内容、时间、

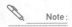

形式和幅度,以免长期卧床导致失用性肌肉萎缩。

（3）加强安全防护:①移去环境中的危险物品,减少意外受伤的可能;②建立安全保护措施,对定向力差及意识障碍者,加床栏保护、适当约束及加强监护等,以免发生意外。

3. **并发症的护理**　密切观察有无休克、酸碱平衡失调以及低钾血症的表现。等渗盐水中 $Cl^-$ 含量高于血清 $Cl^-$ 含量,大量补充时应注意有导致高氯性酸中毒的危险。补充水分的同时应注意补钾,以预防低钾血症的发生。一旦发现,及时与医师沟通,予以处理。

4. **健康教育**　指导病人在日常生活中应注意均衡饮食,每日保证足够饮水。有高热、呕吐、腹泻等情况时应及早就医治疗。

【护理评价】

通过治疗与护理,病人是否:①体液量恢复平衡,等渗性脱水的症状和体征改善;②受伤情况得以预防;③并发症得以预防,或得到及时发现和处理。

（二）低渗性脱水

低渗性脱水（hypotonic dehydration）又称慢性或继发性脱水,是水和钠同时丢失,但失钠多于失水,血清钠浓度<135mmol/L,细胞外液呈低渗状态,伴有细胞外液量的减少。

【病因】

常由慢性体液丧失引起。常见的病因有:

1. **胃肠道消化液持续丢失**　如长期胃肠减压、反复呕吐或慢性肠瘘、肠梗阻等。

2. **大面积创面的慢性渗液。**

3. **治疗性因素**　如治疗等渗或高渗性脱水时只补充水分而忽略补钠、长期使用排钠利尿剂时未注意补充适量钠盐等。

【病理生理】

因细胞外液呈低渗状态,抗利尿激素（antidiuretic hormone,ADH）分泌减少,肾小管重吸收水分减少,尿量增加,以提高细胞外液的渗透压,同时水分由相对低渗的细胞外液向相对高渗的细胞内液转移。这些代偿机制虽可提高细胞外液的渗透压,但却造成细胞外液量的进一步减少。当影响到循环血量时,肾素-血管紧张素-醛固酮系统兴奋,肾远曲小管对 $Na^+$ 和水的重吸收增加。同时为优先保存血容量,ADH 分泌也转为增多,肾小管对水的重吸收增加,尿量减少。若循环血量继续减少超过机体的代偿能力时,可导致低血容量性休克。

【临床表现】

细胞外液减少所致的血容量下降是其主要特点,具体临床表现随缺钠程度而异,一般均无口渴感。

1. **轻度缺钠**　血清 $Na^+$<135mmol/L。病人自觉疲乏、头晕、软弱无力。尿量增多。

2. **中度缺钠**　血清 $Na^+$<130mmol/L。病人除上述表现外,还伴有恶心、呕吐、脉搏细速、血压不稳或下降、脉压变小、浅静脉瘪陷、站立性晕倒等外周循环衰竭表现。尿量减少。

3. **重度缺钠**　血清 $Na^+$<120mmol/L。病人神志不清、四肢发凉、腱反射减弱或消失,常发生低血容量性休克。

【辅助检查】

1. **血清钠测定**　血清 $Na^+$<135mmol/L。

2. **血液检查**　红细胞计数、血红蛋白、血细胞比容及血尿素氮值增高。

3. **尿液检查**　尿比重<1.010,尿 $Na^+$、$Cl^-$ 含量明显减少,中度或重度缺钠者尿中几乎不含 $Na^+$ 和 $Cl^-$。

**【处理原则】**

1. 积极治疗原发疾病,去除病因。
2. **静脉补液**　静脉输注含盐溶液或高渗盐水以纠正细胞外液的低渗状态及血容量不足。如已出现休克,按休克的处理原则积极救治。

**【护理措施】**

1. **静脉补液**　以维持体液量,纠正细胞外液的低渗状态及血容量不足。
(1) 输液种类:①轻、中度缺钠者:一般补充 5% 葡萄糖盐溶液或等渗盐水;②缺钠较重者:为迅速提高细胞外液的渗透压并避免输入过多液体,可静脉输注浓氯化钠(3%~5%NaCl)溶液;③重度缺钠并出现休克者:可先输晶体溶液(如复方乳酸氯化钠溶液、等渗盐水等),再输胶体溶液(如右旋糖酐、血浆等)以补足血容量,最后输注高渗盐水以恢复细胞外液的渗透压。
(2) 输液速度:输注高渗盐水时应严格控制滴速,不超过 100~150ml/h。
(3) 补钠量:低渗性脱水的补钠量可按下列公式计算:需补钠量(mmol)=[正常血钠值(mmol/L)-测得血钠值(mmol/L)]×体重(kg)×0.6(女性为 0.5),17mmol $Na^+$ 相当于 1g 钠盐。此公式仅作为补钠安全剂量的估算,一般当日先补充缺钠量的 1/2 以解除急性症状,其余 1/2 量在第 2d 补充。如将计算的补钠总量全部快速输入,可能会造成血容量过多,对心功能不全者将非常危险。此外,仍需补给每日氯化钠正常需要量 4.5g。
2. **其他护理**　减少受伤的危险和并发症的护理等,参见本节等渗性脱水的护理。

**（三）高渗性脱水**

高渗性脱水(hypertonic dehydration)又称原发性脱水,是水和钠同时丢失,但失水多于失钠,血清钠浓度>150mmol/L,细胞外液呈高渗状态。

**【病因】**

1. **水分摄入不足**　如吞咽困难、禁食、过分控制病人的入水量等。
2. **水分丧失过多**　①经呼吸道失水:任何原因引起的过度通气均会使呼吸道黏膜不感性蒸发加强,不含电解质的水分丢失增加;②经皮肤失水:如高热、大量出汗、大面积烧伤暴露疗法等,均可通过皮肤丢失大量的低渗液体;③经肾失水:如中枢性或肾性尿崩症时可经肾排出大量低渗性尿液;使用大剂量脱水剂如甘露醇,以及鼻饲高浓度的肠内营养液或静脉注射大量高渗液体时,均可产生溶质性利尿而导致脱水。溶质性利尿,又称为渗透性利尿。渗透性利尿是指因肾小管和集合管内小管液中溶质浓度升高使水重吸收减少而发生的利尿现象。

**【病理生理】**

高渗性脱水时因细胞外液渗透压高于细胞内液,水分由细胞内向细胞外转移,导致细胞内、外液量均减少,且以细胞内液减少为主。严重时,脑细胞可因脱水而发生功能障碍。此外,高渗性脱水时机体会出现以下代偿反应:①渗透压增高,刺激视丘下部的口渴中枢,病人出现渴感而主动饮水以增加体内水分,降低细胞外液的渗透压;②ADH 分泌增加,肾小管重吸收水分增加,尿量减少,使细胞外液的量和渗透压得以恢复;③若未能及时去除病因,循环血量的显著减少可刺激醛固酮分泌,加强对钠和水的重吸收,以维持血容量。

**【临床表现】**

高渗性脱水一般分为 3 度,临床表现随脱水程度而异。
1. **轻度脱水**　脱水量占体重的 2%~4%。病人除口渴外,无其他临床表现。

Note:

**2. 中度脱水** 脱水量占体重的 4%~6%。病人极度口渴、乏力、烦躁、口舌干燥、皮肤弹性差、眼窝凹陷、尿量减少。

**3. 重度脱水** 脱水量大于体重的 6%。病人除上述症状外,还出现脑功能障碍的表现,如躁狂、幻觉、谵妄、昏迷甚至死亡。

【辅助检查】

1. **血清钠测定** 血清 $Na^+$>150mmol/L。
2. **血常规检查** 红细胞计数、血红蛋白、血细胞比容轻度升高。
3. **尿液检查** 尿比重和尿渗透压增高。

【处理原则】

尽早去除原发疾病,防止体液继续丢失,鼓励病人饮水或经静脉补液。

【护理措施】

1. **一般护理** 鼓励病人多饮水。对不能饮水者,鼓励病人漱口,做好口腔护理。
2. **静脉补液** 遵医嘱静脉输注 5% 葡萄糖溶液或 0.45% 氯化钠溶液。补液量的估算方法有 2 种:①根据临床表现估计失水量占体重的百分比,按每丧失体重的 1%,补液量为 400~500ml 计算;②根据血清 $Na^+$ 浓度计算,补水量(ml)= [血清 $Na^+$ 测定值(mmol/L)-血清 $Na^+$ 正常值(mmol/L)]×体重(kg)×4。计算所得的补液量不宜在当日全部输入,一般可分 2d 内补完。此外,还需补充每日正常需要量 2 000ml。应注意高渗性脱水病人体内实际的总钠量是减少的,因此在补液过程中,应注意监测血清 $Na^+$ 浓度的动态变化,必要时适量补钠。
3. **其他护理** 减少受伤的危险和并发症的护理等,参见本节等渗性脱水的护理。

## 二、水中毒

水中毒(water intoxication)又称高容量性低钠血症,是由于机体水分摄入量超过排出量,水分潴留体内,血清钠浓度和血浆渗透压下降,循环血量增多。临床较为少见。

【病因】

1. **水分摄入过多** 如大量摄入不含电解质的液体或静脉补充水分过多。
2. **水分排出减少** 如急性肾功能衰竭、各种原因所致的 ADH 分泌过多。

【病理生理】

因水分摄入过多或排出减少,细胞外液量骤增,血清 $Na^+$ 被稀释而浓度降低,细胞外液的渗透压下降,水分由细胞外向细胞内转移,结果使细胞内、外液量均增加而渗透压均降低。同时,细胞外液量的增加抑制醛固酮分泌,使肾远曲小管对水和 $Na^+$ 的重吸收减少,尿中排 $Na^+$ 增加,血清 $Na^+$ 浓度随之降低,细胞外液渗透压降低更明显。

【临床表现】

按起病急缓,水中毒分为急性和慢性两类。

1. **急性水中毒** 发病急骤,因脑细胞肿胀和脑组织水肿而引起一系列神经、精神症状,如头痛、躁动、谵妄、惊厥甚至昏迷。严重者可发生脑疝。
2. **慢性水中毒** 发病缓慢,其临床表现常被原发疾病所掩盖。主要表现为逐渐出现的体重增加、软弱无力、恶心呕吐、嗜睡、泪液和唾液增多等现象,一般无凹陷性水肿。

**【辅助检查】**

1. **血液检查** 血红细胞计数、血红蛋白、血细胞比容、血浆蛋白量均降低;红细胞平均容积增加,红细胞平均血红蛋白浓度降低。
2. **血清钠测定** 血清 $Na^+$ < 135mmol/L。

**【处理原则】**

1. **防治原发病** 急性肾衰竭、心力衰竭的病人应严格限制水分摄入。疼痛、失血、休克、创伤及大手术等因素均可引起 ADH 分泌过多,对这类病人进行输液治疗时应注意避免过量。
2. **脱水治疗** 病情严重者可酌情使用渗透性利尿剂;肾衰竭所引起的水中毒,可应用透析治疗。

**【护理措施】**

1. **去除病因及诱因** ①停止可能继续增加体液量的各种治疗,如应用大量低渗液或清水洗胃、灌肠等;②对易引起 ADH 分泌过多的高危病人,应严格按照治疗计划补充液体,切忌过量、过快;③肾衰竭者应严格控制入液量,量出为入。轻度水中毒者只要停止或限制水分摄入,在机体排出多余水分后,水中毒即可解除。
2. **纠正体液过多** ①严格控制水的摄入量;②对重症水中毒者,遵医嘱给予高渗溶液和利尿剂,如快速(20min 内)静脉输注 20% 甘露醇 250ml,或静脉注射袢利尿剂如呋塞米。治疗期间应动态观察病情变化和尿量;③对需行透析治疗者予以透析护理,具体内容参见内科护理学相关章节。
3. **病情观察** 注意观察病人有无肺水肿或脑水肿的表现,及时评估其进展程度。

## 第二节　其他电解质代谢紊乱

### 一、钾代谢紊乱

钾是机体最重要的电解质之一。正常人体内绝大部分的钾存储于细胞内,仅约 1.4% 的钾存在于细胞外液中。钾具有维持细胞新陈代谢、保持细胞静息膜电位、调节细胞内外渗透压及酸碱平衡等重要生理功能。正常血清钾浓度为 3.5~5.5mmol/L。钾代谢异常包括低钾血症(hypokalemia)和高钾血症(hyperkalemia),以前者较为多见。

（一）低钾血症

血清钾浓度 < 3.5mmol/L。

**【病因】**

1. **钾摄入不足** 如长期禁食或进食不足而未及时补充钾盐。
2. **钾丧失过多** 见于:①经消化道失钾:如严重呕吐、腹泻、胃肠减压、肠瘘等;②经肾失钾:如长期应用排钾利尿剂、急性肾衰竭多尿期、肾小管性酸中毒等;③经皮肤失钾:如大量出汗时。
3. **细胞外钾转入细胞内** 如大量输入葡萄糖和胰岛素造成合成代谢增加或代谢性碱中毒时,$K^+$ 向细胞内转移。此外,遗传性少见病低钾性周期性麻痹发作时,因细胞外液中的 $K^+$ 进入细胞内,可造成血清钾浓度下降。

**【临床表现】**

1. **肌无力** 是低钾血症最早的临床表现。一般先出现四肢软弱无力,后累及躯干和呼吸肌,造成呼吸困难甚至窒息。病情严重者可有腱反射减弱或消失、软瘫。

2. **消化道功能障碍**　出现厌食、恶心、呕吐、腹胀、肠蠕动消失等肠麻痹表现。

3. **心脏功能异常**　主要表现为窦性心动过速、传导阻滞和节律异常。严重者可导致心脏收缩期停搏。

4. **代谢性碱中毒**　血清钾过低时,$K^+$从细胞内移出,与$Na^+$和$H^+$交换(每移出3个$K^+$,即有2个$Na^+$和1个$H^+$移入细胞),使细胞外液的$H^+$浓度下降;另外,肾远曲小管$Na^+$-$K^+$交换减少,$Na^+$-$H^+$交换增加,排$H^+$增多,尿液呈酸性(反常性酸性尿)。以上两方面的共同作用均促使病人发生低钾性碱中毒,病人可出现头晕、躁动、口周及手足麻木、面部及四肢抽动、手足抽搐等表现。

【辅助检查】

1. **血清钾测定**　血清$K^+<3.5$mmol/L。

2. **心电图检查**　可作为辅助性诊断手段。典型的心电图改变为T波降低、增宽、双相或倒置,随后出现ST段降低、Q-T间期延长。如出现U波则更有诊断价值。

【处理原则】

1. **病因治疗**　寻找和去除引起低钾血症的原因,如术后鼓励病人及早恢复饮食,积极治疗造成呕吐、腹泻的原发疾病,食用含钾丰富的饮食等。

2. **合理补钾**　对严重低钾血症或出现明显并发症者,及时补钾。常用的补钾药物为10%氯化钾。

【护理评估】

1. 健康史

(1) 一般情况:包括年龄、性别、精神状态、饮食习惯等。

(2) 既往史:了解有无饮食改变、排泄异常或应用排钾利尿剂等可导致低钾血症的原因,有无手术史、创伤史。

(3) 家族史:了解家族中有无低钾性周期性麻痹病史者。

2. 身体状况

(1) 症状与体征:评估有无神经、肌肉兴奋性降低和肌力改变,如四肢软弱无力、呼吸困难等;有无消化道功能障碍和心脏功能异常。

(2) 辅助检查:了解血清钾浓度和心电图改变。

3. **心理-社会状况**　评估病人及家属对疾病的认知程度和心理反应。

【常见护理诊断/问题】

1. **活动耐力下降**　与低钾所致的肌无力有关。

2. **有受伤的危险**　与软弱无力有关。

3. **潜在并发症**:代谢性碱中毒、高钾血症。

【护理目标】

1. 病人肌无力改善,活动耐力增加,活动后无不适反应。

2. 病人未出现受伤情况。

3. 病人未发生并发症,或并发症得到及时发现和处理。

【护理措施】

1. 恢复血清钾浓度

(1) 减少钾丢失:遵医嘱给予止吐、止泻等治疗,以减少钾的继续丢失。

（2）遵医嘱补钾：细胞内缺钾恢复较慢，纠正低钾血症时不宜操之过急，通常采用分次补钾、边治疗边观察的方法。补钾时应注意遵循以下原则：

1）尽量口服补钾：常选用10%氯化钾或枸橼酸钾溶液口服。同时鼓励病人多进食含钾丰富的食物，如肉类、牛奶、香蕉、新鲜蔬菜等。不能口服（如昏迷或术后禁食者）或病情较重者，则考虑10%氯化钾溶液稀释后静脉补充。严禁直接静脉注射10%氯化钾溶液，以免血钾突然升高导致心搏骤停。

2）补钾不宜过早：尿量>40ml/h 或>500ml/d 时方可补钾，以免钾蓄积在体内而引起高钾血症。

3）浓度不宜过高：静脉补钾时通常浓度不超过0.3%，即1 000ml 溶液中最多加入10%氯化钾30ml（相当于氯化钾3g）。

4）速度不宜过快：成人静脉补钾的速度一般不宜超过60滴/min。对少数病情严重、危及生命的低血钾病人，可在通过中心静脉并且应用输液泵的条件下，进行更高浓度和速度的补钾，一旦危情纠正，应立即减慢补钾速度。

5）总量不宜过多：可依据血清钾降低程度，每日补钾40~80mmol（以每克氯化钾相等于13.4mmol 钾计算，每日需补充氯化钾3~6g）。

（3）病情观察：补钾过程中需密切观察精神状态、肌张力、腱反射、胃肠道功能等变化，动态监测血清钾浓度。快速补钾或补钾量大时应进行持续心电监护，以保证病人的安全。

**2. 减少受伤的危险**　参见本章等渗性脱水的护理。

**3. 健康教育**　长时间禁食或进食不足者以及近期有呕吐、腹泻、胃肠道引流者，应注意定期监测血清钾浓度并及时补钾，以避免发生低钾血症。

【护理评价】

通过治疗与护理，病人是否：①活动耐力增加，活动后无不适反应；②受伤情况得以预防；③并发症得以预防，或得到及时发现和处理。

（二）高钾血症

血清钾浓度>5.5mmol/L。

【病因】

**1. 钾摄入过多**　如口服或静脉补钾过多、大量使用含钾药物、大量输入库存血等。

**2. 钾排出减少**　主要是肾脏排钾减少，是造成高钾血症最主要的原因。常见于急、慢性肾功能衰竭、长期应用保钾利尿剂（如螺内酯、氨苯蝶啶）、盐皮质激素分泌不足等。

**3. 细胞内钾移出至细胞外**　如严重挤压伤、大面积烧伤、溶血及代谢性酸中毒时。

【临床表现】

**1. 神经-肌肉应激性改变**　急性轻度高钾血症时，可有感觉异常、刺痛等症状，但常被原发病症状所掩盖。急性重度高钾血症（血清 $K^+$ 浓度7.0~9.0mmol/L）时，表现为神志淡漠、肌肉软弱无力甚至弛缓性麻痹。慢性高钾血症较少出现神经-肌肉方面的症状。

**2. 微循环障碍**　常见于病情较重者，表现为皮肤苍白、湿冷、青紫，低血压等。

**3. 心血管系统症状**　表现为窦性心动过缓、房室传导阻滞或快速性心律失常，严重时可引起致死性的心室颤动或心搏骤停。

【辅助检查】

**1. 血清钾测定**　血清 $K^+$>5.5mmol/L。

**2. 心电图检查**　血清 $K^+$>7mmol/L 者，几乎都有异常心电图的表现，有辅助诊断价值。典型的心电图改变为早期 T 波高而尖，Q-T 间期缩短，随后出现 QRS 波增宽。

【处理原则】

高钾血症有导致心搏骤停的危险,故一经诊断应立即处理。

1. **病因治疗**　积极治疗原发疾病,改善肾功能。

2. **禁钾**　立即停用所有含有钾盐的药物,避免进食含钾量高的食物。

3. **降低血清钾浓度**

(1) 促使 $K^+$ 转入细胞内:①碱化细胞外液:静脉给予 5% 碳酸氢钠溶液,促使 $K^+$ 移入细胞内或由尿排出;②促进糖原合成:予 25% 葡萄糖溶液 100~200ml,以每 5 克糖加入胰岛素 1U 静脉滴注,必要时每 3~4h 重复给予。

(2) 促使 $K^+$ 排泄:①呋塞米 40mg 静脉推注;②阳离子交换树脂口服或保留灌肠;③肾功能不全或上述治疗无效时,可采取腹膜透析或血液透析。

4. **对抗心律失常**　钙与钾有对抗作用,能缓解 $K^+$ 对心肌的毒性作用。如心电图显示情况严重、出现心律失常时,可用 10% 葡萄糖酸钙 20ml 加等量 25% 葡萄糖溶液缓慢静脉推注,必要时可重复。

【护理措施】

1. **恢复血清钾浓度**　①指导病人停用含钾药物,避免进食含钾量高的食物;②遵医嘱用药以对抗心律失常及降低血钾水平;③透析病人做好透析护理,参见内科护理学相关章节。

2. **并发症的护理**　①严密监测病人的生命体征、血清钾及心电图改变;②一旦发生心律失常应立即通知医师,积极协助治疗。如发生心搏骤停,立即实施心肺复苏。

3. **健康教育**　告知肾功能减退或长期使用保钾利尿剂的病人,应限制含钾食物或药物的摄入,定期监测血清钾浓度,以免发生高钾血症。

## 二、钙代谢紊乱

人体内的钙均由食物供给,在肠道进行消化和吸收,多余的钙大部分随粪便排出,少部分经肾排泄。体内 99% 的钙以羟磷灰石的形式存在于骨骼和牙齿中,其余以溶解状态分布于体液和软组织中。血清钙浓度正常值为 2.25~2.75mmol/L,主要以 2 种形式存在:①非扩散钙(40%),指与血浆蛋白(主要为白蛋白)结合的钙;②可扩散钙:主要为游离钙(45%)及少量与柠檬酸、碳酸根等形成的不解离钙(15%)。发挥生理作用的主要为游离钙,具有维持神经肌肉稳定性的作用。钙代谢异常分为低钙血症(hypocalcemia)和高钙血症(hypercalcemia),以前者多见。

（一）低钙血症

血清钙浓度<2.25mmol/L。

【病因】

1. **维生素 D 缺乏**　见于:①食物中维生素 D 缺少或紫外线照射不足;②梗阻性黄疸、慢性腹泻、脂肪泻等造成维生素 D 肠道吸收障碍;③肝硬化、肾衰竭、遗传性 1α-羟化酶缺乏症等引起的维生素 D 羟化障碍。

2. **甲状旁腺功能减退**　临床常因甲状旁腺或甲状腺手术误切除了甲状旁腺而引起。

3. **慢性肾衰竭**　慢性肾衰竭时肾排磷减少,血磷升高,血钙降低。

4. **急性胰腺炎**　急性胰腺炎时机体对甲状旁腺素的反应性下降,胰腺炎症和坏死释放出的脂肪酸与钙结合形成钙皂而影响肠吸收。

【临床表现】

1. **神经、肌肉兴奋性增强**　表现为情绪易激动、口周及指/趾尖麻木及针刺感、肌肉抽动、手足抽搐、腱反射亢进及面神经叩击征（Chvostek 征）阳性。严重时可导致喉、气管痉挛、癫痫发作甚至呼吸暂停。

**2. 精神症状** 表现为烦躁不安、抑郁及认知能力减退。

**3. 心血管症状** 主要表现为传导阻滞等心律失常，严重时可出现室颤、心力衰竭。

**4. 其他** 如骨骼疼痛、畸形或病理性骨折。

【辅助检查】

1. **血清钙测定** 血清钙<2.25mmol/L 有诊断价值。

2. **血清甲状旁腺素测定** 部分病人可伴血清甲状旁腺素水平低于正常。

3. **心电图检查** 典型的心电图表现为 Q-T 间期和 ST 段明显延长。

【处理原则】

处理原发疾病，补充钙剂。

1. **静脉补钙** 低钙血症出现手足抽搐、喉头痉挛等表现时应立即处理。常先用 10%葡萄糖酸钙 10~20ml 稀释后缓慢静脉注射以控制症状，后再用 10%葡萄糖酸钙稀释于 5%葡萄糖溶液中静脉滴注，调整滴速直至血清钙浓度达到正常值下限。

2. **口服补钙** 需长期治疗者，可口服钙剂和维生素 D 制剂。骨化三醇加碳酸钙或葡萄糖酸钙等钙剂的方法目前临床最为常用。

【护理措施】

1. **监测血清钙** 了解血清钙浓度的动态变化，发现异常，及时通知医师。

2. **遵医嘱补钙** 静脉注射钙剂时避免局部渗漏，速度宜慢，以免引起低血压或心律不齐。需长期口服补钙者指导其正确用药。鼓励病人进食含钙丰富的食物，如牛奶、豆制品、绿色蔬菜、水果等。

3. **防止窒息** 严重低钙血症可累及呼吸肌，注意观察呼吸频率及节律，做好气管切开的准备。

（二）高钙血症

血清钙浓度>2.75mmol/L。

【病因】

1. **甲状旁腺功能亢进** 常见于甲状旁腺腺瘤或增生。

2. **恶性肿瘤及恶性肿瘤骨转移** 如白血病、多发性骨髓瘤等，是引起血钙升高最常见的原因。

3. **其他** 如维生素 D 中毒、甲状腺功能亢进、肾上腺皮质功能不全等。

【临床表现】

早期表现无特异性，可出现疲乏、食欲减退、恶心呕吐、体重下降等表现。随血清钙浓度进一步升高，可出现头痛、背部和四肢疼痛、口渴、多尿、便秘等表现。血清钙>4.5mmol/L 可发生高钙血症危象，病人出现严重脱水、高热、心律失常、意识不清等，易死于心搏骤停、肾衰竭等。

【辅助检查】

1. **血清钙测定** 血清钙>2.75mmol/L。

2. **血清甲状旁腺素测定** 部分病人血清甲状旁腺素水平明显升高。

3. **心电图检查** 表现为 Q-T 间期缩短及房室传导阻滞。

【处理原则】

1. **处理原发疾病** 如甲状旁腺功能亢进者在切除甲状旁腺腺瘤或增生后可彻底治愈。

Note:

**2. 降低血钙**　①补液、利尿以促进尿钙排出;②降钙素可抑制骨吸收;双膦酸盐类药物近年来已成为恶性肿瘤骨转移的基础治疗;③应用糖皮质激素或口服磷制剂可降低肠道对钙的吸收;④透析治疗,尤其适用于肾功能不全或心功能不全的高钙病人。

【护理措施】

动态监测血清钙浓度变化;遵医嘱补液及用药;指导病人采取低钙饮食,多饮水,多食粗纤维食物以利于排便;便秘严重者,给予导泻或灌肠。

### 三、磷代谢紊乱

人体内的磷86%存在于骨骼和牙齿中,细胞外液中含量很少。血液中的磷以有机磷和无机磷两种形式存在,血磷通常是指血浆中的无机磷,正常浓度成人为 $1.1\sim1.3mmol/L$。磷是构成核酸及磷脂的基本成分,参与高能磷酸键的合成、蛋白质的磷酸化、细胞膜的组成及维持酸碱平衡等。磷代谢异常分为低磷血症(hypophosphatemia)和高磷血症(hyperphosphatemia)。

（一）低磷血症

血清磷浓度<0.8mmol/L。

【病因】

**1. 磷摄入不足或吸收减少**　如长期经静脉或胃肠途径补充不含磷的营养物、慢性饥饿、呕吐腹泻、维生素 D 缺乏等。

**2. 磷排泄增加**　如急性乙醇中毒、甲状旁腺功能亢进、肾小管性酸中毒、使用糖皮质激素或利尿剂等。

**3. 磷向细胞内转移**　如大量葡萄糖及胰岛素输入、呼吸性碱中毒时。

【临床表现】

轻度低磷血症临床表现缺乏特异性。神经肌肉症状的主要表现为肌无力,甚至可因呼吸肌无力而导致死亡。低磷血症可引起代谢性脑病,表现为易激动、神志障碍、昏迷等。胃肠道症状为食欲下降、恶心呕吐、腹泻、便秘等。重度低磷血症还可出现心律失常、急性心力衰竭、低血压、休克、心搏骤停等表现。

【辅助检查】

血清磷<0.8mmol/L,常伴血清钙浓度升高。

【处理原则】

**1. 积极治疗原发疾病**　如对因甲状旁腺功能亢进引起者,可考虑行手术治疗。

**2. 适当补磷**　根据低磷血症的严重程度口服或静脉补充磷。

【护理措施】

了解血清磷浓度的动态变化,发现低于正常值时应及时通知医师并遵医嘱补磷。鼓励病人进食含磷丰富的食物,如紫菜、蛋黄、香菇、牛奶、豆类等。

（二）高磷血症

血清磷浓度>1.6mmol/L。

【病因】

1. **磷摄入或吸收过多**　如维生素 D 中毒。

2. **磷排泄减少**　如急、慢性肾功能不全、甲状旁腺功能减退等。

3. **磷向细胞外液转移**　见于糖尿病酮症酸中毒、挤压伤、恶性肿瘤（化学药物治疗）、淋巴性白血病等。

【临床表现】

表现不典型，伴有低钙血症时可出现低钙血症的临床表现。

【辅助检查】

血清磷>1.6mmol/L，常伴有血清钙浓度降低。

【处理原则】

1. 积极处理原发疾病。

2. **促进磷的排出**　如利尿以加快磷通过肾排出，急性肾衰竭者必要时行透析治疗。

3. **应用磷结合剂**　如氢氧化铝凝胶或新型磷结合剂如碳酸镧、司维拉姆等。

【护理措施】

限制饮食中磷的摄入。指导病人磷结合剂应与食物同服，不宜空腹服用，注意观察药物的不良反应。透析治疗的护理参见内科护理学相关章节。

## 四、镁代谢紊乱

人体内的镁60%存在于骨骼中，其余大部分在骨骼肌及其他组织器官细胞内，仅1%~2%存在于细胞外液。正常血清镁浓度为0.75~1.25mmol/L。镁在控制神经活动、维持神经肌肉的兴奋性、细胞代谢等方面均有重要作用。镁代谢异常分为低镁血症（hypomagnesemia）和高镁血症（hypermagnesemia）。

（一）低镁血症

血清镁浓度<0.75mmol/L。

【病因】

1. **镁摄入不足**　如长期禁食、厌食或长期静脉营养未补充镁。

2. **镁排出过多**　见于：①经胃肠道丢失过多：如腹泻、呕吐、长期胃肠减压、肠瘘；②经肾排出过多：如长期应用利尿剂、高钙血症、糖尿病酮症酸中毒、严重的甲腺旁腺功能减退、甲状腺功能亢进、某些肾脏疾病、酒精中毒等。

3. **细胞外镁转入细胞内**　如胰岛素治疗糖尿病酮症酸中毒时。

【临床表现】

与低钙血症相似。病人表现为神经系统和肌肉兴奋性增加，如精神紧张、情绪激动、手足搐搦、眼球震颤、腱反射亢进等，并伴有血压升高、心律失常等。在排除或纠正缺钙之后以上症状仍未改善者，应考虑是否存在镁缺乏。

【辅助检查】

1. **血清电解质测定**　血清镁<0.75mmol/L，常伴有低血钾和低血钙。

2. **心电图检查**　主要表现为Q-T间期延长和QRS波增宽。

3. **镁负荷试验**　正常人在静脉输注氯化镁或硫酸镁后，注入量的90%很快从尿中排出，而镁缺

Note:

乏者尿镁很少。对低镁血症有诊断价值。

**【处理原则】**

1. 处理原发疾病。
2. **适当补镁**　轻症者可口服或肌内注射镁剂。严重者应静脉补充,临床常用 25% 硫酸镁 5~10ml 加入 5% 葡萄糖溶液中缓慢滴注。完全纠正镁缺乏需要较长时间,故应在血清镁浓度恢复正常后仍继续补充镁剂 1~2d。同时注意适量补充钾和钙。

**【护理措施】**

1. **监测血清镁**　了解血清镁浓度的动态变化,发现异常,及时通知医师。
2. **遵医嘱补镁**　肌内注射时应做深部注射,并经常更换注射部位,以防局部形成硬结而影响疗效。静脉输注时应避免过量、过速,以防急性镁中毒和心搏骤停。
3. **健康教育**　告知病人完全纠正镁缺乏需较长时间,鼓励和安慰病人,帮助病人调整情绪,配合治疗。

（二）高镁血症

血清镁浓度>1.25mmol/L。

**【病因】**

1. **镁排出过少**　肾衰竭时肾排镁减少是高镁血症最常见的病因。其他原因还有严重脱水伴少尿、甲状腺功能减退、肾上腺皮质功能减退等。
2. **镁摄入过多**　偶见于应用硫酸镁治疗子痫的过程中。
3. **细胞内镁转移至细胞外**　主要见于分解代谢占优势的疾病,如糖尿病酮症酸中毒。

**【临床表现】**

血清镁浓度急性升高时,可抑制中枢神经系统和外周神经肌肉的兴奋性。病人感疲乏、软弱无力、血压下降、肌肉软瘫、腱反射减退或消失。严重者可出现呼吸肌麻痹、昏迷。对心血管的影响表现为抑制房室和心室内传导,降低心肌兴奋性,严重时出现血压下降甚至心搏骤停。

**【辅助检查】**

1. **血清电解质测定**　血清镁>1.25mmol/L。常伴有血清钾升高。
2. **心电图检查**　表现为 P-R 间期延长、QRS 波增宽和 T 波增高。

**【处理原则】**

1. **防治原发病**　立即停用镁剂,改善肾功能。
2. **促进镁排出**　补充血容量的同时应用利尿剂以促进镁的排出,必要时行透析治疗。
3. **保护心肌**　有明显心血管症状的病人应立即静脉注射钙剂,常用 10% 葡萄糖酸钙或氯化钙溶液 10~20ml 缓慢静脉注射,以对抗镁对心脏的抑制作用。

**【护理措施】**

1. **监测血清镁**　了解血清镁浓度的动态变化,发现异常,及时通知医师。
2. **遵医嘱用药**　缓慢静脉推注钙剂。透析治疗的护理参见内科护理学相关章节。
3. **健康教育**　告知肾功能不全者应定期监测血清镁浓度,以免发生高镁血症。

Note:

## 第三节　酸碱平衡失调

人体主要依靠体内各种缓冲系统以及肺、肾的调节来实现体液环境 pH 值的相对稳定。若因酸碱负荷过度和/或调节机制障碍导致体液酸碱度稳态被破坏,称为酸碱平衡失调。pH、$HCO_3^-$、$PaCO_2$ 是反映酸碱平衡的基本因素,其中 $HCO_3^-$ 反映代谢性因素,$HCO_3^-$ 原发性减少或增加,可引起代谢性酸中毒或碱中毒;$PaCO_2$ 反映呼吸性因素,$PaCO_2$ 原发性增高或降低,可引起呼吸性酸中毒或碱中毒。在疾病的发展过程中,往往因出现多种混合型的酸碱失调而使病情变得更加复杂。

### 一、代谢性酸中毒

代谢性酸中毒(metabolic acidosis)是指细胞外液 $H^+$ 增加和/或 $HCO_3^-$ 丢失引起的 pH 下降,以血浆 $HCO_3^-$ 原发性减少为特征,是外科临床中最常见的酸碱平衡失调类型。

【病因】

1. **酸性物质产生增多**　是代谢性酸中毒最主要的原因。常见情况有 2 种:①乳酸酸中毒:见于各种原因引起的缺氧或组织低灌注时,因无氧酵解增强而引起乳酸增加。常见于休克、心搏骤停、低氧血症、肺水肿、严重的损伤、感染、高热等;②酮症酸中毒:糖尿病、严重饥饿和酒精中毒状态下,因脂肪分解代谢加速,形成过多的酮体而引起。

2. **碱性物质丢失过多**　见于腹泻、胆瘘、肠瘘或胰瘘等导致大量碱性消化液丧失,造成 $HCO_3^-$ 丢失过多。

3. **肾脏排酸保碱功能障碍**　见于急、慢性肾功能不全、肾小管性酸中毒或应用肾毒性药物(如碳酸酐酶抑制剂)而影响 $H^+$ 的排出或 $HCO_3^-$ 的重吸收。

4. **外源性固定酸摄入过多**　如大量摄入阿司匹林、长期服用氯化铵、盐酸精氨酸或盐酸赖氨酸等药物时,$HCO_3^-$ 缓冲消耗过多。

5. **高钾血症**　各种原因引起细胞外液 $K^+$ 增多时,$K^+$ 与细胞内 $H^+$ 交换,引起细胞外液 $H^+$ 增加,导致代谢性酸中毒。

【病理生理】

代谢性酸中毒时体内 $HCO_3^-$ 减少,$H_2CO_3$ 相对增加,机体通过下列代偿性调节,使之重新达到平衡。

1. **血液缓冲系统的调节**　细胞外液中增多的 $H^+$ 可迅速被体内的 $HCO_3^-$ 所缓冲,使 $HCO_3^-$ 不断被消耗,反应过程中产生的 $CO_2$ 由肺排出。

2. **肺的代偿调节**　$H^+$ 浓度升高可刺激颈动脉体和主动脉体化学感受器,反射性引起呼吸中枢兴奋,表现为呼吸加快加深,加速 $CO_2$ 排出,降低动脉血 $PaCO_2$,维持 $HCO_3^-/H_2CO_3$ 的比值重新接近正常范围。呼吸的代偿反应非常迅速,一般在酸中毒 10min 后就出现呼吸增强,30min 后即达代偿,12~24h 达代偿高峰。

3. **肾的代偿调节**　肾小管上皮细胞的碳酸酐酶和谷氨酰胺酶活性增加,促进 $H^+$ 的排出及 $NH_3$ 的生成,两者形成 $NH_4^+$ 后排出。此外,碳酸氢钠重吸收亦增加。肾的代偿作用较慢,通常 3~5d 才能达高峰。

4. **细胞的代偿调节**　代谢性酸中毒时,细胞外液中过多的 $H^+$ 进入细胞内,与细胞内的缓冲物质结合。随着 $H^+$ 的移入,$K^+$ 移出以维持细胞内外的电平衡,故代谢性酸中毒时常伴有高钾血症。

Note:

【临床表现】

轻者症状常被原发疾病掩盖,重者症状明显。

1. **呼吸代偿表现** 典型的症状为代偿性呼吸加深加快(Kussmaul 呼吸),呼吸频率可高达 40~50 次/min。酮症酸中毒时呼出的气体有酮味。

2. **中枢神经系统表现** 中枢神经系统呈抑制状态,表现为疲乏、嗜睡、感觉迟钝或烦躁不安。严重者可神志不清、昏迷,伴对称性肌张力减弱、腱反射减弱或消失。

3. **心血管系统表现** 病人面色潮红、心率加快、血压偏低。由于代谢性酸中毒可影响心肌收缩力和周围血管对儿茶酚胺的敏感性,病人易发生休克、心律不齐和急性肾功能不全,一旦发生很难纠正。

【辅助检查】

1. **动脉血气分析** ①代偿期:血液 pH 在正常范围,$HCO_3^-$、剩余碱(BE)有一定程度降低;②失代偿期:血液 pH<7.35,$HCO_3^-$ 明显下降,BE 负值加大、$PaCO_2$ 代偿性降低。

2. **血清电解质测定** 血清钾浓度升高。

【处理原则】

1. **防治原发病** 针对原发病采取相应措施去除病因,是治疗代谢性酸中毒的基本原则和主要措施。

2. **逐步纠正代谢性酸中毒**

(1)轻症代谢性酸中毒(血浆 $HCO_3^-$ 16~18mmol/L):经消除病因和适当补液后常可自行纠正,无须碱剂治疗。

(2)重症代谢性酸中毒(血浆 $HCO_3^-$<15mmol/L):在补液的同时可应用碱剂治疗。

3. **维持 $Ca^{2+}$、$K^+$ 平衡** 在纠正酸中毒的过程中,容易导致低钾血症和低钙血症,应及时注意防治。

【护理评估】

1. **健康史** 了解是否有引起代谢性酸中毒的疾病或诱因存在。

2. **身体状况**

(1)症状与体征:①呼吸:有无加深加快、呼气时是否有酮味;②神经系统表现:有无疲乏、眩晕、嗜睡、感觉迟钝、意识模糊或昏迷等;③心血管系统表现:有无心率加快、血压降低、心律失常等。

(2)辅助检查:了解动脉血气分析结果及血清电解质水平等。

3. **心理-社会状况** 评估病人及家属对疾病的认知程度和心理反应。

【常见护理诊断/问题】

1. **低效性呼吸型态** 与代谢性酸中毒所致的呼吸深快有关。

2. **潜在并发症**:高钾血症、代谢性碱中毒。

【护理目标】

1. 病人呼吸频率及节律恢复正常。

2. 病人未发生并发症,或并发症得到及时发现和控制。

【护理措施】

1. **病情观察** 加强对病人生命体征、动脉血气分析、血清电解质等指标的监测,及时发现高钾血症、代谢性碱中毒等并发症,并配合医师治疗。

**2. 用药护理**

（1）补充碱剂

1）种类:常用5%碳酸氢钠溶液。乳酸钠也可用于治疗代谢性酸中毒,但肝功能不良或乳酸酸中毒时不宜使用。

2）用量:一般主张在动脉血气分析监测下根据病人的 $HCO_3^-$ 分次补碱,补碱量宜小不宜大,首次剂量 $100\sim250ml$。

3）速度:5%碳酸氢钠溶液为高渗性液体,静脉输注速度不宜过快,以免导致高钠血症和血浆渗透压升高。

4）防止药液渗漏:周围静脉输注时若局部出现疼痛、肿胀,立即更换注射部位,局部用50%硫酸镁溶液进行湿热敷,以免引起局部软组织坏死。

（2）维持钙钾平衡:①代谢性酸中毒时血 $Ca^{2+}$ 增多,酸中毒纠正后 $Ca^{2+}$ 减少,可因低钙血症引起手足抽搐、惊厥和神志改变,应及时静脉补充葡萄糖酸钙。②过快纠正酸中毒时大量 $K^+$ 从细胞外又移回至细胞内,易引起低钾血症,应注意适当补钾。

**3. 口腔护理** 指导病人养成良好的卫生习惯,用漱口液清洁口腔,避免口腔黏膜干燥、损伤。

【护理评价】

通过治疗与护理,病人是否:①呼吸次数及节律恢复正常;②并发症得到有效预防,或得到及时发现和处理。

## 二、代谢性碱中毒

代谢性碱中毒（metabolic alkalosis）是指细胞外液 $HCO_3^-$ 增加和/或 $H^+$ 丢失引起的 pH 升高,以血浆 $HCO_3^-$ 原发性增多为特征。

【病因】

**1. $H^+$丢失过多** ①经胃丢失:如幽门梗阻或高位肠梗阻引起的剧烈呕吐、长时间胃肠减压等可使大量的 $H^+$、$Cl^-$ 及 $K^+$ 丢失,导致低氯低钾性碱中毒,是外科病人发生代谢性碱中毒最常见的原因;②经肾丢失:如长期应用袢利尿剂（如呋塞米）或噻嗪类利尿剂时可抑制髓袢对 $Na^+$ 和 $Cl^-$ 的重吸收,促进远曲小管和集合管泌 $H^+$ 泌 $K^+$ 增加;肾上腺皮质激素尤其是醛固酮分泌过多时,可通过保钠排钾促进 $H^+$ 排泌,造成低钾性碱中毒。

**2. 碱性物质摄入过多** 如消化道溃疡病人长期服用碱性药物、治疗代谢性酸中毒时静脉补充过多碳酸氢钠及大量输注含柠檬酸盐抗凝的库存血。

**3. 低钾性碱中毒** 低钾血症时细胞内液中的 $K^+$ 向细胞外液转移,而细胞外液中的 $H^+$ 向细胞内转移;同时肾小管上皮细胞 $Na^+$-$K^+$ 交换减少,$Na^+$-$H^+$ 交换增加,血 $H^+$ 下降,病人出现反常性酸性尿,更加重了碱中毒。

【病理生理】

**1. 肺的代偿调节** 代谢性碱中毒时血浆 $H^+$ 浓度下降,呼吸中枢呈抑制状态,呼吸变浅变慢,使 $CO_2$ 排出减少,$PaCO_2$ 升高,维持 $HCO_3^-/H_2CO_3$ 的比值接近正常范围。

**2. 肾的代偿调节** 肾小管上皮细胞的碳酸酐酶和谷氨酰胺酶活性降低,使 $H^+$ 排出和 $NH_3$ 生成均减少,同时 $HCO_3^-$ 重吸收亦减少,从而使血浆 $HCO_3^-$ 减少。

**3. 细胞的代偿调节** 代谢性碱中毒时细胞外液的 $H^+$ 浓度降低,细胞内液中的 $H^+$ 逸出以进行代

Note:

偿。作为交换,细胞外的 $K^+$ 进入细胞内而使得细胞外液的 $K^+$ 浓度降低,故碱中毒常伴有低钾血症。

【临床表现】

轻者常无明显表现,有时可有呼吸变浅、变慢或精神方面的异常,如谵妄、精神错乱或嗜睡等。严重者可因脑代谢障碍而发生昏迷。可伴有低钾血症和脱水的表现。

【辅助检查】

1. **动脉血气分析**　①代偿期:血液 pH 在正常范围,$HCO_3^-$、BE 有一定程度增高;②失代偿期:血液 pH>7.45,$HCO_3^-$ 明显增高,BE 正值加大,$PaCO_2$ 代偿性增高。

2. **血清电解质**　可伴血清钾、氯降低。

【处理原则】

1. **治疗原发病**　代谢性碱中毒的治疗关键在于处理原发疾病,解除病因。对胃液丢失所造成的代谢性碱中毒,可输入等渗盐水或葡萄糖盐水。

2. **纠正低钾血症**　代谢性碱中毒几乎都伴有低钾血症,故需同时补钾,但应在病人尿量大于 40ml/h 后开始。

3. **应用酸性药物**　严重代谢性碱中毒者(pH>7.65,血浆 $HCO_3^-$ 为 45～50mmol/L),应用稀释的盐酸溶液(0.1～0.2mol/L)尽快中和细胞外液中过多的 $HCO_3^-$。

【护理措施】

1. **病情观察**　定期监测病人的生命体征、意识状况、动脉血气分析及血清电解质等。及时发现低钾血症、低钙血症等并发症,遵医嘱正确补充钾或钙。

2. **用药护理**

(1) 配制方法:将 1mol/L 盐酸 150ml 溶入 1 000ml 生理盐水或 5% 葡萄糖溶液中,配制成稀释盐酸溶液。

(2) 输注途径:稀释盐酸溶液应经中心静脉导管输注,严禁经外周静脉输入,以防渗漏导致皮下组织坏死。

(3) 输注速度:应注意缓慢滴入(25～50ml/h),每 4～6h 重复监测动脉血气分析及血清电解质,根据检查结果调节输注速度,以逐步纠正碱中毒。

### 三、呼吸性酸中毒

呼吸性酸中毒(respiratory acidosis)是指因 $CO_2$ 排出障碍或吸入过多引起的 pH 下降,以血浆 $H_2CO_3$ 浓度原发性升高为特征。

【病因】

主要因外环境 $CO_2$ 浓度过高,或外呼吸通气障碍而致 $CO_2$ 排出受阻引起,临床以后者多见。常见原因有:

1. **呼吸中枢抑制或呼吸肌麻痹**　如全身麻醉过深、镇静剂过量、颅脑损伤、重症肌无力、重度低血钾等。

2. **呼吸道阻塞或肺部疾病**　如喉头痉挛和水肿、支气管异物、急性肺水肿、慢性阻塞性肺部疾病、肺炎等。

3. **胸部活动受限**　如严重胸壁损伤、严重气胸、胸腔积液等。

**4. 呼吸机管理不当**　如通气量过小导致 $CO_2$ 排出困难。

【病理生理】

1. **血液缓冲系统的代偿调节**　血液中的 $H_2CO_3$ 与 $Na_2HPO_4$ 结合，生成 $NaHCO_3$ 和 $NaH_2PO_4$，后者从尿液排出，使血液中的 $H_2CO_3$ 减少、$HCO_3^-$ 增多，但此代偿能力较弱。

2. **肾的代偿调节**　肾小管上皮细胞的碳酸酐酶和谷氨酰胺酶活性增加，促使肾小管排出 $H^+$ 和 $NH_4^+$ 增加，同时碳酸氢钠的重吸收亦增加。此代偿过程较慢。

3. **细胞的代偿调节**　是急性呼吸性酸中毒时主要的代偿方式，因此呼吸性酸中毒往往伴有高钾血症。

【临床表现】

病人表现为胸闷、气促、呼吸困难、发绀等。严重者可伴血压下降、谵妄、昏迷等。因 $CO_2$ 潴留引起脑血管扩张、颅内压增高，病人可出现持续性头痛。严重脑缺氧可致脑水肿、脑疝，甚至呼吸骤停。严重呼吸性酸中毒所致的高钾血症可导致心搏骤停。慢性呼吸性酸中毒的临床表现常被原发疾病所掩盖，只有严重的 $CO_2$ 潴留时才出现上述症状。

【辅助检查】

动脉血气分析显示血液 pH 降低、$PaCO_2$ 明显增高、$HCO_3^-$ 正常或代偿性增高。

【处理原则】

1. **治疗原发病，改善通气功能**　如去除呼吸道梗阻或解痉，使用呼吸中枢兴奋药，对慢性肺部疾病采取控制感染、扩张小气管、促进排痰等措施。必要时行气管插管或气管切开并使用呼吸机辅助呼吸。

2. **碱性药物的使用**　在通气功能未改善前谨慎使用碳酸氢钠等可产生 $CO_2$ 的碱性药物，以免增加 $CO_2$ 潴留。必要时可使用不含钠的有机碱，如三羟甲基氨基甲烷。

【护理措施】

1. **病情观察**　持续监测呼吸频率、深度和呼吸肌运动情况以评估呼吸困难的程度，定期监测生命体征、动脉血气分析、血清电解质等。

2. **改善通气**　解除呼吸道梗阻，促进排痰，控制感染，扩张小支气管；协助医师进行气管插管或气管切开，并做好相应护理；呼吸机辅助通气者，注意调节呼吸机的各项参数，严格执行呼吸机使用的护理常规。

3. **持续给氧**　给予低流量持续给氧，注意浓度不宜过高，以免减弱呼吸中枢对缺氧的敏感性而导致呼吸抑制。

4. **用药护理**　静脉输注三羟甲基氨基甲烷时，速度不宜过快，否则可引起低血压及呼吸中枢抑制。

## 四、呼吸性碱中毒

呼吸性碱中毒（respiratory alkalosis）是指因肺泡通气过度引起的 $PaCO_2$ 降低、pH 升高，以血浆 $H_2CO_3$ 浓度原发性减少为特征。

【病因】

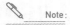
Note:

凡能引起肺过度通气的因素均可导致呼吸性碱中毒。常见的病因有：

1. **中枢神经系统疾病**　如脑血管障碍、脑外伤等可刺激呼吸中枢引起过度通气;癔症发作时可引起精神性通气过度;某些药物如水杨酸、铵盐类药物可直接兴奋呼吸中枢致通气增强。

2. **代谢旺盛**　见于高热、甲状腺功能亢进、疼痛、创伤、感染时。

3. **机械通气使用不当**　如呼吸机辅助通气过度可引起严重的呼吸性碱中毒。

4. **低氧血症**　环境氧分压低(如高原地区)、各种原因引起的低氧血症均可因缺氧刺激引起呼吸运动增强,$CO_2$排出增多。

【病理生理】

呼吸性碱中毒时主要由细胞内外的离子交换、细胞内的缓冲作用及肾脏的代偿调节来维持酸碱平衡。呼吸性碱中毒时也可出现低钾血症。

---

### 知 识 拓 展

#### 混合性酸碱平衡失调

同一病人可以同时发生2种或2种以上的酸碱平衡失调,称为混合性酸碱平衡失调,包括双重性酸碱失衡和三重性酸碱失衡两类。双重性酸碱失衡常见类型有:①呼吸性酸中毒合并代谢性酸中毒;②呼吸性酸中毒合并代谢性碱中毒;③呼吸性碱中毒合并代谢性酸中毒;④呼吸性碱中毒合并代谢性碱中毒;⑤高阴离子间隙(anion gap,AG)代谢性酸中毒合并代谢性碱中毒。三重性酸碱失衡常见类型有:①呼吸性酸中毒合并高 AG 代谢性酸中毒+代谢性碱中毒;②呼吸性碱中毒合并高 AG 代谢性酸中毒+代谢性碱中毒。混合性酸碱平衡失调的原因比较复杂,必须在充分了解病人原发病情的基础上,结合实验室检查进行综合分析,以做出正确的判断,并制订相应的治疗及护理措施。

---

【临床表现】

多数病人有呼吸急促、心率加快的表现。还可出现眩晕、神志淡漠、意识障碍等神经系统功能障碍表现,以及手足和口周麻木及针刺感、肌肉震颤、手足搐搦等神经肌肉兴奋性增高表现。危重病人发生急性呼吸性碱中毒常提示预后不良。

【辅助检查】

动脉血气分析结果显示血液 pH 增高、$PaCO_2$降低、$HCO_3^-$正常或代偿性降低。

【处理原则】

1. **治疗原发病**　去除引起过度通气的原因,如调节呼吸机参数、癔症病人适当给予镇静药物等。

2. **吸入含 $CO_2$ 的气体**　急性呼吸性碱中毒时吸入含 5% $CO_2$ 的混合气体或嘱病人反复屏气,或用纸袋罩住口鼻呼吸,使其反复吸回呼出的 $CO_2$ 以维持血浆 $H_2CO_3$ 的浓度,症状即可得到迅速控制。

3. **纠正低血钙**　有手足抽搐者,可静脉注射 10% 葡萄糖酸钙进行治疗。

【护理措施】

1. **病情观察**　定期监测生命体征、意识状况、动脉血气分析、血清电解质等。若出现手足抽搐,应遵医嘱及时补钙。

2. **维持正常的气体交换型态**　指导病人深呼吸,教会病人使用纸袋呼吸的方法。如因呼吸机使用不当造成,应立即调整呼吸机参数。

(孙　蓉)

------

**思 考 题**

------

1. 王先生,45 岁,体重 60kg,肠梗阻术后第 2d,禁食、持续胃肠减压。自诉头晕、四肢无力、尿少。体格检查:T 37.2℃,P 110 次/min,R 22 次/min,BP 80/50mmHg。辅助检查:血清 $Na^+$ 130mmol/L、血清 $K^+$ 3.0mmol/L。

请问:

(1) 该病人出现了哪种类型的水、电解质代谢紊乱?

(2) 目前主要的护理诊断/问题是什么?

(3) 针对该病人的护理诊断/问题,应采取哪些护理措施?

2. 李先生,55 岁,因急性腹膜炎入院治疗。自诉腹痛难忍,烦躁不安。体格检查:T 39.2℃,P 116 次/min,R 28 次/min,BP 80/55mmHg。呼吸急促,呼气时有酮味。动脉血气分析示 pH 7.30,$HCO_3^-$ 13mmol/L,$PaCO_2$ 20mmHg。

请问:

(1) 该病人出现了哪种类型的酸碱平衡失调?

(2) 目前主要的护理诊断/问题是什么?

(3) 针对该病人的护理诊断/问题,应采取哪些护理措施?

## 第三章

# 外科休克病人的护理

03章 数字内容

---

学 习 目 标

---

**知识目标：**

1. 掌握休克的处理原则。

2. 熟悉休克的病因、临床表现、护理措施。

3. 了解休克的病理生理过程。

**能力目标：**

1. 能对失血性休克、创伤性休克、感染性休克的病人实施护理措施。

2. 能运用护理程序对休克病人实施整体护理。

**素质目标：**

具有关心休克病人心理和尊重休克病人隐私的态度和行为。

休克(shock)是机体有效循环血量骤减、组织灌注不足引起的以微循环障碍、细胞代谢紊乱和功能受损为特征的病理生理综合征,是严重的全身性应激反应。常见于机体受到强烈的致病因素(如大出血、创伤、烧伤、感染、过敏、心功能衰竭等)侵袭后所致。休克的本质是组织细胞氧供给不足和需求增加,休克的特征性病理变化是产生炎症介质,包括组胺、白介素、肿瘤坏死因子、干扰素等。因此,治疗休克的关键环节是恢复机体有效循环血量,保证组织灌注,改善微循环,重新建立氧的供需平衡,维护正常的细胞功能。休克发病急骤,发展迅速,并发症凶险,若未能及时发现及治疗,则可发展至不可逆阶段而引起死亡。

本章主要阐述休克的分类、病理生理、临床表现、处理原则及护理措施。

 —————— 导入情境与思考 ——————

范先生,25 岁,因车祸腹部受到撞击 20min 急诊入院。病人痛苦面容,诉腹部疼痛。

体格检查:T 36.2℃,P 115 次/min,R 28 次/min,BP 80/60mmHg,呼吸浅快,面色苍白,皮肤湿冷。

辅助检查:血常规:RBC $3.5×10^{12}/L$,Hb 80g/L,血细胞比容 0.3,WBC $9×10^9/L$;CVP 3cmH$_2$O。诊断性腹腔穿刺抽出不凝血。腹部 CT 示:脾脏包膜不完整,实质密度不均匀,诊断为:脾破裂、失血性休克,拟急诊行剖腹探查术。

请思考:

1. 该病人目前主要的护理诊断/问题有哪些?

2. 针对病人的护理诊断/问题,应采取哪些护理措施?

# 第一节　概　　述

【分类】

休克的分类方法很多,最常用的分类方法是根据病因将休克分为低血容量性休克、感染性休克、心源性休克、过敏性休克、神经源性休克 5 类,其中低血容量性休克和感染性休克在外科最为常见。此外,按休克发生的始动因素分类可分为低血容量性休克、心源性休克、心外阻塞性休克和分布性休克。按休克时的血流动力学特点分类,可分为低排高阻型休克(又称低动力型休克、冷休克,临床上最常见)和高排低阻型休克(又称高动力型休克、暖休克)。

【病理生理】

有效循环血量锐减、组织灌注不足以及由此导致的微循环障碍、细胞代谢障碍及功能受损、重要内脏器官继发性损害是各类休克共同的病理生理基础。

(一) 微循环障碍

在有效循环血量不足引起休克的过程中,占总循环血量 20% 的微循环也出现相应地变化。按微循环障碍发展过程,将休克病程分为 3 期(图 3-1)。

1. 微循环收缩期　又称微循环缺血期,休克代偿期。此期微循环呈现"只出不进""少灌少流,灌少于流"的特点。

有效循环血量锐减导致血压下降,刺激主动脉弓和颈动脉窦压力感受器引起血管舒缩中枢加压反射,交感-肾上腺轴兴奋引起儿茶酚胺大量释放,同时肾素-血管紧张素-醛固酮系统兴奋,使心跳加快、心排血量增加,并选择性地使外周(如骨骼肌、皮肤)和内脏(如肝、脾、胃肠)的小血管、微血管平滑肌收缩,尤其是毛细血管前阻力血管收缩更为明显,大量毛细血管网关闭,同时直捷通路和动-静脉短路开放,回心血量增加,血液在体内重新分布,实现自身输血,以保证心、脑等重要器官的有效灌注。由于此期微循环内前括约肌收缩而致"只出不进",毛细血管后括约肌处于相对开放的状态,使得此期微循环呈现"少

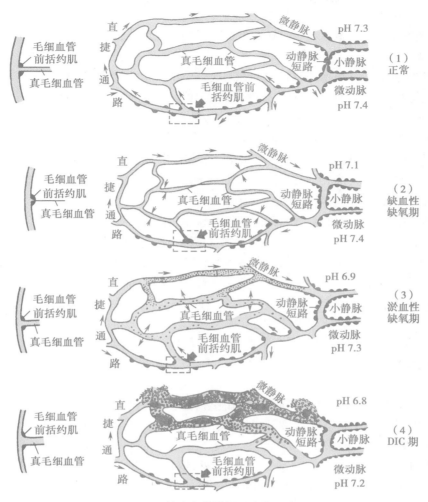

图 3-1　休克各期微循环变化示意图

灌少流,灌少于流"的特点,真毛细血管网内血量减少,毛细血管静水压降低,组织间液回吸收入毛细血管网,可在一定程度上补充循环血量,实现自身输液。此期如能去除病因并采取积极措施,休克较容易纠正。

2. **微循环扩张期**　又称淤血缺氧期,休克抑制期。此期微循环呈现"只进不出""灌而少流,灌大于流"的特点。

若休克未能及时纠正,病情持续进展,直捷通路和动-静脉短路大量开放,流经毛细血管的血流量继续减少,组织因严重缺血、缺氧而处于无氧代谢状态,产生大量的酸性代谢产物,同时释放舒张血管的组胺、缓激肽等介质。受这些扩血管物质的影响,微血管前括约肌松弛,而后括约肌因敏感性较低,则仍处于相对收缩状态致"只进不出",使得此期微循环呈现"灌而少流,灌大于流"的特点,大量血液淤滞于毛细血管网内,致毛细血管静水压升高、通透性增加,大量血浆外渗至第三间隙,血液浓缩,血黏稠度增加,回心血量进一步减少,心排血量继续下降,血压下降,心、脑等重要器官灌注不足,休克加重,进入微循环扩张期。

3. **微循环衰竭期**　又称 DIC 期,休克失代偿期。此期微循环内大量微血栓形成,甚至发生弥散性血管内凝血(disseminated intravascular coagulation,DIC)。

随病情进一步发展,休克进入不可逆阶段。由于血液浓缩、黏稠度增加,加之酸性环境中血液处于高凝状态,红细胞与血小板发生凝集而在血管内形成大量微血栓,甚至发生 DIC。随着各种凝血因子的大量消耗,纤维蛋白溶解系统被激活,可出现全身严重的出血倾向。由于组织缺少血液灌注,细胞处于严重缺氧和能量缺乏的状态,加之酸性代谢产物和内毒素的作用,使细胞内溶酶体膜破裂,释放多种水解酶,造成细胞自溶并损害周围其他细胞。最终引起广泛的组织损害,整个器官甚至多个器官功能受损。此期亦称为弥散性血管内凝血期或休克失代偿期。

（二）代谢改变

1. **能量代谢障碍** 由于组织灌注不足和细胞缺氧,体内的葡萄糖以无氧酵解为主,产生的能量较少,造成机体能量严重不足。此外,创伤和感染引起的应激状态,导致交感神经-肾上腺髓质系统和下丘脑-垂体-肾上腺皮质轴兴奋,使儿茶酚胺和肾上腺皮质激素明显升高,引起以下反应:①促进糖异生,抑制糖降解,导致血糖水平升高;②抑制蛋白合成、促进蛋白分解,为机体提供能量和合成急性期反应蛋白的原料。当有特殊功能的酶类蛋白质被分解消耗后,引起血中尿素氮、肌酐及尿酸含量增加,则影响机体的生理过程,导致多器官功能障碍综合征;③脂肪分解代谢明显增强,成为机体获取能量的重要来源。

2. **代谢性酸中毒** 当氧的释放无法满足细胞对氧的需求时,将发生无氧糖酵解。缺氧时丙酮酸在胞质内转变成乳酸,糖无氧酵解增强,乳酸生成增多,丙酮酸减少,即血乳酸盐的含量及乳酸/丙酮酸（L/P）比值增高,在排除其他原因造成高乳酸血症情况下血乳酸盐的含量及乳酸/丙酮酸比值可反映病人细胞缺氧的情况。同时由于肝功能受损,处理乳酸的能力减弱,使乳酸在体内的清除减少,导致高乳酸血症及代谢性酸中毒。当 pH<7.2,即重度酸中毒时,心血管对儿茶酚胺的反应性降低,表现为血管扩张、心跳缓慢、心排血量下降,氧合血红蛋白离解曲线右移。

（三）炎症介质释放和缺血再灌注损伤

严重损伤、感染等可刺激机体释放大量炎性介质,包括白介素、肿瘤坏死因子、集落刺激因子、干扰素和一氧化氮（NO）等,形成"瀑布样"级联放大反应。活性氧代谢产物可造成脂质过氧化和细胞膜破裂。

休克时因无氧代谢使 ATP 产生不足,影响细胞各种膜的屏障功能。细胞膜受损后不仅其通透性增加,还出现细胞膜上离子泵（如 $Na^+$-$K^+$ 泵、钙泵）的功能障碍,表现为细胞内外离子及体液分布异常。如细胞膜上的 $Na^+$-$K^+$ 泵功能失调,可出现钾离子无法进入细胞内,而细胞外液则随钠离子进入细胞内,造成细胞外液量减少及细胞肿胀、死亡。此外,细胞膜、线粒体膜、溶酶体膜等质膜被破坏,溶酶体膜破裂后释放的水解酶引起细胞自溶和组织损伤,进一步加重休克。

（四）内脏器官继发性损害

休克过程中由于微循环功能障碍及全身炎症反应综合征（systemic inflammatory response syndrome,SIRS）,常引起内脏器官的不可逆损害。若同时或短时间内相继出现 2 个或 2 个以上的器官系统的功能障碍,称为多器官功能障碍综合征（multiple organ dysfunction syndrome,MODS）,是造成休克死亡的主要原因。内脏器官继发性损害的发生,与休克原因和持续时间有着密切关系。

1. **肺** 是休克引起 MODS 时最常累及的器官。低灌注和缺氧可损伤肺毛细血管内皮细胞和肺泡上皮细胞。其中毛细血管内皮细胞受损可造成血管壁通透性增加,导致肺间质水肿;肺泡上皮细胞受损可造成肺泡表面活性物质生成减少、肺泡表面张力升高,继发肺泡萎陷而引起局限性肺不张及氧弥散障碍,通气/血流比例失调,造成无效腔样通气和/或功能性分流。由各种肺内和肺外致病因素所致的急性弥漫性、炎症性肺损伤引起的急性呼吸衰竭称为急性呼吸窘迫综合征（acute respiratory distress syndrome,ARDS）,病人表现为呼吸窘迫、顽固性低氧血症和呼吸衰竭。ARDS 常发生于休克期内或稳定后 48~72h 内,一旦发生,死亡率高达 40% 左右。

2. **肾** 是休克时易受损害的重要器官。休克时儿茶酚胺、血管升压素和醛固酮分泌增加,引起肾血管收缩、血流量减少,使肾小球滤过率降低,尿量减少。同时肾内血流重新分布并主要转向髓质,使肾皮质血流量明显减少,肾小管上皮细胞大量坏死,引起急性肾衰竭（acute renal failure,ARF）。

3. **心** 除心源性休克外,其他类型的休克在早期一般无心功能异常。休克加重后,因心率过快使舒张期过短,舒张压下降。由于冠状动脉灌流量的 80% 发生于舒张期,因此冠状动脉血流量明显减少,导致心肌因缺氧和酸中毒而受损。一旦心肌微循环内血栓形成,可引起局灶性心肌坏死和心力衰竭。心肌含有丰富的黄嘌呤氧化酶,容易遭受缺血-再灌注损伤。此外,休克时的酸中毒及高钾血症、

Note:

低氧血症也可加重心肌损害。

4. **脑**　休克早期,由于血液重新分布和脑循环的自身调节,脑的血液供应基本能够保证,一般没有明显的脑功能障碍。随着休克的发展,动脉血压持续下降,使脑灌注压下降和血流量减少,导致脑缺氧。缺氧和酸中毒引起胶质细胞肿胀、血管通透性升高、血浆外渗,可继发脑水肿并引起颅内压增高,严重者甚至可发生脑疝。

5. **肝**　休克时肝血流量减少,肝细胞因缺血、缺氧而明显受损。肝窦和中央静脉内可有微血栓形成,导致肝小叶中心发生坏死,肝脏的解毒和代谢能力均下降,可发生内毒素血症,生化检测血转氨酶、胆红素升高等代谢异常,严重时出现肝性脑病和肝衰竭。

6. **胃肠道**　休克时有效循环血量不足、血压降低,机体因代偿而进行血液重新分布,使胃肠道最早发生缺血和酸中毒,休克时肠系膜上动脉血流量可减少70%。胃肠道黏膜因持续性的缺血、缺氧可使胃肠道黏膜上皮细胞的屏障功能受损,并发急性胃黏膜糜烂、上消化道出血或应激性溃疡(stress ulcer)。由于胃肠道黏膜的屏障结构和功能受到破坏,肠道内的细菌及其毒素发生移位,经淋巴或门静脉途径侵害机体,可形成肠源性感染或毒血症。肠源性感染或毒血症是导致休克后期死亡的重要原因。

【临床表现】

按照休克的发病过程,其临床表现分为休克代偿期和失代偿期(表3-1)。

表3-1　休克不同时期的临床表现要点

| 分期 | 程度 | 神志 | 外周循环 | | | | 生命体征 | | 尿量 | 估计失血量* |
| --- | --- | --- | --- | --- | --- | --- | --- | --- | --- | --- |
| | | | 口渴 | 皮肤黏膜色泽 | 体表温度 | 体表血管 | 脉搏 | 血压 | | |
| 休克代偿期 | 轻度 | 神志清楚,烦躁,伴有痛苦表情,精神紧张 | 口渴 | 开始苍白 | 正常或发凉 | 正常,无塌陷 | 100次/min以下,尚有力 | 收缩压正常或稍升高,舒张压增高,脉压缩小 | 正常或减少 | 20%以下(800ml以下) |
| 休克失代偿期 | 中度 | 神志尚清楚,表情淡漠 | 很口渴 | 苍白 | 发冷 | 表浅静脉塌陷,毛细血管充盈迟缓 | 100~120次/min | 收缩压为90~70mmHg,脉压小 | 尿少 | 20%~40%(800~1 600ml) |
| | 重度 | 意识模糊,甚至昏迷 | 非常口渴,但可能无主诉 | 显著苍白,肢端青紫 | 厥冷(肢端更明显) | 表浅静脉塌陷,毛细血管充盈非常迟缓 | 速而细弱,或摸不清 | 收缩压在70mmHg以下或测不到 | 尿少或无尿 | 40%以上(1 600ml以上) |

* 成人低血容量性休克。

1. **休克代偿期**　亦称休克早期。因中枢神经系统兴奋性增高、交感-肾上腺轴兴奋,病人表现为精神紧张、兴奋或烦躁不安、口渴、面色苍白、四肢湿冷、脉搏加快(<100次/min)、呼吸急促。动脉血压变化不大,也可升高,但脉压缩小(<30mmHg)。尿量正常或减少(25~30ml/h)。若处理及时,休克很快得到纠正。否则,病情继续发展,很快进入休克失代偿期。

2. **休克失代偿期**　亦称休克期。此期病人神情淡漠、反应迟钝,甚至出现意识模糊或昏迷。口唇、肢端发绀、四肢冰冷、脉搏细速(>120次/min)、呼吸浅促、血压进行性下降。严重者脉搏微弱或扪不清、血压测不出、呼吸微弱或不规则、尿少或无尿。若皮肤、黏膜出现瘀点、瘀斑，或出现鼻腔、牙龈、内脏出血等，则提示并发 DIC。若出现进行性呼吸困难、烦躁、发绀，一般吸氧仍不能改善呼吸状态时，则提示并发 ARDS。病人常因继发 MODS 而死亡。

【辅助检查】

**1. 实验室检查**

（1）三大常规：①血常规：红细胞计数、血红蛋白降低提示失血，反之，则提示失液；血细胞比容增高提示血浆丢失；白细胞计数和中性粒细胞比值升高提示感染；②尿常规：尿比重增高提示血液浓缩或血容量不足；③大便常规：大便隐血试验阳性或黑便提示消化系统出血。

（2）血生化：检测肝肾功能、动脉血乳酸盐、血糖、血清电解质等，了解病人是否合并 MODS、组织缺氧及酸碱平衡失调的程度。

（3）凝血功能：包括血小板计数、出凝血时间、血浆纤维蛋白原、凝血酶原时间及凝血因子等。当血小板计数$<80\times10^9$/L、血浆纤维蛋白原$<1.5$g/L 或呈进行性下降、凝血酶原时间较正常延长 3s 以上、3P（血浆鱼精蛋白副凝固）试验阳性、血涂片中破碎红细胞超过 2% 时，提示 DIC。

（4）动脉血气：有助于了解酸碱平衡状况。动脉血氧分压（$PaO_2$）反映血液携氧状态，正常值为 $80\sim100$mmHg。若 $PaO_2<60$mmHg，吸入纯氧后仍无改善，提示有急性呼吸窘迫综合征（ARDS）。二氧化碳分压（$PaCO_2$）是反映通气和换气功能的指标，可作为呼吸性酸中毒或碱中毒的判断依据，正常值为 $36\sim44$mmHg。过度通气可使 $PaCO_2$ 降低。若 $PaCO_2>45\sim50$mmHg，而通气良好，提示严重肺功能不全。动脉血 pH 正常为 $7.35\sim7.45$。监测 pH、缓冲碱（BB）、碱剩余（BE）和标准重碳酸盐（SB）的动态变化有助于了解休克时酸碱平衡的情况。

（5）动脉血乳酸盐：正常值为 $1\sim1.5$mmol/L，反映细胞缺氧程度，可用于休克的早期诊断（$>2$mmol/L），危重病人有时会达到 4mmol/L 及以上。乳酸的水平越高，提示预后越差。

（6）胃肠黏膜 pH（pHi）：胃肠道对缺血、缺氧较为敏感，测定胃肠黏膜内 pH，可反映组织缺血、缺氧的情况，有助于隐匿型代偿性休克的诊断。pHi 的正常值为 $7.35\sim7.45$。

**2. 血流动力学监测**

（1）中心静脉压（CVP）：正常值为 $5\sim12$cmH$_2$O。代表右心房或胸段腔静脉内的压力，可反映全身血容量及右心功能。临床常通过连续动态监测 CVP 以准确反映右心前负荷的情况。CVP$<5$cmH$_2$O，提示血容量不足；CVP$>15$cmH$_2$O，表示心功能不全或肺循环阻力增高；CVP$>20$cmH$_2$O 时，提示存在充血性心力衰竭。临床上结合血压可分析循环系统情况并指导输液。

（2）肺毛细血管楔压（pulmonary capillary wedge pressure，PCWP）：应用 Swan-Ganz 漂浮导管测量，反映肺静脉、左心房和左心室压力。正常值为 $6\sim15$mmHg，低于正常值提示血容量不足（较 CVP 敏感），高于正常值提示肺循环阻力增加，如急性肺水肿。如发现 PCWP 增高，即使 CVP 正常，也应限制输液量，以免发生肺水肿。此外，通过 Swan-Ganz 漂浮导管还可获得混合静脉血标本进行血气分析，以判断预后。

（3）心排血量（cardiac output，CO）和心脏指数（cardiac index，CI）：应用 Swan-Ganz 漂浮导管由热稀释法测得，CO＝心率×每搏心排血量。正常成人 CO 值为 $4\sim6$L/min。单位体表面积的 CO 为 CI，正常值为 $2.5\sim3.5$L/（min·m$^2$）。休克时 CO 及 CI 多降低，但某些感染性休克可增高。

**3. 影像学检查** X 线、超声、CT、MRI 等检查有助于了解脏器损伤、感染等情况，及时发现原发病。如创伤病人，应做相应部位的影像学检查，以排除颅脑、内脏等损伤。感染病人可通过 B 超发现感染灶，并判断感染的原因。

**4. 诊断性穿刺** 疑有腹腔内脏损伤者，可行诊断性腹腔穿刺；疑有异位妊娠破裂出血者，可行后穹隆穿刺，抽出不凝血。

【处理原则】

尽早针对原因及休克不同发展阶段采取相应的治疗措施,迅速恢复有效循环血量,纠正微循环障碍,增强心肌功能,恢复正常代谢,防止 MODS 发生。

**1. 急救**

(1)现场救护:积极处理引起休克的原发病,包括损伤处加压包扎、固定、制动及控制大出血等,必要时采取仰卧中凹卧位,为手术争取时间。

(2)保持呼吸道通畅:松解领扣,解除气道压迫,清除呼吸道异物或分泌物,使头部后仰,保持气道通畅。早期经鼻导管或面罩给氧,必要时行气管插管或气管切开,予呼吸机辅助呼吸。

**2. 补充血容量** 是纠正休克引起的组织低灌注和缺氧的关键。原则为及时、快速、足量,先晶后胶,必要时进行成分输血或输入新鲜全血。在连续监测动脉血压、尿量和 CVP 的基础上,结合病人的神志、皮肤温度、末梢循环、脉率及毛细血管充盈时间等情况,估算补液量、种类和判断补液效果。

**3. 处理原发疾病** 尽快恢复有效循环血量后,及时针对原发病(如内脏大出血、消化道穿孔、急性梗阻性化脓性胆管炎等)进行手术处理,才能有效纠正休克。有时应在积极抗休克的同时实施手术,以免延误抢救时机。

**4. 纠正酸碱平衡失调** 轻症酸中毒在积极扩容、微循环障碍改善后即可缓解,故不主张早期使用碱性药物。由于酸性环境有利于氧与血红蛋白解离,增加组织氧供,有助于休克复苏,故应遵循"宁酸勿碱"的原则。重度休克合并严重酸中毒时可给予碱性药物 5% 碳酸氢钠。

**5. 应用血管活性药物** 血管活性药物有迅速提升血压,改善心脏、脑血管、肾、肠道等内脏器官的血流灌注作用。若经补液、纠正酸中毒等措施后仍未能有效改善休克时,可酌情采用血管收缩剂(如去甲肾上腺素、多巴胺、间羟胺等)、血管扩张剂(如酚妥拉明、酚苄明、阿托品、山莨菪碱等)和/或强心剂(如强心苷等)。

**6. 治疗 DIC** 对诊断明确的 DIC,早期可用肝素抗凝,用量 1.0mg/kg,每 6h 1 次。DIC 晚期,纤维蛋白溶解系统亢进,则使用抗纤溶药物,如氨甲苯酸、氨基己酸,以及抗血小板黏附和聚集的药物,如阿司匹林、双嘧达莫(潘生丁)和低分子右旋糖酐。

**7. 应用皮质类固醇和其他药物** 皮质类固醇适用于严重休克及感染性休克的病人。一般主张短期内应用大剂量静脉滴注,地塞米松 1~3mg/kg,一般使用 1~2 次,防止多用皮质类固醇后可能产生的副作用。严重休克者,可适当延长应用时间。其他药物如钙通道阻滞剂维拉帕米、吗啡类拮抗剂纳洛酮、氧自由基清除剂超氧化物歧化酶(SOD)、前列环素($PGI_2$)、三磷腺苷-氯化镁($ATP-MgCl_2$)等也有助于休克的治疗。

知 识 拓 展

## 休克疗法

快速建立有效的输液途径进行复苏是抢救创伤失血性休克的关键。基础实验和临床研究证据均证实以霍姆为代表的晶胶复合液进行早期限制性容量复苏是最有效的急救措施,能够减少复苏液体输注量,稳定血流动力学,减少 ARDS 发生风险,为病人住院后给予输血和手术急救奠定基础和赢得机会,尤其在院前急救及转运阶段具有极大的临床推广价值。维生素 $B_6$ 联用丰诺安新疗法具有良好的补充血容量与抗休克的作用,同时能为机体代谢提供底物、辅酶与强劲的动能。快速使肝内酶代谢等逐步恢复,凝血因子又得以产生,迅速恢复内源性凝血途径,达到出血逐步停止的效果。且本疗法基本上没有毒副作用,治疗费用低是创伤性休克、创伤凝血病病人的优选疗法。

Note:

【护理评估】

**1. 健康史**

（1）一般情况：了解病人的年龄、性别、经济状况等。

（2）既往史：了解病人有无外伤、脏器破裂、烧伤等大量失血、失液史；有无感染或过敏史；发病以来是否采取补液等治疗措施；了解病人既往健康状况。

**2. 身体状况**

（1）症状与体征

1）精神状态：是反映脑组织血液灌流和全身循环状况的敏感指标。休克早期病人呈兴奋状态或烦躁不安，休克加重时表情淡漠、意识模糊、反应迟钝甚至昏迷。

2）生命体征：①血压：是最常用的监测指标，但并不是反映休克程度最敏感的指标。通常认为收缩压<90mmHg，脉压<20mmHg 提示休克存在。休克早期血压变化不大，休克晚期血压呈进行性下降或测不到。血压回升、脉压增大是休克好转的征象。②脉搏：是休克监测中的重要生理指标。在休克代偿期，脉率增快，且出现在血压变化之前，是休克的早期诊断指标；在休克失代偿期，出现脉速而细弱，甚至扪不到；休克好转时，脉率恢复，但血压可以表现为正常或低于正常。常用脉率/收缩压（mmHg）计算休克指数，≥1.0 提示休克，>2.0 提示严重休克。③呼吸：呼吸急促、变浅、不规则，提示病情严重。呼吸增至 30 次/min 以上或降至 8 次/min 以下，提示病情危重。④体温：多数休克病人体温偏低，但感染性休克病人可有高热。若体温突升至 40℃以上或骤降至 36℃以下，提示病情危重。

3）皮肤：皮肤的色泽和温度反映体表灌流的情况。除少数感染性休克病人外，大多数休克病人表现为皮肤和口唇黏膜苍白、发绀或呈花斑状，四肢湿冷。补充血容量后若四肢转暖，皮肤温暖、干燥、红润，说明休克好转。

4）尿量：反映肾灌流的情况，也是判断血容量是否补足简单而有效的指标。休克时尿量减少，若<25ml/h，尿比重增高，提示肾血管收缩或血容量不足；若血压正常而尿量仍少且尿比重低，应考虑急性肾衰竭。当尿量维持在 30ml/h 以上时，则提示休克已好转。

5）局部状况：了解病人有无骨骼、肌肉、皮肤及软组织的损伤；有无局部出血及出血量；腹部损伤者腹膜刺激征和移动性浊音是否阳性。

（2）辅助检查：了解各项实验室检查的结果，动态监测血流动力学指标，结合影像学检查结果，以辅助判断病情的严重程度和制订护理计划。疑有腹腔内脏损伤或异位妊娠破裂出血者行诊断性穿刺，是否抽出不凝血。

**3. 心理-社会状况** 了解病人及家属的情绪反应；评估病人及家属对疾病、治疗及预后的知晓程度及心理承受能力。

【常见护理诊断/问题】

1. **体液不足** 与大量失血、失液或体液异常分布有关。
2. **心排血量减少** 与有效循环血量不足、微循环障碍有关。
3. **气体交换受损** 与微循环障碍、缺氧和呼吸型态改变有关。
4. **有体温失调的危险** 与感染或组织灌注不足有关。
5. **潜在并发症**：多器官功能障碍。

【护理目标】

1. 病人体液维持平衡，表现为生命体征平稳、面色红润、四肢温暖、尿量正常。
2. 病人有效循环血量恢复，组织灌流增加，心排血量增加。
3. 病人呼吸道通畅、呼吸平稳，血气分析结果维持在正常范围内。

4. 病人体温维持正常。

5. 病人未发生多器官功能障碍,或被及时发现和处理。

【护理措施】

1. **补充血容量** 对休克病人,可采取早期达标治疗(early goal directed therapy,ECDT),即在诊断的最初 6h 内,积极输液复苏,尽快恢复最佳心搏量、稳定循环功能和组织氧供。

(1)建立静脉通路:补液是纠正休克的重要措施,其中补液的种类、量和速度是关键。迅速建立 2 条以上静脉输液通路,大量快速补液(除心源性休克外)。周围静脉萎陷或肥胖病人穿刺困难时,应立即进行中心静脉穿刺,并同时监测 CVP。

(2)合理补液:①种类:一般先快速输入扩容作用迅速的晶体溶液,首选平衡盐溶液,也可选用 3%~7.5% 的高渗盐溶液以减轻组织肿胀;后输入扩容作用持久的胶体溶液,如低分子右旋糖酐、人体白蛋白、血浆、代血浆、全血等。低分子右旋糖酐既可扩容,又可降低血液黏稠度,改善微循环;白蛋白是严重脓毒症和感染性休克初始液体复苏可选择的液体之一。全血是补充血容量的最佳胶体液,急性失血量超过 30% 应快速输注全血;血细胞比容>30%,提示可不必输血;血细胞比容低于 25%~30% 时,给予浓缩红细胞。②速度和量:根据病人的临床表现、心肺功能、失血量、特别是动脉血压及 CVP 等进行综合分析,合理安排及调整补液的速度和量(表 3-2)。血压和 CVP 均低时,提示全身血容量明显不足,需快速大量补液;血压低而 CVP 高时,提示血容量相对较多或可能心功能不全,此时应减慢输液速度,适当限制补液量,以防发生急性肺水肿或心功能衰竭。

表 3-2 中心静脉压、血压与补液的关系

| 中心静脉压 | 血压 | 原因 | 处理原则 |
|---|---|---|---|
| 低 | 低 | 血容量严重不足 | 充分补液 |
| 低 | 正常 | 血容量不足 | 适当补液 |
| 高 | 低 | 心功能不全或血容量相对过多 | 给强心药,纠正酸中毒,舒张血管 |
| 高 | 正常 | 容量血管过度收缩 | 舒张血管 |
| 正常 | 低 | 心功能不全或血容量不足 | 补液试验* |

\* 补液试验:取等渗盐水 250ml,于 5~10min 内经静脉滴入,若血压升高而 CVP 不变,提示血容量不足;若血压不变而 CVP 升高 3~5cmH_2O(0.29~0.49kPa),提示心功能不全。

(3)病情观察:定时监测病人的生命体征、意识、面色、肢端温度及色泽、CVP、尿量及尿比重等指标的变化,以判断补液效果。病人意识变化可反映脑组织灌注情况,若病人从烦躁转为平静、淡漠迟钝转为对答如流、口唇红润、肢体温暖、血压升高、脉压变大、CVP 正常、尿量>30ml/h,提示血容量已基本补足,休克好转。

(4)记录出入量:输液时,尤其在抢救过程中,应准确记录输入液体的种类、数量、时间、速度,并记录 24h 出入量以作为后续治疗的依据。

2. **改善组织灌注**

(1)取休克体位:将病人置中凹卧位,即头和躯干抬高 20°~30°,下肢抬高 15°~20°,使膈肌下移,促进肺扩张,有利于呼吸;同时增加肢体回心血量,改善重要脏器血液供应。

(2)用药护理

1)用药种类:临床常将血管收缩剂和扩张剂联合应用,以兼顾各重要脏器的血液灌注水平。大剂量多巴胺可使血管收缩、外周阻力升高,抗休克时不宜采用大剂量多巴胺,可将多巴胺与其他血管收缩剂合用。血管扩张剂可使血管容量扩大,造成血容量相对不足而导致血压下降,故应在血容量已基本补足而微循环未见好转时使用。在已充分补液、CVP>15cmH_2O 而动脉压仍低时,可考虑使用强

心药。

A. 血管收缩剂：该类药物通过收缩小动脉而有暂时升高血压的作用，但可加重机体缺氧，应慎重选用。多巴胺是最常用的血管活性药物，兼具兴奋 α、β₁ 和多巴胺受体的作用，仅限于心律失常风险极低、心排血量低下或心率慢的病人。其药理作用与剂量有关，较小剂量[<2μg/(kg·min)]激动多巴胺受体，可降低外周阻力，扩张肾血管、冠脉和脑血管；中等剂量[<2~5μg/(kg·min)]激动 β₁ 和 β₂ 受体，表现为心肌收缩力增强，血管扩张，特别是肾小动脉扩张，心率加快不明显，能显著改善心力衰竭的血流动力学异常；大剂量[5~10μg/(kg·min)]则可兴奋 α 受体作用，出现缩血管作用，增加右心室后负荷；极量：静脉滴注 20μg/(kg·min)。因此，抗休克时多采用小剂量多巴胺。去甲肾上腺素也较为常用，主要兴奋 α 受体，具有兴奋心肌、收缩血管、升高血压、增加冠状动脉血流量的作用，作用时间短。

B. 血管扩张剂：分为两类。①α 受体阻滞剂：解除去甲肾上腺素引起的小血管收缩和微循环淤滞并增强左心室收缩力，如酚妥拉明、酚卞明等；②抗胆碱能药：对抗乙酰胆碱所致的平滑肌痉挛，使血管扩张，改善微循环，如阿托品、山莨菪碱、东莨菪碱。其中，山莨菪碱（人工合成品为 654-2）在临床上较常用。血管扩张剂可以解除小动脉痉挛，关闭动静脉短路，改善微循环，但使血管扩张，血管容量扩大，导致血容量相对不足而出现血压下降。因此，仅在血容量已基本补足、而循环障碍如病人发绀、四肢厥冷、毛细血管充盈不良等未见好转时才考虑使用。

C. 强心药：增强心肌收缩力、减慢心率。最常用的药物为强心苷（如毛花苷 C）。CVP>15cmH₂O，动脉压仍低时，可静脉缓慢注射强心苷，如有效时可再给维持剂量。

2）浓度和速度：严格查对血管活性药物的名称、用法及用量，以保证用药准确、无误。应从低浓度、慢速度开始，最好用输液泵来控制滴速。应用心电监护仪每 5~10min 测血压 1 次，血压平稳后每 15~30min 测 1 次，根据血压及时调整药物的浓度和速度，以防血压骤升或骤降。

3）用药观察：用药过程中应注意观察心率、心律、血压、中心静脉压及药物的副作用。

4）避免药物外渗：药物外渗可引起局部组织坏死。如药液外渗后要根据药液外渗标准分级，给予正确处理。若发现注射部位红肿、疼痛，应立即更换注射部位，局部用 0.25% 普鲁卡因进行封闭。

5）停药护理：停药时逐渐降低药物浓度、减慢速度后撤除，以防突然停药引起血压较大波动。

**3. 维持有效气体交换**

（1）保持呼吸道通畅：神志淡漠或昏迷者，应将头偏向一侧或置入通气导管，以防舌后坠或呕吐物、气道分泌物等引起误吸。在病情允许的情况下，鼓励病人进行深呼吸训练，协助叩背并进行有效咳嗽、排痰，避免误吸导致的肺部感染。气管插管或气管切开者应及时吸痰。定时观察呼吸音变化，若有肺部湿啰音或喉头痰鸣者，及时清除呼吸道分泌物。协助病人进行双上肢和胸廓运动，以促进肺扩张。

（2）改善缺氧：常规给氧，调节氧浓度为 40%~50%，氧流量为 6~8L/min 为宜。

（3）监测呼吸功能：密切观察病人的呼吸频率、节律及深度，面、唇色泽变化，血氧饱和度，肢端末梢循环等，动态监测动脉血气分析，了解缺氧程度及呼吸功能。若病人出现进行性呼吸困难、发绀、氧分压<60mmHg 且吸氧后无改善，提示出现呼吸衰竭或 ARDS，应立即报告医师并协助气管插管行机械通气。

**4. 维持酸碱平衡**　重度休克合并严重的酸中毒且经扩容治疗效果不满意时，需适时、适量地给予碱性药物纠正酸中毒，常用 5% 碳酸氢钠。输注时应注意：①使用碱性药物必须首先保证呼吸功能完整，否则会导致 $CO_2$ 潴留和继发呼吸性酸中毒；②防止药液外渗。

**5. 维持正常体温**

（1）监测体温：每 4h 监测 1 次，密切观察其变化。

（2）保暖：体温过低时应注意保暖，可采取加盖被子或调高室温等方法，禁忌用热水袋或电热毯等提高体表温度，以防因局部皮肤血管扩张、组织耗氧量增加而导致重要内脏器官血流量进一步减少。

（3）降温：感染性休克病人出现高热时，采取物理或药物等方法进行降温。病室定时通风并调节适宜的温度及湿度，保持床单位的清洁、干燥，及时更换被汗液浸湿的衣被，做好皮肤护理。

（4）库存血的复温：失血性休克的病人需快速、大量输血时，若所输血液为库存血，应置于常温下复温后再输入，以免造成体温降低。

**6. 防治感染** 休克时机体处于应激状态，免疫功能下降，抵抗力减弱，易继发感染。应采取下列预防措施：①严格按照无菌原则进行各项护理操作；②预防肺部感染，避免病人误吸，必要时遵医嘱给予超声雾化吸入，以稀释病人痰液便于咳出；③加强留置导尿管的护理，预防泌尿系统感染；④有创面或伤口者，及时更换敷料，保持创面或伤口清洁干燥；⑤遵医嘱合理应用抗生素；⑥提供合理的营养支持，增强机体抵抗力。

**7. 预防压力性损伤和意外伤害** 病情允许时，协助病人每 2h 翻身 1 次，按摩受压部位皮肤以预防压力性损伤。烦躁或神志不清的病人，加床边护栏以防坠床，必要时予以约束带妥善固定四肢，防止病人自行将输液管或其他管道拔出。

**8. 监测血糖** 部分病人因胰岛素抵抗可出现高血糖，从而导致严重的感染、多发性神经损伤、MODS 甚至死亡。应严密监测血糖变化，遵医嘱应用胰岛素控制血糖。

**9. 镇静镇痛** 保持病人安静，避免不必要的搬动，必要时给予镇静。疼痛剧烈者适当使用镇痛药物。

**10. 健康教育**

（1）疾病预防：加强自我防护，避免损伤和意外伤害。

（2）疾病知识：向病人及家属讲解各项治疗、护理措施的必要性及疾病的转归过程。向病人及家属宣传意外损伤后的初步处理和自救知识。

（3）疾病康复：指导病人出院后注意营养和休息。如出现高热或感染，应及时就诊。

**【护理评价】**

通过治疗与护理，病人是否：①体液维持平衡，表现为生命体征平稳、面色红润、四肢温暖、尿量正常；②有效循环血量恢复，组织灌流增加，心排血量增加；③呼吸道通畅，呼吸平稳，血气分析结果维持在正常范围内；④体温维持正常；⑤未发生多器官功能障碍，或被及时发现和处理。

# 第二节 低血容量性休克

低血容量性休克是由于各种原因引起短时间内大量出血、体液丢失或体液积聚在第三间隙，使有效循环量降低所致。它包括大血管破裂或脏器（肝、脾）破裂出血引起的失血性休克（hemorrhagic shock）和各种损伤（骨折、挤压综合征）或大手术引起血液、体液丢失的创伤性休克（traumatic shock）。

## 一、失血性休克

**【病因】**

多见于大血管破裂出血、异位妊娠破裂出血、动脉瘤破裂出血、腹部损伤引起的肝、脾破裂；胃、十二指肠出血；上消化道大出血（门静脉高压症所致的食管胃底曲张静脉破裂出血）等。通常快速失血量超过总血量的 20% 时，即可发生休克。

**【处理原则】**

在补充血容量的同时积极处理原发疾病。

**1. 补充血容量** 根据血压和脉率变化估计失血量。可先经静脉快速输注平衡盐溶液和人工胶体液(如羟乙基淀粉)。

**2. 止血** 如存在活动性出血,应迅速查明原因并采取措施控制出血。临时的止血措施包括止血带止血、包扎止血、纤维内镜止血、三腔二囊管止血等,可为手术争取时间。实质性脏器破裂或大血管破裂等导致的大出血,应在快速补充血容量的同时做好术前准备,及早进行手术止血。

【护理措施】

主要护理措施包括:①迅速建立2条以上静脉通路:对静脉穿刺困难者如外周血管萎陷或肥胖病人,应立即行中心静脉穿刺置管,并同时监测CVP。②合理安排补液的种类、量及速度:若病人血压恢复正常并能保持稳定,表明失血量较小且已不再继续出血;若病人血红蛋白浓度>100g/L、血细胞比容>30%,不必输血;低于以上标准,则可根据病人血压、脉率、中心静脉压及血细胞比容等指标考虑输注血液制品。近来有研究发现,对未有效控制的活动性出血引起的失血性休克,采用限制性液体复苏,既可减少血液流失、避免血液稀释太多,又可减轻供氧不足造成的体内酸过多,减少早期其他病症的出现,改善预后。③严密观察病人的生命体征。④手术前准备:需要手术者协助医师做好术前准备。⑤其他护理措施如改善组织灌注、维持有效气体交换、维持正常体温和预防并发症等,参见本章第一节概述。

## 二、创伤性休克

【病因】

创伤性休克多由严重外伤引起,如大面积撕脱伤、严重烧伤、全身多发性骨折、挤压伤或大手术等。

【病理生理】

创伤因素造成的有效循环血容量减少,引起细胞缺氧,进而导致多脏器功能不全或衰竭的一种综合征。创伤性休克病人不仅存在大量血液或血浆的丢失,同时创伤处又有炎性肿胀和体液渗出,受损组织释放的血管活性物质还可导致微血管扩张和通透性增高,使有效循环血量进一步减少。更常发生多器官功能衰竭。创伤还可刺激神经系统,引起疼痛和神经-内分泌系统反应,影响心血管功能。特殊部位的损伤,如胸部损伤、颅脑外伤等还可直接影响心血管及呼吸功能。

【处理原则】

应遵循"抢救生命第一,保护功能第二,先重后轻,先急后缓"的原则进行急救、补充血容量及对症处理。

**1. 急救处理** 对危及生命的创伤,如胸部损伤所致的连枷胸、开放性或张力性气胸,应做必要的紧急处理。骨折处妥善固定并制动,以免加重损伤。

**2. 补充血容量** 积极补液仍是创伤性休克的首要措施,补液量及种类应根据病人的临床表现、血流动力学指标、创伤情况等综合考虑。

**3. 镇静镇痛** 创伤后剧烈的疼痛可加重应激反应,应酌情使用镇静镇痛药。

**4. 手术治疗** 一般在血压稳定或初步回升后进行。

**5. 预防感染** 应尽早使用抗生素,及时控制全身炎症反应的进展恶化。

【护理措施】

**1. 急救护理** 轻重缓急,优先处理危及生命的问题,注意保持呼吸道通畅,迅速控制明显的外出

Note:

血,妥善固定受伤肢体,采取休克体位以增加回心血量。需急诊手术者,积极做好术前准备。

2. **心理护理**　创伤性休克发生突然,病人及家属缺乏心理准备,大多处于极度恐慌、焦虑的状态,甚至可能出现情绪休克。护士应理解并鼓励病人表达情绪,做好安慰及解释工作,使病人及家属情绪稳定,能配合各项治疗护理措施。

3. **疼痛护理**　疼痛剧烈者应及时予以镇痛。存在呼吸障碍者禁用吗啡,以免呼吸抑制。

4. **其他护理**　补充血容量、改善组织灌注、维持有效气体交换、维持正常体温和预防并发症等,参见本章第一节概述。

---

### 知 识 拓 展

#### 创伤性休克腹部提压心肺复苏

据 WHO 统计,全球约 10% 的死亡和 16% 的致残病例因创伤所致,也是全球 40 岁以下人群的首要死因。每年全球死于创伤失血性休克者超过了 150 万例。对于存在传统胸外按压心肺复苏禁忌证(如胸部外伤伴心搏骤停)的病人,可进行腹部提压心肺复苏。

具体方法:将腹部提压 CPR 仪通过吸盘吸附于腹部,利用手柄有节律提拉和按压,在规避胸肋骨骨折等并发症的同时,对腹部实施的主动提拉使膈肌下移,充分发挥了"胸泵"和"肺泵"作用。既避免了胸肋骨骨折,保证高质量人工循环建立,又延伸了接触病人的距离降低被感染概率,还具有腹式呼吸的功能,达到了建立人工循环与呼吸并举之目的,为病人赢取复生的机会,从而提高病人的生存率。

---

## 第三节　感染性休克

感染性休克(septicshock)也称为内毒素性休克,是由于病原体(如细菌、真菌或病毒等)侵入人体,向血液内释放内毒素,导致循环障碍、组织灌注不足而引起的休克,是机体对宿主-微生物应答失衡的表现。

### 【病因】

常继发于腹腔内感染(如急性腹膜炎、急性化脓性阑尾炎、急性梗阻性化脓性胆管炎等)、烧伤脓毒症、泌尿系统感染等,也可由污染的手术或输液等引起。主要致病菌为革兰氏阴性杆菌。

### 【病理生理与分类】

革兰氏阴性杆菌可释放大量内毒素而导致休克,故又称为内毒素性休克。内毒素与体内的补体、抗体或其他成分结合,可引起血管痉挛,损伤内皮细胞,同时促使体内多种炎性介质释放,引起全身炎症反应综合征(SIRS):①体温>38℃,或<36℃;②心率>90 次/min;③呼吸急促>20 次/min 或过度通气,$PaCO_2$<32mmHg;④白细胞计数>$12\times10^9$/L 或<$4\times10^9$/L,或未成熟白细胞比值>10%。SIRS 进一步发展,可导致休克及 MODS。

按血流动力学改变分为低动力型休克(hypodynamic shock)和高动力型休克(hyperdynamic shock)。

1. **低动力型休克**　又称低排高阻型休克,见于革兰氏阴性菌引起的感染性休克或休克晚期,临床常见。其病理生理特点为外周血管收缩,阻力增高,微循环淤滞,毛细血管通透性增高,渗出增加,造成血容量和心排血量减少。因皮肤湿冷,故又称冷休克。

2. **高动力型休克**　又称高排低阻型休克,见于革兰氏阳性菌引起的休克早期,临床较为少见。

其病理生理特点为外周血管扩张,阻力降低,心排血量正常或增高,有血流分布异常和动-静脉短路开放增加,存在细胞代谢障碍及能量合成不足。因皮肤比较温暖、干燥,故又称暖休克。病情加重时,暖休克最终可转为冷休克。

【临床表现】

两种类型的感染性休克,其临床表现不同(表3-3。)

表3-3　感染性休克的临床表现

| 临床表现 | 低动力型(冷休克) | 高动力型(暖休克) |
| --- | --- | --- |
| 神志 | 烦躁不安或淡漠、嗜睡 | 清醒 |
| 皮肤色泽 | 苍白或发绀 | 淡红或潮红 |
| 皮肤温度 | 湿冷 | 温暖、干燥 |
| 毛细血管充盈时间 | 延长 | 1~2s |
| 脉搏 | 细速 | 慢、搏动清楚 |
| 脉压 | <30mmHg | >30mmHg |
| 尿量 | <25ml/h | >30ml/h |

【处理原则】

在休克纠正前,着重纠正休克,同时控制感染;在休克纠正后,着重控制感染。

1. 补充血容量　快速输入平衡盐溶液,再补充适量的胶体液、血浆或全血,恢复足够的循环血量。补液期间密切监测CVP,以调节输液的种类、量及速度,防止过多的输液导致不良后果。

2. 控制感染　①早期、足量、联合应用有效抗生素进行治疗:未获得细菌培养和药敏试验结果前,可先根据临床规律及经验选用抗生素,以后再依据药敏试验结果进行调整;②处理原发病灶:凡有手术指征者,及时引流脓液或清除感染病灶和坏死组织,抗生素治疗不能替代手术治疗。

3. 纠正酸碱平衡失调　感染性休克常伴有严重酸中毒,应予以纠正,一般在纠正补充血容量的同时,经另一静脉通路遵医嘱滴注5%碳酸氢钠,根据动脉血气分析结果调整碳酸氢钠剂量。

4. 应用心血管活性药物　经补充血容量、纠正酸中毒后,如休克仍未见好转,应考虑使用血管扩张药物。心功能受损者,可给予强心药物。注意观察用药期间的血压变化。

5. 应用糖皮质激素　一般主张早期、大剂量、短程治疗。使用剂量可达正常剂量的10~20倍,但连续使用时间不宜超过48h。否则有发生急性胃黏膜损伤和免疫抑制等严重并发症的危险。

6. 其他如营养支持,对并发的DIC、重要脏器功能障碍的处理等。

【护理措施】

1. 正确采集标本　在抗生素使用前进行细菌学标本的采集,并及时送检。已知局部感染病灶者,可采集局部分泌物或穿刺抽取脓液进行细菌培养。全身脓毒血症者,在寒战、高热发作时采集血标本检出率更高。

2. 给氧　是感染性休克病人的重要措施,可减轻酸中毒,改善组织缺氧。注意监测血氧饱和度、末梢血液循环情况等,维持血氧饱和度≥95%。

3. 其他护理　补充血容量、改善组织灌注、维持有效气体交换、维持正常体温和预防并发症等,参见本章第一节概述。

(田建丽)

# 思 考 题

1. 王先生,50 岁,因呕血 3h 入院。3h 前进食烤馍片后突发呕血 3 次,色鲜红,量约 1 200ml。自诉乏力、口渴、尿少。既往有胃溃疡史。体格检查:T 36.3℃,P 110 次/min,R 26 次/min,BP 80/55mmHg,病人神志尚清楚,表情淡漠,面色苍白,巩膜稍黄染,心肺检查未见异常。腹部略膨隆,全腹软,剑突下轻压痛,无肌紧张及反跳痛。肝脏未触及,脾脏肋下 1cm。移动性浊音(-),肠鸣音活跃。

请问:

(1) 目前该病人处于休克的哪一期?

(2) 目前主要的护理诊断/问题有哪些?

(3) 应采取哪些护理措施?

2. 辛先生,64 岁,右上腹间断性疼痛 3 年,绞痛伴发热、寒战、皮肤黄染 1d 入院。入院诊断:急性梗阻性化脓性胆管炎,胆管结石。体格检查:T 38.6℃,P 144 次/min,R 26 次/min,BP 80/55mmHg,神志淡漠,皮肤巩膜黄染,腹平坦,右上腹压痛,无反跳痛及肌紧张。辅助检查:血常规:WBC 28.4×10⁹/L,中性粒细胞比率 91%,C 反应蛋白 97mg/L。腹部 CT:肝内外胆管扩张,胆总管下段可见高密度影。

请问:

(1) 该病人为哪种类型的休克? 分析出现休克的原因。

(2) 目前主要的护理诊断/问题有哪些?

(3) 应采取哪些护理措施?

URSING

## 第四章

# 外科营养支持病人的护理

04 章　数字内容

───────── 学习目标 ─────────

● 知识目标:
1. 掌握营养风险、肠内营养和肠外营养的概念、营养支持病人的护理措施。
2. 熟悉营养诊疗的基本流程、营养筛查、营养评定的基本概念与方法、营养支持的制剂、输注途径与方式。
3. 了解外科病人的代谢变化特征、营养物质需要量。

● 能力目标:
能运用护理程序对肠内营养和/或肠外营养支持病人实施整体护理。

● 素质目标:
具有关注外科病人营养需求和关心营养支持病人主观感受的态度和行为。

机体良好的营养状态和正常代谢是维持生命活动的基本条件。从 20 世纪 60 年代开始,营养支持的基础理论、营养制剂及应用技术不断发展,并广泛用于临床各个专科。营养支持(nutrition support)已成为围术期处理的重要组成部分,包括肠内营养(enteral nutrition,EN)和肠外营养(parenteral nutrition,PN)2 种方式。护士在营养筛查、营养评定、营养液的配制与输注、营养管道维护及并发症防治与效果监测等方面发挥着重要作用,有效保证着营养支持得以规范、安全实施。

 ────────── 导入情境与思考 ──────────

姚女士,42 岁,因进行性吞咽困难 2 个月,加重 1 周,纤维食管镜检查提示"食管癌"入院。自诉近半年消瘦明显、乏力,时感头晕,无发热、黄疸;平时生活尚规律,喜食热汤、热粥,不吸烟,不饮酒。体格检查:T 37.2℃,P 92 次/min,R 20 次/min,BP 90/60mmHg,身高 158cm,体重 45kg。神志清晰,面色苍白,消瘦,发育正常,心肺腹检查无异常。辅助检查:血常规示 Hb 83g/L,WBC 6.1×10⁹/L;血生化示 TP 60g/L,ALB 32g/L。

请思考:

(1) 该病人有无营养风险? 护士应如何进行入院病人的营养筛查?

(2) 该病人围术期是否需要营养支持? 何时进行? 为什么?

(3) 如果需要营养支持,应选择何种营养支持方式? 如何护理?

# 第一节 概  述

正常情况下机体将食物中所含的营养物质转化成生命活动所需的能量或能量储存形式,以维持机体正常新陈代谢和生理功能;疾病状态下机体可发生一系列代谢改变,以适应疾病或治疗等状况。

## 一、外科病人的代谢变化

手术、创伤、感染后,机体通过神经-内分泌系统发生系列应激反应,表现为交感神经系统兴奋,胰岛素分泌减少,肾上腺素、去甲肾上腺素、胰高血糖素、促肾上腺皮质激素、肾上腺皮质激素及抗利尿激素分泌均增加,使机体处于分解代谢增强、合成代谢降低的状态。

外科病人应激状态下机体代谢变化的特征是:①静息能量消耗增加;②高血糖,伴胰岛素抵抗(insulin resistance);③蛋白质分解加速,出现负氮平衡;④脂肪分解明显增加;⑤水、电解质及酸碱平衡失调,微量元素、维生素代谢紊乱。外科营养支持的目的是维持与改善机体器官、组织及细胞的代谢与功能,促进病人康复。

## 二、营养物质需要量

实施营养支持时,首先要明确人体的正常营养需要量。可选择以下方法估算病人能量需要量:①基础能量消耗(basal energy expenditure,BEE):健康成年人按 Harris-Benedict 公式(H-B 公式)计算(表 4-1),因病人能量代谢不同于健康人,故应用 H-B 公式时应作相应校正;②静息能量消耗(resting energy expenditure,REE):用间接能量测定仪测得;③实际能量消耗(actual energy expenditure,AEE):AEE = BEE×AF×IF×TF,其中 AF 为活动因素(完全卧床 1.1;卧床加活动 1.2;正常活动 1.3),IF 为手术、损伤因素(中等手术 1.1;脓毒血症 1.3;腹膜炎 1.4),TF 为发热因素(正常体温 1.0;每升高 1℃,系数增加 0.1);④简易估算:根据病人性别、体重、应激情况估算(表 4-2)。目前认为,对于非肥胖病人 25~30kcal/(kg·d)能满足大多数住院病人的能量需求,而 BMI≥30kg/m² 的肥胖病人,推荐的能量摄入为正常目标量的 70%~80%。应用中仍需要根据病情和个体特点给予调整,并监测代谢和器官功能以保证治疗效果及安全性。

营养素中的能源物质是蛋白质、脂肪与碳水化合物,其供能各占总能量的一定比例。正常状态下,碳水化合物(60%)与脂肪(25%)提供主要热量,蛋白质(15%)作为人体合成代谢原料,仅提供少量热量,

Note:

表 4-1　Harris-Benedict 公式

| 性别 | H-B 公式 |
| --- | --- |
| 男性 | BEE(kcal) = 66.5 + 13.7×W + 5.0×H − 6.8×A |
| 女性 | BEE(kcal) = 655.1 + 9.56×W + 1.85×H − 4.68×A |

注:W:体重(kg);H:身高(cm);A:年龄(岁)。

表 4-2　按病人体重及应激估计每日基本能量需要

| 机体状态 | 非应激状态 | 应激状态 |
| --- | --- | --- |
| 男性 | 25~30kcal/kg | 30~35kcal/kg |
| 女性 | 20~25kcal/kg | 25~30kcal/kg |

热氮比为(125~150)kcal:1g。应激状态下,应适当增加蛋白质的供给,蛋白质(25%)和脂肪(30%)供能占比增加,适当降低碳水化合物(45%)供能比,以降低血糖负荷,适应机体在应激状态下的代谢改变。

### 三、营养诊疗的基本流程

外科手术病人营养不良(malnutrition)患病率为 20%~80%,其中年龄>65 岁、恶性肿瘤、胃肠道疾病、重症及病理性肥胖病人营养不良风险更高。营养不良不仅损害机体组织、器官的生理功能,而且可增加手术风险、术后并发症发生率以及病死率,从而影响病人的临床结局及生活质量。围术期合理的营养支持能减轻病人的分解状态和瘦组织丢失,促进合成代谢,增强机体免疫功能,加速康复。营养支持不仅补充营养素不足,还能治疗营养不良、调节代谢、调节免疫等时,称为营养治疗。

营养治疗(nutrition therapy)即指通过营养诊断,对病人进行针对性营养教育/咨询,和/或以口服、管饲或静脉给予营养素,以预防和治疗营养不良和某些疾病的个体化医疗过程。由一系列相互关联的步骤组成了营养诊疗流程(nutrition care process)。近 10 年来,美国、欧洲和中国肠外肠内营养学分会对于规范化营养诊疗的基本步骤认知一致,即营养筛查-营养评定-营养干预(包括干预后监测)3个基本步骤。其中,营养筛查是第一步,判断个体是否存在营养相关风险的过程,以决定是否需要进行详细的营养评定。营养筛查和评定是干预的前提,营养干预是根据营养筛查和必要评定结果,对具有营养风险或营养不足的目标人群制订营养支持计划并实施的过程,具体包括营养咨询、膳食指导、肠内营养和肠外营养等多种形式。营养监测包含了对于营养支持效果及并发症的监测。

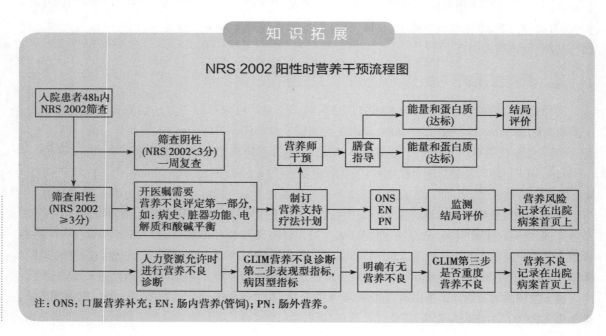

知 识 拓 展

**NRS 2002 阳性时营养干预流程图**

注:ONS:口服营养补充;EN:肠内营养(管饲);PN:肠外营养。

# 第二节 营 养 筛 查

营养筛查(nutritional screening)是应用营养筛查工具判断病人营养相关风险的过程。营养筛查包括营养风险筛查和营养不良筛查两类,后者是发现个体有无营养不良或营养不良风险。

（一）营养风险

营养风险(nutritional risk)是指因营养有关因素对病人临床结局产生不利影响的风险。可从两个方面理解:①有营养风险的病人由于营养因素导致不良临床结局的可能性更大;②有营养风险的病人从营养支持中受益的机会更多。值得注意的是营养风险的概念内涵与临床结局紧密相关,强调因营养因素出现临床并发症的风险,而并非是出现营养不良的风险。

（二）营养筛查工具

临床上使用的多种营养筛查工具(nutritional screening tool)分为营养风险筛查工具和营养不良筛查工具两类,各种方法均有其特点和不足。在临床营养筛查时,应根据被筛查对象的特点和筛查人员情况选择适当的筛查工具。

1. **营养风险筛查工具**（nutritional risk screening tool 2002，NRS 2002） 适用于成年住院病人(18~90 岁)的营养风险筛查。由欧洲肠外肠内营养学会(European society for parenteral and enteral nutrition,ESPEN)推出,从疾病评分、营养状态和年龄 3 方面进行评分(表 4-3)。入院 24~48h 内进行,总评分≥3 分时有营养风险,有进一步制订营养支持计划或进行营养评定的指征。对总评分<3 者,每周复评 1 次。2006 年中华医学会肠外肠内营养学会(Chinese society for parenteral and enteral nutrition,CSPEN)即推荐采用其进行营养风险筛查,并已经在中国取得前瞻性临床有效性验证。

表 4-3 NRS 2002 营养风险筛查工具

| 疾病评分 | 1. 评分 1 分:□ 髋骨骨折 □ 慢性疾病急性发作或有并发症者 □ COPD<br>□ 血液透析 □ 肝硬化 □ 一般恶性肿瘤病人 □ 糖尿病<br>2. 评分 2 分:□ 腹部大手术 □ 脑卒中 □ 重度肺炎 □ 血液恶性肿瘤<br>3. 评分 3 分:□ 颅脑损伤 □ 骨髓移植 □ APACHE Ⅱ 评分>10 分的 ICU 病人 |
|---|---|
| 营养状态 | 1. BMI( kg/m$^2$ ) □ 小于 18.5(3 分)<br>2. 体重下降>5%是在 □ 3 个月内(1 分) □ 2 个月内(2 分) □ 1 个月内(3 分)<br>3. 一周内进食量较从前减少 □ 25%~50%(1 分) □ 51%~75%(2 分) □ 76%~100%(3 分) |
| 年龄 | 年龄≥70 岁(1 分)<br>年龄<70 岁(0 分) |

对于表中没有明确列出诊断的疾病参考以下标准,依照调查者的理解进行评分。

1 分:慢性疾病病人因出现并发症而住院治疗。病人虚弱但不需卧床。蛋白质需要量略有增加,但可通过口服补充来弥补。

2 分:病人需要卧床,如腹部大手术后。蛋白质需要量相应增加,但大多数人仍可以通过肠外或肠内营养支持得到恢复。

3 分:病人在加强病房中靠机械通气支持。蛋白质需要量增加而且不能被肠外或肠内营养支持所弥补。但是通过肠外或肠内营养支持可使蛋白质分解和氮丢失明显减少。

2. **营养不良通用筛查工具**（malnutrition universal screening tool，MUST） 适用于社区人群的营养不良风险筛查,主要通过体重指数(body mass index,BMI)、体重改变及急性疾病影响 3 部分来筛查。

3. **微型营养评定简表**（mini-nutritional assessment short-form，MNA-SF） 主要用于社区老年病人的营养不良风险筛查。

# 第三节　营　养　评　定

营养评定（nutritional assessment）又称"营养不良评定"或"营养不足评定"，是对有营养风险的住院病人进一步了解其营养状况的过程。目的在于开具营养用药处方、评定（诊断）营养不良及实施后监测。由营养支持小组（nutrition support team，NST）成员独立或合作完成。营养评定包括血液生化检查、人体测量和人体组成测定、复合型营养评定工具等多个内容，使用时需要根据评定目的和病人特点选择。

（一）临床检查

通过病史和膳食调查，了解有无慢性消耗性疾病、手术创伤、感染等应激状态，注意摄食量、体重变化，评估是否有呕吐、腹泻等消化道症状；通过体格检查及时发现肌肉萎缩、毛发脱落、皮肤损害、水肿等营养素缺乏的体征；通过实验室血液生化检查了解病人脏器功能中的肝肾功能、血糖、血脂、血清电解质及酸碱平衡指标等。

（二）人体测量和人体组成测定

1. **体重**　综合反映蛋白质或能量的摄入、利用和储备情况。短期内出现的体重变化可受水钠潴留或脱水影响，故应根据患病前 3~6 个月的体重变化来判断。无主观意识控制体重情况下，体重丢失>10%（无时间限定）或 3 个月内体重丢失>5%，即存在营养不良。

2. **体重指数（BMI）**　是评定营养不良重要指标之一。BMI＝体重（kg）/身高$^2$（m$^2$）。中国肥胖问题工作组提出中国成人 BMI 正常参考值为 18.5kg/m$^2$≤BMI<24kg/m$^2$，<18.5kg/m$^2$ 为低体重，≥24kg/m$^2$ 为超重。用于营养不良评定（诊断）标准是 BMI<18.5kg/m$^2$，合并一般情况差。

3. **握力测定**　反映肌肉功能的有效指标，与机体营养状况及手术后恢复程度相关，可在整个病程中重复测定、随访其变化。正常男性握力≥35kg，女性握力≥23kg。

4. **人体组成测定**　可准确地测定体脂、瘦组织群和体细胞群等各组成含量，了解疾病状况下机体各种成分的改变情况和营养状况。临床上常采用生物电阻抗分析法进行人体成分分析。

（三）复合型营养评定工具

营养评定的量表化评定工具在实践中应用比较广泛，通过量化的方法，综合评价病人的营养状态。如果以评定（诊断）营养不良为目标，按 2018 年 9 月全球领导人发起的营养不良（global leadership initiative on malnutrition，GLIM）评定标准共识进行评定（诊断）。

1. **主观全面评定（subjective global assessment，SGA）**　通用营养状况评定工具，广泛适用于门诊及住院、不同疾病及不同年龄病人。通过近期内体重变化、饮食改变、胃肠道症状、活动能力改变、应激反应、肌肉消耗、三头肌皮褶厚度和踝部水肿来评估营养不良的严重程度。

2. **病人参与的主观全面评定（patient-generated subjective global assessment，PG-SGA）**　是在 SGA 基础上发展起来的，有病人自我评定和医务人员评定 2 部分。适用于住院病人，是肿瘤病人优选的营养评定工具。

3. **微型营养评定（mini-nutritional assessment，MNA）**　适合于 65 岁以上老人，主要用于社区居民，也适用于住院病人及家庭照护病人。

---

### 知 识 拓 展

#### 营养不良诊断和严重程度分级

2018 年全球（营养）领导人发起的营养不良评定（诊断）标准共识确定了营养不良诊断两步法。第 1 步使用经过临床有效性验证的筛查工具进行营养筛查，明确病人是否有营养风险或营养不良风险;第 2 步即在筛查阳性基础上,需至少符合表现型指标(非自主性体重降低、低 BMI、肌肉量减少)之一和病因型指标(食物摄入或吸收降低、炎症或疾病负担)之一,即可诊断营养不良;第 3 步为营养不良分级,在共识第 2 步基础上,表现型指标有 2 个符合,即分出中度和重度营养不良。鉴于目前临床实践中对于"肌肉量"测量和计算尚未普及,某些情况下,共识对诊断营养不良严重程度可能有一定偏倚。因此,共识一定程度上统一了营养不良评定(诊断)标准,但还需前瞻性临床有效性验证和与临床结局的关联性研究。

# 第四节　营 养 支 持

## 一、肠内营养

肠内营养是通过胃肠道途径为人体提供代谢所需营养素的营养支持方法,其优点是:①营养物质经肠道和门静脉吸收,能很好地被机体利用,符合生理过程;②维持肠黏膜细胞的正常结构,保护肠道屏障功能;③严重代谢并发症少,安全、经济。因此,凡具有肠道功能者应首选肠内营养。

【肠内营养的条件与时机】

临床上,肠内营养的可行性取决于病人胃肠道是否具有吸收各种营养素的能力及是否耐受肠内营养制剂,只要具备上述 2 个条件,在病人因原发疾病或治疗需要而不能或不愿经口摄食,或摄食量不足以满足机体合成代谢需要时,均可采用肠内营养;在胃肠功能严重障碍时,肠外营养是营养支持的主要途径,有时兼用这 2 种方式,达到互补作用,此时肠内营养所提供的药理作用和保护黏膜屏障的治疗作用可能大于其营养支持作用。

对于术后肠内营养的开始时机,强调尽早开始,早期肠内营养能降低应激性高代谢,提高免疫功能,改善内脏血液循环,在水电解质平衡、循环和呼吸功能稳定状态下,一般在术后 24~48h 开始肠内营养支持较稳妥。近年来在加速康复外科理念倡导下,早期肠内营养、早期进食得以进一步推广应用。

【肠内营养制剂】

根据其组成,肠内营养制剂分为非要素型和要素型两类,有粉剂及溶液 2 种。选择时应考虑病人的年龄、疾病种类、消化吸收功能、喂养途径及耐受力等,必要时调整配方。

1. 非要素型制剂　以整蛋白为主,溶液的渗透压接近等渗(约 320mmol/L),口感较好,口服或管饲均可,适用于胃肠道功能较好的病人。某些配方还含有谷氨酰胺、膳食纤维等以维持肠道黏膜正常结构和功能。

2. 要素型制剂　以蛋白水解产物(或氨基酸)为主,溶液的渗透压较高(470~850mmol/L),不含乳糖和膳食纤维,不需要消化即可直接或接近直接吸收,但其口感较差,适用于胃肠道消化、吸收功能部分受损者。

此外,以某种或某类营养素为主,对完全型肠内营养制剂进行补充或强化称为组件型制剂,如蛋白质组件、脂肪组件、糖类组件等,以适应病人的特殊需要。或根据不同疾病特征设计特殊治疗用制剂,如糖尿病、肝病、肾病、肿瘤、创伤病人等疾病专用制剂,以满足个性化营养支持的需要。

【肠内营养液的输注】

(一) 输注途径

肠内营养支持方式包括口服营养补充(oral nutritional supplements,ONS)和管饲 2 种。ONS 是以增加口服营养摄入为目的,将能够提供多种宏量营养素和微量营养素的营养液体、半固体或粉剂的制剂加入饮品和食物中经口使用。一般情况下,消化道功能正常或具有部分消化道功能病人如果普通饮食无法满足热量需求时应优先选择 ONS;对于病人因经口摄入受限或不足应采用管饲,有经鼻置管和造瘘管 2 种输注途径。具体途径的选择取决于病人疾病情况、喂养时间长短和胃肠道功能等。

**1. 鼻胃管或鼻肠管**　经鼻置喂养管进行肠内营养简单易行,是临床上使用最多的方法,适用于短期(<2~3 周)营养支持的病人。

**2. 胃及空肠造瘘管**　经造瘘途径进行肠内营养适用于需要较长时间营养支持的病人,可采用手术或经皮内镜辅助放置胃/空肠造瘘管。

经胃喂养的优点是容量大,对营养液的渗透压不敏感,适合于各种完全型制剂配方。若病人存在胃功能不良、排空障碍或其他病因,会增加反流、误吸风险,宜选择经肠途径的喂养。

（二）输注方式

**1. 按时分次给予**　适用于喂养管尖端位于胃内和胃肠功能良好者。将配好的肠内营养液用注射器分次缓慢注入,每次 200ml 左右,在 10~20min 内完成,每次间隔 2~3h,每日 6~8 次。常用于需长期家庭肠内营养的胃造瘘病人,但易引起胃肠道反应如腹胀、腹泻、恶心等。

**2. 间隙重力滴注**　将营养液置于吊瓶或专用营养液输注袋中,经输注管与喂养管相连,借助重力缓慢滴注。每次 250~500ml,在 2~3h 内完成,两次间隔 2~3h,每日 4~6 次,此方式病人有较多自由活动时间。多数病人可耐受。

**3. 持续经泵输注**　在间隙重力滴注基础上,使用肠内营养泵持续 12~24h 输注。可保持预设置的速度,便于监控管理,尤其适用于病情危重、胃肠道功能和耐受性较差、经十二指肠或空肠造瘘管管饲的病人。

【护理评估】

1. 健康史

（1）疾病和相关因素:了解年龄、意识,近期饮食情况,如饮食习惯和食欲有无改变,有无厌食,饮食种类和进食量;是否因检查或治疗而需禁食,禁食天数。有无额外体液丢失;是否存在消化道梗阻、出血、严重腹泻或因腹部手术等而不能经胃肠道摄食的疾病或因素。

（2）既往史:了解近期或既往有无消化系统手术史、较大的创伤、灼伤、严重感染或慢性消耗性疾病,如结核、癌症等。

2. 身体状况

（1）症状与体征:①局部:评估有无腹部胀痛、恶心、呕吐、腹泻,有无压痛、反跳痛和肌紧张等腹膜炎体征,了解肠鸣音、胃肠蠕动等胃肠道功能情况;②全身:评估生命体征是否平稳,有无呛咳、呼吸急促,有无休克、脱水或水肿征象。

（2）辅助检查:了解体重、血浆白蛋白、细胞免疫功能等检查结果,以评估病人的营养状况及对营养支持的耐受性。

3. 心理-社会状况　了解病人及家属对营养支持重要性和必要性的认识程度,对营养支持的接受程度和对营养支持费用的承受能力。

【常见护理诊断/问题】

1. **有误吸的危险**　与胃排空障碍、喂养管尖端位置、病人的意识和体位等有关。

2. **有胃肠动力失调的危险**　与不能经口摄食、管饲、病人不耐受等有关。

3. **有皮肤完整性受损的危险**　与长期留置喂养管有关。

4. **潜在并发症**:感染。

【护理目标】

1. 病人未发生误吸或发生误吸的危险性降低。

2. 病人接受肠内营养期间能维持正常的排便型态,未出现腹胀或腹泻。

3. 病人未发生黏膜、皮肤的损伤。

4. 病人未发生与肠内营养支持相关的感染,或得到及时发现和处理。

【护理措施】

（一）预防误吸

1. **管道护理**　①选择管径适宜的喂养管:管径越粗,对食管下端括约肌的扩张作用越大,发生胃内容物反流的机会也越大;②妥善固定喂养管:经鼻置管者妥善固定于鼻翼及面颊部,置造瘘管者采用缝线固定于腹壁;③输注前确定喂养管尖端位置是否恰当:首次借助 X 线检查确定管端位置;输注前观察管道在体外的标记有无变化,判断管道是否移位。

2. **安置合适体位**　无特殊体位禁忌、进行肠内营养时,抬高床头 30°~45°取半卧位有助于防止营养液反流和误吸,喂养结束后宜保持半卧位 30~60min。

3. **评估胃残留量**　经胃进行肠内营养时,分次推注或间歇重力滴注每次喂养前应检查胃残留量;重症病人持续经泵输注时,应每隔 4~6h 检查胃残留量,若超过 200ml,应减慢或暂停输注,适当调整喂养量,必要时遵医嘱使用促胃肠动力药物,或更换喂养途径,以防胃潴留引起反流和误吸。

4. **加强观察**　若病人突然出现呛咳、呼吸急促或咳出类似营养液的痰液时,疑有误吸可能。鼓励和刺激病人咳嗽,排出吸入物和分泌物,必要时经鼻导管或气管镜清除误吸物。

（二）提高胃肠道耐受性

1. **输注环节的调控**　输注时应循序渐进,开始时采用低浓度、低剂量、低速度,根据个体耐受情况逐渐增加。①经胃管给予:开始即可用全浓度,速度约 50ml/h,每日给予 500~1 000ml,3~4d 内逐渐增加速度至 100ml/h,达到目标摄入量。②经肠管给予:先用 1/4~1/2 全浓度（即等渗液）,速度宜慢（20~50ml/h）,从 500~1 000ml/d 开始,逐日增加速度、浓度,5~7d 达到目标摄入量。用肠内营养专用输注泵控制输注速度为佳。输注时保持营养液温度接近体温,室温较低时可使用恒温加热器。

2. **防止营养液污染**　营养液应现配现用,配制过程中应避免污染;配制的肠内营养制剂常温保存不宜超过 4h,暂不用时置于 4℃冰箱保存,24h 内用完;每日更换输注管或专用泵管。

3. **加强观察**　应每 4~6h 评估病人肠内营养耐受性情况,注意有无腹痛、腹胀、腹泻、恶心、呕吐等胃肠道不耐受症状。若病人出现上述不适,应查明原因,针对性采取措施,如减慢速度、降低浓度或遵医嘱应用促胃肠动力药物。若对乳糖不耐受,应改用无乳糖配方营养制剂。

4. **支持治疗**　伴有低蛋白血症者,遵医嘱输注白蛋白或血浆等,以减轻肠黏膜组织水肿导致的腹泻。

## 知 识 拓 展

### 肠内营养耐受性评分表

| 项目 | 0分 | 1分 | 2分 | 5分 |
|---|---|---|---|---|
| 腹痛/腹胀 | 无 | 轻度 | 感觉明显,会自行缓解或腹内压 15~20mmHg | 严重腹胀/腹痛感,无法自行缓解或腹内压>20mmHg |
| 恶心/呕吐 | 无 | 有轻微恶心,无呕吐 | 恶心呕吐,但不需要胃肠减压或胃残余量>250ml | 呕吐,需要胃肠减压或残留量>500ml |
| 腹泻 | 无 | 3~5 次稀便/d,量<500ml | 稀便>5 次/d,且量 500~1 500ml | 稀便 5 次/d,且量>1 500ml |

注:0~2 分:继续肠内营养,维持原速度,对症治疗;
　　3~4 分:继续肠内营养,减慢速度,2h 后重新评估;
　　≥5 分:暂停肠内营养,重新评估或更换输入途径。

### （三）避免黏膜和皮肤损伤

经鼻置管常引起病人鼻咽部不适,可采用细软材质的喂养管,用油膏涂拭鼻腔黏膜起润滑作用,防止鼻咽部黏膜长期受压而产生溃疡;经肠造瘘者,保持造瘘口周围皮肤干燥、清洁,防止造瘘口周围皮肤损伤。

### （四）感染性并发症的护理

1. **吸入性肺炎** 是肠内营养最严重的并发症,多见于幼儿、老年病人及意识障碍病人经胃内喂养途径行肠内营养发生误吸者。防止胃内容物潴留及反流是预防吸入性肺炎的重要措施。

2. **急性腹膜炎** 多见于经空肠造瘘置管进行肠内营养者,与导管移位有关。①观察:若病人突然出现腹痛、造瘘管周围渗出或腹腔引流管引流出类似营养液的液体,应怀疑喂养管移位致营养液进入游离腹腔。②处理:立即停止输注并报告医师;尽可能协助清除或引流出渗漏的营养液。遵医嘱合理应用抗生素,避免继发性感染或腹腔脓肿。

### （五）其他

1. **保持喂养管通畅** ①病人翻身、床上活动时防止压迫、折叠、扭曲、拉扯喂养管;②每次输注前后、连续输注过程中每间隔4h、特殊注药前后,均以温开水20~30ml脉冲式冲洗管道,防止营养液残留堵塞管腔;③喂养管通常只用于营养液的输注,如需注入药物,务必参考药物说明书,药物经研碎、溶解后再注入,避免与营养液混合而凝结成块附着在管壁或堵塞管腔;④一旦发生堵管,立即用温开水反复脉冲式冲管并回抽,必要时更换喂养管。

2. **代谢及效果监测** ①注意监测血糖或尿糖,以及时发现高血糖和高渗性非酮性昏迷;②记录液体出入量,监测电解质变化,防止水、电解质及糖代谢紊乱;③定期监测肝、肾功能,进行人体测量和氮平衡实验,动态评价肠内营养支持效果和安全性,必要时调整营养支持方案。

### （六）健康教育

1. **提高依从性** 告知病人肠内营养的重要性和必要性。

2. **饮食指导** 告知病人术后恢复经口饮食是循序渐进的过程,指导病人和家属饮食护理的内容,保持均衡饮食。

3. **家庭肠内营养护理** 指导携带喂养管出院的病人及家属掌握居家喂养和自我护理方法,包括营养液的输注技术、营养状况的自我监测、导管的护理、效果监测等。

4. **定期随访** 多数病人出院后营养摄入量不足,应重视出院后的随访和营养监测。

【护理评价】

通过治疗与护理,病人是否:①误吸得以预防,或得到及时发现和处理;②维持正常的排便型态,腹胀或腹泻得以预防,或得到及时发现和处理;③黏膜、皮肤的损伤得以预防;④与肠内营养支持相关的感染得以预防,或得到及时发现和处理。

## 二、肠外营养

肠外营养是通过胃肠外(静脉)途径为人体代谢需要提供基本营养素的营养支持疗法。病人需要的基本营养素均经静脉途径输入、不经胃肠道摄入的营养支持方法称为全肠外营养(total parenteral nutrition,TPN)。凡是需要营养支持但又不能或不宜接受肠内营养的病人均是肠外营养的适应证,具体为:①一周以上不能进食或因胃肠道功能障碍或不能耐受肠内营养者;②通过肠内营养无法达到机体需要的目标量时应该补充肠外营养。合理的肠内营养联合肠外营养是目前外科临床实践中营养支持的选择。

【肠外营养制剂】

1. **葡萄糖** 是肠外营养的最主要能源物质,供给量3~3.5g/(kg·d),供能约占总热量的50%。

临床应用时注意：①高浓度葡萄糖因渗透压高，对静脉壁刺激大，不宜从周围静脉输入；②人体利用葡萄糖的能力有限，应激状态下其利用率降低，过量或过快输入可导致糖代谢紊乱，甚至引起脂肪沉积，造成肝脂肪浸润，故强调糖和脂肪双能量来源；③葡萄糖代谢依赖胰岛素，对糖尿病和手术创伤致应激性高血糖的病人须补充外源性胰岛素，并按血糖监测结果调整使用剂量。

2. **脂肪乳剂**　是肠外营养的另一种重要能源物质，还可提供必需脂肪酸维持细胞膜结构，甘油三酯剂量为 0.7~1.3g/(kg·d)，供给机体总热量的 30%~40%。因其渗透压与血液相似，可经外周静脉输入，但输注速度不宜过快，应先从 1ml/min 开始(<0.2g/min)。临床常用的脂肪乳剂有两类：①由长链甘油三酯(long chain triglyceride，LCT)构成；②由等量物理混合的长链及中链甘油三酯(medium chain triglyceride，MCT)构成。临床上危重病人、肝功能异常者常选用中/长链脂肪乳剂(MCT/LCT)。

3. **复方氨基酸**　是肠外营养的唯一氮源物质，供给机体合成蛋白质及其他生物活性物质的氮源。氨基酸摄入量为 1.2~1.5g/(kg·d)，严重应激、创伤时可增至 1.5~2.0g/(kg·d)。输注时应同时提供足量非蛋白热量以保证氨基酸能被机体有效利用。复方氨基酸溶液有两类：①平衡氨基酸溶液：含有 8 种必需氨基酸及 8~12 种非必需氨基酸，组成比例符合正常机体代谢需要，适用于大多数病人；②特殊氨基酸溶液：针对某一疾病的代谢特点设计配方，兼有营养和治疗双重作用。在严重感染、手术、创伤等应激状态下，人体对条件必需氨基酸谷氨酰胺(glutamine，Gln)的需求远远超过了内源性合成的能力，严重缺乏时可影响多脏器的代谢功能。目前已有谷氨酰胺双肽制剂用于肠外营养，适用于严重分解代谢状况。

4. **电解质**　可补充钾、钠、氯、钙、镁及磷，以维持水电解质酸碱平衡，保持人体内环境稳定，维护各种酶的活性和神经、肌肉的应激性。

5. **维生素**　①水溶性维生素：在体内无储备，肠外营养时应每日给予。②脂溶性维生素：在体内有一定储备，禁食时间超过 2~3 周才需补充。

6. **微量元素**　复方微量元素静脉用制剂，含人体所需锌、铜、锰、铁、铬、钼、硒、氟、碘 9 种微量元素。短期禁食者可不予补充，全肠外营养超过 2 周时需给予补充。

## 【肠外营养液的输注】

### （一）输注途径

可经周围静脉或中心静脉 2 种途径给予。临床上选择肠外营养途径时，须考虑营养液渗透压、预计输注时间的长短、既往静脉置管史、拟定穿刺部位的血管条件、病人疾病及凝血功能等因素。

1. **经周围静脉肠外营养支持(peripheral parenteral nutrition，PPN)**　指经浅表静脉，大多数是上肢末梢静脉，技术操作较简单、应用方便、并发症较少，适用于肠外营养时间<2 周、部分补充营养素的病人。

2. **经中心静脉肠外营养支持(central parenteral nutrition，CPN)**　包括经锁骨下静脉或颈内静脉穿刺置管入上腔静脉途径，以及经外周置入中心静脉导管(peripherally inserted central catheter，PICC)途径，需有严格的技术与物质条件。适用于肠外营养时间>10d、营养素需要量较多及营养液的渗透压较高(超过 900mOsm/L)的病人。

### （二）输注方式

1. **全营养液混合(total nutrients admixture，TNA)输注**　系将各种营养制剂配制混合于 3L 塑料袋中，又称全合一(all in one，AIO)营养液。其优点是：①多种营养成分搭配更合理，降低代谢并发症的发生率；②混合后降低了高浓度葡萄糖的渗透压和刺激性，可经周围静脉输注；③单位时间内脂肪乳剂输入量少于单瓶输注，可避免因脂肪乳剂输注过快引起的副作用；④使用过程中无须排气及更换输液瓶，简化了输注步骤；⑤全封闭的输注系统减少了污染和空气栓塞的机会。临床已有标准化、工业化生产的多腔肠外营养袋,这种营养袋中有分隔腔,分装氨基酸、葡萄糖和脂肪乳剂,有隔膜将各成分分开,临用前用手加压即可撕开隔膜,使各成分立即混合,节省了配制所需的设备,简化了步骤,常温下可保存较长时间。

**2. 单瓶输注** 不具备全营养液混合输注条件时,可采用单瓶输注。但由于各营养素非同步输入,不利于所供营养素的有效利用。

【护理措施】

（一）合理输注

合理安排输液顺序和控制输注速度:①对已有脱水者,先补充部分平衡盐溶液;已有电解质紊乱者,先予纠正;②输注速度不超过200ml/h,常连续匀速输注,不可突然大幅度改变输液速度;③根据病人24h出入量,合理补液,维持水电解质、酸碱平衡。

（二）定期监测和评价

最初3d每日监测血清电解质、血糖水平,3d后视情况每周测1~2次。每1~2周测定血清白蛋白、转铁蛋白、前白蛋白等营养指标及肝肾功能1次,每周称体重,有条件时进行氮平衡实验,以动态评价营养支持的效果和安全性。

（三）并发症的护理

**1. 静脉导管相关并发症** 分为非感染性并发症及感染性并发症两类。

（1）置管相关并发症:为非感染性并发症。

1）原因:与静脉穿刺或留置有关。

2）表现:病人出现气胸、血管损伤,胸导管损伤、空气栓塞、导管移位或堵塞等,其中以空气栓塞最为严重。

3）护理:置管并发症重在预防,因此,必须做好静脉导管护理:①掌握静脉导管留置技术,遵循静脉治疗临床实践指南规范;②妥善固定静脉导管,防止导管扭曲、移位,每班查看体外导管长度,确保输注装置、接头紧密连接;③在静脉穿刺置管、输液、更换输液瓶（袋）、冲管以及导管拔除过程中,应严格遵守操作流程,防止空气进入血液,引发空气栓塞;④在应用不相溶的药物或液体前、后采用脉冲式冲管,确保导管畅通。如果导管堵塞不能再通,不可强行推注通管,应拔除或更换导管;⑤停止输注时采用脉冲式正压封管技术,防止回血凝固致导管堵塞。

（2）中心静脉导管相关感染

1）原因:与输入液污染、置管处皮肤感染或其他部位感染的病原菌经血行种植于留置的中心静脉导管有关。

2）表现:病人发热、寒战,局部穿刺部位红肿、渗出等。

3）护理:①管道维护:穿刺24h后消毒置管口皮肤,更换透明敷贴并注明时间,以后每周至少更换1次,局部有异常时及时消毒和更换敷贴。每日更换输液管道,遵守无菌操作原则。②规范配制和使用全肠外营养混合液:配制过程由专人负责,在层流环境、按无菌操作技术要求进行;配制过程符合规定的程序,按医嘱将各种营养素均匀混合,添加电解质、微量元素等时注意配伍禁忌,保证混合液中营养素的理化性质保持在正常状态;营养液现配现用,不得加入抗生素、激素、升压药等;全肠外营养混合液在24h内输完,暂时不用者保存于4℃冰箱内,输注前0.5~1h取出置室温下复温后再输。③处理:怀疑出现导管性脓毒症者,应做营养液的细菌培养及病人的血培养;更换输液袋及输液管;观察8h后仍不退热者,拔除静脉导管,导管尖端送培养;24h后仍不退热者,遵医嘱用抗生素。

（3）血栓性静脉炎:多发生于经周围静脉肠外营养支持。

1）原因:①化学性损伤:静脉管径细小时,血流缓慢,输入的高渗营养液不能得到有效稀释,导致血管内皮受损;②机械性损伤:静脉穿刺针或留置的导管对血管壁的摩擦刺激引起损伤。

Note:

2）表现:局部红肿、疼痛,可触及痛性条索状硬条或串珠样结节等。

3）护理:一般经局部湿热敷、更换输液部位或外涂经皮吸收的抗凝消炎软膏后可逐渐消退。

**2. 代谢性并发症**　如糖代谢紊乱、氨基酸代谢紊乱、高血脂、电解质及酸碱代谢失衡、必需脂肪酸缺乏、再喂养综合征、维生素及微元素缺乏症等。

（1）高血糖和高渗性非酮性昏迷:较常见。当血糖浓度超过 40mmol/L 可致高渗性非酮性昏迷。

1）原因:与外科应激病人对葡萄糖的耐受力及利用率降低、输入葡萄糖浓度过高、速度过快有关。

2）表现:病人出现血糖异常升高、渗透性利尿、脱水、电解质紊乱和神志改变等。

3）护理:①预防:葡萄糖的输注速度应小于 5mg/（kg·min）。②处理:一旦血糖异常升高,立即报告医师,停止输注葡萄糖液或含大量糖的营养液;静脉输注低渗或等渗盐水以纠正高渗环境,内加适量胰岛素以降低血糖,但应避免血浆渗透压下降过快引发急性脑水肿。

（2）低血糖:因很少单独输注高浓度葡萄糖溶液,此类并发症已少见。

1）原因:外源性胰岛素用量过大,或高浓度葡萄糖输入促使机体持续释放胰岛素,若突然停止输注葡萄糖后可出现低血糖。

2）表现:病人出现脉搏加速、面色苍白、四肢湿冷和低血糖性休克。

3）护理:一旦发生应协助医师处理,推注或输注葡萄糖溶液。

**3. 脏器功能损害**

（1）肝功能异常

1）原因:主要是葡萄糖超负荷引起肝脂肪变性,其他相关因素包括必需脂肪酸缺乏、长期全肠外营养时肠道缺少食物刺激、体内谷氨酰胺大量消耗,以及肠黏膜屏障功能降低、内毒素移位等。

2）表现:病人出现转氨酶升高、碱性磷酸酶升高、高胆红素血症等。

3）护理:肠内营养是预防和治疗肝脏损伤最有效的措施,一旦出现肝功能异常和淤胆,应设法改用肠内营养。

（2）肠源性感染:与长期全肠外营养时肠道缺少食物刺激而影响胃肠激素分泌、体内谷氨酰胺缺乏等引起肠黏膜萎缩、肠屏障功能减退、肠内细菌和内毒素移位有关。因此,当病人胃肠功能恢复,应尽早开始肠内营养。

**4. 代谢性骨病**　部分长期肠外营养病人出现骨钙丢失、骨质疏松、血碱性磷酸酶增高、高钙血症、尿钙排出增加、四肢关节疼痛甚至出现骨折等表现,称之为代谢性骨病。

**（四）健康教育**

**1. 相关知识**　告知病人及家属合理输注营养液及控制输注速度的重要性,不能自行调节速度;告知保护静脉导管的方法,避免翻身、活动、更衣时将导管脱出。

**2. 尽早经口摄食或肠内营养**　当病人胃肠功能恢复或允许摄食情况下,鼓励病人经口摄食或行肠内营养,以降低和防治肠外营养相关并发症。

**3. 出院指导**　制订饮食计划,指导均衡营养,定期到医院复诊。

（许　勤）

━━━━━━━━━━　思　考　题　━━━━━━━━━━

1. 李先生,65 岁,因"胃占位性病变"行胃大部切除术。术后第 2d,经鼻肠管滴注肠内营养液 750ml 后,病人诉腹胀明显,要求停用该营养制剂,并询问能否拔除营养管。

请问:

（1）引起该病人腹胀的可能原因有哪些?

（2）如何处理该病人目前的情况？

2. 王女士，58 岁，因胰腺肿瘤行胰十二指肠切除术。术后经预置的空肠造瘘管行肠内营养支持。护士巡视病房时发现肠内营养输注泵报警，显示"堵塞"。

请问：

（1）引起输注泵报警"堵塞"可能的原因有哪些？

（2）如何处理和排除故障？

URSING

第五章

# 手术室管理和工作

05章 数字内容

──── 学 习 目 标 ────

知识目标：

1. 掌握手术病人的准备、手术人员的准备、手术室无菌技术原则。

2. 熟悉手术室安全管理、手术室物品消毒灭菌。

3. 了解手术室布局与环境、手术人员职责。

能力目标：

1. 能执行外科手消毒、穿无菌手术衣及戴无菌手套、脱无菌手套。

2. 能在手术过程中执行无菌操作原则。

3. 能为不同手术病人安置手术体位。

4. 能识别与传递常用手术器械。

5. 能为手术室不同类别物品选择合适的消毒灭菌方法。

素质目标：

具有主动保护病人安全、关爱病人的能力，团队合作意识以及手术室护理专业化发展的意识。

手术室是现代医学技术与工程技术结合的产物,是医院外科最核心的部分,体现了现代化医院的设施水平、医疗水平和管理水平。现代化手术室将洁净化、数字化和人性化三者融为一体,不断提升对安全、效率和质量的最大化要求。手术室护理是重要的专科护理领域之一,内容包括病人围术期护理、手术配合、感染管理、物资设备管理等。目前,手术室护士更趋于专业化,手术室专科护士的培养是我国手术室护理实践发展的策略和方向。手术病人的准备、手术人员的准备、手术室无菌技术原则是本章的学习重点。

**导入情境与思考**

李先生,65 岁,因上腹部隐痛半年,加重伴恶心、呕吐 1 个月入院。给予对症治疗,效果不佳。胃镜检查示胃窦部溃疡型乳头状管状腺癌。拟行手术治疗。

请思考:

(1) 应安排该病人于何种级别手术室进行手术?

(2) 如何保障该病人手术中安全?

(3) 假如你是该台手术的器械护士,你应该做哪些准备?

# 第一节 概　　述

## 一、布局与环境

### (一) 手术室的设置和布局

**1. 位置**　手术室应选择在大气含尘浓度较低,自然环境较好的地方,并尽可能远离污染源以保持空气清洁。低层建筑一般选择在中上层或顶层,高层建筑则尽可能避免设在首层或顶层。手术室要与手术科室、检验科、血库、病理科、消毒供应中心、复苏室、监护室等相邻,最好有直接的通道和通信联系设备。

**2. 布局**　手术室设计强调平面布局和人流、物流的合理及顺畅,以充分发挥手术室的功能,提高手术室应用效率,尽可能降低交叉感染的风险,以达到全过程控制感染的目的。手术室设有病人出入口、工作人员出入口、无菌物品出入口及污物出口。手术室通常为双走廊设计,分洁净走廊(内走廊)和清洁走廊(外走廊)。洁净走廊供医护人员、病人和无菌物品供应使用,手术间、洗手间和无菌物品间等设置在洁净走廊的周围;清洁走廊供术后手术器械、敷料等污物的运送。手术室按照洁净程度分3 区。

(1) 洁净区:包括手术间、洗手间、手术间洁净走廊、无菌物品间、药品室、麻醉准备室等。洁净区设在内侧,要求严格,非手术人员或非在岗人员禁止入内,此区内的一切人员及其活动都必须严格遵守无菌原则。

(2) 准洁净区:包括器械室、敷料室、消毒室、手术间清洁走廊、恢复室、石膏室等。该区是非洁净区进入洁净区的过渡区域,设在中间;进入者不得大声喧哗,凡已行外科手消毒或已穿无菌手术衣者,不可进入此区。

(3) 非洁净区:包括办公室、会议室、实验室、标本室、污物室、资料室、电视教学室、值班室、更衣室、更鞋室、医护人员休息室、手术病人家属等候室等,设在最外侧。交接病人处应保持安静,病人在此换乘手术室平车进入手术间。

**3. 建筑要求**　手术间按照不同用途设计大小,中小手术间面积 20~40m²,一般大手术间面积40~50m²。心脏手术、器官移植手术等需要的辅助仪器多则需要大手术间,面积 60m²。手术室内净高2.8~3.0m,走廊宽 2.2~2.5m。门窗结构应考虑紧密性能,一般为封闭式无窗手术间,以防止尘埃或

Note:

飞虫进入。门净宽不宜小于 1.4m,便于平车进出,最好采用感应自动开启门。天花板、墙壁、地面应选用坚实、光滑无孔隙、耐湿、防火、不着色、易清洁、不易受化学消毒剂侵蚀的材料制成。墙面最好用整体或装配式壁板,Ⅱ级以下洁净用房可采用大块瓷砖或涂料,不宜有凹凸。地面有微小倾斜度,可采用水磨石材料,不应设地漏。墙面、地面、天花板交界处呈弧形,不易蓄积尘埃。手术间应有隔音、空气过滤净化装置,以防手术间相互干扰,保持空气清洁。

（二）工作间的设施

**1. 手术间的装备与设施**　手术间的数量与手术科室床位比一般为 1:(20～25)。手术间内只允许放置必需的器具和物品,各种物品应有固定的放置地点。手术间的基本配备包括多功能手术床、大小器械桌、升降台、麻醉机、无影灯、器械药品柜、观片灯、脚踏凳、各种扶托及固定病人的用品。常规配置中心供氧、中心负压吸引和中心压缩空气等设施,配备心电监护仪、X 线摄影、显微外科设备及多功能控制面板(包括空调、无影灯、手术台电源、照明、观片灯、呼叫系统、计时器、温湿度显示器及调节开关等),还配备观摩设施供教学和参观使用。

**2. 其他工作间的设置和要求**　麻醉准备间是供病人进入手术间前进行麻醉诱导用。麻醉复苏室供全身麻醉病人术后苏醒用,均应备有必要的仪器设备和急救药品。物品准备用房包括器械清洗间、器械准备间、敷料间、无菌间等,应符合洁污流程,以防止物品污染。手术室应有单独的快速灭菌装置,以便进行紧急物品灭菌;同时设有无菌物品贮藏室以存放无菌敷料、器械等;还配有一定空间存放必要的药品、器材和仪器。洗手间设备包括感应式或脚踏式水龙头、无菌刷子、外科消毒洗手液、无菌擦手巾及计时钟等。

（三）洁净手术室

洁净手术室(clean operating department)　是指采用空气净化技术,将手术环境空气中的微生物粒子及微粒总量降到允许水平的手术室。手术室内温度应保持在 21～25℃,相对湿度为 30%～60%。手术间内应设有净化空调系统,通过控制室内的温、湿度和尘埃含量,实现理想的手术环境。

**1. 空气净化技术**　是指选用不同的气流方式和换气次数,过滤进入手术室的空气以控制尘埃含量,使空气达到净化的一定级别。

(1) 空气过滤器:空气在进入手术室之前要经过初、中、高效 3 级过滤器。初效过滤器对空气中 ≥5μm 微粒的滤除率在 50% 以上;中效过滤器对空气中 1～10μm 微粒的滤除率在 50%～90%;高效过滤器对空气中 ≥0.5μm 微粒的滤除率在 95% 以上。由于细菌多附着在 1μm 左右的尘埃上,高效过滤器过滤细菌的有效率可达 99.95% 以上。

(2) 净化空气的气流方式

1) 乱流式气流:气流不平行、方向不单一、流速不均匀,且有交叉回旋的气流。此方式除尘率较低,适用于 7 级(原万级)以下的手术室,如污染手术间和急诊手术间。

2) 垂直层流:将高效过滤器装在手术室顶棚内,垂直向下送风,两侧墙下部回风。

3) 水平层流:在一个送风面上布满过滤器,空气经高效过滤,水平流经室内。

采用后两者层流方式的洁净手术室又称为单向流洁净室,其气流分布均匀,不产生涡流,除尘率高,适用于 5 级至 7 级(原百级至万级)的手术室。

**2. 洁净手术室净化标准及适用范围**　根据空气的清洁度和细菌浓度可将手术间分为 4 个级别(表 5-1)。

（四）手术室的环境管理

**1. 清洁和消毒**　每日手术前 1h 开启净化空调系统持续净化运行,当日手术结束后净化空调系统继续运行直至恢复该手术间的洁净级别。禁止物品遮挡各手术间回风口,以免影响空气回流。每日清洁处理回风口,每周清洗 1 次过滤网、至少 1 次彻底大扫除。每月做 1 次空气洁净度和生物微粒监测。每日手术结束后应及时对手术间进行清洁及消毒,遵循湿式清洁,先清洁后消毒的原则,有可见污染物时先去除再清洁和消毒。地面消毒用 500～1 000mg/L 有效氯消毒液擦拭,作用 10min;设备及物体表面消毒方法同地面或采用 1 000 ~ 2 000mg/L 季铵盐类消毒液擦拭。特殊感染如肝炎病毒、人类免疫缺陷病毒、梅毒阳性病人,手术时使用一次性物品,手术后用 2 000mg/L 有效氯消毒液擦拭地面及设备及物体表面进行消毒后,再清洁。

表 5-1　洁净手术室用房的分级标准

| 等级 | 手术室名称 | 空气洁净度（级） | | 细菌最大平均浓度* | | 参考手术 |
| --- | --- | --- | --- | --- | --- | --- |
| | | 手术区 | 周边区 | 手术区 | 周边区 | |
| I | 特别洁净手术室 | 5 | 6 | 0.2/5 | 0.4/10 | 假体植入,某些大型器官移植、手术部位感染可直接危及生命及生活质量等手术 |
| II | 标准洁净手术室 | 6 | 7 | 0.7/25 | 1.5/50 | 涉及深部组织及生命主要器官的大型手术 |
| III | 一般洁净手术室 | 7 | 8 | 2/75 | 4/150 | 其他外科手术 |
| IV | 准洁净手术室 | 8.5 | | | 5/175 | 感染和重度污染手术 |

注:* 沉降法(cfu/30min · Φ90 皿)/浮游法(5cfu/m³)。

2. **人员管理**　手术间内的人数应根据手术间的大小决定,限制人员数量。除手术室人员和当日手术者外,其他人员不得擅自进入;患有急性感染性疾病,尤其是上呼吸道感染者不得进入手术室。工作人员进入洁净区必须更换手术室的清洁鞋帽、衣裤、口罩,中途离开需穿外出服、换外出鞋。手术开始后,应尽量减少开门次数、减少走动和不必要的活动,不可在无菌区中间穿行,或在无菌区内大声叫喊、咳嗽。无菌手术与有菌手术严格分开,若在同一手术间内接台,应先安排无菌手术,后安排污染或感染手术。

### 知 识 拓 展

#### 复合手术室

　　复合手术室(hybrid operating room)是现代影像诊断技术和外科诊疗技术迅速发展融合的产物,1996 年由英国学者 Angelini 提出,当时主要用于治疗冠心病。近几年随着数字化技术发展,数字化复合手术室(digital integrated hybrid operation room)应运而生,应用场景也扩展到血管外科、心外科、神经外科等治疗领域。2007 年阜外医院建成我国第一间复合手术室,国内各大医院都相继建立了不同形式的复合手术室。目前常见复合手术室类型有配腔镜数字化复合手术室、配术中磁共振复合手术室、配术中 CT 和腔镜数字化复合手术室、配术中 CT 和 DSA 复合手术室、配血管机和术中导航复合手术室、配术中 CT 腔镜数字化和 DSA 术中导航复合手术室、配手术机器人和 DSA 的复合手术室等。

## 二、手术人员职责

　　每台手术的人员配备包括手术医师、麻醉医师、护士及其他工勤人员等。手术人员必须有明确的分工和职责,同时也需要相互协作和配合。

（一）手术医师

1. **手术者**　负责并主持手术操作的全过程。除按术前计划执行手术方案和操作步骤外,还应根据术中情况做出处置决定。

2. **助手**　包括第一、第二助手,必要时还有第三助手。主要职责是完成手术野皮肤的消毒和铺

Note:

巾,协助手术者进行止血、结扎、拭血、暴露手术野、拉钩、剪线等操作,维持手术区整洁。

（二）麻醉医师

负责手术病人的麻醉、给药、监测及处理;协助巡回护士做好输液和输血工作;观察、记录病人整个手术过程中的病情变化,出现异常及时通知手术者,组织抢救处理。

（三）护士

1. **器械护士（scrub nurse）**　又称洗手护士。其工作范围局限于无菌区内,主要职责是负责手术全过程所需器械、物品和敷料的供给,配合医师完成手术。其他工作还包括术前访视和术前准备等。

（1）术前访视:术前1d访视病人,了解病人的病情、手术方式、麻醉方式及病人相关信息（过敏史、生化检查等）。根据手术种类和范围准备手术器械和敷料。

（2）术前准备:术前15~20min洗手、穿无菌手术衣、戴无菌手套;准备好无菌器械台,检查并摆放好各种器械、敷料;协助医师进行手术区皮肤消毒和铺无菌手术单,连接并固定电刀、吸引器等。

（3）清点、核对物品:分别于手术开始前、关闭体腔前、关闭体腔后及缝合皮肤后,与巡回护士共同按顺序逐项清点各种器械、敷料、缝针等数目及完整性,核对后即刻登记。术中追加物品时,与巡回护士一起即刻清点,无误后使用。

（4）正确传递用物:手术过程中,按手术步骤向术者传递器械、敷料、缝针等手术用物,做到主动、准确、敏捷、心中有数。传递手术刀时,采用弯盘进行无接触式传递,水平传递给术者;传递剪刀时,右手握住剪刀中部,利用手腕部运动适力将柄环部拍打在术者掌心上;传递止血钳时,右手握住止血钳前1/3处,弯侧向掌心,利用手腕部运动适力将柄环部拍打在术者掌心上;缝针应以持针器开口处的前1/3夹住缝针的后1/3,缝线卡入持针器的前1/3,右手捏住持针器的中部,针尖端向掌心,针弧朝手背,缝线搭在手背上或握在手心中利用手腕部运动适力将柄环部拍打在术者掌心上。

（5）保持器械和用物整洁:保持手术野、器械托盘、器械桌、器械及用物的干燥、整洁、无菌。器械分类摆放整齐,用后及时取回擦净,做到"快递、快收",暂时不用的器械可放于器械台一角。若器械接触过污染部位如阴道、肠道、肿瘤组织、内膜异位组织、感染组织等,应分开放置,以防污染扩散。

（6）配合抢救:密切关注手术进展,若出现大出血、心搏骤停等紧急情况,应保持沉着、冷静,备好抢救用品,积极配合医师抢救。

（7）标本管理:妥善保管术中切下的组织或标本,按要求及时送检。

（8）包扎和整理:术后协助医师消毒处理切口,包扎切口并固定好引流物。

（9）整理用物:按要求分类处理各种用物、敷料等,做好器械整理,及时与消毒供应人员交接。

2. **巡回护士（circulating nurse）**　又称辅助护士,其工作范围是在无菌区外。主要任务是在台下负责手术全过程中器械、布类、物品和敷料的准备和供给,主动配合手术和麻醉,根据手术需要协助完成输液、输血及手术台上特殊物品、药品的供给,对病人实施整体护理。

（1）术前准备:术前认真检查手术间内各种药物、物品是否齐全,电源、吸引装置和供氧系统等固定设备是否安全有效。调试好术中需用的特殊仪器如电钻、电凝器等。调节好手术间内光线和温度,创造最佳手术环境及条件。

（2）核对病人:核对床号、姓名、性别、年龄、住院号、诊断、手术名称、手术部位、术前用药,并采用2种以上的核对方式,如腕带法、反问式核对法。检查病人全身皮肤完整性、肢体活动情况及手术区皮肤的准备情况。了解病情,检查术前皮试结果并询问病人有无过敏史。建立静脉通路并输液;核对病人血型、交叉配血试验结果,做好输血准备。注意保暖和保护病人隐私。

（3）安置体位:协助麻醉医师安置病人体位并监护,必要时用约束带防坠床。麻醉后,再按照手术要求协助安置体位,充分暴露手术区,固定牢固,确保病人安全舒适。若使用高频电刀,则需将负极板与病人肌肉丰富处全面接触,以防灼伤。病人意识清醒者,予以解释,取得其合作。

（4）清点、核对物品:分别于手术开始前、关闭体腔前、关闭体腔后及缝合皮肤后,与洗手护士共同清点、核对后登记,术中及时清点并登记添加物品的数量。严格执行手术物品清点制度,避免异物遗留于体内。

（5）术中配合:随时观察手术进展情况,随时调整灯光,及时供应、补充手术台上所需物品。密切观察病人病情变化,保持输液、输血通畅,保证病人术中安全,主动配合抢救工作。认真填写手术护理记录单,严格执行术中用药制度;执行并监督手术人员的无菌操作技术、消毒隔离技术、垃圾分类等各项规定的落实;协助洗手护士或手术医师核对病理标本及病理检查申请单的各项内容,确认标本来源和数量,妥善管理手术标本,督促及时送检,并签字记录。

（6）术后整理:术后协助医师清洁病人皮肤、包扎伤口、保护病人隐私并注意保暖;妥善固定引流管,保持通畅,标识清楚。整理病人物品及护理文件,护送病人回病房,将病人的术中情况及物品与病区护士交班。整理手术间,补充手术间内的各种备用药品及物品,进行日常清扫及空气消毒。

## 三、手术室安全管理

手术安全是手术室工作的核心内容之一。手术室应建立健全各项安全管理制度,与各临床科室加强联系,密切合作,以病人为中心,保证病人围术期各项工作顺利进行。

1. **手术安全核查制度**　手术安全核查由手术医师、麻醉医师和手术室护士3方共同完成,分别在麻醉实施前、手术开始前和病人离开手术室前,对病人身份和手术部位等内容进行核查工作,确保手术病人、部位、手术方式和用物正确。

### 知 识 拓 展

**手术安全核查内容及流程**

1. 麻醉实施前　核对病人身份(姓名、性别、年龄、病案号)、手术方式、知情同意情况、手术部位与标识、麻醉安全检查、皮肤是否完整、术野皮肤准备、静脉通道建立情况、病人过敏史、抗生素皮试结果、术前备血情况、假体、体内植入物、影像学资料等内容。

2. 手术开始前　核查病人身份(姓名、性别、年龄)、手术方式、手术部位与标识,并确认风险预警等内容。手术物品准备情况的核查由手术室护士执行并向手术医师和麻醉医师报告。

3. 病人离开手术室前　核查病人身份(姓名、性别、年龄)、实际手术方式,术中用药、输血的核查,清点手术用物,确认手术标本,检查皮肤完整性、动静脉通路、引流管,确认病人去向等内容。

2. **手术物品清点制度**　巡回护士与器械护士共同做好物品清点工作,预防手术用物遗留病人体内,保证病人安全。

3. **手术标本管理制度**　规范标本的保存、登记、送检等流程,有效防止标本差错。

4. **手术病人体位安全管理**　为手术病人安置合适的手术体位,防止因体位不当造成手术病人的皮肤、神经、肢体等损伤。

5. **手术中安全用药制度**　术中用药、输血应由麻醉医师或手术医师根据情况需要下达医嘱并做好相应记录,由手术室护士与麻醉医师共同核查。加强特殊药品的管理,指定专人负责,防止用药差错。

6. **手术分级管理制度**　根据手术技术难度、复杂程度和风险水平,将手术进行分级,并根据手术分级安排相应手术人员及手术辅助人员,确保手术病人安全。

7. **易燃、易爆物品管理制度**　妥善保管与安全使用易燃易爆设备、设施及气体,加强消防安全管理,消除安全隐患,有效预防病人在手术过程中的意外灼伤。

8. **突发事件应对制度**　制订并完善突发事件应急预案和处置流程,快速有效应对意外事件,提高防范风险的能力。

## 第二节　手术室物品消毒灭菌

手术过程中使用的所有器械和物品都必须经过严格灭菌处理,以防伤口感染。灭菌的方法很多,最常用的是高压蒸汽灭菌法,多用于耐高温、耐湿的物品。其他方法有环氧乙烷灭菌法、过氧化氢低温等离子灭菌法、低温甲醛蒸汽灭菌法、干热灭菌法等。

### 一、布单类

布单类包括手术衣和各种手术单,颜色以深绿色或深蓝色为宜。高密度聚酯纤维织物具有一定的疏水性和抗静电性能,阻菌率较高,耐水洗,不易脱絮,即使经过多次重复洗涤,仍能维持性能相对稳定,是目前制作手术衣和手术单较好的选择。

1. **手术衣**　分大、中、小号,用于遮盖手术人员未经消毒的衣着和手臂。穿上后应能遮至膝下;手术衣前襟至腰部处应双层,以防手术时被血水浸透;袖口制成松紧口,便于手套腕部盖于袖口上。折叠时衣面向里,领子在最外侧,避免取用时污染无菌面。

2. **手术单**　有大单、中单、无菌巾、各部位手术孔单及各种包布等,均有各自的规格尺寸和一定的折叠方法。各种布单也可根据不同的手术需要,包成各种手术包,以提高工作效率。

布单类均采用高压蒸汽灭菌,保存时间在夏季为 7d、冬季为 10~14d,过期应重新灭菌。经环氧乙烷低温灭菌的密封包装纸及塑料袋,灭菌后的有效期可保持半年到 1 年。传染病污染的衣物,封闭运输,先消毒后清洗。如 HBeAg 阳性病人使用过的布单类,需先放入专用污物池,用 1 000~2 000mg/L 有效氯溶液浸泡 30min 后,再洗涤、灭菌。一次性无纺布的手术衣帽和布单类可直接使用,免去了清洗、折叠、包装及再消毒所需的人力、物力和时间,但不能完全替代纺织品类布单。

### 二、敷料类

敷料类包括吸水性强的脱脂纱布和脱脂棉花。前者包括不同大小、尺寸的纱布垫、纱布块、纱布球及纱布条;后者包括棉垫、带线棉片、棉球及棉签。用于术中止血、拭血及压迫、包扎等。

各种敷料制作后包成小包,经高压蒸汽灭菌或根据临床需要制作成小包后用纸塑双层包装,采用射线灭菌。特殊敷料,如消毒止血用的碘仿纱条,因碘仿遇高温易升华而失效,故严禁高压灭菌,必须在无菌的条件下制作,保存在消毒、密闭容器内或由厂家使用射线灭菌后一次性包装。使用过的敷料按医疗垃圾处理。感染性手术用过的敷料用大塑料袋集中包好,袋外注明"特异性感染",及时送室外指定处焚烧。

### 三、器械类

手术器械是外科手术操作的必备物品,包括基础外科器械、亚专科器械和特殊器械。基础外科器械分为刀、剪、钳、镊、针、钩等。亚专科器械包括眼科器械、神经外科器械、心血管外科器械等,其中大部分亚专科器械是在基础外科器械上面演变而来以适用于各亚专科,也有部分器械为该亚专科独有器械,如耳鼻咽喉科的口腔开口器、骨科的骨凿等。特殊器械包括腔镜类、吻合器类及其他精密仪器,如高频电刀、电钻、激光刀等。

手术器械多用不锈钢制成,术后须及时去除器械上的血渍、油垢,送往消毒供应中心清洗消毒灭菌。不锈钢材质的手术器械常规使用多酶溶液浸泡刷洗,用流水冲净再消毒、干燥。对有关节、齿槽和缝隙的器械,应尽量张开或拆卸后进行彻底洗刷。有条件的医院可采取超声清洗、压力清洗方法。洗净后的器械干燥后,用水溶性润滑剂保护,分类打包后高压蒸汽灭菌。特殊器械可根据制作材料选用不同的灭菌方法,其中低温等离子灭菌是手术腔镜器械灭菌的主要方案。

对朊毒体、气性坏疽及突发原因不明的特殊感染手术器械,在医院感染管理部门指导进行处理后,再按普通器械处理方法处理。①朊毒体污染的器械先浸泡于 1mol/L 氢氧化钠溶液内 60min,再按普通器械处理流程处理,压力蒸汽灭菌应选用 134~138℃、18min,或 132℃、30min,或 121℃、60min。②气性坏疽污染的器械,先用 3% 过氧化氢或 0.2% 过氧乙酸或 2 000~5 000mg/L 的含氯消毒液浸泡30~60min,再按普通器械处理流程处理。③突发原因不明的传染病病原体污染的器械处理应符合国家届时发布的规定要求。在传染途径不明时,应按照多种传播途径,确定消毒的范围和物品;按病原体所属微生物类别中抵抗力最强的微生物,确定消毒液的浓度和剂量(可按杀芽孢的剂量确定),消毒完成后再按普通器械处理流程处理。

### 四、缝线和缝针

手术室用的缝线和缝针多在出厂时已分别包装并灭菌,可在术中直接使用。

1. **缝线**　用于术中结扎血管或缝合各类组织和脏器,促进手术伤口愈合。缝线的粗细以号码标明,常用有 1~10 号线,号码越大线越粗。细线则以 0 标明,0 数越多线越细。缝线分为不可吸收和可吸收两类。前者指不能被组织酶消化的缝线,如丝线、金属线、尼龙线等,其中黑色丝线是手术中最常用的缝线。后者包括天然和合成 2 种,天然缝线有肠线和胶原线。肠线常用于胃肠、胆管、膀胱等黏膜和肌层的吻合;合成缝线有聚乳酸羟基乙酸线、聚二氧杂环己酮线等,合成缝线比肠线更易吸收,组织反应更轻,但价格较高。

2. **缝针**　常用的有三角针和圆针两类。前者用于缝合皮肤或韧带等坚韧组织;后者对组织的损伤较小,用于缝合血管、神经、脏器、肌肉等软组织。两类针都有直针和弯针 2 种,弧度、长短、粗细各异,可根据缝合的组织选择适当的种类。

### 五、引流物

外科引流是指将人体组织间或体腔中积聚的脓、血或其他液体通过引流物导流至体外。引流物有乳胶片引流条、纱布引流条、烟卷式引流条、引流管等。可根据手术部位、创腔深浅、引流液量和性质等选择合适的引流物。目前使用最多的是各型号的橡胶、硅胶和塑料类引流管,如普通引流管、双腔(或三腔)引流套管、T 形引流管、蕈状引流管等,可按橡胶类物品灭菌或高压蒸汽灭菌。

## 第三节　手术病人的准备

### 一、一般准备

护士在术前应对手术病人进行访视,了解病人的一般情况,回答病人及家属有关手术的问题。病人应在手术前提前送入手术室,护士按照手术安排表仔细核对病人,确保手术部位正确,携带药品和各项物品无误,做好麻醉和手术前的各项准备工作。同时,加强心理护理,减轻病人焦虑与恐惧。

### 二、手术体位准备

巡回护士根据病人的手术部位,调整手术床或利用体位垫、体位架、固定带等物品安置合适的手术体位。其要求是:①最大限度保证病人的舒适与安全;②充分暴露手术野,避免不必要的裸露;③不影响呼吸、循环功能,不影响麻醉医师观察和监测;④妥善固定,避免血管及神经受压、肌肉扭伤、压力性损伤等并发症。常用的手术体位有以下 4 种(图 5-1):

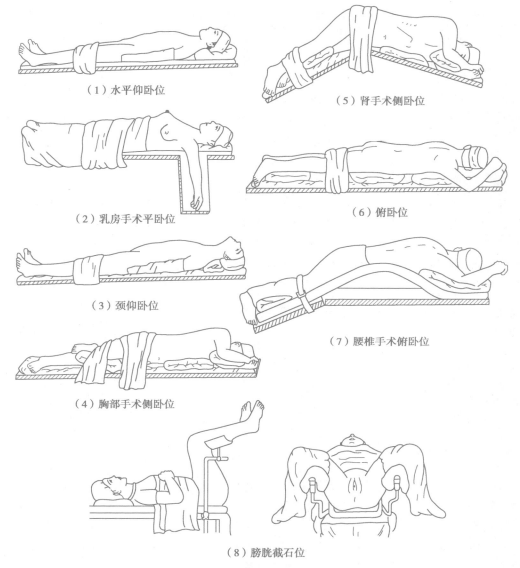

（1）水平仰卧位

（5）肾手术侧卧位

（2）乳房手术平卧位

（6）俯卧位

（3）颈仰卧位

（7）腰椎手术俯卧位

（4）胸部手术侧卧位

（8）膀胱截石位

图 5-1 **常见的手术体位**

1. **仰卧位** 病人仰卧于手术床、头部置于枕上,双上肢置于身体两侧或自然伸开,双下肢自然伸直的一种体位。根据手术部位及方式不同,在标准仰卧位基础上演变有其他特殊仰卧位,包括:头(颈)后仰卧位、头高脚低仰卧位、头低脚高仰卧位、人字分腿仰卧位等。

（1）水平仰卧位:适用于胸腹部、下肢等手术。

（2）头(颈)后仰卧位:适用于口腔、颈前入路等手术。

（3）头高脚低仰卧位:适用于上腹部手术。

（4）头低脚高仰卧位:适用于下腹部手术。

2. **侧卧位** 将病人向一侧自然侧卧,头部向健侧方向,双下肢自然弯曲,前后分开放置。双臂自然向前伸展,病人脊柱处于水平线上,保持生理弯曲的一种手术体位。在此基础上,根据手术部位及手术方式的不同,安置各种特殊侧卧位。

（1）一般侧卧位:适用于颞部、肺、食管、侧胸壁、侧腰部(肾及输尿管中上段)等手术。

（2）脑科侧卧位：适用于颞部、颅后窝、枕大孔区等手术。

**3. 俯卧位**　病人俯卧于床面、面部朝下、背部朝上、保证胸腹部最大范围不受压、双下肢自然屈曲的手术体位。多用于头颈部、背部、脊柱后路、盆腔后路、四肢背侧等部位手术。

**4. 膀胱截石位**　病人仰卧时，双腿放置于腿架上，臀部移至床边，最大限度地暴露会阴部，多用于肛肠手术和妇科手术。

### 三、手术区皮肤消毒

病人体位摆好后，需对手术区域皮肤进行消毒，以杀灭手术切口及其周围皮肤上的病原微生物。消毒前先检查手术区域皮肤的清洁程度、有无破损及感染。

**1. 消毒剂**　目前国内普遍使用碘伏作为皮肤消毒剂。碘伏属中效消毒剂，可直接用于皮肤、黏膜和切口消毒。

**2. 消毒方法**　用碘伏涂擦病人手术区域至少 2 遍。对婴幼儿皮肤、面部皮肤、口鼻腔黏膜、会阴部手术消毒一般采用 0.5% 安尔碘。植皮时，供皮区用 75% 乙醇消毒 3 遍。

**3. 消毒范围**　包括手术切口周围 15~20cm 的区域，如有延长切口的可能，应扩大消毒范围。

**4. 消毒原则**　①以手术切口为中心向四周涂擦；②感染伤口或肛门会阴部皮肤消毒，应从外周向感染伤口或会阴肛门处涂擦；③已接触污染部位的药液纱球不能回擦。

## 第四节　手术人员的准备

### 一、一般准备

手术人员应保持身体清洁，进入手术室时，先要换穿手术衣裤和手术室专用鞋，自身衣服不得外露。戴好口罩、手术帽，头发、口鼻不外露。剪短指甲，并去除甲缘下的积垢。手臂皮肤有破损或化脓性感染时，不能参加手术。

### 二、外科手消毒

皮肤表面的细菌可分为暂居菌和常居菌两类。暂居菌是指寄居在皮肤表层，常规洗手容易被清除的微生物，直接接触病人或被污染的物体表面时可获得，可通过手传播，与医院感染密切相关。常居菌是能从大部分人体皮肤上分离出来的微生物，是皮肤上持久的固有寄居菌，不易被机械摩擦清除，如凝固酶阴性葡萄球菌、棒状杆菌属、丙酸菌属、不动杆菌属等。常居菌一般情况下不致病，在一定条件下能引起导管相关感染和手术部位感染等。故手臂清洗消毒后还要穿无菌手术衣、戴无菌手套，以防止细菌进入手术切口。

外科手消毒是指外科手术前医护人员用流动水和洗手液揉搓冲洗双手、前臂至上臂下 1/3，再用手消毒剂清除或者杀灭手部、前臂至上臂下 1/3 暂居菌和减少常居菌的过程。

外科手消毒的原则为：①先洗手后消毒；②不同病人手术之间、手套破损或手被污染时，应重新进行外科手消毒。外科洗手采用"七步洗手法"，消毒常用方法为免刷手消毒方法。

**1. 免刷手消毒方法**　包括冲洗手消毒方法和免冲洗手消毒方法。

（1）冲洗手消毒方法：取适量的手消毒剂揉搓双手的每个部位、前臂和上臂下 1/3，并认真揉搓 2~6min，用流动水冲净双手、前臂和上臂下 1/3，无菌巾彻底擦干。流动水应达到国家规定标准，特殊情况水质不达标时，手术医师在戴手套前，应用醇类消毒剂消毒双手后戴手套。手消毒剂的取液量、揉搓时间及使用方法应遵循产品使用说明书。

（2）免冲洗手消毒法：取适量的手消毒剂涂抹至双手的每个部位、前臂和上臂下 1/3，并认真揉搓直至消毒剂干燥。手消毒剂的取液量、揉搓时间及使用方法应遵循产品使用说明。

涂抹外科手消毒剂的步骤：①取适量的手消毒剂放置在左手掌上，将右手手指尖浸泡在手消毒剂中（≥5s），将手消毒剂涂抹在右手、前臂直至上臂下1/3，确保通过环形运动环绕前臂至上臂下1/3，将手消毒剂完全覆盖皮肤区域，持续揉搓10～15s，直至消毒剂干燥。②取适量的手消毒剂放置在右手掌上，左手重复上述过程。③取适量的手消毒剂放置在手掌上，揉搓双手直至手腕，揉搓方法按照"七步洗手法"（无须揉搓指尖）揉搓至手部干燥。④保持双手拱手姿势，自然干燥。此后双手不得下垂，不能接触未经消毒的物品。

若无菌性手术完毕，手套未破，需进行另一台手术时，先脱无菌手术衣，再脱手套，可不重新外科洗手，仅需取适量消毒剂涂抹双手和前臂，揉搓至干燥后再穿无菌手术衣、戴手套；若前一台为污染手术，行下一台手术前应重新洗手。

### 三、穿无菌手术衣

1. **传统对开式手术衣穿法** ①取手术衣，在较宽敞的地方双手持衣领打开手术衣。双手提住衣领两角，衣袖位向前；②向上轻抛手术衣，顺势将双手插入袖中，两臂平行前伸，手指不露出袖口，不可高举过肩；③巡回护士在穿衣者背后抓住衣领内面，协助拉袖口，并系住衣领后带；④穿好手术衣、戴好无菌手套者双手交叉，身体略向前倾，用手指夹住腰带递向后方，由巡回护士接住并系好；⑤穿好无菌手术衣后，双手应保持在腰以上、肩以下及两侧腋前线之间（图5-2）。

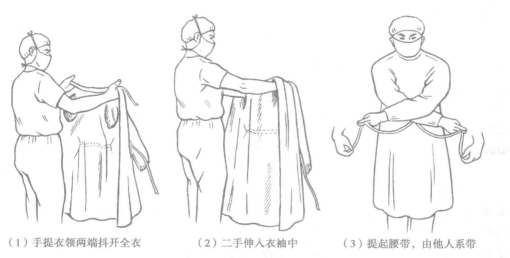

（1）手提衣领两端抖开全衣 （2）二手伸入衣袖中 （3）提起腰带，由他人系带

图5-2 传统对开式手术衣穿法

2. **遮背式手术衣穿法** ①取手术衣，在较宽敞的地方双手持衣领打开手术衣，双手提住衣领两角，衣袖位向前；②将手术衣向上轻轻抛起，双手顺势插入袖中，两臂前伸，双手不露出袖口，不可高举过肩，也不可向左右侧展开，以免碰触非无菌物品引起污染；③巡回护士在穿衣者背后抓住衣领内面，并系住衣领后带，同时系住左叶背部与右侧腋下的一对系带；④穿衣者戴好无菌手套；⑤解开腰间活结，将右侧腰带递给台上的手术人员或由巡回护士用无菌持物钳夹持腰带绕穿衣者一周后交穿衣者自行系于腰间（图5-3）。

### 四、戴无菌手套

戴无菌手套的程序为先穿手术衣后戴手套，方法分无接触式和开放式2种。

1. **无接触式戴手套**

（1）自戴无菌手套方法：①穿无菌手术衣时双手不伸出袖口，在袖筒内将无菌手套包装打开平放于无菌台面上。②左手隔着衣服取左手手套置于左手的掌侧面，指端朝向前臂，反折边与袖口平

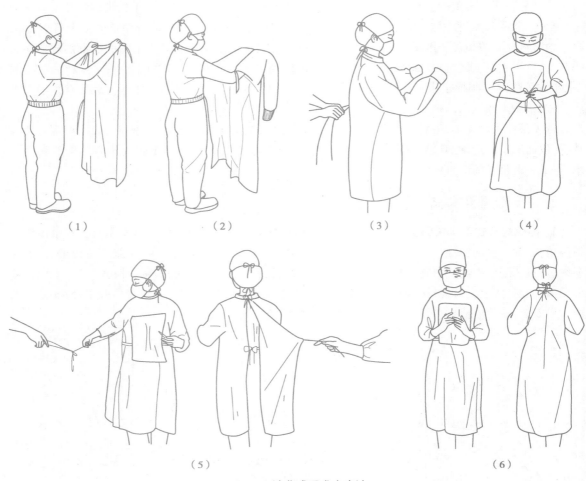

（1）　　　　　　　（2）　　　　　　　（3）　　　　　　　（4）

（5）　　　　　　　　　　　　　　　　　　　　（6）

图 5-3　遮背式手术衣穿法

齐，手套的大拇指与袖筒内的左手大拇指对正，左手隔衣袖抓住手套边缘，右手隔着衣袖将手套边反翻向左手背包裹手及袖口。右手隔着衣袖向近心端拉左手衣袖，袖口拉到拇指关节即可。同法戴右手手套（图 5-4）。

（2）协助戴无菌手套方法：协助者用双手撑开一手套，被戴者手直接插入手套中（图 5-5）。

2. **开放式戴手套**　①从手套袋内取出滑石粉袋，轻轻擦于手背、手掌及指间，使之光滑（一次性手套已涂滑石粉，可省略此步骤）；②掀开手套袋，捏住手套口向外翻折部分（即手套内面），取出手套，分清左、右侧；③左手捏住并显露右侧手套口，将右手插入手套内，戴好手套，注意未戴手套的手不可接触手套外面（无菌面）；④用已戴好手套的右手指插入左手手套口翻折部的内面（即手套的外面），帮助左手插入手套并戴好；⑤分别将左、右手套的翻折部翻回，并盖住手术衣的袖口，注意已戴手套的手只能接触手套的外面（无菌面）；⑥用无菌生理盐水冲洗手套上的滑石粉（图 5-6）。

### 五、脱手术衣及手套

1. **脱手术衣**　①他人帮助脱手术衣法：手术人员双手抱肘，由巡回护士将手术衣肩部向肘部翻转，再向手的方向拉扯脱下手术衣，手套的腕部亦随之翻转于手上；②自行脱手术衣法：左手抓住手术衣右肩并拉下，使衣袖翻向外，同法拉下手术衣左肩，脱下手术衣，使衣里外翻，保护手臂及洗手衣裤不被手术衣外面污染。

2. **脱手套**　用戴手套的手抓取另一手的手套外面，翻转脱下；用已脱手套的拇指伸入另一手套的里面，翻转脱下。注意双手不能接触手套外面。

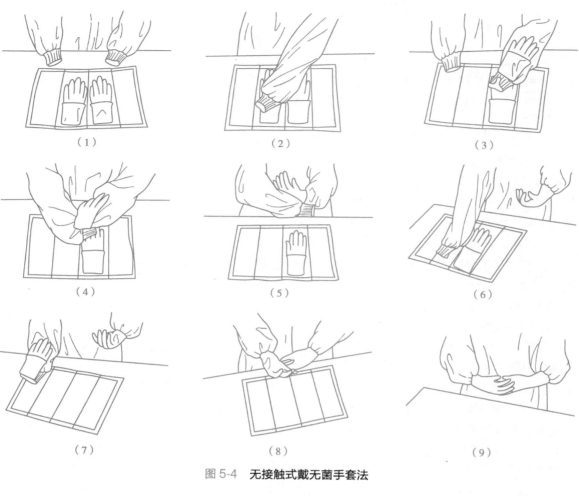

（1） （2） （3）

（4） （5） （6）

（7） （8） （9）

图 5-4　无接触式戴无菌手套法

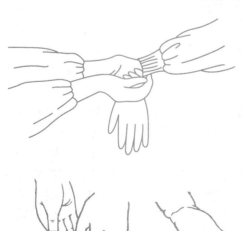

图 5-5　协助戴无菌手套法

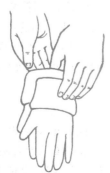 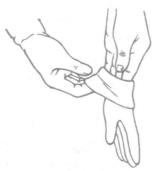 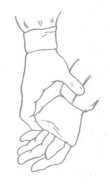

（1）先将右手插入手套内　（2）已戴好手套的右手指　（3）将手套翻折部翻回
　　　　　　　　　　　　　插入左手套的翻折部，　　　盖住手术衣袖口
　　　　　　　　　　　　　帮助左手插入手套内

图 5-6　开放式戴无菌手套法

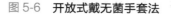

## 第五节　手术室无菌操作技术

手术中的无菌操作是预防切口感染、保证病人安全的关键,是影响手术成功的重要因素。所有参加手术的人员都要充分认识其重要性,严格遵守无菌原则,并贯穿手术的全过程。

### 一、手术中的无菌操作原则

1. **明确无菌范围**　手术人员外科手消毒后,手臂不可接触未经消毒的物品。穿好手术衣后,手术衣的无菌范围为肩以下、腰以上、两侧腋前线以内的区域。手术人员手臂应保持在腰水平以上,肘部内收,靠近身体,既不能高举过肩,也不能下垂过腰或交叉于腋下。不可接触手术床边缘及无菌桌桌缘以下的布单。凡下坠超过手术床边缘以下的器械、敷料及缝线等一概不可再取回使用。无菌桌仅桌缘平面以上属无菌,参加手术人员不得扶持无菌桌的边缘。

2. **保持无菌物品的无菌状态**　无菌区内所有物品均应严格灭菌。手套、手术衣及手术用物(如无菌巾、布单)如疑有污染、破损、潮湿,应立即更换。一份无菌物品只能用于一个病人,打开到手术台后即使未用,也不能留给其他病人使用,需重新包装、灭菌后才能使用。

3. **保护皮肤切口**　在切开皮肤前,可先粘贴无菌手术薄膜,再经薄膜切开皮肤,以保护切口。切开皮肤及皮下脂肪层后,切口边缘应以无菌大纱布垫或手术巾遮盖,并用缝线及巾钳固定,或进入体腔后使用切口保护器保护切口,仅显露手术野。凡与皮肤接触的刀片和器械不应再用,若需延长切口或缝合前,需用75%乙醇溶液再消毒皮肤1次。手术因故暂停时,切口应用无菌巾覆盖。

4. **正确传递物品和调换位置**　手术时不可在手术人员背后或头顶方向传递器械及手术用品,应由器械护士从器械升降台侧正面方向递给。手术人员应面向无菌区,在规定区域内活动。同侧手术人员如需交换位置,一人应先退后一步,背对背转身到达另一位置,以防接触对方背部非无菌区。对侧手术人员如需交换位置,需经器械台侧交换。

5. **减少空气污染**　手术进行时不应开窗通风或用风扇,室内空调机风口也不能吹向手术台,尽量减少人员走动,以免扬起尘埃,污染手术室内空气。手术过程中保持安静,不高声说话嬉笑,尽量避免咳嗽、打喷嚏,不得已时须将头转离无菌区。请他人擦汗时,头应转向一侧。口罩若潮湿,应更换。每个手术间参观人数不超过2人,参观手术人员不可过于靠近手术人员或站得太高,也不可在室内频繁走动。

### 二、无菌器械桌的准备

无菌器械桌用于术中放置器械,由巡回护士和器械护士共同准备。

1. **巡回护士**　将手术包、敷料包放于桌上,用手打开第1层包布(双层),注意只能接触包布的外面,由里向外展开,手臂不可跨越无菌区。用无菌持物钳打开第2层包布,先对侧后近侧。

2. **洗手护士**　穿好无菌手术衣和戴好无菌手套后,用手或无菌持物钳打开第2层包布。铺在台面上的无菌巾共4~6层,无菌单应下垂至少30cm。将器械按使用先后分类,并有序地摆于器械桌上(图5-7)。放置在无菌桌内的物品不能伸至桌缘外。若无菌桌单被水或血浸湿,则失去无菌隔离作用,应加盖干的无菌巾或更换。若为备用无菌桌(连台手术),应用双层无菌巾盖好,有效期4h。

### 三、手术区铺单法

手术区皮肤消毒后,铺无菌单。目的是建立无菌安全区,显露手术切口所必需的最小皮肤区域,其余部位予以遮盖,以避免和减少术中污染。铺单原则是除手术区外,手术区周围要有4~6层无菌布单覆盖,外周最少2层。以腹部手术为例,一般铺以下三种巾/单(图5-8)。

1. **铺无菌巾**　又称切口巾,即用4块无菌巾遮盖切口周围。①器械护士持无菌巾折边的1/3,第

Note:

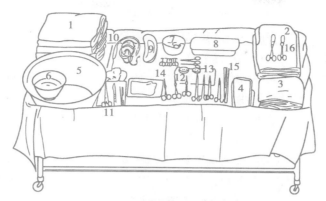

图 5-7 无菌桌无菌物品的摆放

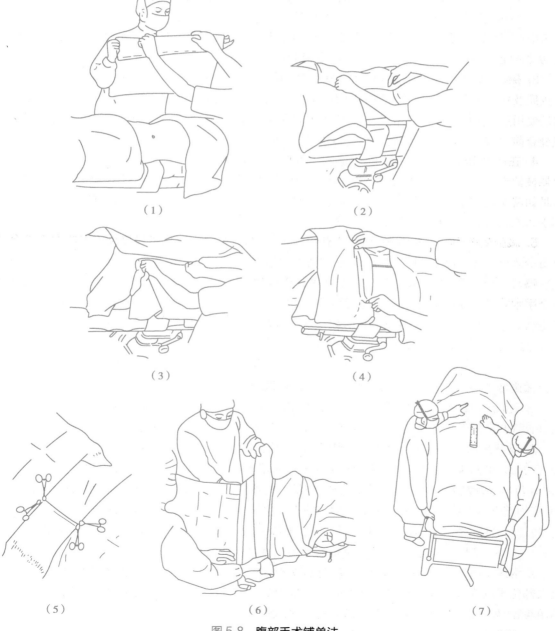

（1）　　　　　　　　　　　　　　（2）

（3）　　　　　　　　　　　　　　（4）

（5）　　　　　　　　　（6）　　　　　　　　　（7）

图 5-8 腹部手术铺单法

1、2、3块无菌巾的折边朝向第一助手,第4块的折边朝向器械护士自己,按顺序传递给第一助手。②第一助手接过折边的无菌巾,分别铺于切口下方、上方及对侧,最后铺自身侧。每块巾的内侧缘距切口线3cm以内。已铺好的无菌巾不可随意移动,如需移动只能向切口外移。③手术巾的4个交角处分别用布巾钳夹住或是贴上无菌手术薄膜。铺巾完成后,第一助手应再次消毒手和手臂并穿无菌手术衣,戴无菌手套后再铺其他层的无菌单。

2. **铺手术中单** 将2块无菌中单分别铺于切口的上、下方。铺巾者需注意避免自己的手触及未消毒物品。

3. **铺手术洞单** 将有孔洞的剖腹大单正对切口,短端向头部、长端向下肢,先向上方再向下方,分别展开。展开时手卷在剖腹单里面,以免污染。要求短端盖住麻醉架,长端盖住器械托盘,两侧和足端应垂下超过手术台边缘30cm。已铺下的无菌单只能由手术区向外移动,不可向内移动。

# 第六节 手术隔离技术

手术隔离技术是指在无菌操作原则的基础上,外科手术过程中采取的一系列隔离措施,将肿瘤细胞、种植细胞、污染源、感染源等与正常组织隔离,以防止或减少肿瘤细胞、可种植的其他组织细胞(如子宫内膜)、污染源、感染源的脱落、种植和播散的技术。其目的是防止或减少手术部位的病原微生物的感染、播散以及肿瘤的转移和种植,为病人提供更加安全、可靠的手术保障。

1. **适用范围** ①所有消化道、呼吸道、泌尿生殖等空腔脏器手术的全过程;②可种植组织的器官、恶性或可疑恶性肿瘤的穿刺、活检、部分或全切除手术的全过程。

2. **恶性肿瘤手术隔离技术的基本原则**

(1) 肿瘤的不可挤压原则:给病人术前检查动作应轻柔,检查次数尽可能减少;术前需要皮肤准备时,应动作轻巧,减少局部摩擦,防止将癌细胞挤入淋巴管和血管;术中应尽量避免对瘤体的压迫和挤压。

(2) 锐性解剖原则:尽量使用电刀、超声刀、能量平台等进行分离,不仅可以减少出血,同时可以封闭小血管和淋巴管,还可以高温杀灭切口边缘癌细胞,减少局部种植和血性转移的可能性。

(3) 隔离肿瘤原则:肿瘤切除手术时,执行无接触隔离技术应和外科医师执行无菌技术原则一样严格,为了减少癌细胞的转移,尽量远离肿瘤,严格执行无接触隔离技术的措施。

(4) 整块切除原则:恶性肿瘤根治术或联合根治术,应先切除周围部分,并应力求将原发癌、区域淋巴结及邻近组织做整块切除。

(5) 减少术中扩散机会原则:在肿瘤的检查和手术操作中应注意手法的轻巧,减少肿瘤扩散的机会;处理肿瘤区大血管上,一般先结扎输出静脉,再结扎动脉,减少血性扩散。

(6) 减少癌细胞污染原则:创面及切缘处用纱布垫及切口保护套保护,也可用无菌手术薄膜将切口皮肤严密覆盖,以防止术中血液、渗液污染切口,减少手术切口局部种植。

3. **隔离开始的时机** 明确进行可种植组织及肿瘤组织切开时;胃肠道、呼吸道、宫腔、阴道、食管、肝胆胰、泌尿道等手术穿透空腔脏器时以及组织修复、器官移植手术开始时。

4. **手术隔离技术的术中配合要求** ①被污染的器械、敷料应放在隔离区域,注意避免污染其他物品,禁止再用于正常组织;②切除部位断端应用纱布垫保护,避免污染周围;③术中吸引应保持通畅,随时吸除外流内容物,吸引器头不可污染其他部位,根据需要及时更换吸引器头;④擦拭器械的湿纱布只能用于擦拭隔离器械;⑤洗手护士的手不能直接接触污染隔离"源"(隔离器械、隔离区域、隔离组织);⑥预防切口种植或污染的措施即取出标本建议用取物袋,防止标本与切口接触,取下的标本放入专用容器;⑦标本取出后立即撤下隔离区域物品,包括擦拭器械的湿纱布;⑧用未被污染的容器盛装冲洗液彻底冲洗手术野;⑨更换被污染的手套、器械、敷料等,切口周围加盖无菌单重置无菌区域。

(王国蓉)

## 思 考 题

1. 郝先生,46 岁,因十二指肠溃疡穿孔拟行急症手术。该病人 HBsAg 及 HBeAg 均为阳性。

请问:

(1) 应将该病人安排于何种类型的手术间?

(2) 术后该病人使用过的物品应如何处理?

2. 张女士,40 岁,因直肠-乙状结肠交界区肿物拟行择期手术,小马为此台手术的巡回护士。

请问:

(1) 小马的主要职责有哪些?

(2) 在为该病人摆体位的过程中,小马应该注意哪些问题?

# 麻醉病人的护理

06章 数字内容

——— 学 习 目 标 ———

知识目标:

1. 掌握麻醉、全身麻醉、吸入麻醉、静脉麻醉、局部麻醉、椎管内麻醉、蛛网膜下隙阻滞、硬脊膜外阻滞、复合麻醉的概念;各类麻醉的主要并发症及常见原因;不同麻醉方式的特点。

2. 熟悉麻醉前常用药物的种类及使用目的;麻醉期间和麻醉恢复期的主要监测指标及临床意义。

3. 了解麻醉药物的作用特点;各类麻醉的实施程序;临床麻醉深度的判断。

能力目标:

1. 能运用相关知识,为麻醉前病人提供护理。

2. 能识别麻醉病人出现的并发症,并协助医师处理。

3. 能运用相关知识,实施麻醉期间及麻醉恢复期监护。

素质目标:

具有关心麻醉病人心理和尊重其病人隐私的态度和行为,以及麻醉过程中的风险防护意识。

麻醉(anesthesia)是指应用药物或其他方法使病人的整体或局部暂时失去感觉,以达到无痛的目的,为手术治疗或其他诊疗提供条件的一门学科。麻醉药物对机体的生理功能会产生不同程度的干扰,甚至危及生命。麻醉前应全面评估病人,明确其对麻醉及手术的耐受情况,认真做好麻醉前准备;麻醉过程中应严密监测呼吸、循环、神经等重要系统脏器的功能,维持和调控病人的生理功能,及时发现并处理麻醉并发症;麻醉后应关注病人的复苏状况,确保病人安全度过麻醉恢复期。

 ———————————— 导入情境与思考 ————————————

张女士,47 岁,因无意中发现右侧乳房外上方肿块 1 个月就诊。体格检查:右侧乳房局部皮肤凹陷,于外上象限扪及一约 2cm×2.5cm×2cm 肿块,质地较硬,与周围组织边界不清。右侧腋窝扪及 2 个约蚕豆大小淋巴结,可推动。初步诊断为"右侧乳腺癌"。拟行手术治疗。

请思考:

(1) 此类手术通常采用何种麻醉方式?

(2) 麻醉前需要做哪些准备?

(3) 麻醉过程中可能出现哪些并发症? 如何预防和处理?

# 第一节　概　　述

## 一、麻醉学的工作范畴和内容

麻醉学(anesthesiology)是运用有关麻醉的基础理论、临床知识和技术以消除病人的手术疼痛,保证病人安全,为手术创造良好条件的一门学科。现代麻醉学主要包括临床麻醉、疼痛治疗、急救复苏和重症治疗 4 个部分,其中临床麻醉是其主要部分。随着外科技术和麻醉学的不断发展,麻醉技术和理论,包括术前对病人的评估、人工气道的建立、器官功能的监测、心肺复苏和疼痛治疗,不仅应用于手术中,在其他领域的应用也日益增多,其工作范围也从单纯的手术室扩展到病房、门诊、急诊等更多场所。

### 知 识 拓 展

#### 麻醉发展简史

据《三国志·华佗列传》载,公元 2 世纪,我国名医华佗发明了"麻沸散","以酒服麻沸散"进行了腹部手术。公元 652 年孙思邈的《备急千金药方》及 1596 年李时珍的《本草纲目》中,介绍了曼陀罗花的麻醉作用。1743 年,赵学敏的《串雅内编》也介绍了由草乌、川乌、天南星、蟾酥、番木鳖等组成的手术用药方。此外,自古以来针灸就用于治病和镇痛。

1772 年,英国化学家 Priestley 与 Black 制成了氧化亚氮(笑气)。1844 年,牙医 Wells 将笑气用于拔牙手术。1842 年,美国医师 Long 首次使用乙醚麻醉,但未被世人注意。1846 年,Morton 在美国麻省总医院公开实施乙醚麻醉,标志着现代麻醉学的开始。

临床麻醉是麻醉医师最主要的日常工作。具体工作内容包括:①麻醉前工作:对病情进行评估,制订最适宜的麻醉方案,预计麻醉手术过程中可能出现的问题,做好应对准备。②麻醉期间工作:实施麻醉,使病人在无痛、安静、无记忆、无不良反应的情况下完成手术;为手术创造良好条件,尽可能满足某些手术的特殊要求(如肌肉松弛、低温、低血压等);做好手术麻醉过程的监测和记录;根据麻醉过程的变化,做出有效处理。③麻醉后工作:将病人送回病房(或麻醉复苏室),做好交接班;做好麻醉后随访和记录。

## 二、麻醉的分类

根据麻醉作用部位和所用药物的不同,临床麻醉分类如下:

1. **全身麻醉（general anesthesia）**　简称全麻,指麻醉药经呼吸道吸入或静脉、肌内注射进入体内,产生中枢神经系统抑制,病人表现为神志消失、全身痛觉丧失、遗忘、反射抑制和一定程度的肌肉松弛。它包括吸入麻醉（inhalation anesthesia）和静脉麻醉（intravenous anesthesia）。

2. **局部麻醉（local anesthesia）**　简称局麻,指用局部麻醉药（简称局麻药）暂时阻断某些周围神经的冲动,使这些神经所支配的区域产生麻醉作用,病人局部无痛而意识清醒。它包括表面麻醉（surface anesthesia）、局部浸润麻醉（local infiltration anesthesia）、区域阻滞（field block）、神经或神经丛阻滞（nerve or nerve plexus block）。广义的局麻还包括椎管内麻醉,但由于后者有其特殊性,故习惯于将它作为单独的麻醉方法。

3. **椎管内麻醉（intrathecal anesthesia）**　是将局麻药物注入椎管内的某一腔隙,使部分脊神经的传导功能发生可逆性阻滞的麻醉方法。它包括蛛网膜下隙阻滞（subarachnoid block）、硬脊膜外隙阻滞（epidural block）、蛛网膜下隙与硬脊膜外隙联合阻滞。其中硬脊膜外隙阻滞包括骶管阻滞（caudal block）。

4. **复合麻醉（combined anesthesia）**　是合并或配合使用不同药物和/或方法施行麻醉的方法。它包括静吸复合麻醉、全麻与非全麻复合麻醉等。

# 第二节　麻醉前准备和麻醉前用药

任何麻醉都可能给病人带来不同程度的损害和风险。为了保障病人在麻醉期间的安全,增强病人对手术和麻醉的耐受力,避免麻醉意外,减少麻醉后并发症,应认真做好麻醉前评估和准备工作。

## 一、麻醉前评估

麻醉医师在麻醉前访视病人,了解病人的病情,解答病人对麻醉的疑问,使病人对麻醉过程有较全面的了解,消除其对麻醉和手术的恐惧。良好的麻醉前评估可减少住院日和不必要的检查,降低手术取消率。

麻醉医师根据病人的诊断、病史记录及与麻醉有关的检查结果分析具体病例特点。在病史采集中,对可能增加麻醉风险的因素应仔细询问,采取措施防止并发症。在体格检查中,应进行充分的气道评估,对合并内科疾病的病人,应进行针对性的相关系统体格检查,尽可能充分了解病人的全身状况。同时与手术医师沟通,了解手术的方式、范围、危险性、可能的出血量、是否需要特殊的麻醉处理等,以制订最佳麻醉方案。

综合分析麻醉前访视所得信息,可对病人全身情况和麻醉耐受力作出较全面的评估。目前临床常用美国麻醉医师协会（American Society of Anesthesiologists, ASA）颁布的病人全身健康状况分级来判断病人对手术和麻醉的耐受力（表6-1）。

一般认为,Ⅰ、Ⅱ级病人麻醉和手术耐受力良好,风险较小;Ⅲ级病人麻醉和手术耐受力减弱,风险较大,麻醉前准备要充分,对麻醉期间可能发生的并发症要采取有效措施,积极预防;Ⅳ级病人麻醉风险极大,即使术前准备充分,围术期死亡率仍很高;Ⅴ级为濒死病人,麻醉和手术都异常危险,不宜行择期手术。对于存在心血管系统、呼吸系统、消化系统、泌尿系统、神经系统或内分泌系统等合并症的病人,麻醉前应根据手术风险的大小进行充分评估,及时纠正可逆因素,使病人以最佳状态应对手术。

表 6-1　ASA 病情分级

| 病情分级 | 标　　准 |
|---|---|
| Ⅰ | 体格健康,发育营养良好,各器官功能正常 |
| Ⅱ | 除外科疾病外,有轻度并存疾病,功能代偿健全 |
| Ⅲ | 并存疾病较严重,体力活动受限,但尚能应付日常活动 |
| Ⅳ | 并存疾病严重,丧失日常活动能力,经常面临生命威胁 |
| Ⅴ | 无论手术与否,生命难以维持 24h 的濒死病人 |
| Ⅵ | 确诊为脑死亡,其器官拟用于器官移植手术 |

注:如系急症手术病人,在每级数字后标"急"或"E"(emergency),表示风险较择期手术增加。

## 二、麻醉前准备

### (一)病人准备

**1. 心理准备**　对于麻醉和手术,病人常感到紧张、焦虑甚至恐惧。这些心理反应对其生理功能有不同程度的干扰,并可能对整个围术期产生不良影响。术前应有针对性地消除其思想顾虑和焦虑情绪,耐心听取并解答其疑问。过度紧张者,可给予药物辅助治疗;有心理障碍者,应请心理医师协助处理。

**2. 身体准备**　麻醉前应尽量改善病人营养不良状况,纠正脱水、电解质紊乱和酸碱平衡失调,治疗合并的内科疾病尤其是冠心病、糖尿病和高血压等,使病人各脏器功能处于较好状态。常规做好胃肠道准备,以免手术过程中发生胃内容物反流、呕吐或误吸以及由此导致的窒息或吸入性肺炎。一般择期手术病人,无论选择何种麻醉方法,术前对于易消化固体食物或非母乳至少要求禁食 6h,而对于油炸食物、富含脂肪或肉类食物至少要求禁食 8h。如果摄入量过多,胃排空时间可延长,应适当延长禁食时间。新生儿、婴幼儿禁食(奶)至少 4h,易消化固体食物、非母乳或婴儿配方奶至少 6h。所有病人术前 2h 可饮少量清水,包括饮用水、果汁(无果肉)、苏打饮料、清茶或纯咖啡,但不包括酒精饮料。急症手术病人也应充分考虑胃排空问题。饱食而又需立即手术者,无论选择何种麻醉,都有发生呕吐和误吸的危险。

### (二)麻醉设备、用具和药品的准备

为使麻醉和手术安全顺利进行,防止意外事件发生,麻醉前必须充分准备好麻醉机、麻醉用品、急救设备和药品、监测设备。

### (三)知情同意

在手术前,应向病人和/或家属说明麻醉方式、围术期可能发生的意外情况和并发症、手术前后的注意事项等,并签署麻醉知情同意书。

### (四)麻醉前用药

**1. 目的**　①消除病人紧张、焦虑及恐惧情绪,减少麻醉药物的副作用;②缓解或消除麻醉操作可能引起的疼痛和不适,增强麻醉效果;③抑制呼吸道腺体分泌,减少唾液分泌,防止发生误吸;④消除因手术或麻醉引起的不良反射,如牵拉内脏引起的迷走神经反射,抑制交感神经兴奋以维持血流动力学的稳定。

**2. 药物选择**　应根据麻醉方法和病情选择用药的种类、剂量、给药途径和时间。①种类:一般全麻病人以镇静药和抗胆碱药为主,有剧痛者加用镇痛药;蛛网膜下隙阻滞病人以镇静药为主,硬脊膜外隙麻醉者酌情给予镇痛药。②剂量:冠心病及高血压病人的镇静药剂量可适当增加;而心脏瓣膜病、心功能差及病情严重者,镇静及镇痛药的剂量应酌减。一般状况差、年老体弱、恶病质及甲状腺功能低下者用药量应减少,而年轻体壮及甲亢病人用药量应酌情增加。③给药途径和时间:一般在麻醉前 30~60min 肌内注射。精神紧张者手术日前 1d 晚上可以口服催眠药或安定镇静药以缓解其紧张情绪。

3. 常用药物

（1）镇静药和催眠药：具有镇静、催眠、抗焦虑及抗惊厥作用，对局麻药的毒性反应也有一定的预防作用。

1）安定镇静药：主要使用苯二氮䓬类药物，如地西泮（安定），成人口服或静脉注射剂量为 5～10mg；咪达唑仑（咪唑安定），成人口服剂量为 7.5mg，肌内注射剂量为 5～10mg。

2）催眠药：主要使用巴比妥类药物，如苯巴比妥（鲁米那），成人肌内注射剂量为 0.1～0.2g；司可巴比妥（速可眠），肌内注射剂量为 0.1～0.2g。

（2）镇痛药：具有镇静及镇痛作用，与全身麻醉药有协同作用，可减少麻醉药用量。椎管内麻醉时作为辅助用药，以减轻内脏牵拉反应。常用药物：吗啡，肌内注射剂量为 10mg；哌替啶，肌内注射剂量为 25～50mg。

（3）抗胆碱能药：能阻断 M 胆碱能受体，抑制腺体分泌，解除平滑肌痉挛及迷走神经兴奋对心脏的抑制作用。常用药物：阿托品，肌内注射剂量为 0.5mg；东莨菪碱，肌内注射剂量为 0.3mg。

（4）抗组胺药：可以拮抗或阻滞组胺释放。$H_1$ 受体阻滞剂作用于平滑肌和血管，解除其痉挛。常用药物有异丙嗪，肌内注射剂量为 12.5～25mg。

# 第三节 局 部 麻 醉

局部麻醉，简称局麻，是一种简便易行、安全有效、并发症较少的麻醉方法，病人意识清醒，适用于较表浅、局限的手术，但也可干扰重要器官的功能。实施局麻应熟悉周围神经解剖，掌握正确的操作技术，熟悉局麻药的药理特性，以避免毒性反应的发生。

【常用局麻药物】

（一）局麻药物分类

局麻药依据其分子结构中间链的不同分为酯类和酰胺类两类。

1. 酯类　包括普鲁卡因、丁卡因等。酯类药在血浆内被胆碱酯酶分解，胆碱酯酶的量在肝硬化、严重贫血、恶病质和晚期妊娠等情况下可减少，所以使用该类药物时须谨慎。

2. 酰胺类　包括利多卡因、布比卡因等。酰胺类局麻药在肝内被肝微粒体酶系水解，肝功能不全者应慎用。

（二）理化性质与药物作用特点

局麻药物的理化性质主要包括离解常数、脂溶性及血浆蛋白结合率，这些因素决定了局麻药的起效时间、麻醉效能、阻滞作用持续时间及毒性作用的大小（表 6-2）。

表 6-2　常用局麻药比较

|  | 普鲁卡因 | 丁卡因 | 利多卡因 | 布比卡因 | 罗哌卡因 |
| --- | --- | --- | --- | --- | --- |
| 理化性质 |  |  |  |  |  |
| pKa | 8.9 | 8.4 | 7.8 | 8.1 | 8.1 |
| 脂溶性 | 低 | 高 | 中等 | 低 | 高 |
| 血浆蛋白结合率/% | 5.8 | 76 | 64 | 95 | 94 |
| 麻醉效能 |  |  |  |  |  |
| 相对效能 | 弱 | 强 | 中等 | 强 | 强 |
| 弥散性能 | 弱 | 弱 | 强 | 中等 | 中等 |
| 毒性 | 弱 | 强 | 中等 | 中等 | 中等 |

续表

| | 普鲁卡因 | 丁卡因 | 利多卡因 | 布比卡因 | 罗哌卡因 |
|---|---|---|---|---|---|
| 起效时间 | | | | | |
| 表面麻醉 | — | 慢 | 中等 | — | — |
| 局部浸润 | 快 | — | 快 | 快 | 快 |
| 神经阻滞 | 慢 | 慢 | 快 | 中等 | 中等 |
| 作用时间/h | 0.75~1 | 2~3 | 1~2 | 5~6 | 4~6 |
| 一次限量*/mg | 1 000 | 40(表面麻醉) | 100(表面麻醉) | 150 | 150 |
| | | 80(神经阻滞) | 400(神经阻滞) | | |

* 系成人剂量,使用时还应根据具体病人、具体部位决定。

1. **离解常数（pKa）**　局麻药水溶液中含有未解离的碱基和已解离的阳离子两部分,其离解程度取决于溶液的 pH。局麻药 pKa 越大,非离子部分越小,因非离子部分有亲脂性,易于透过组织,故 pKa 越大,起效时间越长、弥散性能越差。

2. **脂溶性**　脂溶性越高,麻醉效能越强。

3. **血浆蛋白结合率**　麻醉药与血浆蛋白结合后,会暂时失去药理活性。蛋白结合率越大,阻滞作用持续时间越长。血浆蛋白结合率除与亲和力有关外,还受药物浓度和血浆蛋白含量的影响。血液中游离的麻醉药物越多,则毒性越强。

【局麻方法】

1. **表面麻醉**　将穿透力强的局麻药用于黏膜表面,使其透过黏膜而阻滞黏膜下的神经末梢,使黏膜产生麻醉作用的方法,称为表面麻醉。多用于眼、鼻腔、口腔、咽喉、气管及支气管、尿道等处的浅表手术或内镜检查。常用药物为 1%~2% 丁卡因或 2%~4% 利多卡因。根据手术部位不同,选择不同给药方法。如眼科手术采用滴入法;鼻腔、口腔手术采用棉片贴敷法或喷雾法;尿道和膀胱手术采用注入法等。因眼结合膜和角膜组织柔嫩,故滴眼液用 0.5%~1% 丁卡因。气管和尿道黏膜吸收较快,应减少剂量。

2. **局部浸润麻醉**　沿手术切口线分层注入局麻药,阻滞神经末梢,称为局部浸润麻醉。常用药物为 0.5% 普鲁卡因或 0.25%~0.5% 利多卡因。施行浸润麻醉时,穿刺针沿切口线一端刺入行皮内注射,形成橘皮样皮丘,然后穿刺针经皮丘刺入,分层注药。若需浸润远方组织,穿刺针应从先前已浸润过的部位刺入,以减少穿刺疼痛。注意事项:①每次注药前回抽,以防注入血管;②注射完毕后等待4~5min,使其作用完全;③局麻药中加入适量肾上腺素(1:20 万~1:40 万)可减缓药物吸收,延长作用时间;④感染及癌肿部位不宜用局部浸润麻醉。

3. **区域阻滞**　围绕手术区,在其四周和底部注射局麻药,以阻滞支配手术区的神经干和末梢的方法称为区域阻滞。用药同局部浸润麻醉。其优点在于避免刺入肿瘤组织,手术区的局部解剖不会因注药而难于辨别。适用于局部肿块切除,如乳腺良性肿瘤切除术。

4. **神经及神经丛阻滞**　将局麻药注入神经干、丛、节的周围,暂时阻滞相应区域的神经冲动传导并产生麻醉作用,称神经阻滞或神经丛阻滞。其操作较简单,注射一处即可获得较大区域的阻滞麻醉。临床常用臂丛神经阻滞、颈丛神经阻滞、肋间神经阻滞和指/趾神经阻滞等。

【常见护理诊断/问题】

潜在并发症:毒性反应、过敏反应。

【护理措施】

1. 毒性反应的护理

（1）原因：①一次用量超过病人的耐受量；②药物意外注入血管内；③注射部位血液供应丰富吸收增快，或局麻药中未加入血管收缩药；④病人全身情况差，对局麻药耐受能力降低等。用少量局麻药即出现毒性反应症状者，称为高敏反应（hyper susceptibility）。

（2）表现：①中枢毒性表现：舌或口唇麻木、头痛头晕、耳鸣、视物模糊、言语不清、肌肉抽搐、意识不清、惊厥、昏迷，甚至呼吸停止。②心血管毒性表现：传导阻滞、血管平滑肌和心肌抑制，出现心律失常、心肌收缩力减弱、心排血量减少、血压下降甚至心搏骤停。

（3）预防：①一次用药量不超过限量；②注药前回抽，无回血者方可注射；③根据病人具体情况及用药部位酌减剂量；④如无禁忌，局麻药内加入适量肾上腺素；⑤麻醉前给予巴比妥类或苯二氮䓬类药物，以提高毒性阈值。

（4）处理：一旦发生，立即停药，尽早给氧，加强通气。轻度毒性反应者可静脉注射地西泮 0.1mg/kg 或咪达唑仑 3~5mg，预防和控制抽搐。如出现抽搐或惊厥，常常静脉注射硫喷妥钠 1~2mg/kg，必要时行气管插管。如出现低血压，可用麻黄碱或间羟胺等维持血压，心率缓慢者则静脉注射阿托品。一旦呼吸心跳停止，应立即进行心肺复苏。

2. 过敏反应的护理　酰胺类罕见，酯类发生机会较多。

（1）表现：在使用少量局麻药后，出现荨麻疹、咽喉水肿、支气管痉挛、低血压及血管神经性水肿等，严重时可危及生命。

（2）预防：因局麻药皮肤试验的假阳性率高达 40%，故不必常规行局麻药皮试，若病人有过敏史，可选用酰胺类局麻药。

（3）处理：一旦发生，立即停药，保持呼吸道通畅，给氧，遵医嘱注射肾上腺素，同时给予糖皮质激素和抗组胺药；维持循环稳定，适量补充血容量，紧急时可适当选用血管加压药。

3. 麻醉后护理　局麻对机体影响小，若术中无异常，一般不需特殊护理。门诊手术病人应在手术室外休息，无异常反应后方可离开，并告知病人若有不适，随时就诊。

# 第四节　椎管内麻醉

## 一、蛛网膜下隙阻滞

蛛网膜下隙阻滞，又称腰麻，是将局麻药注入蛛网膜下隙，阻断部分脊神经的传导功能而引起相应支配区域痛觉暂时消失的麻醉方法。

【适应证和禁忌证】

1. 适应证　适用于 2~3h 以内的下腹部、盆腔、下肢及肛门会阴部手术。

2. 禁忌证　①中枢神经系统疾病，如脑脊膜炎、脊髓前角灰白质炎、颅内高压者；②脓毒症、穿刺部位或附近皮肤感染者；③休克、脊椎外伤或结核及脊椎严重畸形者；④凝血功能障碍者；⑤急性心力衰竭或冠心病发作；⑥精神疾病及不合作者等。

【腰麻常用药】

常用的麻醉药有丁卡因、普鲁卡因、利多卡因、布比卡因和罗哌卡因等，加入 10% 葡萄糖溶液可配制成重比重液；加入注射用水可配制成轻比重液。最常用的丁卡因重比重溶液俗称为 1:1:1 液，即 1% 丁卡因、3% 麻黄碱及 10% 葡萄糖溶液各 1ml 混合成 3ml 溶液；将丁卡因 10mg 溶于 10ml 注射用水

Note:

内,即配成0.1%轻比重液。

【麻醉方法】

1. **腰椎穿刺术**　病人侧卧在手术台上,取低头、弓腰、抱膝姿势。一般选择第3~4或4~5腰椎棘突间隙为穿刺点(图6-1)。消毒穿刺点及周围15cm范围皮肤,铺无菌孔巾。穿刺点确定后,在局麻下用腰椎穿刺针垂直依次刺入皮肤、皮下组织、棘上韧带、棘间韧带、黄韧带、硬脊膜和蛛网膜。穿刺过程中应仔细体会进针时的阻力变化,在穿破黄韧带时,常有明显落空感,再进针突破硬脊膜时,出现第2次落空感。拔出针芯见有脑脊液滴出,即说明穿刺成功。随后将一定浓度和剂量的局麻药物经腰椎穿刺针注入蛛网膜下腔。

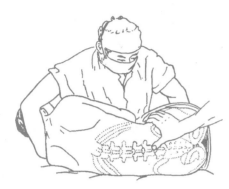

图6-1　腰椎间隙定位

2. **麻醉平面的调节**　局麻药注入蛛网膜下隙后,应设法在短时间内调节和控制麻醉平面,否则一旦超过药液与神经组织结合所需时间,就不容易调节平面。麻醉平面是指皮肤感觉消失的界限。临床上常用针刺皮肤试痛或用浸过冷盐水的棉棒试冷温觉测知麻醉平面。麻醉平面调节是蛛网膜下隙阻滞中最重要的环节,平面过低可致麻醉失败,平面过高对生理影响较大,甚至危及生命。影响麻醉平面的因素有很多,如局麻药药液的比重、剂量、容积、病人身高、脊柱生理弯曲度和腹腔内压力等,其中药物剂量是主要因素,剂量越大,平面越高。此外,穿刺间隙、病人体位和注药速度也是调节平面的重要因素。

【常见护理诊断/问题】

潜在并发症:血压下降、心率减慢、呼吸抑制、恶心、呕吐(术中并发症);腰麻后头痛、尿潴留(术后并发症)。

【护理措施】

(一)麻醉期间监护

1. **常规监测及护理**　严密监测病情变化,着重观察生命体征、手术情况、术中出血量等,常规监测皮肤和黏膜色泽、血氧饱和度,听诊肺部呼吸音等。建立静脉通路,遵医嘱补液,保证足够的循环血量。

2. **术中并发症的护理**

(1) 血压下降或心率减慢:①原因:常发生在高平面腰麻,因脊神经被阻滞后,麻醉区域的血管扩张,回心血量减少,心排血量降低所致。若麻醉平面超过$T_4$,心交感神经被阻滞,迷走神经相对亢进,可引起心率过缓。②处理:血压下降者,可先快速输液200~300ml,以扩充血容量;必要时静脉注射麻黄碱,以收缩血管、维持血压。心率过缓者可静脉注射阿托品。

(2) 呼吸抑制:①原因:常见于胸段脊神经阻滞。②表现:出现肋间肌麻痹、胸式呼吸减弱、胸闷、气促、说话费力、咳嗽无力、发绀等。当全部脊神经被阻滞时可发生全脊椎麻醉,病人可出现呼吸停止、血压下降甚至心搏骤停。③处理:呼吸功能不全时应给氧、借助面罩辅助呼吸。一旦呼吸停止立即行气管插管、人工呼吸。

(3) 恶心、呕吐:①原因:麻醉平面过高,发生低血压和呼吸抑制,造成脑缺血缺氧而使呕吐中枢兴奋;迷走神经功能亢进,胃肠道蠕动增强;术中牵拉腹腔内脏;对术中辅助用药较敏感等。②预防与处理:术前可用阿托品预防,一旦发生应针对原因进行处理,如给氧,升高血压,暂停手术牵拉以减少迷走刺激,必要时用氟哌利多、昂丹司琼等药物预防和治疗。

（二）麻醉后监护

**1. 常规监测和护理**　密切监测生命体征,防止麻醉后并发症的出现,尤其应关注病人呼吸及循环功能。麻醉后早期每 15~30min 测血压、脉搏、呼吸、血氧饱和度 1 次,并做好记录,病情稳定后可延长监测的间隔时间。同时还要观察尿量、体温、肢体感觉和运动情况及各种引流液的颜色、性状和量。如有异常应及时报告医师。

**2. 术后并发症的护理**

（1）腰麻后头痛:发生率为 3%~30%,常出现在术后 2~7d。

1）原因:主要因腰椎穿刺时刺破硬脊膜和蛛网膜,脑脊液流失,颅内压下降,颅内血管扩张刺激所致。

2）表现:疼痛位于枕部、顶部或颞部,呈搏动性,抬头或坐立位时头痛加重,平卧时减轻或消失。

3）预防:①采用细穿刺针,提高穿刺技术,避免反复穿刺,缩小针刺裂孔;②保证围术期输入足量液体,防止脱水;③术后应常规去枕平卧 6~8h。

4）处理:①平卧休息,每日补液或饮水 2 500~4 000ml;②遵医嘱给予镇痛或安定类药物;③用腹带捆绑腹部;④严重者于硬脊膜外隙注入生理盐水或 5% 葡萄糖或右旋糖酐 15~30ml,必要时采用硬膜外自体血充填疗法。

（2）尿潴留

1）原因:因支配膀胱的副交感神经恢复较迟,下腹部、肛门或会阴部手术后切口疼痛,手术刺激膀胱及病人不习惯床上排尿所致。

2）表现:膀胱内充满尿液不能排出,或排尿不畅、尿频,常有尿不尽感,伴有下腹部疼痛。

3）预防:术前指导,解释术后易出现尿潴留的原因,指导病人练习床上排尿,嘱术后一旦有尿意,及时排尿。

4）处理:①促进排尿:可经针刺足三里、三阴交等穴位,或热敷、按摩下腹部、膀胱区;②遵医嘱肌内注射副交感神经兴奋药卡巴胆碱;③必要时留置导尿管。

## 二、硬脊膜外隙阻滞

硬脊膜外隙阻滞,又称硬膜外麻醉或硬膜外阻滞,是将局麻药注入硬脊膜外间隙,阻滞部分脊神经的传导功能,使其支配区域的感觉和/或运动功能消失的麻醉方法。与腰麻不同,硬脊膜外隙阻滞可采用连续给药法,或根据病情、手术范围和时间分次给药,使麻醉时间按手术需要延长。临床上常用连续给药法。

【适应证与禁忌证】

**1. 适应证**　最常用于横膈以下各种腹部、腰部和下肢手术,且不受手术时间的限制;颈部、上肢和胸壁手术也可应用,但在管理上较复杂。

**2. 禁忌证**　与腰麻相似,严重贫血、高血压及心功能代偿功能不良者慎用;低血容量、进针部位感染、菌血症、凝血功能障碍或处于抗凝治疗期间者禁用。

【分类】

根据硬膜外阻滞部位的不同,可分为高位、中位、低位及骶管阻滞。

**1. 高位阻滞**　穿刺部位在 $C_5$~$T_6$,适用于甲状腺、上肢或胸壁手术。

**2. 中位阻滞**　穿刺部位在 $T_6$~$T_{12}$,适用于腹部手术。

**3. 低位阻滞**　穿刺部位在腰部各棘突间隙,适用于下肢及盆腔手术。

**4. 骶管阻滞**　经骶裂孔将局麻药注入骶管腔内,阻滞骶脊神经,适用于直肠、肛门和会阴部手术。

Note:

【硬膜外麻醉常用药】

常用药物有利多卡因、丁卡因、布比卡因和罗哌卡因。利多卡因常用浓度为 1.5%~2%,5~8min 起效,维持 1h 左右,反复用药后易出现快速耐药性。丁卡因常用浓度为 0.25%~0.33%,10~20min 起效,维持 1.5~3h。布比卡因常用浓度为 0.5%~0.75%,7~10min 起效,维持 2~3h。罗哌卡因常用浓度为 0.75%。

【麻醉方法】

1. **硬膜外穿刺术**　病人的准备及体位和腰麻相同。穿刺针较粗,如需留置导管则用勺形头穿刺针。在局麻下,针头依次穿过皮肤、皮下组织、棘上韧带、棘间韧带和黄韧带,穿过黄韧带时有突然落空感,测试有负压现象,回抽无脑脊液流出,证明确在硬脊膜外腔隙内,即可将麻醉药注入。如因手术时间长需要持续给药时,可将导管从穿刺针头内插入,待导管超出勺状针头 3~4cm 时,将针头拔出,而将导管置在硬脊膜外腔隙,外面用胶布妥善固定。一般给药时先给试探剂量,观察 5~10min,若无下肢发热、麻木或活动障碍等腰麻现象,血压、脉搏平稳,即可按手术需要正式给药,否则停止给药。

2. **麻醉平面的调节**　硬膜外阻滞的麻醉平面与腰麻不同,呈节段性。影响麻醉平面的主要因素如下:

(1) 穿刺间隙:麻醉平面高低主要取决于穿刺间隙的高低。如果穿刺间隙选择不当,可使麻醉平面与手术部位不符而致麻醉失败,或因麻醉平面过高致呼吸循环功能抑制。

(2) 局麻药容积:注入局麻药容积越大、注射速度越快、扩散范围越广,阻滞平面也越宽。

(3) 导管位置和方向:导管方向影响药物的扩散方向。导管向头端插入时,药液易向胸、颈段扩散;向尾端插入时,则易向腰、骶段扩散。导管口偏向一侧,可出现单侧麻醉。

(4) 其他:如药液浓度、注药方式、注药速度、病人情况和体位等对麻醉平面也有影响。

【常见护理诊断/问题】

潜在并发症:全脊椎麻醉、局麻药毒性反应、血压下降、呼吸抑制、恶心、呕吐(术中并发症);神经损伤、硬膜外血肿、导管拔除困难或折断(术后并发症)。

【护理措施】

(一) 麻醉期间监护

1. **常规监测和护理**　①严密监测生命体征、手术情况、术中出血量等;②常规监测皮肤和黏膜色泽、血氧饱和度,听诊肺部呼吸音等;③建立静脉通路,遵医嘱补液,保证足够的循环血量;④密切观察阻滞部位感觉和运动的恢复情况。

2. **术中并发症的护理**

(1) 全脊椎麻醉(total spinal anesthesia):是硬膜外麻醉最危险的并发症。

1) 原因:局麻药全部或部分注入蛛网膜下隙,使全部脊神经被阻滞。

2) 表现:病人在注药后迅速出现呼吸困难、血压下降、意识模糊或消失,甚至呼吸、心跳停止。

3) 预防:①严格遵守操作规程;②注药前先回抽有无脑脊液;③注射时先用试验剂量,确定未入蛛网膜下隙后方可继续给药。

4) 处理:①立即停药;②行面罩正压通气,必要时行气管插管维持呼吸;③加快输液速度,遵医嘱给予升压药,维持循环功能。

(2) 局麻药毒性反应:多因导管误入血管内或局麻药吸收过快所致。因此注药前必须回抽,检查硬膜外导管内有无回血。此外,一次用药剂量超过限量也是发生毒性反应的常见原因。局麻药毒性反应的护理见本章第二节。

(3) 血压下降:因交感神经被阻滞,阻力血管和容量血管扩张所致。尤其是上腹部手术时,因胸腰段交感神经阻滞的范围较广,并可阻滞心交感神经引起心动过缓,更易发生低血压。一旦发生,应加快输液,必要时静脉注射麻黄碱以提升血压。

(4) 呼吸抑制:与肋间肌及膈肌的运动抑制有关。为了减轻对呼吸的抑制,应采用小剂量、低浓度局麻药,以减轻运动神经阻滞。同时在麻醉期间,严密观察病人的呼吸,常规面罩给氧,并做好呼吸骤停急救准备。

(5) 恶心、呕吐:原因、表现及护理方法参见腰麻病人的护理。

(二) 麻醉后护理

**1. 常规监测和护理**

(1) 病情观察:密切监测生命体征,麻醉后早期每 15~30min 测血压、脉搏、呼吸一次,并做好记录,病情稳定后可延长监测的间隔时间。关注病人呼吸及循环功能,同时还要观察尿量、体温、肢体的感觉和运动情况,各种引流液的颜色、性状和量。如有异常应及时报告医师。

(2) 体位:硬膜外麻醉后不会引起头痛,但因交感神经阻滞后,血压多受影响,所以平卧(可不去枕)4~6h。

**2. 术后并发症的护理**

(1) 神经损伤

1) 原因:因穿刺针或较硬的导管直接损伤脊神经根或脊髓引起。

2) 表现:在穿刺或置管时,如病人有电击样异感并向肢体放射,说明已触及神经。病人出现局部感觉和/或运动障碍,并与神经分布相关。

3) 处理:①立即停止进针,调整进针方向,以免加重损伤。②异感持续时间长者,可能损伤严重,应放弃阻滞麻醉。③脊神经根损伤者,予对症治疗,数周或数月即自愈。

(2) 硬膜外血肿

1) 原因:因硬膜外穿刺和置管时损伤血管所致,凝血功能障碍或应用抗凝药者容易发生。

2) 表现:病人出现剧烈背痛,进行性脊髓压迫症状,伴肌无力、尿潴留、括约肌功能障碍,血肿压迫脊髓可并发截瘫。

3) 处理:尽早行硬膜外穿刺抽出血液,必要时切开椎板,清除血肿。

(3) 导管拔除困难或折断

1) 原因:椎板、韧带及椎旁肌群强直或置管技术不当、导管质地不良、拔管用力不当等。

2) 表现:导管难以拔出或者拔除过程中折断。

3) 处理:①如遇到拔管困难,切忌使用暴力,可将病人置于原穿刺体位,热敷或在导管周围注射局麻药后再行拔出;②若导管折断,无感染或神经刺激症状者,可不取出,但应密切观察。

# 第五节　全身麻醉

全身麻醉是目前临床上最常用的麻醉方法。全身麻醉药对中枢神经系统的抑制程度与血液内的药物浓度有关,并且可以调控。这种抑制是可逆的,当药物被代谢或从体内排出后,病人的神志和各种反射逐渐恢复。它能满足全身各部位手术需要,较之局部和椎管阻滞麻醉更舒适、安全。

【全身麻醉的分类】

**1. 吸入麻醉**　系将挥发性麻醉药物或气体经呼吸道吸入肺内,再经肺泡毛细血管吸收进入血液循环,到达中枢神经系统,产生全身麻醉的方法。由于麻醉药经肺通气进入体内和排出,故麻醉深度的调节较其他方法更为容易。

**2. 静脉麻醉**　系将麻醉药物经静脉注射进入体内,通过血液循环作用于中枢神经系统而产生全身麻醉的方法。其优点是诱导迅速,对呼吸道无刺激,不污染手术室,麻醉苏醒期也较平稳,术后恶心、呕吐发生率低,使用时无须特殊设备;缺点为麻醉深度不易调节,容易产生快速耐药,无肌松作用,长时间用药后可致体内蓄积和苏醒延迟。

### 【全身麻醉常用药】

（一）吸入麻醉药

吸入麻醉药(inhalation anesthetics)指经呼吸道吸入进入体内产生全身麻醉作用的药物。一般用于全身麻醉的维持,有时也用于麻醉诱导。它的强度以"最低肺泡有效浓度(minimal alveolar concentration, MAC)"来衡量。MAC是指某种吸入麻醉药在一个大气压下和纯氧同时吸入时,能使50%病人对手术刺激不发生摇头、四肢运动等反应的最低肺泡浓度。MAC越小,麻醉效能越强。常用的吸入麻醉药如下:

1. **氧化亚氮（nitrous oxide，$N_2O$）**　又称笑气,其麻醉作用甚弱,MAC为105%。由于对呼吸、循环影响较小,常与强效吸入全身麻醉药复合应用,以降低后者的用量,减少副作用,并可加快麻醉诱导和苏醒。因$N_2O$可致弥散性缺氧,故需与氧同用,氧浓度控制在30%以上。此外,$N_2O$会使体内气体容积增大,故肠梗阻、气腹、气胸病人不宜使用。

2. **七氟烷（sevoflurane）**　又称七氟醚,其麻醉效能较强,MAC为2.0%。对中枢神经系统有抑制作用,对脑血管有舒张作用,可引起颅内压增高。对心肌有轻度抑制,可降低外周血管阻力。对呼吸道无刺激,对呼吸有较强抑制作用。用于麻醉诱导和维持,麻醉后苏醒迅速,苏醒过程平稳,恶心、呕吐发生率低。

3. **地氟烷（desflurane）**　又称地氟醚,其麻醉效能较弱,MAC为6.0%。可抑制大脑皮层的电活动,降低脑氧代谢率。对心肌有轻度抑制作用。对呼吸有轻度抑制作用,对呼吸道有轻度刺激。用于麻醉诱导和维持,麻醉诱导和苏醒都非常迅速。

（二）静脉麻醉药

1. **氯胺酮（ketamine）**　镇痛作用强,静脉注药后30~60s起效,维持10~15min,肌内注射后约5min起效,维持30min。可增加脑血流量、颅内压及脑代谢率。有兴奋交感神经作用,使心率增快、血压及肺动脉压升高。用量大或注射速度快,或与其他麻醉性镇痛药合用时,可引起呼吸抑制,甚至呼吸暂停。可使唾液和支气管分泌物增加,对支气管平滑肌有肌松作用。适用于体表小手术、清创、换药、全麻诱导和维持、小儿基础麻醉。主要副作用为:引起一过性呼吸暂停,幻觉、噩梦及精神症状,使眼压和颅内压增高。故癫痫、高眼压、颅内压增高及缺血性心脏病病人应慎用。

2. **依托咪酯（etomidate）**　又称乙咪酯,是短效催眠药,无镇痛作用。可降低脑血流量、颅内压及代谢率,对心率、血压及心排血量的影响均小,不增加心肌氧耗量。主要用于全麻诱导,适用于年老体弱和危重病人。主要副作用:注射后常发生肌阵挛;对静脉有刺激性,可引起注射部位局部疼痛;术后易发生恶心、呕吐;反复用药和持续静脉滴注后可能抑制肾上腺皮质功能。

3. **异丙酚（propofol）**　又称丙泊酚,具有镇静、催眠及轻微镇痛作用。起效快,维持时间仅3~10min,停药后苏醒迅速而完全,醒后无明显后遗症。可降低脑血流量、颅内压和脑代谢率;对心血管系统有明显抑制作用及血管舒张作用,可致严重低血压;对呼吸有明显抑制作用。主要用于全麻的诱导与维持、门诊小手术和检查的麻醉。老年人及术前循环功能不全者应减量。

4. **咪达唑仑（midazolam）**　为苯二氮䓬类药物,具有短效麻醉镇痛作用,随剂量增加,可产生抗焦虑、镇静、催眠、顺行性遗忘、抗惊厥和中枢性肌松弛等不同作用,无蓄积现象;心血管系统影响轻微,可有轻度心率增快,血压降低;抑制呼吸;降低颅内压,减少脑血流量和氧耗量。用于术前镇静、麻醉诱导和维持。

5. **右旋美托咪定（dexmedetomidine）**　具有镇静、抗焦虑和镇痛效应,用于术中镇静和全麻辅助用药。副作用为心动过缓、心脏传导抑制、低血压、恶心,过度镇静时可导致气道梗阻。

（三）肌肉松弛药

肌肉松弛药(muscle relaxants)简称肌松药,能阻断神经-肌传导功能而使骨骼肌松弛,以便手术操作,无镇静、镇痛作用,是全麻时重要的辅助用药,有助于避免深度麻醉的危害。根据干扰正常神经肌肉兴奋传递方式的不同,分为两类。

1. **去极化肌松药** 以琥珀胆碱(司可林,suxamethonium,succinylcholine,scoline)为代表。琥珀胆碱的分子结构与乙酰胆碱相似,能与乙酰胆碱受体结合而引起突触后膜去极化和肌纤维成束收缩。但琥珀胆碱与受体的亲和力较强,在神经肌肉接头处不易被胆碱酯酶分解,故作用时间较长,使突触后膜不能复极化而处于持续去极化状态,对神经冲动释放的乙酰胆碱不再发生反应,结果产生肌肉松弛作用。琥珀胆碱起效快,肌肉松弛完全且短暂,临床主要用于全麻时气管插管。不良反应有眼内压升高、颅内压升高、胃内压升高、高血钾、心律失常、术后肌痛等。

2. **非去极化肌松药** 以筒箭毒碱为代表。此类药能与突触后膜的乙酰胆碱受体相结合,但不引起突触后膜的去极化,因此,当大部分突触后膜的乙酰胆碱受体被占据后,神经冲动虽可引起神经末梢乙酰胆碱的释放,但没有足够的受体与之结合,突触后膜不能去极化,从而阻断神经肌肉的传导。非去极化肌松药和乙酰胆碱与受体竞争性结合,具有明显的剂量依赖性,其作用可被胆碱酯酶抑制药所拮抗。常用药物有维库溴铵(万可罗宁,vecuronium)、罗库溴铵(爱可松,rocuronium)、顺式阿曲库铵(cisatracurium)等。临床用于全麻诱导插管和术中维持肌肉松弛。重症肌无力者禁用。

应用肌松药的注意事项:①应建立人工气道,并施行辅助或控制呼吸;②因其无镇静、镇痛作用,应与其他全麻药物联合应用;③低温可延长肌松药的作用时间,吸入麻醉药、某些抗生素(如链霉素、庆大霉素和多黏菌素)及硫酸镁可增强非去极化肌松药作用;④某些肌松药有组胺释放作用,有哮喘史及过敏体质者慎用。

(四)麻醉性镇痛药

1. **吗啡(morphine)** 作用于大脑边缘系统可消除紧张和焦虑,提高痛阈,解除疼痛。但有明显的抑制呼吸中枢作用,还有组胺释放作用而引起支气管痉挛,也可引起血压降低。常作为麻醉前用药和麻醉辅助药,也可与催眠药、肌松药合用行全静脉麻醉(total intravenous anesthesia,TIVA)。

2. **哌替啶(pethidine)** 具有镇静、催眠、解除平滑肌痉挛的作用。对心肌有抑制作用,对呼吸也有轻度抑制作用。常作为麻醉前用药和麻醉辅助药,或用于术后镇痛。

3. **芬太尼(fentanyl)** 是人工合成的强镇痛药。对中枢神经系统的作用与其他阿片类药物相似。对呼吸有抑制作用,但对心血管系统的影响较轻。用于麻醉辅助用药或缓解插管时的心血管反应。

4. **瑞芬太尼(remifentanil)** 为超短效镇痛药。可使心率明显减慢;与其他全麻药合用时可引起血压下降和心率减慢。可用于麻醉诱导和术中维持镇痛作用,抑制气管插管时的反应。

5. **舒芬太尼(sufentanil)** 是芬太尼的衍生物,镇痛作用更强,持续时间更长。对呼吸有抑制作用,但对循环系统干扰更小。常用于术中和术后镇痛,缓解气管内插管时的心血管反应。

## 【全身麻醉的实施】

(一)全身麻醉的诱导(induction of general anesthesia)

病人接受全身麻醉药后,由清醒状态到意识丧失,并进入全麻状态后进行气管插管的阶段称为全麻诱导期。此期为麻醉过程中的危险阶段,机体各器官功能因麻醉药的作用可表现出亢进或抑制,引起一系列的并发症而威胁病人生命。因此,应尽快缩短诱导期,使病人平稳转入麻醉状态。实施麻醉诱导前,备好麻醉机、气管插管用具和吸引器,开放静脉和胃肠减压管,测定血压和心率的基础值,并监测心电图和血氧饱和度(SpO_2)。全麻诱导方法有2种。

1. **面罩吸入诱导法** 将麻醉面罩扣于病人口鼻部,开启麻醉药蒸发器并逐渐增加吸入浓度,待病人意识消失并进入麻醉状态时,静脉注射肌松药后行气管插管。

2. **静脉诱导法** 先以面罩吸入纯氧2~3min,以增加氧储备并排出肺及组织内的氮气。根据病情选择注入合适的静脉麻醉药,并严密监测病人的意识、循环和呼吸变化。病人意识消失后再注入肌松药,待全身骨骼肌及下颌逐渐松弛,呼吸由浅至完全停止时,应用麻醉面罩行人工呼吸,然后进行气

Note:

管插管。插管成功后,立即与麻醉机连接并行人工呼吸或机械通气。与吸入诱导法相比,静脉诱导较迅速,病人也较舒适,无环境污染,但麻醉深度的分期不明显,对循环的干扰较大。

（二）全身麻醉的维持

主要任务是维持适当的麻醉深度以满足手术要求,保证循环和呼吸等生理功能稳定。

1. **吸入麻醉药维持**　指经呼吸道吸入一定浓度的吸入麻醉药,以维持适当的麻醉深度。临床上常将 $N_2O$ 与挥发性麻醉药合用。需要时可加用肌松药。

2. **静脉麻醉药维持**　指经静脉给药维持适当麻醉深度。静脉给药方法有单次、分次和连续注入法 3 种。

3. **复合全身麻醉**　指 2 种或 2 种以上的全身麻醉药和/或方法复合应用,彼此取长补短,以达到最佳临床麻醉效果。根据给药的途径不同,复合麻醉可分为 2 种。

（1）全静脉麻醉:在静脉麻醉诱导后,采用多种短效静脉麻醉药复合应用,以间断或连续静脉注射法维持麻醉。为加强麻醉效果,往往将静脉麻醉药、麻醉性镇痛药和肌松药结合在一起,既发挥各种药物的优点,又克服其不良作用。

（2）静吸复合麻醉:全静脉麻醉的深度缺乏明显的标志,给药时机较难掌握,有时麻醉可突然减浅。因此,常于麻醉变浅时间断吸入挥发性麻醉药,这样既可维持麻醉相对稳定,又可减少吸入麻醉药的用量,且有利于麻醉后迅速苏醒。

（三）全身麻醉深度的判断

全身麻醉的深度一般是指全身麻醉药抑制伤害性刺激下中枢、循环、呼吸功能及应激反应的程度。目前,乙醚麻醉分期仍可作为临床麻醉中判断和掌握麻醉深度的参考。临床常将麻醉深度分为浅麻醉期、手术麻醉期和深麻醉期(表 6-3)。

表 6-3　通用临床麻醉深度的判断标准

| 麻醉分期 | 呼吸 | 循环 | 眼征 | 其他 |
|---|---|---|---|---|
| 浅麻醉期 | 不规律,呛咳,气道阻力高,喉痉挛 | 血压升高,心率增快 | 瞬目反射(-),眼睑反射(+),眼球运动(+),流泪 | 吞咽反射(+),出汗(+),分泌物多,刺激时体动 |
| 手术麻醉期 | 规律,气道阻力小 | 血压稍低但稳定,手术刺激无改变 | 眼睑反射(-),眼球固定中央 | 刺激时无体动,黏膜分泌物消失 |
| 深麻醉期 | 膈肌呼吸,频率增快 | 血压下降 | 对光反射(-),瞳孔散大 | |

【护理评估】

（一）麻醉前和麻醉中评估

1. **健康史**　①一般情况:包括年龄、性别、职业等;②既往史:了解既往手术、麻醉史;近期有无呼吸道或肺部感染;有无影响完成气管插管的因素,如颌关节活动受限、下颌畸形或颈椎病等;有无呼吸、循环、中枢神经系统疾病等;③生活史:了解有无烟、酒等嗜好及药物成瘾史;④用药史:了解目前用药情况及不良反应,有无过敏史;⑤其他:包括婚育史、家族史等。

2. **身体状况**

（1）症状与体征:评估意识和精神状态、生命体征;有无营养不良、发热、脱水及体重减轻;有无皮肤、黏膜出血及水肿等征象;评估有无牙齿缺少或松动、是否有义齿。

（2）辅助检查:了解血、尿、大便常规、血生化检查、血气分析、心电图及影像学检查结果;有无重要脏器功能不全、凝血机制障碍及贫血、低蛋白血症等异常。

3. **心理-社会状况**　评估病人及家属对麻醉方式、麻醉前准备、麻醉中护理配合和麻醉后康复知识的了解程度;是否存在焦虑或恐惧等不良情绪;其担心的问题,家庭和单位对病人的支持程度等。

（二）麻醉后评估

1. **术中情况**　麻醉方式、麻醉药种类和用量;术中失血量、输血量和补液量;术中有无局麻药的全身中毒反应或呼吸心搏骤停等异常情况发生。

2. **身体状况**

（1）症状与体征:评估病人的意识、血压、心率和体温;心电图及血氧饱和度是否正常;基本生理反射是否存在;感觉是否恢复;有无麻醉后并发症征象等。

（2）辅助检查:了解血、尿常规、血生化检查、血气分析、重要脏器功能等检查结果有无异常。

3. **心理-社会状况**　了解病人对麻醉和术后不适(如恶心、呕吐、切口疼痛等)的认识,术后是否有不良情绪反应,其家庭和单位对病人的支持程度等。

【**常见护理诊断/问题**】

1. **潜在并发症**:反流与误吸、呼吸道梗阻(上呼吸道梗阻和下呼吸道梗阻)、通气量不足、低氧血症、低血压或高血压、心律失常、高热、抽搐和惊厥。

2. **有受伤的危险**　与麻醉未完全清醒或感觉未完全恢复有关。

【**护理目标**】

1. 病人未发生并发症,或并发症得到及时发现和处理。
2. 病人未发生意外伤害。

【**护理措施**】

（一）麻醉期间的护理

1. **病情观察**　麻醉期间,应连续监测病人呼吸和循环功能状况,必要时采取相应措施维持病人呼吸和循环功能正常。

（1）呼吸功能监护:麻醉期间最容易和最先受到影响的是呼吸功能。麻醉期间保持呼吸功能正常是一项十分重要的任务,应维持动脉氧分压($PaO_2$)、二氧化碳分压($PaCO_2$)、血液 pH 在正常范围。主要监测指标为:①呼吸的频率、节律、幅度及呼吸运动的类型等;②皮肤、口唇、指/趾甲的颜色;③脉搏血氧饱和度($SpO_2$);④$PaO_2$、$PaCO_2$ 和 pH;⑤潮气量、每分通气量;⑥呼吸末二氧化碳($P_{ET}CO_2$);必要时,检查动脉血气分析。

（2）循环功能监护:维持循环功能稳定非常重要,循环系统的变化将直接影响病人的安全和术后的恢复。主要监测指标为:①脉搏;②血压;③CVP;④肺毛细血管楔压(PCWP);⑤心电图;⑥尿量;⑦失血量。

（3）其他:①全身情况:注意表情、神志的变化,严重低血压和缺氧可使病人表情淡漠和意识丧失;②体温监测:特别是小儿,体温过高可致代谢性酸中毒和高热惊厥。体温过低易发生麻醉过深而引起循环抑制,麻醉后苏醒时间延长。

2. **并发症的护理**

（1）反流与误吸:①原因:由于病人的意识、咽反射消失,一旦有反流物即可发生误吸,引起急性呼吸道梗阻,如不能及时有效进行抢救,可导致病人窒息甚至死亡。②危害:误吸胃液可引起肺损伤、支气管痉挛和毛细血管通透性增加,导致肺水肿和肺不张。肺损伤程度与吸入的胃液量和 pH 有关。③预防与处理:减少胃内物滞留;降低胃液 pH;降低胃内压;加强对呼吸道的保护。

（2）呼吸道梗阻

1）上呼吸道梗阻:指声门以上的呼吸道梗阻。①原因:机械性梗阻常见,如舌后坠、口腔分泌物阻塞、异物阻塞、喉头水肿、喉痉挛等。②表现:不全梗阻表现为呼吸困难并有鼾声;完全梗阻时有鼻

Note:

翼扇动和三凹征。③处理:迅速将下颌托起,放入口咽或鼻咽通气管,清除咽喉部分泌物和异物。喉头水肿者,给予糖皮质激素,严重者行气管切开。喉痉挛者,应解除诱因、加压给氧,无效时静脉注射琥珀胆碱,经面罩给氧,维持通气,必要时气管插管。

2) 下呼吸道梗阻:指声门以下的呼吸道梗阻。①原因:常为气管导管扭折、导管斜面过长而紧贴在气管壁上、分泌物或呕吐物误吸、支气管痉挛等所致;②表现:轻者出现肺部啰音,重者出现呼吸困难、潮气量减低、气道阻力增高、发绀、心率加快、血压下降;③处理:一旦发现,立即报告医师并协助处理。

(3) 通气量不足:①原因:在麻醉期间或麻醉后,由麻醉药、麻醉性镇痛药和肌松药产生的中枢性或外周性呼吸抑制所致;②表现:$CO_2$潴留和/或低氧血症,血气分析示$PaCO_2>50mmHg$,$pH<7.30$;③处理:给予机械通气维持呼吸直至呼吸功能完全恢复;必要时遵医嘱给予拮抗药物。

(4) 低氧血症:①原因:吸入氧浓度过低、气道梗阻、弥散性缺氧、肺不张、肺水肿、误吸等;②表现:病人吸空气时,$SpO_2<90\%$,$PaO_2<60mmHg$或吸纯氧时$PaO_2<90mmHg$,呼吸急促、发绀、躁动不安、心动过速、心律失常、血压升高等;③处理:及时给氧,必要时行机械通气。

(5) 低血压:①原因:主要有麻醉过深、失血过多、过敏反应、肾上腺皮质功能低下、术中牵拉内脏等;②表现:麻醉期间收缩压下降超过基础值的30%或绝对值低于80mmHg。长时间严重低血压可致重要器官低灌注,并发代谢性酸中毒等;③处理:先减浅麻醉,补充血容量,彻底外科止血,必要时暂停手术操作,给予血管收缩药,待麻醉深度调整适宜、血压平稳后再继续手术。

(6) 高血压:①原因:除原发性高血压者外,多与麻醉浅、镇痛药用量不足、未能及时控制手术刺激引起的应激反应有关;②表现:麻醉期间收缩压高于160mmHg或收缩压高于基础值的30%;③处理:有高血压病史者,应在全麻诱导前静脉注射芬太尼,以减轻气管插管引起的心血管反应。术中根据手术刺激程度调节麻醉深度,必要时行控制性降压。

(7) 心律失常:①原因:因麻醉过浅、心肺疾病、麻醉药对心脏起搏系统的抑制、麻醉和手术造成的全身缺氧、心肌缺血而诱发;②表现:以窦性心动过速和房性期前收缩多见;③处理:保持麻醉深度适宜,维持血流动力学稳定,维持心肌氧供需平衡,处理相关诱因。

(8) 高热、抽搐和惊厥:①原因:可能与全身麻醉药引起中枢性体温调节失调有关,或与脑组织细胞代谢紊乱、病人体质有关。婴幼儿由于体温调节中枢尚未完全发育成熟,体温易受环境温度的影响,若高热处理不及时,可引起抽搐甚至惊厥。②处理:一旦发现体温升高,应积极进行物理降温,特别是头部降温,以防脑水肿。

### (二) 麻醉恢复期的护理

由于手术创伤、麻醉和疾病的共同影响,麻醉恢复期病人具有独特的病理生理特点和潜在的生命危险,需要有麻醉后监测治疗室(post-anesthesia care unit,PACU)和专业化训练的医务人员进行管理。某些危重病人则需直接送入重症监护室(ICU)恢复。麻醉后监测治疗主要是恢复病人的保护性反射,监护和治疗出现的生理功能紊乱,以保证病人生命体征的平稳,识别和及时处理麻醉和手术后并发症,降低病人的发病率和死亡率。

1. **病情观察**　苏醒前有专人护理,常规持续监测心电图、血压、呼吸频率和$SpO_2$,同时注意病人皮肤、口唇色泽及周围毛细血管床的反应,直至病人完全清醒,呼吸循环功能稳定。

2. **维护呼吸功能**　①常规给氧;②保持呼吸道通畅,包括术前应禁食、禁饮,术后应去枕平卧、头偏向一侧,及时清除口咽部分泌物,对于痰液黏稠、量多者,应鼓励有效咳痰,并使用抗生素、氨茶碱、皮质醇及雾化吸入等,帮助排痰和预防感染;③手术结束后,除意识障碍病人需带气管插管回病房外,一般应待病人意识恢复、拔除导管后送回病房。

气管插管的拔管条件为:①意识及肌力恢复,根据指令可睁眼、开口、舌外伸、握手等,上肢可抬高10s以上。②自主呼吸恢复良好,无呼吸困难表现。潮气量>5ml/kg;肺活量>15ml/kg;呼吸频率15次/min左右;最大吸气负压为$-25cmH_2O$;$PaCO_2<45mmHg$(6kPa);$PaO_2>60mmHg$(8kPa)(吸空气时);$PaO_2>300mmHg$(40kPa)(吸纯氧时)。③咽喉反射恢复。④鼻腔、口腔及气管内无分泌物。

3. **维持循环功能稳定** 麻醉恢复期间血压容易波动,体位变化也可影响循环功能。低血压的主要原因包括低血容量、静脉回流障碍、血管张力降低等;高血压常见原因有术后疼痛、尿潴留、低氧血症、高碳酸血症、颅内压增高等。应严密监测血压变化,出现异常时查明原因,对症处理。

4. **防止意外伤害** 病人苏醒过程中常出现躁动不安或幻觉,容易发生意外伤害。应注意适当防护,必要时加以约束,防止病人发生坠床、碰撞及不自觉地拔出输液或引流管等意外伤害。

5. **其他监护** 注意保暖,提高室温。保持静脉输液及各引流管通畅,记录苏醒期用药及引流量。严密观察有无术后出血,协助做某些项目的监测并记录。

6. **确定转出 PACU 时机** 根据麻醉恢复情况确定病人在 PACU 停留的时间,通常不应少于30min,除非有麻醉医师的特殊医嘱。转入普通病房的基本标准为:①意识完全清醒;②能维持气道通畅,气道保护性反射恢复,呼吸和氧合恢复至术前基础水平;③循环稳定,没有不明原因的心律不齐或严重的出血,心排血量能保证充分的外周灌注;④疼痛和术后恶心呕吐得到控制,并有转出 PACU 后的镇痛措施;⑤体温在正常范围内;⑥提出对术后氧疗和补液的建议;⑦已完善所有麻醉后苏醒与恢复早期的记录,包括从 PACU 转出的记录单,也可采用麻醉后评分法评定病人苏醒进展,确定病人是否能够转出 PACU。

## 知 识 拓 展

### Steward 苏醒评分表

| 病人状况 | 0分 | 1分 | 2分 |
|---|---|---|---|
| 清醒程度 | 对刺激无反应 | 对刺激有反应 | 完全清醒 |
| 呼吸通畅程度 | 呼吸道需予以支持 | 可自主维持呼吸道通畅 | 可按医师吩咐咳嗽 |
| 肢体活动程度 | 肢体无活动 | 肢体无意识活动 | 肢体能做有意识的活动 |

上述三项总分为 6 分,当病人评分>4 分时,可考虑转出 PACU。

### Aldrete 评分表

| 病人状况 | 0分 | 1分 | 2分 |
|---|---|---|---|
| 活动力 | 无法按指令移动肢体 | 按指令移动两个肢体 | 按指令移动四肢 |
| 呼吸 | 呼吸暂停 | 呼吸困难 | 能深呼吸和随意咳嗽 |
| 循环 | 全身血压波动幅度超过麻醉前水平的50% | 全身血压波动幅度超过麻醉前水平的20%~49% | 全身血压波动幅度超过麻醉前水平的20% |
| 意识 | 无反应 | 可唤醒 | 完全清醒 |
| $SpO_2$ | 即使辅助给氧仍<92% | 辅助给氧下维持>92% | 呼吸室内空气下>92% |

上述三项总分为 10 分,当病人评分>9 分时,可考虑转出 PACU。

### 麻醉后出院评分表(post anesthetic discharge scoring system, PADSS)

| 病人状况 | 0分 | 1分 | 2分 |
|---|---|---|---|
| 血压波动幅度 | >基础值的40% | <基础值的20%~40% | <基础值的20% |
| 活动能力 | 无法行走 | 需要帮助 | 步态稳定、无眩晕感与术前状态一致 |
| 术后恶心呕吐 | 重度,治疗无效 | 中度,治疗后控制 | 轻度,无须治疗 |
| VAS 疼痛评分 | 7~10 | 4~6 | 0~3 |
| 外科伤口出血情况 | 重度,敷料更换 3 次后仍然出血 | 中度,敷料更换 2 次后无继续出血 | 轻度,无须处理 |

上述五项总分为 10 分,当病人评分>9 分时,可考虑离开 PACU 出院。

Note:

**7. 安全转运病人**　在转运前应补足容量,轻柔、缓慢地搬动病人。转送过程中妥善固定各管道,防止脱出。有呕吐可能者,将其头偏向一侧;全麻未醒者,在人工辅助呼吸状态下转运;心脏及大手术、危重病人,在人工呼吸及监测循环、呼吸等生命体征状态下转运。

【护理评价】

通过治疗与护理,病人是否:①并发症得以预防,或得到及时发现和处理。②意外受伤得以预防,或得到及时发现和处理。

(路　潜)

---

### 思 考 题

1. 蒋女士,30 岁,在局部浸润麻醉下行"前臂纤维瘤切除术",局部注入利多卡因 300mg。注药后约 10min,病人出现眩晕、寒战、四肢抽搐、惊厥,继而出现呼吸困难、血压下降、心率减慢。

请问:

(1) 该病人目前主要的护理诊断/问题是什么?

(2) 发生该护理诊断/问题的原因有哪些? 如何进行护理?

2. 于先生,60 岁,在全麻下行"甲状腺癌切除术",术后清醒返回病房。约 30min 后出现呼吸急促,有鼾声,继之出现鼻翼扇动、三凹征。

请问:

(1) 该病人目前主要的护理诊断/问题是什么?

(2) 发生该护理诊断/问题的原因有哪些? 如何进行护理?

URSING

第七章

# 手术前后病人的护理

07章　数字内容

---- 学 习 目 标 ----

知识目标：
1. 掌握围术期概念、术前呼吸道和消化道准备、手术区皮肤准备、术后体位要求、术后病情观察、术后引流管护理、手术伤口护理、术后不适护理和术后并发症的护理。
2. 熟悉手术分类、手术前后的心理护理、术前特殊准备与护理。
3. 了解手术前后的健康教育。

能力目标：
能运用护理程序对围术期病人实施整体护理。

素质目标：
具有关心手术病人心理和尊重手术病人隐私的态度和行为。

手术是治疗外科疾病的重要手段,但麻醉、手术创伤也会加重病人的生理和心理负担,导致并发症、后遗症等不良后果。为获得良好的手术效果,除正确的手术操作外,还需要在手术前、中、后3个阶段进行精心的护理。重视围术期护理是使病人手术耐受性增加、获得最佳手术治疗效果的重要保证,也有助于预防和减少术后并发症,促进早日康复,使病人重返家庭和社会。

 ──────────── 导入情境与思考 ────────────

张先生,52 岁,病人半个月前无明显诱因出现进食时哽咽感,早期进食干燥食物尤为明显,近日出现饮水呛咳,声音嘶哑。经检查诊断为食管癌。该病人既往有高血压和糖尿病,长期服用降压和降糖药物。体格检查:T 36.5℃,P 72 次/min,R 21 次/min,BP 140/90mmHg,营养中等,神清合作,浅表淋巴结无肿大,心肺腹检查无异常。

请思考:

(1) 针对该病人应该从哪几个方面进行护理评估?

(2) 该病人手术前需要提供哪些护理措施?

# 第一节　概　　述

（一）围术期的概念

围术期(perioperative period)是指从确定手术治疗时起,至与这次手术有关的治疗基本结束为止的一段时间。它包括手术前期、手术期、手术后期3个阶段:①手术前期:从病人决定接受手术到将病人送至手术台;②手术期:从病人被送至手术台到病人手术后被送入复苏室(观察室)或外科病房;③手术后期:从病人被送到复苏室或外科病房至病人出院或继续追踪。

围术期护理(perioperative nursing care)是指在围术期为病人提供全程、整体的护理。旨在加强术前至术后整个治疗期间病人的身心护理,通过全面评估,充分做好术前准备,并采取有效措施维护机体功能,提高手术安全性,减少术后并发症,促进病人康复。围术期护理也包括3个阶段,每个阶段护理工作重点不同:①手术前期:系统评估病人各器官功能和心理状况,发现潜在的危险因素,充分做好准备。②手术期:主要是由手术室护士完成,包括手术环境的准备、手术中病人的护理和麻醉病人的护理。③手术后期:解除病人术后不适,防治并发症,促进病人早日康复。

（二）手术分类

**1. 按手术目的分类**

(1) 诊断性手术:以明确诊断为目的,如活体组织检查、开腹探查术等。

(2) 根治性手术:以彻底治愈疾病为目的。

(3) 姑息性手术:以减轻症状为目的,用于条件限制而不能行根治性手术时,如晚期胃窦癌行胃空肠吻合术,以解除幽门梗阻症状,但不切除肿瘤。

**2. 按手术时限分类**

(1) 急症手术(emergency operation):病情危急,需要在最短时间内进行必要的准备后迅速实施手术,以抢救病人生命。如外伤性肝、脾破裂和肠破裂、胸腹腔大血管破裂等。

(2) 限期手术(confine operation):手术时间可以选择,但有一定限度,不宜过久以免延误手术时机,应在限定的时间内做好术前准备。如各种恶性肿瘤的根治术、已用碘剂做术前准备的针对甲亢的甲状腺大部切除术等。

(3) 择期手术(selective operation):手术时间没有期限的限制,可在充分的术前准备后进行手术。如一般的良性肿瘤切除术、腹股沟疝修补术等。

手术的具体种类取决于疾病当时的情况,同一种外科疾病的不同发展阶段手术种类可能会不同。

Note:

如单纯胆囊结石是择期手术,但若同时并发急性胆囊炎,则变成急症手术;胃溃疡是择期手术,但若发生癌变,就成了限期手术,若并发急性穿孔、腹膜炎,则成为急症手术。

# 第二节 手术前病人的护理

手术前要充分评估病人的情况,不仅要关注疾病本身,还要详细了解病人的全身情况,评估手术风险因素,包括可能影响整个病程的潜在因素,如循环、呼吸、消化、泌尿、内分泌、血液、免疫等系统的功能及营养、心理状态等。因此,需详细询问病史,进行全面的体格检查,了解各项辅助检查结果,以准确估计病人的手术耐受力,同时发现问题,在术前予以纠正,术后加以防治。

【护理评估】

(一) 健康史

重点了解与本次疾病有关或可能影响病人手术耐受力及预后的病史:

1. **一般情况** 性别、年龄、职业、生活习惯、烟酒嗜好等。

2. **现病史** 自患病以来健康问题发生、发展及应对过程。

3. **既往史** 如各系统伴随疾病、过敏史、外伤手术史等。

4. **用药史** 如抗凝药、抗生素、镇静药、降压药、利尿剂、皮质激素、甾类化合物(类固醇)等的使用情况及不良反应。

5. **月经、婚育史**:如女性病人的月经情况,包括初潮年龄、月经周期、绝经年龄;婚育史主要包括初婚年龄、婚次,女性病人还包括妊娠次数、流产次数和生产次数等情况。

6. **家族史** 家庭成员有无同类疾病、遗传病史等。

(二) 身体状况

1. **主要器官及系统功能状况**

(1) 循环系统:脉搏速率、节律和强度;血压;皮肤色泽、温度及有无水肿;体表血管有无异常,有无颈静脉怒张和四肢浅静脉曲张;有无心肌炎、心脏瓣膜疾病、心绞痛、心肌梗死、心力衰竭。

(2) 呼吸系统:胸廓形状;呼吸频率、深度、节律和形态(胸式/腹式呼吸);呼吸运动是否对称;有无呼吸困难、发绀、咳嗽、咳痰、哮鸣音、胸痛等;有无肺炎、肺结核、支气管扩张、慢性阻塞性肺病或长期吸烟史。

(3) 泌尿系统:有无排尿困难、尿频、尿急;尿液的量、颜色、透明度及比重;有无肾功能不全、前列腺增生或急性肾炎。

(4) 神经系统:有无头晕、头痛、眩晕、耳鸣、瞳孔不对等或步态不稳;有无意识障碍或颅内高压。

(5) 血液系统:有无牙龈出血、皮下紫癜或外伤后出血不止。

(6) 消化系统:有无黄疸、腹水、呕血、黑便、肝掌、蜘蛛痣等症状或体征,并通过实验室检查评估肝功能,了解有无增加手术危险性的因素,如肝功能不全和肝硬化等。

(7) 内分泌系统:有无甲状腺功能亢进、糖尿病及肾上腺皮质功能不全。

2. **辅助检查** 了解实验室各项检查结果,如血、尿、大便三大常规和血生化检查结果,了解 X 线、超声、CT 及 MRI 等影像学检查结果,以及心电图、内镜检查报告和特殊检查结果。

3. **手术耐受力** 评估病人的手术耐受力。①耐受良好:全身情况较好、无重要内脏器官功能损害、疾病对全身影响较小者;②耐受不良:全身情况不良、重要内脏器官功能损害较严重,疾病对全身影响明显、手术损害大者。

(三) 心理-社会状况

病人手术前难免有紧张、恐惧等情绪,或对手术及预后有多种顾虑,医护人员应给予鼓励和关怀,耐心解释手术的必要性及可能取得的效果、手术的危险性及可能发生的并发症,以及清醒状态下施行手术因体位造成的不适等,使病人以积极的心态配合手术和术后治疗与护理。另外,还要了解家庭成员、单位同事对病人的关心及支持程度;了解家庭的经济承受能力等。

【常见护理诊断/问题】

1. **焦虑与恐惧**　与罹患疾病、接受麻醉和手术、担心预后及住院费用高、医院环境陌生等有关。
2. **营养失调:低于机体需要量**　与疾病消耗、营养摄入不足或机体分解代谢增强等有关。
3. **睡眠型态紊乱**　与疾病导致的不适、环境改变和担忧有关。
4. **知识缺乏**:缺乏手术、麻醉相关知识及术前准备知识。
5. **体液不足**　与疾病所致体液丢失、液体摄入量不足或体液在体内分布转移等有关。

【护理目标】

1. 病人情绪平稳,能配合各项检查和治疗。
2. 病人营养素摄入充分、营养状态改善。
3. 病人安静入睡,休息充分。
4. 病人对疾病有充分认识,能说出治疗及护理的相关知识及配合要点。
5. 病人体液得以维持平衡,无水、电解质及酸碱平衡失调,主要脏器灌注良好。

【护理措施】

（一）心理护理

1. **建立良好的护患关系**　了解病人病情及需要,给予解释和安慰。通过适当的沟通技巧,取得病人信任,对待病人态度礼貌温和,尊重病人的权利和人格,为病人营造一个安全舒适的术前环境。

2. **心理支持和疏导**　鼓励病人表达感受,倾听其诉说,帮助病人宣泄恐惧、焦虑等不良情绪;耐心解释手术的必要性,介绍医院技术水平及手术成功病例,增强病人对治疗成功的信心;动员病人的社会支持系统,使其感受到被关心和重视。

3. **认知干预**　帮助病人正确认识病情,指导病人提高认知和应对能力,积极配合治疗和护理。

4. **健康教育**　帮助病人认识疾病、手术的相关知识及术后用药的注意事项,向病人说明术前准备的必要性,逐步掌握术后配合技巧及康复知识,使病人对手术的风险及可能出现的并发症有足够的认识及心理准备。

（二）一般准备与护理

1. **饮食和休息**　加强饮食指导,鼓励摄入营养丰富、易消化的食物。消除引起不良睡眠的诱因,创造安静舒适的环境,告知放松技巧,促进病人睡眠。病情允许者,适当增加白天活动,必要时遵医嘱予以镇静安眠药。

2. **适应性训练**　①指导病人床上使用便盆,以适应术后床上排尿和排便;②教会病人自行调整卧位和床上翻身,以适应术后体位的变化;③部分病人还应指导其进行手术体位训练。

3. **配血和补液**　拟行大、中手术前,遵医嘱做好血型鉴定和交叉配血试验,备好一定数量的浓缩红细胞或血浆。凡有水、电解质及酸碱平衡失调或贫血、低蛋白血症者,术前予以纠正。

4. **术前检查**　遵医嘱协助病人完成术前各项心、肺、肝、肾功能及凝血时间、凝血酶原时间、血小板计数等检查,必要时监测有关凝血因子。

5. **预防感染**　术前应采取措施增强病人的体质,及时处理已知感染灶,避免与其他感染者接触,严格遵循无菌技术原则,遵医嘱合理应用抗生素。预防性抗生素适用于:①涉及感染灶或切口接近感染区域的手术;②开放性创伤、创面已污染、创伤至实施清创的间隔时间长或难以彻底清创者;③操作时间长、创面大的手术;④胃肠道手术;⑤癌肿手术;⑥涉及大血管的手术;⑦植入人工制品的手术;⑧器官移植术。预防性使用抗生素的给药方法:术前0.5~2h内,或麻醉开始时首次给药;手术时间超过

3h 或失血量大于 1 500ml,术中可给予第二剂;总预防用药时间一般不超过 24h,个别情况可延长至 48h。

6. **呼吸道准备** ①戒烟:吸烟者术前 2 周戒烟,防止呼吸道分泌物过多引起窒息。②深呼吸运动:指导胸部手术病人进行腹式呼吸训练,具体方法是先用鼻深吸气,尽量使腹部隆起,坚持 3~5s,呼气时缩唇,气体经口缓慢呼出。对腹部手术者,指导其进行胸式呼吸训练,胸式呼吸只是肋骨上下运动及胸部微微扩张,具体做法是先用鼻深吸气,使胸部隆起,略微停顿,然后由口呼气。③有效咳嗽:指导病人取坐位或半坐卧位,咳嗽时将双手交叉,手掌根部放在切口两侧,向切口方向按压,以保护伤口,先轻轻咳嗽几次,使痰松动,然后再深吸气后用力咳嗽,排出痰液。对于痰液黏稠病人,可采用雾化吸入,或服用药物使痰液稀薄,利于咳出。④控制感染:已有呼吸道感染者,术前给予有效治疗。

7. **胃肠道准备** ①除合并胃排空延迟、胃肠蠕动异常和急诊手术等病人外,目前提倡禁饮时间延后至术前 2h,禁食时间延后至术前 6h。②术前一般不限制饮食种类。普通消化道手术者,术前 1~2d 开始进流质饮食;有幽门梗阻的病人,需在术前洗胃;结直肠手术者,根据情况在术前 1d 及手术当天清晨行清洁灌肠或结肠灌洗,并于术前 2~3d 开始进流食、口服肠道抑菌药物,以减少术后并发感染的机会。③术前一般无须放置胃管,但消化道手术或某些特殊疾病(如急性弥漫性腹膜炎、急性胰腺炎等),应放置胃管。

8. **手术区皮肤准备**

(1) 洗浴:术前 1d 下午或晚上,清洁皮肤。细菌栖居密度较高的部位(如手、足),或不能接受强刺激消毒剂的部位(如面部、会阴部),术前可用氯己定(洗必泰)反复清洗。腹部手术者应注意脐部清洁。若皮肤上有油脂或胶布粘贴的残迹,用松节油或 75%乙醇溶液擦净。

(2) 备皮:手术区域若毛发细小,可不必剃毛;若毛发影响手术操作,手术前应予剃除。手术区皮肤准备范围包括切口周围至少 15cm 的区域,不同手术部位的皮肤准备范围可见表 7-1 和图 7-1。

9. **术日晨护理** ①认真检查、确定各项准备工作的落实情况;②体温升高或女性病人月经来潮时,应延迟手术;③进入手术室前,指导病人排尽尿液;预计手术时间将持续 4h 以上及接受下腹部或盆腔内手术者,留置导尿管;④胃肠道及上腹部手术者,留置胃管;⑤遵医嘱予以术前用药;⑥拭去指甲油、口红等化妆品,取下活动性义齿、眼镜、发夹、手表、首饰和其他贵重物品;⑦备好手术需要的病历、影像学资料(X 线、CT 等)、特殊用药或物品等,随病人带入手术室;⑧与手术室接诊人员仔细核对病人、手术标记、手术部位及名称等,做好交接;⑨根据手术类型及麻醉方式准备麻醉床,备好床旁用物,如负压吸引装置、输液架、心电监护仪、吸氧装置等。

表 7-1　常用手术皮肤准备的范围

| 手术部位 | 备皮范围 |
| --- | --- |
| 颅脑手术 | 剃除全部头发及颈部毛发、保留眉毛 |
| 颈部手术 | 上自唇下,下至乳头水平线,两侧至斜方肌前缘 |
| 胸部手术 | 上自锁骨上及肩上,下至脐水平,包括患侧上臂和腋下,胸背均超过中线 5cm 以上 |
| 上腹部手术 | 上自乳头水平,下至耻骨联合,两侧至腋后线 |
| 下腹部手术 | 上自剑突,下至大腿上 1/3 前内侧及会阴部,两侧至腋后线,剃除阴毛 |
| 腹股沟手术 | 上自脐平线,下至大腿上 1/3 内侧,两侧至腋后线,包括会阴部,剔除阴毛 |
| 肾手术 | 上自乳头平线,下至耻骨联合,前后均过正中线 |
| 会阴部及肛门手术 | 上自髂前上棘,下至大腿上 1/3,包括会阴部及臀部,剔除阴毛 |
| 四肢手术 | 以切口为中心包括上、下方各 20cm 以上,一般超过远、近端关节或为整个肢体 |

Note:

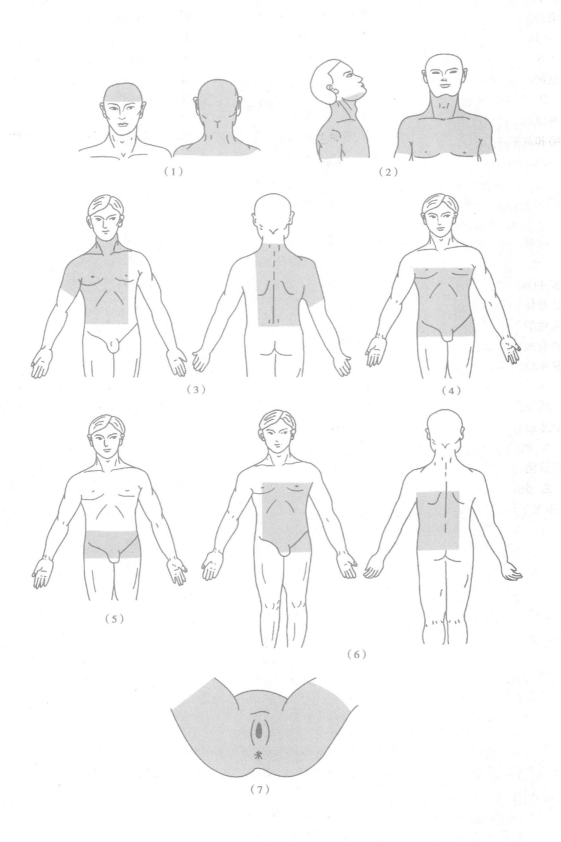

（1）

（2）

（3）

（4）

（5）

（6）

（7）

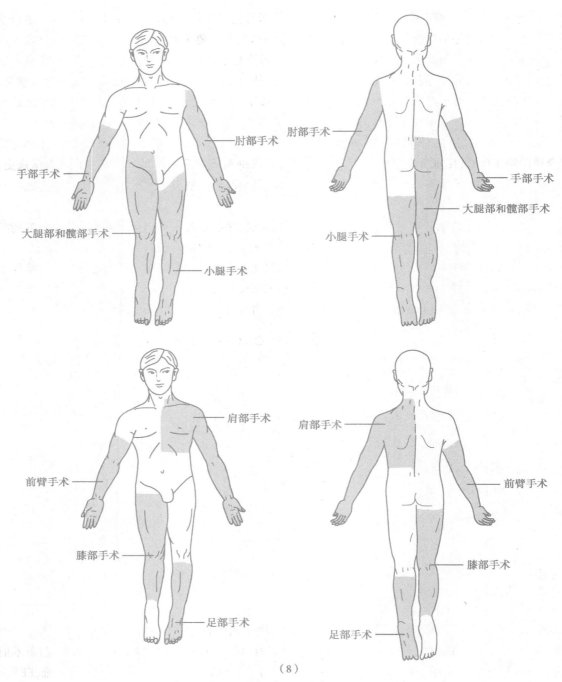

（8）

图 7-1　**各部位手术皮肤准备范围**
（1）颅脑手术；（2）颈部手术；（3）胸部手术（右）；（4）腹部手术；（5）腹股沟手术；（6）肾手术；（7）会阴部及肛门手术；
（8）四肢手术。

（三）特殊准备与护理

1. **急症手术**　在最短时间内做好急救处理的同时进行必要的术前准备，如立即输液，改善水、电解质及酸碱平衡失调状况。若病人处于休克状态，立即建立 2 条以上静脉通道，迅速补充血容量；尽快处理外伤伤口等。

2. **微创手术**　除了常规术前准备外，腹腔镜术前要注意脐部的清洁程度，术前可采用无刺激的植物润肤油软化脐部污垢，再用肥皂水或者沐浴液清洁脐孔，最后用温水清洗擦干；胸腔镜术前要指导病人进行呼吸功能锻炼。

Note:

3. **营养不良** 实验室检查评估病人营养状况的指标包括血清中白蛋白、转铁蛋白、前白蛋白水平等。营养状况的评估应包括病人详尽的病史、体格检查,尤其要关注病人食欲、营养吸收以及发病以来的体重变化等。营养不良病人常伴低蛋白血症,可引起组织水肿,影响愈合;此外,营养不良者抵抗力低下,易并发感染。因此,术前尽可能行肠内或肠外营养支持,以利于术后组织修复和创口愈合,提高机体抵抗力。对于严重营养不良的病人,应当予以适当的营养支持改善病人的营养状况之后再施行手术治疗。

4. **高血压** 血压在160/100mmHg以下者可不做特殊准备。若血压高于180/100mmHg,术前应选用合适的降压药物,使血压稳定在一定的水平,但不要求降至正常后才做手术。若原有高血压病史,在进入手术室时血压急骤升高者,应及时告知手术医师和麻醉师,根据病情和手术性质决定实施或延期手术。

5. **心脏疾病** 伴有心脏疾病的病人,实施手术的死亡率明显高于非心脏病者,需要对心脏危险因素进行评估和处理,常用Goldman指数评估心源性死亡的危险性和危及生命的心脏并发症(表7-2)。对于年龄≥40岁,施行非心脏手术的病人,心源性死亡的危险性和危及生命的心脏并发症发生率随总得分的增加而升高。0~5分,危险性<1%;6~12分,危险性7%;13~25分,危险性13%,死亡率2%;>26分,危险性78%,死亡率56%,只宜实施急症手术。

表7-2 心脏病人手术风险Goldman指数评分

| 临床情况 | 得分 |
|---|---|
| 第二心音奔马律或高静脉压 | 11 |
| 心肌梗死发病<6个月 | 10 |
| 任何心电图>5个室性期前收缩/min | 7 |
| 最近心电图有非窦性节律或心房期前收缩 | 7 |
| 年龄>70岁 | 5 |
| 急症手术 | 4 |
| 胸腔、腹腔、主动脉手术 | 3 |
| 显著主动脉瓣狭窄 | 3 |
| 总体健康状态差 | 3 |

6. **肺功能障碍** 肺部疾病或预期实施肺切除术、食管或纵隔肿瘤切除术者,术前应评估肺功能。当$PaO_2<60mmHg$和$PaCO_2>45mmHg$,易引起肺部并发症;红细胞增多可能提示慢性低氧血症;若术前肺功能显示,第1s最大呼气量(forced expiratory volume in 1s,$FEV_1$)<2L时,可能发生呼吸困难,$FEV_1<$50%,提示重度肺功能不全,需要术后特殊监护和机械通气;针对急性呼吸系统感染者,若为择期手术应推迟至治愈后1~2周再行手术。若为急症手术,需用抗生素并避免吸入麻醉;重度肺功能不全并发感染者,必须采取积极措施改善其呼吸功能,待感染控制后再施行手术。如果病人每日吸烟超过10支,戒烟极为重要。戒烟1~2周,黏膜纤毛功能可恢复,痰量减少;戒烟6周,可以改善肺活量。术前鼓励病人呼吸训练,增加功能残气量,可以减少肺部并发症。

7. **肝脏疾病** 手术创伤和麻醉都将加重肝脏负荷。术前做各项肝功能检查,了解病人术前肝功能情况。肝功能轻度损害者一般不影响手术耐受力;肝功能损害严重或濒于失代偿者,如有营养不良、腹水、黄疸等,或急性肝炎者,手术耐受力明显减弱,除急症抢救外,一般不宜手术。

8. **肾脏疾病** 麻醉、手术创伤等都会加重肾负担。术前完善各项肾功能检查,了解病人术前肾功能情况。依据24h内肌酐清除率和血尿素氮测定值可将肾功能损害分为轻度、中度、重度3度(表

7-3）。轻、中度肾功能损害者,经过适当的内科处理多能较好地耐受手术;重度损害者需在有效透析治疗后才可耐受手术,但手术前应最大限度地改善肾功能。

表 7-3　肾功能损害程度

| 测定法 | 轻度 | 中度 | 重度 |
| --- | --- | --- | --- |
| 24h 肌酐清除率 | 51~80ml/min | 21~50ml/min | <20ml/min |
| 血尿素氮 | 7.5~14.3mmol/L | 14.6~25.0mmol/L | 25.3~35.7mmol/L |

**9. 糖尿病**　糖尿病病人易发生感染,术前应积极控制血糖及相关并发症(如心血管和肾病变)。①饮食控制血糖者,术前不需特殊准备;②口服降糖药者,应继续服用降糖药至手术前 1d 晚上,如果服用长效降糖药,应在术前 2~3d 停服;③平时用胰岛素注射者,术前应维持正常糖代谢,在手术日晨停用胰岛素;④禁食者需静脉输注葡萄糖加胰岛素维持血糖在正常或轻度升高状态(5.6~11.2mmol/L);⑤伴有酮症酸中毒者如需接受急诊手术,应尽可能纠正酸中毒、血容量不足和水、电解质紊乱。糖尿病病人在术中应根据血糖监测结果,静脉滴注胰岛素控制血糖。严重的、未被认识的低血糖危险性更大。近年来,重症病人的血糖控制和强化胰岛素治疗已受广泛重视,围术期将血糖控制在 7.77~9.99mmol/L 是比较理想的范围。

**10. 妊娠**　妊娠病人患外科疾病需行手术治疗时,须将外科疾病对母体及胎儿的影响放在首位。如妊娠合并阑尾穿孔,胎儿病死率为 8.7%;并发弥漫性腹膜炎的妊娠晚期病人全部早产,胎儿病死率约为 35.7%。如果手术时机可以选择,妊娠中期相对安全。如果时间允许,术前应尽可能全面检查各系统、器官功能,特别是心、肾、肝、肺等功能,发现异常,术前应尽量纠正。需禁食时,从静脉补充营养,尤其是氨基酸和糖类,以保证胎儿的正常发育。确有必要时,允许行放射线检查,但必须加强必要的保护性措施,尽量使辐射剂量低于 0.05~0.1Gy。为治疗外科疾病而必须使用药物时,尽量选择对孕妇、胎儿安全性较高的药物,如镇痛药吗啡对胎儿呼吸有持久的抑制作用,可用哌替啶代替,但应控制剂量,且分娩前 2~4h 内不用。

**11. 凝血功能障碍**　病人凝血功能障碍可能引起术中出血或术后血栓形成,除常规检查凝血功能外,还需询问病人及家属有无出血或血栓栓塞史,是否有出血倾向的表现,是否服用抗凝药物。如确定有凝血功能障碍,遵医嘱做相应的处理,如输注血小板或使用抗凝药物。对于使用抗凝药物者,应注意:①监测凝血功能。②术前 7d 停用阿司匹林,术前 2~3d 停用非甾体药物(如布洛芬),术前 10d 停用抗血小板药(如噻氯匹定和氯吡格雷)。③术前使用华法林抗凝者,只要国际标准化比值维持在接近正常的水平,小手术可安全施行;大手术前 4~7d 停用华法林,但是血栓栓塞的高危病人在此期间应继续使用肝素。④择期大手术病人在手术前 12h 内不使用大剂量低分子肝素,4h 内不使用大剂量普通肝素;心脏外科病人手术 24h 内不用低分子肝素。⑤在抗凝治疗期间需急诊手术者,一般需停止抗凝治疗,用肝素抗凝者,可用鱼精蛋白拮抗;用华法林抗凝者,可用维生素 K 和/或血浆或凝血因子制剂拮抗。

**（四）健康教育**

健康教育的内容包括:①告知病人疾病相关的知识,使之理解手术的必要性;②告知麻醉、手术的相关知识,使之掌握术前准备的具体内容;③术前加强营养,注意休息和活动,提高抗感染能力;④注意保暖,预防上呼吸道感染;⑤戒烟,早晚刷牙,饭后漱口,保持口腔卫生;⑥指导病人进行术前适应性锻炼,包括呼吸功能锻炼、床上活动、床上使用便盆等,必要时需进行手术体位训练。

**【护理评价】**

通过治疗与护理,病人是否:①情绪及心理状态平稳;②营养不良得以纠正;③睡眠良好;④对疾病有充分认识,能说出治疗及护理的相关知识及配合要点;⑤体液维持平衡,主要脏器功能处于良好状态。

Note:

知 识 扩 展

**加速康复外科中国专家共识及路径管理指南（2018版）**
**——术前禁食禁饮部分解读**

传统观点认为，术前10~12h应开始禁食，结直肠手术禁食时间可能更长。相关研究表明缩短术前禁食时间，有利于减少手术前病人的口渴、饥饿、紧张、烦躁等不良反应，有利于减少术后胰岛素抵抗，缓解分解代谢，甚至可以缩短术后住院时间。除合并胃排空延迟、胃肠蠕动异常和急诊手术等病人外，目前提倡禁饮时间延后至术前2h，之前可口服饮料，包括清水、糖水、无渣果汁、碳酸类饮料、清茶及黑咖啡（不含奶），不包括含酒精类饮品；禁食时间延后至术前6h，之前可进食淀粉类固体食物（牛奶等乳制品的胃排空时间与固体食物相当），但油炸、脂肪及肉类食物则需要更长的禁食时间。术前推荐口服含碳水化合物的饮品，通常是在术前10h给予病人饮用12.5%的碳水化合物饮品800ml，术前2h饮用≤400ml。

# 第三节 手术后病人的护理

手术损伤可导致病人防御能力下降，术后伤口疼痛、禁食及应激反应等均可加重病人的生理、心理负担，不仅可能影响创伤愈合和康复过程，而且可能导致多种并发症的发生。手术后病人的护理重点是防治并发症，减少痛苦与不适，尽快恢复生理功能，促进康复。

【护理评估】

（一）术中情况

了解手术方式和麻醉类型，手术过程是否顺利，术中出血、输血、补液量以及留置引流管的情况等，以判断手术创伤大小及对机体的影响。

（二）身体状况

1. **一般状况** 评估病人的体温、脉搏、呼吸、血压，同时观察意识状态。

2. **伤口状况** 了解伤口部位及敷料包扎情况，有无渗血、渗液。

3. **引流管** 了解引流管种类、数量、位置及作用，引流是否通畅，引流液的颜色、性状和量等。

4. **肢体功能** 了解术后肢体感知觉恢复情况及四肢活动度。

5. **24h出入量** 评估术后病人尿量、各种引流的丢失量、失血量及术后补液量和种类等。

6. **营养状态** 评估术后病人每日摄入营养素的种类、量和途径，了解术后体重变化。

7. **术后不适** 了解有无伤口疼痛或术后活动性疼痛、恶心、呕吐、腹胀、呃逆、尿潴留等术后不适及不适的程度。

8. **术后并发症** 评估有无术后出血、感染、伤口裂开、深静脉血栓形成等并发症及危险因素。

9. **辅助检查** 了解血常规、尿常规、生化检查、血气分析等实验室结果，尤其注意尿比重、血清电解质、血清白蛋白及转铁蛋白的变化。

（三）心理-社会状况

评估术后病人及家属对手术的认识和看法，了解病人术后的心理感受，进一步评估有无引起术后心理变化的原因：①担心不良的病理检查结果、预后差或危及生命；②手术致正常生理结构和功能改变，担忧手术对今后生活、工作及社交带来不利影响，如截肢、结肠造口等；③术后出现伤口疼痛等各种不适；④身体恢复缓慢，出现并发症；⑤担忧住院费用昂贵，经济能力难以维持后续治疗。

Note:

【常见护理诊断/问题】

1. **急性疼痛** 与手术创伤、特殊体位等因素有关。
2. **舒适度减弱** 与手术后卧床、留置各类导管和创伤性反应有关。
3. **有体液不足的危险** 与手术导致失血、体液丢失、禁食禁饮、液体量补充不足有关。
4. **低效性呼吸型态** 与术后卧床、活动量少、伤口疼痛、呼吸运动受限等有关。
5. **营养失调：低于机体需要量** 与术后禁食、创伤后机体代谢率增高有关。
6. **焦虑与恐惧** 与术后不适、预后差及住院费用等有关。
7. **潜在并发症**：术后出血、伤口感染或裂开、肺部感染、泌尿系统感染或深静脉血栓形成等。

【护理目标】

1. 病人主诉疼痛减轻或缓解。
2. 病人术后不适程度减轻。
3. 病人体液平衡得以维持，循环系统功能稳定。
4. 病人术后呼吸功能改善，血氧饱和度维持在正常范围。
5. 病人术后营养状况得以维持或改善。
6. 病人情绪稳定，能主动配合术后治疗和护理。
7. 病人术后并发症得以预防，或得到及时发现和处理。

【护理措施】

（一）一般护理

1. **安置病人** ①与麻醉师和手术室护士做好床旁交接；②搬运病人时动作轻稳，注意保护头部、手术部位、各引流管和输液管道；③正确连接并固定各引流装置；④检查输液是否通畅；⑤遵医嘱给氧；⑥注意保暖，但避免贴身放置热水袋，以免烫伤。

2. **体位** 根据麻醉类型及手术方式安置病人体位。全麻未清醒者，取平卧位，头偏向一侧，使口腔分泌物或呕吐物易于流出，避免误吸。蛛网膜下隙阻滞麻醉者，应去枕平卧或头低卧位 6~8h，防止脑脊液外渗而致头痛。硬脊膜外阻滞麻醉者平卧 4~6h 后、局部麻醉及全身麻醉清醒者，可根据手术部位及病人状况调整体位：①颅脑手术者，如无休克或昏迷，可取 15°~30° 头高脚低斜坡卧位；②颈、胸部手术者，取高半坐卧位，以利呼吸和引流；③腹部手术者，取低半坐卧位或斜坡卧位，以减少腹壁张力，便于引流，并可使腹腔渗血渗液流入盆腔，避免形成膈下脓肿；④脊柱或臀部手术者，取俯卧或仰卧位；⑤腹腔内有污染者，在病情许可的情况下，尽早改为半坐位或头高脚低位；⑥休克病人，应取下肢抬高 15°~20°，头部和躯干抬高 20°~30° 的特殊体位；⑦肥胖病人取侧卧位，以利呼吸和静脉回流。

3. **病情观察**

（1）生命体征及意识：中、小型手术病人，手术当日每小时测量 1 次脉搏、呼吸、血压，监测 6~8h 至生命体征平稳。对大手术、全麻及危重病人，必须密切观察；每 15~30min 测量 1 次脉搏、呼吸、血压及瞳孔、神志，直至病情稳定，随后可改为每小时测量 1 次或遵医嘱定时测量，并做好记录。

（2）中心静脉压：如果手术中有大量血液、体液丢失，在术后早期应监测中心静脉压。

（3）出入量：对于中等及较大手术，术后继续详细记录 24h 出入量；对于病情复杂的危重病人，留置尿管，观察并记录每小时尿量。

（4）其他：特殊监测项目需根据原发病及手术情况而定。呼吸功能或心脏功能不全者可采用 Swan-Ganz 导管以监测肺动脉压、肺动脉楔压及混合静脉血氧分压等；胰岛素瘤病人术后需定时监测血糖、尿糖；颅脑手术后病人监测颅内压及苏醒程度；血管疾病病人术后定时监测指/趾端末梢循环状况等。

**4. 静脉补液**　由于手术野的不显性液体丢失、手术创伤及术后禁食等原因,术后病人多需接受静脉输液直至恢复进食。术后输液的量、成分和输注速度,取决于手术的大小、器官功能状态和疾病严重程度。必要时遵医嘱输注血浆、浓缩红细胞等,以维持有效循环血量。

**5. 饮食护理**

（1）非腹部手术:视手术大小、麻醉方法及病人的全身反应而定。体表或肢体的手术,全身反应较轻者,术后即可进食;手术范围较大,全身反应明显者,待反应消失后方可进食。局部麻醉者,若无任何不适,术后即可进食。椎管内麻醉者,若无恶心、呕吐,术后 3~6h 可进食;全身麻醉者,应待麻醉清醒,无恶心、呕吐后方可进食。一般先给予流质,以后逐步过渡到半流质或普食。

（2）腹部手术:尤其消化道手术后,一般需禁食 24~48h,待肠道蠕动恢复、肛门排气后开始进食少量流质,逐步递增至全量流质,至第 5~6d 进食半流质,第 7~9d 可过渡到软食,第 10~12d 开始普食。术后空肠造口的营养管可在术后第 2d 滴入营养液。大约在术后 3 周,造口的导管需待内脏与脏膜之间形成牢靠的粘连方可拔除。

**6. 休息与活动**　早期活动有利于增加肺活量、减少肺部并发症、改善血液循环、促进伤口愈合、预防深静脉血栓形成、促进肠蠕动恢复及减少尿潴留的发生。原则上应早期床上活动,争取在短期内下床活动。病人麻醉清醒后即可鼓励病人在床上做深呼吸、间歇翻身、四肢主动活动及被动活动等。活动时,固定好各导管,防跌倒,并予以协助。有特殊制动要求(如脊柱手术后)、休克、心力衰竭、严重感染、出血及极度衰弱的手术病人则不宜早期活动。

**7. 引流管护理**　区分各引流管放置的部位和作用,并做好标记,妥善固定。保持引流通畅,若引流液黏稠,可通过负压吸引防止管道堵塞;术后经常检查引流管有无扭曲、压迫或堵塞。观察并记录引流液的量、性状和颜色,如有异常及时通知医师。如使用引流瓶,注意无菌操作,每日更换。熟悉各类引流管的拔管指征。

**8. 手术伤口护理**　观察伤口有无渗血、渗液,伤口及周围皮肤有无发红及伤口愈合情况,及时发现伤口感染、伤口裂开等异常。保持伤口敷料清洁干燥,并注意观察术后伤口包扎是否限制胸、腹部呼吸运动或指/趾端血液循环。对躁动、昏迷病人及不合作患儿,可适当使用约束带并防止敷料脱落。

（1）外科手术切口的分类

1）清洁切口(Ⅰ类切口):缝合的无菌切口,如甲状腺大切除术等。

2）可能污染切口(Ⅱ类切口):指手术时可能带有污染的缝合切口,如胃大部切除术等。不容易彻底消毒的皮肤部位,6h 内伤口经过清创术缝合,新缝合的切口再度切开者,也属此类。

3）污染切口(Ⅲ类切口):指邻近感染区或组织直接暴露于污染或感染物的切口,如阑尾炎穿孔的阑尾切除术、肠梗阻坏死的手术等。

（2）切口愈合等级

1）甲级愈合:用"甲"字代表,指愈合良好,无不良反应。

2）乙级愈合:用"乙"字代表,指愈合处有炎症反应,如红肿、硬结、血肿、积液等,但未化脓。

3）丙级愈合:用"丙"字代表,指切口化脓,需要做切开引流等处理。

按照上述分类、分级方法记录切口的愈合。如"Ⅰ/甲"(即清洁切口甲级愈合)或"Ⅱ/乙"等;当切口处理不当时,Ⅰ类切口亦可成为丙级愈合,相反,Ⅲ类切口处理恰当,也可能得到甲级愈合,记为"Ⅲ/甲"。

（3）缝线拆除时间:根据切口部位、局部血液供应情况和病人年龄、营养状况决定。一般头、面、颈部为术后 4~5d 拆除,下腹部、会阴部为术后 6~7d 拆除,胸部、上腹部、背部和臀部为术后 7~9d 拆除,四肢为术后 10~12d(近关节处可适当延长)拆除,减张缝线为术后 14d 拆除。青少年病人拆线时间可以适当缩短,年老、营养不良者拆线时间适当延迟,切口较长者先间隔拆线,1~2d 后再将剩余缝线拆除。用可吸收缝线行美容缝合者可不拆线。

**9. 其他** 做好口腔、皮肤等基础护理,保持口腔、皮肤的清洁,预防感染。

### (二)术后不适的护理

**1. 疼痛**

(1)原因:麻醉作用消失后,病人开始感觉切口疼痛,在术后24h内最剧烈,2~3d后逐渐减轻。另外,病人术后咳嗽、深呼吸、下床行走和关节功能锻炼时可引起术后活动性疼痛,剧烈疼痛可影响各器官的正常生理功能和病人休息。

(2)护理:①观察病人疼痛的时间、部位、性质和规律。②鼓励病人表达疼痛的感受,简单解释切口疼痛的规律。③尽可能满足病人对舒适的需要,如协助变换体位,减少压迫等。④指导病人正确运用非药物镇痛方法,减轻机体对疼痛的敏感性,如分散注意力等。⑤大手术后1~2d内,可持续使用病人自控镇痛泵进行镇痛。病人自控镇痛(patient controlled analgesia,PCA)是指病人感觉疼痛时,通过按压计算机控制的微量泵按钮,向体内注射事先设定的药物剂量进行镇痛,给药途径以静脉、硬膜外最为常见,常用药物有吗啡、哌替啶和芬太尼。⑥遵医嘱给予镇静、镇痛药,如地西泮、布桂嗪(强痛定)等。⑦在指导病人开展功能活动前,一方面告知其早期活动的重要性,取得配合,另一方面还要根据病人的身体状况,循序渐进地指导其开展功能活动,若病人因疼痛无法完成某项功能活动时,及时终止该活动并采取镇痛措施。

---

#### 知 识 拓 展

#### 微创外科手术机器人系统的优势

腹腔镜的出现使微创技术取得了长足的进步,在此基础上,手术机器人的研发与应用开启了微创外科新纪元。与传统腔镜相比优势如下:①视觉角度:手术机器人的3D图像具有更精细操作的空间定位,改善了手术操作的掌控力;②人机工程学角度:手术机器人系统中的外科医师站在主操作台控制手术,具有较好的舒适性;③操作度:微创外科机器人系统能滤除外科医师手部抖动,手术更加精确,可进行微细操作;④灵活度:可避免器械碰撞与三角操作问题,还能实现自动缝合等操作,节省时间,灵活度高;⑤触觉:传感器可测出组织与器械间的接触力,外科医师可感受到接触力的大小和方向;⑥远程手术:机器人外科技术为跨地域远程手术提供了可能性。

---

**2. 发热** 是术后病人最常见的症状。约72%的病人体温超过37℃,41%高于38℃。术后发热一般不一定表示伴发感染。非感染性发热通常比感染性发热来得早。

(1)原因:非感染性发热的主要原因包括手术时间超过2h、广泛组织损伤、术中输血、药物过敏、麻醉剂引起的肝中毒等。感染性发热的危险因素包括病人体弱、高龄、营养状况差、糖尿病、吸烟、肥胖、使用免疫抑制药物或原已存在的感染病灶。手术因素有止血不严密、残留无效腔、组织创伤等。感染性发热除伤口和其他深部组织感染外,其他常见发热病因包括肺膨胀不全、肺炎、尿路感染、化脓性或非化脓性静脉炎等。

(2)护理:①监测体温及伴随症状;②及时检查切口部位有无红、肿、热、痛或波动感;③遵医嘱应用退热药物和/或物理降温;④结合病史进行胸部X线、超声、CT、切口分泌物涂片和培养、血培养、尿液检查等,寻找病因并针对性治疗。

**3. 恶心、呕吐**

(1)原因:①最常见的原因是麻醉反应,待麻醉作用消失后症状常可消失;②开腹手术对胃肠道的刺激或引起幽门痉挛;③药物影响,常见的如环丙沙星类抗生素、单独静脉使用复方氨基酸、脂肪乳剂等;④严重腹胀;⑤水、电解质及酸碱平衡失调等。

(2)护理:①呕吐时,头偏向一侧,及时清除呕吐物;②使用镇痛泵者,暂停使用;③行针灸治疗或遵医嘱给予止吐药物、镇静药物及解痉药物;④持续性呕吐者,应查明原因并处理。

**4. 腹胀**

（1）原因：术后早期腹胀是由于胃肠蠕动受抑制所致,随胃肠蠕动恢复即可自行缓解。若术后数日仍未排气且兼有腹胀,可能是腹膜炎或其他原因所致的肠麻痹。若腹胀伴有阵发性绞痛、肠鸣音亢进,可能是早期肠粘连或其他原因所引起的机械性肠梗阻,应做进一步检查。

（2）护理：①胃肠减压、肛管排气或高渗溶液低压灌肠等;②协助病人多翻身,下床活动;③遵医嘱使用促进肠蠕动的药物,如新斯的明肌内注射;④若是因腹腔内感染,或机械性肠梗阻导致的腹胀,非手术治疗不能改善者,做好再次手术的准备。

**5. 呃逆**

（1）原因：可能是神经中枢或膈肌直接受刺激所致,多为暂时性。

（2）护理：①术后早期发生者,压迫眶上缘,抽吸胃内积气、积液;②遵医嘱给予镇静或解痉药物;③上腹部手术后出现顽固性呃逆者,要警惕吻合口瘘或十二指肠残端瘘、膈下积液或感染的可能,作超声检查可明确病因。一旦明确,配合医师处理;④未查明原因且一般治疗无效时,协助医师行颈部膈神经封闭治疗。

**（三）术后并发症的护理**

术后并发症可分为两类,一类是各种手术都可能发生的并发症,将在本节重点介绍;另一类是与手术方式相关的特殊并发症,将在相应章节予以介绍。

**1. 术后出血**　可发生于手术切口、空腔脏器及体腔内。病人出现心动过速、血压下降、尿量减少、外周血管收缩等休克或休克代偿期的表现,引流液量多且颜色鲜红。

（1）原因：术中止血不完善、创面渗血未完全控制、原先痉挛的小动脉断端舒张、结扎线脱落、凝血功能障碍等是术后出血的常见原因。

（2）护理：①严密观察病人生命体征、手术切口,若切口敷料被血液渗湿,可怀疑为手术切口出血,应打开敷料检查切口以明确出血状况和原因。②注意观察引流液的性状、量和颜色变化。如胸腔手术后,若胸腔引流血性液体持续超过 100ml/h,提示有内出血。③未放置引流管者,可通过密切的临床观察,评估有无低血容量性休克的早期表现,如烦躁、心率增快（常先于血压下降）、尿量少、中心静脉压低于 5cmH$_2$O（0.49kPa）等,特别是在输入足够的液体和血液后,休克征象仍未改善或加重,或好转后又恶化,都提示有术后出血。④腹部手术后腹腔内出血,早期临床表现不明显,只有通过密切的临床观察,必要时行腹腔穿刺,才能明确诊断。⑤少量出血时,一般经更换切口敷料、加压包扎或全身使用止血剂即可止血;出血量大时,应加快输液速度,遵医嘱输血或血浆,做好再次手术止血准备。

**2. 切口并发症**

（1）切口裂开：是指手术切口的任何一层或全层裂开。腹壁全层裂开常有腹腔内脏膨出。切口裂开可以发生在全身多处,但多见于腹部及肢体邻近关节部位。

1）原因：营养不良者组织愈合能力差、缝合不当、切口感染或腹内压突然增高,如剧烈咳嗽、喷嚏、呕吐或严重腹胀等。

2）护理：①预防：对年老体弱、营养状况差、估计切口愈合不良者,术前加强营养支持;对估计发生此并发症可能性大者,在逐层缝合腹壁切口的基础上,加用全层腹壁减张缝线,术后用腹带适当加压包扎切口,减轻局部张力,延迟拆线时间;及时处理和消除慢性腹内压增高的因素;手术切口位于肢体关节部位者,拆线后避免大幅度动作。②处理：一旦发生大出血,立即平卧,稳定病人情绪,避免惊慌,告知病人勿咳嗽和进食进饮;凡肠管脱出者,切勿将其直接回纳腹腔,以免引起腹腔感染,用无菌生理盐水纱布覆盖切口,用腹带轻轻包扎,与医师联系,立即送往手术室重新缝合。

（2）切口感染：若术后 3~4d,切口疼痛加重,切口局部有红、肿、热、痛或波动感等,伴有或不伴有体温升高、脉率加快和白细胞计数升高,可怀疑为切口感染。

1）原因：切口内留有无效腔、血肿、异物或局部组织供血不良,合并有贫血、糖尿病、营养不良或肥胖等。

Note：

2）护理：①预防：术中严格遵守无菌原则、严密止血，防止残留无效腔、血肿或异物等；保持伤口清洁、敷料干燥；加强营养支持，增强病人抗感染能力；遵医嘱合理使用抗生素；术后密切观察手术切口情况。②处理：感染早期给予局部理疗，使用有效抗生素；化脓切口需拆除部分缝线，充分敞开切口，清理切口后，放置凡士林油纱条（布）引流脓液，定期更换敷料，争取二期愈合；若需行二期缝合，做好术前准备。

### 3. 呼吸系统并发症

（1）肺部感染：常发生在胸部、腹部大手术后，特别是高龄、有长期吸烟史、术前合并呼吸道感染者。

1）原因：术后呼吸运动受限、呼吸道分泌物积聚及排出不畅是引起术后肺部感染的主要原因。

2）护理：①保持病室适宜温度（18～22℃）、湿度（50%～60%），维持每日液体摄入量在2 000～3 000ml；②术后卧床期间鼓励病人每小时重复做深呼吸5～10次，协助其翻身、叩背，促进气道内分泌物排出；③教会病人保护切口和有效咳嗽、咳痰的方法，即用双手按住季肋部或切口两侧以限制咳嗽时胸部或腹部活动幅度，保护手术切口并减轻因咳嗽震动引起的切口疼痛，在数次短暂的轻微咳嗽后，再深吸气用力咳痰，并作间断深呼吸；④协助病人取半卧位，病情许可尽早下床活动；⑤痰液黏稠者予以雾化吸入；⑥遵医嘱应用抗生素及祛痰药物。

（2）肺栓塞：是由内源性或外源性的栓子堵塞肺动脉的主干或分支，引起肺血液循环障碍的临床和病理生理综合征，包括肺血栓栓塞症、脂肪栓塞综合征、肿瘤栓塞、羊水栓塞、空气栓塞和细菌栓塞。临床表现为突发性呼吸困难、胸痛、咯血、昏厥等症状。

1）原因：引起术后肺栓塞的因素较多，常见于年龄>50岁、下肢静脉血栓形成、创伤、软组织损伤、心肺疾病、肥胖、某些血液病等情况。

2）护理：①密切监测生命体征，绝对卧床休息；②遵医嘱合理使用溶栓和抗凝药物治疗；③呼吸支持，给予吸氧，必要时予以气管插管及机械通气；④适当给予镇静镇痛药物缓解病人的焦虑和恐惧症状。

### 4. 泌尿系统并发症

（1）尿潴留

1）原因：常见于老年病人、盆腔手术、会阴部手术、蛛网膜下隙麻醉后排尿反射受抑制，切口疼痛引起膀胱和后尿道括约肌反射性痉挛，以及病人不习惯床上排尿等。

2）护理：①稳定病人情绪，采用诱导排尿法，如变换体位、下腹部热敷或听流水声等；②遵医嘱采用药物、针灸治疗；③上述措施无效时在无菌操作下导尿，一次放尿不超过1 000ml，尿潴留时间过长或导尿时尿量超过500ml者，留置导尿管1～2d。

（2）泌尿系统感染：常起自膀胱，若上行感染可引起肾盂肾炎。急性膀胱炎主要表现为尿频、尿急、尿痛，伴或不伴有排尿困难，一般无全身症状。急性肾盂肾炎多见于女性，表现为畏寒、发热、肾区疼痛等。

1）原因：因长期留置导尿管或反复多次导尿、身体抵抗力差等所致。

2）护理：①留置导尿管者，严格遵守无菌原则；②鼓励病人多饮水，保持尿量在1 500ml/d以上；③观察尿液，留取尿标本并及时送检，根据尿培养及药物敏感试验结果选用有效抗生素控制感染。

### 5. 消化道并发症

常见急性胃扩张、肠梗阻等并发症。腹腔手术后胃肠道功能的恢复一般在术后12～24h开始，此时可闻及肠鸣音；术后48～72h整个肠道蠕动可恢复正常，肛门排气、排便。预防措施：①胃肠道手术前留置胃管；②维持水、电解质和酸碱平衡，及早纠正低血钾、酸中毒等；③术后禁食、胃肠减压；④取半卧位，按摩腹部；⑤尽早下床活动。

### 6. 深静脉血栓

多见于下肢。起初病人常感腓肠肌疼痛和紧束，或腹股沟区出现疼痛和压痛，继而出现下肢凹陷性水肿，沿静脉走行有触痛，可扪及条索变硬的静脉。一旦血栓脱落可引起肺栓塞，导致死亡。

（1）原因:①术后腹胀、长时间制动、卧床等引起下腔及髂静脉回流受阻(特别是老年及肥胖病人)、血流缓慢;②手术、外伤、反复穿刺置管或输注高渗性液体、刺激性药物等致血管壁和血管内膜损伤;③手术导致组织破坏、癌细胞的分解及体液的大量丢失致血液凝集性增加等。

（2）护理

1）预防:鼓励病人术后早期下床活动;卧床期间进行肢体的主动和被动运动;按摩下肢比目鱼肌和腓肠肌,促进血液循环;术后穿弹力袜以促进下肢静脉回流;对于血液处于高凝状态者,可预防性口服小剂量阿司匹林或复方丹参片。

2）处理:①严禁经患肢静脉输液及局部按摩,以防血栓脱落;②抬高患肢、制动,局部50%硫酸镁湿敷,配合理疗和全身性抗生素治疗;③遵医嘱静脉输注低分子右旋糖酐和复方丹参溶液,以降低血液黏滞度,改善微循环;④血栓形成3d内,遵医嘱使用溶栓剂(首选尿激酶)及抗凝剂(肝素、华法林)进行治疗。

**7. 压力性损伤**　是术后常见的皮肤并发症。

（1）原因:术后病人由于切口疼痛、手术特殊要求需长期卧床,局部皮肤组织长期受压,同时受到汗液、尿液、各种引流液等的刺激以及营养不良、水肿等原因,导致压力性损伤的发生率较高。

（2）护理

1）预防:①定时翻身,每2h翻身1次;②正确使用石膏、绷带及夹板;③保持病人皮肤及床单清洁干燥,使用便盆时协助病人抬高臀部;④协助并鼓励病人坚持每日进行主动或被动运动,鼓励早期下床;⑤给予营养支持。

2）处理:①去除致病原因。②小水疱未破裂可自行吸收;大水疱在无菌操作下用注射器抽出疱内液体,再用无菌敷料包扎。③浅度溃疡用透气性好的保湿敷料覆盖;坏死溃疡者,清洁创面、去除坏死组织,保持引流通畅。

**8. 微创手术后并发症**

（1）$CO_2$ 气腹相关并发症:包括高碳酸血症与酸中毒、皮下气肿、气胸、心包积气、气体栓塞、心律不齐、下肢静脉淤血、静脉血栓、腹腔内器官缺血、体温下降等。

1）原因:$CO_2$ 气腹使腹腔压力增加,导致膈肌上抬,肺顺应性降低,有效通气减少,心排血量减少,心率减慢,下肢静脉淤血,内脏血流减少,从而对心肺功能产生影响。人体对 $CO_2$ 的吸收与术中气腹压力成正比,当腹腔内 $CO_2$ 的气压较高时,$CO_2$ 逸入组织间隙并加速经腹膜大量吸收入血,$CO_2$ 在血浆中有较高的弥散性和溶解度,引起高碳酸血症及酸中毒,多为可逆性。如果手术持续时间过长,高碳酸血症导致酸中毒时,交感肾上腺兴奋性增加,机体受 $CO_2$ 压力和化学因素的影响会出现心动过速、高血压、颅内压增高等严重后果,甚至会引起全身重要脏器损伤和生理功能紊乱。

2）表现:腹胀、皮下捻发音;呼吸困难、气促;低体温;心律失常、下肢静脉淤血、血压增高、颅内压增高等。

3）护理:①预防:术中发生高碳酸血症及酸中毒时,立即通知医师将气腹压力降低,病人头胸部抬高,减轻 $CO_2$ 挤压膈肌对心肺的压迫,促进体内 $CO_2$ 排出。术毕缝合腹部切口前,在病人腹壁轻轻加压促使体内和皮下 $CO_2$ 气体排出,减少体内残留。术后6h取半卧位,保持呼吸道通畅、低流量给氧、深呼吸、促进体内 $CO_2$ 排出。②处理:皮下气肿者取半卧位,症状轻者延长吸氧时间,$CO_2$ 可自行吸收;症状严重者须及时报告医师,准备穿刺排气用物,监测呼吸状态和血氧饱和度,必要时做血气分析,纠正酸中毒。

（2）出血

1）原因:术后可发生戳孔出血,腹壁血肿;腹膜后大血管损伤多为暴力穿刺所致,虽然发生率较低,但死亡率高;手术区域血管损伤,如肠系膜和网膜血管损伤,胆囊切除术时损伤肝蒂血管(包括肝动脉、门静脉、胆囊动脉及其分支)。

2）表现：病人出现血压下降，引流管引流出血性液体，敷料有血性渗液，腹痛、腹胀等，严重时发生失血性休克症状。

3）护理：监测生命体征；密切观察伤口敷料渗漏情况以及引流液的颜色、性状和量，警惕术后出血；遵医嘱使用止血药，凝血，或准备再次手术止血。

（3）感染

1）原因：术后可发生吻合口瘘、戳孔感染、腹壁坏死性筋膜炎，内脏损伤可导致腹膜炎，肺部感染、泌尿系统感染等。

2）表现：病人出现发热、腹痛、板状腹、腹腔引流液性状异常等。

3）护理：监测体温；保持引流管通畅，观察引流液性状；遵医嘱应用抗生素；观察伤口并按照无菌原则换药；必要时行超声、CT、ERCP等辅助检查。

（四）心理护理

加强巡视，建立相互信任的护患关系，鼓励病人说出自身想法，明确其心理状态，给予适当的解释和安慰；满足其合理需要，提供有关术后康复、疾病方面的知识，帮助病人缓解术后不适；帮助病人建立疾病康复的信心，告知其配合治疗与护理的要点；鼓励病人加强生活自理能力，指导病人正确面对疾病及预后。

（五）健康教育

1. **休息与活动**　保证充足的睡眠，活动量按照循序渐进的原则，从少到多、从轻到重，若出现不适症状，嘱咐病人及时就医。

2. **康复锻炼**　告知病人康复锻炼的知识，指导术后康复锻炼的具体方法。

3. **饮食与营养**　恢复期病人合理摄入均衡饮食，避免辛辣刺激食物。

4. **用药指导**　需继续治疗者，遵医嘱按时、按量服药，定期复查肝、肾功能。

5. **切口处理**　伤口拆线后用无菌纱布覆盖1~2d，以保护局部皮肤。若带开放性切口出院者，将门诊换药时间及次数向病人及家属交代清楚。

6. **定期复诊**　告知病人恢复期可能出现的症状，有异常立即返院检查。一般手术后1~3个月门诊随访1次，以评估和了解康复过程及伤口愈合情况。

【护理评价】

通过治疗与护理，病人是否：①疼痛减轻；②术后不适如腹胀、尿潴留等减轻；③体液维持平衡；④呼吸功能改善；⑤营养状况改善；⑥情绪稳定，能配合术后治疗和护理；⑦并发症得以预防，或得到及时发生和处理。

（岳树锦）

---

## 思　考　题

1. 齐先生，65岁，因甲状腺癌住院，拟实施甲状腺大部切除术。该病人患高血压13年，2型糖尿病6年，一直服用降血压和降血糖的相关药物。吸烟40余年，6~8支/d。平时喜食辛辣食物，既往有习惯性便秘。

请问：

（1）该病人手术前应做哪些特殊准备？

（2）应教会该病人哪些术前适应性训练？

2. 张先生，55岁，因胸闷、咳嗽、痰中带血、低热3个月入院。胸部X线示右肺门旁3.4cm×3.5cm块状阴影，同侧肺门淋巴结肿大，支气管纤维镜检查确诊为右侧中心型肺癌。该病人在全麻下行右全肺叶切除术加淋巴结清扫术。术后麻醉清醒拔除气管插管返回病房，病人主诉疼痛、胸闷、咳嗽、痰液难以咳出,且呼吸费力。体格检查:T 37.2℃,P 98 次/min,R 32 次/min,BP 120/80mmHg,痛苦面容,口唇发绀,双肺均可闻及痰鸣音。

请问:

(1) 该病人目前主要的护理诊断/问题是什么?

(2) 针对该病人,如何进行护理?

# URSING

## 第八章

# 外科感染病人的护理

08 章　数字内容

---

**学 习 目 标**

- 知识目标：
  1. 掌握外科感染、破伤风的处理原则及护理措施。
  2. 熟悉外科感染、破伤风、气性坏疽的病因、病理生理、临床表现。
  3. 了解外科感染的类型、全身性感染的概念。
- 能力目标：
  能运用护理程序对外科感染病人实施整体护理。
- 素质目标：
  具有协作护理全身性感染病人、破伤风病人的合作意识和团队精神。

外科感染(surgical infection)是外科常见临床病症,涉及全身各个部位和组织器官。本章内容主要包括浅部软组织的化脓性感染、手部急性化脓性感染、全身性外科感染及特异性感染病人的护理。器官与组织的局限性感染、深部体腔感染病人的护理将在相关章节中介绍。外科感染的特点及外科感染病人的护理是本章学习的重点。

 ———————————— 导入情境与思考 ————————————

马先生,42 岁,因全身肌肉阵发性痉挛伴头痛、头晕 1d 入院,经检查诊断为破伤风。病人 1 周前在田间劳动时左脚被铁钉刺伤,在当地卫生院给予简单清创处理。现感全身乏力、头晕、头痛、咀嚼无力,背部、胸部肌肉较僵硬,全身肌肉强直性收缩、阵发性痉挛,呼吸急促,呼吸道分泌物多。体格检查:T 38.6℃,P 95 次/min,R 24 次/min,BP 124/80mmHg。苦笑面容,颈项强直,腹肌紧张,全腹无压痛和反跳痛。

请思考:

(1) 病人目前最主要的护理诊断/问题是什么?

(2) 针对病人目前的问题,应采取哪些护理措施?

# 第一节　概　　述

感染是指病原体入侵机体引起的局部或全身炎症反应。外科感染是指需要外科处理的感染,包括组织损伤、手术、空腔器官梗阻、器械检查、留置导管等并发的感染。外科感染的特点为:①常发生在创伤或手术之后,与体表皮肤和黏膜完整性的破坏紧密关联;②常为多种细菌引起的混合感染;③大部分感染病人有明显而突出的局部症状和体征,严重时可有全身表现;④感染常集中于局部,发展后可导致化脓、坏死等,处理的关键在于控制感染源和合理应用抗菌药物。

## 【分类】

外科感染的病原菌种类多,可侵及人体不同部位的组织器官,引起多种病变。临床可按照致病原菌种类和病变性质、病程及发生情况进行分类。

(一) 按病原菌的种类和病变性质分类

**1. 非特异性感染(nonspecific infection)**　也称化脓性感染或一般性感染,大多数外科感染属于此类,如疖、痈、丹毒、急性乳腺炎、急性阑尾炎、急性腹膜炎等。常见的致病菌有葡萄球菌、链球菌、大肠埃希菌、变形杆菌、铜绿假单胞菌、拟杆菌等。感染可由单一病原菌引起,也可由几种病原菌共同作用形成混合感染。病变通常先有急性炎症反应,如红、肿、热、痛和功能障碍,继而进展为局部化脓。

**2. 特异性感染(specific infection)**　是由结核分枝杆菌、破伤风梭菌、产气荚膜梭菌、炭疽杆菌、白色念珠菌等特异性病原菌引起的感染。因致病菌不同,可有独特的表现。

(二) 按病程分类

根据病程长短可分为急性、亚急性和慢性感染。病程在 3 周以内为急性感染,病程超过 2 个月为慢性感染,介于两者之间为亚急性感染。

(三) 其他分类

**1. 按病原菌的入侵时间**　分为原发性感染(primary infection)和继发性感染(secondary infection)。由伤口直接污染造成的感染为原发性感染;在伤口愈合过程中发生的感染为继发性感染。

**2. 按病原菌的来源**　分为外源性感染(exogenous infection)和内源性感染(endogenous infection)。病原菌由体表或外环境侵入体内造成的感染称外源性感染;由原存体内(如肠道、胆道、肺或阑尾等)的病原菌造成的感染称内源性感染,亦称自身感染。

Note:

3. **按感染发生的条件** 可分为机会感染（opportunistic infection）、二重感染（superinfection）和医院内感染（nosocomial infection）等。

【病因】

外科感染的发生发展，与病原菌的数量和毒力、局部或全身免疫力的下降有关。

（一）病原菌数量和毒力

外科感染的发生与病原菌的数量和毒力有关。所谓毒力是指病原菌形成毒素或胞外酶的能力及入侵、穿透和繁殖的能力。

1. **黏附因子** 病原菌侵入人体后产生的黏附因子有利于其附着于组织细胞并入侵。有些病原菌有荚膜或微荚膜，能抵抗吞噬细胞的吞噬或杀菌作用而在组织内生长繁殖，并导致组织细胞损伤。

2. **病菌毒素** 多种病菌可释放胞外酶、外毒素、内毒素，统称病菌毒素。这些毒素可导致感染扩散、组织结构破坏、细胞功能损害和代谢障碍等，是引起临床症状和体征的重要因素。

3. **数量与增殖速率** 侵入人体组织的病原菌数量越多，增殖速度越快，感染的机会越大，程度也越重。

（二）机体防御功能减弱

当机体防御功能良好时，小量入侵的细菌被有效清除，感染不会发生；当某些局部因素或全身因素导致防御功能减弱时，就可能引起感染。

1. **局部因素** ①皮肤或黏膜破损，如开放性创伤、烧伤、胃肠穿孔、手术、穿刺等使屏障破坏，病原菌易于入侵。②管腔阻塞，使内容物淤积，细菌大量繁殖而侵入组织，如阑尾腔和乳腺导管阻塞、肠梗阻、胆道梗阻、尿路梗阻等。③留置于血管或体腔内的导管处理不当，为病菌侵入开放了通道，如静脉导管、脑室引流管等。④异物与坏死组织的存在，可抑制吞噬细胞功能，如内固定器材、假体植入、外伤性异物等。⑤局部组织血供障碍或水肿、积液，降低了组织防御和修复的能力；局部组织缺氧不仅抑制吞噬细胞的功能，还有助于致病菌的生长，如血栓闭塞性脉管炎、大隐静脉曲张、切口积液、压力性损伤等。

2. **全身因素** 凡能引起全身抗感染能力下降的因素均可促使感染的发生：①严重损伤或休克；②糖尿病、尿毒症、肝硬化等慢性消耗性疾病；③长期使用肾上腺皮质激素、免疫抑制剂、抗肿瘤化学药物和放射治疗；④严重营养不良、贫血、低蛋白血症、白血病或白细胞过少等；⑤先天性或获得性免疫缺陷，如艾滋病；⑥高龄老人与婴幼儿抵抗力差的易感人群。

【病理生理】

（一）炎症反应

致病菌侵入组织并繁殖，产生多种酶与毒素，并激活凝血、补体、激肽系统以及血小板和巨噬细胞等，产生大量炎症介质，引起血管扩张与通透性增加；白细胞和巨噬细胞进入感染部位发挥吞噬作用，单核-巨噬细胞通过释放促炎细胞因子协助炎症及吞噬过程，渗出液中的抗体与细菌表面抗原结合，激活补体，参与炎症反应。炎症反应使入侵的微生物局限化，最终被清除，同时局部出现红、肿、热、痛等炎症的特征性表现。部分炎症介质、细胞因子和病菌毒素等也可进入血流，引起全身炎症反应，导致全身血管扩张，血流增加（高血流动力学状态）以及全身水肿。全身炎症反应介导的组织特异性破坏是多器官功能障碍发生发展的直接机制。

（二）感染的结局

感染的演变与结局取决于致病菌的种类、数量和毒性，机体的防御功能，感染的部位以及治疗护理措施是否得当等。感染可能出现以下结局：

1. **炎症消退** 当机体抵抗力较强、抗生素治疗及时和有效时，吞噬细胞和免疫成分能较快地抑制病原菌，清除组织细胞崩解产物与死菌，使炎症消退，感染痊愈。

2. **炎症局限** 当机体抵抗力占优势时，感染可被局限化，组织细胞崩解物和渗液可形成脓性物质，积聚于创面和组织间隙，形成脓肿。经有效治疗，小的脓肿可以吸收消退；较大的脓肿破溃或经手术引流后感染好转,感染部位长出肉芽组织、形成瘢痕而痊愈。

3. **炎症扩散**　病菌毒性大、数量多和/或机体抵抗力较差时,感染难以控制并向感染灶周围或经淋巴、血液途径迅速扩散,导致全身性外科感染,如菌血症或脓毒症,严重者可危及生命。

4. **转为慢性炎症**　致病菌大部分被消灭,但有少量残存;在机体抵抗力与致病菌毒力相持的情况下,组织炎症持续存在,局部中性粒细胞浸润减少、成纤维细胞和纤维细胞增加,转为慢性炎症。一旦机体抵抗力降低,致病菌可再次繁殖,感染可重新急性发作。

【临床表现】

1. **局部表现**　急性炎症局部有红、肿、热、痛和功能障碍的典型表现。体表或较表浅化脓性感染均有较明显的局部疼痛和触痛,皮肤肿胀、发红、温度升高,还可出现肿块、硬结或脓肿。体表脓肿形成后,触之有波动感。深部脓肿穿刺可抽出脓液。慢性感染可出现局部肿胀或硬结,但疼痛多不明显。

2. **全身表现**　随感染轻重而表现不一。感染轻者可无全身症状,感染重者常有发热、呼吸心跳加快、头痛乏力、全身不适、食欲减退等表现。严重感染导致脓毒症时可出现神志不清、尿少、乳酸血症等器官灌注不足的表现,甚至出现感染性休克和多器官功能障碍等。

3. **器官系统功能障碍**　感染侵及某一器官时,该器官或系统出现功能异常,可出现相应表现。如泌尿系统感染时有尿频、尿急、尿痛;胆道感染或肝脓肿时,出现腹痛和黄疸;急性阑尾炎时常有恶心、呕吐等。

4. **特殊表现**　特异性感染者可出现特殊的临床表现,如破伤风有肌强直性痉挛,气性坏疽和其他产气菌感染局部出现皮下捻发音等。

【辅助检查】

1. **实验室检查**　血白细胞计数及分类测定是最常用的检查,血白细胞计数$>12\times10^9/L$ 或$<4\times10^9/L$ 或出现未成熟的白细胞,常提示感染严重;病程较长的重症病人可有红细胞和血红蛋白减少。血、尿、痰、分泌物、渗出物、脓液或穿刺液作涂片、细菌培养及药物敏感试验,可明确致病菌种类。

2. **影像学检查**　超声检查用于探测肝、胆、胰、肾、阑尾、乳腺等的病变及胸腔、腹腔、关节腔内有无积液。X线检查适用于检测胸腹部或骨关节病变,如肺部感染、胸腔积液或积脓等。CT和MRI有助于诊断实质性器官的病变,如肝脓肿等。

【处理原则】

局部治疗与全身治疗并重。控制感染源,祛除毒性物质(脓液和坏死组织),通畅引流,增强抗感染能力和促进组织修复。

（一）局部治疗

1. **保护感染部位**　局部制动,避免受压,抬高患处,必要时可用夹板或石膏夹板固定,以免感染扩散。

2. **物理疗法**　可局部热敷、超短波或红外线辐射治疗等,改善局部血液循环,促进炎症局限、吸收或消退。

3. **局部用药**　浅表的急性感染在未形成脓肿阶段可选用鱼石脂软膏、金黄散等外敷,组织肿胀明显者可予50%硫酸镁溶液湿热敷,以促进局部血液循环,加速肿胀消退和感染局限化。

4. **手术治疗**　感染形成脓肿时,需手术切开引流,深部脓肿可在超声引导下穿刺引流。脏器感染或已发展为全身性感染时,应积极处理感染病灶或切除感染组织。

（二）全身治疗

1. **应用抗生素**　小范围或较轻的局部感染,可不用或仅口服抗生素;较重或有扩散趋势的感染,需全身用药。早期可根据感染部位、临床表现及脓液性状估计致病菌的种类,选用适当的抗生素。获得细菌培养和药物敏感试验结果后,根据检查结果选用敏感抗生素。

2. **支持疗法** ①保证病人有充足的休息和睡眠,保持良好的机体防御能力;②及时补液,维持体液平衡;③加强营养,给予高能量、高维生素、高蛋白、易消化的饮食。对不能进食、明显摄入不足或高分解代谢者,酌情提供肠内或肠外营养支持。严重感染者可输注血浆、白蛋白、丙种球蛋白或少量多次输注新鲜血液等,提高机体防御能力。

3. **对症治疗** ①全身中毒症状严重者,在大量应用抗生素的同时,可短期使用糖皮质激素,改善一般状况,减轻中毒症状;②出现感染性休克者,应给予抗休克治疗;③高热病人给予物理或药物降温,减少身体的消耗,体温过低时注意保暖;④疼痛剧烈者,给予镇痛药物;⑤抽搐者给予镇静解痉药物;⑥合并糖尿病者,给予降糖药物控制血糖。

# 第二节 浅部组织的化脓性感染

浅部软组织的化脓性感染是指发生于皮肤、皮下组织、淋巴管、淋巴结、肌间隙及其周围疏松结缔组织等处,由化脓性致病菌引起的各种感染。

## 一、疖和痈

疖(furuncle)和痈(carbuncle)都是毛囊及其周围组织急性细菌性化脓性炎症,大多为金黄色葡萄球菌感染。疖是指单个毛囊及其周围组织的化脓性感染,好发于毛囊及皮脂腺丰富的部位,如头面部、颈项、背部、腋窝及腹股沟等处。痈是指多个相邻毛囊及周围组织同时发生的急性化脓性感染,或由多个相邻疖融合而成。好发于颈部、背部等皮肤厚韧的部位,也可见于上唇、腹壁的软组织。常见于成年人尤其是糖尿病及免疫力低下的病人。

【病因与病理】

1. **疖** 常与局部皮肤不洁、擦伤、毛囊与皮脂腺分泌物排泄不畅或机体抵抗力降低有关。因金黄色葡萄球菌多能产生血浆凝固酶,可使感染部位的纤维蛋白原转变为纤维蛋白,从而限制了细菌的扩散,炎症多表现为局限性且有脓栓形成。

2. **痈** 常从毛囊底部开始,并向阻力较小的皮下组织蔓延,再沿深筋膜浅层向外周扩散,并向上侵及毛囊群而形成多个"脓头"。痈的炎症浸润范围比疖大,感染可累及深层皮下结缔组织,使其表面皮肤发生血运障碍甚至坏死。痈自行破溃常较慢,全身反应较重,甚至发展为脓毒症。

【临床表现】

1. **疖** 初起时,局部皮肤出现红、肿、热、痛的小硬结(直径<2cm)。数日后肿痛范围扩大,小硬结中央组织坏死、软化,出现黄白色的脓栓,触之稍有波动感;继而,大多脓栓自行脱落、破溃,待脓液流尽后炎症逐渐消退愈合。有的疖无脓栓称为无头疖,其炎症需经抗感染治疗后消退。疖一般无明显的全身症状。

2. **痈** 好发于皮肤较厚的项部和背部,早期为皮肤小片暗红、硬肿、热痛,其中可有多个脓点,有畏寒、发热、食欲缺乏、乏力等全身不适症状,但一般疼痛较轻。随着病情进展,局部皮肤硬肿范围扩大,周围呈现浸润性水肿,引流区域淋巴结肿大,疼痛加剧,全身症状加重。继而,脓点增大增多,中心处破溃流脓、可坏死脱落,疮口呈蜂窝状如同"火山口"。周围皮肤因组织坏死可呈现紫褐色,疮口肉芽增生比较少见,难以自行愈合。严重者可致全身化脓性感染而危及生命。

颌面部疖痈十分危险,位于鼻、上唇及周围"危险三角区",称为面疖或唇痈,临床症状明显、病情严重。尤其是被挤压或处理不当,致病菌可沿内眦静脉、眼静脉进入颅内海绵状静脉窦,引起化脓性海绵状静脉窦炎,出现颜面部进行性肿胀,伴寒战、高热、头痛、呕吐甚至昏迷等症状,可危及生命。

【处理原则】

1. **疖** 早期未溃破的炎性结节可用热敷、超短波、红外线照射等物理疗法,亦可外涂碘酊、鱼石脂软膏或金黄散。出现脓头时,可用碘伏点涂脓点;脓肿形成时,应及时切开排脓,以呋喃西林湿纱条或以化腐生肌的中药膏外敷。未成熟的疖,切勿挤压,以免引起感染扩散。

2. 痈　早期仅有红肿时,可用50%硫酸镁或75%乙醇溶液湿敷,或鱼石脂软膏、金黄散外敷,促进炎症消退、减轻疼痛。已出现多个脓点、表面皮肤紫褐色或已有溃破者,需及时切开引流。在静脉麻醉下,采用"+"或"++"形切口,清除坏死组织,脓腔内填塞生理盐水、碘伏或凡士林纱条,外加干纱布绷带包扎,注意创面渗血,渗出液过多时,应及时更换敷料。术后24h更换敷料,改呋喃西林纱条湿敷抗炎。以后每日换药,待炎症控制后伤口内可用生肌膏促使肉芽组织生长,促进创面收缩愈合。

3. 全身治疗　全身症状明显,尤其是面疖或唇痈,并发急性淋巴管炎和淋巴结炎,应给予抗生素治疗,应用清热解毒中药方剂。糖尿病者,根据病情控制饮食的同时给予胰岛素或降血糖类药物治疗。

【护理措施】

1. 控制感染

(1) 局部处理:保持疖周围皮肤清洁;避免挤压未成熟的疖,尤其是"危险三角区"的疖,防止感染扩散;对脓肿切开引流者,在严格无菌操作下,及时更换敷料。

(2) 病情观察:观察体温变化,注意有无寒战、高热、头痛、头晕、意识障碍等症状;注意有无血白细胞计数升高、血细菌培养阳性等全身性化脓性感染征象。

(3) 用药护理:遵医嘱及早合理应用抗生素,协助行细菌培养和药物敏感试验。

2. 缓解疼痛　感染的肢体抬高并制动,以免加重疼痛。疼痛严重者,遵医嘱给予镇痛药。

3. 提高机体抵抗力　注意休息,加强营养,鼓励进食高能量、高蛋白、丰富维生素的饮食,提高机体抵抗力。

4. 维持正常体温　高热病人给予物理或药物降温,鼓励病人多饮水。

5. 健康教育　注意个人卫生,保持皮肤清洁;炎热环境中要勤洗澡,及时更换衣服;对免疫力差的老年人、婴幼儿及糖尿病病人应加强防护。

## 二、急性蜂窝织炎

急性蜂窝织炎(acute cellulitis)是指皮下、筋膜下、肌间隙或深部疏松结缔组织的急性弥漫性化脓性感染。常见致病菌为溶血性链球菌,其次为金黄色葡萄球菌,少数由厌氧菌或大肠埃希菌引起。

【病因与病理】

常因皮肤、黏膜损伤或皮下疏松结缔组织受感染引起。由于溶血性链球菌感染后可释放毒性较强的溶血素、透明质酸酶和链激酶等,加之受侵组织较疏松,病变发展迅速,炎症不易局限;与周围正常组织界限不清,常累及附近淋巴结,导致明显的毒血症。

【临床表现】

通常分表浅和深部。表浅者初起时局部红、肿、热、痛,继之炎症迅速向四周扩散,肿痛加剧,并出现大小不同的水疱。局部皮肤发红,指压后稍褪色,红肿边缘界限不清。病变中央常因缺血而发生坏死。深部感染者,皮肤症状多不明显,常因病变深而影响及时诊治,可有局部水肿和深部压痛,常有寒战、高热、头痛、乏力等全身症状。

由于致病菌的种类与毒性、病人的状况、感染原因和部位不同,可有以下几种特殊类型:

1. 产气性皮下蜂窝织炎　致病菌以厌氧菌为主。多发生在会阴部或下腹部,常因皮肤受损污染较重而发生。病变主要局限于皮下结缔组织,不侵犯肌层。早期表现类似一般性蜂窝织炎,但病变进展快,局部可触及皮下捻发感,蜂窝组织和筋膜出现坏死,且伴有进行性皮肤坏死,脓液恶臭,全身症

Note:

状严重。

2. **新生儿皮下坏疽**　多发生在背部、臀部等经常受压的部位。冬季易发,与皮肤不洁、擦伤、受压和粪便浸渍有关。初起时皮肤发红,触之稍硬,随后病变范围扩大,中心部分变暗变软,皮肤与皮下组织分离,可有皮肤漂浮感或波动感,甚至皮肤坏死,呈灰褐色或黑色,可破溃流脓。患儿出现高热、拒奶、哭闹不安或昏睡等全身感染症状。

3. **颌下急性蜂窝织炎**　多见于小儿,感染多起自口腔或面部。除红、肿、热、痛等局部症状和高热、乏力、精神萎靡等全身症状外,感染常向颌下或颈深部蔓延,发生喉头水肿和气管受压,引起吞咽和呼吸困难,甚至窒息。

【处理原则】

1. **局部治疗**　早期蜂窝织炎,用50%硫酸镁溶液湿敷,或以金黄散、鱼石脂膏外敷等,若形成脓肿切开引流;颌下急性蜂窝织炎,及早切开减压,以防喉头水肿,压迫气管;其他各型皮下蜂窝织炎,为缓解炎症扩展和减少皮肤坏死,可在病变处做多个小切口减压,并采用浸有药液的湿纱条进行引流;对产气性皮下蜂窝织炎,必须及时隔离,伤口用3%过氧化氢溶液冲洗和湿敷。

2. **全身治疗**　注意休息,加强营养,必要时给予解热镇痛药物。应用磺胺药或广谱抗生素,疑有厌氧菌感染者加用甲硝唑。根据临床治疗效果或细菌培养与药物敏感试验结果调整用药。

【护理措施】

1. **预防窒息**　特殊部位,如口底、颌下、颈部等的蜂窝织炎可影响病人呼吸,应注意观察病人有无呼吸费力、呼吸困难、窒息等症状,及时发现并处理;警惕突发喉头痉挛,做好气管插管等急救准备。

2. **健康教育**　重视皮肤日常清洁卫生,防止损伤;受伤后及早医治。婴儿和老年人抗感染能力较弱,应重视生活护理。

3. **其他护理**　控制感染、缓解疼痛和维持正常体温等措施参见本节"疖和痈"的护理。

## 三、急性淋巴管炎及淋巴结炎

急性淋巴管炎(acute lymphangitis)是指致病菌经破损的皮肤、黏膜,或其他感染灶侵入淋巴管,引起淋巴管及其周围组织的急性炎症。急性淋巴管炎波及所属淋巴结时,即为急性淋巴结炎(acute lymphadenitis)。急性淋巴结炎好发于颈部、腋窝和腹股沟,也可见于肘内侧或腘窝等处,可化脓形成脓肿。致病菌主要有乙型溶血性链球菌、金黄色葡萄球菌等。急性淋巴管炎发生在皮下结缔组织层内,沿集合淋巴管蔓延,很少发生局部组织坏死或化脓。

【病因与病理】

致病菌可来源于口咽部炎症、足癣、皮肤损伤以及各种皮肤、皮下化脓性感染灶。淋巴管炎可引起管内淋巴回流障碍,并使感染向周围组织扩散。淋巴结炎为急性化脓性感染,病情加重可向周围组织扩散,其毒性代谢产物可引起全身性炎症反应。若大量组织细胞崩解液化,可集聚成为脓肿。

【临床表现】

1. **急性淋巴管炎**　分为网状淋巴管炎(丹毒)和管状淋巴管炎。

(1) 网状淋巴管炎:又称丹毒(erysipelas),起病急,开始病人即有畏寒、发热、头痛、全身不适等症状。皮肤出现鲜红色片状红疹,略隆起,中间颜色稍淡,周围较深,边界清楚。局部有烧灼样疼痛,有的可起水疱,附近淋巴结常肿大、有触痛,感染加重可导致全身性脓毒症。丹毒经治疗好转后,感染反复发作导致淋巴管阻塞、淋巴液淤滞,最终引起淋巴水肿、肢体肿胀、皮肤粗厚,甚至发展成"象皮肿"。

（2）管状淋巴管炎：①皮下浅层急性淋巴管炎：表现为伤口近侧表皮下有一条或多条"红线"，质硬有压痛。②皮下深层淋巴管炎：无"红线"表现，但可出现患肢肿胀，有条形压痛区。两种淋巴管炎都可引起畏寒、发热、头痛、乏力、全身不适、食欲减退等全身症状。

2. **急性淋巴结炎** 轻者仅有局部淋巴结肿大、触痛，但表面皮肤正常，多能自愈。重者可有多个淋巴结肿大，可粘连成团形成肿块，疼痛加重，表面皮肤发红发热，并伴有全身症状。淋巴结炎可发展为脓肿，脓肿形成时有波动感，少数可破溃流脓。

【处理原则】

主要是处理原发感染病灶，应用抗生素控制感染。急性淋巴结炎形成脓肿时，切开引流。

【护理措施】

积极协助治疗原发病灶，如扁桃体炎、龋齿、手足癣及各种皮肤化脓性感染等；卧床休息，抬高患肢；鼓励病人定时翻身，适当被动活动关节，以防血栓性静脉炎；注意保持个人卫生和皮肤清洁。其他护理如控制感染、缓解疼痛和维持正常体温等措施参见本节"疖和痈"的护理。

# 第三节 手部急性化脓性感染

临床常见的手部急性化脓性感染包括甲沟炎（paronychia）、脓性指头炎（felon）、腱鞘炎（tenovaginitis）、滑囊炎（bursitis）和掌深间隙感染。常由手部微小擦伤、刺伤和切伤等手部外伤后感染引起。手部感染的临床表现，与其解剖生理功能密切相关。

## 一、甲沟炎和脓性指头炎

甲沟炎是甲沟及其周围组织的化脓性细菌感染。脓性指头炎是手指末节掌面皮下的化脓性感染。

【病因】

致病菌多为金黄色葡萄球菌。甲沟炎多因手指的轻微外伤，如刺伤、挫伤、剪指甲过深和逆剥皮刺等引起。脓性指头炎可由甲沟炎扩散、加重所致，也可因手指末节刺伤或皮肤受损引起。

【临床表现】

1. **甲沟炎** 常先发生在一侧甲沟皮下，开始时，出现红、肿、热、痛，炎症可自行或经过治疗后消退，也可迅速化脓，一般不易破溃流脓。脓肿自甲沟一侧可蔓延至甲根部或对侧甲沟，形成半环形脓肿；向下蔓延可形成指头炎或指甲下脓肿，此时可见甲下有黄白色脓液，甲与甲床分离。若处理不当，可发展为慢性甲沟炎或指骨骨髓炎。甲沟炎感染加重时常有疼痛加剧和发热等症状。

2. **脓性指头炎** 早期表现为指头发红、轻度肿胀、针刺样疼痛，继而肿胀加重、疼痛剧烈。当肿胀压迫指动脉时，疼痛转为搏动性跳痛，患指下垂时加重，剧痛常使病人烦躁、彻夜不眠。此时多伴有全身症状，如发热、全身不适、白细胞计数升高等。感染进一步加重时，局部组织缺血坏死，神经末梢因受压和营养障碍而麻痹，指头疼痛反而减轻，皮肤颜色由红转白。若治疗不及时，常可引起指骨缺血性坏死，形成慢性骨髓炎，伤口经久不愈。

【处理原则】

1. **局部治疗** 甲沟炎早期尚未化脓时，局部热敷、理疗，外敷鱼石脂软膏、金黄散等，并口服敏感抗菌药物。甲沟脓肿形成可在甲沟处纵行切开引流。甲床下积脓，应将指甲拔除，或将脓腔上的指甲剪去,以利于脓液充分引流。脓性指头炎应悬吊前臂、平置患手,避免下垂以减轻疼痛。患指一旦出现剧痛、肿胀明显,及时切开减压和引流,以免发生指骨坏死和骨髓炎。

**2. 全身治疗**　感染加重或伴有全身症状者,给予青霉素、磺胺药等抗生素,注意休息,对症处理。

**【护理措施】**

**1. 维持体温正常**　①严密监测体温、脉搏变化,高热时给予物理或药物降温;②协助治疗,局部给予热敷、理疗、外敷药物等,促进炎症消退;行脓肿切开引流者,保持脓腔引流通畅;③保证休息和睡眠,多饮水,加强营养,提高病人的抗感染能力;④遵医嘱及时合理使用抗生素。

**2. 缓解疼痛**　患指制动并抬高,以促进静脉和淋巴回流,减轻局部充血、水肿,缓解疼痛。创面换药时,动作轻柔、避免加重疼痛,并严格无菌操作;必要时换药前适当应用镇痛剂以减轻疼痛。

**3. 病情观察**　观察伤口渗出物和引流物颜色、性状及量的变化;患手局部有无肿胀、疼痛和肤色改变;有无感染扩散的征象。

**4. 健康教育**　①功能锻炼:炎症消退或切开引流1周左右,指导病人进行按摩、理疗和手功能的锻炼,以防止肌肉萎缩、肌腱粘连、关节僵硬等手功能的失用性改变,促进手功能尽早恢复。②日常防护:保持手部清洁,加强劳动保护,预防手损伤。③损伤处理:重视手部任何微小的损伤,伤后应用碘伏消毒,无菌纱布包扎,以防发生感染;手部感染应及早就诊。

## 二、急性化脓性腱鞘炎、滑囊炎和手掌深部间隙感染

化脓性腱鞘炎、滑囊炎和手掌深部间隙感染均为手掌深部化脓性感染,常因手掌部的刺伤或邻近组织的感染蔓延所致。致病菌多为金黄色葡萄球菌。急性化脓性腱鞘炎主要为屈指肌腱鞘炎,手背部的伸指肌腱鞘炎少见。腱鞘炎蔓延可引起滑囊炎和急性手掌深部间隙感染。

**【临床表现】**

**1. 局部表现**

(1) 腱鞘炎:患指呈明显的均匀性肿胀,指关节仅能轻微弯曲,被动伸直可引起剧烈疼痛。若不及时切开引流,鞘内脓液积聚,压力将迅速增高,导致肌腱缺血坏死,患指功能丧失。感染也可蔓延到手掌深部间隙,甚至经滑囊到腕部和前臂。

(2) 滑囊炎:桡侧化脓性滑囊炎常继发于拇指腱鞘炎,表现为大鱼际和拇指腱鞘区肿胀、压痛;拇指肿胀、微屈、不能外展和伸直。尺侧滑囊炎多继发于小指腱鞘炎,表现为小鱼际和小指腱鞘区肿胀、压痛;小指和无名指呈半屈曲状,被动伸指可引起剧痛。

(3) 掌深间隙感染:包括掌中间隙感染和鱼际间隙感染。掌中间隙感染时,掌心凹消失,掌心肿胀、隆起。皮肤紧张、发白,压痛明显;手背部水肿严重;中指、无名指和小指呈半屈状,被动伸指可引起剧痛。鱼际间隙感染时,掌心凹存在,大鱼际和拇指指蹼处肿胀并有压痛;示指半屈,拇指外展略屈,活动受限不能做对掌运动,被动伸指可致剧痛。

**2. 全身表现**　病情发展迅速,24h即可出现明显的局部与全身症状。除了病指疼痛剧烈外,病人出现发热、头痛、食欲缺乏、脉搏增快、呼吸急促、全身不适和血白细胞计数升高等全身症状。掌深间隙感染导致病变组织压力升高,可继发肘内或腋窝淋巴结肿痛。

**【处理原则】**

早期局部理疗,外敷鱼石脂软膏、金黄散等,平置或抬高患侧手指和手臂以减轻疼痛。经治疗无好转或局部肿痛明显时,应尽早切开引流减压,防止病人肌腱受压坏死。掌深间隙感染应大剂量敏感抗生素静脉滴注。

【护理措施】

1. **病情观察** 密切观察患手局部肿胀、疼痛和肤色是否改变;注意有无感染扩散的征象,防止发生肌腱坏死等并发症。

2. **健康教育** 炎症消退后指导手部功能锻炼或理疗,以防止肌腱粘连、关节僵硬等手功能的失用性改变,促进手功能尽早恢复。平常保持手部清洁,加强劳动保护,防止手外伤。

3. **其他护理** 维持正常体温和缓解疼痛等措施参见本节"甲沟炎和脓性指头炎"的护理。

# 第四节 全身性外科感染

全身性感染(systematic infection)是指致病菌侵入人体血液循环,并在体内生长繁殖或产生毒素而引起的严重的全身性感染中毒症状。全身性外科感染主要包括脓毒症(sepsis)和菌血症(bacteremia)。脓毒症是指因致病菌因素引起的全身性炎症反应,体温、循环、呼吸、神志有明显的改变者。细菌侵入血液循环,血培养检出病原菌者,称为菌血症。

【病因】

常继发于严重创伤后的感染或各种化脓性感染,如大面积烧伤创面感染、开放性骨折合并感染、急性弥漫性腹膜炎、急性梗阻性化脓性胆管炎、绞窄性肠梗阻等。

感染的发生与致病菌数量多、毒力强和/或机体抗感染能力低下有关。常见致病菌包括:①革兰氏阴性杆菌:最常见,主要有大肠埃希菌、铜绿假单胞菌、变形杆菌等。②革兰氏阳性球菌:常见的有金黄色葡萄球菌、表皮葡萄球菌、化脓性链球菌、肠球菌等。③无芽孢厌氧菌:常见的有拟杆菌,梭状杆菌、厌氧葡萄球菌和厌氧链球菌。④真菌:常见有白色念珠菌、曲霉菌、毛霉菌、新型隐球菌等。

导致脓毒症的危险因素包括:①机体抵抗力低下,如老人、婴幼儿、营养不良者;合并糖尿病、尿毒症、长期或大量应用糖皮质激素或抗癌药者。②长期中心静脉置管引起的导管相关性感染。③局部病灶处理不当,脓肿未及时引流,清创不彻底,伤口存有异物、无效腔、引流不畅等。④使用广谱抗生素改变了原有共生菌状态,非致病菌或条件致病菌得以大量繁殖,转为致病菌引发感染。

【临床表现】

全身性感染的表现包括原发感染病灶、全身炎症反应和器官灌注不足3个方面。其共性表现是:①骤起寒战,继之高热,体温可高达40~41℃,老年人及衰弱病人可出现体温不升(低于36℃)。②头痛、头晕、恶心、呕吐、腹胀、腹泻、面色苍白或潮红、出冷汗,神志淡漠、谵妄甚至昏迷。③心率加快、脉搏细速,呼吸急促或困难。④肝脾可肿大,严重者出现皮疹、黄疸或皮下出血瘀斑等。如病情发展,病人出现意识模糊、体温不升、面色苍白或发绀、四肢冰凉、血压降低、白细胞计数减少,常提示为革兰氏阴性菌引起的感染性休克。感染如未能控制,可发展为多器官功能不全乃至衰竭。

【辅助检查】

1. **实验室检查** ①血常规:白细胞计数明显升高或降低,中性粒细胞核左移、幼稚型粒细胞增多,出现中毒颗粒。多数病人有贫血征象,且进行性加重。②尿常规:可见蛋白、血细胞、酮体和管型等。③血生化:可有不同程度的酸中毒、代谢失衡和肝、肾功能受损征象。④细菌学检查:病人寒战、发热时静脉采血进行细菌培养,较易发现致病菌。

2. **影像学检查** X线、超声、CT等检查有助于对原发感染灶的情况作出判断。

【处理原则】

采用综合治疗措施,重点是处理原发感染灶。

1. **处理原发感染灶**　及时彻底清除坏死组织和异物、消灭无效腔、充分引流脓肿。对暂时不明确原发感染灶者,应全面检查以尽早明确。

2. **应用抗生素**　在未获得细菌培养结果之前,可先根据原发感染灶的性质,尽早、足量、联合应用抗生素,之后再根据细菌培养及药物敏感试验结果予以调整。对真菌性脓毒症,应停用广谱抗生素,改用必需的窄谱抗生素,并全身应用抗真菌药物。

3. **支持疗法**　如果有脓毒症休克或低灌注表现(如急性器官功能衰竭),应立即进行液体复苏,纠正低蛋白血症;控制高热、纠正水电解质紊乱和酸碱平衡失调;治疗原有的全身性疾病,如糖尿病等。

【护理措施】

1. **控制感染**　①观察体温、脉搏变化及原发感染灶的处理效果等。寒战、高热发作时,正确采集血标本做细菌培养。②遵医嘱及时、准确应用抗生素,观察药物疗效及不良反应。③高热病人给予物理或药物降温,及时补充液体和电解质。④加强静脉留置导管的护理:严格无菌操作,消毒穿刺部位;保持导管连接端口的清洁,每次连接及注射药物前,对端口周边进行消毒,待干后方可注射药物,如端口内有血迹等污染时,应当立即更换;及时更换穿刺点覆盖的敷料,无菌纱布至少1次/2d,无菌透明敷料至少1次/周,敷料出现潮湿、松动,可见污染时应及时更换;用生理盐水或肝素盐水进行常规冲封管,如果多次发生导管相关性感染时,可预防性使用抗菌药物溶液封管。

2. **营养支持**　给予高热量、高蛋白、富含维生素、易消化饮食;鼓励病人多饮水。进食不足者,遵医嘱给予肠内或肠外营养支持,必要时输白蛋白、血浆等。对严重感染者,可多次少量输注新鲜血液、免疫球蛋白等。

3. **并发症的护理**

(1) 感染性休克:密切观察病情,若发现神志改变、体温升高或降低、脉搏及心率加快、血压下降、呼吸急促、面色苍白或发绀、尿量减少、血白细胞计数明显增多或减少等感染性休克表现,及时报告医师,配合抢救,如置病人于合适体位、建立输液通道、吸氧等。

(2) 水电解质酸碱平衡失调:注意观察病人有无皮肤弹性降低、尿量减少或血细胞比容增高等脱水表现,定时监测血电解质和动脉血气变化,发现异常及时报告医师,配合处理。高热和大量出汗病人,若病情许可,鼓励其多饮水;遵医嘱及时补充液体和电解质、纠正酸碱平衡失调。

4. **健康教育**　①注意劳动保护,避免损伤;②注意饮食卫生,避免肠源性感染;③加强营养、体育锻炼,提高机体抵抗力;④疑有感染病灶存在时应及时就医,应尽早查明并适当处理隐匿的病灶,防止感染进一步发展。

知 识 拓 展

**外科手术部位感染的预防**

院内发生的最常见的外科感染是手术部位感染(surgical site infection,SSI)及导管相关血流感染、肺炎和泌尿道系统感染,其中SSI的发生率达2%~5%,是最常发生、治疗费用最高的医疗相关感染,并且是最有可能被预防的外科感染。

《外科手术部位感染的预防指南(2017年)》针对手术的14个核心领域,根据循证医学证据,给出了证据级别和推荐等级,得出42条指南建议。预防性抗生素应用须充分考虑病人的基础疾病、营养状态、手术部位、是否有侵入性操作、手术方式、术中出血量等。针对高危病人,根据手术部位常规定植菌和指南建议预防感染;通过动态监测降钙素原、C反应蛋白(CRP)、血培养等了解感染情况,并根据治疗效果与药敏试验结果进一步调整抗生素应用。

# 第五节　特异性感染

## 一、破伤风

破伤风(tetanus)由经皮肤或黏膜侵入人体的破伤风梭菌分泌的神经毒素引起,其临床特征是肌肉痉挛,随着病情进展,轻微的刺激也有可能诱发全身强直性发作,从而导致各种并发症,甚至引起死亡,是一种特异性感染。

【病因】

致病菌为破伤风梭菌,是革兰氏阳性厌氧性芽孢梭菌。平时存在于人畜的肠道内,随粪便排出体外,以芽孢状态分布于自然界,广泛存在于土壤及环境中。破伤风梭菌通过破损的皮肤进入体内,通常是污染的物体造成的伤口,如被泥土、粪便、痰液污染的伤口,钉子或针造成的穿刺伤,烧烫伤,挤压伤,烟花爆竹炸伤等,伤口内有坏死组织。还有一些较少见的感染途径,如表皮伤口、手术操作、昆虫咬伤、牙齿感染、开放性骨折、慢性伤口、静脉药物滥用等。灾害期间,破伤风患病风险可能增加。

【病理生理】

在厌氧环境下(如污染的伤口中)芽孢能够迅速生长为增殖体,释放外毒素而致病。外毒素主要包括痉挛毒素和溶血毒素,痉挛毒素与神经组织有特殊亲和力,可经血液循环和淋巴系统作用于脊髓前角细胞和脑干运动神经核,抑制突触释放抑制性传递介质。运动神经元因失去中枢抑制而兴奋性增强,致使随意肌紧张与痉挛;同时阻断脊髓对交感神经的抑制,导致交感神经过度兴奋,引起血压升高、心率加快、体温升高、大汗等症状。溶血毒素可引起局部组织坏死和心肌损害。

【临床表现】

根据临床表现分为潜伏期、前驱期和发作期 3 期。

1. 潜伏期　通常为 3~21d,多数在 10d 左右,但根据伤口特征、范围和部位,可能为 1d 到数月之间。一般潜伏期越短,预后越差。新生儿破伤风常在断脐后 7d 左右发病,故俗称"七日风"。

2. 前驱期　表现为全身乏力、头晕、头痛、咀嚼无力、张口不便、烦躁不安、打哈欠,局部肌肉发紧、酸痛、反射亢进等。以张口不便为主要特征。

3. 发作期　典型症状是在肌肉紧张性收缩(肌强直、发硬)的基础上,呈阵发性强烈痉挛,通常最先受影响的是咀嚼肌,出现咀嚼不便、张口困难甚至牙关紧闭;病情进一步加重,依次影响面部表情肌、颈项肌、背腹肌、四肢肌、膈肌和肋间肌,病人可出现苦笑面容、颈项强直、角弓反张、屈膝、弯肘、半握拳等痉挛状态;呼吸肌和膈肌受影响时表现为呼吸困难,甚至呼吸暂停。在肌肉紧张性收缩的基础上,任何轻微的刺激,如光线、声音、接触、饮水等,均可诱发全身肌群强烈的阵发性痉挛。发作时,病人口吐白沫、大汗淋漓、呼吸急促、口唇发绀、流涎、牙关紧闭、磨牙、头颈频频后仰,手足抽搐不止。每次发作持续数秒至数分钟不等,间歇时间长短不一,发作越频繁,病情越严重。发作时病人意识清楚,十分痛苦。强烈肌痉挛可致肌肉断裂,甚至骨折。膀胱括约肌痉挛可引起尿潴留。持续呼吸肌群和膈肌痉挛可致呼吸骤停,甚至窒息。病人死亡的主要原因为窒息、心力衰竭或肺部并发症。

病程一般为 3~4 周,如积极治疗,未发生特殊并发症,发作的程度自第 2 周起逐渐减轻,肌紧张和反射亢进可持续一段时间。

【辅助检查】

实验室检查很难诊断破伤风,合并化脓性细菌感染者可有血白细胞计数和中性粒细胞比值增高。

## 【处理原则】

主要处理原则:镇静镇痛和肌松治疗、彻底清创和抗破伤风梭菌治疗、中和游离毒素、对症支持治疗。

1. **镇静镇痛和肌松治疗**  镇静镇痛是治疗的重要环节,降低病人对外界刺激的敏感性,控制或减轻痉挛。病情严重者进行肌松治疗,并行有创机械通气支持。

2. **清创和抗破伤风梭菌治疗**  注射破伤风抗毒素后,彻底清创;看上去已愈合的伤口可能有窦道或潜行无效腔,需仔细检查,伤口敞开并充分引流。同时使用抗生素抑制破伤风梭菌增殖。

3. **中和游离毒素**  破伤风毒素对神经系统的损伤是不可逆的,发病后应尽快中和游离毒素,使用破伤风免疫球蛋白( tetanus immunoglobulin, TIG ),3 000 ~ 6 000IU,肌内注射;破伤风抗毒素( tetanus antitoxin, TAT ),50 000 ~ 200 000IU,肌内注射或加入 5% 葡萄糖溶液 500 ~ 1 000ml 中缓慢静脉滴入。

4. **支持治疗**  ①加强气道管理,必要时尽早行气管插管,给予机械通气。②加强心理疏导。③营养支持:病人反复痉挛抽搐,大量出汗,加强营养支持和维持水电解质平衡。

## 【预防】

1. **正确处理伤口**  遇到可疑伤口应彻底清除伤口内异物、坏死组织、积血等,用 3% 过氧化氢溶液冲洗和湿敷伤口,破坏有利于细菌生长的缺氧环境。

2. **人工免疫包括主动免疫和被动免疫**

(1) 主动免疫:注射破伤风疫苗,使人体产生抗体以达到免疫的目的。有主动免疫力者,伤后仅需肌内注射类毒素 0.5ml,便可迅速强化机体的抗破伤风免疫力。

(2) 被动免疫:是对伤前未接受主动免疫者,尽早皮下注射破伤风抗毒素(TAT)1 500 ~ 3 000U 或人体破伤风免疫球蛋白。因为破伤风的发病有潜伏期,尽早注射 TAT 有预防作用,但其作用短暂,有效期为 10d 左右,因此,对深部创伤、有潜在厌氧菌感染者,可在 1 周后追加注射 1 次。TAT 易致过敏反应,注射前必须做过敏试验,阳性者按脱敏法注射,也可适当应用激素减轻过敏症状或降低过敏发生率。每次注射后需观察有无面色苍白、皮疹、皮肤瘙痒、打喷嚏、关节疼痛和血压下降等症状;一旦发生,立即停止注射,同时皮下注射肾上腺素 1mg 或肌内注射麻黄碱 50mg( 成人剂量)。目前最佳的被动免疫是肌内注射 250 ~ 500U 破伤风免疫球蛋白(TIG),一次注射后在人体可存留 4 ~ 5 周,免疫效能强于破伤风抗毒素约 10 倍。人体破伤风免疫球蛋白是人体血浆中免疫球蛋白提纯或用基因重组技术制备,过敏反应率低,效价高,使用方便。

---

### 知 识 拓 展

#### 重视破伤风成人强化免疫

我国目前整体破伤风主动免疫覆盖率较好,但地区差异大,根据疾病预防控制中心免疫规划中心的报告,2015 年我国 45.54% 的县百日咳-白喉-破伤风联合疫苗(Tdap)的脱漏率>5%,18.5% 的县 Tdap 脱漏率≥10%,主要分布在中、西部地区,全国总的脱漏率为 2.97%。而且常规成年人破伤风疫苗定期加强免疫未实行,外伤后普遍采取被动免疫方式,对主动免疫重视不够,应提高对破伤风全程免疫的认知,重视加强免疫。建议:>19 岁成年人每 10 年加强免疫一次,即注射一次破伤风类毒素;如果从未接种过百日咳-白喉-破伤风联合疫苗,应将 Tdap 作为第一次强化免疫的选择,尤其针对易暴露于创伤风险的成年人。

Note:

【护理评估】

1. 健康史

（1）一般情况：评估病人有无开放性伤口，尤其注意了解伤口的污染程度、深度、开口大小、是否进行过清创和/或破伤风人工免疫注射。询问有无产后感染或新生儿脐带消毒不严。

（2）既往史：了解病人以往是否有外伤史，是否进行过破伤风免疫注射。

2. 身体状况

（1）症状与体征：①评估病人的前驱症状、肌肉收缩和痉挛症状发作的持续时间、间隔时间、严重程度等。②观察病人有无呼吸困难、窒息或肺部感染等并发症。③若为新生儿，注意其脐带残端有无红肿等感染征象。

（2）辅助检查：了解血常规检查是否有化脓性细菌感染。

3. 心理-社会状况 ①评估病人有无焦虑、恐惧甚至濒死感。②隔离性治疗期间病人是否感到孤独和无助。③了解亲属对疾病的认识和对病人身心的支持程度。

【常见护理诊断/问题】

1. **有窒息的危险** 与持续性呼吸肌痉挛、误吸、痰液堵塞气道有关。

2. **有受伤的危险** 与强烈的肌痉挛有关。

3. **有体液不足的危险** 与反复肌痉挛消耗、大量出汗有关。

4. **潜在并发症**：院内感染、气管狭窄、压力性损伤、深静脉血栓等。

【护理目标】

1. 病人呼吸道通畅，呼吸平稳。

2. 病人未发生坠床、舌咬伤及骨折等意外伤害。

3. 病人体液得以维持平衡，生命体征及尿量正常。

4. 病人潜在并发症得以预防，或得到及时发现和处理。

【护理措施】

1. **环境安置** 破伤风病人易受声光刺激导致痉挛发作，尽量安置于单间暗室，避免声、光刺激，减少不必要的操作，减少探视；医护人员说话、走路要低声、轻巧；使用器具时避免发出噪声。治疗、护理等各项操作尽量集中，可在使用镇静剂 30min 内进行。

2. **保持呼吸道通畅** 备气管切开包及氧气吸入装置，急救药品和物品准备齐全。病人如频繁抽搐药物不易控制，尽早行气管切开，以便改善通气，必要时行人工辅助呼吸和高压氧舱辅助治疗。气管切开病人应注意做好呼吸道管理，包括气道雾化、湿化、冲洗等。机械通气时多需要镇静，但应每日评估镇静药使用、有创机械通气和气管插管的必要性，尽早脱机或拔管，开展康复锻炼，降低呼吸机相关性肺炎的发生。

3. **病情观察** 设专人护理，每 4h 测量体温、脉搏、呼吸 1 次，根据需要测血压。病人抽搐发作时，观察、记录抽搐的次数、时间、症状。注意病人意识、尿量的变化，加强心肺功能的监护，密切观察有无并发症发生。

4. **防止病人受伤** 使用带护栏的病床，必要时加用约束带固定病人，防止痉挛发作时病人坠床和自我伤害；关节部位放置软垫保护，防止肌腱断裂和骨折；抽搐时，应用合适的牙垫，防止舌咬伤。

5. **加强营养支持** 病人每日消耗热量和水分较多，需注意营养补充（高热量、高蛋白）和维持水电解质平衡，尽量采取肠内营养支持；病情严重者不能经口进食者，给予肠外营养支持，或肠内与肠外联合营养支持。

**6. 防治并发症** 院内感染是最常见的并发症,表现为肺部感染、泌尿系统感染或伤口感染。预防误吸、床头抬高 30°~45°、翻身拍背及震动排痰、分泌物吸引、口腔护理、加强呼吸机内外管道的清洁消毒、保持气管导管气囊的充盈压不低于 25cmH$_2$O、在进行与气道相关的操作时严格遵守无菌技术操作规范等,有助于院内感染的控制。如发生呼吸机相关性肺炎,给予合理抗感染治疗。

**7. 隔离消毒** 破伤风梭菌具有传染性,应严格执行接触隔离制度。护士接触病人应穿隔离衣、戴帽子、口罩、手套等,身体有伤口者不能参与护理。所有器械、敷料专用,使用后予以灭菌处理,用后的敷料须焚烧。病人用过的碗、筷、药杯等用 0.1%~0.2% 过氧乙酸溶液浸泡后,再煮沸消毒 30min。病人换下的被服包好送环氧乙烷室灭菌后,再送洗衣房清洗、消毒。病人排泄物需经消毒后再处理。病室内空气、地面、用物等需定时消毒。

**8. 健康教育** ①加强自我保护意识,避免皮肤受伤。避免不洁接产,以防止发生新生儿及产妇破伤风等。②出现下列情况应及时到医院就诊,注射破伤风抗毒素:任何较深而窄的外伤切口,如木刺、锈钉刺伤;伤口虽浅,但沾染人畜粪便;医院外未经消毒处理的急产或流产;陈旧性异物摘除术前。③重视对特殊人群的强化免疫,如军人、警察、建筑工人、园艺工人、农民、野外作业及探险人员,增强成人对破伤风的免疫屏障。④幼儿应定期注射破伤风类毒素或百白破三联疫苗,以获得主动免疫。

【护理评价】

通过治疗与护理,病人是否:①呼吸道通畅,呼吸平稳;②舌咬伤、坠床及骨折等意外伤害得以预防;③体液维持平衡;④并发症得以预防,或得到及时发现和处理。

## 二、气性坏疽

气性坏疽(gas gangrene)是由梭状芽孢杆菌所引起的一种以肌坏死或肌炎为特征的急性特异性感染。此类感染发展急剧,预后差。

【病因】

致病菌为革兰氏阳性的厌氧梭状芽孢杆菌,引起本病的主要有产气荚膜杆菌、水肿杆菌、腐败杆菌和溶组织杆菌等,常为多种致病菌的混合感染。梭状芽孢杆菌广泛存在于人畜粪便和泥土中,故伤后污染此菌机会较多,但发生感染者不多。人体是否致病取决于机体抵抗力和伤口的缺氧环境。在人体抵抗力低下,同时存在开放性骨折伴血管损伤、挤压伤伴深部肌肉损伤、长时间使用止血带、石膏包扎过紧、肛门或会阴部的严重创伤等易继发气性坏疽。

【病理生理】

梭状芽孢杆菌的致病因素主要是外毒素和酶。部分酶能通过脱氮、脱氨、发酵作用,产生大量不溶性气体,如硫化氢、氮等,积聚在组织间;某些酶能使组织蛋白溶解,造成组织细胞坏死、渗出,产生恶性水肿。因水、气夹杂,组织急剧膨胀,局部张力迅速增高,从而压迫微血管,进一步加重组织的缺血、缺氧和失活,更有利于细菌生长繁殖,形成恶性循环。此外,这类细菌还可产生卵磷脂酶、透明质酸酶等使细菌易于穿透组织间隙而加速扩散。病变一旦开始,可沿肌束或肌群向上、下扩展。如侵犯皮下组织,气肿、水肿与组织坏死可迅速沿筋膜扩散。活体组织检查可见肌纤维间有大量气泡和革兰氏阳性粗短杆菌。

【临床表现】

气性坏疽的临床特点是病情发展迅速,病人全身情况可在 12~24h 内全面迅速恶化。潜伏期一般为 1~4d,最短 8~10h。

**1. 局部表现** 早期病人自觉伤肢沉重或疼痛持续加重,有包扎过紧感。伤处出现"胀裂样"剧痛,局部肿胀与创伤所引起的程度不呈比例,呈进行性加重,一般镇痛药不能缓解。伤口中有大量稀薄、恶臭的浆液性或浆液血性渗出物流出,可渗透厚层敷料,轻压伤口周围有捻发感,可见气泡逸出。由于局部张力,皮肤受压而发白,浅部静脉回流发生障碍,故皮肤表面可出现大理石样斑纹。因组织分解、液化、腐败和大量产气,可有恶臭。伤口周围皮肤肿胀、苍白、发亮,很快变为紫红色,进而变为紫黑色,并出现大小不等的水疱。伤口内肌肉坏死,呈暗红色或土灰色,失去弹性,刀割时不收缩,也不出血。

2. **全身表现** 病人出现头晕、头痛、表情淡漠或烦躁不安、高热、脉速,呼吸急促、大汗和进行性贫血。晚期病人可出现感染性休克、外周循环障碍和多器官功能衰竭等。

【辅助检查】

1. **实验室检查** ①伤口渗出物涂片可检出粗大的革兰氏阳性梭菌,同时可行渗出物细菌培养。②血红细胞计数和血红蛋白降低,白细胞计数增加。③血生化检查可协助了解各脏器功能状态。

2. **影像学检查** X线、CT检查常显示伤口肌群有气体。

【处理原则】

一经诊断,立即开始积极治疗,以挽救病人的生命,减少组织的坏死或截肢率。

1. **彻底清创** 在积极抗休克和防治严重并发症的同时施行彻底清创术。病变区广泛、多处切开,清创范围达正常组织,切口敞开、不予缝合。若整个肢体已广泛感染、病变不能控制时,应果断进行截肢以挽救生命,残端不予缝合。术中、术后采用氧化剂冲洗和湿敷伤口,术后及时更换敷料,必要时再次清创。

2. **应用抗生素** 大剂量青霉素静脉滴注,每日 1 000 万~2 000 万 U。大环内酯类(如琥乙红霉素、麦迪霉素)和硝基咪唑(如甲硝唑、替硝唑)也有一定疗效。

3. **高压氧治疗** 提高组织间的含氧量,造成不适合细菌生长繁殖的环境。

4. **全身支持疗法** 输血、纠正水电解质紊乱、营养支持和对症处理(解热、镇痛)等,以改善机体抵抗力。

【护理措施】

1. **疼痛护理** 疼痛剧烈者,遵医嘱给予麻醉镇痛剂或采用自控镇痛泵。观察局部疼痛的性质、程度和特点。对截肢后出现幻觉疼痛者,应给予耐心解释,缓解病人的忧虑和恐惧。

2. **控制感染,维持正常体温** 动态观察和记录体温、脉搏等变化;高热者予以物理降温或药物降温;遵医嘱及时、准确、合理应用抗生素。给予营养支持,提高病人抗感染能力。

3. **伤口护理** 观察伤口周围皮肤的色泽、局部肿胀程度和伤口分泌物性质;对切开或截肢后的敞开伤口,应用3%过氧化氢溶液冲洗、湿敷,及时更换伤口敷料。对接受高压氧治疗者,注意观察氧疗后的伤口变化,作好记录。

4. **病情观察** 对高热、烦躁、昏迷病人应密切观察其病情变化,若发现病人出现意识障碍、体温降低或升高、脉搏和心率加快、呼吸急促、面色苍白或发绀、尿量减少、血白细胞计数明显增多等感染性休克表现时,及时报告医师,并积极配合治疗和护理。

5. **心理护理** 解释手术的必要性和重要性,帮助其正确理解并接受截肢术,鼓励病人正确看待肢体残障,加强社会支持,增强其逐渐适应自身形体和日常生活变化的信心。

6. **消毒隔离** 严格按照接触隔离的制度执行,具体参见本章"破伤风"的护理。

7. **健康教育** ①加强预防气性坏疽的知识普及和宣教,加强劳动保护,避免损伤。②伤后及时到医院正确处理伤口。③指导截肢病人安装和使用假肢,进行截肢后的适应性训练,教会病人自我护理的技巧,使其逐渐达到生活自理。

(李树雯)

Note:

思 考 题

1. 王先生,23 岁,上唇疖红肿热痛 3d,未采取任何治疗措施。1d 前用手挤压后出现寒战、高热、头痛、昏迷。体格检查:T 39.5℃,P 118 次/min,R 28 次/min,BP 102/86mmHg;意识不清,眼部肿胀压痛,上唇隆起有压痛,心肺未发现异常,腹平软,无压痛。辅助检查:血常规示 WBC $19×10^9$/L,中性粒细胞比值 0.85。

请问:

(1) 该病人病情发生了什么变化? 可能的原因是什么?

(2) 目前应采取哪些护理措施?

(3) 健康教育的重点是什么?

2. 江女士,32 岁,2d 前在家洗鱼时不小心刺破右手示指,用创可贴简单包扎。现在右手示指发红、疼痛、肿胀,手下垂时疼痛加重,并感觉全身乏力不适。体格检查:T 38℃,P 98 次/min,R 20 次/min,BP 102/86mmHg;神志清楚,心肺腹检查未见异常;右手示指末端红肿,有触痛。辅助检查:血常规示 WBC $12×10^9$/L,中性粒细胞比值 0.78。

请问:

(1) 该病人右手示指发生了什么病变?

(2) 目前应采取哪些护理措施?

(3) 如病情进一步发展,会产生什么严重后果?

Note:

URSING

第九章

# 损伤病人的护理

09章 数字内容

——— 学 习 目 标 ———

**知识目标：**

1. 掌握创伤、烧伤的临床表现和处理原则，烧伤病人的评估和现场的抢救措施。

2. 熟悉创伤、烧伤的病理生理和修复过程。

3. 了解创伤的分类、愈合的影响因素。

**能力目标：**

能运用所学知识对创伤、烧伤病人实施整体护理。

**素质目标：**

具有爱护突发创伤病人和烧伤病人的态度和行为。

损伤(injury)是指各种致伤因素作用于人体所造成的组织结构完整性破坏或功能障碍及其所引起的局部和全身反应。引起损伤的原因主要有：①机械性因素，如锐器切割、钝器撞击、重物挤压、火器等；②物理性因素，如高温、寒冷、电流、放射线、激光、声波等；③化学性因素，如强酸、强碱、毒气等；④生物性因素，如毒蛇、犬、猫、昆虫等咬、抓、蜇伤。本章主要介绍机械性因素导致的创伤、物理性的烧伤和冷伤、生物性的犬蛇咬伤和虫蜇伤等病人的护理。

 —————————— 导入情境与思考 ——————————

杨先生,39岁,体重65kg,因开水烫伤致创面疼痛、口渴、胸闷1h急诊入院。病人出现烦躁不安、呻吟、表情痛苦；面部、胸、腹部、两前臂、双手、两小腿、双足部烫伤,背部散在烫伤面积约3手掌大小,均有水疱。体格检查:T 37℃,P 110次/min,R 22次/min,BP 106/94mmHg。

请思考：

(1) 该病人烫伤面积、深度及严重程度如何？

(2) 病人目前最主要的护理诊断/问题是什么？

(3) 伤后第1个24h补液总量是多少？如何安排补液种类和速度？

# 第一节 创 伤

创伤(trauma)是指机械性致伤因素作用于人体所造成的组织结构完整性的破坏或功能障碍,是临床最常见的一种损伤。

【分类】

1. **按伤后皮肤完整性分类** 皮肤完整无破损为闭合性损伤(closed injury),如挫伤、扭伤、挤压伤、震荡伤、关节脱位和半脱位、闭合性骨折及闭合性内脏伤等。有皮肤破损者为开放性损伤(opened injury),如擦伤、刺伤、切割伤及撕裂伤等。

2. **按受伤部位分类** 可分为颅脑、颌面部、颈部、胸(背)部、腹(腰)部、骨盆、脊柱脊髓和四肢伤等。

3. **按伤情轻重分类** 一般分为轻度、中度和重度。①轻度:主要伤及局部软组织,无生命危险,只需局部处理或小手术治疗；②中度:主要是广泛软组织损伤、四肢长骨骨折、肢体挤压伤及一般腹腔脏器损伤等,需手术治疗,有一定生命危险；③重度:主要指危及生命或治疗后有严重残疾者。

创伤评分是以计分的方式估计创伤的严重程度,是一种相对量化的分类方法,以分值大小反映伤情的轻重。创伤评分的方法较多,常用的主要有院前指数(prehospital index,PHI)、创伤指数(trauma index,TI)、损伤严重度评分(injury severity score,ISS)等。

【病理生理】

创伤可导致机体出现一系列局部和全身防御性反应,目的是维持机体内环境的稳定。不同的创伤,机体的反应也不相同。

(一) 局部反应

主要表现为创伤性炎症反应,为非特异性防御反应,与一般急性炎症反应基本相同。创伤后组织破坏,释放各种炎性介质,引起毛细血管壁通透性增高,血浆成分外渗；白细胞等趋化因子迅速聚集于伤处吞噬和清除病原微生物或异物,并出现疼痛、发热等炎症表现。一般3~5d后趋于消退。局部反应的轻重与致伤因素的种类、作用时间、组织损害程度/性质、污染程度以及是否有异物存留等有关。

(二) 全身反应

即全身性应激反应,是致伤因素作用于机体后引起的一系列神经内分泌活动增强并引发各种功能和代谢改变的过程,是一种非特异性应激反应。

1. **神经-内分泌系统反应**　在疼痛、精神紧张、有效血容量不足等因素综合作用下,下丘脑-垂体-肾上腺皮质轴和交感神经-肾上腺髓质轴分泌大量儿茶酚胺、肾上腺皮质激素、抗利尿激素、生长激素和胰高血糖素;同时,肾素-血管紧张素-醛固酮系统也被激活。上述 3 个系统相互协调,共同调节全身各器官功能和代谢,动员机体的代偿能力,对抗致伤因素的损害作用,保证重要脏器的灌注。

2. **体温变化**　创伤后大量释放的炎症介质如肿瘤坏死因子、白细胞介素等作用于下丘脑体温调节中枢引起机体发热。

3. **代谢变化**　创伤后,由于神经内分泌系统的作用,机体分解代谢增强,主要表现为基础代谢率增高,能量消耗增加,糖、蛋白质、脂肪分解加速,糖异生增加,水电解质代谢紊乱。

4. **免疫反应**　严重创伤后,中性粒细胞、单核-巨噬细胞吞噬和杀菌能力减弱;淋巴细胞数量减少、功能下降;免疫球蛋白含量降低;补体系统耗竭等因素综合作用,导致机体免疫防御能力下降,对感染的易感性增加。

（三）组织修复和创伤愈合

1. **组织修复的方式**　基本方式是由伤后增生的细胞和细胞间质再生增殖、充填、连接或代替缺损组织。理想的修复是完全由原来性质的组织细胞修复,恢复原有的结构和功能,称为完全修复;由于人体各种组织细胞固有的再生增殖能力不同,使各种组织创伤后修复情况差别较大,大多数组织伤后不能由原来性质的细胞修复而是由其他性质的细胞（多为成纤维细胞）增生替代完成。

2. **创伤的修复过程**　一般分为 3 个既相互区分又相互联系的阶段。

（1）局部炎症反应阶段:伤后立即发生,常持续 3~5d。主要是血管和细胞反应、免疫应答、血液凝固和纤维蛋白的溶解,目的在于清除坏死组织,为组织再生和修复奠定基础。

（2）细胞增殖分化和肉芽组织形成阶段:局部炎症开始不久,即有新生细胞出现。成纤维细胞、内皮细胞等增殖、分化、迁移,分别合成、分泌主要为胶原的组织基质和逐渐形成新生毛细血管,并共同构成肉芽组织。

（3）组织塑形阶段:新生纤维组织在数量和质量方面不一定能达到结构和功能的要求,需进一步改构和重建,主要是胶原纤维交联增加、强度增加;多余的胶原纤维被胶原酶降解;过度丰富的毛细血管网消退,伤口黏蛋白和水分减少,最终达到受伤部位外观和功能的改善。

3. **创伤愈合的类型**

（1）一期愈合:组织修复以原来细胞为主,仅含少量纤维组织,局部无感染、血肿及坏死组织,伤口边缘整齐、严密、呈线状,组织结构和功能修复良好。多见于创伤程度轻、范围小、无感染、不产生或很少产生肉芽组织的愈合。

（2）二期愈合:以纤维组织修复为主,修复较慢,瘢痕明显,愈合后对局部结构和功能有不同程度的影响。多见于损伤程度重、范围大、坏死组织多,常伴有感染而未经外科处理的伤口。应采取合理措施,创造条件,争取达到一期愈合。

4. **影响创伤愈合的因素**

（1）局部因素:伤口感染是最常见的影响因素。其他如创伤范围大、坏死组织多、异物存留,伤缘不能直接对合,且被新生组织连接阻隔,影响康复;局部血液循环障碍使组织缺血缺氧,或局部制动不足、包扎或缝合过紧等采取措施不当,造成继发性损伤也不利于伤口愈合。

（2）全身性因素:主要有高龄、营养不良、大量使用细胞增生抑制剂（如皮质激素等）,免疫功能低下（如糖尿病、肿瘤）及全身严重并发症（如多器官功能不全）等。

【临床表现】

创伤的原因、部位、程度不同,其临床表现各异。本节仅介绍常见创伤的共性表现,内脏损伤表现在相关章节介绍。

**1. 局部表现**

（1）疼痛：疼痛的程度与创伤程度、部位、性质、范围、炎症反应强弱及个人耐受力等有关。疼痛于活动时加剧，制动后减轻，常在受伤 2~3d 后逐渐缓解。

（2）肿胀：由局部出血及液体渗出所致，常伴有皮肤青紫、瘀斑、血肿，伤后 2~3d 达到高峰。严重肿胀可致局部或远端肢体血供障碍。

（3）功能障碍：由局部组织结构破坏、疼痛、肿胀或神经系统损伤等原因所致。

（4）伤口和出血：开放性创伤多有伤口和出血。因创伤原因不同，其伤口特点不同，如擦伤的伤口多较浅；刺伤的伤口小而深；切割伤的伤口较整齐；撕裂伤的伤口多不规则。受伤程度和部位不同，其出血量不同。若有动脉破裂，可出现喷射性出血。

**2. 全身表现**

（1）体温增高：中、重度创伤病人常有发热，体温一般不超过 38.5℃。并发感染时可有高热，颅脑损伤致中枢性高热体温可高达 40℃。

（2）全身炎症反应综合征：创伤后释放的炎性介质、疼痛、精神紧张和血容量减少等因素引起体温、心血管、呼吸和血细胞等方面的异常。主要表现为意识障碍，体温增高或过低，呼吸急促或困难，脉搏微弱，脉率过快或心律不齐，收缩压或脉压过低，面色苍白或口唇、肢端发绀。

【辅助检查】

**1. 实验室检查**　血常规和血细胞比容可判断失血或感染情况；尿常规有助于判断有无泌尿系统损伤。血清电解质和动脉血气分析有助于了解有无水、电解质、酸碱平衡失调。对疑有肾损伤者，可进行肾功能检查；疑有胰腺损伤者，应做血、尿淀粉酶测定等。

**2. 影像学检查**　X 线检查可了解有无骨折、脱位、胸腹腔有无积液积气、伤处异物情况等。超声、CT 和 MRI 有助于实质性器官损伤及脊髓、颅底、骨盆底部等处损伤的诊断。

**3. 穿刺和导管检查**　胸腔穿刺可明确血胸或气胸；腹腔穿刺或灌洗可明确腹腔内脏破裂、出血；心包穿刺可证实心包积液或积血。放置导尿管或膀胱灌洗可诊断尿道或膀胱的损伤；留置中心静脉导管可监测中心静脉压，辅助判断血容量和心功能。

【处理原则】

本节重点介绍创伤救治的一般原则和措施，各部位创伤的具体治疗方法详见相关章节。

（一）现场急救

妥善的现场救护是挽救各种类型创伤病人生命的重要保证，为进一步救治奠定基础。优先抢救的急症主要包括心跳、呼吸骤停，窒息，大出血，张力性气胸和休克等，常用的急救措施包括心肺复苏、通气、止血、包扎、固定（制动）等。

（二）进一步救治

伤员经现场急救被送到医院后，应立即对病情进行再次评估、判断和分类，采取针对性的措施进行救治。

**1. 局部处理**

（1）闭合性损伤：单纯软组织损伤者，予以局部制动。初期局部冷敷，后期采用热敷或红外线治疗。闭合性骨折和脱位者，需进行复位、固定；合并重要脏器、组织损伤者，应手术探查和修复处理。

（2）开放性损伤：擦伤、表浅的小刺伤和小切割伤，可用非手术治疗。其他的开放性损伤需要手术处理，以修复断裂的组织。

**2. 全身处理**　①维持呼吸和循环功能；②镇静镇痛；③防治感染：遵循无菌操作原则，使用抗生素，开放性创伤需加用破伤风抗毒素；④支持治疗。

## 知识拓展

### 创伤后成长

创伤事件主要指对个体生命构成威胁或造成严重伤害的生活事件或灾难,包括意外事故、癌症、自然灾害等。研究者曾更多地关注病人焦虑、抑郁、创伤后应激障碍等负性心理体验对身心健康的消极影响。随着20世纪心理学新的研究领域—积极心理学的兴起,大量学者开始研究对抗创伤事件后积极正向的改变——创伤后成长(posttraumatic growth,PTG),它是指个体与创伤事件斗争而经历的积极变化集合。PTG既是与创伤抗争的积极结果,也是个体在处理和接受创伤中自身积极变化的过程。PTG可以提高病人的自我效能,帮助病人树立信心和希望,培养积极的应对方式,提高社会支持度,改善生活质量。PTG也给临床工作者提供新的角度,拓宽临床视野,帮助创伤幸存者进一步康复。

【护理评估】

1. 健康史

(1) 一般情况:了解病人的年龄、性别、职业、饮食及睡眠情况等。

(2) 外伤史:了解病人的受伤原因、时间、地点、部位;伤后表现、有无危及生命的损伤、现场救治及转运途中伤情变化等。

(3) 既往史:了解病人伤前是否饮酒;是否合并高血压、糖尿病、营养不良等慢性疾病;是否长期使用皮质激素类、细胞毒性类药物;有无食物、药物过敏史等。

2. 身体状况

(1) 症状与体征:了解受伤部位,检查受伤处有无伤口、出血;有无血肿、异物、青紫、瘀斑、肿胀、疼痛及功能障碍;有无合并伤及其他脏器损伤等。观察伤者意识、生命体征、尿量等变化,有无休克及其他并发症发生。

(2) 辅助检查:了解实验室检查、影像学检查及穿刺、导管等各项检查有无异常。

3. 心理-社会状况 评估病人及家属对突受创伤打击的心理承受程度以及心理变化,有无紧张、恐惧或焦虑等。同时了解病人对创伤的认知程度及对治疗的信心。

【常见护理诊断/问题】

1. **体液不足** 与伤后失血、失液有关。

2. **疼痛** 与创伤、局部炎症反应或伤口感染有关。

3. **组织完整性受损** 与组织器官受损伤,结构破坏有关。

4. **潜在并发症:** 休克、感染、挤压综合征等。

【护理目标】

1. 病人有效循环血量恢复,生命体征平稳。

2. 病人自述疼痛逐渐减轻。

3. 病人的伤口得以妥善处理,受损组织逐渐修复。

4. 病人无发生并发症,或并发症得到及时发现和处理。

【护理措施】

1. 急救护理

(1) 抢救生命:在现场经简单的评估,找出危及生命的紧迫问题,立即就地救护。①心肺复苏:

心跳、呼吸骤停时,立即采取胸外心脏按压及口对口人工呼吸;②保持呼吸道通畅:立即解开病人衣领,清理口鼻腔,置导管通气、给氧、气管切开等;③止血:采用指压法、填塞法、加压包扎、扎止血带等迅速控制伤口大出血;④缓解呼吸困难:如封闭胸部开放性伤口、胸腔穿刺排气等;⑤恢复循环血量:有条件时,现场开放静脉通路,快速补液;⑥监测病情变化:现场救护中,应时刻注意生命体征、意识的变化。

(2) 包扎:目的是保护伤口、减少污染、压迫止血、固定骨折和减轻疼痛。一般用无菌敷料或清洁布料包扎,如有腹腔内脏脱出,应先用干净器皿保护后再包扎,勿轻易还纳,以防污染。

(3) 固定:骨关节损伤须固定制动,以减轻疼痛,避免骨折端损伤血管和神经,有助于防治休克和搬运。肢体骨折或脱位可使用夹板、就地取材或利用自身肢体、躯干进行固定;较重的软组织损伤也应局部固定制动。

(4) 搬运:经过现场初步处理后迅速、安全、平稳地转送伤员,多用担架或徒手搬运。搬运病人时注意勿使伤处移位、扭曲、震动等。搬运脊柱损伤者应注意保持伤处稳定,勿弯曲或扭动,以免加重损伤;搬运昏迷病人应将头偏向一侧,或采取半卧位或侧卧位,以保持呼吸道通畅。

**2. 维持有效循环血量** 有效止血后,迅速建立 2~3 条静脉输液通道,给予输液、输血或应用血管活性药物等,以尽快恢复有效循环血量并维持循环的稳定。髂静脉或下肢静脉损伤及腹膜后血肿者,禁止经下肢静脉输液、输血,以免加重出血。

**3. 病情观察** ①密切监测意识、呼吸、血压、脉搏、中心静脉压和尿量等,并认真作好记录。②闭合性损伤病人,重点观察生命体征是否平稳,血压有无波动;开放性损伤病人,重点观察伤口有无出血、渗出、感染征象,伤口引流是否通畅等。③胸部损伤者有呼吸急促时,应警惕是否发生气胸、血胸等;腹部损伤者出现腹部胀痛时,应警惕是否发生腹内脏器破裂或出血;肢体损伤严重者,定时测量肢体周径,注意末梢循环、肤色和温度。

**4. 妥善护理创面**

(1) 开放性损伤:根据伤口情况选择不同的处理方法。

1) 清洁伤口(cleaning wound):常见于无菌手术切口,消毒后可以直接缝合。

2) 污染伤口(contaminated wound):指有细菌污染但尚未构成感染的伤口。开放性创伤早期为污染伤口,采用清创术,对伤口进行清洗、扩创、直接缝合或延期缝合。清创时间越早越好,伤后 6~8h 是最佳时间,此时清创一般可达到一期缝合。若伤口污染较重或超过 8~12h 后处理,但尚未发生明显的感染,清创后伤口放置引流条并行延期缝合。缝合后消毒皮肤,外加包扎,必要时固定制动。注意观察伤口有无出血、感染征象、引流是否通畅,肢端循环情况;定时更换伤口敷料。如果伤口已感染,则拆除缝线按感染伤口处理。

3) 感染伤口(infected wound):指开放性伤口污染严重或较长时间未得到处理,已发生感染的伤口。此时要先引流,用等渗盐水或呋喃西林等药液纱条敷在伤口内,引流脓液;再更换敷料,即换药,是处理感染伤口的基本措施,其目的是清除伤口的分泌物、坏死组织和脓液,保持引流通畅,控制感染;改善肉芽组织状态,减少瘢痕形成。

(2) 闭合性损伤:软组织损伤,抬高或平放受伤肢体;12h 内予以局部冷敷,以减少局部组织的出血和肿胀。伤后 12h 起改用热敷、理疗,或包扎制动,服用云南白药等,以促进血肿和炎症的吸收。注意观察皮下出血及血肿的变化情况。局部如有血肿形成时可加压包扎。伤情稳定后鼓励病人早期活动,指导病人进行功能锻炼。

**5. 并发症的护理** 严重创伤后,由于组织或器官损伤,局部或全身器官功能和代谢紊乱,易出现并发症,需要严密观察,采取措施预防和处理。

(1) 伤口感染:多见于开放性损伤病人。若伤口出现红、肿、热、痛或已减轻的疼痛加重,体温升高、脉速、血白细胞计数增高等,表明伤口已发生感染。遵医嘱使用抗生素,加强换药。

(2) 挤压综合征:凡四肢或躯干肌肉丰富的部位受到重物长时间挤压致肌肉组织缺血性坏死,

继而引起肌红蛋白血症、肌红蛋白尿、高血钾和急性肾衰竭为特点的全身性改变,称为挤压综合征(crush syndrome),又称为 Bywaters 综合征。当局部压力解除后,出现肢体肿胀、压痛、肢体主动活动及被动牵拉活动引起疼痛、皮肤温度下降、感觉异常、弹性减弱,在 24h 内出现茶褐色尿或血尿等改变时,提示可能发生挤压综合征,应及时报告医师配合处理:①早期患肢禁止抬高、按摩及热敷;②协助医师切开减压,清除坏死组织;③遵医嘱应用碳酸氢钠及利尿剂,防止肌红蛋白阻塞肾小管;④对行腹膜透析或血液透析治疗的肾衰竭病人做好相应护理。

（3）休克:早期常为失血性休克,晚期因感染可出现脓毒性休克。

（4）应激性溃疡:多见于胃、十二指肠,小肠和食管也可能发生。

（5）凝血功能障碍:由于凝血物质消耗、缺乏,抗凝系统活跃,病人常表现为出血倾向。凝血功能障碍、低体温和酸中毒被称为"死亡三联征",是导致重症创伤死亡的重要原因。

（6）器官功能障碍:大量的坏死组织,可造成机体严重而持久的炎症反应,加之休克、应激、免疫功能紊乱,容易并发急性肾衰竭、急性呼吸窘迫综合征、心脏和肝脏功能损害等。

（7）创伤后应激障碍:经历创伤事件后,延迟出现或长期持续的精神障碍。表现为反复重现创伤性体验,持续性回避、焦虑和警觉水平增高等,可采取心理干预、家庭治疗和药物治疗等。

**6. 心理护理**　创伤往往突发,不仅对病人造成身体上的伤害,同时也对其心理造成一定的创伤,尤其是一些严重创伤影响到病人的外观和机体功能,伤者会出现焦虑、恐惧、抑郁或愤恨心理,为病人提供细致的生活照顾、有效的医患沟通、身心放松训练,动员社会支持等,有助于减轻其焦虑、恐惧及抑郁情绪,增强病人对治疗的信心。

**7. 健康教育**　①普及安全知识,加强安全防护意识,避免受伤。一旦受伤,无论是开放性损伤或闭合性损伤,都要及时到医院就诊,接受正确的处理,以免延误抢救。②伤后恢复期加强功能锻炼,促进机体功能恢复,防止肌肉萎缩和关节僵硬等并发症的发生。

【护理评价】

通过治疗与护理,病人是否:①体液维持平衡,生命体征稳定;②疼痛得到有效控制;③伤口愈合;④并发症得以预防,或得到及时发现和处理。

# 第二节　烧　伤

烧伤(burn)泛指由热力、电流、化学物质、激光、放射线等所造成的组织损伤。热力烧伤(thermal injury)是指由火焰、热液、蒸汽、热固体等引起的组织损伤。通常所称的或狭义的烧伤,一般指热力所造成的烧伤。本节主要介绍热力烧伤的相关内容。

【病理生理】

**1. 局部变化**　由于局部热损伤产生的炎性反应,毛细血管扩张及通透性增高,血浆样液体渗至细胞间、皮质间或体外,形成水肿、水疱或创面渗液;深度烧伤可致皮肤脱水、凝固,甚至炭化形成焦痂。

**2. 全身变化**　较大面积烧伤后,可引起全身性的烧伤反应,机体释放出多种血管活性物质,如组胺、5-HT、激肽、前列腺素类、儿茶酚胺、氧自由基、肿瘤坏死因子、血小板活化因子、溶酶体酶等,引起烧伤后微循环变化和毛细血管通透性增加,导致血容量减少、红细胞丢失、负氮平衡和免疫功能降低等,从而诱发休克,继发肺部感染、急性呼吸衰竭、急性肾衰竭、烧伤脓毒症、应激性溃疡等并发症,使病情更加恶化。

【临床分期】

根据烧伤病理生理特点,病程大致分为 4 期,各期之间往往互相重叠和互相影响,分期的目的是突出各阶段临床处理的重点。

**1. 体液渗出期**　组织烧伤后立即发生的反应是体液渗出,以伤后 6~12h 内最快,持续 24~36h,严重烧伤可延至 48h 以上。此期由于体液的大量渗出和血管活性物质的释放,容易发生失血性休克,临床上又称为休克期。

**2. 急性感染期**　从烧伤渗出液回吸收开始,感染的危险即已存在并将持续至创面完全愈合。烧伤后早期因为皮肤生理屏障被破坏,致病菌在创面中的坏死组织和渗出液中大量繁殖;严重烧伤后的应激反应及休克的打击,全身免疫功能低下,对病原菌的易感性增加,通常在休克的同时即可并发局部和全身性感染。深度烧伤形成的凝固性坏死及焦痂,在伤后 2~3 周可进入广泛组织溶解阶段,此期细菌极易通过创面侵入机体引起感染,此阶段为烧伤并发全身性感染的又一高峰期。

烧伤感染可来自创面、肠道、呼吸道或静脉导管等,在严重烧伤时,内源性感染是早期全身性感染的重要来源,细菌可通过呼吸道、肠道等进入血液循环,播散至各脏器,严重者可引起多器官功能障碍综合征。

**3. 创面修复期**　烧伤后组织修复在炎症反应的同时即已开始。创面的修复与烧伤的深度、面积及感染的程度密切相关。浅度烧伤多能自行修复,无瘢痕形成;深 Ⅱ 度烧伤靠残存的上皮扩展修复,如无感染,3~4 周逐渐修复,但常见瘢痕增生;Ⅲ 度烧伤形成瘢痕或挛缩,可导致肢体畸形和功能障碍,需要皮肤移植修复。

**4. 康复期**　深度创面愈合后,可形成瘢痕,严重者影响外观和功能,需要锻炼、工疗、体疗和整形以期恢复;某些器官功能损害及心理异常也需要一个恢复过程;深 Ⅱ 度和 Ⅲ 度创面愈合后,常有瘙痒或疼痛、反复出现水疱,甚至破溃,并发感染,形成残余创面,这种现象的终止往往需要较长时间;严重大面积深度烧伤愈合后,由于大部分汗腺被毁,机体散热调节体温能力下降,这类伤员在夏季多感全身不适,常需 2~3 年的调整与适应。

**【伤情判断与临床表现】**

伤情判断根据烧伤的面积、深度和部位而定,同时应考虑全身情况,如休克、重度吸入性损伤或复合伤。

（一）烧伤面积和深度估计

**1. 烧伤面积**　以相对于体表面积的百分率表示。估计方法有多种,目前国内多采用中国新九分法和手掌法。

（1）中国新九分法:将全身体表面积划分为 11 个 9% 的等份,另加 1%,其中头颈部为 9%(1 个 9%)、双上肢为 18%(2 个 9%)、躯干(包括会阴)为 27%(3 个 9%)、双下肢(包括臀部)为 46%(5 个 9%+1%)(表 9-1、图 9-1)。

表 9-1　中国新九分法

| 部位 | | 占成人体表面积/% | | 占儿童体表面积/% |
| --- | --- | --- | --- | --- |
| 头颈 | 头部 | 3 | 9×1 | 9+（12−年龄） |
| | 面部 | 3 | | |
| | 颈部 | 3 | | |
| 双上肢 | 双手 | 5 | 9×2 | 9×2 |
| | 双前臂 | 6 | | |
| | 双上臂 | 7 | | |

Note:

续表

| 部位 | | 占成人体表面积/% | | 占儿童体表面积/% |
|---|---|---|---|---|
| 躯干 | 躯干前 | 13 | | |
| | 躯干后 | 13 | 9×3 | 9×3 |
| | 会阴 | 1 | | |
| 双下肢 | 双臀 | 5* | | |
| | 双大腿 | 21 | 9×5+1 | 9×5+1-（12-年龄） |
| | 双小腿 | 13 | | |
| | 双足 | 7* | | |

* 成年女性的双臀和双足各占6%。

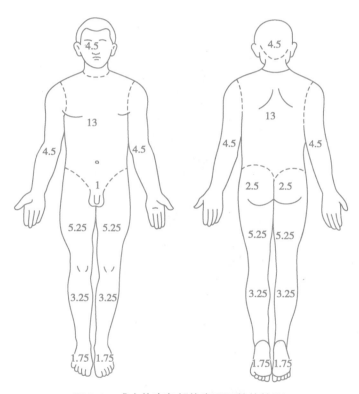

图 9-1　成人体表各部位表面积的估算/%

儿童头较大,下肢相对短小,可按下法计算:头颈部面积=［9+（12-年龄）］%,双下肢面积=［46-（12-年龄）］%。

（2）手掌法:用病人自己的手掌测量其烧伤面积。不论年龄或性别,若将五指并拢、单掌的掌面面积占体表面积的1%。此法适用于小面积烧伤的估计,也可辅助九分法（图9-2）。

2. **烧伤深度**　目前普遍采用3度4分法,即Ⅰ度、浅Ⅱ度、深Ⅱ度、Ⅲ度。其中,Ⅰ度及浅Ⅱ度烧伤属浅度烧伤;深Ⅱ度和Ⅲ度烧伤属深度烧伤。烧伤深度的判断见表9-2。组织损害层次见图9-3。

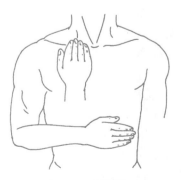

图 9-2　**手掌法**

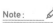

Note:

表9-2　烧伤局部临床特点

| 烧伤深度 | | 组织损伤 | 局部表现 | 预后 |
|---|---|---|---|---|
| （红斑性） | Ⅰ度 | 表皮浅层 | 皮肤红斑,干燥、烧灼痛,无水疱 | 3~7d 脱屑痊愈 |
| Ⅱ度（水疱性） | 浅Ⅱ度 | 表皮全层、真皮浅层 | 红肿明显,疼痛剧烈;有大小不一的水疱,疱壁薄,创面红润、潮湿 | 1~2 周内愈合,多有色素沉着,无瘢痕 |
| | 深Ⅱ度 | 真皮深层 | 水肿明显,痛觉迟钝,拔毛痛;水疱较小,疱壁较厚,创面微湿、红白相间 | 3~4 周愈合,常有瘢痕形成和色素沉着 |
| （焦痂性） | Ⅲ度 | 皮肤全层,皮下、肌肉或骨骼 | 痛觉消失,创面无水疱,呈蜡白或焦黄色甚至炭化,皮肤凝固性坏死后形成焦痂,触之如皮革,痂下可见树枝状栓塞的血管 | 3~4 周后焦痂自然脱落,愈合后留有瘢痕或畸形 |

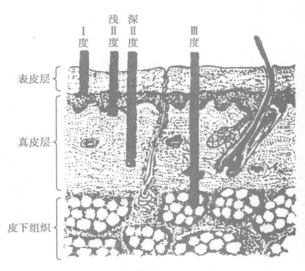

图 9-3　烧伤深度的组织学划分

（二）烧伤严重程度判断

按烧伤的总面积和烧伤的深度将烧伤程度分为 4 类（通常情况下,烧伤总面积的计算不包括Ⅰ度烧伤）。

1. **轻度烧伤**　Ⅱ度烧伤总面积在 10% 以下。

2. **中度烧伤**　Ⅱ度烧伤面积在 11%~30%,或Ⅲ度烧伤面积在 10% 以下。

3. **重度烧伤**　烧伤总面积 31%~50%,或Ⅲ度烧伤面积 11%~20%;或总面积、Ⅲ度烧伤面积虽未达到上述范围,但已发生休克、吸入性损伤或有较重复合伤者。

4. **特重烧伤**　烧伤总面积在 50% 以上,或Ⅲ度烧伤面积在 20% 以上,或存在较重的吸入性损伤、复合伤等。

（三）全身表现

小面积、浅度烧伤无全身症状,大面积、重度烧伤病人伤后 48h 内易发生低血容量性休克,主要表现为口渴、脉搏细速、血压下降、皮肤湿冷、尿量减少、烦躁不安等。感染发生后可出现体温骤升或骤降,呼吸急促、心率加快、创面骤变,血白细胞计数骤升或骤降;其他如尿素氮、肌酐清除率、血糖、血气分析等都可能变化。

Note:

（四）吸入性损伤

又称呼吸道烧伤，是指吸入火焰、蒸汽或化学性烟尘、气体等所引起的呼吸系统损伤。其致伤因素为热力或燃烧时烟雾中的化学物质，如一氧化碳、氰化物等，兼有呼吸道腐蚀和毒性作用。多见于头面部烧伤病人，面、颈、口鼻周围常有深度烧伤创面，鼻毛烧毁，口鼻有黑色分泌物；刺激性咳嗽，痰中有炭屑；呼吸困难，声音嘶哑，肺部可闻及哮鸣音；多死于吸入性窒息。

【处理原则】

（一）现场急救

正确施行现场急救，去除致伤原因，脱离现场，迅速抢救危及病人生命的损伤，如窒息、大出血、开放性气胸、中毒等。

**1. 迅速脱离热源**

（1）断开热源：将伤员从潜在的燃烧源包括热源、电源和化学品中移开。如火焰烧伤应尽快脱离火场，脱去燃烧衣物，就地翻滚或是跳入水池灭火。互救者可就近用非易燃物品（如棉被、毛毯）覆盖，以隔绝灭火。忌奔跑呼叫或用双手扑打火焰。

（2）流动水冲洗创面：对于热液、火焰烧伤，使用清洁的流动水冲洗烧伤创面 15~20min，既可减轻疼痛，又可防止余热继续损伤组织。

（3）保暖：冷疗后及时寻求医疗帮助同时注意病人的保暖。

**2. 保护创面** 剪开取下伤处的衣裤，不可剥脱；创面可用干净敷料或布类简单包扎后送医院处理，避免受压，防止创面再损伤和污染。避免用有色药物涂抹，以免影响对烧伤深度的判断。

**3. 保持呼吸道通畅** 火焰烧伤后呼吸道受热力、烟雾等损伤，可引起呼吸困难、呼吸窘迫，应特别注意保持呼吸道通畅，必要时放置通气管、行气管插管或切开。如合并一氧化碳中毒，应移至通风处，给予高流量氧气或纯氧吸入。

**4. 其他救治** 尽快建立静脉通道，给予补液治疗，可适量口服淡盐水或烧伤饮料，避免单纯大量饮水，以免发生呕吐及水中毒。转送路程较远者，留置导尿管监测尿量。安慰和鼓励病人保持情绪稳定。疼痛剧烈者遵医嘱使用镇静、镇痛药物。

**5. 妥善转运** 在现场急救后，轻病人即可转送。烧伤面积较大者，如不能在伤后 1~2h 内送到附近医院，应在原地输液、抗休克治疗，待休克控制后再转送。转运途中应建立静脉输液通道，保持呼吸道通畅。

（二）防治休克

严重烧伤特别是大面积烧伤病人，防治休克至关重要。静脉补液是防治休克的主要措施。

**1. 补液总量** 根据烧伤早期体液渗出的规律估计补液总量。国内通常按病人的烧伤面积和体重计算补液量。

（1）伤后第 1 个 24h：补液总量的一半应在伤后 8h 内输入。每 1% 烧伤面积（Ⅱ度、Ⅲ度）每千克体重应补充胶体液和电解质液共 1.5ml（儿童为 1.8ml，婴儿为 2ml），另加每日生理需要量 2 000ml（儿童 60~80ml/kg，婴儿 100ml/kg）。即：第 1 个 24h 补液量＝体重（kg）×烧伤面积×1.5ml（儿童为 1.8ml，婴儿为 2ml）+2 000ml（儿童 60~80ml/kg，婴儿 100ml/kg）。

（2）伤后第 2 个 24h：电解质液和胶体液为第 1 个 24h 的一半，再加每日生理需要量 2 000ml。

**2. 补液种类** 胶体液和电解质液的比例为 1∶2，大面积深度烧伤者与小儿烧伤其比例可改为 1∶1。胶体液首选血浆，紧急抢救时可用低分子量的血浆代用品，但总用量不宜超过 1 000ml，Ⅲ度烧伤病人可适量输全血。电解质溶液首选平衡盐液，并适当补充碳酸氢钠溶液。生理需要量一般用 5%~10% 葡萄糖注射液。电解质液、胶体和水分应交叉输入。

（三）处理创面

主要目的是清洁保护创面，防治感染，促进创面愈合；减少瘢痕产生，最大限度恢复外形和功能。

1. **初期清创**　在控制休克之后尽早清创,即清洗、消毒、清理创面。Ⅰ度烧伤创面不需要特殊处理,能自行消退。浅Ⅱ度创面的小水疱可不予处理,大水疱可用无菌注射器抽吸,疱皮破裂可用无菌油性敷料包扎。深度创面应去除坏死组织。清创后创面根据烧伤的部位、面积及医疗条件等选择采用包扎疗法或暴露疗法。

2. **包扎疗法**　包扎可以保护创面、减少污染和及时引流创面渗液。适用于面积小或四肢的浅Ⅱ度烧伤。创面清创后用油性纱布覆盖创面,再用多层吸水性强的干纱布包裹,包扎厚度为 2~3cm,包扎范围应超过创面边缘 5cm。包扎松紧适宜,压力均匀,为避免发生粘连或畸形,指/趾之间要分开包扎。

3. **暴露疗法**　将病人暴露在清洁、温暖、干燥的空气中,使创面的渗液及坏死组织干燥成痂,以暂时保护创面。适用于头面、会阴部烧伤及大面积烧伤或创面严重感染者。创面可涂 1%磺胺嘧啶银霜、碘伏等外用药物。

4. **手术治疗**　对深度烧伤创面,应及早采用手术治疗,包括切痂(切除烧伤组织达深筋膜平面)、削痂(削除坏死组织至健康平面)、剥痂(手术予以成片剥离,颜面、会阴等部位),并立即植皮。小面积深度烧伤者,可采用自体游离皮片移植、皮瓣移植等方法,以修复皮肤与组织的严重缺损,减轻功能障碍。大面积烧伤者,因自体供皮区不足,可采用大张异体皮开洞嵌植小块自体皮、异体皮下移植微粒自体皮、网状皮片移植等方法,以尽量覆盖创面,减少感染机会,减轻瘢痕挛缩,降低致残率。

（四）防治感染

感染是烧伤救治中的突出问题,感染如未能控制,易出现脓毒症、肺部感染、尿路感染、创面感染,甚至多器官功能衰竭。

1. **积极纠正休克**　防治组织器官缺血缺氧损害、维护机体的防御功能,保护肠黏膜屏障,对防治感染意义重大。

2. **正确处理创面**　是防治全身性感染的关键措施。烧伤创面,特别是深度烧伤创面,是主要感染源,应早期切痂、削痂,并加以严密覆盖。

3. **合理应用抗生素**　根据创面细菌培养和药物敏感试验结果针对性地选择抗生素。大多数烧伤创面应该使用局部抗生素,但部分抗生素具有细胞毒性,可能影响创面愈合。因此,局部抗生素的种类、浓度和使用持续时间应权衡烧伤创面感染与创面延迟愈合的风险。

4. **其他措施**　营养支持、纠正水与电解质紊乱、脏器功能的维护等。

【护理评估】

1. 健康史

（1）一般情况:了解病人的年龄、性别、职业、饮食及睡眠情况等。

（2）外伤史:了解病人烧伤原因和性质、受伤时间、现场情况、有无吸入性损伤;迅速评估有无合并危及生命的损伤;现场采取的急救措施、效果如何,途中运送情况。

（3）既往史:了解病人有无营养不良、呼吸系统疾病,是否合并高血压、糖尿病等慢性疾病,是否长期应用皮质激素类或接受化学治疗、放射治疗。

2. 身体状况

（1）症状与体征:评估生命体征是否平稳,有无口渴、面色苍白或发绀、皮肤湿冷、尿量减少、烦躁不安或意识障碍等血容量不足的表现;评估烧伤面积、深度和程度;有无声音嘶哑、痰中有炭屑、呼吸困难、哮鸣音等吸入性损伤的迹象;有无寒战、高热或体温不升,血中性粒细胞升高等全身感染的征象。

（2）辅助检查:了解血血细胞比容、尿比重、血生化检查及电解质水平、血气分析、影像学检查有无异常发现。

3. **心理-社会状况**　评估病人及家属对突受打击的心理承受程度及心理变化;评估其对治疗及

康复费用的经济承受能力;评估伤者对康复期功能锻炼知识的知晓程度。

【常见护理诊断/问题】

1. **有窒息的危险**　与头面部、呼吸道或胸部等部位烧伤有关。
2. **体液不足**　与烧伤创面渗出液过多、血容量减少有关。
3. **皮肤完整性受损**　与烧伤导致组织破坏有关。
4. **悲伤**　与烧伤后毁容、肢残及躯体活动障碍有关。
5. **潜在并发症**:感染、肺部并发症、心功能不全、肾功能不全、应激性溃疡等。

【护理目标】

1. 病人呼吸道通畅,呼吸平稳。
2. 病人生命体征平稳,平稳度过休克期。
3. 病人烧伤创面逐渐愈合。
4. 病人情绪稳定,能配合治疗及护理,敢于面对伤后的自我形象。
5. 病人未发生并发症,或并发症得到及时发现和处理。

【护理措施】

1. **维持有效呼吸**

（1）保持呼吸道通畅:①及时清除呼吸道分泌物,鼓励病人深呼吸、用力咳嗽、咳痰,必要时吸痰。②密切观察呼吸情况,若病人出现刺激性咳嗽、咳黑痰、呼吸困难、呼吸频率增快、血氧饱和度下降、血氧分压下降等表现时,应积极做好气管插管或气管切开术的准备,并注重术后护理,在保证气管套管固定良好的情况下加强气道湿化、雾化。③对于中重度吸入性损伤病人,可根据吸入性损伤病理生理改变过程进行分阶段、精细化气道护理。

（2）给氧:吸入性损伤病人多有不同程度缺氧,一般用鼻导管或面罩给氧,氧浓度40%左右,氧流量4~5L/min。合并一氧化碳中毒者可经鼻导管给高浓度氧或纯氧吸入,有条件者应积极采用高压氧治疗。

2. **维持有效循环血量**

（1）轻度烧伤者:口服淡盐水或烧伤饮料(100ml液体中含食盐0.3g、碳酸氢钠0.15g、糖适量)。

（2）重度烧伤者:①迅速建立2~3条能快速输液的静脉通道,以保证各种液体及时输入。②遵循"先晶后胶,先盐后糖,先快后慢"的输液原则,合理安排输液种类和速度,以尽早恢复有效循环血量。③根据动脉血压、中心静脉压、心率、尿量、末梢循环、精神状态等判断液体复苏的效果。

液体复苏有效的指标是:①成人每小时尿量为30~50ml,小儿每千克体重每小时不低于1ml;②病人安静,无烦躁不安;③无明显口渴;④脉搏、心跳有力,成人脉率在120次/min以下,小儿脉率在140次/min以下;⑤收缩压维持在90mmHg以上,脉压在20mmHg以上,中心静脉压为5~12cmH$_2$O;⑥呼吸平稳。

3. **加强创面护理**

（1）包扎疗法护理:①抬高肢体并保持各关节功能位;②保持敷料清洁和干燥,敷料潮湿时,立刻予以更换;③密切观察创面,及时发现感染征象,如发热、伤口异味、疼痛加剧、渗出液颜色改变等,需加强换药及抗感染治疗,必要时改用暴露疗法;④包扎松紧适宜,压力均匀,达到要求的厚度和范围,注意观察肢体末梢血液循环情况,如肢端动脉搏动、皮肤颜色及温度。

（2）暴露疗法护理:①严格消毒隔离制度。保持病室清洁,空气流通,室内温度维持在28~32℃,湿度适宜,每日空气消毒2次。床单、被套等均经高压蒸汽灭菌处理,其他室内物品每日用消毒液擦拭消毒,便器用消毒液浸泡;接触创面时要戴无菌手套,接触另一烧伤病人创面时要更换手套,防止发生交叉感染。②保持创面干燥,渗出期应定时以消毒敷料吸去创面过多的分泌物,表面涂以抗生素,以减少细菌繁殖,避免形成厚痂。若发现痂下有感染,立即去痂引流,清除坏死组织。③定时翻身或使用翻身床,交替暴露受压创面,避免创面长时间受压而影响愈合。④创面已结痂时注意避免痂皮裂开引起出血或感染。⑤极度烦躁或意识障碍者,适当约束肢体,防止抓伤。

(3) 植皮手术护理:深度烧伤创面愈合慢或难以愈合,且瘢痕增生可造成畸形并引起功能障碍,应早期采取切痂、削痂和植皮,做好植皮手术前后的护理。①术前准备:受皮区术前用生理盐水湿敷。取皮前1d剃除供皮区毛发,勿损伤皮肤;用肥皂、清水清洁皮肤。②术后护理:供皮区包扎或半暴露,2周后换药,如有渗血、异味、剧烈疼痛应及时检查;受皮区包扎或暴露,保持清洁,防止受压;植皮区部分应适当固定制动,若需移动植皮肢体,应以手掌托起,切忌拉动;防止大腿根部植皮区被大小便污染。

(4) 特殊烧伤部位的护理

1) 眼部烧伤:及时用无菌棉签清除眼部分泌物,局部涂烧伤膏或用烧伤纱布覆盖加以保护,以保持局部湿润。

2) 耳部烧伤:及时清理流出的分泌物,并在外耳道入口处放置无菌干棉球并经常更换;耳周部烧伤应用无菌纱布铺垫,尽量避免侧卧,以免耳郭受压,防止发生中耳炎或耳软骨炎。

3) 鼻烧伤:及时清理鼻腔内分泌物及痂皮,鼻黏膜表面涂烧伤膏以保持局部湿润、预防出血;合并感染者用抗菌药液滴鼻。

4) 会阴部烧伤:多采用暴露疗法。及时清理创面分泌物,保持创面干燥、清洁;在严格无菌操作下留置导尿管,并每日行膀胱冲洗及会阴冲洗,预防尿路及会阴部感染。

**4. 防治感染**　①遵医嘱应用抗生素,观察全身情况及创面变化,若病人出现寒战、高热、脉搏加快,创面出现脓性分泌物、坏死或异味等,应警惕创面感染、全身性感染的发生。②因预防性使用抗生素并不会减少全身性感染脓毒症的发生,在烧伤后的5~10d内不建议预防性使用抗生素。③大面积烧伤病人,真菌感染导致的病死率更高,及时诊断创面是否真菌感染。④严格执行感染控制措施,减少院内烧伤感染的发生,如使用单独隔离病房;医师接触病人时穿戴无菌衣和手套,并在访视每位病人前后洗手等。⑤定期监测创面微生物谱及对抗生素的敏感性,以及院内感染病原微生物种类的变化趋势。

**5. 并发症的护理**

(1) 肺部并发症:多发生于伤后2周内,肺部感染与肺水肿占多数,肺不张次之。采取对症处理、加强呼吸道管理、遵医嘱使用有效抗生素等。

(2) 心功能不全:因缺血缺氧和失控性炎症反应造成心肌损害,抗休克的同时,常规给予心肌保护和心功能支持。平稳度过休克期和防治严重感染,是防治心功能不全的关键。

(3) 肾功能不全:因休克所致肾功能不全多为少尿型,早期应迅速补充血容量,及早应用利尿剂以增加尿量,碱化尿液。因感染所致肾功能不全多为非少尿型,控制全身感染尤为关键。

(4) 应激性溃疡:早期症状不明显,多在发生大出血或穿孔后被发现。防治应激性溃疡,首先避免发生严重休克和脓毒症。对严重烧伤,常规给予抗酸、抗胆碱药物以保护胃黏膜。

**6. 心理护理**　大面积烧伤可能会给病人造成畸形、功能障碍。头面部烧伤病人因担心面部留下瘢痕影响以后的生活和工作,出现恐惧、焦虑、绝望等负性情绪,尤其是未婚女青年,表现更为突出,甚至会产生自杀的意念。①耐心倾听病人对烧伤的不良感受,给予真诚的安慰和劝导,取得病人的信任;②解释病情,说明各项治疗的必要性和安全性,使其了解病情、创面愈合和治疗的过程,并消除顾虑、积极合作;③利用社会支持系统的力量,尤其配偶等家庭成员的关怀并参与到病人康复过程,有利于情感沟通,负性情绪的改善,提高生活质量;④鼓励病人积极参与社交活动和工作,减轻心理压力、放松精神和促进康复。

**7. 其他措施**　包括营养支持、水与电解质紊乱的纠正、脏器功能的维护等。营养支持可根据病人情况选择肠内或肠外营养,尽可能选用肠内营养,促使肠黏膜屏障的修复。

8. **健康教育**　①宣传防火、灭火和自救等安全知识。②无论烧伤面积大小，应尽早开始运动和功能训练，最大程度恢复机体的生理功能。③与烧伤有关的疼痛以及焦虑、谵妄等情绪应进行管理、治疗和监测。④创面愈合过程中，可能出现皮肤干燥、痒痛等，告知病人避免使用刺激性肥皂清洗，水温不宜过高，勿搔抓。烧伤部位在一年内避免太阳暴晒。⑤指导生活自理能力训练，鼓励参与家庭和社会活动，重新适应生活和环境，树立重返工作岗位的信心。

**【护理评价】**

通过治疗与护理，病人是否：①呼吸道通畅，呼吸平稳；②血容量恢复，生命体征稳定；③创面愈合；④正确面对伤后自我形象的改变，逐渐适应外界环境及生活；⑤感染得以预防，或被及时发现与控制。

### 知 识 拓 展

#### 烧伤康复训练

《国际烧伤协会烧伤救治实践指南》(2018版)指出：无论烧伤面积大小，应尽早开始运动和功能训练。我国烧伤界的救治观念也从"救命"转向了"愈后生存质量"。烧伤康复训练是烧伤治疗的重要组成部分，与创面治疗同样重要。

我国烧伤康复医学当前仍面临不少挑战：需要构建多学科、专科化烧伤康复团队；需要在医护人员、烧伤病人及其家属中推广烧伤康复理念等；需要加强烧伤基础与临床应用研究，如烧伤瘢痕导致挛缩、外观变化、功能障碍、疼痛、瘙痒、心理障碍、回归社会的能力下降等仍然是病人康复过程中的巨大难题。期待随着我国烧伤康复医学的发展、完善，烧伤病人将获得功能、心理、职业等全方位的康复。

## 第三节　冻　　伤

冻伤/冷伤(cold injury)是机体遭受低温侵袭所引起的局部或全身性损伤。可分为两类：①非冻结性冻伤：由10℃以下至冰点以上的低温，多兼有潮湿条件造成，包括冻疮、战壕足、水浸足(手)等；②冻结性冻伤：由冰点以下的低温所致，分为局部冻伤(冷伤)和全身性冻伤(冻僵)。

**【病理生理】**

1. **非冻结性冻伤**　最常见的是冻疮，在我国常发生在冬季与早春，好发部位是肢体末端和暴露部位，如耳郭、面部、手背、足跟等处，主要是因冷刺激引起血管长时间收缩或痉挛，导致血管功能障碍；或血管持续扩张、血流淤滞和体液渗出，重者形成水疱，皮肤坏死。

2. **冻结性冻伤**　当局部接触冰点以下低温时，出现强烈的血管收缩，严重者可在细胞内外液形成冰晶。组织内冰晶不仅可使细胞外液渗透压增高，致细胞脱水、蛋白变性、酶活性降低以致坏死，还可机械性破坏细胞结构，冻融后发生坏死及炎症反应。全身受低温侵袭时，外周血管发生强烈收缩和寒战反应，体温由表及里降低，使心血管、脑和其他器官均受害。如不及时抢救，可直接致死。

**【临床表现】**

1. **非冻结性冻伤**　冻疮初起时，主要表现为皮肤红斑、发绀、变凉、肿胀，可出现结节。局部有灼热、痒感或胀痛，在温暖环境中更明显。随病情进展，可出现水疱、浅表溃疡，如无继发感染可自愈，但易复发。

**2. 冻结性冻伤**

（1）局部冻伤：先有局部皮肤苍白发凉、针刺样痛，继而出现麻木、丧失知觉，肿胀一般不明显。复温解冻后，局部变化开始明显，按其损伤的不同程度分为3度。

1）Ⅰ度冻伤：又称红斑性冻伤，伤及表皮层。局部红肿、充血，自觉热、痒、刺痛。症状于数日后消失，愈合后表皮脱落，不留瘢痕。

2）Ⅱ度冻伤：又称水疱性冻伤，伤及真皮层。局部明显充血、水肿，伴有水疱形成，血性疱液。局部疼痛较明显，但感觉迟钝，对针刺、冷、热感觉消失。若无继发感染，2~3周后痂皮脱落，可有轻度瘢痕形成。

3）Ⅲ度冻伤：又称坏死性冻伤，伤及皮肤全层，严重者可深达皮下组织、肌肉、骨骼，甚至整个肢体坏死。创面黑褐转为干痂，周围红、肿、痛并有水疱形成，感觉消失。严重冻伤创面呈死灰色、无水疱；坏死组织与健康组织的分界较明显，常呈干性坏死，若并发感染则为湿性坏疽。治愈后多有功能障碍或伤残。

（2）全身性冻伤：首先表现为冷应激反应，如心跳、呼吸加快，血压升高，外周血管收缩、寒战等，随着核心温度的下降，逐渐出现寒战停止、意识模糊或丧失、脉搏及呼吸减缓、心律失常，最终可因多器官功能衰竭而死亡。

【处理原则】

**1. 急救和复温** 尽快脱离寒冷环境，进行全身和局部复温，以减少组织冻结的时间。将冻僵部位置于40~42℃的温水中复温，时间一般为20~30min。如无复温条件，可将伤肢放在救护者怀中复温，切忌用火烤、雪搓或拍打。对心跳、呼吸骤停者施行胸外心脏按压、人工呼吸和吸氧等急救措施。

**2. 局部冻伤的治疗** 局部创面处理根据冻伤深度的情况而异，Ⅰ度冻伤创面保持清洁干燥；Ⅱ度冻伤创面经复温、消毒后，以软干纱布包扎或涂冻伤膏后暴露；Ⅲ度冻伤多采用暴露疗法，保持创面清洁干燥，待坏死组织边界清楚时予以切除。坏死组织脱落或切除后的创面应及早植皮，对并发湿性坏疽者常需截肢。

**3. 全身冻伤的治疗** ①复温后首先采用补液、血管活性药物等防治休克。②保持呼吸道通畅，给氧和呼吸兴奋剂，防治肺部感染。③适当应用利尿剂，防治脑水肿和肾功能不全。④纠正水电解质酸碱失衡、给予营养支持等。

【护理措施】

**1. 复温护理** 尽快使伤员脱离寒冷环境，去除潮湿的衣服、鞋袜，尽早进行全身和局部复温。轻度冻伤者置于一般室温下，加盖被服保暖；冻伤较重者，可置于30℃左右的暖室中；全身性冻僵的复温至肛温32℃时即可停止。能进食者可给予热饮料，如热牛奶、热豆浆、热菜汤等，但不可饮酒，以免增加散热。

**2. 妥善处理创面** 复温后的创面开始出现水疱或血疱时，不能剪破疱皮，在伤后48h，将疱皮低位剪破并复位；对于已分离的污染疱皮应剪除，用无菌纱布将创面的渗出液吸净。创面清洁后行半暴露疗法，或外加敷料包扎，并抬高患肢。

**3. 减轻疼痛** 在复温过程中及复温后，冻伤肢体会出现剧烈的疼痛，可遵医嘱给予镇痛治疗。

**4. 心理护理** 对病人态度和蔼，耐心倾听重度冻伤病人对预后的担忧等不良感受，给予真诚的安慰和劝导，取得病人的信任；耐心解释病情，以消除顾虑；利用社会支持系统的力量，鼓励病人树立战胜疾病的信心。

**5. 并发症的护理** 密切观察病情，监测生命体征，及时了解各脏器功能的情况，预防和处理并发症。措施包括：①保持呼吸道通畅、吸氧；②维持水电解质、酸碱平衡；③改善局部血液循环，遵医嘱予低分子右旋糖酐、肝素钠等，避免血细胞凝聚和血栓形成；④给予维生素C、白蛋白等，减少水肿、促进损伤细胞修复;⑤必要时予抗生素、破伤风抗毒素或气性坏疽抗毒血清防治感染,并注意观察药物的不良反应。

6. 健康教育　①宣传冻伤的预防知识,在寒冷环境中要注意防寒、防湿,尽可能减少暴露,外露部位适当涂抹油脂。②严寒环境适当运动,避免久站或蹲卧不动。③提前进行耐寒训练,进食高热量食物,补充营养,提高机体抵抗力。④一旦发生冻伤,首先要脱离危险环境,积极采取复温措施,避免冻伤进一步加重。

# 第四节　咬　　伤

自然界中的动物,如蛇、狗、毒蜘蛛、蝎、蜂、蜈蚣、蚂蟥等,常常利用其齿、爪、刺、角等对人类进行袭击,造成咬伤、蜇(刺)伤,严重者可致残或致死。最常见的是犬咬伤、蛇咬伤和虫蜇伤。

## 一、犬咬伤

随着家养宠物数量的增多,犬咬伤的发生率也相应增加。被病犬咬伤后,其唾液中携有的致病病毒,可以引发狂犬病(rabies)。狂犬病又称恐水症,是由狂犬病病毒引起的一种人畜共患的中枢神经系统急性传染病,多见于犬、狼、猫等食肉动物咬伤。狂犬病目前尚无有效的治疗方法,一旦发病,死亡率近乎100%,因此预防狂犬病的发生尤其重要。

【病因与病理】

狂犬病病毒主要存在于病畜的脑组织及脊髓中,其涎腺和分泌的涎液中也含有大量病毒,向体外排出。故被病犬咬、抓后,病毒可经唾液-伤口进入人体导致感染。狂犬病病毒对神经组织具有强大的亲和力,在伤口入侵处及其附近的组织细胞内可停留1~2周,并生长繁殖,若未被迅速灭活,病毒会沿周围组织传入神经上行到达中枢神经系统,引发狂犬病。

【临床表现】

感染病毒后是否发病与潜伏期的长短、咬伤部位、入侵病毒的数量、毒力及机体抵抗力有关。潜伏期可以从10d到数月,一般为30~60d。咬伤越深、部位越接近头面部,其潜伏期越短、发病率越高。

1. 症状　发病初期伤口周围麻木、疼痛,逐渐扩散到整个肢体;继之出现发热、烦躁、乏力、恐水、怕风、咽喉痉挛;最后出现肌瘫痪、昏迷、循环衰竭甚至死亡。

2. 体征　有利齿造成的深而窄的伤口,出血,伤口周围组织水肿。

【处理原则】

1. 局部处理　咬伤后迅速彻底清洗伤口极为重要。浅小伤口常规消毒处理;深大伤口需立即彻底清创,用大量生理盐水或稀释的碘伏冲洗伤口,再用3%过氧化氢溶液充分地清洗;伤口应开放引流,不予缝合或包扎。

2. 全身治疗

(1) 免疫治疗:于伤后当天和第3d、第7d、第14d、第28d各注射1剂狂犬病疫苗。严重咬伤如头、面、颈、上肢等,经彻底清创后,在伤口底部及其四周注射抗狂犬病免疫血清或狂犬病免疫球蛋白,同时按上述方法全程免疫接种狂犬病疫苗。可联合使用干扰素,以增强保护效果。

(2) 防治感染:常规使用破伤风抗毒素,必要时使用抗生素防止伤口感染。

【护理措施】

1. 预防和控制痉挛　①预防:保持室内安静,避免风、光、声和水的刺激,输液时注意将液体部分遮挡;专人护理,各种检查、治疗及护理尽量集中进行,或在应用镇静药后进行。②处理:一旦发生,立即遵医嘱使用镇静药物。狂躁型病人必要时适当约束肢体,以防受伤。

**2. 保持呼吸道通畅** 及时清除口腔及呼吸道分泌物,保持呼吸道通畅,做好气管插管或切开的准备。

**3. 输液和营养支持** 发作期病人因多汗、流涎和不能饮水,常呈脱水状态,需静脉输液,补充能量,维持水电解质酸碱平衡。可采用鼻饲饮食,在痉挛发作间歇或应用镇静剂后缓慢注入。

**4. 预防感染** 遵医嘱应用抗生素并观察用药效果。加强伤口护理,早期患肢下垂,保持伤口充分引流。严格执行接触性隔离制度,接触病人应穿隔离衣、戴口罩和手套。病人的分泌物及排泄物须严格消毒。

**5. 健康教育** ①宣传狂犬病的预防措施,加强对犬的管理。②教育儿童不要接近、抚摸或挑逗猫、犬等动物,以防发生意外。若儿童被犬抓伤但伤痕不明显,或被犬舔破损的皮肤,或与病犬有密切接触,应尽早注射狂犬病疫苗。③被犬或其他动物咬伤后,尽早彻底进行伤口处理,并注射狂犬病疫苗。

## 二、毒蛇咬伤

蛇咬伤(snake bite)以南方为多,多发生于夏、秋两季。蛇分为无毒蛇和毒蛇两类。无毒蛇咬伤只在局部皮肤留下两排对称的细小齿痕,轻度刺痛,无生命危险。毒蛇咬伤后伤口局部常有一对大而深的牙痕,蛇毒进入体内,引起严重的全身中毒症状,甚至危及生命。本节仅介绍毒蛇咬伤。

【病因与病理】

蛇毒含有多种毒性蛋白质、多肽以及酶类。按蛇毒的性质及其对机体的作用可分为以下3类:

**1. 神经毒素** 主要作用于延髓和脊神经节细胞,且可阻断肌神经接点,引起肌肉瘫痪和呼吸麻痹,常见于金环蛇、银环蛇咬伤。

**2. 血液毒素** 具有强烈的溶组织、溶血或抗凝作用,对血细胞、血管内皮细胞及组织有破坏作用,可引起出血、溶血、血压下降、休克或心力衰竭等,见于竹叶青、五步蛇咬伤。

**3. 混合毒素** 兼有神经毒素和血液毒素的作用。病情的严重程度与进入身体的毒素剂量有关。

【临床表现】

**1. 局部表现** 一般局部留有齿痕、伴有疼痛和肿胀。肿胀蔓延迅速,淋巴结肿大,皮肤出现血疱、水疱、瘀斑等,溃破之后有血性液体渗出。

**2. 全身表现** 全身症状出现较早,常见头晕目眩、恶心呕吐、疲乏无力、高热、谵妄等;重者言语不清、呼吸困难、全身瘫痪、惊厥昏迷、胸腔或腹腔大出血、心功能衰竭等,若抢救不及时可迅速死亡。

【处理原则】

**1. 局部处理** 伤口上方绑扎,阻断毒素吸收;伤口局部抽吸、冲洗、清创,促进毒素排出;伤口周围用胰蛋白酶局部封闭,破坏蛇毒。

**2. 全身治疗**

(1) 解蛇毒中成药:常用南通蛇药、上海蛇药或广州蛇药等,可口服亦可局部敷贴。一些新鲜草药,如半边莲、七叶一枝花、白花蛇舌草等也有解蛇毒作用。

(2) 抗蛇毒血清:有单价和多价2种,应尽早使用。对已明确毒蛇种类的咬伤首选针对性强的单价血清,如不能确定毒蛇的种类,则可选用多价抗蛇毒血清。用前需做过敏试验,阳性者采用脱敏注射法。

(3) 其他治疗:①使用破伤风抗毒素和抗生素防治感染;②快速、大量静脉输液,并用呋塞米或甘露醇等利尿剂,加快蛇毒排出,减轻中毒症状;③营养支持、抗休克、改善贫血,治疗心、肺、肾等功能障碍。

【护理措施】

1. 急救护理

（1）伤肢绑扎：蛇咬伤后忌奔跑，伤肢制动、放置低位，立即用布带或止血带等在伤肢的近心端伤口上方绑扎，以阻断淋巴、静脉回流。一般在急救处理结束或服用有效蛇药 30min 后去除绑扎。

（2）伤口排毒：使用大量清水或肥皂水冲洗伤口周围，再用 0.05% 高锰酸钾溶液或 3% 过氧化氢溶液或温开水或等渗盐水反复冲洗伤口。切开伤口，使毒液流出，并清除残留的毒牙。伤口较深者，可切开或以三棱针扎刺伤口周围皮肤（若伤口流血不止，则不宜切开），再以火罐、吸乳器等抽吸促使毒液流出，并将肢体放在低位，以利于伤口渗液引流。

（3）局部冷敷：可以减轻疼痛，减慢毒素吸收，降低毒素中酶的活性。将伤肢浸入 4~7℃ 冷水中，3~4h 后改用冰袋冷敷，持续 24~36h。

（4）破坏毒素：根据伤口局部反应大小，用胰蛋白酶 2 000~5 000U 加入 0.05% 普鲁卡因 5~10ml 做局部环形封闭，能够降解蛇毒。也可给予抗蛇毒药物外敷。

2. 伤口护理　将伤肢置于低垂位并制动，保持创面清洁和伤口引流通畅。注意观察伤口渗血、渗液情况，有无继续坏死或脓性分泌物等。经彻底清创后，伤口可用 1∶5 000 高锰酸钾或高渗盐水溶液湿敷，有利于引流毒液和消肿。

3. 抗毒排毒　迅速建立静脉通道，遵医嘱尽早使用抗蛇毒血清、利尿剂、中草药茅根等促进毒素排出，缓解中毒症状。若病人出现血红蛋白尿，遵医嘱予 5% 碳酸氢钠静脉输入，以碱化尿液。使用抗蛇毒血清时，密切观察病人有无畏寒、发热、胸闷、气促、腹痛不适、皮疹等过敏症状。

4. 营养支持　给予高能量、高蛋白、高维生素、易消化饮食，鼓励病人多饮水，忌饮酒、浓茶、咖啡等刺激性饮料，以免促进血液循环而加快毒素吸收。对于不能进食者可予营养支持并做好相应的护理。

5. 病情观察　密切监测生命体征、意识、尿量及伤肢颜色温度的变化等。

6. 心理护理　安慰病人，告知毒蛇咬伤的治疗方法及治疗效果，帮助病人树立战胜疾病的信心，以减轻恐惧，保持情绪稳定，积极配合治疗和护理。

7. 健康教育　宣传毒蛇咬伤的有关知识，强化自我防范意识。在野外作业时，做好自我防护，如戴帽子、穿长衣长裤、穿雨靴、戴橡胶手套等，随身携带蛇药片，以备急用。勿轻易尝试抓蛇或玩蛇。露营时选择空旷干燥地面，晚上在营帐周围点燃火焰。

## 三、虫蜇伤

本组疾病多为蚊、蜂、蝎等咬蜇引起。

【病因】

1. 蚊　有刺吸型口器，雌蚊吸血的同时分泌能防止血液凝固并可使局部皮肤过敏的唾液。

2. 蜂　常见蜇人的蜂类有蜜蜂、黄蜂和大黄蜂等，蜂尾毒刺蜇入皮内，多数蜂毒汁为酸性，主要成分为蚁酸、盐酸、正磷酸，而黄蜂毒汁为碱性，含有组胺、5-羟色胺、缓激肽、磷脂酶 A、透明质酸酶、神经毒素等物质。

3. 蝎　有尾部弯钩，即刺蜇器，蜇人时将含神经性毒素、溶血毒素、抗凝素等的强酸性毒液注入皮内，引起皮炎或全身中毒症状。

【临床表现】

1. 蚊叮咬　因人而异，叮咬处出现针尖至针帽大小的红斑疹或瘀点，也可表现为水肿性红斑、丘疹、风团，自觉瘙痒。婴幼儿被叮咬后可出现血管性水肿。

**2. 蜂蜇伤** 蜇伤后立即有刺痛、灼痒感,局部红肿,中央有一瘀点,可出现水疱。如被群蜂蜇伤,症状较为严重。眼蜇伤,严重者出现眼球穿孔、虹膜萎缩;尾刺如果持续刺激角膜,可引起溃疡、瘢痕,甚至失明。如果病人对蜂毒过敏,可出现头晕目眩、恶心呕吐、哮喘等全身症状和/或急性肾衰竭、过敏性休克甚至死亡。蜇伤后 7~14d 可发生血清病样迟发超敏反应。

**3. 蝎蜇伤** 被蜇刺处立即剧烈疼痛。溶血性毒素引起明显的水肿性红斑、水疱或瘀斑、局部组织坏死。神经性毒素作用于中枢神经系统和心血管系统,病人出现不同程度的全身症状,如头痛头晕、恶心呕吐、流涎、心悸、烦躁,甚至抽搐、肌肉痉挛、消化道出血,严重者呼吸循环衰竭而死亡。

【处理原则】

蚊叮咬外用 1% 薄荷或炉甘石洗剂、樟脑搽剂,瘙痒明显可口服抗组胺药。

蜂蜇后立即将毒刺拔出或用镊子夹出,用水冲洗后局部冷湿敷,也可使用中草药紫花地丁等外敷。酌情口服或肌内注射抗组胺药。过敏性休克者积极抗休克治疗。

蝎蜇伤后立即用止血带扎紧被蜇部位的近心端,或放置冰袋冷敷。拔出毒针,用弱碱性溶液或高锰酸钾溶液洗涤;或用中草药薄荷叶、半边莲外敷。疼痛剧烈时用 1% 麻黄碱 0.3~0.5ml 沿伤口周围皮下注射。全身症状明显时用 10% 葡萄糖酸钙溶液,缓解痉挛和抽搐;抗组胺药、糖皮质激素、蛇药片等,并及时抢救。

【护理措施】

**1. 局部护理** 大多数昆虫咬伤引起轻度肿痛,用清水或肥皂水清洗伤口。冷敷可减少肿胀、灼痒感等不适。伤口如有蜇刺,用镊子或尖针、刀片等将尾刺取出,不要挤压,挤压时可能将与尾刺相连的毒液囊挤破,使毒液进一步扩散。

**2. 健康教育** 宣传防治常识:①注意环境卫生,吃剩的食物勿乱丢弃,夜间关好门窗、挂好蚊帐,熄灯睡觉,防止昆虫飞入。②户外活动时加强防护,尽量避免穿花色或鲜亮的衣服,勿擦香水、发胶。③发现周围有蜂围绕时,忌跑、动、打,先静止不动再慢慢退回。如遇蜂群,保持冷静,慢慢移动,避免拍打或快速移动。如无法逃离,就地趴下并用手抱住头部加以保护。

(李树雯)

---

## 思 考 题

1. 汤先生,35 岁,因骑摩托车跌倒致左小腿受伤,局部疼痛伴出血 1h 就诊。体格检查:神志清楚,生命体征平稳,左小腿部有一长 5cm 伤口,见皮肤和皮下组织裂开,创面有出血,且有泥土污染;未发现其他部位受伤。病人神情紧张,担心伤口感染。

请问:

(1) 现场应采取哪些急救措施?

(2) 该病人目前最主要的护理诊断/问题是什么?

(3) 应采取哪些护理措施?

2. 张先生,27 岁,体重 60kg,因火烧伤 1h 急诊入院。体格检查:P 108 次/min,R 26 次/min,BP 86/68mmHg。头面颈部烧伤,有大水疱,创面发红、疼痛明显;右上肢烧伤有焦痂,无疼痛感;左上肢烧伤有小水疱,疼痛较轻;前胸有一手掌范围烧伤,有红斑、水疱且疼痛明显。

请问:

(1) 目前该病人的烧伤伤情如何?

(2) 该病人目前最主要的护理诊断/问题是什么?

(3) 应采取哪些护理措施?

# URSING

## 第十章

# 肿瘤病人的护理

10章 数字内容

─── 学 习 目 标 ───

知识目标：

1. 掌握恶性肿瘤的临床表现、护理和三级预防措施。

2. 熟悉恶性肿瘤的病因、病理生理和处理原则。

3. 了解肿瘤、良性肿瘤、恶性肿瘤、交界性肿瘤的概念。

能力目标：

能对手术治疗、化学治疗、放射治疗的肿瘤病人实施整体护理。

素质目标：

具有关心肿瘤病人心理和尊重肿瘤病人隐私的态度和行为。

肿瘤分为良性肿瘤、恶性肿瘤以及交界性肿瘤 3 种类型。恶性肿瘤具有浸润和转移能力,瘤细胞分化不成熟,生长速度快,对机体危害大。目前临床上多采取局部与整体相结合的综合治疗方法,在去除或控制原发病灶后进行转移灶的治疗。肿瘤病人的术前评估、术后护理及放射治疗、化学治疗的护理是本章学习的重点。

———————————————— 导入情境与思考 ————————————————

　　王先生,56 岁,因腹痛 6 个月,加重伴呕血、黑便 2 周入院。病人于 6 个月前无明显诱因出现上腹隐痛、不适,口服抗酸药复方氢氧化铝、去痛片等后稍缓解。近 2 周自觉腹痛加重,餐后尤明显,伴呕吐、黑便和呕血。病人既往身体健康,无药物过敏史,喜食盐腌食品,自发病以来,精神萎靡,食欲缺乏,体重较前减轻约 6kg。体格检查:T 36.0℃,P 80 次/min,R 18 次/min,BP 115/80mmHg,左锁骨上窝触及 3 个肿大淋巴结,质硬,固定。心肺腹检查无异常。胃镜示胃小弯近幽门局部隆起,黏膜皱襞消失,中央有一 4cm×3cm 溃疡,边缘不规则隆起,切面呈灰白色,质硬,底部凸凹不平,有出血坏死。

　　请思考:

（1）该病人目前存在哪些护理诊断/问题?

（2）该病人应采取哪些护理措施?

# 第一节　概　　述

　　肿瘤(tumor)是机体正常细胞在不同始动与促进因素长期作用下产生的增生与异常分化所形成的新生物。新生物一旦形成,不受正常机体生理调节,也不因病因消除而停止增生,而且破坏正常组织与器官。

　　根据肿瘤的形态及其对机体的影响,即肿瘤的生物学行为,肿瘤可分为良性肿瘤、恶性肿瘤、介于良恶性肿瘤之间的交界性肿瘤 3 类。

　　1. **良性肿瘤（benign tumor）**　　一般称为"瘤",无浸润和转移能力。良性肿瘤通常有包膜或边界清楚,呈膨胀性生长,生长速度缓慢,色泽和质地接近相应的正常组织。瘤细胞分化成熟,组织和细胞形态变异较小,少有核分裂象。彻底切除后少有复发,对机体危害小。

　　2. **恶性肿瘤（malignant tumor）**　　来自上皮组织者称为"癌(carcinoma)";来源于间叶组织者称为"肉瘤(sarcoma)";胚胎性肿瘤常称母细胞瘤,如神经母细胞瘤、肾母细胞瘤等。但某些恶性肿瘤仍沿用传统名称"瘤"或"病",如恶性淋巴瘤、精原细胞瘤、白血病、霍奇金淋巴瘤等。恶性肿瘤具有浸润和转移能力,通常无包膜,边界不清,向周围组织浸润生长,生长速度快。瘤细胞分化不成熟,有不同程度的异型性,对机体危害大;病人常因肿瘤复发、转移而死亡。

　　3. **交界性肿瘤（borderline tumor）**　　少数肿瘤形态上属良性,但常浸润性生长,切除后易复发,甚至出现转移,在生物学行为上介于良性与恶性之间,故称交界性或临界性肿瘤,如包膜不完整的纤维瘤、黏膜乳头状瘤、唾液腺多形性腺瘤等。有的肿瘤虽为良性,但由于生长部位与器官特性所致的恶性后果,而显示为恶性生物行为,如颅内良性肿瘤伴颅内高压、肾上腺髓质肿瘤伴恶性高血压及胰岛素瘤伴低血糖等。

# 第二节　恶　性　肿　瘤

　　恶性肿瘤是机体在各种致瘤因素长期作用下,某一正常组织细胞发生异常分化和过度增生的结果;这种现象一旦形成,具有向周围组织乃至全身侵袭和转移的特性,其生长变化快慢与机体免疫功能有关。随着疾病谱的改变,恶性肿瘤对人类的威胁日益突出,是目前最常见的死亡原因之一。

【病因】

肿瘤的病因迄今尚未完全明确。大量流行病学调查、实验研究及临床观察发现环境与行为对人类恶性肿瘤的发生有重要影响。据统计，约80%以上的恶性肿瘤与环境因素有关，环境因素有致癌因素与促癌因素。机体的内在因素在肿瘤的发生发展中也起着重要作用。

1. 环境因素

（1）物理因素

1）电离辐射：长期接触射线而又缺乏有效防护措施可致皮肤癌、白血病等；吸入放射污染粉尘可致骨肉瘤和甲状腺肿瘤等，是医源性致癌的原因之一。

2）紫外线：可引起皮肤鳞状细胞癌、基底细胞癌和恶性黑色素瘤，对易感个体（着色性干皮病病人）作用明显。

3）其他：如皮肤慢性溃疡可能致皮肤鳞癌，石棉纤维可导致肺癌，滑石粉与胃癌有关等。

（2）化学因素

1）烷化剂：其生物学作用类似X射线，如有机农药、硫芥、乙酯杀螨醇等，可致肺癌及造血器官肿瘤等。

2）多环芳香烃类化合物：存在于石油、煤焦油、烟熏和烧烤的食品中，与肺癌和胃癌的发生有关。

3）氨基偶氮类：易诱发膀胱癌、肝癌。

4）亚硝胺类：与食管癌、胃癌和肝癌的发生有关。

5）真菌毒素和植物毒素：黄曲霉素易污染粮食，可致肝癌、肾癌、胃与结肠的腺癌。

6）其他：某些金属（镍、铬、砷）可致肺癌等；氯乙烯能诱发人肝血管肉瘤；二氯二苯基、三氯乙烷（DDT）和苯可致肝癌。

（3）生物因素：主要为病毒，致癌病毒可分为DNA肿瘤病毒和RNA肿瘤病毒两大类。①DNA肿瘤病毒：如EB病毒与鼻咽癌、伯基特淋巴瘤有关，人乳头瘤病毒与宫颈癌、喉癌有关，乙型肝炎病毒与肝癌有关等。②RNA肿瘤病毒：如C型RNA病毒与白血病、霍奇金淋巴瘤有关。少数寄生虫和细菌也可引起人类肿瘤，如华支睾吸虫与肝癌有关，埃及血吸虫可致膀胱癌，日本血吸虫可引起大肠癌，幽门螺杆菌与胃癌的发生有关。

2. 机体因素

（1）遗传因素：肿瘤有遗传倾向性，即遗传易感性，如结肠息肉病、乳腺癌、胃肠癌等。BRCA-1基因突变者易患乳腺癌，APC基因突变者易患肠道息肉病。研究发现，相当数量的食管癌、肝癌、胃癌、乳腺癌或鼻咽癌病人有家族史。

（2）内分泌因素：某些激素与肿瘤发生有关，如雌激素和催乳素与乳腺癌有关，生长激素可以刺激癌的发展。

（3）免疫因素：具有先天或获得性免疫缺陷者易发生恶性肿瘤，如艾滋病病人易患恶性肿瘤；器官移植后长期使用免疫抑制剂者，肿瘤的发生率比正常人群高50~100倍。

【病理生理】

1. 发生发展　可分为癌前期、原位癌及浸润癌3个阶段。癌前期表现为上皮增生明显，伴有不典型增生；原位癌通常指癌变细胞局限于上皮层、未突破基底膜的早期癌；浸润癌指原位癌突破基底膜向周围组织浸润、发展，破坏周围组织的正常结构。

2. 细胞分化　肿瘤细胞的分化程度不同，其恶性程度和预后亦不一。恶性肿瘤细胞可分为高分化、中分化和低分化（或未分化）3类，或称Ⅰ、Ⅱ、Ⅲ级。高分化（Ⅰ级）细胞形态接近正常，恶性程度低；低分化或未分化（Ⅲ级）细胞核分裂较多，高度恶性，预后不良；中分化（Ⅱ级）的恶性程度介于两者之间。

3. 生长方式　主要呈浸润性生长，肿瘤沿组织间隙、神经纤维间隙或毛细血管扩展，边界不清，实际扩展范围远较肉眼所见大,局部切除后极易复发。

**4. 生长速度** 恶性肿瘤生长快、发展迅速,病程较短。良性肿瘤恶变时亦可逐渐增大,合并出血、感染时短期内明显增大。

**5. 肿瘤扩散** 恶性肿瘤不仅可在原发部位浸润生长、累及邻近器官或组织,而且还可通过多种途径扩散到身体其他部位。

(1)局部浸润和直接蔓延:随着恶性肿瘤不断长大,肿瘤细胞常常沿着组织间隙或神经束连续地浸润生长,破坏邻近器官或组织,如晚期子宫颈癌可直接蔓延到直肠和膀胱。

(2)转移:恶性肿瘤细胞从原发部位侵入淋巴管、血管或体腔,迁徙到其他部位,继续生长,形成同样类型的肿瘤。恶性肿瘤通过以下几种途径转移:

1)淋巴转移:肿瘤细胞侵入淋巴管,随淋巴液到达区域淋巴结,也可出现"跳跃式"越级转移,最后经胸导管进入血液,继发血行转移。皮肤真皮层淋巴管转移可出现皮肤水肿,如乳腺癌可呈橘皮样改变。毛细淋巴管内的癌栓致相邻毛细血管扩张充血,可呈炎症表现如炎性乳腺癌。皮肤淋巴管转移还可使局部呈卫星结节。

2)血行转移:肿瘤细胞侵入血管后,可随血流到达远处的器官,继续生长,形成转移瘤。如腹内肿瘤可经门脉系统转移到肝;四肢肉瘤可经体循环静脉系统转移到肺。

3)种植性转移:发生于胸腹腔等体腔内器官的恶性肿瘤,侵及器官表面时,肿瘤细胞脱落并在体腔其他器官内生长,形成多个转移性肿瘤。如胃癌种植到盆腔。

**6. 肿瘤分期** 恶性肿瘤的临床分期有助于合理制订治疗方案,正确评价治疗效果,判断预后。目前广泛使用的是国际抗癌联盟提出的 TNM 分期法。T 指原发肿瘤(tumor)、N 为淋巴结(lymph node)、M 为远处转移(metastasis)。再根据肿块大小、浸润深度等在字母后标以 0 至 4 的数字,表示肿瘤发展程度。0 代表无,1 至 4 数字越大,程度越高。$T_{is}$ 代表原位癌,临床无法判断肿瘤体积时则以 $T_X$ 表示;淋巴结未受累时,用 $N_0$ 表示;没有远处转移为 $M_0$,有远处转移为 $M_1$。根据 TNM 3 个指标的不同组合,诊断为 I、II、III、IV 期。各种肿瘤 TNM 分类的具体标准是由各专业会议协定的,如乳腺癌分期如下:0 期为 $T_{is}N_0M_0$;I 期为 $T_1N_0M_0$;II 期为 $T_{0\sim1}N_1M_0$、$T_2N_{0\sim1}M_0$、$T_3N_0M_0$;III A 期为 $T_{0\sim3}N_2M_0$、$T_3N_{1\sim2}M_0$;III B 期为 $T_4N_{0\sim3}M_0$、$T_{0\sim4}N_3M_0$;IV期为包括 $M_1$ 的任何 TN 组合。

**【临床表现】**

肿瘤的临床表现取决于肿瘤性质、发生组织、所在部位以及发展程度。一般早期多无明显症状。待病人有特征性症状时病变常已属晚期。下列 10 项症状并非恶性肿瘤的特征性症状,但常被认为是恶性肿瘤的早期信号:①身体任何部位发现肿块并逐渐增大;②身体任何部位发现经久不愈的溃疡;③中年以上妇女出现阴道不规则流血或白带增多;④进食时胸骨后不适、灼痛、异物感或进行性吞咽困难;⑤久治不愈的干咳或痰中带血;⑥长期消化不良,进行性食欲减退,不明原因的消瘦;⑦排便习惯改变或便血;⑧鼻塞、鼻出血;⑨黑痣增大或破溃出血;⑩无痛性血尿。注意到这些早期信号并及时进行必要的检查常可发现较早期的恶性肿瘤病人。另外,来自有特定功能器官或组织的肿瘤可有明显的症状,如肾上腺髓质的嗜铬细胞瘤早期可出现高血压,胰岛细胞瘤伴有低糖血症。

**1. 局部表现**

(1)肿块:常是体表或浅表肿瘤的首要症状,相应的可见扩张或增大增粗的静脉。肿瘤性质不同,其硬度、移动度及边界可不同。位于深部或内脏的肿块不易触及,但可出现脏器受压或空腔器官梗阻等症状。

(2)疼痛:肿块膨胀性生长、破溃或感染等使神经末梢或神经干受刺激或压迫,出现局部刺痛、跳痛、烧灼痛、隐痛或放射痛,常难以忍受,尤以夜间更明显。空腔脏器肿瘤可致痉挛而产生绞痛,如肿瘤致肠梗阻后发生的肠绞痛。

(3)溃疡:体表或空腔器官的肿瘤若生长迅速,可因血液供应不足继发坏死,或因继发感染而发生溃烂,可有恶臭及血性分泌物。

(4)出血:体表及与体外相交通的肿瘤,发生破溃、血管破裂可致出血。上消化道肿瘤可有呕血或黑便;下消化道肿瘤可有血便或黏液血便;胆道与泌尿道肿瘤除血便和血尿外,常伴局部绞痛;肺癌可有咯血或痰中带血;肝癌破裂可致腹腔内出血。

（5）梗阻:肿瘤可堵塞或压迫空腔器官导致梗阻,随其部位不同可出现不同的临床表现。如胃癌伴幽门梗阻可致呕吐,肠肿瘤可致肠梗阻,胰头癌和胆管癌可压迫胆总管而出现黄疸。

（6）浸润与转移症状:可出现区域淋巴结肿大、局部静脉曲张、肢体水肿。若发生骨转移可有疼痛、硬结或病理性骨折等表现。

2. **全身表现**　早期病人多无明显的全身症状,或仅有非特异性表现,如消瘦、乏力、体重下降、低热、贫血等;晚期出现全身衰竭,呈现恶病质。不同部位肿瘤,恶病质出现迟早不一,消化道肿瘤病人出现较早。某些部位的肿瘤可呈现相应器官的功能亢进或低下,继发全身性改变,如颅内肿瘤引起颅内压增高和定位症状等。不少肿瘤病人是以全身症状作为就医的主诉。因此,对病因不明而有全身症状的病人,必须重视和深入检查。

【辅助检查】

1. **实验室检查**

（1）常规检查:包括血、尿及大便常规检查。其阳性检查结果并非恶性肿瘤的特异性标志,但常可提供诊断线索。如恶性肿瘤病人常可伴血沉加快;白血病者血常规明显改变;泌尿系统肿瘤可见血尿;胃肠道肿瘤病人可伴贫血及大便隐血试验阳性等。

（2）血清学检查:用生化方法可测定人体内由肿瘤细胞产生的分布在血液、分泌物、排泄物中的肿瘤标记物(tumor marker),可以是酶、激素、糖蛋白、胚胎性抗原或肿瘤代谢产物。大多数肿瘤标记物在恶性肿瘤和正常组织之间并无质的差异而仅为量的差别,故特异性较差,但肿瘤标记物的检测和动态观察有助于肿瘤的诊断和鉴别、判断疗效和预后、提示治疗后复发和转移。常用的血清酶学检查有碱性磷酸酶(AKP)、酸性磷酸酶(ALP)、乳酸脱氢酶(LDH)。

（3）肿瘤相关抗原:常用的肿瘤免疫学标志物癌胚抗原(CEA)在结肠癌、胃癌、肺癌、乳腺癌均可增高,对预测大肠癌复发有较好的作用。甲胎蛋白(AFP)对肝癌、前列腺特异抗原(PSA)对前列腺癌、抗 EB 病毒抗原的 IgA 抗体(VCA-IgA 抗体)对鼻咽癌、人绒毛膜促性腺激素(HCG)对滋养层肿瘤的诊断均有较高的特异性及敏感性,但仍存在一定的假阳性。

（4）流式细胞分析术:是用以了解细胞分化的一种方法,分析染色体 DNA 倍体类型、DNA 指数等,结合肿瘤病理类型可以判断肿瘤的恶性程度及推测其预后。

（5）基因或基因产物检查:核酸中碱基排列具有极其严格的特异序列,基因诊断即利用此特征,根据检测样品中有无特定序列以确定是否存在肿瘤或癌变的特定基因,从而作出诊断。基因检测敏感而特异,常早于临床症状出现,如早期发现尿液中存在突变的 p53 基因,数年后始发癌症。由于其敏感特性,可对手术切缘组织进行检测,如阳性则易局部复发,从而估计预后。

2. **影像学检查**　X 线、超声波、各种造影、放射性核素、CT、MRI 和正电子发射断层成像(positron emission tomography computed tomography,PET-CT)等各种检查方法可明确有无肿块及肿块的部位、形态、大小等,有助于肿瘤的诊断及其性质的判断。

3. **腔镜或内镜检查**　应用腔镜或内镜技术直接观察空腔器官、胸腔、腹腔及纵隔的肿瘤或其他病变,同时可取细胞或组织行病理学检查,并能对小的病变如息肉做摘除治疗;还可向输尿管、胆总管或胰管插入导管做 X 线造影检查。

4. **病理学检查**　是目前确定肿瘤的直接而可靠的依据,是对肿瘤进行治疗的先决条件。

（1）临床细胞学检查:取材方便、易被接受,被临床广泛应用。①体液自然脱落细胞:肿瘤细胞易于脱落,可取胸水、腹水、尿液沉渣、痰液等进行涂片。②黏膜细胞:食管拉网、胃黏膜洗脱液、宫颈刮片及内镜下肿瘤表面刷脱细胞。③细针吸取(fine-needle aspiration,FNA)或超声引导穿刺吸取肿瘤细胞进行涂片染色检查。

Note:

（2）病理组织学检查：皮下软组织或某些内脏实性肿块采用穿刺活检，体表或腔道黏膜的表浅肿瘤采用钳取活检。对于深部或体表较大而完整的肿瘤，可穿刺活检，或于手术中切取组织行快速（冷冻）切片诊断。病理组织学检查理论上有可能促使恶性肿瘤扩散，因此应在术前短期内或术中施行。

（3）免疫组织化学检查：具有特异性强、敏感性高、定位准确、形态与功能相结合等优点，有助于提高肿瘤诊断的准确率、判断组织来源、发现微小癌灶、正确分期及判断恶性程度。

【处理原则】

肿瘤治疗多采用综合治疗方法，包括手术治疗、化学治疗、放射治疗、生物治疗、中医中药治疗等。具体的治疗方案应经多科医师参与的多学科协作诊疗模式（multiple disciplinary team，MDT）讨论，结合肿瘤性质、分期和病人的全身状态而选择决定。一般认为，恶性实体瘤Ⅰ期者以手术治疗为主；Ⅱ期以局部治疗为主，原发肿瘤作切除或放射治疗，包括转移灶的治疗，辅以有效的化学治疗；Ⅲ期采取手术前、后及术中放射治疗或化学治疗等综合治疗；Ⅳ期以全身治疗为主，辅以局部对症治疗。

1. **手术治疗**　是目前大多数早期或较早期实体肿瘤首选的治疗方法。根据手术应用目的的不同而分为7类。

（1）预防性手术：用于治疗癌前病变，防止其发生恶变或发展为进展期癌。如家族性结肠息肉病者可通过预防性结肠切除而降低结肠癌的发生率。

（2）诊断性手术：指经不同方式，如切除活检术或剖腹探查术获取肿瘤组织标本并经病理学检查明确诊断后再进行相应的治疗。

（3）根治性手术：指手术切除全部肿瘤组织及可能累及的周围组织和区域淋巴结，以求达到彻底治愈的目的。

（4）姑息性手术：属于解除或减轻症状而非根治性的手术，适用于恶性肿瘤已超越根治性手术切除的范围，无法彻底清除体内全部病灶，如晚期大肠癌伴肠梗阻时行肠造口术以减轻病人痛苦、改善生活质量和延长生存时间。

（5）减瘤手术：又称减量手术，是指对于体积较大、单靠手术无法根治的恶性肿瘤，宜行大部切除，术后继以化学治疗、放射治疗、生物治疗等以控制残余的肿瘤细胞。但减瘤手术仅适用于原发病灶大部切除后，残余肿瘤能用其他治疗方法有效控制者，如卵巢癌、Burkitt淋巴瘤、睾丸癌等。

（6）复发或转移灶手术：复发肿瘤应根据具体情况及手术、化学治疗、放射治疗对其疗效而定，凡能手术者应考虑再行手术。如乳腺癌术后局部复发可再行局部切除术。转移性肿瘤的手术切除适合于原发灶已得到较好的控制，而转移病灶可切除者。

（7）重建和康复手术：对癌症病人来说，生活质量是极其重要的问题，而外科手术在病人术后的重建和康复方面起着独特而重要的作用。乳腺癌改良根治术后经腹直肌皮瓣转移乳房重建，头颈部肿瘤术后局部组织缺损的修复等均能提高肿瘤根治术后病人的生活质量。

2. **化学治疗（chemotherapy）**　简称化疗，是一种应用特殊化学药物杀灭恶性肿瘤细胞或组织的治疗方法，是中晚期肿瘤病人综合治疗的重要手段。恶性滋养细胞肿瘤（绒癌、恶性葡萄胎）、急性淋巴细胞白血病等可以单独应用化学治疗治愈。颗粒细胞白血病、乳腺癌、肾母细胞瘤等通过化学治疗可以使肿瘤获缓解或缩小，可使手术范围缩小。一些肿瘤在手术或放疗后应用化学治疗可进一步提高疗效，如胃肠道癌、鼻咽癌、宫颈癌、前列腺癌和非小细胞肺癌等。化学治疗药物种类很多，应根据肿瘤特性、病理类型选用敏感的药物并制订联合化学治疗方案。

（1）药物分类：传统的抗癌药物分类法是根据药物的化学结构、来源及作用机制分为7类：

1）细胞毒素类药物：烷化剂类，其氮芥基团作用于DNA、RNA、酶和蛋白质，导致细胞死亡。如

Note:

氮芥、环磷酰胺、白消安等。

2）抗代谢类药物：对核酸代谢物与酶结合反应有相互竞争作用，影响与阻断核酸的合成，如甲氨蝶呤、氟尿嘧啶、阿糖胞苷等。

3）抗生素类：如阿霉素、丝裂霉素、放线菌素 D 等。

4）生物碱类：主要干扰细胞内纺锤体的形成，使细胞停留在有丝分裂中期。常用的有长春新碱、羟喜树碱、紫杉醇等。

5）激素和抗激素类：改变内环境进而影响肿瘤生长，或增强机体对肿瘤侵害的抵抗力。常用的有他莫昔芬（三苯氧胺）、己烯雌酚、黄体酮、泼尼松等。

6）分子靶向药物：以肿瘤相关的特异分子作为靶点的单克隆抗体和小分子化合物，其作用靶点可以是细胞受体、信号传导和抗血管生成等。单抗类常用的有曲妥珠单抗、利妥昔单抗、西妥昔单抗和贝伐单抗等；小分子化合物常用的有伊马替尼、吉非替尼等。

7）其他：如甲基苄肼、羟基脲、铂类等。

从细胞动力学角度可分为：

1）细胞周期非特异药物：该类药物对增殖或非增殖细胞均有作用，如氮芥类和抗生素类。

2）细胞周期特异性药物：作用于细胞增殖的全部或大部分周期时相，如氟尿嘧啶等抗代谢类药物。

3）细胞周期时相特异性药物：选择性作用于某一时相，如阿糖胞苷、羟基脲抑制 S 期，长春新碱对 M 期有抑制作用。

（2）治疗方式：从理论上讲化学治疗药物只能杀灭一定百分比的肿瘤细胞，如晚期白血病有 $10^{12}$ 或 1kg 的癌细胞，即使某一种药物能杀灭 99.99% 的肿瘤细胞，尚存留 $10^8$ 肿瘤细胞，仍可出现临床复发。多药物联合应用是控制复发的可能途径。根据化学治疗在治疗中的地位和治疗对象的不同，其临床应用主要有以下几种：

1）诱导化学治疗（induction chemotherapy）：常为静脉给药，用于化疗可治愈肿瘤或晚期播散性肿瘤，此时化学治疗是首选的治疗或唯一可选的治疗。应用化学治疗希望达到治愈或使病情缓解后再选用其他治疗。目前常用肿瘤客观反应率、无进展生存时间和总生存时间来评价疗效。

2）辅助化学治疗（adjuvant chemotherapy）：也称为保驾化疗。常为静脉给药，用于肿瘤已被局部满意控制后的治疗，如在癌根治术后或治愈性放射治疗后，针对可能残留的微小病灶进行治疗，以达到进一步提高局部治疗效果的目的。常用无瘤生存时间、无复发生存时间或术后复发率来评价疗效。

3）初始化学治疗（primary chemotherapy）：也被称为新辅助化学治疗（neoadjuvant chemotherapy），用于尚可根治切除肿瘤病灶但术后复发风险较大的病人，主要目的在于减少术后复发而不是肿瘤降期，应用初始化学治疗后可使肿瘤缩小，进而缩小手术范围、减少放射治疗剂量或提高局部治疗的疗效。

4）转化化学治疗（conversion chemotherapy）：针对临床判断无法切除或仅勉强可切除但会带来较严重器官毁损的实体瘤，试图通过术前治疗争取使肿瘤退缩以能达到根治切除或尽可能保留较多人体器官组织的疗法。转化治疗要求达到肿瘤降期。

5）特殊途径化学治疗：化疗药物的用法除静脉滴注或注射、口服、肌内注射外，可将有效药物作腔内注射、动脉内注入、动脉隔离灌注或者门静脉灌注，以提高药物在肿瘤局部的浓度。

**3. 放射治疗（radiotherapy）**　简称放疗，是利用放射线的电离辐射作用，破坏或杀灭肿瘤细胞，从而达到治疗目的的一种方法，是治疗恶性肿瘤的主要手段之一。目前约 70% 的恶性肿瘤病人在病程不同时期因不同的目的需要接受放射治疗。临床上应用的放射线有电磁辐射如 X 线、γ 线；粒子辐射如 α 射线、β 射线、质子射线、中子射线等。放射治疗技术主要包括远距离治疗（外照射）、近距离治疗（组织间放射治疗或腔内放射治疗）、适形放射治疗、立体定向放射治疗（X 线或 γ 刀）、全身放射治疗、半身放射治疗等中心治疗。

## 质子重离子技术治疗肿瘤的发展及优势

质子重离子技术指使用带电粒子放射线治疗肿瘤,是放射治疗的先进技术,适合于下述病人:儿童肿瘤、有长期生存可能的肿瘤、需高剂量照射但与正常器官邻近需要保护的肿瘤,如前列腺癌、头颈肿瘤、脑肿瘤、肺癌、肝癌等。另外,对老年病人、因并发心肺疾病不适合手术的病人或连常规光子放疗都无法耐受的病人,提供了一种无创治疗的机会。质子重离子的放射物理学和放射生物学特性使其在治疗肿瘤中具有独特的优势,有助于提高部分肿瘤的治疗效果并降低放疗副作用。质子重离子放疗在临床使用仅20多年的历史,累计治疗的病人仅有15万多病例,和光子放疗100多年发展的历史相比,质子重离子放疗还处在发展阶段,在技术方面尚需进一步提高。

（1）适应证:①对射线高度敏感的淋巴造血系统肿瘤、性腺肿瘤、多发性骨髓瘤、肾母细胞瘤等低分化肿瘤;②对射线中度敏感的表浅肿瘤和位于生理管道的肿瘤,如皮肤癌、鼻咽癌、口腔癌、宫颈癌、肛管癌、中耳癌等;③肿瘤位置使手术难以根治的恶性肿瘤,如颈段食管癌、中耳癌等;④放射治疗与手术综合治疗的肿瘤,如乳腺癌、食管癌、支气管肺癌、卵巢癌、脑肿瘤等;⑤放射治疗价值有限,仅能缓解症状的肿瘤,如喉癌、下咽癌、甲状腺癌和尿道癌等;⑥对放射治疗不敏感或价值不大的肿瘤,如成骨肉瘤、纤维肉瘤、脂肪肉瘤、恶性黑色素瘤、胃肠道高分化癌、胆囊癌、肾上腺癌等。

（2）禁忌证:①晚期肿瘤,伴严重贫血、恶病质者;②外周血白细胞计数低于$3.0×10^9/L$,血小板低于$50×10^9/L$,血红蛋白低于90g/L者;③合并各种传染病,如活动性肝炎、活动性肺结核者;④有心、肺、肾、肝等功能严重不全者;⑤接受放射治疗的组织器官已有放射性损伤者;⑥对放射线中度敏感的肿瘤已有广泛远处转移或经足量放射治疗后近期内复发者。

4. **生物治疗**　是应用生物学技术改善个体对肿瘤的应答反应及直接效应的治疗,按照其作用机制不同,可归为:①免疫治疗;②基因治疗;③分子靶向治疗;④内分泌治疗;⑤诱导分化治疗;⑥组织工程和干细胞治疗。

（1）免疫治疗:有非特异性和特异性之分,前者如接种卡介苗、麻疹疫苗、注射干扰素等;后者是接种自身或异体瘤苗或肿瘤免疫核糖核酸等,目的在于通过调动人体防御系统、提高免疫功能,达到抗肿瘤的效果。

（2）基因治疗:是应用基因工程技术,干预存在于靶细胞的相关基因表达水平以达到治疗目的。肿瘤的基因治疗方法目前尚处于研究阶段。

（3）分子靶向治疗:是以肿瘤发生、发展中的关键分子为靶点,应用有效的阻断剂干扰其细胞信号转导通路及微环境达到治疗肿瘤的目的。这是临床应用较多且发展最快的生物治疗领域之一。

（4）内分泌治疗:肿瘤内分泌治疗是主要通过调节和改变对某些肿瘤生长起着重要作用的机体内分泌环境及激素水平,达到治疗肿瘤的目的。内分泌治疗包括两个环节:降低激素水平和阻断激素与受体的结合。内分泌治疗有效的肿瘤包括乳腺癌、前列腺癌和子宫内膜癌等。

（5）诱导分化治疗:肿瘤诱导分化治疗是指应用某些化学物质使肿瘤细胞的形态特征、生长方式、生长速度和基因表达等表型向正常细胞接近,甚至完全转变为正常细胞的治疗方法。如全反式维A酸已成功地应用于急性早幼粒细胞白血病的治疗并彻底改变了该病的预后。

（6）组织工程和干细胞治疗:造血干细胞移植已经成为血液系统肿瘤的主要治愈性方法之一。而间充质干细胞易于获取和制备,具有特异地向多种肿瘤组织迁移、免疫原性低的特性,将有可能成为抗癌药物的载体应用于肿瘤的治疗。诱导性多潜能干细胞(induced pluripotent stem,iPS)为将特定基因或特定基因产物(蛋白质)等导入已分化的体细胞(如皮肤的成纤维细胞等)中,使该体细胞成为具备胚胎干细胞的多分化能力,iPS细胞与ES细胞相比,避免了免疫排斥和伦理道德问题。iPS细胞的建立进一步拉近了干细胞和临床疾病治疗的距离,其在细胞替代性治疗以及发病机制的研究、新药筛选等方面具有巨大的潜在价值。

5. **中医中药治疗**　应用中医扶正法、化瘀散结、清热解毒、通经活络等原理,以中药补益气血、调理脏腑,配合手术及放化疗,促进肿瘤病人的康复。

【预防】

恶性肿瘤是由环境、营养、遗传、病毒感染和生活方式(包括饮食、运动)等多种因素相互作用而引起的,所以目前尚无可利用的单一预防措施。国际抗癌联盟认为1/3恶性肿瘤是可以预防的,1/3恶性肿瘤若能早期诊断是可以治愈的,1/3恶性肿瘤可以减轻痛苦、延长寿命,并据此提出了恶性肿瘤的三级预防概念。

1. **一级预防**　为病因预防,是指消除或减少可能致癌的因素,降低发病率。约80%以上的人类恶性肿瘤与环境因素有关,因此实现一级预防的措施在于保护环境,控制大气、水源、土壤等污染;改变不良的饮食习惯、生活方式,如戒烟、酒,多食新鲜蔬菜水果,忌食高盐、霉变食物;减少职业性暴露于致癌物,如石棉、苯、甲醛等;接种疫苗等。

近年来开展的免疫预防和化学预防(chemoprevention)均属于一级预防范畴,有望为癌症预防开拓新的领域。前者如应用乙型肝炎疫苗对大规模人群实施肝癌"免疫预防战略"。后者如应用选择性环氧化酶2(COX-2)抑制剂对结直肠腺瘤进行化学预防等。但各种预防措施的长期效果和其可能带来的副作用尚需时日观察证实。

2. **二级预防**　是指早期发现、早期诊断、早期治疗,以提高生存率,降低死亡率。一般以某种肿瘤的高发区及高危人群为对象进行定期筛查,一方面从中发现癌前病变并及时治疗,另一方面尽可能发现较早期的恶性肿瘤进行治疗,可获得较好的治疗效果。

3. **三级预防**　是指治疗后的康复,包括姑息治疗和对症治疗,以提高生存质量、减轻痛苦、延长生命。

### 知 识 拓 展

#### 肿瘤分子靶向治疗

肿瘤分子靶向治疗根据其作用机制可分为针对肿瘤细胞本身的治疗和针对肿瘤生长微环境的治疗两类。虽然肿瘤分子靶向治疗取得了长足的进步,但也面临诸多挑战。这些挑战归纳起来主要为两类:一是来自分子靶向药物本身,二是来自肿瘤异质性。

近年来,在乳腺癌、肝癌、膀胱癌等癌症治疗中,联合治疗方案、多载体靶向和多模态诊疗提供治疗新思路。内分泌治疗药物联合CDK4/6抑制剂已成为治疗HR阳性、HER-2阴性晚期乳腺癌的标准初始治疗方案,为晚期乳腺癌病人带来良好临床获益的同时,也明显降低了不良反应。免疫检查点抑制剂联合抗血管生成靶向药物治疗晚期肝细胞癌已显示出较高的有效率,显著延长了病人的生存期,也为序贯外科根治性手术提供了可能。Lin等开发的PLZ4-纳米卟啉平台,在进行膀胱癌光动力学诊断的同时实现膀胱癌的靶向光动力学治疗、靶向光热治疗和靶向化疗结合的三模态治疗,显著提升膀胱癌的临床诊断水平和治疗水平。随着对肿瘤发生发展的生物分子机制进行更深入的研究和探索,将会有更多新的肿瘤分子靶向治疗药物及方案面世,为肿瘤治疗提供更为有效的武器。

【护理评估】

（一）治疗前评估

**1. 健康史**

（1）一般情况：包括年龄、性别、婚姻和职业；女性病人月经史、生育史、哺乳史。

（2）病因和诱因：有无吸烟、长期饮酒；有无不良的饮食习惯或与职业因素有关的接触与暴露史；家族中有无肿瘤病人；有无经历重大精神刺激、剧烈情绪波动或抑郁。

（3）既往史：询问有无其他部位肿瘤病史或手术治疗史，有无其他系统伴随疾病。有无用（服）药史、过敏史。

（4）家族史：了解有无相关肿瘤家族史等。

**2. 身体状况**　病人的病情、相关的辅助检查结果，评估病人对手术、放射治疗、化学治疗的适应情况等。

（1）症状与体征

1）局部表现：评估有无肿块及肿块的部位、大小、外形、软硬度、表面温度、血管分布、界限及活动度；有无疼痛，疼痛的性质与程度；肿瘤有无坏死、溃疡、出血及空腔器官肿瘤导致的梗阻等继发症状。

2）全身表现：评估易发生肿瘤转移的部位，如颈部、锁骨上、腹股沟区有无肿大淋巴结；有无肿瘤引起的相应器官功能改变和全身性表现，如颅内肿瘤引起颅内压增高和定位症状等；有无消瘦、乏力、体重下降、低热、贫血、恶病质症状。

（2）辅助检查：包括定性、定位诊断性检查及有关内脏器官功能的检查。了解病人实验室检查结果，超声、X 线、CT 和 MRI 检查有无占位，是否行放射性核素扫描及其结果，评估病人内脏器官功能损害程度，营养状况，心、肺、肾等重要内脏器官功能和病人对手术以及各种治疗的耐受情况。

**3. 心理-社会状况**　了解病人对疾病相关知识的知晓度，以及对相关治疗（手术方式、手术过程、手术可能导致的并发症，放射治疗、化学治疗、介入治疗等）的认知及配合程度。评估病人对疾病诊断的心理承受能力，对治疗效果、预后等的心理反应。评估家庭的经济承受能力；家属对本病及其治疗方法、预后的认知程度及心理承受能力；家属与病人的关系和态度；病人的社会支持系统等。

（二）治疗后评估

**1. 术后评估**　评估和了解手术方式、肿瘤的临床分期及预后、术后康复及心理变化等情况。

**2. 化学治疗后评估**　评估和判断病人是否出现化学治疗药物的毒副反应，包括：①静脉炎、静脉栓塞或药物外渗引起皮肤软组织损伤；②消化道毒性反应：恶心、呕吐、腹泻、口腔溃疡等；③骨髓抑制：白细胞、血小板减少；④肝、肾功能损害及神经系统毒性；⑤免疫功能降低，容易并发细菌或真菌感染；⑥其他，如脱发、色素沉着、过敏反应等。

**3. 放射治疗后评估**　评估有无放射治疗毒副作用出现，包括骨髓抑制（白细胞减少、血小板减少）、皮肤黏膜改变和胃肠道反应等。

【常见护理诊断/问题】

**1. 焦虑与恐惧**　与担忧疾病治疗效果、预后、治疗费用等有关。

**2. 营养失调：低于机体需要量**　与肿瘤所致高分解代谢状态及摄入减少、吸收障碍以及化学治疗、放射治疗所致味觉改变、食欲下降、进食困难、恶心呕吐等有关。

**3. 疼痛**　与肿瘤生长侵及神经、肿瘤压迫及手术创伤有关。

**4. 潜在并发症**：感染、出血、皮肤和黏膜受损、静脉炎、静脉栓塞及脏器功能障碍。

【护理目标】

1. 病人的焦虑、恐惧程度减轻。

2. 病人营养状况得以维持或改善。

3. 病人疼痛得到有效控制,病人自述舒适感增加。

4. 病人皮肤未发生感染、出血、皮肤和黏膜受损、静脉炎、器官功能障碍等并发症,或并发症得到及时发现和处理。

【护理措施】

（一）心理护理

"谈癌色变"是不少人的反应。因文化背景、心理特征、病情及对疾病的认知程度不同,病人会产生不同的心理反应,应有针对性地进行心理疏导,消除负性情绪的影响,增强战胜疾病的信心。

1. **震惊否认期（shock and deny stage）**　病人初悉病情后,眼神呆滞,不言不语,知觉淡漠甚至晕厥,继之极力否认,甚至辗转多家医院就诊、咨询。对此期病人,应鼓励家属给予其情感上的支持和生活上的关心,使之有安全感。

2. **愤怒期（anger stage）**　当病人接受疾病现实后,会产生恐慌、哭泣,继而愤怒、烦躁、不满,甚至出现冲动性行为。对此期病人,应通过交谈和沟通尽量诱导病人表达自身的感受和想法,纠正其错误认知,教育和引导病人正视现实。

3. **磋商期（bargaining stage）**　病人步入"讨价还价"阶段,常心存幻想,祈求生命的延长。此期病人易接受他人的劝慰,有良好的遵医行为。因此,应维护病人的自尊,兼顾身心需要,提供心理护理。

4. **抑郁期（depression stage）**　当治疗效果不理想时,病人往往感到绝望无助,对治疗失去信心,表现为悲伤抑郁、沉默寡言、黯然泣下,甚至有自杀倾向,应予重视。对抑郁期病人,应给予更多关爱和抚慰,满足其各种需求。

5. **接受期（acceptance stage）**　病人经过激烈的内心挣扎,接受事实,心境变得平和,不再自暴自弃,能积极配合治疗和护理。晚期病人常处于消极被动的应付状态,处于平静、无望的心理状态。对进入接受期病人,应加强与其交流,满足其需求,尽可能提高其生活质量。

以上心理变化可同时或反复发生,且不同心理特征者在心理变化分期方面存在很大差异,各期持续时间、出现顺序也不尽相同。

（二）营养支持

1. **术前营养支持**　术前全面了解病人的体质、营养状况和进食情况。肿瘤病人因疾病消耗、营养不良或慢性失血可引起贫血、水电解质紊乱,应补充其不足,纠正营养失调,提高其对手术的耐受性,保证手术安全。鼓励病人增加蛋白质、碳水化合物和维生素的摄入;伴疼痛或恶心不适者餐前可适当用药物控制症状;对口服摄入不足者,通过肠内、肠外营养支持改善营养状况。

2. **术后营养支持**　术后能经口进食者鼓励尽早进食,并给予易消化且富有营养的饮食;消化道功能尚未恢复之前,可经肠外途径供给所需能量和营养素,以利创伤修复;也可经管饲提供肠内营养,促进胃肠功能恢复。康复期病人少量多餐、循序渐进恢复饮食。

（三）镇痛护理

肿瘤疼痛系肿瘤浸润神经或压迫邻近内脏器官所致。护士除观察疼痛的部位、性质、持续时间外,还应为病人创造安静舒适的环境,鼓励其适当参与娱乐活动以分散注意力,并与病人共同探索控制疼痛的不同途径,如松弛疗法、音乐疗法等,同时鼓励家属参与镇痛计划。

可按 WHO 三级阶梯镇痛方案处理。①一级镇痛法:疼痛较轻者,可用阿司匹林等非阿片类解热消炎镇痛药;②二级镇痛法:适用于中度持续性疼痛者,用可待因等弱阿片类药物;③三级镇痛法:疼痛进一步加剧,改用强阿片类药物,如吗啡、哌替啶等。癌性疼痛给药遵循口服、按时(非按需)、按阶梯、个体化给药的原则。根据病人的疼痛程度和需要给予镇痛药物,剂量由小到大直至病人疼痛消失为止,不应对药物限制过严,导致用药不足。

Note:

（四）术后并发症的护理

肿瘤根治性手术范围广、创伤大,且多数肿瘤病人年龄较大,全身营养状况较差,故手术耐受性差、风险大,病人术后易并发呼吸道、泌尿系统、切口或腹腔内感染等。为促进病人康复,减少并发症发生,护士应:①指导病人床上使用便器;②胸、腹部手术者,鼓励其多翻身、深呼吸、有效咳嗽和咳痰;③术后严密观察生命体征的变化;④加强引流管护理;⑤观察伤口渗血、渗液情况,保持伤口敷料干燥;⑥观察切口的颜色、温度,尤其是皮瓣移植术后,如发现颜色苍白或青紫、局部变冷应及时处理;⑦加强皮肤和口腔护理;⑧早期肢体活动及下床活动,促进肠蠕动、减轻腹胀、预防肠粘连,并增进食欲、促进血液循环及切口愈合,但应注意保暖和安全。

（五）化学治疗病人的护理

**1. 静脉炎、静脉栓塞的预防及护理**　化学治疗最常见的给药途径为静脉给药,通常经深静脉、中心静脉置管或输液港给药。许多抗肿瘤药物如氮芥、长春新碱等均对血管有较强的刺激性,使用外周静脉输注容易导致静脉炎的发生,应做好如下预防和护理:①评估病人病情、治疗方案及血管情况,主动为其提供血管通路最佳选择,及早使用中心静脉导管输注药物,以保障病人治疗安全;②根据药性选用适宜的溶媒稀释,合理安排给药顺序,掌握正确的给药方法,有计划地使用血管并注意保护;③妥善固定针头以防滑脱、药物外漏;④一旦发生药物外渗,及时停止药物输注,使用注射器回抽外渗药液,根据药物特性,选择冷敷、热敷、局部封闭治疗等措施。

**2. 胃肠道症状护理**

（1）恶心呕吐的护理:化疗病人出现恶心呕吐较为普遍,严重呕吐会导致人体代谢紊乱、营养失衡、体重下降,严重影响治疗进程及效果。减少恶心呕吐发生的护理包括:①根据医嘱在化疗前给予预防性止吐药物,同时严密观察病人症状,根据呕吐轻重,遵医嘱给予相应的止吐药;②昏迷病人如发生呕吐须仰卧头偏向一侧,以防止误吸;③鼓励病人漱口,注意口腔清洁;④治疗期间鼓励病人少食多餐,食物多样化,注意食物的色、香、味,进食营养、清淡易消化的流质或半流质食物,并多进食蔬菜水果等绿色食品。

（2）腹泻的护理:腹泻是化疗常见的不良反应,会导致营养流失,代谢紊乱,严重时易导致肠出血及穿孔等不良反应。护士应密切观察化疗病人腹痛及排便情况,及时发现不良反应,遵医嘱用药并给予相应护理措施。饮食以易消化、低纤维食物为主,鼓励多饮水。

**3. 脏器功能障碍的预防**　措施包括:①了解化学治疗方案,熟悉化学治疗药物剂量、作用途径、给药方法及毒副作用,做到按时、准确用药。②化学治疗药物要现配现用,不可久置。③输注过程中注意控制滴速,密切观察病情变化、准确记录24h出入量,鼓励病人多饮水以减轻化学治疗对病人重要脏器所致的毒副作用。④定期监测肝肾功能,及时发现脏器功能异常并报告医师做相应处理。

**4. 皮肤黏膜护理**　化疗可引起不同程度的皮肤反应,轻者出现皮肤干燥、色素沉着、全身瘙痒,重者形成斑丘疹,有渗出液或小水疱。主要护理措施包括:①告知病人禁止抓挠并遵医嘱采用药物止痒治疗,防止破损感染;②对发生剥脱性皮炎者,应采取保护性隔离,局部涂氧化锌软膏,红外线照射每日2次;③指导病人保持皮肤清洁、干燥、注意个人卫生,穿棉质服装;④睡前及三餐后漱口;⑤妇科肿瘤者,必要时作阴道冲洗,保持肛周皮肤清洁,不用刺激性清洁用品如酒精、肥皂等;⑥注意休息,协助病人适当进行日常活动;⑦保持病室整洁,创造舒适的休养环境,减少不良刺激。

**5. 脱发护理**　多柔比星、紫杉醇等常引起脱发,通常在用药后1~2周发生,在2个月内最显著。但化疗引起的脱发是可逆性的,停药后1~2个月,头发可以重新生长。但脱发给病人的心理和身体形象会带来不良影响,应注意:①关怀体贴病人,可用冰帽局部降温法,防止药物损伤毛囊,对预防脱发有一定作用。②若脱发严重,可协助病人选购合适的假发,避免因外观改变所致的负面情绪。③鼓励病人说出自己的感受,并给予正面的引导,告诉病人脱发只是暂时现象,可戴假发修饰。④鼓励病人积极参加社交活动。

**6. 骨髓抑制反应的预防及护理**

（1）感染的预防：①遵医嘱定期检查血常规，出现骨髓抑制应根据医嘱及骨髓抑制分期及时给予相应处理；②如血小板低于 $80×10^9/L$、白细胞低于 $1.0×10^9/L$ 时，应做好保护性隔离，预防交叉感染；③给予必要的支持治疗，如中药调理、成分输血，必要时遵医嘱应用升血细胞类药；④加强病室空气消毒，减少探视；⑤预防医源性感染；⑥对大剂量强化化学治疗者实施严密的保护性隔离或置于层流室。

（2）出血的护理：①监测病人的生命体征和神志的变化；②观察病人血常规变化，重度骨髓抑制者，注意有无皮肤瘀斑、牙龈出血、血尿、血便等全身出血倾向；③监测血小板计数，低于 $50×10^9/L$ 时避免外出，低于 $20×10^9/L$ 时要绝对卧床休息，限制活动；④协助做好生活护理，注意安全、避免受伤；⑤尽量避免肌内注射及用硬毛牙刷刷牙，以降低潜在出血风险。

**（六）放射治疗病人的护理**

**1. 防止皮肤、黏膜损伤**　病人放射治疗期间应注意：①照射野皮肤忌摩擦、理化刺激，忌搔抓，保持清洁干燥，洗澡禁用肥皂、粗毛巾搓擦，局部用软毛巾吸干；②穿着柔软的棉质衣服，及时更换；③局部皮肤出现红斑瘙痒时禁搔抓，禁用酒精、碘酒等涂擦；④照射野皮肤有脱皮现象时，禁用手撕脱，应让其自然脱落，一旦撕破难以愈合；⑤外出时戴帽，避免阳光直接暴晒，减少阳光对照射野皮肤的刺激。

**2. 感染的预防**　①监测病人有无感染症状和体征，每周查 1 次血常规。发现白细胞低于 $3×10^9/L$，血小板低于 $80×10^9/L$ 时需暂停治疗。②严格执行无菌操作，防止交叉感染。③指导并督促病人注意个人卫生，如口腔清洁等。④外出时注意保暖，防止感冒诱发肺部感染。⑤鼓励病人多进食，增加营养，提高免疫力。

**3. 照射器官功能障碍的预防和处理**　肿瘤所在器官或照射野内的正常组织受射线影响可发生一系列反应，如膀胱照射后可出现血尿，胸部照射后形成放射性肺纤维变，胃肠道受损后出血、溃疡和形成放射性肠炎等。放射治疗期间加强对照射器官功能状态的观察，对症护理，有严重不良反应时报告医师，暂停放射治疗。

**（七）健康教育**

**1. 保持心情舒畅**　肿瘤病人应保持良好的心态，避免情绪刺激和波动，否则可促进肿瘤的发生和发展。

**2. 动员社会支持**　鼓励病人亲属给予病人更多的关心和照顾，增强病人自尊感和被爱感，提高其生活质量。

**3. 加强营养**　清淡、易消化的均衡饮食；摄入高热量、高蛋白、富含膳食纤维的各类营养素，多食新鲜水果。

**4. 适量运动**　适量、适时运动，以改善精神面貌，调整机体内在功能，增强抵抗能力，减少各类并发症。

**5. 功能锻炼**　对于因术后器官、肢体残缺而引起生活不便者，应早期协助和鼓励其进行功能锻炼，如截肢术后的义肢锻炼、全喉切除术后的食管发音训练等，使其具备基本的自理能力和必要的劳动能力，减少对他人的依赖。

**6. 坚持治疗**　肿瘤治疗以手术为主，辅以放射治疗、化学治疗等综合手段。鼓励病人积极配合治疗，勇敢面对现实，克服治疗带来的身体不适，坚持接受治疗。根据病人和家属的理解能力，有针对性地提供化学治疗、放射治疗等方面的信息资料，提高其对各种治疗反应的识别和自我照顾能力。督促病人按时用药和接受各项后续治疗，以利缓解临床症状、减少并发症、降低复发率。

**7. 复诊指导**　肿瘤病人应终身随访。在手术治疗后最初 2 年内，至少每 3 个月复查 1 次，之后每半年复查 1 次，5 年后每年复查 1 次。随访可早期发现复发或转移征象。复查的内容根据不同肿瘤而有所不同，主要包括如下：

Note:

（1）肿瘤切除后复发情况：有无局部和区域淋巴结肿大,如乳腺癌术后检查胸壁、腋窝淋巴结和锁骨上淋巴结情况。

（2）肿瘤有无全身转移情况：如了解肺部转移情况可摄胸部 X 线;观察肝转移可用超声或 CT 检查;腹部恶性肿瘤术后复查应注意直肠指检(digital rectal exam,DRE),以早期发现盆腔种植性转移;怀疑骨转移可做全身骨扫描。

（3）与肿瘤相关的肿瘤标记物、激素和生化指标检查：如白血病复查血常规、肝癌复查甲胎蛋白、大肠癌复查癌胚抗原、绒癌和睾丸癌复查促性腺激素、垂体泌乳素瘤术后复查血清泌乳素变化情况。尤其是术前上述指标增高,术后恢复正常,而在随访中又出现逐渐升高的往往提示肿瘤复发。

（4）机体免疫功能测定：以了解病人的免疫状况。

【护理评价】

通过治疗与护理,病人是否:①焦虑、恐惧程度减轻,学会有效的应对方法,情绪平稳;②摄入足够的营养素,体重得以维持;③疼痛减轻,病人舒适度增加;④感染、出血、静脉炎、静脉栓塞、内脏器官功能障碍等并发症得以预防,或得到及时发现和处理。

# 第三节　良 性 肿 瘤

良性肿瘤可发生于全身不同器官和组织,因肿瘤的来源和发生部位不同,其病理生理变化和临床表现各异。临床常分为各脏器良性肿瘤和常见体表良性肿瘤;前者因所在器官不同而有不同的临床特点和处理原则(参见相关章节),此处仅介绍体表常见良性肿瘤。

体表肿瘤指来源于皮肤、皮肤附件、皮下组织等浅表软组织的肿瘤,需与非真性肿瘤的瘤样肿块相鉴别。

【体表良性肿瘤分类】

1. **皮肤乳头状瘤（skin papilloma）**　是表皮乳头样结构的上皮增生所致,同时向表皮下乳头状延伸,有蒂,单发或多发,表面常角化,伴溃疡,好发于躯干、四肢及会阴,易恶变为皮肤癌。手术切除为首选的治疗方法。

2. **黑痣（pigmentnevus）**　为良性色素斑块,分为 3 种。

（1）皮内痣：痣细胞位于表皮下,真皮层,常高出皮肤,表面光滑,可存有汗毛(称毛痣),没有活跃的痣细胞,较稳定,很少恶变。

（2）交界痣：痣细胞位于基底细胞层,向表皮下延伸。呈扁平状,色素较深,多位于手、足,有活跃的痣细胞,易在局部刺激或外伤后发生恶变,又称黑色素瘤。

（3）混合痣：为皮内痣与交界痣同时存在,痣细胞位于表皮基底细胞核真皮层,当色素加深、变大,或有瘙痒、疼痛时,可能为恶变,应及时做完整切除,切忌做不完全切除或化学烧灼。

3. **脂肪瘤（lipoma）**　为正常脂肪样组织的瘤状物。女性多见,好发于四肢、躯干。多数单发,也可多发。质地软、边界清,呈分叶状,可有假囊性感,无痛、生长缓慢。位于深部者可恶变,应及时切除。多发者瘤体常较小,呈对称性,有家族史,可伴疼痛(称痛性脂肪瘤)。

4. **纤维瘤（fibroma）**　位于皮肤及皮下的纤维组织肿瘤。呈单个结节状,瘤体不大,质硬,边界清,活动度大,生长缓慢,极少恶变。可手术切除。

5. **神经纤维瘤（neurofibroma）**　来源于神经鞘膜的纤维组织及鞘细胞,故神经纤维瘤包括神经鞘瘤与神经纤维瘤。常位于四肢屈侧较大的神经干上,多发、对称,大多无症状,也可伴明显疼痛或感觉过敏。手术切除时应注意避免伤及神经干。

6. **血管瘤（hemangioma）**　多为先天性,生长缓慢,按结构可分为 3 类。

（1）毛细血管瘤（capillary hemangioma）：多见于婴儿，大多数是女性，好发于颜面、肩、头皮和颈部。出生时或生后早期见皮肤红点或小红斑，逐渐增大、红色加深并可隆起。若增大速度快于婴儿发育，则为真性肿瘤。瘤体边界分明，压之可稍有褪色，释手后恢复红色。多数为错构瘤，1年内可停止生长或消退。早期瘤体较小时手术切除或液氮冷冻治疗效果均良好。

（2）海绵状血管瘤（cavernosum hemangioma）：由小静脉和脂肪组织构成。多位于皮下组织、肌内，少数在骨或内脏。皮肤色泽正常或呈青紫色。肿块质地软、边界不太清，可有钙化结节和触痛，应及早手术切除，以免增大而影响局部组织功能且增加治疗困难。

（3）蔓状血管瘤（hemangioma racemosum）：由较粗的迂曲血管构成，范围较大。大多来自静脉，也可来自动脉或动静脉瘘。除发生于皮下和肌组织外，还常侵入骨组织。外观常见蜿蜒的血管，有明显的压缩性和膨胀性，或可闻及血管杂音或触及硬结。应争取手术切除。术前做血管造影检查，了解病变范围，充分做好手术准备，包括术中控制出血及输血等。

**7. 囊性肿瘤及囊肿**

（1）皮样囊肿（dermoid cyst）：为囊性畸胎瘤。浅表者好发于眉梢或颅骨骨缝处，呈圆珠状，质地硬，可与颅内交通呈哑铃状。手术切除前应有充分估计和准备。

（2）皮脂囊肿（sebaceous cyst）：非真性肿瘤，为皮脂腺排泄受阻所致潴留性囊肿，多见于皮脂腺分布密集部位如头面部及背部。囊内为油脂样"豆渣物"，易继发感染而伴奇臭，控制感染后手术切除治疗。

（3）表皮样囊肿（epidermoid cyst）：由外伤所致表皮移位于皮下而生成的囊肿，常见于臀、肘等易受外伤或磨损部位，可手术切除治疗。

（4）腱鞘或滑液囊肿（synovial cyst）：非真性肿瘤，由浅表滑囊经慢性劳损而发生黏液样变。常位于手腕、足背肌腱或关节附近，屈曲关节时有坚硬感。可加压挤破或抽出囊液注入醋酸氢化可的松或手术切除治疗，但治疗后易复发。

（臧小英）

---

**思 考 题**

---

1. 王女士，55岁，机关管理人员，1年前行左乳腺癌根治手术，近1个月出现两侧前胸及腰背痛，逐渐加重，难以忍受，核素骨扫描提示肿瘤骨转移。病人愤怒、烦躁、不满。

请问：

（1）该病人目前的心理反应属于哪一期？应如何进行护理？

（2）该病人的三级阶梯镇痛方案原则是什么？

2. 贾先生，60岁，矿工，因无明显诱因咳嗽、痰中带血丝1年余，加重2个月入院。既往身体健康。吸烟25年，15支/d。辅助检查：胸部CT示右下肺肿块。纤维支气管镜示右侧支气管距开口约2cm处黏膜水肿糜烂，表面高低不平，管腔狭小，仅留一小空隙；病理组织活检示：鳞状细胞癌。拟行根治性手术治疗。

请问：

（1）该病人发生肺癌的危险因素包括哪些？

（2）该病人目前主要的护理诊断/问题包括哪些？

（3）该病人目前主要的护理措施包括哪些？

# 第十一章

URSING

## 移植病人的护理

11章 数字内容

---

学 习 目 标

- 知识目标：
  1. 掌握不同类型移植排斥反应的特点和肾移植、肝移植术后并发症的防治和护理。
  2. 熟悉常用免疫抑制剂及其不良反应、免疫治疗原则。
  3. 了解器官移植、同种异体移植术、活体移植、排斥反应的概念。
- 能力目标：
  1. 能结合实际病例进行器官移植前受者的准备工作。
  2. 能运用护理程序对肾移植、肝移植病人实施整体护理。
- 素质目标：
  具有关心器官移植病人心理和尊重病人隐私的态度和行为。

器官移植是治疗各类终末期内脏器官功能衰竭的有效方法,其中肝、肾移植已成为终末期肝、肾衰竭病人首选的外科治疗方法。本章主要介绍排斥反应、免疫抑制剂的应用、移植前供者选择、供体器官的保存、受者与病室准备、移植后病情观察与护理等知识。器官移植围术期护理是本章的重点,移植术后排斥反应的评估与护理是本章学习的难点。

 ————————————————— 导入情境与思考 —————————————————

刘先生,46岁,因双下肢水肿伴恶心、食欲缺乏、乏力8月余入院,经检查诊断为慢性肾功能衰竭,规律血液透析2次/周。该病人在全麻下行同种异体肾脏移植手术,术后全麻清醒转回器官移植监护病房。术后第3d,病人诉伤口胀痛,烦躁不安。体格检查:T 38.9℃,P 108次/min,R 22次/min,BP 190/100mmHg,痛苦面容,贫血貌,尿量100ml/d,血肌酐较前上升。病人十分担心康复情况。

请思考:

(1) 目前我国器官移植的主要供体来源有哪些?

(2) 该病人肾移植手术前需做哪些准备?

(3) 该病人目前存在哪些护理诊断/问题?

# 第一节　概　　述

器官移植(organ transplantation)是指通过手术的方法将某一个体的活性器官移植到另一个体的体内,使之恢复原有的功能,以代偿受者相应器官因终末性疾病而丧失的功能。被移植的器官或组织称为移植物(graft);提供移植物的个体称为供者或供体(donor),分为活体供体和尸体供体;接受移植物的个体称为受者或受体(recipient)。常见的移植器官有肝、肾、心、肺、胰腺与甲状旁腺等;移植细胞有骨髓、胰岛等;移植组织有角膜等。

器官移植是20世纪医学发展的伟大成就。20世纪初血管吻合技术的创立为移植外科奠定了基础;1954年,Murray等在同卵双生的兄弟间进行肾移植获得成功,标志着器官移植进入临床应用阶段。随后脾移植(Woodruff,1960年)、尸体肾移植(Murray,1962年)、同种原位肝移植(Starzl,1963年)、肺移植(Hardy,1963年)、胰腺移植(Kelly等,1966年)、原位心脏移植(Barnard,1967年)、心肺联合移植(Cooley,1968年)、小肠移植(Detterling,1968年)相继开展。20世纪70年代,免疫抑制剂环孢素A(cyclosporine A,CsA)的问世与应用显著提高了器官移植的成功率。80年代初,新型器官保存液的应用延长了供体器官的保存时间,提高了手术安全性。目前器官移植已被公认为治疗各类终末期内脏器官功能衰竭的有效治疗方法。2018年我国已完成公民逝世后器官捐献4 103例,捐献器官11 554个,同比增长24%。目前,我国肾移植年逾万例,肝移植约5 000例,我国的年均器官捐赠与器官移植数量位居世界第二,仅次于美国。移植病人的1年和5年生存率已达国际先进水平。

【分类】

**1. 按供者和受者的遗传学关系分类**

(1) 自体移植术(autotransplantation):指献出和接受器官的供、受者是同一个体,移植后不会引起排斥反应。如断肢/指再植、自体皮肤移植等。

(2) 同质移植术(syngeneic transplantation):指供者与受者虽非同一个体,但供、受者有完全相同的遗传素质(基因),移植后不会发生排斥反应。如同卵双生同胞之间的器官移植。

(3) 同种异体移植术(allotransplantation):指供、受者属于同一种族,但遗传基因不同的个体之间的移植,如人与人之间的器官移植,是目前临床应用最广泛的移植方法。由于供、受者的抗原结构不同,移植后即使采用了免疫抑制措施,也仍然有可能会发生不同程度的排斥反应。

Note:

（4）异种移植术（xenotransplantation）：指不同种族之间的组织或器官移植，移植后可引起强烈的排斥反应。目前，除异种皮片移植用于烧伤创面的暂时性生物敷料外，其他领域尚处于动物实验研究阶段。

### 2. 按移植物植入的部位分类

（1）原位移植术（orthotopic transplantation）：先将受者的病变器官切除，再将移植物植入到该器官的原解剖位置。

（2）异位移植术（heterotopic transplantation）：又称为辅助移植，指将移植物植入到受者该器官原解剖位置以外的部位，可以切除或不切除原来的器官。例如将肾脏移植到髂窝内、将肝脏移植到脾窝内。

（3）原位旁移植术（paratopic transplantation）：将移植物植入受者该器官原解剖位置旁，不切除原来的器官。例如原位旁胰腺移植。

### 3. 按移植物的活力分类

（1）活体移植（viable transplantation）：移植物来源于活体供体，在移植过程中始终保持活力，术后即能恢复其原有功能。临床上大部分移植特别是器官移植均为活体移植。

（2）结构移植（structural transplantation）：又称为支架移植，指移植物已丧失活力（如骨、软骨、血管、筋膜等），移植后仅提供支持性基质和机械性解剖结构，使受者的同类细胞得以生长存活，术后不会发生排斥反应。

### 4. 按移植物供体来源分类

（1）尸体供体移植（body donor transplantation）：器官或组织来源于心脏死亡供体的移植。

（2）活体供体移植（living donor transplantation）：供体器官或组织来源于活体的移植。活体分为活体亲属和活体非亲属。活体亲属有血缘关系，如双亲、子女、兄弟姊妹等；活体非亲属无血缘关系，如配偶或其他人。

---

### 知 识 拓 展

#### 脑死亡器官捐献

脑死亡（brain death）是指包括脑干在内的全脑功能不可逆转的丧失状态。脑死亡判定标准的确立是医学进步的标志，至今全世界已有80多个国家和地区颁布了脑死亡判定标准。而脑死亡的供体器官是最佳的移植器官，所以脑死亡器官捐献（donation after brain death，DBD）成为器官移植的主要供体来源。

我国于2019年发布《中国成人脑死亡判定标准与操作规范（第二版）》明确规定脑死亡判定标准：

1. 判定先决条件 ①昏迷原因明确；②排除了各种原因的可逆性昏迷。

2. 临床判定标准 ①深昏迷；②脑干反射消失。

3. 无自主呼吸 依赖呼吸机维持通气，自主呼吸激发试验证实无自主呼吸。

以上3项临床判定标准必须全部符合。

---

### 5. 按移植器官的数量分类

（1）单一或单独移植：每次仅移植1个器官，如肾、肝或心脏移植。

（2）联合移植（combined transplantation）：2个器官同时移植到1个个体的体内，如胰肾、肝肾、心肺联合移植等。

（3）多器官移植（multiple organ transplantation）：同时移植3个或更多的器官到1个个体的体内。

（4）器官簇移植（organ cluster transplantation）：在联合移植或多器官移植中，若2个或多个器官只有1个总的血管蒂，整块切除后，在植入时只需吻合其主要动静脉主干，称为器官簇移植。例如肝肠联合移植、肝胰胃肠联合移植等。器官簇移植较单一器官移植排斥反应轻，具有免疫学方面的优势。

为了准确描述某种移植术，往往综合使用上述分类，如同种异体原位肝移植、活体亲属异位肾移植术。

## 【移植排斥反应及其治疗】

### （一）移植排斥反应的分类和机制

移植排斥反应（rejection）是移植术后受体免疫系统与供体移植物相互作用而产生的特异性免疫应答反应。器官移植后，根据免疫攻击的方向不同，可分为两种不同类型的排斥反应：一种是宿主抗移植物反应（host versus graft reaction，HVGR），即临床常提到的排斥反应；另一种是移植物抗宿主反应（graft versus host reaction，GVHR）。另外，根据排斥反应机制可分为 T 淋巴细胞介导的细胞免疫和抗体类物质介导的体液免疫。

#### 1. 宿主抗移植物反应

（1）超急性排斥反应（hyperacute rejection）：是以抗体介导为主的体液免疫反应。多发生在移植器官恢复血流后数分钟至数小时内，是临床表现最为剧烈且后果最为严重的一类排斥反应。多为体内预存的供体特异性抗体（donor specific antibody，DSA）所致，属于 II 型变态反应。通常由于受体预先存在的抗供体抗原（如 ABO 血型不相容或多次妊娠、反复输血、长期血液透析和曾接受过器官移植而对人类白细胞抗原致敏者）迅速与移植物内皮细胞结合，激活补体而直接破坏靶细胞。同时，激活凝血反应，导致移植物微血管系统广泛微血栓形成。术中可见移植物肿胀、色泽变暗、血流量减少而变软，无弹性。目前尚无有效的治疗方法，但大多数可以预防，关键在于供、受者 ABO 血型必须相容，但禁忌在抗淋巴细胞抗体强阳性及交叉配合试验阳性的个体间进行器官移植。一旦发生，抗排斥治疗往往难以逆转，只能切除移植物。

（2）加速性急性排斥反应（accelerated vascular rejection）：亦称血管排斥反应或延迟性超急性排斥反应，是以体液免疫为主的排斥反应，有免疫球蛋白、补体和纤维蛋白沉积。由于受者体内预存有抗供者人类白细胞抗原（HLA）或血管内皮细胞的低浓度抗体，是较弱的超急性排斥反应。通常发生在移植术后 2~5d，病程进展快，移植物功能迅速减退、逐渐恶化并最终发生衰竭。特点是小动脉纤维蛋白样坏死、血管内血栓形成。临床发生率低，一旦发生经激素冲击治疗结合血浆置换去除血液中的抗体，有可能逆转。

（3）急性排斥反应（acute rejection）：是由 T 细胞介导和抗体介导，以特异性细胞免疫为主并有体液免疫参与的免疫应答，在临床上最常见。多发生于术后第 5d 至 6 个月内。由于目前临床强效免疫抑制剂的应用，其发生已不具有明确的时间期限。病人可出现寒战、高热、全身不适，移植物肿大引起局部胀痛，伴有移植物功能减退，如心脏移植病人发生心律失常及右心衰竭。但排斥反应轻微时无特征性临床表现，需与免疫抑制剂毒副作用等相鉴别。确定诊断需病理学检查，其特征为大量的炎性细胞浸润，包括淋巴细胞、单核细胞、浆细胞、有时可见中性粒细胞和嗜酸性粒细胞。一旦确诊则应尽早大剂量激素冲击治疗，应用抗淋巴细胞的免疫球蛋白制剂或调整免疫抑制方案。

（4）慢性排斥反应（chronic rejection）：可发生在移植术后数周、数月甚至数年。目前其发生机制尚不完全清楚，可能为抗体介导的排斥反应和 T 细胞介导的排斥反应反复发作，加上多种非免疫因素（如免疫抑制剂药物毒性和脂质代谢异常）等，导致慢性移植物失功。临床表现为移植器官功能缓慢减退，其病理特征主要是移植物动脉血管内膜因反复的免疫损伤以及修复增生而增厚，继而导致移植物广泛缺血、纤维化直至功能丧失。慢性排斥反应对免疫抑制剂不敏感，是影响移植物长期存活的主要原因。

#### 2. 移植物抗宿主反应　是移植物中的特异性淋巴细胞识别宿主（受体）抗原而诱发针对受体的排斥反应，GVHR 引起的移植物抗宿主病（graft versus host disease，GVHD）可引发多器官功能衰竭和受体死亡。常见于造血干细胞移植和小肠移植。

（二）免疫抑制剂与免疫抑制治疗

临床常用的免疫抑制药物主要分为免疫诱导用药和免疫维持用药两类。

1. **免疫诱导药物**　主要是抗淋巴细胞的免疫球蛋白制剂,包括多克隆抗体和单克隆抗体。

（1）多克隆抗体:如抗淋巴细胞球蛋白(antilymphocyte globulin,ALG)和抗胸腺细胞球蛋白(antithymocyte globulin,ATG),临床上多用于免疫抑制的诱导阶段以及逆转耐激素的难治性排斥反应。

（2）单克隆抗体

1）抗 CD3 单克隆抗体:临床应用的抗 CD3 单克隆抗体主要为鼠抗 CD3 单克隆抗体(OKT3)。OKT3 临床使用的主要适应证为治疗难治性急性排斥反应,其他适应证还包括用于手术后预防急性排斥反应的诱导治疗,尤其是术后早期移植肾功能延迟恢复者。

2）抗 CD25 单克隆抗体:主要包括达利珠单抗和巴利昔单抗。CD25 单抗理论上只能用于排斥反应的预防,而对已经活化了的淋巴细胞所引起的急性排斥反应无逆转效应。

3）抗 CD20 单克隆抗体:又称利妥昔单抗,其应用范围包括:治疗移植后淋巴细胞增殖病(posttransplant lymphoproliferative disorders,PTLD);在 ABO 血型不符或交叉配型阳性的肾脏移植中使用;预防或治疗急性抗体介导的排斥反应;人类白细胞抗原致敏病人的脱敏治疗。

2. **免疫维持用药**

（1）类固醇皮质激素:是预防和治疗同种异体移植排斥反应的一线药物,常与其他免疫抑制剂联合应用。可能是通过抑制淋巴细胞的增殖、对外源性抗原反应的作用以及非特异性免疫作用来实现。临床上最常用的是泼尼松和甲基泼尼松龙(methylprednisolone,MP)。长期应用的主要副作用有 Cushing 综合征、感染、高血压、糖尿病、白内障、骨无菌性坏死、骨质疏松、肌肉萎缩和行为异常等,因此,临床上目前倾向使用小剂量并递减至低剂量维持或停药。

（2）增殖抑制药物

1）硫唑嘌呤(azathioprine,Aza):是免疫抑制治疗的经典药物,主要作用是抑制所有分裂活跃细胞尤其是 T 细胞 DNA 的合成。该药主要的毒副作用为骨髓抑制、肝毒性、胃肠道反应和脱发等,已较少应用。

2）吗替麦考酚酯(mycophenolate mofetil,MMF):特异性抑制 T、B 淋巴细胞的增殖。其副作用主要表现为呕吐、腹泻、骨髓抑制(白细胞减少),无肝肾毒性,与 Aza 相比,骨髓抑制作用较弱。目前临床常将 MMF 用于维持治疗。

3）咪唑立宾(mizoribine,MZR):是一种嘌呤类似物,MZR 在细胞内通过腺苷激酶磷酸化形成有活性的 5-磷酸 MZR,后者是次黄嘌呤单核苷酸脱氢酶和鸟苷酸合成酶的竞争性抑制物,故 MZR 能竞争性抑制嘌呤合成系统中的肌苷酸至鸟苷酸途径从而抑制核酸合成。MZR 最常见的不良反应为高尿酸血症。

4）来氟米特(leflunomide,LEF):异唑类化合物,是一个以治疗类风湿关节炎(rheumatoid arthritis,RA)为主的新型免疫调节剂,是第一种专用于治疗类风湿关节炎,并能缓解病情的药物,而且对多种自身免疫性疾病有治疗作用。LEF 与目前使用的抗排斥反应药物在化学结构上无任何相似性,近年来,有学者尝试将其用于肾移植临床,预防排斥反应的发生。LEF 对多瘤细胞病毒(如 BK 病毒)具有显著的抑制作用,故在确认 BK 病毒感染或 BK 病毒肾病时应用 LEF 维持治疗。

5）环磷酰胺:目前很少应用。

（3）钙调磷酸酶抑制剂(CNIs):是目前免疫抑制维持治疗的最基本药物之一,包括环孢素 A(cyclosporin A,CsA)和他克莫司(tacrolimus,TAC)。

1）环孢素 A:可与 T 细胞胞质中的环孢亲合素结合,从而阻止白细胞介素-2(interleukin-2,IL-2)等早期 T 细胞激活因子的转录,抑制 T 细胞的活化、增殖。其主要的副作用是肝肾毒性、高血压、高血糖、神经毒性、牙龈增生、多毛症、骨质疏松等。

2）他克莫司(TAC):又名普乐可复(prograf,FK506),通过阻止 IL-2 受体的表达抑制 T 细胞的活

Note:

化、增殖。FK506 的肝肾毒性较 CsA 小,高血压和高胆固醇血症发生较少,但神经毒性、致糖尿病作用较 CsA 稍多。对怀孕病人,他克莫司单一用药是理想的免疫抑制疗法,治疗剂量的他克莫司应贯穿怀孕的始终。如果有必要也可以应用环孢素、硫唑嘌呤和泼尼松。

（4）哺乳类雷帕霉素靶蛋白（mammalian target of rapamycin,mTOR）抑制剂:如西罗莫司（sirolimus,SRL）,又名雷帕霉素（rapamycin）,是通过阻断 IL-2 启动的 T 细胞增殖而选择性抑制 T 细胞,与 CsA 和 FK506 相比,SRL 是肾毒性最低的免疫抑制剂,且无神经毒性,用量小,但是对怀孕的病人有致畸作用。依维莫司（everolimus,SDZ-RAD）是一种新型的哺乳动物雷帕霉素靶蛋白抑制剂,是西罗莫司的衍生物,临床上主要用来预防肾移植和心脏移植手术后的排斥反应。

（5）新型免疫抑制剂:如来氟米特及其衍生物。如 FTY-720;新型蛋白酶体抑制剂,即硼替佐米（bortezomib）;补体系统 C5 的单克隆抗体,即艾库组单抗（eculizumab,soliris）;选择性 T 细胞共刺激信号阻断剂,即贝拉西普（belatacept,nulojix）。

**3. 免疫抑制治疗**

（1）原则:理想的免疫抑制治疗方案要求既能保证移植物不被排斥,同时对受者免疫系统影响最小,药物的毒副作用最少。免疫抑制治疗的基本原则是联合用药,利用药物的协同作用增强其免疫抑制效果,同时减少各种药物的剂量而降低其毒性作用。目前常用三联用药方案为一种钙调磷酸酶抑制剂（CsA 或 TAC）联合类固醇皮质激素和增殖抑制药物（Aza 或 MMF）。可根据具体情况增减为四联或二联用药。一般情况下,移植受体均需终身维持免疫抑制治疗,但少数病人在使用较长时期后,可维持极少剂量或完全停用免疫抑制剂。

（2）分类:临床治疗急性排斥反应分为基础治疗和挽救治疗。①基础治疗:即应用免疫抑制剂有效预防排斥反应的发生。移植物恢复血流后即开始免疫应答过程,因此术后早期免疫抑制剂用量较大,称为诱导阶段。随后可逐渐减量,最终达到维持量以预防急性排斥反应的发生,称为维持阶段。终身服用免疫抑制剂对肝、肾、骨髓的毒性及导致新生肿瘤、机会感染、肝炎病毒复发等毒副作用不容忽视。②挽救治疗:当发生急性排斥反应时,需加大免疫抑制剂用量或调整免疫抑制方案,以逆转排斥反应。

## 【移植前准备】

### （一）供者的选择

**1. 供者免疫学选择的意义和方法**　目前同种异体移植成功的最大障碍是移植后供、受体之间的免疫排斥反应,主要由组织相容性（抗原）复合物（major histocompatibility complex,MHC）引起,临床又称为人类白细胞抗原（human leucocyte antigen,HLA）。选择供者时,除考虑年龄、生理、病理等因素外,还必须进行相关的免疫学检测,以减少术后排斥反应的发生,提高移植效果。供受者的免疫学选择通常称为组织配型（tissue matching）,是指器官移植中检查供受者之间组织相容性抗原是否相配的一系列措施。组织配型的目的:①测定供-受者间 HLA、ABO 血型的匹配程度;②分析受者血清中抗供者特异性抗体的反应性。临床常用的检测方法有以下几种:

（1）ABO 血型相容试验:检测供者与受者的红细胞血型抗原是否相同或相容。同种异体移植时要求供、受者血型相同或相容,至少要符合输血的原则。若供、受者 ABO 血型不合,移植后可发生超急性排斥反应而导致移植失败。

（2）预存抗体的检测:受者体内预存的抗 HLA 抗体通过淋巴细胞毒交叉配合试验（lymphocyte cross matching）和群体反应性抗体（panel reactive antibody,PRA）来检测。

1）淋巴细胞毒交叉配合试验:指受体的血清与供体淋巴细胞之间的配合试验,是移植前必检项目。若淋巴细胞毒交叉配合试验阳性（>10%）,提示移植后有发生超急性排斥反应或加速性急性排斥反应的风险。肾、心脏移植要求淋巴细胞毒交叉配合试验必须<10% 或阴性;肝移植可相对放宽,但仍以<10% 为佳。

Note:

2）群体反应性抗体（PRA）检测：是通过检测受者体内同种异体抗体对随机细胞群体反应的细胞筛查试验来测定其被致敏的程度，用 PRA 百分率表示。PRA 百分率高者，交叉配型阳性率高，提示不容易找到合适的供体。

（3）人类白细胞抗原配型：HLA 抗原系统通过血清学分型、细胞学分型、DNA 分型来检测。按照国际标准的六抗原相配原则进行配型，包括 MCH-Ⅰ类分子抗原 HLA-A、HLA-B、HLA-C，MCH-Ⅱ类分子抗原 HLA-DR、HLA-DP、HLA-DQ。临床主要检测 HLA 的 A、B、DR 三个位点。HLA 六抗原配型与肾移植、骨髓移植的存活率有密切关系，配型相容程度越好，移植器官存活率越高，但与肝移植相关性较小。

**2. 供者的非免疫学要求** 移植器官功能正常，供者无血液病、结核病、恶性肿瘤、严重全身性感染和人类免疫缺陷病毒（human immunodeficiency virus，HIV）感染等疾病。供者年龄以小于 50 岁为佳，但随着移植技术的提高，经验的积累以及器官的短缺，年龄界限已放宽，如供肺、胰者不超过 55 岁，供心、肾、肝者分别不超过 60 岁、65 岁、70 岁。活体移植以同卵孪生间最佳，依次是异卵孪生、同胞兄弟姐妹、父母子女、血缘相关的亲属及无血缘者之间。

（二）器官的切取与保存

供者类型不同或所需器官不同，其切取和保存的方法也不同。

**1. 切取过程** 获得器官的过程主要包括切开探查、原位灌注、切取器官、保存器官和运送。从同一个尸体供体可获取心、肺、肾、肝、胰腺等器官，以及角膜等组织，分别移植于多个受体。

**2. 保存原则** 保存应遵循低温、预防细胞肿胀和避免生化损伤的原则，从而延长供体器官的存活时间，保持移植器官的最大活力。控制热缺血与冷缺血时间、配合安全有效的器官保存是器官移植成功的先决条件。热缺血（warm ischemia）是指器官从供体血液循环停止或者局部血供中止到冷灌注开始的间隔时间。热缺血时期对离体器官的损害最为严重，热缺血阶段的离体器官在 35~37℃ 下短时间内即趋于失去活力。为保证供体器官的功能和移植后的存活率，热缺血时间不宜超过 10min。冷缺血（cold ischemia）是指从供体器官冷灌注到移植后血供开放之前所间隔的时间，包括器官保存阶段。过长的冷缺血时间对移植器官的功能恢复和长期存活有不良影响。

**3. 保存方法** 从器官切取时即开始保存器官的低温状态。主要有单纯低温保存法、持续低温机械灌注法和冷冻保存法等。目前临床大多采用单纯低温保存法，用特制的 0~4℃ 器官灌洗液经血管系统对供者器官进行冷灌洗，将灌洗的压力保持在 5.9~9.8kPa（60~100cmH_2O），使供者器官的中心温度迅速均匀降温，然后将其置于软性容器中，浸没并保存于 0~4℃ 保存液中直至移植。单纯低温保存法方便实用，便于器官转运。近年来，机械灌注越来越受到重视，特别在边缘供体器官保存中体现出明显优势。机械灌注的优点主要包括以下几个方面：①降低离体器官代谢水平，减少组织对氧气和 ATP 的消耗；②使保存液在器官血管中不断循环，为组织提供营养成分，不断带走组织中产生的氧自由基和其他有毒的代谢产物，减轻器官的冷缺血损伤；③减轻血管痉挛；④检测灌注流量和阻力指数等指标，为评估供者器官质量提供重要依据；⑤便于在灌注液中加入有助于改善器官质量的药物，减轻器官的缺血损伤，促进组织修复；⑥保留冷缺血对器官血管中的血流动力学刺激，对移植后器官血管生理功能的恢复有重要意义。

**4. 器官灌洗液与保存液**

（1）器官灌洗液：指用于器官灌洗的特制成分液体。目前多采用细胞外液型液体，如乳酸林格液。多器官快速原位联合灌洗多采用保存液进行灌洗。

（2）器官保存液：指用于器官保存的特制成分液体。分为 3 类：仿细胞内液型、仿细胞外液型和非细胞内液非细胞外液型。临床常用 0~4℃ 的 UW、HTK、Hartmann 等保存液，对器官有显著的保护作用。UW 保存液属于仿细胞内液型，其阳离子浓度与细胞内液相似，多用于器官灌洗与保存。理论上可以保存肝脏达 24~30h，肾脏和胰腺可达 72h，但临床上大多将器官保存时限定为心脏 5h，肾脏 40~50h，胰腺 10~20h 和肝脏 12~15h。Hartmann 保存液属于仿细胞外液型，由乳酸林格液与血浆白蛋白组成,多用于器官切取冷灌洗。HTK 保存液为非细胞内液非细胞外液型,多用于器官灌洗与保存。

（三）受者的准备

1. **心理准备**　在等待供者期间,即开始为病人提供术前指导,让病人了解器官移植的相关知识,解除思想顾虑,减轻对移植的恐惧和不安,增强对移植手术的信心,以良好的心理状态接受手术。

2. **完善相关检查**　完善术前常规检查,根据不同的移植器官进行相关的免疫学检测,如 HLA 配型等。

3. **应用免疫抑制药物**　术前或术中即开始用药,具体药物及其剂量、用法及用药时间可根据移植器官的种类和受者情况决定。

4. **预防感染**　及时治疗咽喉部和泌尿道等潜伏感染病灶;保持皮肤清洁,预防皮肤感染;注意防寒保暖,防止呼吸道感染。

5. **其他准备**　①营养支持:保证足够的热量及氮量,以增强抵抗力;必要时给予要素饮食或者全静脉高营养;②纠正水、电解质及酸碱平衡失调;③饮食和肠道准备:术前按要求禁食禁饮,必要时遵医嘱术前晚给予灌肠;④保证足够的睡眠:术前晚遵医嘱服用镇静剂,如地西泮或阿普唑仑;⑤术晨测量体重。

（四）病室准备

1. **病室设施**　光线充足,通风良好。室内配备空调、中心供氧及负压吸引、空气层流设备或其他空气消毒设施,可配置闭路电视监视系统、生活电器等。

2. **物品准备**　①消毒物品:被套、枕套、大单、中单、病人衣裤和腹带等;②仪器:体温计、血压计、听诊器、吸引器、输液泵、微量泵、监护仪、急救车等;③其他:精密度尿袋、体外引流袋、量杯、便器和磅秤等。在隔离病房的缓冲间准备隔离衣、口罩、帽、鞋、鞋套等,以备医护人员进入隔离病房时更换。

3. **药品管理**　根据移植器官的种类准备相关的药品,如免疫抑制剂、急救药等。

4. **消毒与隔离**　①消毒:术前 1d 和手术当日用 0.5% 过氧乙酸或其他消毒液擦拭病室内的一切物品和门窗等,并用乳酸熏蒸、臭氧机或其他方法进行病房空气消毒。有条件的医院术后将病人安置在有空气层流设备的单间洁净病室;②隔离:实施保护性隔离,病室门口张贴隔离提示;医护人员或病人家属进入移植隔离病房前应洗手,穿戴隔离衣、口罩、帽和鞋套等。

# 第二节　肾　移　植

肾移植( renal transplantation)是利用亲属肾或者尸体肾移植于不可逆性肾衰竭病人的手术治疗,是治疗终末期肾脏疾病的有效方法。在各类器官移植中,肾移植开展较早,目前我国已成功开展腹腔镜活体取肾肾移植术。2008 年中国肾移植科学登记系统( Chinese scientific registry of kidney transportation,CSRKT)建立,至 2013 年我国共有 123 家医院被授权开展肾移植手术,实施肾脏移植手术须在 72h 之内上报 CSRKT 数据中心,被授权的医院可共享 CSRKT 的器官移植资料和数据。

【适应证与禁忌证】

1. **适应证**　肾移植适用于经其他治疗无效、须靠透析治疗才能维持生命的终末期肾病病人,如慢性肾小球肾炎、肾盂肾炎、多囊肾、高血压性肾硬化、糖尿病性肾病等疾病所致的不可逆的慢性肾衰竭尿毒症期。肾移植受者的年龄范围较以往有所扩大。目前对受者年龄无绝对限制,但以 4~65 岁较为合适,高龄受者的移植效果亦较以前明显提高。超过 60 岁的受者存活率的主要影响因素是心血管、肺部感染及胃肠道疾病等。

2. **禁忌证**　以下情况者不适合肾移植,或移植前需作特殊准备:①恶性肿瘤或转移性恶性肿瘤;②慢性呼吸功能衰竭;③严重心脑血管疾病;④泌尿系统严重的先天性畸形;⑤精神病和精神状态不稳定者;⑥肝功能明显异常者;⑦活动性感染,如活动性肺结核和肝炎等;⑧活动性消化道溃疡;⑨淋巴细胞毒交叉配合试验或 PRA 强阳性者。

## 【手术方式】

肾移植多采用异位移植,移植肾放在腹膜后的髂窝,肾动脉与髂内或髂外动脉吻合,肾静脉与髂外静脉吻合,输尿管经过一段膀胱浆肌层形成的短隧道与膀胱黏膜吻合,以防止尿液回流。通常在输尿管膀胱吻合处放置双"J"管以防止输尿管并发症(图 11-1)。一般无须切除受者的病肾;某些特殊情况下则必须切除,如病肾为肾肿瘤、严重肾结核、巨大多囊肾、多发性肾结石合并感染等。

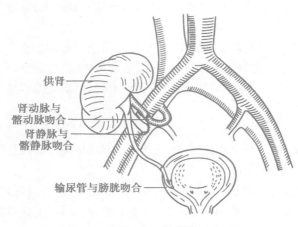

供肾
肾动脉与
髂动脉吻合
肾静脉与
髂静脉吻合

输尿管与膀胱吻合

图 11-1　肾移植

## 【护理评估】

护理评估包括对供者的评估和对受者的评估。供者的选择应遵循供者、受者免疫学和非免疫学选择的条件,评估供者的健康史及身体状况,排除供者全身性疾病及供肾的功能或解剖结构异常。对活体供者术前必须做全面详细的检查,确保供给肾后供者的健康和安全。受者的护理评估包括术前评估和术后评估。

（一）术前评估

1. 健康史

（1）一般情况:包括年龄、性别、婚姻和职业;女性病人月经史、生育史和哺乳史等。

（2）既往史:评估病人肾病的病因、病程及诊疗情况,尿毒症发生的时间和治疗经过,血液或腹膜透析治疗的频率和效果等;心、肝、肺、脑等其他器官功能是否良好;有无心肺、泌尿系统、糖尿病、精神病等病史;有无手术及过敏史等。

2. 身体状况

（1）症状与体征

1）全身:评估病人的生命体征、营养状况,有无水肿、高血压、贫血或皮肤溃疡等;是否还有排尿及尿量等;有无其他并发症或伴随症状。

2）局部:评估肾区有无疼痛、压痛、叩击痛;疼痛的性质、范围和程度;动静脉造瘘侧及其肢体局部情况。

（2）辅助检查:除术前常规检查、各种培养(尿、咽拭子和血液等)及影像学检查外,还应评估供、受者之间相关的免疫学检查情况,如供、受者血型是否相符;HLA 配型相容程度;淋巴细胞毒交叉配合试验及 PRA 检测结果。

3. 心理-社会状况

（1）心理状态:评估病人是否恐惧手术、担心手术失败,有无犹豫不决、不安和失眠等。

（2）认知程度:评估病人及其家属对肾移植手术、术后并发症、术后治疗和康复等相关知识的了解及接受程度。

（3）社会支持系统:评估家属及社会、医疗支持体系对肾移植手术的风险、肾移植所需高额医药费用的承受能力。

（二）术后评估

1. 术中情况　了解术中血管吻合、出血、补液及尿量情况,是否输血及输血量;了解移植肾植入部位、是否切除病肾等。

**2. 身体状况**

（1）生命体征：监测病人生命体征,尤其是血压和中心静脉压。

（2）伤口与引流管情况：评估伤口疼痛情况;引流管固定;引流液的颜色、性状、量。

（3）移植肾功能：评估移植肾的排泄功能及体液平衡,如尿量、血肌酐及电解质变化,移植肾区局部有无肿胀和压痛等。

（4）有无术后并发症：评估病人是否有出血、感染、排斥反应、泌尿系统并发症。

**3. 心理-社会状况**　评估移植后病人的心理状态,对移植肾的认同程度;了解病人及家属对肾移植术后治疗、康复、护理及保健知识的了解和掌握程度。

【常见护理诊断/问题】

**1. 焦虑/恐惧**　与担心手术效果及移植后治疗与康复有关。

**2. 营养失调：低于机体需要量**　与食欲减退、胃肠道吸收不良及低蛋白饮食等有关。

**3. 有体液失衡的危险**　与术前透析过度或不足、摄入水分过多或不足、术后多尿期尿液过多等有关。

**4. 潜在并发症**：出血、感染、急性排斥反应、泌尿系统并发症等。

**5. 知识缺乏**：缺乏移植手术、抗排斥药物、术后护理等知识。

【护理目标】

1. 病人情绪稳定、焦虑减轻或缓解。

2. 病人营养状况得到改善、体重增加。

3. 病人未发生体液失衡或发生后得以及时发现并纠正。

4. 病人术后未发生并发症,或并发症得到及时发现与处理。

5. 病人对移植手术、抗排斥药物和术后护理有所了解,能复述简单的要点。

【护理措施】

（一）术前护理

**1. 心理护理**　肾移植病人在术前普遍存在复杂的心理反应,可归纳为 3 类:①迫切型:病人长期忍受疾病折磨,迫切希望早日手术,对手术期望值过高,而对手术可能出现的问题考虑较少;②迟疑型:担心手术安全性及效果、术后治疗及终身服药等问题,病人常表现出犹豫不决、不安和失眠;③恐惧型:恐惧手术、担心手术失败及移植后性格、意志和思维与供体是否有相关性等。术前可向病人介绍手术和术后可能出现的并发症,讲述肾移植成功案例,建立由临床医师、麻醉医师、护士、康复医师、营养师、药剂师以及心理医师组成的多学科团队,制订明确、标准化的目标和流程,增强病人手术信心。

**2. 皮肤准备**　保持皮肤清洁卫生,预防皮肤感染;皮肤准备范围为上起肋弓,下至大腿上 1/3,两侧至腋后线;术前淋浴或手术日前晚用消毒液擦身。

**3. 营养支持**　根据病人的营养状况指导并鼓励病人进食低钠、优质蛋白、高碳水化合物、高维生素饮食,必要时遵医嘱通过肠内、外途径补充营养,以改善病人的营养状况和纠正低蛋白血症,提高手术耐受性。

（二）术后护理

**1. 病情观察**

（1）监测生命体征:根据病情测量生命体征,待平稳后逐渐减少测量次数。术后如体温>38℃,评估是否发生排斥反应或感染。

（2）监测尿量:保持尿管引流通畅、防止扭曲受压;监测并记录每小时尿液的量、颜色、性状;术后 3~4d 内,尿量维持在 200~500ml/h 为宜;尿毒症病人由于术前存在不同程度的水钠潴留和术后早期移植肾功能衰竭,多数病人肾移植术后 3~4d 内出现多尿,每小时尿量可达 1 000ml 以上,每日尿量达到 5 000~10 000ml 时,称为多尿期;当尿量<100ml/h,应及时向医师报告,警惕移植肾发生急性肾小管坏死或急性排斥反应。

(3) 观察伤口:有无红、肿、热、痛及分泌物,视伤口渗出情况及时换药;观察并记录髂窝引流液的颜色、性状和量,引流血性液体>100ml/h,提示有活动性出血,应立即报告医师;观察移植肾局部有无压痛。

**2. 合理补液**

(1) 血管通路选择:原则上不在手术侧下肢和动静脉造瘘侧的肢体建立静脉通道;术后早期应建立 2 条静脉通道。

(2) 输液原则:记录 24h 出入量,遵循"量出为入"的原则,多出多入、少出少入。根据尿量和中心静脉压(CVP)及时调整补液速度与量,保持出入量平衡;后 1h 的补液量与速度依照前 1h 排出的尿量而定。一般当尿量<200ml/h、200~500ml/h、500~1 000ml/h 和>1 000ml/h 时,补液量分别为等于尿量、尿量的 4/5、2/3 和 1/2;24h 出入量差额一般不能超过 1 500~2 000ml;当血容量不足时需加速扩容。

(3) 输液种类:除治疗用药外,以糖和盐交替或 0.45% 氯化钠溶液;当尿量>300ml/h 时,应加强盐的补充,盐与糖的比例为 2∶1;术后需重点维持水电解质及酸碱平衡。

**3. 免疫抑制剂的应用与监测**　是移植护理有别于其他护理的重要内容。

(1) 三联免疫抑制治疗方案:国内外普遍采用钙调磷酸酶抑制剂联合一种抗增殖类药物加糖皮质激素的肾移植三联免疫抑制治疗方案。

(2) 术前使用抗体诱导者:继续按疗程使用抗淋巴细胞球蛋白(ALG)等。

(3) 免疫抑制剂浓度监测:定期测定血药浓度,以预防因血药浓度过低或过高而引起排斥反应或药物中毒。监测血药浓度谷值在服药前 30min,监测血药浓度峰值在服药后 2h,抽血剂量要准确。

**4. 饮食指导和营养支持**　①待胃肠道功能恢复、肛门排气后可先进食少量流质,如无不适可改为半流质,再逐渐加量并过渡到普食;②移植术后机体消耗较大而抵抗力低,所以对肾功能恢复较好者给予优质蛋白、高热量、高维生素、低脂、易消化的饮食,以保证营养;③必要时可给予要素饮食或者静脉高营养;④记录饮食和饮水量。

**5. 并发症的护理**

(1) 出血:肾移植病人术后可发生移植肾的血管出血和创面出血,常于术后 72h 内发生。

1) 表现:病人心率增快,血压下降、CVP 降低,血尿、伤口渗血;血常规示红细胞数量及血细胞比容明显下降;伤口引流管引流出血性液体>100ml/h,提示有活动性出血的可能。

2) 护理:①观察:监测病人神志、生命体征、外周循环、伤口和各引流管引流情况;记录 24h 出入量,观察尿液的颜色、性状和量。②预防血管吻合口破裂:术后平卧 24h,与移植肾同侧的下肢髋膝关节水平屈曲 15°~25°;禁忌突然改变体位;术后可尽早进行床上活动、适度增大活动量,并根据病情逐步开始下床活动。若不能耐受下床,可以嘱其坐在床缘,双腿下垂并晃动,至出院时每日下床活动 8~10h;保持大便通畅,避免腹压增高。③处理:发现出血征象,遵医嘱及时加快补液速度、给予止血药、升压药或输血;协助医师做好手术探查止血的术前准备。

(2) 感染:是器官移植后最常见的致命并发症。肾移植术后并发肺部感染和败血症的病死率较高。

1) 表现:感染部位有切口、肺部、尿道、口腔和皮肤等。若病人出现体温逐渐升高,无尿量减少但血肌酐上升等改变,常提示存在感染。

2) 护理:以预防为主。①遵医嘱合理预防性使用抗生素,做好保护性隔离,监测体温、密切观察病情变化,及时发现感染先兆,肾移植术后在密切监测病情且病情平稳的情况下,应尽早拔除各类留置管道。②严格执行无菌操作,做好病室消毒隔离工作,确保病室符合器官移植病房的感染控制规范要求。③做好各项基础护理,包括口腔、会阴部、皮肤、伤口和引流管护理,及时更换敷料。鼓励病人床上活动,按时翻身叩背,预防肺部感染。④预防交叉感染:医护人员进入病室前应洗手并穿戴隔离衣、帽、口罩和鞋。术后早期,病人不宜外出;若必须外出检查或治疗时,注意保暖,并戴好口罩、帽子。⑤定期检查血、尿、大便、痰、咽拭子、引流液的培养及药敏,以早期发现感染病灶。⑥一旦出现疑似感染的症状,遵医嘱应用敏感抗生素或抗病毒药物,及时有效控制感染。

（3）急性排斥反应

1）表现:体温突然升高且持续高热,伴有血压升高、尿量减少、血清肌酐上升、移植肾区闷胀感、压痛等。

2）护理:①观察病人的生命体征、尿量、肾功能及移植肾区局部情况,及早发现排斥反应。②发生排斥反应时,遵医嘱正确、及时执行抗排斥反应的冲击治疗,如甲基泼尼松龙(MP)、莫罗莫那 CD3(OKT3)等,并观察用药效果。对排斥反应风险较高的肾移植受者,建议使用淋巴细胞清除性抗体,如家兔抗胸腺细胞球蛋白(rabbit antithymocyte globulin,rATG)、抗胸腺细胞球蛋白-Fresenius(antithymo-cyteglobulin-Fresenius,ATG-F)进行诱导治疗。MP 冲击治疗期间应注意观察病人腹部及大便色泽等情况,警惕应激性消化道溃疡的发生。③排斥逆转的判断:抗排斥治疗后,如果体温下降至正常,尿量增多,体重稳定,移植肾肿胀消退、质变软、无压痛,全身症状缓解或消失,血肌酐、尿素氮下降,提示排斥逆转。

（4）泌尿系统并发症:肾移植术后早期应观察有无尿瘘、移植肾输尿管梗阻、肾动脉血栓形成或栓塞和移植肾自发性破裂等并发症发生。

1）表现:尿量突然减少、无尿、血尿、移植肾区胀痛和压痛、移植肾质地改变、血尿素氮和肌酐增高。

2）护理:①观察并记录伤口引流液的颜色、性状和量。②若引流出尿液样液体并超过 100ml/24h,引流液做肌酐检测符合尿肌酐水平,提示尿瘘的可能;若引流出乳糜样液则提示淋巴漏。③发现异常及时报告医师,协助进行超声检查,并做好再次术前准备。

（三）健康教育

1. **心理指导**　①指导病人正确认识疾病,移植术后如果肾功能恢复正常,一般半年后可全部或部分恢复工作,但避免强体力劳动;②合理安排作息时间,保持心情愉悦,适当进行户外活动,但不可过度劳累,注意保护移植肾,防止外伤;③告知家属服用激素者易激怒,平时体贴、理解、关心病人。

2. **用药指导**　①加强依从性教育,指导病人正确、准时服用各种药物,并强调长期、按时服用免疫抑制剂的重要性,不能自行增减或替换药物;②不宜自行服用对免疫抑制剂有拮抗或增强作用的药物和食品;③指导病人学会观察排斥反应的表现和各种药物的不良反应。

3. **饮食指导**　①正常进食后应少量多餐,选择优质高蛋白、丰富维生素、低脂、易消化、低盐及少渣饮食;②早期应禁食酸性、高糖水果;③避免生冷及刺激性食物;④禁烟酒;⑤进食前食物需经煮沸消毒或微波消毒;⑥禁止服用增强免疫功能的滋补品,如人参或人参制品。

4. **预防感染**　①告知预防感染的重要性,经常洗手,保持口腔清洁和个人卫生;②保暖、预防感冒;③移植术后 3~6 个月内外出需戴口罩,以避免交叉感染;④适当锻炼身体,增强机体抵抗力;⑤尽量少到人群密集地区;⑥避免食用未经高压灭菌的牛奶、未经煮沸的鸡蛋、肉类(如猪肉、家禽、鱼或海鲜等);⑦户外运动时穿鞋子、袜子、长袖衬衫和长裤,避免蚊虫叮咬。

5. **自我保健**　出院时指导病人学会自我监测,每日定时测量体重、体温、血压、尿量,特别注意监测尿量变化,控制体重,如有异常及时就诊;避免长时间在阳光下暴晒。

6. **育龄期女病人管理**　①采取有效的避孕措施;②延迟妊娠到移植术后至少 1 年,移植物的功能稳定、并发症控制良好后才考虑怀孕;③免疫抑制剂的用量维持在治疗作用较低水平;④怀孕 32 周之前每 4 周检测移植肾的肾功能和血清 CNIs 浓度,之后遵医嘱每 2 周或每周检测 1 次直到分娩结束。

7. **定期门诊随访** 一般病人术后 3 个月内每周门诊随访 1 次,术后 4~6 个月每 2 周门诊随访 1 次,术后 6 个月~1 年每月随访 1 次。以后根据病人的身体状况及医嘱安排随访时间,但每年至少要有 2 次门诊随访,如有不适及时就诊。

【护理评价】

通过治疗与护理,病人是否:①情绪稳定,焦虑与恐惧减轻,以良好的心态配合手术;②营养状态达到耐受肾移植手术的要求;③体液维持平衡;④术后并发症得以预防,或得到及时发现与处理;⑤疾病和治疗的相关知识增加。

# 第三节 肝 移 植

1963 年 Starzl 完成世界上首例原位肝移植手术,至 2010 年底全世界肝移植总数已超过 19 万例,且以平均每年 1 万例左右的速度递增。肝移植术后 1 年、5 年存活率分别为 80%~95%、70%~80%。肝移植已成为国际公认的治疗各种终末期肝病的最有效手段。

【适应证与禁忌证】

1. **适应证** 各种终末期肝病,包括:①肝实质疾病:如终末期肝硬化、肝衰竭、难复性肝外伤、先天性肝纤维疾病等;②先天性肝代谢障碍性疾病:如 α-1 抗胰蛋白酶缺乏症、肝豆状核变性、肝糖原累积综合征、酪氨酸血症等;③终末期胆道疾病:如先天性胆道闭锁、胆汁性肝硬化、肝内胆管闭锁等;④肝脏肿瘤不能手术切除者:如多发性肝腺瘤病、巨大肝血管瘤等良性肿瘤;肝细胞癌、胆管细胞癌等恶性肿瘤或同时合并肝硬化。

2. **禁忌证** ①绝对禁忌证:HIV 阳性、恶性肿瘤有肝外转移或者侵犯;肝胆管以外的全身性感染;器官功能衰竭(脑、心、肺、肾);既往有严重精神病史者。②相对禁忌证:门静脉血栓或栓塞;胆道感染所致的败血症;年龄大于 60 岁者。

【手术方式】

目前临床上开展肝移植术式很多,最常用术式是经典原位肝移植、背驮式肝移植和改良背驮式肝移植(图 11-2)。

1. **经典原位肝移植**(orthotopic liver transplantation) 指将受体下腔静脉连同病肝一并切除,并将供肝作原位吻合。

2. **背驮式肝移植**(piggyback liver transplantation) 指保留受体下腔静脉,将受体肝静脉合并成形后与供体肝上下腔静脉做吻合。背驮式的优点在于,做供受肝上下腔静脉吻合和门静脉吻合时,可完全或部分保留下腔静脉回心血流,以维持受体循环稳定。

3. **改良背驮式肝移植**(ameliorated piggyback liver transplantation) 指供肝下腔静脉和受体 3 支肝静脉开口,分别扩大成相同形状的三角形开口进行吻合,有利于流出道的畅通。

4. **劈裂式肝移植**(split-liver transplantation) 是把一个供者肝脏劈割成 2 半,分别移植给 2 个不同的受体。

5. **活体亲属供肝移植**(living-related liver transplantation) 是取亲属的部分肝(左外叶、左或右半肝)移植给受体,前提是务必保证对供体尽量少的危害性,而受体又能获得与常规肝移植相似效果。

6. **减体积式肝移植**(reduced volume liver transplantation) 以 Couinaud 肝段解剖为基础,根据供、受者身体体重比,取部分肝做移植,常用于儿童及供、受者体积差别较大的肝移植。常用于移植的有左外叶肝段、左半肝和右半肝。

Note:

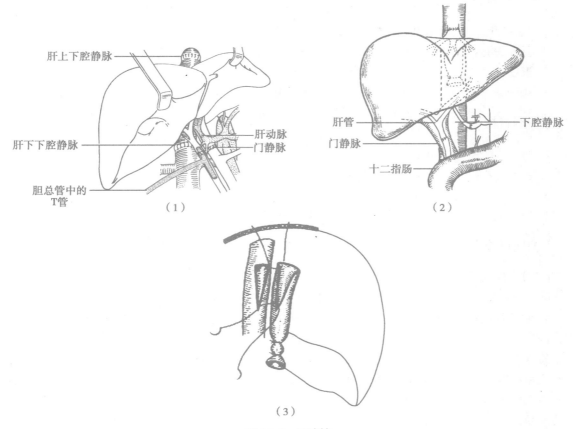

图 11-2　肝移植
（1）经典原位肝移植；（2）背驮式肝移植；（3）改良背驮式肝移植。

**7. 辅助性肝移植（assisted liver transplantation）**　旨在保留部分或整个原肝的情况下，在原位或异位植入供肝的一部分或全部。主要适用于暴发性肝功能衰竭和某些先天性代谢性肝病的治疗。

**8. 其他术式**　如多米诺肝移植、肝细胞移植等。

## 知 识 扩 展

### 边 缘 供 肝

　　边缘供肝一般是指肝移植术后存在移植物原发性无功能（primary nonfunction，PNF）、移植物功能延迟恢复（delayed graft function，DGF）或恶性肿瘤、病毒转移风险的供者肝脏。边缘供肝的标准至少包括以下 1 项：①重症监护室（intensive care unit，ICU）住院时间>7d；②体质量指数（body mass index，BMI）>30kg/m²；③因缺氧、脑卒中或者其他非创伤原因死亡；④年龄>60 岁；⑤供肝脂肪变程度>30%、动脉壁增厚>60%；⑥血清钠>165mmol/L；⑦谷丙转氨酶>105U/L、谷草转氨酶>90U/L、总胆红素>51μmol/L；⑧血清肝炎病毒阳性；⑨DCD 供肝；⑩存在冷缺血时间（cold ischemia time，CIT）>12h，热缺血时间（warm ischemic time，WIT）>40min；⑪劈裂式肝移植、脓毒症、脑膜炎、获得性免疫缺陷综合征（AIDS）、肝外恶性肿瘤史、长期的低血压（舒张压<60mmHg持续时间超过 2h）或需要大量血管活性药物维持血压等其他影响受者预后的危险因素。

Note :

**【常见护理诊断/问题】**

1. **焦虑/恐惧**　与病人长期慢性肝病,担心手术及愈后有关。
2. **营养失调:低于机体需要量**　与慢性肝病消耗、禁食或摄入减少有关。
3. **潜在并发症**:出血、感染、排斥反应、胆道系统并发症等。
4. **知识缺乏**:缺乏肝移植手术、术后抗排斥药物治疗、预后等相关知识。

**【护理目标】**

1. 病人情绪稳定、焦虑减轻或缓解。
2. 病人营养状况得到改善、体重增加。
3. 病人术后未发生并发症,或并发症得到及时发现与处理。
4. 病人对移植手术、抗排斥药物和预后有所了解,能复述简单的要点。

**【护理措施】**

（一）术前护理

除与肾移植病人类似的术前准备外,还需做好以下特殊准备:

1. **合理补液**　包括输血浆、白蛋白、利尿剂、补充维生素 $K_1$、凝血酶原复合物等,以纠正体液失衡、贫血、低蛋白血症、凝血异常等,维持血红蛋白>90g/L,白蛋白>30g/L。

2. **备血**　肝移植手术因创伤大、病人凝血功能差、门静脉高压等可致术中出血较多,术前常规备同型浓缩红细胞 4 000ml 以上,血浆 3 000~4 000ml 以及一定数量的凝血因子、白蛋白、血小板等。

3. **肠道准备**　术前 2~3d 开始口服抗生素和肠道清洁剂,如庆大霉素/链霉素+甲硝唑,术前 1d 清洁灌肠。

4. **皮肤准备**　范围自锁骨水平至大腿上 1/3 前内侧及外阴部,两侧到腋后线。毛发多影响术野者须备皮剔除毛发。

5. **康复锻炼**　指导呼吸功能锻炼、有效咳嗽训练、抬臀运动、踝泵运动,床上使用便器训练。

6. **预防感染**　肝移植等待者,限制外出,预防感冒,严格限制与感冒及怀疑有细菌或病毒感染者接触,观察病人有无感染病灶。乙型肝炎病毒阳性者应用抗病毒药物;腹水继发感染时积极抗感染治疗。

7. **预防性抗血栓治疗**　肝移植围术期易发生血管并发症,如门静脉血栓形成,肝动脉血栓形成,腔静脉系统血栓引起肺动脉栓塞等,导致移植失败甚至危及生命。Caprini 评分≥3 分的病人,移植术后 2~12h 开始预防性抗血栓治疗,并持续用药至出院或术后第 14d。

8. **营养支持**　肝移植受者通常为慢性重症肝炎或肝硬化失代偿期病人,均伴有不同程度的营养不良。消化道出血病人长时间禁食导致摄入不足,为防止肝性脑病发生,病人需采用低蛋白饮食;门静脉高压性胃病会导致维生素缺乏,肠黏膜萎缩和条件致病菌感染以及高代谢状态等,均会导致肝移植受者术前营养不良。术前营养支持建议提前 2 周(活体肝移植)或提前数月(心脏死亡器官捐献肝移植)经口或鼻饲肠内营养,不耐受者联合肠外营养。营养成分建议富含支链氨基酸的营养混合物、富含谷氨酰胺的膳食纤维、寡糖和益生菌。

9. **其他术前准备**　戒烟、戒酒;有消化道溃疡者尽早治疗;肝性脑病或严重黄疸者常需人工肝治疗以争取时间过渡到肝移植。

（二）术后护理

1. **病情观察**

（1）监测呼吸功能,维持有效呼吸:①绝大多数肝移植病人术后早期仍需呼吸机辅助呼吸,以保证足够的氧合。根据病情调整呼吸机的各项参数;保持呼吸道通畅,定时湿化,及时吸痰;动态监测动

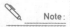
Note:

脉血气分析指标。②呼吸机脱机指标:脱机和拔除气管插管指征同一般腹部大手术。拔管后注意观察呼吸情况,监测血氧饱和度及动脉血气分析等;指导病人进行呼吸功能锻炼。

（2）监测血流动力学:持续、动态监测病人心率、血压、血氧饱和度、中心静脉压、肺毛细血管楔压等。

（3）监测水、电解质及酸碱平衡:监测每小时尿量、引流量、补液量等并准确记录出入量,定时测量腹围、监测动脉血气分析及血电解质等,以了解体液平衡情况。

（4）监测肝功能:监测病人意识、凝血功能、胆汁和肝功能生化指标,了解移植肝的功能恢复情况。术后 T 管引出金黄色黏性胆汁、胃管引出含胆汁液、凝血功能好转、黄疸减退等均是移植肝功能良好的表现。

（5）监测肾功能:监测术后尿量和肾功能生化指标;肝移植术后易并发肾功能衰竭,应注意保护肾功能,慎用肾毒性药物。

（6）监测神经系统功能:包括对意识、感觉、运动功能以及脊髓反射的评估。部分肝移植病人在麻醉清醒后表现出不同程度头痛、失眠、癫痫、焦虑甚至明显的幻觉和谵妄等神经精神症状,这可能是代谢紊乱、ICU 综合征和免疫抑制剂毒性综合作用导致的功能紊乱。

（7）监测凝血功能:观察手术切口有无渗血、渗液情况。一般认为,凝血酶原时间延长在 15~20s 以内、血小板计数不低于 $30×10^9/L$ 者,则不需要纠正,因为不适当的纠正反而可为血栓形成创造条件。

**2. 维持体液平衡**　维持静脉通路通畅;遵医嘱补充晶体和胶体溶液、血浆、白蛋白;根据血流动力学、水电解质监测结果合理安排各类液体的输注顺序与速度。

**3. 管道护理**

（1）动脉测压管、漂浮导管和深静脉导管护理:参见重症护理学的相关内容。

（2）胃管护理:同一般胃管护理;注意观察引流液内是否含有胆汁,以了解移植肝的功能恢复情况;若引流出血性液体超过 100ml/h,提示有活动性出血,及时报告医师。经胃管给予抗免疫抑制药物后应夹闭胃管至少 1h,保证药物的吸收。

（3）腹腔引流管护理:通常留置 3 根引流管,分别放置在左肝上、右肝上、右肝下;应严密观察并准确记录引流液的颜色、性状、量。若 1h 内引流血性液体超过 100ml,提示有活动性出血;若引流出胆汁样液体,提示有胆瘘,应及时向医师报告。

（4）T 管护理:①T 管的常规护理同一般胆道手术后;②观察并记录胆汁量:一般最初每日为 100ml 左右,之后每日 300~500ml;胆汁过少怀疑肝功能障碍,胆汁过多可能是胆总管下段不通畅所致;③观察并记录胆汁的颜色和性状有无混浊、泥沙或絮状物等,正常胆汁为深绿色或金黄色、较稠厚、清而无渣。

（5）其他管道护理:标注管道名称、置管时间;保持引流通畅;进行非计划性拔管的风险评估,选取适合的固定材料进行各管道的有效固定;对躁动、意识不清的病人采取合理的约束方式,防止非计划性脱管的发生。

**4. 用药护理**　①终身服用免疫抑制剂,提高药物治疗依从性以提高抗排斥反应的效果;②观察免疫抑制剂的副作用:钙调磷酸酶抑制剂,如他克莫司、环孢素 A 等有肝肾毒性、高血压、神经毒性、牙龈增生、多毛症等副作用;西罗莫司有致畸作用,孕期应避免使用;③定期监测血药浓度:服用免疫抑制剂 3 个月后的目标浓度（全血谷浓度）:他克莫司 5~10ng/ml,环孢素 A 100~150ng/ml,西罗莫司 5ng/ml。根据目标浓度调整免疫抑制剂的治疗剂量。

**5. 血糖管理**　肝移植术后急性应激反应、免疫抑制剂的使用、类固醇类激素药物的使用均会引发移植术后早期血糖升高。术后禁食补液期间应注意:①定时监测血糖,血糖高时遵医嘱静脉泵入胰岛素调节血糖。②胰岛素静脉泵入时应给予单独通道,禁止在泵入过程中从该通道推注药物。③当病人恢复饮食后测量血糖时间改为三餐前后,可以通过改善饮食结构,结合皮下注射胰岛素来调控血糖,必要时使用皮下置入胰岛素泵控制血糖。④餐后血糖控制在 6.1~8.3mol/L,可获得较好的预后。⑤在使用胰岛素期间要严密监测血糖变化,预防低血糖的发生。

**6. 饮食指导和营养支持**　术后待肠蠕动恢复、肛门排气后即可拔除胃管,逐渐完成流食到普通饮食的过渡及增量。注意饮食卫生,鼓励病人摄入营养丰富、易消化、无刺激的清淡低脂饮食。任何形式的营养支持均应包括强化胰岛素治疗,严格将血糖控制在理想范围。

**7. 活动指导**　长期卧床不仅增加下肢静脉血栓形成的风险,还会产生其他不良影响,如胰岛素抵抗、肌蛋白丢失肌肉萎缩、肺功能损害等。应积极鼓励病人从移植术后第 1d 开始,根据病情于床上适当活动;如病人体力可耐受,可鼓励病人于术后第 2d 开始下床活动并完成每日制订的活动目标。肝移植术后第 1~2d 如不能耐受下床,可嘱病人坐在床缘,双腿下垂并晃动。根据病人实际情况及时调整活动计划。

**8. 并发症的护理**

(1) 出血:包括术后腹腔内出血和消化道出血。

1) 表现:①腹腔内出血:常见于术后即刻至术后 72h 内。病人出现腹胀、心率增快、血压迅速下降、伤口处引流管瞬间有大量鲜血涌出,血常规示红细胞数量及血细胞比容明显下降。②消化道出血:常见于术后出血性胃炎、胆道出血、食管胃底静脉曲张破裂出血,表现为呕血和黑便,胃管常引流出较多的血性液体。

2) 护理:①观察:包括神志、生命体征和中心静脉压;伤口渗血;各引流管引流情况(包括尿量);24h 出入量;血常规、凝血功能等。②处理:发现出血征象,及时报告医师;遵医嘱快速输液、输血,应用止血药物、升压药;做好手术探查止血的术前准备。

(2) 感染:是肝移植术后最常见的致命性并发症,以肺部感染和败血症的病死率最高。术后持续应用免疫抑制剂会增加细菌、病毒、真菌感染的风险,特别是增加细菌感染的风险。器官移植捐献供体携带的潜在感染(donor derived infection,DDI)也成为术后应该重点关注的问题。

1) 表现:病人体温逐渐升高。

2) 护理:术后预防感染的一般护理措施同肾移植术后。其他特殊护理措施包括:①密切监测移植肝功能前提下,免疫抑制剂剂量最小化,是预防移植术后感染的首要环节;②伴发外科并发症时,要积极处理,去除感染病灶,通畅引流;③要仔细评估器官捐献供者的潜在感染风险,并明确药物敏感性以制订有效的移植术后抗感染方案;④肝移植术后需常规预防性抗感染治疗,包括预防性抗真菌治疗和抗病毒治疗。

(3) 排斥反应:肝移植术后排斥反应发生率较低(10%~30%)、程度较轻,以急性排斥反应为主。术后 4 周是急性排斥反应的高危期,常发生于术后 7~14d。有些病人手术 3 个月后发生晚期排斥反应、术后 1 年发生胆道消融综合征。

1) 表现:①急性排斥反应:病人出现发热、全身不适、精神萎靡、乏力、昏睡;食欲减退、腹胀、腹水、肝区胀痛、黄疸、皮肤瘙痒;胆汁量减少、颜色变淡;肝功能异常。②晚期排斥反应:病人可出现瘙痒、黄疸、血清胆红素和转氨酶增高、肝功能减退、肝衰竭。

2) 护理:①观察:监测生命体征、精神状态、T 管引流液量、肝功能及肝区胀痛和腹胀等情况,及早发现排斥反应;使用免疫抑制剂期间,监测血药浓度、观察治疗效果和副作用,密切观察治疗效果。②预防:遵医嘱使用免疫抑制剂。③处理:发生急性排斥反应时,遵医嘱应用抗排斥反应药物,如大剂量甲泼尼松龙 250~1 000mg/d 冲击治疗,连续 3d;发生晚期排斥反应时遵医嘱增加免疫抑制剂的用量。

(4) 胆道系统并发症:胆道并发症仍是肝移植术后较为棘手的并发症,发生率为 5%~50%,最终导致移植肝失功(PNF),降低长期存活率。胆道并发症主要有胆漏、胆管吻合口狭窄、胆管缺血性改变和胆管结石。肝动脉血栓和劈裂式肝移植物可导致肝移植术后发生胆道铸型综合征,是一种严重的肝内胆管缺血再灌注损伤,可出现肝功能异常。

1）表现:胆漏临床表现轻重不一,常伴有轻微至中等程度的腹痛,腹腔引流管引流出胆汁样液体,伴发热、白细胞升高等症状。胆道梗阻常继发胆泥及结石形成,甚至形成胆管铸型,治疗效果较差;常表现为胆管炎症状,即不同程度的黄疸,伴有血清转氨酶和碱性磷酸酶升高;磁共振胰胆管成像、ERCP 和超声检查是主要诊断方法。

2）护理:监测体温;保持各引流管通畅,观察并记录各引流液的颜色、性状和量;发现异常立即报告医师,遵医嘱协助完成磁共振、ERCP、超声等检查,必要时协助做好介入或手术治疗术前准备。但对于肝功能障碍较为严重者,再次肝移植是唯一选择。

（5）血管并发症:随着外科技术的发展,肝移植术后血管并发症的发生率逐渐下降,但其一旦发生,后果十分凶险,是导致移植肝失功和受者死亡的重要原因。血管并发症可分为肝动脉并发症(肝动脉血栓形成、肝动脉狭窄),门静脉并发症(门静脉血栓形成、门静脉狭窄)及移植肝流出道梗阻(下腔静脉吻合口狭窄或血栓形成)。

1）表现:①肝动脉血栓形成表现为血清转氨酶急剧升高,胆道系统病变(如胆漏、胆道狭窄),肝脓肿甚至暴发性肝坏死。②肝动脉狭窄的表现轻重不一,取决于狭窄和肝脏损伤程度。③门静脉血栓形成主要表现为肝功能急剧恶化、门静脉高压。④门静脉狭窄程度较轻时一般无明显临床症状,但狭窄严重时易造成肝功能异常。⑤移植肝流出道梗阻临床症状差异较大,轻者可无明显临床症状;重者表现为肝淤血、肿大和质地变硬,但中心静脉压并不升高;严重者可出现双下肢水肿、血压下降、尿少、肝区胀痛、顽固性腹水和胸腔积液(布加综合征表现),随后发生移植肝功能进行性恶化直至完全丧失。

2）护理:监测肝功能;遵医嘱准备行多普勒超声检查以评估肝动脉血栓和狭窄情况、准备血管造影以确诊和介入治疗,或者准备再次肝移植手术。

（6）代谢并发症:移植前糖耐量降低、糖尿病家族史、糖皮质激素使用时间过长、丙型肝炎受者、肥胖、CNI 类药物不良反应均可导致移植后糖尿病。应用糖皮质激素导致食欲和食物摄入量提高,引起肥胖;环孢素抑制胆酸合成,减少胆固醇向胆汁和肠道分泌;免疫抑制剂与低密度脂蛋白受体结合,提高低密度脂蛋白和胆固醇水平导致移植术后高脂血症。

1）表现:移植后糖尿病与普通糖尿病相同。高脂血症病人辅助检查发现血脂升高。

2）护理:调整饮食和生活习惯,减轻体重指数(BMI),增加运动量;严格控制血糖;若效果不明显可选用控制血糖或血脂药物治疗。

（7）慢性肾病:肾衰竭是肝移植术后发生死亡和并发症的主要非肝性因素之一。慢性肾病多发生于肝移植术后 6 个月。

1）表现:病人出现蛋白尿、少尿,血清肌酐升高。

2）护理:①监测肾小球滤过率、肾功能、血清肌酐、白蛋白与肌酐的浓度比值(白蛋白/肌酐>0.3);②遵医嘱逐渐减少钙调磷酸酶抑制剂,以改善肾功能;③遵医嘱使用保护肾脏的药物如西罗莫司、依维莫司,与麦考酚酯联合使用防治急性排斥反应;④准备透析治疗或者肾移植。

（8）原发性移植物无功能(primary nonfunction,PNF):PNF 是肝移植术后早期最为严重的并发症之一,往往危及受者生命,导致移植失败。与其他并发症相比,肝移植术后 PNF 的发生率并不高,然而一旦发生只能行二次肝移植,否则病死率高达 100%。

1）表现:对于移植后数小时至数日内发生的急性肝功能衰竭,在排除免疫排斥反应、药物不良反应等原因后,应重点考虑 PNF 可能。PNF 的临床特点为急性肝功能衰竭、血清转氨酶急剧增高和多器官功能衰竭,主要表现为肝性脑病、腹水、凝血功能障碍和血流动力学不稳定,AST 及 ALT 均>2 500IU/L,出现肾功能衰竭和肺部并发症。肝穿刺活检病理表现为移植肝内广泛炎性细胞浸润、肝细胞气球样变和带状坏死。

2）护理:密切观察移植术后病人引流管引流液情况及肝功能变化,发现异常及时与医师沟通。PNF 一旦发生,及早选择合适供者再次行肝移植是唯一有效的治疗办法。

（三）健康教育

1. **引流管护理** 带 T 管出院者,指导病人 T 管的自我护理。术后 3~6 个月复诊,如无胆道、胃肠道不适症状,医师可考虑拔 T 管。

2. **定期复诊** 肝移植术后需定期复查,早期并发症常在 6 个月之内发生,故此阶段应密切观察。术后 3 个月内每周 1 次,检查项目:血常规、凝血功能、肝肾功能、免疫抑制剂的血药浓度以及电解质。术后 3 个月时应进行 1 次全面复查,除以上项目外,还需复查乙肝两对半、巨细胞病毒（CMV）及 EB 病毒 DNA、肝血管全套 B 超,成人肝移植病人需查肺部 CT,必要时复查上腹部增强 CT;术后 3~6 个月,每 2 周复查 1 次。术后 6~12 个月,每月复查 1 次。恢复良好、病情稳定者,可遵医嘱逐渐延长复查时间。术前为慢性乙型肝炎者,术后必须坚持抗病毒治疗。肝移植受体应避免接种活病毒疫苗,建议每年接种流感疫苗、每 3~5 年接种一次肺炎链球菌疫苗。

3. **其他** 心理指导、用药指导、饮食指导和预防感染等,参见本章第二节肾移植病人的健康教育。

【护理评价】

通过治疗与护理,病人是否:①焦虑、恐惧减轻,以良好的心态配合手术;②营养状态达到耐受肝移植手术的要求;③并发症得以预防,或得到及时发现和处理;④疾病和治疗的知识增加。

（尹心红）

思 考 题

1. 胡女士,23 岁,新婚半年。因肌酐进行性升高 1 年余入院,病人自诉 1 年前无明显诱因出现间断性乏力,活动后明显,伴恶心呕吐、厌食、腿脚麻木、胸闷气促等。经检查后诊断为慢性肾功能衰竭,在全麻下行同种异体肾脏移植手术,术毕留置盆腔引流管、导尿管各 1 根安返病房,常规应用抗感染、护胃、免疫抑制剂等治疗。术后第 2d,连续 2h 内盆腔引流管引流出血性液体大于 220ml,尿色鲜红。病人表情淡漠,面色苍白。体格检查:T 36.5℃,P 120 次/min,R 16 次/min,BP 88/52mmHg;移植肾彩超提示:移植肾周可见明显液性暗区。

请问:

（1）该病人目前最主要的并发症是什么?

（2）应采取哪些护理措施?

（3）如何做好该病人的育龄期管理?

2. 张先生,53 岁,肝炎后肝硬化终末期,在全麻下行背驮式肝移植手术,手术历时 6h,术后安置在具有相应监护设备的肝移植隔离病房,常规应用免疫抑制剂治疗。术后第 5d 病人痰多、黏稠,不易咳出;体温逐渐升高。胆汁呈金黄色、黏性液,每日 350ml。体格检查:T 39.2℃,P 108 次/min,R 22 次/min,BP 112/88mmHg;皮肤、巩膜黄染消退。辅助检查:血常规示 WBC $1.1×10^9$/L,肝功能示血清胆红素及肝功能其他指标逐步恢复正常;胸部 X 线示肺纹理增粗。

请问:

（1）该病人目前最主要的护理诊断/问题是什么?

（2）应采取哪些护理措施?

# URSING

## 第十二章

# 颅内压增高及脑疝病人的护理

12章 数字内容

———— 学 习 目 标 ————

知识目标：

1. 掌握颅内压增高、脑疝的概念、临床表现和护理。

2. 熟悉解释颅内压增高和脑疝的病理生理及处理原则。

3. 了解颅内压增高的病因和辅助检查。

能力目标：

能运用护理程序对颅内压增高及脑疝病人实施整体护理。

素质目标：

具有关心颅内压增高病人心理和积极帮助病人康复的态度和行为。

颅内压增高(increased intracranial pressure)是神经外科常见的临床综合征。颅脑损伤、肿瘤、血管疾病、脑积水或炎症等多种病理损害发展至一定阶段,都可使颅内压持续超过正常上限,从而引起相应的临床表现,甚至导致脑疝的发生,危及病人生命。及时处理引起颅内压增高的病因,并采取措施有效降低颅内压是治疗和护理的关键。颅内压增高和脑疝的发生机制、临床表现、急救与护理是本章学习的重点。

**导入情境与思考**

刘先生,58岁,因车祸致头部损伤3h、伴意识不清2h入院。受伤当时右颞顶部着地,当即不省人事,呼之不应,约18min后自行苏醒,醒后诉头痛伴恶心呕吐,呕吐1次,呕吐物为胃内容物,量约170ml,经过30min后再次昏迷。体格检查:意识浅昏迷,T 37.5℃,P 86次/min,R 21次/min,BP 146/73mmHg;腰椎穿刺显示压力为320mmH₂O。

请思考:

(1) 该病人的评估内容应重点关注什么?

(2) 该病人目前存在哪些护理诊断/问题?

(3) 针对病人目前的问题,应采取哪些护理措施?

# 第一节　颅内压增高

颅内压(intracranial pressure,ICP)是指颅腔内容物对颅腔壁所产生的压力。颅腔是由颅骨形成的半封闭腔,成人的颅腔容积固定不变,为1 400~1 500ml。颅腔内容物(脑组织、脑脊液、血液)的体积与颅腔容积相适应,使颅内保持稳定的压力。一般以脑脊液静水压代表颅内压,可通过腰椎穿刺或直接穿刺脑室测定。成人卧位正常颅内压为70~200mmH₂O,儿童正常颅内压为50~100mmH₂O。

受血压和呼吸的影响,颅内压可有小范围的波动。心脏收缩期略增高,舒张期稍下降;呼气时压力略增高,吸气时压力稍下降。当颅内压增高时,构成颅内压力的各部分对颅内压的调节作用和调节能力是不同的。脑组织短时间内很难被压缩,脑血流是保持脑灌注的前提条件,因此,颅内压增高的调节主要是通过脑脊液的分布和分泌变化来实现。当颅内压增高时,脑脊液的分泌较前减少而吸收增多,以代偿增加的颅内压;当颅内压下降时,脑脊液的分泌增加而吸收减少,以维持正常颅内压。颅内容积增加的临界值约为5%,颅腔容量缩减的临界范围为8%~10%,超过此范围,颅内压开始增高(图12-1),颅内压持续高于200mmH₂O时,称为颅内压增高。

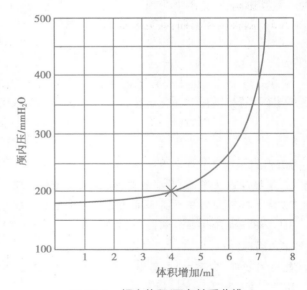

图12-1 颅内体积/压力关系曲线

【病因】

1. **颅腔内容物增多**　①脑水肿(brain edema,BE):为颅内压增高的最常见因素;②颅内占位性病变:如脑肿瘤、颅内血肿、脑脓肿等在颅腔内占据一定体积,使空间相对变小;③脑脊液增多:如脑脊液分泌过多、吸收障碍或脑脊液循环受阻导致脑积水;④脑血流量增加:如颅内静脉回流受阻、过度灌注等。

2. **颅腔体积减少**　如小脑扁桃体下疝畸形、颅底凹陷症、狭颅症等,是颅内压增高的少见原因。

**【病理生理】**

1. 影响颅内压增高的因素

（1）年龄：婴幼儿及小儿的颅缝未闭合，颅内压增高可使颅缝裂开而相应地增加颅腔容积。老年人由于脑萎缩使颅内的代偿空间增多，故此两类病人颅内压增高病程较长。

（2）病变扩张速度：颅内病变体积扩增与颅内压上升呈现指数曲线。病程初期，病变缓慢增长仅引起颅内压轻微变化，一旦颅内压代偿功能失调，则病情将迅速发展，在短期内即出现颅内高压危象或脑疝。

（3）病变部位：颅脑中线或颅后窝的占位性病变容易阻塞脑脊液循环通路而发生梗阻性脑积水，故颅内压增高症状突出。静脉窦受累的病变，可引起颅内静脉血液回流障碍或脑脊液吸收障碍，颅内压增高症状亦可早期出现。

（4）伴发脑水肿程度：脑转移性肿瘤、脑肿瘤放射治疗后、炎症性反应等均可伴有较明显的脑水肿，故早期即可出现颅内压增高症状。

（5）全身系统性疾病：电解质及酸碱平衡失调、尿毒症、肝性脑病、毒血症、肺部感染等都可引起继发性脑水肿而致颅内压增高。高热往往会加重颅内压增高的程度。

2. 颅内压增高的病理生理改变　颅内压增高可引起一系列中枢神经系统功能紊乱和病理变化。

（1）脑血流量减少：脑血流量=脑灌注压/脑血管阻力，其中脑灌注压=平均动脉压−颅内压，正常的脑灌注压为 $70\sim90mmHg(9.3\sim12kPa)$，脑血管阻力为 $1.2\sim2.5mmHg(0.16\sim0.33kPa)$。

颅内压增高时，脑灌注压下降，机体通过脑血管扩张来降低脑血管阻力，维持脑血流量稳定。但当颅内压急剧增高，脑灌注压低于 $40mmHg(5.3kPa)$ 时，脑血管的自动调节功能丧失，脑血流量急剧下降，造成脑缺血；当颅内压增高接近平均动脉压时，颅内血流几乎完全停止，脑组织处于严重缺血缺氧状态，最终可导致脑死亡。

（2）脑水肿：颅内压增高可直接影响脑的代谢和血流量导致脑水肿，使脑的体积增大，进而加重颅内压增高；严重的颅内高压导致脑缺血与缺氧而加重脑水肿，脑水肿加重又使颅内压进一步增高，两者相互影响，互为因果。

（3）脑移位和脑疝：参见本章第二节脑疝。

（4）库欣反应：颅内压急剧增高时，病人出现心率变慢、呼吸减慢、血压升高（又称"两慢一高"），称为库欣反应。这种危象多见于急性颅内压增高病例，慢性者则不明显。

（5）胃肠功能紊乱及消化道出血：部分颅内压增高病人因下丘脑自主神经中枢缺血而致功能紊乱可出现胃肠道功能紊乱，呕吐、胃及十二指肠出血及溃疡和穿孔等。

（6）神经源性肺水肿：部分急性颅内压增高病人因下丘脑、延髓受压导致 α-肾上腺素能神经活性增强、血压反应性增高、左心室负荷过重、左心房及肺静脉压增高、肺毛细血管压力增高、液体外渗，引起肺水肿，出现呼吸急促、痰鸣，并有大量泡沫状血性痰液。

**【分类】**

1. 根据颅内压增高的范围分类　分为弥漫性颅内压增高和局灶性颅内压增高。

（1）弥漫性颅内压增高：由于颅腔狭小或脑实质体积增大所致，其特点是颅腔内各部位及各分腔之间压力均匀升高，不存在明显的压力差，因此脑组织无明显移位。见于弥漫性脑水肿、交通性脑积水、静脉窦血栓等。

（2）局灶性颅内压增高：因颅内有局限的扩张性病变（如颅内血肿、肿瘤等），病变部位压力增高，使附近的脑组织受到挤压而发生移位，并把压力传向远处，造成颅内各腔隙间的压力差，导致脑室、脑干及中线结构移位，更易形成脑疝。

2. 根据病变进展速度分类　分为急性颅内压增高、亚急性颅内压增高和慢性颅内压增高。

（1）急性颅内压增高：病情发展快，颅内压增高所引起的症状和体征严重，生命体征变化剧烈，见于急性颅脑损伤引起的颅内血肿、高血压性脑出血等。

（2）亚急性颅内压增高：病情发展较快，颅内压增高的反应较轻，多见于颅内恶性肿瘤、转移瘤及各种颅内炎症等。

（3）慢性颅内压增高：病情发展较慢，可长期无颅内压增高的症状和体征，多见于生长缓慢的颅内良性肿瘤、慢性硬脑膜下血肿等。

【临床表现】

头痛、呕吐和视神经乳头水肿是颅内压增高的典型表现，称为颅内压增高"三主征"。但三大主征与颅内压增高的程度并非完全一致。

1. **头痛** 颅内压增高的最常见症状之一，早晨或晚间较重，多位于额部及颞部。头痛多为阵发性跳痛，随颅内压的增高而进行性加重。当用力、咳嗽、弯腰或低头活动时头痛加重。

2. **呕吐** 常在头痛剧烈时出现，呈喷射性，可伴有恶心，与进食无直接关系，呕吐后头痛可有所缓解。

3. **视神经乳头水肿** 是颅内压增高的重要客观体征之一，一般于颅内压增高后 2d 出现。因视神经受压、眼底静脉回流受阻引起。表现为视神经乳头充血，边缘模糊不清，中央凹陷消失，视盘隆起，静脉怒张。若视神经乳头水肿长期存在，则视盘颜色苍白，视力减退，视野向心性缩小，称为视神经继发性萎缩。如不能及时解除颅内压增高，严重者可致失明。

4. **意识障碍及生命体征变化** 急性颅内压增高时常有明显的进行性意识障碍，由嗜睡、昏睡逐渐发展成昏迷。慢性颅内压增高时表现为神志淡漠、反应迟钝和呆滞，症状时轻时重。严重病例可伴有瞳孔散大、对光反射消失、发生脑疝和去大脑强直。生命体征变化为血压升高、脉搏徐缓、呼吸不规则、体温升高等病危状态甚至呼吸停止，终因呼吸循环衰竭而死亡（图 12-2）。

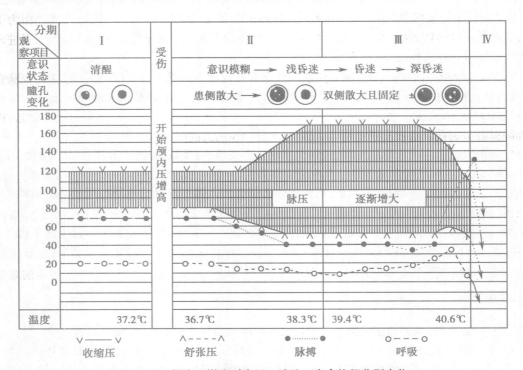

图 12-2 颅内压增高时意识、瞳孔、生命体征典型变化
Ⅰ. 正常；Ⅱ. 代偿期（脉搏缓慢，洪大有力，呼吸深长）；Ⅲ. 失代偿期（脉搏稍不规则，逐渐增快，不规则呼吸，转为潮式呼吸）；Ⅳ. 衰竭期（呼吸先停）。

5. **其他症状和体征** 婴幼儿可有头颅增大、头皮和额眶部浅静脉扩张、颅缝增宽或分离、前囟饱满隆起，头颅叩诊时呈破罐音。

【辅助检查】

1. **影像学检查**

（1）CT 和 MRI：可见脑沟变浅，脑室、脑池缩小或脑结构变形等，通常能显示病变的位置、大小和形态,对绝大多数病变可做出定位诊断,也有助于定性诊断。CT 快速、精确、无创伤,是诊断颅内病变的首选检查。MRI 检查需要时间较长,对颅骨骨质显像差。

（2）数字减影血管造影（DSA）:用于诊断脑血管性疾病和血运丰富的颅脑肿瘤。

（3）X 线检查:慢性颅内压增高病人,可见脑回压迹增多、加深,蛛网膜颗粒压迹增大、加深,蝶鞍扩大,颅骨的局部破坏或增生等;小儿可见颅缝分离。

**2. 腰椎穿刺**　可直接测量颅内压力,同时取脑脊液检查。但颅内压增高明显时,腰椎穿刺有导致枕骨大孔疝的危险,应避免进行。

**3. 颅内压监测**　临床需要监测颅内压者,可置入颅内压力传感器,进行持续监测,指导药物治疗和手术时机选择。

【处理原则】

颅内压增高的处理原则为积极治疗原发病,降低颅内压。

**1. 非手术治疗**

（1）一般处理:①凡有颅内压增高的病人,应留院观察;②密切观察神志、瞳孔、血压、呼吸、脉搏及体温的变化;③符合颅内压监测指征者,宜通过监测指导治疗;④频繁呕吐者应暂禁食,以防吸入性肺炎;⑤补液应量出为入,补液过多可促使颅内压增高恶化,补液不足可引发血液浓缩;⑥用轻泻剂来疏通大便,避免用力排便,禁止高位灌肠,以免颅内压骤然增高;⑦对昏迷的病人及咳嗽困难者要考虑行气管切开术,防止因呼吸不畅而使颅内压更加增高;⑧给予氧气吸入,有助于降低颅内压。

（2）脱水治疗:适用于颅内压增高原因不明,或虽已查明原因但仍需非手术治疗者,或作为手术前准备。使用高渗性脱水剂（如 20% 甘露醇、高渗性盐水）,使脑组织间的水分通过渗透作用进入血液循环再由肾脏排出,达到减轻脑水肿和降低颅内压的目的。

（3）激素治疗:应用肾上腺皮质激素可稳定血-脑脊液屏障,预防和缓解脑水肿,并能减少脑脊液生成,降低颅内压。但对于严重颅脑外伤、脑卒中病人,颅内压改善作用不明显。

（4）亚低温治疗:其原理是利用具有中枢神经系统抑制作用的药物,使病人进入睡眠状态,再配合物理降温减少脑耗氧量和能量代谢,从而降低颅脑损伤病人的颅内压。

（5）脑脊液体外引流:经脑室缓慢放出过多的脑脊液,可有效降低颅内压。

（6）巴比妥治疗:大剂量注射巴比妥可降低脑的代谢,减少氧耗及增加脑对缺氧的耐受力,使颅内压降低。

（7）过度通气:目的是使体内 $CO_2$ 排出。$PaCO_2$ 每下降 1mmHg,可使脑血流量递减 2%,从而使颅内压相应下降。

（8）对症治疗:头痛者可给予镇痛剂,但忌用吗啡和哌替啶等药物,以防止呼吸中枢抑制。有抽搐发作者,给予抗癫痫药物治疗。病人烦躁时,在排除颅内压增高持续进展、气道梗阻、排便困难等前提下,给予镇静剂。

> ### 知 识 拓 展
>
> **颅内压监测指征**
>
> 　　颅内压监测与管理是神经重症病人临床救治的核心内容。根据目前临床病例研究,推荐进行颅内压监测的情况如下:
>
> 　　（1）创伤性颅脑损伤（traumatic brain injury,TBI）:可挽救生命的 TBI 病人（GCS 3~8 分）;TBI 中存在颅脑 CT 影像学异常（颅内血肿、挫伤、肿胀、脑疝、环池受压）的病人;CT 正常且具有入院时年龄>40 岁、收缩期血压<90mmHg、单侧或双侧肢体运动障碍三者其中 2 个或 2 个以上特征的重型 TBI 病人。

（2）脑出血：大量出血（>30ml）的脑出血病人，尤其是幕上脑出血破入脑室的病人，可以进行颅内压监测下的引流。

（3）中枢神经系统特殊感染及细菌感染：尤其是 GCS≤8 分，病情进行性加重，必要时可以进行颅内压监测。

（4）自发性蛛网膜下腔出血：尤其是合并占位效应的脑血肿、脑水肿、脑梗死、急性脑积水时。

（5）其他需要进行持续颅内压监测的神经重症病人。

**2. 手术治疗**　手术去除病因是最根本和最有效的治疗方法。如手术切除颅内肿瘤、清除颅内血肿、处理大片凹陷性骨折等；有脑积水者行脑脊液分流术，将脑室内的液体通过特殊导管引入蛛网膜下腔、腹腔或心房；大量脑出血者、脑疝形成者，可采用去骨瓣减压术。

**【护理评估】**

（一）术前评估

**1. 健康史**

（1）一般情况：包括年龄、性别、职业等。应特别注意病人的年龄，婴幼儿及小儿的颅缝未闭合或融合尚未牢固，老年人脑萎缩，均可使颅腔代偿能力增加，延缓病情进展。了解有无致颅内压急骤升高的相关因素存在，如便秘、剧烈咳嗽、呼吸道梗阻、癫痫发作、高热等。

（2）既往史：了解有无引起颅内压增高的相关病史，如头部外伤、颅内感染、脑肿瘤、高血压及脑动脉硬化等；有无其他全身性严重疾病，如尿毒症、肝昏迷、菌血症、酸碱平衡失调等。

（3）家族史：了解家族中有无颅内肿瘤、高血压等疾病的病人。

**2. 身体状况**

（1）症状与体征：评估：①头痛的部位、性质、程度、持续时间及变化，有无诱因及加重因素，是否影响病人休息和睡眠；②有无意识障碍、复视（展神经麻痹）、一过性黑蒙或视力障碍等；③是否因呕吐影响进食，有无水、电解质紊乱及营养不良的表现；④是否因肢体功能障碍而影响自理能力；⑤有无生命体征的改变，是否出现库欣反应，即呼吸、脉搏减慢，血压升高。

（2）辅助检查：了解实验室检查是否显示水、电解质紊乱；CT 或 MRI 等检查是否证实颅脑损伤或占位性病变等。如行颅内压监测，还应了解监测结果及其变化。

**3. 心理-社会状况**　了解病人对疾病的认知程度；了解病人是否因头痛、呕吐等不适导致烦躁不安、焦虑等心理反应。

（二）术后评估

**1. 术中情况**　了解病人的手术、麻醉方式与效果，血肿清除、肿瘤切除、骨折碎片摘除等情况，术中出血、补液、输血情况和术后诊断。

**2. 身体状况**　评估生命体征是否平稳，了解意识、瞳孔及神经系统症状和体征，了解颅内压的变化情况；评估伤口是否干燥，有无渗液、渗血；各引流管是否通畅，引流液的颜色、性状与量等。

**3. 心理-社会状况**　了解病人有无紧张；康复训练和早期活动是否配合；对出院后的继续治疗是否清楚。

**【常见护理诊断/问题】**

1. **急性/慢性疼痛：头痛**　与颅内压增高有关。
2. **有脑组织灌注无效的危险**　与颅内压增高、脑疝有关。
3. **有体液不足的危险**　与颅内压增高引起剧烈呕吐及应用脱水剂有关。
4. **潜在并发症：**脑疝、心搏骤停。

【护理目标】

1. 病人自述头痛减轻,舒适感增强。

2. 病人脑组织灌注正常,未因颅内压增高造成脑组织的进一步损害。

3. 病人体液恢复平衡,生命体征平稳,无脱水症状和体征。

4. 病人未发生并发症,或并发症得到及时发现和处理。

【护理措施】

（一）一般护理

1. **休息**　保持病室安静、舒适;抬高床头 30°,以利于颅内静脉回流,减轻脑水肿;注意保持头部置于正中位,避免扭曲和压迫其颈部,以免影响颈静脉回流;昏迷病人取侧卧位,便于呼吸道分泌物排出。

2. **给氧**　保持呼吸道通畅,持续或间断吸氧,根据情况使用过度通气,降低 $PaCO_2$,使脑血管收缩,减少脑血流量,降低颅内压。过度通气有引起脑缺血的危险,以短暂过度通气为宜,持续时间不宜超过 60min,使用期间监测脑血流和血气分析,维持病人 $PaO_2$ 于 90~100mmHg（12~13.33kPa）、$PaCO_2$ 于 30~35mmHg（4.0~4.67kPa）水平。

3. **饮食与补液**　成人每日静脉输液量在 1 500~2 000ml,其中等渗盐水不超过 500ml,保持每日尿量不少于 600ml,应控制输液速度,防止短时间内输入大量液体,加重脑水肿。对于不能经口进食者可鼻饲。神志清醒者给予普食,但要限制钠盐摄入量。频繁呕吐者应暂时禁食,以防吸入性肺炎。

4. **避免意外损伤**　加强生活护理,适当保护病人,躁动不安者忌强制约束,以免病人挣扎导致颅内压增高。

5. **维持正常体温和防治感染**　遵医嘱应用抗生素预防和控制感染。高热可使机体代谢率增高,加重脑缺氧,对高热病人应及时给予有效的降温措施。

（二）病情观察

观察病人意识、生命体征、瞳孔和肢体活动变化,警惕颅高压危象的发生,有条件者可监测颅内压。

1. **意识状态**　意识反映大脑皮质和脑干的功能状态,评估意识障碍的程度、持续时间和演变过程,是分析病情进展的重要指标。

（1）按照觉醒状态可分为:嗜睡、昏睡、昏迷。①嗜睡:程度最轻的意识障碍。病人处于持续睡眠状态,可被唤醒,醒后能正确回答问题和做出各种反应,当刺激停止后很快又入睡。②昏睡:为病理性的嗜睡状态。病人处于熟睡状态,不易唤醒。在强刺激下（如压迫眶上神经等）可被唤醒,但很快再入睡。醒时答话含糊或答非所问。③昏迷:为最严重的意识障碍,按程度又分为轻度昏迷、中度昏迷、重度昏迷（表 12-1）。

表 12-1　昏迷程度的鉴别

| 昏迷程度 | 疼痛刺激 | 角膜反射/腱反射/瞳孔对光反射 | 排泄功能 | 生命体征 |
|---|---|---|---|---|
| 轻度昏迷 | 有反应 | 存在 | 基本正常 | 无明显异常 |
| 中度昏迷 | 强刺激有反应 | 减弱/迟钝 | 存在功能障碍 | 轻度异常 |
| 重度昏迷 | 无反应 | 不存在 | 大小便失禁 | 明显异常 |

（2）格拉斯哥昏迷评分（glasgow coma scale,GCS）:依据病人睁眼、语言及运动反应进行评分,三者得分相加表示意识障碍程度。最高 15 分,表示意识清醒,8 分以下为昏迷,最低 3 分,分数越低表明意识障碍越严重（表 12-2）。

表 12-2　格拉斯哥昏迷评分

| 睁眼反应 | 计分 | 语言反应 | 计分 | 运动反应 | 计分 |
|---|---|---|---|---|---|
| 自动睁眼 | 4 | 回答正确 | 5 | 按吩咐动作 | 6 |
| 呼唤睁眼 | 3 | 回答错误 | 4 | *刺痛能定位 | 5 |
| 刺痛睁眼 | 2 | 吐字不清 | 3 | *刺痛时回缩 | 4 |
| 不能睁眼 | 1 | 有音无语 | 2 | *刺痛时屈曲 | 3 |
|  |  | 不能发音 | 1 | *刺痛时过伸 | 2 |
|  |  |  |  | *无动作 | 1 |

注：*指痛刺激时肢体运动反应。

2. **生命体征**　密切观察病人体温、脉搏、呼吸、血压的变化。急性颅内压增高早期病人的生命体征常有"两慢一高"现象，即呼吸、脉搏减慢，血压升高。由于颅内压增高，导致下丘脑的体温调节中枢受到影响，病人可出现持续性高热，常达39℃以上。

3. **瞳孔**　瞳孔的观察对判断病变部位具有重要的意义，要注意双侧瞳孔是否等大、等圆及对光反射是否正常。颅内压增高病人出现病侧瞳孔先小后大，对光反射迟钝或消失，应警惕小脑幕切迹疝的发生。

4. **颅内压监护**　有创颅内压监测探头放置位置有脑室内、脑实质内、蛛网膜下腔、硬膜下和硬膜外，脑室内和脑实质内放置最为常用。监护过程中，如无特殊医嘱，床头抬高30°，保持呼吸道通畅；躁动病人适当使用镇静药，避免外来因素干扰监护；防止管道阻塞、扭曲、打折及传感器脱出；严格无菌操作，预防感染，监护时间一般为7~14d。

（三）预防颅内压增高

1. **卧床休息**　保持病室安静，清醒病人不要用力坐起或提重物。

2. **稳定情绪**　避免病人情绪剧烈波动，以免血压骤升而加重颅内压增高。

3. **保持呼吸道通畅**　当呼吸道梗阻时，病人用力呼吸，致胸腔内压力增高，由于颅内静脉无静脉瓣，胸腔内压力能直接逆行传导到颅内静脉，加重颅内压增高。同时，呼吸道梗阻使 $PaCO_2$ 增高，致脑血管扩张，脑血容量增多，也加重颅内压增高。应预防呕吐物吸入气道，及时清除呼吸道分泌物；有舌后坠影响呼吸者，应及时安置口咽通气管；昏迷或排痰困难者，应配合医师及早行气管切开术。

4. **避免剧烈咳嗽和用力排便**　剧烈咳嗽和用力排便可加重颅内压增高。应预防和及时治疗呼吸道感染，避免咳嗽；能进食者鼓励其多吃蔬菜和水果等粗纤维素类食物，预防因限制水分摄入及脱水治疗而出现大便干结、便秘；已发生便秘者嘱其勿用力屏气排便，可用轻泻剂或低压小量灌肠通便，避免高压大量灌肠，必要时用手指掏出粪块。

5. **处理躁动和控制癫痫发作**　躁动可使病人颅内压进一步增高，应及时妥善处理。了解引起躁动的原因并予以解除，适当使用镇静剂，避免强制约束导致病人剧烈挣扎而加重病情。做好安全护理，防止坠床等。癫痫发作可加重脑缺氧和脑水肿，应遵医嘱按时给予抗癫痫药物，并要注意观察有无癫痫发作。

（四）用药护理

1. **脱水剂**　最常用高渗性脱水剂，如20%甘露醇和高渗盐水。甘露醇一般使用脉冲式给药，初始剂量为 0.25~1g/kg 在 10~20min 的时间内静脉输入，其后每 4~6h 给予低剂量 0.25~0.5g/kg 维持。对甘露醇治疗无效的病人使用高渗盐水可有效降低颅内压，常使用 3%NaCl 溶液 25~50ml/h 静脉滴注。使用过程中应避免渗透压失衡和严重脱水，维持血浆渗透压和脑血流动力学的稳定。脱水治疗期间，应准确记录出入量，并注意纠正电解质紊乱。使用高渗性液体后，血容量突然增加，可加重循环系统负担，有导致心力衰竭或肺水肿的危险，尤其是儿童、老人及心功能不全者，应注意观察和及时处理;必要时可先用呋塞米使尿量增加、血容量稍减少后再用甘露醇。停止使用脱水剂时,应逐渐减量或延长给药间隔时间,以防止颅内压反跳现象。

**2. 类固醇皮质激素**　常用地塞米松 5~10mg 静脉注射,每日 1~2 次。在治疗中应注意防止发生高血糖、感染和应激性溃疡等并发症。

**3. 巴比妥类**　常用苯巴比妥,但此类药物应用剂量过大时可引起严重的呼吸抑制和呼吸道引流不畅,使用中应严密监测病人的意识、脑电图、血药浓度及呼吸情况。

（五）亚低温治疗的护理

亚低温治疗适用于心脏外科体外循环术中的脑保护、脑灌注压下降相关的颅脑损伤、心肺复苏后脑病、新生儿缺氧缺血性脑病、颅脑损伤(创伤性颅脑损伤、广泛脑挫裂伤出血后脑水肿、颅脑损伤、急性癫痫持续状态等)、缺血性脑卒中、脑出血、蛛网膜下腔出血、各种高热状态(中枢性高热病、高热惊厥、脑炎)等。但儿童、年老体弱者、生命体征不平稳者慎用。

**1. 环境和物品准备**　将病人安置于单人病房,室温 18~20℃。室内备冰袋或冰毯、冬眠药物、水温计、吸氧装置、吸痰装置、急救药物及器械和护理记录单等。

**2. 实施降温**　先进行药物降温。按医嘱静脉滴注冬眠药物(如氯丙嗪 50mg、异丙嗪 50mg、哌替啶 50~100mg),待自主神经被充分阻滞,病人御寒反应消失,进入昏睡状态后,方可加用物理降温措施。若未进入冬眠状态即开始降温,病人会出现寒战,使机体代谢率增高、耗氧量增加,反而增高颅内压。物理降温可使用冰帽、降温毯,若腋温>38℃可在体表大动脉处(如股动脉、腋动脉等)放置冰袋。

降温速度以每小时下降 1℃ 为宜,体温降至肛温 33~35℃ 较为理想,体温过低易诱发心律不齐。降温过程中应使病人体温稳定在治疗要求的范围内,避免波动过大。亚低温疗法时间一般为 3~5d,停止治疗时,先停物理降温,再逐渐停用冬眠药物,同时为病人加盖被毯;或使用变温水毯、提升室温等,让其缓慢复温。复温速度控制在每 4h 升高 1℃,12h 后使肛温恢复到 36~37℃。

**3. 病情观察**　实施亚低温治疗前,应观察并记录病人生命体征、意识及瞳孔,以作为治疗后观察对比的基础。在亚低温维持期间持续监测生命体征(体温、血压、呼吸、心率、脉搏、血氧饱和度)、中心静脉压、直肠温度、血糖;监测心电图、血气分析、血常规、电解质、凝血、肝肾功能、尿量等;持续或间断监测脑电图。若脉搏超过 100 次/min,收缩压低于 100mmHg,呼吸慢而不规则时,应及时通知医师停药。

**4. 饮食护理**　亚低温治疗期间机体代谢率降低,对能量及水分的需求减少,胃肠蠕动减弱,因此每日液体入量不宜超过 1500ml;鼻饲液或肠内营养液温度应与当时体温相同;观察胃排空情况,每 6h 评估胃残留量,防止反流和误吸。

**5. 并发症的护理**　因冬眠药物作用,病人肌肉松弛,吞咽、咳嗽反射减弱,护理中应注意加强呼吸道管理,以防发生肺部并发症;物理降温时,加强局部皮肤的观察与护理,防止压力性损伤和冻伤发生。

（六）脑室引流的护理

**1. 引流管安置**　无菌操作下接引流瓶(袋),妥善固定,使引流瓶(袋)高于侧脑室平面 10~15cm,以维持正常颅内压。搬动病人时,应夹闭引流管,防止脑脊液反流引起颅内感染。

**2. 控制引流速度和量**　术后早期应抬高引流袋,缓慢引流,每日引流量以不超过 500ml 为宜,使颅内压平稳降低,避免放液过快导致脑室内出血、硬膜外血肿或硬膜下血肿,诱发小脑幕上疝等。但在抢救脑疝等危急情况下,可先快速引流脑脊液,再接引流袋缓慢引流。颅内感染病人脑脊液分泌增多,引流量可适当增加,但同时应注意补液,以免水电解质紊乱。

**3. 观察记录引流液情况**　正常脑脊液无色透明、无沉淀。术后 1~2d 为血性后逐渐转清。若脑脊液中有大量血液或颜色逐渐加深,提示脑室持续出血,应及时报告医师进行处理;若脑脊液混浊,呈毛玻璃状或有絮状物,提示有颅内感染,应及时引流脑脊液并送检。

**4. 严格无菌,防止感染**　保持穿刺部位敷料干燥,穿刺点敷料和引流袋每日更换,如有污染则随时更换;更换引流袋时夹闭引流管,防止逆行感染。

**5. 保持引流通畅**　防止引流管受压、扭曲、折叠或阻塞,尤其在搬运病人或翻身时,防止引流管牵拉、滑脱。若引流管内不断有脑脊液流出、管内的液面随病人呼吸、脉搏等上下波动表明引流管通畅;若引流管无脑脊液流出,可能的原因有:①颅内压低于 120~150mmH$_2$O,可降低引流袋高度,观察是否有脑脊液流出;②引流管在脑室内盘曲成角,可请医师对照 X 线片,将过长的引流管缓慢向外抽出至有脑脊液流出,再重新固定;③管口吸附于脑室壁,可将引流管轻轻旋转,使管口离开脑室壁;④引流管被小凝血块或破碎的脑组织阻塞,可在严格消毒管口后,用无菌注射器轻轻向外抽吸,切不可注入生理盐水冲洗,以免将管内阻塞物冲至脑室系统,引起脑脊液循环受阻。经上述处理后若仍无脑脊液流出,按需更换引流管。

**6. 及时拔管**　持续引流时间通常不超过 1 周,时间过长易发生颅内感染。拔管前行 CT 检查,并先试行夹闭引流管 24h,观察病人有无头痛、呕吐等颅内压升高的症状。如出现上述症状,立即开放引流;如未出现上述症状,病人脑脊液循环通畅,即可拔管。拔管时先夹闭引流管,防止逆行感染。拔管后加压包扎,嘱病人卧床休息和减少头部活动,观察穿刺点有无渗血、渗液,严密观察病人意识、瞳孔、肢体活动变化,发现异常及时通知医师给予处理。

### 知 识 拓 展

#### 降颅压治疗流程

　　2019 年,由著名颅脑创伤专家 Randall M Chesnut 等发起,全球 42 名颅脑创伤领域专家共同参与完成的严重创伤性脑损伤并颅内压增高病人颅内压管理共识发表。"共识"将颅内压管理流程分为 0~3 级。结合我国专家建议的"简便易行、快速有效、从易到难、多种方法叠加"原则,降颅压治疗流程可总结如下:各类治疗需结合病人的实际情况分级使用。

降颅压治疗流程

| 治疗步骤 | 措施 |
| --- | --- |
| 1. 原发疾病治疗 | 消除导致颅内压增高的原因 |
| 2. 基本管理 | 床头抬高 30°;基础镇痛镇静;体温管理 |
| 3. 药物治疗 | 渗透性利尿剂(甘露醇、高渗盐);镇静、镇痛药物;肌肉松弛剂等 |
| 4. 过度通气治疗 | 短暂(<60min)过度通气(PaCO$_2$ 目标:30mmHg) |
| 5. 亚低温治疗 | 目标温度 33~35℃,缓慢复温,防止 ICP 反跳 |
| 6. 手术治疗 | 颅内占位病变清除术,侧脑室穿刺脑脊液引流术,或腰大池穿刺脑脊液引流术;部分颅骨切除减压术,必要时切除部分脑组织 |

**(七)心理护理**

鼓励病人和家属说出其心理感受,帮助接受疾病带来的改变。介绍疾病有关的知识和治疗方法,消除疑虑和误解,指导学习康复知识和技能。

**(八)健康教育**

**1. 生活指导**　指导颅内压增高的病人要避免剧烈咳嗽、用力排便、提重物等,防止颅内压骤然升高而诱发脑疝。

**2. 康复训练**　对有神经系统后遗症者,要调动他们心理和躯体的潜在代偿能力,鼓励其积极参与各项治疗和功能训练,如肌力训练、步态平衡训练、膀胱功能训练等,最大限度地恢复其生活自理能力。

Note:

3. **复诊指导**　头痛进行性加重,经一般治疗无效,并伴呕吐,应及时到医院做检查以明确诊断。

【护理评价】

通过治疗与护理,病人是否:①头痛减轻,舒适感增强;②颅内压增高症状得到缓解,脑组织灌注恢复正常,意识状态改善;③体液平衡,生命体征平稳;④脑疝等并发症得以预防,或得到及时发现和处理。

# 第二节　脑　　疝

当颅内压增高到一定程度时,尤其是局部占位性病变使颅内各分腔之间的压力不平衡,脑组织从高压力区向低压力区移位,导致脑组织、血管及脑神经等重要结构受压和移位,被挤入小脑幕裂孔、枕骨大孔、大脑镰下间隙等生理性或病理性间隙或孔道中,从而出现一系列严重的临床症状,称为脑疝(brain hernia)。脑疝是颅内压增高的严重后果,移位的脑组织压迫脑的重要结构或生命中枢,如不及时救治常危及病人生命。

【病因】

颅内任何部位占位性病变发展到严重程度均可引起脑疝。常见病因有:①外伤所致各种颅内血肿;②各类型脑出血、大面积脑梗死;③颅内肿瘤;④颅内脓肿、颅内寄生虫病及各种肉芽肿性病变;⑤医源性因素,对已有颅内压增高者,处理措施不当如行腰椎穿刺或放出脑脊液过多过快,使各分腔间的压力差增大,亦可促使脑疝形成。

【分类】

根据移位的脑组织及其通过的硬脑膜间隙和孔道,可将脑疝分为以下常见的3类:①颞叶钩回疝或小脑幕切迹疝,为颞叶海马回、钩回通过小脑幕切迹被推移至幕下;②枕骨大孔疝或小脑扁桃体疝,为小脑扁桃体及延髓经枕骨大孔推挤向椎管内;③大脑镰下疝或扣带回疝,一侧半球的扣带回经镰下孔被挤入对侧(图12-3)。

【临床表现】

不同类型的脑疝临床表现各有不同,临床以小脑幕切迹疝和枕骨大孔疝最多见。

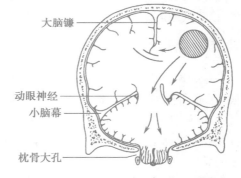

图12-3　大脑镰下疝(上)、小脑幕切迹疝(中)和枕骨大孔疝(下)的示意图

（一）小脑幕切迹疝

常由一侧颞叶或大脑外侧的占位性病变引起(如硬脑膜外血肿),因疝入的脑组织压迫中脑的大脑脚,引起锥体束征和瞳孔变化。

1. **颅内压增高症状**　剧烈头痛,进行性加重,伴烦躁不安、频繁的喷射性呕吐。

2. **瞳孔改变**　早期由于患侧动眼神经受刺激导致患侧瞳孔变小,对光反射迟钝,随病情进展患侧动眼神经麻痹,患侧瞳孔逐渐散大,直接和间接对光反射均消失,并有患侧上睑下垂、眼球外斜。如果脑疝进行性恶化,影响脑干血供时,脑干内动眼神经核功能丧失可致双侧瞳孔散大,对光反射消失(图12-4)。

3. **运动障碍**　表现为病变对侧肢体的肌力减弱或麻痹,病理征阳性。脑疝进展时可致双侧肢体自主活动消失,严重时可出现去大脑强直发作,这是脑干严重受损的信号。

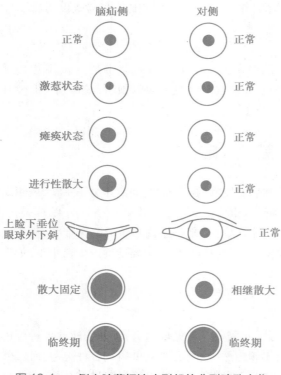

图 12-4 一侧小脑幕切迹疝引起的典型瞳孔变化

**4. 意识改变** 由于脑干内网状上行激动系统受累，病人随脑疝进展可出现嗜睡、昏睡至不同程度的昏迷。

**5. 生命体征紊乱** 由于脑干受压，生命中枢功能紊乱或衰竭，可出现生命体征异常。表现为心率减慢或不规则，血压忽高忽低，呼吸不规则、大汗淋漓或汗闭，面色潮红或苍白。体温可高达41℃以上或体温不升。最终因呼吸循环衰竭而致呼吸停止、血压下降、心搏骤停。

### （二）枕骨大孔疝

枕骨大孔疝又称小脑扁桃体疝，常因幕下占位性病变，或行腰椎穿刺放出脑脊液过快过多引起。临床上缺乏特异性表现，容易被误诊，病人常剧烈头痛，以枕后部疼痛为甚，反复呕吐，颈项强直，生命体征改变出现较早，常迅速发生呼吸和循环障碍，瞳孔改变和意识障碍出现较晚。当延髓呼吸中枢受压时，病人可突然呼吸停止而死亡。

### 【处理原则】

脑疝是由于颅内压急剧增高造成的，一旦出现典型症状，应按颅内压增高处理原则，快速静脉输注高渗性降颅内压药物，以缓解病情，争取时间。当确诊后，根据病情迅速完成开颅术前准备，尽快手术去除病因，如清除颅内血肿或切除脑肿瘤等。如难以确诊或虽确诊而病因无法去除时，可行姑息性手术，以降低颅内压和抢救脑疝。

### 【护理措施】

一旦确诊，立即紧急降低颅内压。遵医嘱立即使用20%甘露醇200～500ml，并快速静脉滴注地塞米松10mg，静脉推注呋塞米40mg，以暂时降低颅内压，同时做好手术前准备。保持呼吸道通畅，给予氧气吸入，枕骨大孔疝发生呼吸骤停者，立即进行气管插管和辅助呼吸。密切观察意识、生命体征、瞳孔变化和肢体活动。用药护理、亚低温治疗的护理和脑室引流的护理等其他措施参见本章第一节颅内压增高。

（秦　颖）

------

### 思 考 题

1. 高先生，43岁，头痛7个月，用力时加重，多见于清晨及晚间，常伴有恶心、呕吐。经CT检查诊断为颅内占位性病变。入院后第3d，因便秘、用力排便，突然出现头痛、呕吐，左侧肢体瘫痪，随即意识丧失。体格检查：T 36.5℃，P 51次/min，R 14次/min，BP 170/90mmHg；右侧瞳孔散大，对光反射消失。

请问：

（1）该病人目前最主要的护理诊断/问题是什么？

（2）急救护理措施包括哪些？

（3）经抢救，病人病情稳定后，护士应如何指导病人及家属避免再次出现上述情况？

2. 王女士，36 岁，因车祸伤及头部 3h、呕吐 2 次、昏迷 10min 就诊。现病人述头痛剧烈伴恶心，体格检查：BP 125/50mmHg，P 50 次/min，R 12 次/min，双侧视乳头水肿。头颅 CT 显示右颞部高密度新月影像。

请问：

（1）目前该病人存在哪些护理诊断/问题？

（2）护士应采取哪些护理措施？

（3）若该病人留置脑室引流管，该如何护理？

# URSING

## 第十三章

# 颅脑损伤病人的护理

13章　数字内容

---

― 学 习 目 标 ―

- 知识目标：
  1. 掌握头皮损伤、颅骨骨折病人的临床表现和处理原则。
  2. 熟悉颅脑损伤的分类。
  3. 了解颅骨骨折、脑损伤的病因和损伤机制。
- 能力目标：
  能够运用护理程序对颅脑损伤病人实施整体护理。
- 素质目标：
  具有正确护理急性颅脑损伤病人和主动学习钻研新业务的态度和行为。

颅脑损伤(craniocerebral injury)是常见的外科急症,可分为头皮损伤(scalp injury)、颅骨骨折(skull fracture)和脑损伤(brain injury),三者可单独或合并存在。颅脑损伤发生率在全身各部位损伤中居第2位,仅次于四肢损伤,其死亡率和致残率高居身体各部位损伤之首。多因外界暴力作用于头部而引起,平时常因坠落、交通事故、跌倒、锐器或钝器打击头部致伤,火器伤多见于战时。严重颅脑损伤往往伴有神经系统功能受损,甚至致残或死亡,正确的急救处理和完善的护理措施可降低此类病人的死亡率和致残率。脑损伤的临床表现、处理原则及其护理措施是本章学习的重点。

 ———————————————— 导入情境与思考 ————————————————

郭先生,47岁,因高处坠落导致头部外伤、呼之不应4h,被急诊送入院。受伤时枕部着地,当即昏迷,呼之不应。伤后无呕吐、无抽搐、无大小便失禁。体格检查:T 37.0℃,P 95次/min,R 22次/min,BP 168/98mmHg;针刺肢体病人不睁眼、肢体回缩,不能回答问题;左侧瞳孔直径5mm,对光反射消失,右瞳孔直径3mm,对光反射迟钝。右下肢巴宾斯基征阳性。入院后急诊行开颅探查血肿清除术+颅内压监测探头置入术。

请思考:

(1) 该病人最主要的护理诊断/问题是什么?

(2) 该病人术后首要的护理措施是什么?

# 第一节　头 皮 损 伤

头皮损伤均由直接外力造成,包括头皮血肿、头皮裂伤和头皮撕脱伤。损伤类型与致伤物种类密切相关。钝器常造成头皮挫伤、不规则裂伤或血肿;锐器大多造成整齐的裂伤;发辫卷入机器则可引起撕脱伤。单纯头皮损伤一般不会引起严重后果,但头皮血供丰富,伤后极易失血,部分病人尤其是小儿可因此导致休克;此外,虽然头皮抗感染和愈合能力较强,但如果处理不当引起感染,则有向深部蔓延引起颅骨骨髓炎和颅内感染的可能。

## 一、头皮血肿

头皮血肿(scalp hematoma)多由钝器伤所致,按血肿出现于头皮的不同层次分为皮下血肿(subcutaneous hematoma)、帽状腱膜下血肿(subgaleal hematoma)和骨膜下血肿(subperiosteal hematoma)。

【临床表现】

1. **皮下血肿**　常见于产伤或撞击伤;血肿比较局限,无波动。周边较中心区更硬,易误诊为凹陷性骨折。

2. **帽状腱膜下血肿**　位于帽状腱膜与骨膜之间,是由于头部受到斜向暴力,头皮发生剧烈滑动,撕裂该层间的血管所致;出血弥散在帽状腱膜下疏松组织层内,血肿易扩展,甚至可充满整个帽状腱膜下层,触诊有波动感。

3. **骨膜下血肿**　常由于颅骨骨折或产伤所致。范围局限于某一颅骨,以骨缝为界,血肿张力较高,可有波动感。

【辅助检查】

头颅X线可判断有无颅骨骨折。

【处理原则】

1. **皮下血肿**　可观察或伤后立即冰敷,数日后可自行吸收。

**2. 帽状腱膜下血肿**　血肿较小者可加压包扎,待其自行吸收;若血肿较大,则应在严格皮肤准备和消毒下穿刺抽吸,然后再加压包扎。经反复穿刺加压包扎血肿仍不能缩小者,需注意是否有凝血功能障碍或其他原因。对已有感染的血肿,需切开引流。

**3. 骨膜下血肿**　处理原则与帽状腱膜下血肿相仿,但对伴有颅骨骨折者不宜强力加压包扎,以防血液经骨折缝流入颅内,引起硬脑膜外血肿。

【护理措施】

1. **减轻疼痛**　早期冷敷以减少出血和疼痛,24~48h 后改用热敷,以促进血肿吸收。
2. **并发症的护理**　血肿加压包扎,嘱病人勿揉搓,以免增加出血。注意观察病人意识状态、生命体征、瞳孔以及有无颅内压增高等表现,警惕是否合并颅骨骨折及脑损伤。
3. **健康教育**　对于损伤较轻者,勿剧烈活动。血肿较大或存在联合伤、病情较重者,应卧床休息。遵医嘱继续服用抗生素、止血药、镇痛药物。如原有症状加重、头痛剧烈、频繁呕吐,及时就诊。

## 二、头皮裂伤

头皮裂伤(scalp laceration)是常见的开放性损伤,多为锐器或钝器打击所致。

【临床表现】

头皮裂伤出血较多,不易自行停止,严重时发生失血性休克。因锐器所致的头皮裂伤较平直,创缘整齐,除少数锐器可进入颅内造成开放性脑损伤外,大多数裂伤仅限于头皮,虽可深达骨膜,但颅骨常完整。因钝器或头部碰撞造成的头皮裂伤多不规则,创缘有挫伤痕迹,常伴颅骨骨折或脑损伤。若帽状腱膜未破,伤口呈线状;若帽状腱膜已破,头皮伤口可全部裂开。

【辅助检查】

头颅 X 线可判断有无颅骨骨折。

【处理原则】

局部压迫止血,争取 24h 内清创缝合。头皮血运丰富,即使受伤已超过 24h,只要无明显感染征象,仍可彻底清创一期缝合。明显坏死污染的头皮应切除,但不可切除过多,以免缝合时产生张力。常规应用抗生素和破伤风抗毒素(TAT)。

【护理措施】

1. **伤口护理**　注意创面有无渗血和感染,保持敷料清洁干燥。
2. **病情观察**　注意观察有无合并颅骨和脑损伤。
3. **预防感染**　严格无菌操作,观察有无全身和局部感染的表现,遵医嘱应用抗生素。
4. **其他护理**　急救护理、维持有效循环血量和并发症的护理等,参见第九章第一节中创伤的护理。

## 三、头皮撕脱伤

头皮撕脱伤(scalp avulsion)是最严重的头皮损伤,多因长发被卷入转动的机器所致。由于皮肤、皮下组织和帽状腱膜 3 层紧密相连,在强烈的牵扯下,使头皮自帽状腱膜下被撕脱,有时还连同部分骨膜,严重者整个头皮甚至连前部的额肌一起撕脱。

【临床表现】

常因剧烈疼痛和大量出血而发生休克,较少合并颅骨骨折和脑损伤。

## 【辅助检查】

头颅 X 线可判断有无颅骨骨折。

## 【处理原则】

急救过程中,立即加压包扎止血、强镇痛剂镇痛,注射破伤风抗毒素。在无菌、无水和低温密封下保护撕脱头皮,随病人一起送至医院。①头皮不完全撕脱且时间较短者,彻底清创、消毒后直接缝回原处。②头皮完全撕脱在 6h 内、皮瓣完整未污染、血管断端整齐,可清创后行头皮血管吻合,再全层缝合头皮。③撕脱的皮瓣已不能利用,可取自体中厚皮片,做游离植皮。④撕脱时间长,创面感染或经上述处理失败者,可先行创面清洁和更换敷料,待肉芽组织生长后再植皮。如颅骨裸露,还需作多处钻孔至板障层,待钻孔处长出肉芽后植皮。

## 【护理措施】

1. **伤口和皮瓣护理**　注意创面有无渗血,皮瓣有无坏死和感染。为保证植皮存活,植皮区避免受压。
2. **抗休克护理**　密切监测生命体征,及早发现休克征象。如发生休克,遵医嘱做好开放静脉通路、补液等抗休克治疗。治疗期间,监测出入量、尿量、脉搏、呼吸、血压、CVP 变化等。
3. **心理护理**　病人伤后对容貌影响较大,直接影响到其家庭生活及社会交往。特别是女性,易出现焦虑、抑郁、悲观等情绪。护理中要做好心理安抚、正面疏导。耐心解释病人的疑问,指导病人装饰自己,保持较好的自我形象等。
4. **其他护理**　病情观察和预防感染等措施参见本节头皮裂伤的护理。

# 第二节　颅 骨 骨 折

颅骨骨折(skull fracture)指颅骨受暴力作用致颅骨结构的改变。其严重性并不在于骨折本身,而在于可能同时存在颅内血肿和脑、神经、血管损伤而危及生命。

## 【分类】

颅骨骨折按其部位分为颅盖骨折(fracture of skull vault)与颅底骨折(fracture of skull base);按骨折形态分为线形骨折(linear fracture)、凹陷骨折(depressed fracture)、粉碎骨折、洞形骨折;依骨折部位是否与外界相通分为闭合性骨折(closed fracture)和开放性骨折(open fracture)。

## 【发病机制】

颅骨遭受外力时是否造成骨折,主要取决于外力大小、作用方向和致伤物与颅骨接触的面积以及颅骨的解剖结构特点。外力作用于头部瞬间,颅骨产生弯曲变形;外力作用消失后,颅骨又立即弹回。如外力较大,使颅骨的变形超过其弹性限度,即发生骨折。

颅骨骨折的性质和范围主要取决于致伤物的大小和速度:①致伤物质地硬、体积大、速度慢,多引起线形骨折;②致伤物体积大、速度快,易造成凹陷骨折;③致伤物体积小、速度快,则可导致圆锥样凹陷骨折或穿入性骨折。外力作用于头部的方向与骨折的性质和部位也有很大关系:①垂直打击于颅盖部的外力常引起着力点处的凹陷或粉碎骨折;②斜向外力打击于颅盖部,常引起线形骨折(图 13-1)。

## 一、颅盖骨折

颅盖骨折分为线形骨折和凹陷骨折 2 种。

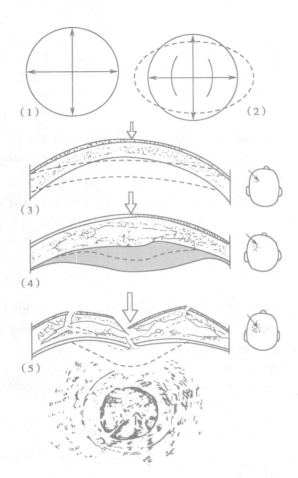

图 13-1 颅骨局部变形
(1)颅腔近似球体,骨质有一定弹性;(2)球体受压时,其直径发生变化,如垂直径变短,而横径加大;(3)颅骨穹窿局部受暴力打击,如暴力较小,或未持续作用,则局部颅骨变形可自动恢复;(4)颅骨的抗牵张强度小于抗压缩强度时,颅骨发生折裂,常从内板开始,而外板仍可保持完整;(5)暴力强大并持续作用于颅骨时,即形成内外板同时折裂,而呈圆锥形内陷。

【临床表现】

线形骨折局部压痛、肿胀,病人可能伴有局部骨膜下血肿;凹陷骨折好发于额、顶部,多为全层凹陷,范围较大者,多可触及下陷区。若骨折片陷入颅内,使局部脑组织受压或产生挫裂伤,临床上可出现相应的病灶症状和局限性癫痫。如并发颅内血肿,可产生颅内压增高症状。凹陷骨折刺破静脉窦可引起致命的大出血。

【辅助检查】

颅盖骨折依靠头颅正侧位 X 线检查确诊。

【处理原则】

颅盖线形骨折本身不需要处理。但如骨折线通过脑膜血管沟或静脉窦时,应警惕发生硬脑膜外血肿的可能。对凹陷骨折是否需要手术,目前一般认为:①凹陷深度>1cm;②位于重要功能区;③骨折片刺入脑内;④骨折引起瘫痪、失语等功能障碍或局限性癫痫者,应手术治疗,将陷入的骨折片撬起复位,或摘除碎骨片后作颅骨成形。非功能区的轻度凹陷,或无脑受压症状的静脉窦处凹陷骨折,可暂不手术。

【护理措施】

1. **病情观察** 出现头痛、呕吐、生命体征异常、意识障碍等颅内压增高症状常提示骨折线越过脑膜中动脉沟或静脉窦,引起硬脑膜外血肿。偏瘫、失语、视野缺损等局灶症状和体征,常提示凹陷性骨折压迫脑组织。

**2. 并发症的护理**

（1）骨膜下血肿：线形骨折常伴有骨膜下血肿，注意观察出血量和血肿范围，遵医嘱给予止血、镇痛药。

（2）癫痫：凹陷骨折病人可因脑组织受损而出现癫痫。为避免癫痫进一步加重颅脑损伤，应及时遵医嘱使用抗癫痫药物，注意观察病情和药物作用。

（3）颅内压增高和脑疝：颅盖骨折病人可合并脑挫伤、颅内出血，继发脑水肿导致颅内压增高。因此，应严密观察病人病情，及时发现颅内压增高及脑疝的早期迹象。一旦出现相应表现，立即给予脱水、降颅内压等治疗，预防脑疝发生。

**3. 健康教育** 颅骨缺损者应避免局部碰撞，以免损伤脑组织，嘱咐病人在伤后半年左右做颅骨成形术。

## 二、颅底骨折

颅底骨折大多由颅盖骨折延伸而来，少数可因头部挤压伤或着力部位于颅底水平的外伤所造成。颅底骨折绝大多数为线形骨折。颅底部的硬脑膜与颅骨贴附紧密，故颅底骨折时易撕裂硬脑膜，产生脑脊液外漏而成为开放性脑损伤。

【临床表现】

依骨折的部位可分为颅前窝、颅中窝和颅后窝骨折，主要临床表现为皮下或黏膜下瘀斑、脑脊液外漏和脑神经损伤3个方面（表13-1）。

表 13-1　颅底骨折的临床表现

| 骨折部位 | 瘀斑部位 | 脑脊液漏 | 脑神经损伤 |
| --- | --- | --- | --- |
| 颅前窝 | 眼睑、球结膜下（熊猫眼或眼镜征） | 鼻漏 | 嗅神经 |
| 颅中窝 | 无 | 耳漏 | 颞骨岩部骨折损伤面神经、听神经；骨折位于中线位，则累及第Ⅱ～Ⅵ对脑神经 |
| 颅后窝 | 乳突区和枕下部（Battle征）、咽后壁黏膜下 | 无 | 第Ⅸ～Ⅻ对脑神经 |

【辅助检查】

CT 检查有助于了解有无合并脑损伤。颅底骨折做 X 线检查的价值不大。

【处理原则】

颅底骨折本身无须特殊处理，重点是预防颅内感染，脑脊液漏一般在 1~2 周内愈合。脑脊液漏 4 周未自行愈合者，需作硬脑膜修补术。对伤后视力减退，疑为碎骨片挫伤或血肿压迫视神经者，应争取在 24h 内行视神经探查减压术。出现脑脊液漏时即属开放性损伤，应使用 TAT 及抗生素预防感染。

【护理措施】

**1. 病情观察** 存在脑脊液漏者，观察并记录脑脊液外漏量、性质、颜色。注意有无颅内感染迹象。

**2. 脑脊液漏的护理** 重点是预防逆行性颅内感染。

（1）鉴别脑脊液漏：病人鼻腔、耳道流出淡红色液体，可怀疑为脑脊液漏。但需要鉴别血性脑脊液与血性渗液。可将红色液体滴在白色滤纸上，在血迹外有较宽的月晕样淡红色浸渍圈，则为脑脊液。有时颅底骨折伤及颞骨岩部，且骨膜及脑膜均已破裂但鼓膜尚完整时，脑脊液可经耳咽管流至咽部进而被病人咽下，故应观察并询问病人是否经常有腥味液体流至咽部，以便发现脑脊液漏。

Note：

**脑脊液的鉴别方法**

1. 根据脑脊液中含糖而鼻腔分泌物中不含糖的原理,收集漏出液做葡萄糖定量测定。但须注意:①漏液必须及时送检,否则将被细菌分解而影响结果;②鼻分泌物中含有泪液,而泪液中含有少量的葡萄糖,因此存在假阳性可能。

2. 外伤性迟发性、慢性或非外伤性脑脊液鼻漏,其鼻腔漏液为清水状,此时应与变态反应性鼻炎鉴别。①若该液滴于手帕上,待干燥后不发硬者为脑脊液。若为鼻分泌物,因其中含有黏液,干后发硬。此法简单易行,值得采用。②嘱病人俯卧,将头下垂于床边,并同时压迫两侧颈内静脉,若见鼻孔漏液增多,称低头试验阳性,表示有脑脊液漏存在。

（2）体位:取头高位并绝对卧床休息,目的是借助重力作用使脑组织移向颅底,使脑膜逐渐形成粘连而封闭脑膜破口,待脑脊液漏停止 3~5d 后可改平卧位。

（3）维持局部清洁干燥:生理盐水棉球清洁鼻前庭或外耳道,避免棉球过湿导致液体逆流至颅内;在外耳道口或鼻前庭疏松放置干棉球,棉球浸湿及时更换,并记录 24h 浸湿的棉球数,以此估计漏出液量。

（4）预防脑脊液反流:禁忌堵塞、冲洗、滴药入鼻腔和耳道。脑脊液鼻漏者,严禁经鼻腔置管(胃管、吸痰管、鼻导管),防止外漏脑脊液引流受阻而反流。禁忌行腰椎穿刺,避免用力咳嗽、打喷嚏和擤鼻涕,避免挖耳、抠鼻;避免屏气排便,以免引起气颅或颅内感染。

（5）用药护理:遵医嘱应用抗生素及 TAT 或破伤风类毒素。

**3. 颅内低压综合征的护理**

（1）原因:颅内低压综合征为脑脊液外漏过多导致。

（2）表现:病人出现直立性头痛,多位于额、枕部。头痛与体位有明显关系,坐起或站立时,头痛剧烈,平卧位则很快消失或减轻。常合并恶心、呕吐、头昏或眩晕、厌食、短暂的晕厥等。

（3）护理:一旦发生,应嘱其卧床休息,头低足高位,遵医嘱多饮水或静脉滴注生理盐水以大量补充水分。嘱病人勿用力擤鼻、打喷嚏、用力咳嗽等,防止逆行造成颅内感染,同时预防脑脊液的漏出增加导致颅内压进一步降低。

**4. 心理护理**　向病人介绍病情、治疗方法及注意事项,取得配合,满足其心理、身体上的安全需要,消除紧张情绪。

**5. 健康教育**　指导门诊病人和家属若出现剧烈头痛、频繁呕吐、发热、意识模糊等,应及时就诊。对于脑脊液漏者,应向其讲解预防脑脊液逆流颅内的注意事项。

# 第三节　脑　损　伤

脑损伤是颅脑损伤中最为重要、最易导致病人出现神经功能障碍的损伤。

## 【分类】

**1. 根据脑损伤发生的时间和机制分类**　分为原发性脑损伤(primary brain injury)和继发性脑损伤(secondary brain injury)。前者指暴力作用于头部时立即发生的脑损伤,如脑震荡(cerebral concussion)、脑挫裂伤(cerebral contusion);后者指头部受伤一段时间后出现的脑受损病变,主要有脑水肿(brain edema)和颅内血肿(intracranial hematoma)。

Note:

2. **按伤后脑组织与外界是否相通分类**　分为闭合性脑损伤(closed craniocerebral injury)和开放性脑损伤(open craniocerebral injury)。凡硬脑膜完整的脑损伤均属闭合性脑损伤,多为头部接触钝性物体或间接暴力所致;有硬脑膜破裂、脑组织与外界相通者为开放性脑损伤,多由锐器或火器直接造成,常伴有头皮裂伤和颅骨骨折。

3. **按照颅脑损伤严重程度分类**　分级方案有多种,但最常用的是根据格拉斯哥昏迷评分分级,分为:①轻型:GCS 13~15 分,伤后昏迷时间<20min;②中型:GCS 9~12 分,伤后昏迷时间为 20min~6h;③重型:GCS 3~8 分,伤后昏迷>6h,或在伤后 24h 内意识障碍加深并昏迷 6h 以上。

【发病机制】

脑损伤的发生机制比较复杂,一般认为,造成脑损伤的基本因素有:①外力作用于头部,由于颅骨内陷和迅速回弹或骨折引起脑损伤,常发生在着力部位;②头部遭受外力后的瞬间,脑与颅骨之间相对运动造成脑损伤,既可发生在着力部位,称为冲击伤;也可发生在着力部位的对侧,即对冲伤。这 2 种因素在加速性损伤和减速性损伤中所起的作用不尽相同。在加速性损伤中,主要是第一种因素起作用。在减速性损伤中,上述 2 种因素则均起作用(图 13-2)。由于枕骨内面和小脑幕表面比较平滑,而颅前窝和颅中窝底凹凸不平,因此,在减速伤中,无论着力部位在枕部或额部,脑损伤均多见于额、颞叶前部和底面(图 13-3)。

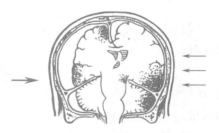

图 13-2　**头部做减速运动时的脑损伤机制**
粗箭头表示头部运动方向,细箭头表示头部受到外界物体的阻止。

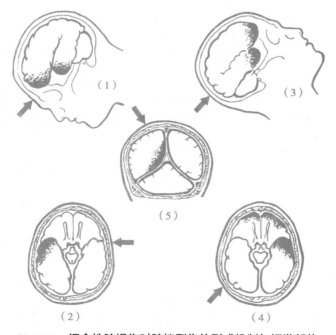

图 13-3　**闭合性脑损伤时脑挫裂伤的形成机制与好发部位**
(1)前额受力所致的额颞叶伤灶;(2)受力所致的对侧颞叶伤灶;(3)枕部受力所致的额颞叶伤灶;(4)颞枕部受力所致的额颞叶伤灶;(5)顶盖部受力所致的颞枕叶内侧伤灶。

## 一、脑震荡

脑震荡是最轻的脑损伤,其特点为伤后即刻发生短暂的意识障碍和近事遗忘。

【临床表现】

伤后立即出现短暂的意识丧失,持续数分钟至十余分钟,一般不超过 30min。有的仅表现为瞬间意识混乱或恍惚,并无昏迷。同时伴有面色苍白、瞳孔改变、出冷汗、血压下降、脉弱、呼吸浅慢等自主神经和脑干功能紊乱的表现。意识恢复后,对受伤当时和伤前近期的情况不能回忆,而对往事记忆清楚,称为逆行性遗忘(retrograde amnesia)。病人多有头痛、头晕、疲乏无力、失眠、耳鸣、心悸、畏光、情绪不稳、记忆力减退等症状,一般持续数日、数周,少数持续时间较长。

【辅助检查】

神经系统检查多无阳性体征;脑脊液检查示颅内压和脑脊液均在正常范围;CT 检查颅内亦无异常发现。

【处理原则】

脑震荡一般无须特殊治疗。卧床休息 5~7d,适当使用镇静、镇痛药物,多数病人在 2 周内恢复正常,预后良好。

【护理措施】

1. **镇静镇痛**　遵医嘱对疼痛明显者给予镇静、镇痛药物。
2. **心理护理**　病人因缺乏疾病知识特别是对预后情况未知,常伴有焦虑情绪。护士及时解答病人疑问,介绍相关知识,加强心理疏导,帮助其正确认识疾病,树立信心。
3. **病情观察**　少数病人可合并严重颅脑损伤(如颅内血肿),故应密切观察其意识状态、生命体征、瞳孔和神经系统体征。
4. **健康教育**　嘱病人保证充足的睡眠,避免过度用脑;适当增加体育锻炼,以舒缓运动为主,避免劳累;增加营养,补充健脑食品;结合病因,加强安全教育和指导。

## 二、脑挫裂伤

脑挫裂伤是常见的原发性脑损伤,既可发生于着力部位,也可在对冲部位。脑挫裂伤包括脑挫伤及脑裂伤,前者指脑组织遭受破坏较轻,软脑膜完整;后者指软脑膜、血管和脑组织同时有破裂,伴有外伤性蛛网膜下隙出血(traumatic subarachnoid hemorrhage)。两者常同时存在,合称为脑挫裂伤。

【病理生理】

脑挫裂伤轻者仅见局部软脑膜下皮质散在点片状出血。较重者损伤范围较广泛,常有软脑膜撕裂,深部白质亦受累。严重者脑皮质及其深部的白质广泛挫碎、破裂、坏死,局部出血、水肿,甚至形成血肿。脑挫裂伤的继发性改变脑水肿和血肿形成具有更为重要的临床意义。

【临床表现】

脑挫裂伤病人的临床表现可因损伤部位、范围、程度不同而相差悬殊。轻者仅有轻微症状,重者深昏迷,甚至迅速死亡。

1. **意识障碍**　是脑挫裂伤最突出的症状之一。伤后立即发生,持续时间长短不一,绝大多数超过半小时,常持续数小时、数日不等,甚至发生迁延性昏迷,与脑损伤程度轻重相关。

2. **头痛、恶心、呕吐**　是脑挫裂伤最常见的症状。疼痛可局限于某一部位(多为着力部位),亦可为全头性疼痛,间歇或持续性,在伤后1~2周内最明显,以后逐渐减轻,可能与蛛网膜下隙出血、颅内压增高或脑血管运动功能障碍有关。伤后早期的恶心、呕吐可由受伤时第四脑室底的呕吐中枢受到脑脊液冲击、蛛网膜下隙出血对脑膜的刺激或前庭系统受刺激引起,较晚发生的呕吐大多由于颅内压变化而造成。

3. **生命体征变化**　轻度和中度脑挫裂伤病人的血压、脉搏、呼吸多无明显改变。严重脑挫裂伤,由于脑水肿和颅内出血引起颅内压增高,出现血压升高、脉搏缓慢、呼吸深而慢,严重者呼吸、循环功能衰竭。伴有下丘脑损伤者,可出现持续高热。

4. **局灶症状与体征**　脑皮质功能区受损时,伤后立即出现与脑挫裂伤部位相应的神经功能障碍症状或体征,如语言中枢损伤出现失语,运动区受损伤出现对侧瘫痪等。但额叶和颞叶前端损伤后,可无明显局灶症状或体征。

【辅助检查】

1. **影像学检查**

（1）CT检查:能清楚地显示脑挫裂伤的部位、范围和程度,还可了解脑室受压、中线结构移位等情况,是目前最常应用最有价值的检查手段。其典型的表现为局部脑组织内有高、低密度混杂影,点片状高密度影为出血灶,低密度影则为水肿区。

（2）MRI检查:一般很少用于急性颅脑损伤的诊断,但对较轻的脑挫伤灶的显示优于CT。

（3）X线检查:虽然不能显示脑挫裂伤,但可了解有无骨折,对着力部位、致伤机制、伤情判断有一定意义。

2. **腰椎穿刺**　腰椎穿刺检查脑脊液是否含血,可与脑震荡鉴别。同时可测定颅内压或引流血性脑脊液以减轻症状。但对颅内压明显增高者,禁用腰椎穿刺。

【处理原则】

1. **非手术治疗**　包括防治脑水肿,保持呼吸道通畅,加强营养支持,处理高热、躁动和癫痫,做好脑保护、促苏醒和功能恢复治疗。

2. **手术治疗**　出现以下情况应考虑手术治疗:①经脱水治疗,颅内压持续升高;②伤区脑组织继续水肿或肿胀,中线移位明显;③进行性神经功能恶化,意识障碍加深;④病情恶化出现脑疝征象。常用手术方法包括脑挫裂伤灶清除、额极或颞极切除、去骨瓣减压术或颞肌下减压术。

【护理评估】

1. **健康史**

（1）一般情况:了解病人年龄、性别等。

（2）外伤史:详细了解受伤时间、致伤原因、受伤时情况;病人伤后有无昏迷和逆行性遗忘、昏迷时间长短,有无中间好转或清醒期;受伤当时有无口、鼻、外耳道出血或脑脊液漏;有无呕吐及其次数,有无大小便失禁、肢体瘫痪等情况;了解受伤后病人接受过何种处理。

（3）既往史:了解病人既往健康状况。

2. **身体状况**

（1）症状与体征:评估病人头部外伤情况,呼吸道是否通畅。评估病人生命体征、意识、瞳孔及神经系统体征的变化,了解病人是否出现颅内压增高和脑疝症状。评估病人营养状态。

（2）辅助检查:了解影像学检查结果,判断脑损伤类型和严重程度。

3. **心理-社会状况**　了解病人及家属的心理反应,意识清楚者伤后有无"情绪休克",即对周围事物反应平淡,对周围环境不能清晰感知;"情绪休克"期过后,病人有无烦躁、焦虑;恢复期病人有无悲观、自卑心理,能否顺利回归社会。评估家属对病人的支持能力,有无情绪紧张,是否为预后和经济负担而担忧。

【常见护理诊断/问题】

1. **急性意识障碍** 与脑损伤、颅内压增高有关。
2. **清理呼吸道无效** 与脑损伤后意识障碍有关。
3. **营养失调:低于机体需要量** 与脑损伤后高代谢、呕吐、高热等有关。
4. **躯体移动障碍** 与脑损伤后意识和肢体功能障碍及长期卧床有关。
5. **潜在并发症:**颅内压增高、脑疝。

【护理目标】

1. 病人意识障碍无加重或意识清醒。
2. 病人呼吸道保持通畅,呼吸平稳,无误吸发生。
3. 病人营养状况维持良好。
4. 病人未发生肢体挛缩畸形及功能障碍。
5. 病人未发生并发症,或并发症得到及时发现和处理。

【护理措施】

(一)急救护理

颅脑损伤救护时应做到保持呼吸道通畅、吸氧,病人平卧头部抬高,注意保暖,禁用吗啡镇痛。严密监测病人生命体征,维持收缩压>90mmHg、动脉血氧分压(PaO$_2$)>60mmHg或氧饱和度>90%。记录受伤经过和检查发现的阳性体征、急救措施及使用的药物。

(二)保持呼吸道通畅

1. **及时清除呼吸道异物** 及时清除咽部的血块和呕吐物,如发生呕吐,确定病人无颈椎损伤时,及时将病人头转向一侧以免误吸。

2. **开放气道,维持呼吸功能** 对GCS<8分的病人,无法维持自主通气,尽早使用气管内插管或气管切开,以维持其气道通畅。呼吸减弱并潮气量不足不能维持正常血氧者,及早使用呼吸机辅助呼吸。

3. **加强呼吸道管理** 保持室内适宜的温湿度。建立人工气道者,加强气道管理,维持气道通畅。痰液较多者,经评估后按需吸痰,注意吸痰时间和次数。严格执行无菌操作,避免因吸痰导致颅内压增高。必要时遵医嘱给予抗生素防治呼吸道感染。

(三)一般护理

1. **体位** 意识清醒者抬高床头30°,以利于颅内静脉回流。昏迷病人或吞咽功能障碍者取侧卧位或侧俯卧位,以免呕吐物、分泌物误吸。

2. **营养支持** 创伤后的应激反应使分解代谢增强,应及时、有效补充能量和蛋白质以减轻机体损耗。

(1)开始时机:入院后48h内、血流动力学稳定即可开始。

(2)营养途径:肠道功能允许的情况下,首选肠内营养。病人存在肠内营养禁忌证或肠内营养无法达到能量目标时,可补充肠外营养。意识好转出现吞咽反射时,逐步恢复经口进食。

(3)营养配方:能量供应一般为25~30kcal/(kg·d),蛋白质1.5~2.5g/(kg·d)。

(4)肠内营养的护理:①要注意营养液温度、速度、浓度的控制。②监测营养达标情况以及不良反应如呕吐、腹泻、感染等。③体位和管道的管理:为减少误吸,在无禁忌证情况下,床头应抬高30°~45°。每4h检查胃管位置,抽吸胃液检查潴留情况,若胃残留>250ml应暂停喂养。营养输注管路应每 24h 更换 1 次。

**3. 降低体温**　了解病人体温升高原因，及时处理。应采取降低室温、头部戴冰帽、使用冰毯等物理降温，物理降温无效或有寒战时，遵医嘱给予药物降温或亚低温疗法。

**4. 躁动的护理**　查明原因及时排除，慎用镇静剂，以免影响病情观察。应特别警惕躁动可能为脑疝发生前的表现。对躁动病人不可强加约束，避免因过分挣扎使颅内压进一步增高，加床栏保护并让其戴手套，以防坠床和抓伤，必要时由专人护理。

（四）病情观察

根据病情，观察生命体征、意识状态、瞳孔、神经系统体征等情况，观察有无剧烈头痛、频繁呕吐等颅内压增高的症状。

**1. 生命体征**　为避免躁动对测量结果的影响，在测量时应先测呼吸，再测脉搏，最后测血压、体温。

**2. 意识状态**　反映大脑皮质和脑干的功能状态。评估时，采用相同的语言和痛刺激，对病人的反应进行动态分析以判断有无意识障碍及其程度。目前通用格拉斯哥昏迷评分法对病人进行评分，用量化方法来反映意识障碍的程度。

**3. 瞳孔变化**　观察瞳孔大小和对光反射是判定脑疝以及脑干功能损害程度的主要指标之一。要注意伤后使用某些药物会影响瞳孔的观察，如使用阿托品、麻黄碱使瞳孔散大，吗啡、氯丙嗪使瞳孔缩小。

**4. 神经系统体征**　密切观察肢体运动、感觉、反射等情况。如发现病人出现较为明确神经系统功能障碍，如单瘫、偏瘫等，或原有的神经功能障碍加重，都要考虑病情加重或发生继发性损害的可能。

**5. 其他**　颅内压增高时，表现为剧烈头痛、频繁呕吐。脑疝形成时，常在躁动时无脉搏增快。注意 CT 和 MRI 检查结果以及颅内压监测情况。

（五）用药护理

**1. 降低颅内压药物**　使用脱水剂等减轻脑水肿、降低颅内压力。观察用药后的病情变化。护理措施详见第十二章第一节颅内压增高。

**2. 保护脑组织和促进脑苏醒药物**　巴比妥类（戊巴比妥或硫喷妥钠）有清除自由基、降低脑代谢率的作用，可改善脑缺血缺氧，有益于重型脑损伤的治疗。此类药物大剂量应用时，可引起严重的呼吸抑制和呼吸道引流不畅，使用中应严密监视病人的意识、脑电图、血药浓度及呼吸情况。神经节苷脂（$GM_1$）、胞磷胆碱、醋谷胺等药物，有助于病人苏醒和功能恢复。此类药物宜缓慢静脉滴注，使用中注意观察药物作用和不良反应。

**3. 镇静镇痛药物**　为避免加重病人的病情或影响后续治疗，需采取必要的镇静镇痛。用药后，定时对病人进行镇痛镇静效果的主、客观评价及记录。做好镇静期间的基础护理。

（六）并发症的护理

**1. 应激性溃疡**　常见于严重颅脑创伤、手术时间长、大剂量类固醇皮质激素使用、休克等病人。积极使用质子泵抑制剂和 $H_2$ 受体抑制剂予以预防，用药时间至少 3~7d。早期肠内营养，可有效预防应激性溃疡的发生。一旦出现消化道出血，可加用止血药或行胃镜下止血。必要时行胃肠减压，并做好大量失血的各项抢救准备工作。护理中要做好：①病情观察：严密观察病人意识、瞳孔、生命体征的变化。②饮食护理：消化道出血急性期，意识清醒的病人应先禁食，待病情稳定后进食流质或半流质饮食；昏迷病人病情稳定后可采取早期肠内营养支持。③体位护理：出血期绝对卧床休息。昏迷病人呕吐时去枕平卧，头偏向一侧，防止误吸。病情稳定后抬高床头 30°。

**2. 外伤性癫痫**　任何部位脑损伤都可能引起癫痫，早期癫痫发作的原因是颅内血肿、脑挫裂伤、蛛网膜下隙出血等；晚期癫痫发作主要是脑的瘢痕、脑萎缩、感染、异物等引起。可预防性使用苯妥英钠等抗癫痫药物。护理：①保证病人睡眠，避免情绪激动，预防意外受伤；②在发作前应注意观察发作的征兆；③在发作时注意保持呼吸道通畅，并给予病人吸氧、纠正癫痫发作所致的脑缺氧情况，保护病人的安全；④在发作后准确记录癫痫发作症状、持续时间以及发作类型等，重点观察药物使用后可能出现的呼吸抑制。

**3. 蛛网膜下隙出血**　因脑裂伤所致，病人可有头痛、发热、颈项强直等"脑膜刺激"的表现。可遵医嘱给予解热镇痛药物对症处理。病情稳定，排除颅内血肿及颅内压增高、脑疝后，为解除头痛可行腰椎穿刺，放出血性脑脊液。

**4. 暴露性角膜炎**　眼睑闭合不全者，角膜涂眼药膏保护；无须随时观察瞳孔时，可用纱布遮盖上眼睑，甚至行眼睑缝合术。

**5. 颅内压增高和脑疝**　参见第十二章颅内压增高及脑疝病人的护理。

**6. 压力性损伤、呼吸道感染、泌尿系统感染、便秘、深静脉血栓**　护理措施详见第七章第三节手术后病人的护理。

（七）手术前后的护理

除继续做好上述护理外，应做好紧急手术前常规准备。

**1. 手术前**　手术前 2h 内剃净头发，洗净头皮，待术中再次消毒。

**2. 手术后**　①体位：小脑幕上开颅术后，取健侧或仰卧位，避免切口受压；小脑幕下开颅术后，应取侧卧位或侧俯卧位。②病情观察：严密观察意识、生命体征、瞳孔、肢体活动等情况，及时发现术后颅内出血、感染、癫痫以及应激性溃疡等并发症。③管道护理：包括尿管、血管内导管以及术区留置的引流管，应做到每日评估，加强护理，尽早拔除，以免增加术后感染的风险。实施脑脊液外引流术时，应严密监测病人的意识、瞳孔、神经功能障碍的程度。观察和记录引流液的颜色、性状和量。观察引流管的状况，避免发生堵管或脱管、过度引流等风险。在达到引流目的后，应尽早拔除。④搬运病人时动作轻稳，防止头部转动或受震荡，搬动病人前后应观察呼吸、脉搏和血压的变化。

（八）康复护理

早期进行康复训练有助于改善脑功能，促进运动反射的重新建立及意识恢复，一般在神经功能稳定后 24h 即可开始康复治疗。对于意识障碍的病人，可采用促醒药物、高压氧和电刺激等方法早期促醒。对于肢体运动障碍的病人，可采取：①良肢位摆放，减少肌肉痉挛和异常模式的发生；②被动活动，维持关节活动度预防关节挛缩；③渐进式活动方式：床上（床头抬高 30°~80°），坐（床边和床边座椅），床边站和步行训练，每一阶段能够完全耐受后再进入下一阶段。对存在吞咽障碍、失语症、构音障碍等问题的病人，也应及早采用相应的康复管理方案，以期最大限度的恢复其功能、减少并发症。

（九）心理护理

向病人或家属说明病情、治疗方法和护理措施，以稳定其情绪，配合治疗和护理。病情稳定后，神经系统功能恢复进展缓慢，需长时间进行精心的护理和康复训练，此时病人及家属易产生焦虑、烦躁情绪，医护人员要帮助病人树立起康复的信心，鼓励坚持功能锻炼；指导家属务必让病人时刻感到被关怀、理解和支持，增强病人的自信心。

（十）健康教育

**1. 康复训练**　对病人耐心指导，制订合适目标，帮助病人努力完成，一旦康复有进步，病人会产生成功感，树立起坚持锻炼和重新生活的信心。

**2. 控制癫痫**　有外伤性癫痫者，应按时服药控制症状发作，在医师指导下逐渐减量直至停药，不可突然中断服药。癫痫病人不宜单独外出或做有危险的活动（如游泳等），以防发生意外。

**3. 生活指导**　重度残障者的各种后遗症应采取适当的治疗，鼓励病人树立正确的人生观，指导其部分生活自理；并指导家属生活护理方法及注意事项。去骨瓣减压者，外出时需戴安全帽，以防意外事故挤压减压窗。

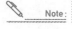

**4. 出院指导**　出院后继续鼻饲者，要教会家属鼻饲饮食的方法和注意事项。

【护理评价】

通过治疗与护理,病人是否:①意识障碍程度减轻或意识清醒;②呼吸道通畅,呼吸平稳,无误吸发生;③营养状况良好;④能配合功能锻炼,未发生肢体挛缩畸形;⑤并发症得以预防,或得到及时发现和处理。

---

知 识 拓 展

**神经外科与中国脑科学计划**

2017 年我国"科技创新 2030—重大项目"中的"脑科学与类脑研究"正式开启。该项目也称中国脑科学计划:以理解人脑认知原理的神经基础为核心、以发展重大脑疾病的诊疗手段和脑启发智能技术为应用导向,将跨越基础研究与临床应用的鸿沟,开启临床神经研究的新征程。在政策的支持和技术的推动下,脑科学研究迎来了前所未有的发展机遇,神经外科作为唯一能够接触和操作活体人脑的学科,应积极主动站位,从以下 4 个方面入手:①科学,围绕理解脑的工作原理和机制这一重大科学问题;②技术,脑科学相关新技术的研发及利用;③工程,脑机接口等智能设备的工程革新;④医学,对重大脑疾病发病机制的理解和诊治。充分发挥神经外科在"中国脑计划"的研究工作中的引领作用。

---

### 三、颅内血肿

颅内血肿是颅脑损伤中最常见、最严重、可逆性的继发病变,发生率约占闭合性颅脑损伤的 10% 和重型颅脑损伤的 40% ~ 50%。由于血肿直接压迫脑组织,引起局部脑功能障碍及颅内压增高,如不能及时诊断处理,多因进行性颅内压增高形成脑疝而危及生命。

【分类】

1. **颅内血肿按症状出现的时间分类**　分为急性血肿(3d 内出现症状)、亚急性血肿(伤后 3d ~ 3 周出现症状)、慢性血肿(伤后 3 周以上才出现症状)。

2. **按血肿所在部位分类**　分为硬脑膜外血肿(epidural hematoma,EDH)、硬脑膜下血肿(subdural hematoma,SDH)和脑内血肿(intracerebral hematoma,ICH)。

【病因与病理】

1. **硬脑膜外血肿**　约占外伤性颅内血肿的 30%,大多属于急性型。可发生于任何年龄,但小儿少见。硬脑膜外血肿与颅骨损伤有密切关系,可因骨折或颅骨的短暂变形撕裂位于骨沟内的硬脑膜中动脉或静脉窦而引起出血,或骨折的板障出血。少数病人并无骨折,其血肿可能与外力造成硬脑膜与颅骨分离,硬脑膜表面的小血管被撕裂有关。硬膜外血肿多见于外力着力点同侧,以颞部、额顶部和颞顶部多见。

2. **硬脑膜下血肿**　约占外伤性颅内血肿的 40%,多属急性或亚急性型。急性和亚急性硬脑膜下血肿的出血来源主要是脑皮质血管,大多由对冲性脑挫裂伤所致,好发于额极、颞极及其底面;另一种较少见的血肿是由于大脑表面回流到静脉窦的桥静脉或静脉窦本身撕裂所致,范围较广。慢性硬脑膜下血肿的出血来源和发病机制尚不完全清楚。好发于老年人,多有轻微头部外伤史。部分病人无外伤,可能与营养不良、维生素 C 缺乏、硬脑膜出血性或血管性疾病等相关。此类血肿常有厚薄不一的包膜。

3. **脑内血肿**　比较少见,在闭合性颅脑损伤中,发生率为 0.5% ~ 1.0%。常与枕部着力时的额、颞对冲性脑挫裂伤同时存在,少数位于着力部位。脑内血肿有2种类型:①浅部血肿多由于挫裂的脑皮质血管破裂所致,常与硬脑膜下血肿同时存在,多伴有颅骨凹陷骨折,多位于额极、颞极及其底面;②深部血肿系脑深部血管破裂引起,脑表面无明显挫裂伤,很少见。

【临床表现】

1. 硬脑膜外血肿

(1) 意识障碍:进行性意识障碍为颅内血肿的主要症状,其变化过程与原发性脑损伤的轻重和血肿形成的速度密切相关。主要有3种类型:①原发脑损伤轻,伤后无原发昏迷,待血肿形成后开始出现意识障碍(清醒→昏迷);②原发脑损伤略重,伤后一度昏迷,随后完全清醒或好转,经过一段时间因颅内血肿形成,颅内压增高使病人再度出现昏迷,并进行性加重(昏迷→中间清醒或好转→昏迷),即存在"中间清醒期";③原发脑损伤较重,伤后昏迷进行性加重或持续昏迷。因为硬脑膜外血肿病人的原发脑损伤一般较轻,所以大多表现为前两种情况。

(2) 颅内压增高:病人在昏迷前或中间清醒期常有头痛、呕吐等颅内压增高症状,伴有血压升高,呼吸和脉搏变慢等生命体征改变。

(3) 瞳孔改变:颅内血肿所致的颅内压增高达到一定程度,便可形成脑疝。幕上血肿大多先形成小脑幕切迹疝,除意识障碍外,出现瞳孔改变,早期因动眼神经受到刺激,患侧瞳孔缩小,随即由于动眼神经受压,患侧瞳孔散大,对侧肢体偏瘫进行性加重;若脑疝继续发展,脑干严重受压,中脑动眼神经核受损,则双侧瞳孔散大。幕上血肿者大多先经历小脑幕切迹疝,然后合并枕骨大孔疝,故严重的呼吸循环障碍常发生在意识障碍和瞳孔改变之后。幕下血肿者可直接发生枕骨大孔疝,较早发生呼吸骤停。

(4) 神经系统体征:伤后立即出现的局灶症状和体征,多为原发脑损伤的表现。单纯硬脑膜外血肿,除非血肿压迫脑功能区,否则早期较少出现体征。但当血肿增大引起小脑幕切迹疝时,则可出现对侧锥体束征。脑疝发展,脑干受压严重时导致去大脑强直。

2. 硬脑膜下血肿

(1) 急性或亚急性硬脑膜下血肿:因多数与脑挫裂伤和脑水肿同时存在,故表现为伤后持续昏迷或昏迷进行性加重,少有"中间清醒期",较早出现颅内压增高和脑疝症状。伤后立即出现偏瘫等征象是由挫裂伤导致;逐渐出现的神经系统体征,则是由血肿压迫功能区或脑疝的表现。

(2) 慢性硬脑膜下血肿:病情进展缓慢,病程较长。临床表现差异很大,主要表现为3种类型:①慢性颅内压增高症状;②偏瘫、失语、局限性癫痫等局灶症状;③头昏、记忆力减退、精神失常等智力障碍和精神症状。

3. 脑内血肿　常与硬脑膜下血肿同时存在,临床表现与脑挫裂伤和急性硬脑膜下血肿的症状很相似。表现以进行性加重的意识障碍为主。

【辅助检查】

CT检查有助于明确诊断。不同类型血肿各具特点。

1. 硬脑膜外血肿　表现为颅骨内板与硬脑膜之间的双凸镜形或弓形高密度影,CT检查还可了解脑室受压和中线结构移位的程度及并存的脑挫裂伤、脑水肿等情况,应及早应用于疑有颅内血肿病人的检查。

2. 硬脑膜下血肿　①急性或亚急性硬脑膜下血肿:表现为脑表面新月形高密度、混杂密度或等密度影,多伴有脑挫裂伤和脑受压。②慢性硬脑膜下血肿:CT可见脑表面新月形或半月形低密度或等密度影。

3. 脑内血肿　表现为脑挫裂伤区附近或脑深部白质内类圆形或不规则高密度影,周围有低密度水肿区。

【处理原则】

1. **硬脑膜外血肿**

（1）非手术治疗：凡伤后无明显意识障碍，病情稳定，CT检查显示幕上血肿量<30ml，幕下血肿量<10ml，中线结构移位<1.0cm者，可在密切观察病情的前提下，采用脱水降颅内压等非手术治疗。治疗期间一旦出现颅内压进行性升高、局灶性脑损害、脑疝早期症状，应紧急手术。

（2）手术治疗：有如下情况者，应尽早手术治疗：有明显颅内压增高症状和体征；CT检查提示明显脑受压的硬脑膜外血肿；小脑幕上血肿量>30ml、颞区血肿量>20ml、幕下血肿量>10ml及压迫大静脉窦而引起颅高压的血肿。手术方法可采用骨瓣或骨窗开颅，清除血肿，妥善止血。血肿清除后，如硬脑膜张力高或疑有硬脑膜下血肿时，应切开硬脑膜探查。对少数病情危急，来不及做CT等检查者，应直接手术钻孔探查，再扩大成骨窗清除血肿。

2. **硬脑膜下血肿**　急性和亚急性硬脑膜下血肿的治疗原则与硬脑膜外血肿相仿。慢性硬脑膜下血肿若已经形成完整包膜且有明显症状者，可采用颅骨钻孔引流术，术后在包膜内放置引流管继续引流，利于脑组织膨出和消灭无效腔，必要时冲洗。

3. **脑内血肿**　治疗与硬脑膜下血肿相同，多采用骨瓣或骨窗开颅，在清除脑内血肿的同时，清除硬脑膜下血肿和挫碎糜烂的脑组织。对少数脑深部血肿，如颅内压增高显著，病情进行性加重，也应考虑手术，根据具体情况选用开颅血肿清除或钻孔引流术。

【护理措施】

颅内血肿为继发性脑损伤，故在护理中首先要根据病情做好原发性脑损伤的相关护理措施。此外，根据颅内血肿的类型和特点做好以下护理工作。

1. **病情观察**　颅内血肿病人多数可因血肿逐渐形成、增大而导致颅内压进行性增高。在护理中，应严密观察病人意识状态、生命体征、瞳孔变化、神经系统体征等，一旦发现颅内压增高迹象，立即采取降颅内压措施，同时做好术前准备。对于术后病人，重点观察血肿清除效果。

2. **引流管的护理**　留置引流管者应加强引流管的护理。①病人取平卧位或头低足高患侧卧位，以利引流。②保持引流通畅，引流袋应低于创腔30cm。③保持无菌，预防逆行感染。④观察引流液的颜色、性状和量。⑤尽早拔管，术后3d左右行CT检查，血肿消失后可拔管。

## 四、开放性脑损伤

致伤物造成头皮（黏膜）、颅骨、硬脑膜同时破裂，脑脊液流出，脑组织与外界相通的创伤统称为开放性颅脑损伤。按照致伤物不同分为非火器性和火器性开放性脑损伤。以上两种损伤，严重者都可发生失血性休克、颅内感染。

【病因与病理】

1. **非火器性开放性脑损伤**　致伤物分为两类：①锐器：如刀、斧、钉、锥、针等。锐器前端尖锐锋利，容易切过或穿透头皮、颅骨和脑膜，进入脑组织。形成的伤道较整齐光滑，损伤主要限于局部，对周围影响很小。②钝器：如铁棍、石块、树枝等。钝器的致伤机制可因致伤物的种类而不同，铁棍、树枝等穿入颅内，脑损伤情况类似锐器伤；而石块等击中头部造成的开放伤，其损伤机制则类似闭合性颅脑损伤中的加速伤。

2. **火器性开放性脑损伤**　颅脑火器伤的损伤情况与致伤物的性状、速度、大小密切相关。根据损伤发生形式分为头皮软组织伤、颅脑非穿透伤（头皮损伤颅骨骨折，但硬脑膜保持完整）、颅脑穿透伤。其中，穿透伤又分为：①非贯通伤：致伤物由颅骨或颜面部射入，停留在颅腔内。一般在入口或伤道近端有许多碎骨片，致伤物位于伤道最远端。有时致伤物穿过颅腔，冲击对侧的颅骨内板后弹回，折转一段距离,停留在脑内,称反跳伤。脑组织的损伤多较严重。②贯通伤:致伤物贯通颅腔,有入口和出口,入口脑组织内有许多碎骨片,出口骨缺损较大。由于伤道长,脑的重要结构和脑室常被累及,损伤严重。③切线伤:致伤物与颅骨和脑呈切线性擦过,脑内无致伤物。颅骨和脑组织呈沟槽状损伤,常有许多碎骨片散在浅部脑组织中。

【临床表现】

1. **头部伤口**　非火器性开放性脑损伤,伤口往往掺杂大量异物如头发、布片、泥沙和碎骨片等,有脑脊液和脑组织从伤口溢出,或脑组织由硬脑膜和颅骨缺损处向外膨出。火器性开放性脑损伤可见弹片或弹头所形成的伤道。

2. **意识障碍**　与闭合性脑损伤相似,病人伤后可出现意识障碍。但程度与致伤原因相关。如锐器所致的非火器性开放性脑损伤以及低速致伤物造成的火器性开放性脑损伤造成的损伤较局限,故伤后多无或较少发生意识障碍。钝器所致的非火器性开放性脑损伤以及高速致伤物导致的火器性开放性脑损伤,容易造成脑的弥散性损害,所以多数病人伤后立即出现意识障碍。

3. **生命体征变化**　损伤若伤及脑干或下丘脑等重要结构时,生命体征可有明显改变,甚至迅速出现中枢性呼吸、循环衰竭。若伤后出现呼吸深慢,脉缓有力,血压升高,是颅内压增高的表现,提示有颅内血肿或严重脑水肿。另外,头部开放性损伤较大时,可能出现休克征象。

4. **瞳孔变化及局灶症状**　伤后发生脑疝,可出现瞳孔改变;若伤及皮质功能区或其邻近部位时,局灶症状和体征明显,如瘫痪、感觉障碍、失语、偏盲等。外伤性癫痫发生率较高。

5. **颅内感染症状**　致伤物穿入颅腔,往往将头皮、头发、布片和颅骨等碎片带入脑组织内,如清创延迟或清创不彻底,容易发生化脓性脑膜炎、脑炎或脑脓肿。表现为头痛、恶心、呕吐、体温升高、心率快、颈项强直、血象升高等。

【辅助检查】

1. **X线检查**　一般行颅骨正位和侧位X线,必要时加做切线位。可以了解颅骨骨折的类型和范围,颅内是否有骨碎片。如有致伤物嵌于颅腔内,可根据其进入的深度和位置,推测可能损伤的结构。

2. **CT检查**　确定脑损伤的部位和范围及是否继发颅内血肿、脑水肿或脑肿胀,对存留的骨折片或异物做出精确的定位。

【处理原则】

1. **现场急救**　积极抢救,保证病人生命安全:①保持呼吸道通畅;②积极抗休克,维持循环稳定;③妥善保护伤口或膨出的脑组织。

2. **尽早清创**　开放性颅脑损伤应争取在6~8h内行清创术,在无明显污染并应用抗生素的前提下,早期清创的时限可延长至72h。术前应认真分析颅骨X线和CT检查结果,仔细检查伤口,彻底清除头发、碎骨片等异物,吸出血肿和破碎的脑组织,彻底止血。硬脑膜应严密缝合,如有困难,可取自体帽状腱膜或颞肌筋膜修补。

3. **预防感染**　术后应用抗生素及TAT预防感染。

【护理措施】

(一)急救护理

1. **现场急救**　首先抢救心搏骤停、窒息、开放性气胸、大出血等危及病人生命的伤情。有明显大出血者应补充血容量,无外出血表现而有休克征象者,应查明有无头部以外部位损伤,如合并腹腔内脏破裂等。

2. **保持呼吸道通畅**　及时清除口、鼻、气管内的血液、呕吐物或分泌物,必要时行气管插管,以确

Note:

保呼吸道通畅。禁用吗啡镇痛,以防抑制呼吸。

**3. 保护伤口**　有脑组织从伤口膨出时,外露的脑组织周围用消毒纱布卷保护,再用纱布架空包扎,避免脑组织受压。对插入颅腔的致伤物不可贸然晃动或拔出,以免引起颅内大出血。遵医嘱使用抗生素和 TAT。

（二）病情观察

密切观察生命体征、意识状态以及瞳孔变化,及时发现和处理并发症。如病人意识障碍进行性加重,出现喷射性呕吐、瞳孔散大,应警惕脑疝可能。

（三）手术前后护理

**1. 术前护理**　①止血及补充血容量:创伤部位出血过多易造成失血性休克,应迅速控制出血,补充血容量;②病情观察:严密观察病人意识状态、生命体征、瞳孔、神经系统病症等,结合其他临床表现评估颅内血肿或脑水肿的进展情况;③完善术前准备:除按闭合性脑挫裂伤病人护理外,还应做好紧急手术准备。

**2. 术后护理**　①术后送 ICU 病房严密监护;②保持呼吸道通畅;③继续实施降低颅内压的措施;④做好创口和引流管的护理,注意有无颅内再出血和感染迹象;⑤加强基础护理。

（四）健康教育

**1. 饮食与康复指导**　加强营养,进食高热量、高蛋白、富含纤维素、维生素的饮食,发热时多饮水。神经功能缺损者应继续坚持功能锻炼,进行辅助治疗(如高压氧、针灸、理疗、按摩、中医药和助听器等)。避免搔抓伤口,可用 75% 乙醇或络合碘消毒伤口周围,待伤口痊愈后方可洗头。

**2. 复诊指导**　3~6 个月门诊复查,如出现原有症状加重、头痛、呕吐、抽搐、不明原因发热、手术部位发红、积液、渗液等应及时就诊。一般术后半年可行颅骨修补。

（秦　颖）

<hr>

### 思　考　题

1. 吕先生,42 岁,因高空作业时不慎从 5 米多高处坠落,当即昏迷,约 20min 后清醒主诉头痛、恶心呕吐 2 次,右侧外耳道有血性液体流出,双侧瞳孔等大,对光反应存在,除右上肢因骨折制动外肢体活动尚可。约 2h 后头痛、恶心、呕吐加重,进而昏迷,右侧瞳孔散大,对光反应差,左侧肢体瘫痪、腱反射亢进,巴宾斯基征阳性。

请问:

（1）该病人存在哪些护理诊断/问题?

（2）针对上述问题,护士应采取哪些护理措施?

2. 马女士,29 岁,3h 前被汽车撞倒,头部受伤,当即昏迷约 15min,醒后诉头痛,在转送过程中再次昏迷并呕吐 3 次,为胃内容物。体格检查:T 37℃,P 65 次/min,R 13 次/min,BP 130/70mmHg。意识模糊,大声呼唤能睁眼,回答问题含混不清,针刺肢体有屈曲动作。右耳后乳突区有瘀斑,右耳道流出血性液体。瞳孔直径左:右 = 2mm:3.5mm,对光反射左侧正常,右侧迟钝。左侧肢体瘫痪、肌张力稍增高、腱反射亢进,病理反射阳性。

请问:

（1）在事故现场应如何进行急救处理?

（2）该病人来到医院后,意识障碍按 GCS 评分为多少分?

（3）该病人手术前应做好哪些护理?

# 颅内和椎管内血管性疾病病人的护理

14章 数字内容

— 学习目标 —

- 知识目标：
1. 掌握脑卒中、颅内动脉瘤的处理原则和护理措施。
2. 熟悉脑卒中、颅内动脉瘤、颅内动静脉畸形、自发性蛛网膜下隙出血的临床表现和辅助检查。
3. 了解脑卒中、颅内动脉瘤、颅内动静脉畸形、自发性蛛网膜下隙出血的概念。
- 能力目标：
能运用护理程序对脑血管性疾病病人实施整体护理。
- 素质目标：
具有关心脑卒中病人心理和积极帮助病人康复的态度和行为。

脑血管性疾病是各种颅内和椎管内血管病变引起脑功能障碍的一组疾病的总称。其发病率和死亡率都很高,与心血管疾病和恶性肿瘤共同构成严重威胁人类健康的3类疾病。部分脑血管病,如脑卒中、颅内动脉瘤、血管畸形等需要外科手术治疗。加强病情动态的评估与监测,提供完善的护理,有助于预防术后并发症的发生,促进病人康复。常见脑血管性疾病病人的处理原则以及术前、术后护理是本章学习的重点。

 ———————————————————— 导入情境与思考 ————————————————————

李女士,61岁,病人于2h前用力排便时突然出现头痛,持续性胀痛,伴喷射状呕吐,呕吐物为胃内容物,左侧肢体无力、意识不清、小便失禁。既往有高血压病史8年,收缩压最高达175mmHg,未规律服药控制,无其他病史。

体格检查:浅昏迷,BP 180/100mmHg,双侧瞳孔等大等圆,直径3mm,对光反射灵敏。双侧额纹对称,左侧鼻唇沟变浅。颈软,无抵抗。左侧肢体疼痛刺激无自主运动,右侧肢体疼痛刺激可屈曲。左侧肢体肌张力减低。左侧肱二、三头肌肌腱、膝腱反射未引出,左侧病理反射阳性。

辅助检查:头颅CT检查示右侧基底节区局灶性高密度影。

请思考:

(1) 评估该病人时,应重点关注哪些内容?

(2) 该病人目前主要的护理诊断/问题有哪些?

(3) 针对病人的护理诊断/问题,应采取哪些相应的护理措施?

# 第一节　脑　卒　中

脑卒中(stroke)是各种原因引起的脑血管疾病急性发作,造成脑的供应动脉狭窄或闭塞及非外伤性的脑实质性出血,并出现相应临床症状及体征。脑卒中包括缺血性脑卒中及出血性脑卒中,前者发病率高于后者。部分脑卒中病人需要外科治疗。脑卒中是全世界范围内致死的第二常见原因,致残的第三常见原因。中国是世界上脑卒中疾病负担最重的国家之一。

【病因及分类】

1. **缺血性脑卒中**　发病率占脑卒中的60%~80%,多见于40岁以上者。严重者可致病人死亡,颈内动脉和椎动脉均可发生。主要原因是在动脉粥样硬化基础上发生脑血管痉挛或血栓形成,导致脑的供应动脉狭窄或闭塞。

2. **出血性脑卒中**　多发生于50岁以上的高血压动脉硬化病人,男性多见,是高血压病死亡的主要原因。常因剧烈活动或情绪激动使血压突然升高而诱发粟粒状微动脉瘤破裂导致出血。

【病理生理】

1. **缺血性脑卒中**　缺血原因可能为血栓形成、栓塞和全身性灌注不足。脑动脉闭塞后,该动脉供血区的脑组织可发生缺血性坏死,同时出现相应的神经功能障碍及意识改变。闭塞部位以颈内动脉和大脑中动脉为多见,基底动脉和椎动脉次之。脑梗死的范围和程度与血管闭塞的部位、快慢及侧支循环能提供代偿的程度有关。

2. **出血性脑卒中**　出血多位于基底核壳部,可向内扩展至内囊部。大出血可形成血肿,压迫脑组织,造成颅内压增高甚至脑疝;血肿也可沿其周围神经纤维束扩散,导致神经功能障碍,早期清除血肿后可恢复。脑干内出血或血肿如破入相邻脑室,则后果严重。

**【临床表现】**

**1. 缺血性脑卒中**

（1）暂时缺血性发作（transient ischemic attack，TIA）：神经功能障碍持续时间不超过24h，表现为突发的单侧肢体无力、感觉麻木、一过性黑矇及失语等大脑半球供血不足表现；椎-基底动脉供血不足表现以眩晕、步态不稳、复视、耳鸣及猝倒为特征。症状反复发作，可自行缓解，大多数TIA持续时间小于1h，但即使相对短暂的缺血也有导致永久性脑损伤（即脑梗死）的风险。

（2）可逆缺血性神经功能缺陷（reversible ischemic neurological deficit，RIND）：发病似暂时缺血性发作，但神经功能障碍持续时间超过24h，可达数日，也可完全恢复。

（3）进展性脑卒中（progressive stroke，PS）：急性缺血性卒中发病几日内出现的神经功能的恶化，临床中约1/3的病人经历卒中进展，是脑卒中预后不良的重要原因。

（4）完全性脑卒中（complete stroke，CS）：症状较上述3种类型严重，常伴意识障碍，神经功能障碍长期不能恢复。

**2. 出血性脑卒中**　突然出现意识障碍和偏瘫；重症者可出现昏迷、完全性瘫痪、去皮质强直、生命体征紊乱。

**【辅助检查】**

主要为影像学检查。对于缺血性脑卒中，脑卒中后24~48h，CT可显示脑梗死区；脑血管造影可发现病变的部位、性质、范围及程度；CT血管造影检查（computed tomography angiography，CTA）只需数秒就可获得从主动脉弓到颈内/颈外血管及周围软组织高分辨率的图像，还可发现不稳定斑块；MRI比CT敏感；磁共振血管造影术（magnetic resonance angiography，MRA）可显示不同部位脑动脉狭窄、闭塞或扭曲；颈动脉超声检查和经颅多普勒超声探测，有助于诊断颈内动脉起始段和颅内动脉狭窄、闭塞。有些病人无症状，经超声检查发现颈内动脉狭窄或动脉粥样硬化，是早期干预缺血性脑卒中发作的有效手段。对于急性脑出血首选CT检查。尽快完成必要的血常规、凝血功能和生化检查，并在静脉溶栓前进行血糖测定。其他检查，如心电图评估、心肌酶谱、肌钙蛋白测定等可以在溶栓的同时进行。

**【处理原则】**

**1. 缺血性脑卒中**　一般先行非手术治疗，包括卧床休息、扩血管、抗凝、血液稀释疗法及扩容治疗等。急性缺血性脑卒中（acute ischemic stroke，AIS）病人可使用再灌注治疗，发病3~4.5h内病人进行静脉溶栓治疗；发病6h内病人进行静脉溶栓治疗桥接血管内治疗安全、有效；对于发病>6h、经严格的影像学评估、条件适宜的急性缺血性卒中病人，推荐血管内治疗。颈动脉内膜切除术通过切开颈内动脉壁，可直接取出动脉硬化斑块，重塑动脉，适用于颅外端颈内动脉狭窄>50%者，颈内动脉完全闭塞24h内亦可考虑手术，闭塞超过24~48h，已发生脑软化者不宜手术。对于>80岁的急性缺血性卒中病人，发病3~4.5h时间窗内静脉溶栓治疗可能仍然有效。缺血性脑卒中症状发作的时间（病人最后一次表现正常或处于基线神经功能状态的时间）是病人是否适合静脉溶栓治疗和血管内取栓术的主要决定因素。未接受静脉溶栓而计划进行动脉内治疗的病人，手术前保持血压≤180/100mmHg。

**2. 出血性脑卒中**　对于收缩压超过150mmHg、无急性降压治疗禁忌证的脑出血病人，可将收缩压降至140mmHg。当病人收缩压>220mmHg时，应在持续血压监测下积极降压。经绝对卧床休息、控制血压、止血、脱水降颅压等非手术治疗，病情仍继续加重时应考虑微创手术及开颅血肿清除术，或锥颅穿刺血肿抽吸加尿激酶溶解引流术等手术治疗。对出血破入脑室病人，手术效果欠佳，若病情过重如深昏迷、双瞳孔散大或年龄过大、伴重要脏器功能不全者，不宜手术治疗。

Note:

【护理评估】

（一）术前评估

1. 健康史

（1）一般情况：评估病人的年龄、性别和职业，本次发病的特点和经过。

（2）既往史：评估病人有无高血压、颅内动静脉畸形、颅内动脉瘤、动脉粥样硬化、创伤等病史。

（3）家族史：评估有无高血压、脑血管性疾病家族史。

2. 身体状况

（1）症状与体征：评估病人的生命体征、意识状态、瞳孔、肌力及肌张力、感觉功能、深浅反射及病理反射等。评估病人有无进行性颅内压增高及脑疝症状；有无神经系统功能障碍，是否影响病人自理能力，有无发生意外伤害的危险；是否有水、电解质及酸碱平衡失调；有无营养状况及重要脏器功能改变。

（2）辅助检查：了解脑血管造影、CT、MRI 等检查的结果。

3. 心理-社会状况　　了解病人及家属有无焦虑、恐惧不安等情绪。评估病人及家属对手术治疗有无思想准备，对手术治疗方法、目的和预后有无充分了解。

（二）术后评估

评估手术方式、麻醉方式及术中情况；了解引流管放置的位置、目的及引流情况；观察有无并发症的迹象。

【常见护理诊断/问题】

1. 躯体移动障碍　　与脑组织缺血或脑出血有关。

2. 急性疼痛　　与开颅手术、血性脑脊液对脑膜的刺激以及颅内压增高有关。

3. 潜在并发症：脑脊液漏、颅内压增高及脑疝、颅内出血、感染、中枢性高热、癫痫发作等。

【护理目标】

1. 病人肢体活动能力逐渐恢复。

2. 病人自述疼痛减轻，舒适感增强。

3. 病人未发生并发症，或并发症得到及时发现与处理。

【护理措施】

（一）术前护理

除常规护理外，遵医嘱采取控制血压、减轻脑水肿、降低颅内压、促进脑功能恢复的措施。对于适合静脉溶栓治疗的急性缺血性脑卒中的高血压病人，在溶栓治疗前，推荐控制血压≤185/110mmHg；溶栓治疗后，应稳定血压并维持血压≤180/105mmHg 至少 24h。对于未采用溶栓治疗的缺血性脑卒中病人，当血压>220/120mmHg 时，或者病人有活动性缺血性冠状动脉疾病、心力衰竭、主动脉夹层、高血压性脑病或子痫前期/子痫的情况，则需在急性期（脑卒中发作后最初 24h 内）谨慎降压约 15%。静脉用拉贝洛尔、尼卡地平和氯维地平为一线降压药物。缺氧病人应接受氧疗使血氧饱和度维持在 94% 以上，不缺氧的急性缺血性脑卒中病人不常规用氧。在溶栓、抗凝治疗期间，注意观察药物效果及不良反应。

（二）术后护理

1. 一般护理　　①体位：对于能耐受平卧且不缺氧的病人，推荐采取仰卧位。伴有气道阻塞或误吸风险以及怀疑颅内压增高的病人，应将床头抬高 30°；②饮食：鼓励病人进食，有吞咽障碍者应鼻饲流质，防止进食时误吸，导致窒息或肺部感染；③防止意外损伤：肢体无力或偏瘫者，防止坠床、跌倒或碰伤；④促进沟通：对语言、视力、听力障碍者，采取不同的沟通方法，及时了解病人需求，给予满足；⑤促进肢体功能恢复：病人卧床休息期间，定时翻身，保持肢体处于功能位，并在病情稳定后及早进行肢体被动或主动功能锻炼。

**2. 缓解疼痛** 了解术后病人头痛的性质和程度,分析其原因,对症治疗和护理。

(1)镇痛:切口疼痛多发生于术后 24h 内,给予一般镇痛药物可缓解。但不论何种原因引起的头痛,均不可使用吗啡或哌替啶,因为此类药物可抑制呼吸,影响气体交换,还有使瞳孔缩小的不良反应,影响病情观察。

(2)降低颅内压:颅内压增高所引起的头痛,多发生在术后 2～4d 脑水肿高峰期,常为搏动性头痛,严重时有烦躁不安、呕吐,伴有意识、生命体征改变、进行性瘫痪等。注意鉴别术后切口疼痛与颅内压增高引起的头痛,后者需依赖脱水剂、激素治疗,头痛方能缓解。

(3)腰椎穿刺:若系术后血性脑脊液刺激脑膜引起的头痛,应早期行腰椎穿刺引流出血性脑脊液,既可以减轻脑膜刺激症状,还可降低颅内压。但颅内压增高显著者禁忌使用。

**3. 并发症的护理**

(1)切口脑脊液漏:注意观察切口敷料及引流情况。一旦发现切口处有脑脊液漏,及时通知医师妥善处理。病人取半卧位、抬高头部以减少漏液;为防止颅内感染,使用无菌绷带包扎头部,枕上垫无菌治疗巾并经常更换,定时观察有无浸湿,并在敷料上标记浸湿范围,以估计脑脊液漏出量。

(2)颅内压增高、脑疝:术后均有脑水肿反应,应适当控制输液量和输液速度;遵医嘱按时使用脱水剂和激素;维持水、电解质的平衡;观察生命体征、意识状态、瞳孔、肢体活动状况;监测颅内压变化;及时处理咳嗽、便秘、躁动等使颅内压升高的因素,避免诱发脑疝。

(3)颅内出血:是术后最危险的并发症,多发生在术后 24～48h。

1)原因:主要是术中止血不彻底或电凝止血痂脱落;此外,病人呼吸道不通畅、二氧化碳潴留、躁动不安、用力挣扎等引起颅内压骤然增高也可造成术后出血。

2)表现:病人往往先有意识改变,表现为意识清楚后又逐渐嗜睡、昏睡甚至昏迷。大脑半球手术后出血常有幕上血肿表现,或出现颞叶钩回疝征象;颅后窝手术后出血具有幕下血肿特点,常有呼吸抑制甚至枕骨大孔疝表现;脑室内出血可有高热、抽搐、昏迷及生命体征紊乱。

3)护理:术后应严密观察,避免颅内压增高的因素。一旦发现病人有颅内出血征象,应及时报告医师,并做好再次手术止血的准备。

(4)感染:常见的感染有切口感染、肺部感染及脑膜脑炎。严重的切口感染可波及骨膜,甚至发生颅骨骨髓炎和脑膜脑炎。

1)原因:肺部感染可因高热及呼吸功能障碍加重脑水肿;脑膜脑炎常继发于开放性颅脑损伤后,或因切口感染伴脑脊液外漏而致颅内感染。

2)表现:术后 3～4d 外科热消退之后再次出现高热,或术后体温持续升高,伴头痛、呕吐、意识障碍,甚至出现谵妄和抽搐,脑膜刺激征阳性。腰椎穿刺见脑脊液混浊、脓性、白细胞计数升高。

3)护理:重在预防,如严格无菌操作、加强营养及基础护理。

(5)中枢性高热:下丘脑、脑干及上颈髓病变和损害可使体温调节中枢功能紊乱,以高热多见,偶有体温过低。中枢性高热多出现于术后 12～48h,体温达 40℃ 以上,发热可加重急性脑卒中病人的脑损伤,常导致意识障碍、瞳孔缩小、脉搏快速、呼吸急促等自主神经功能紊乱症状。一般物理降温效果差,需及时采用亚低温治疗,对于缺血性脑卒中病人目前不推荐诱导低温。

(6)癫痫发作:多发生在术后 2～4d 脑水肿高峰期,系术后脑组织缺氧及皮层运动区受激惹所致。当脑水肿消退、脑循环改善后,癫痫常可自愈。对拟做皮层运动区及其附近区域手术者,术前常规给予抗癫痫药物预防。癫痫发作时,应及时给予抗癫痫药物控制;病人卧床休息,给氧,保证睡眠,避免情绪激动;注意保护病人,避免意外受伤,观察发作时的表现并详细记录。

**(三)健康教育**

**1. 加强功能锻炼** 术后 24h 内不宜进行活动,24h 后病情稳定的病人进行活动,可以降低脑卒中后发生长期卧床相关并发症的可能,例如肺部感染、深静脉血栓形成、肺栓塞和压力性损伤。康复训练应在病情稳定后早期开始,包括肢体的被动及主动运动、语言能力及记忆力;教会病人自我护理方法,如翻身、起坐、穿衣、行走及上下轮椅等,尽早、最大限度恢复其生活自理及工作能力,早日回归社会。

Note:

**2. 避免再出血**　出血性脑卒中病人避免再出血的诱发因素。高血压病人应特别注意气候变化，规律服药，保持情绪稳定，将血压控制在适当水平，切忌血压忽高忽低。一旦发现异常应及时就诊。

【护理评价】

通过治疗与护理，病人是否：①肢体活动能力逐渐恢复；②自述疼痛减轻，舒适感增强；③并发症得到有效预防，病情变化能被及时发现及处理。

---

### 知识拓展

#### 脑血管疾病一站式手术

脑血管疾病一站式手术是指将诊断性血管造影、介入和/或手术治疗、治疗后复查血管造影在脑血管外科多功能复合手术室中一次性完成。一站式手术治疗脑血管疾病可以避免病人多次往返手术室与放射治疗室之间，治疗后立即复查 DSA，发现问题及时弥补，提高了复杂脑血管病手术的安全性，改善了治疗效果，缩短了治疗时间，简化了治疗过程，降低了传统手术治疗的风险。同时，一站式手术使得以往被认为无法治疗的复杂脑血管病有了治愈的可能，扩大了治疗适应证，被认为是脑血管外科发展的最新理念、最有前途的治疗方案和未来发展的重要方向之一。

---

## 第二节　颅内动脉瘤

颅内动脉瘤（intracranial aneurysm）是颅内动脉局限性异常扩大造成动脉壁的囊性膨出，占蛛网膜下隙出血的 75%～80%。本病好发于 40～60 岁中老年人。

【病因与病理】

病因尚不十分清楚，主要有动脉壁先天性缺陷和后天性退变 2 种学说。前者认为颅内动脉环（Willis 动脉环）的分叉处动脉壁先天性平滑肌层缺乏；后者主要指动脉粥样硬化和高血压破坏动脉内弹力板，动脉壁逐渐膨出形成囊性动脉瘤。另外，体内感染病灶脱落的栓子，侵蚀脑动脉壁可形成感染性动脉瘤；头部外伤也可导致动脉瘤形成。遗传也可能与动脉瘤形成相关。

动脉瘤多为囊性，呈球形或浆果状，紫红色，瘤壁极薄，瘤顶部最薄弱多为出血点。巨大动脉瘤内常有血栓甚至钙化，血栓呈"洋葱"状分层。破裂的动脉瘤周围被血肿包裹，破口处与周围组织多有粘连。动脉瘤 90% 发生于颈内动脉系统，10% 发生于椎-基底动脉系统，通常位于脑血管分叉处。

【临床表现】

**1. 局灶症状**　取决于动脉瘤部位、毗邻解剖结构及动脉瘤大小。小的动脉瘤可无症状。较大的动脉瘤可压迫邻近结构出现相应的局灶症状，如动眼神经麻痹，表现为病侧眼睑下垂、瞳孔散大、眼球内收和上、下视不能，直接和间接对光反射消失。大脑中动脉瘤出血形成血肿压迫，病人可出现偏瘫和/或失语。巨型动脉瘤压迫视路，病人有视力、视野障碍。

**2. 动脉瘤破裂出血症状**　多突然发生，病人可有劳累、情绪激动、用力排便等诱因，也可无明显诱因或在睡眠中发生。一旦破裂出血，血液流至蛛网膜下隙，病人可出现剧烈头痛、呕吐、意识障碍、脑膜刺激征等，严重者可因急性颅内压增高而引发枕骨大孔疝，导致呼吸骤停。多数动脉瘤破口会被凝血封闭而出血停止，病情逐渐稳定。如未及时治疗，随着动脉瘤破口周围血块溶解，动脉瘤可能于 2 周内再次破溃出血。

**3. 脑血管痉挛**　蛛网膜下隙内的血液可诱发脑血管痉挛，多发生在出血后 3～15d。局部血管痉挛只发生在动脉瘤附近,病人症状不明显;广泛脑血管痉挛可致脑梗死,病人出现意识障碍、偏瘫、失语甚至死亡。

【辅助检查】

1. **数字减影血管造影（DSA）**　是确诊颅内动脉瘤的检查方法,可判断动脉瘤的位置、数目、形态、内径、有无血管痉挛。

2. **CT及MRI**　出血急性期头部CT确诊动脉瘤破裂出血,阳性率极高,根据出血部位初步判断破裂动脉瘤位置。出血1周后CT不易诊断。MRI扫描优于CT,磁共振血管造影（MRA）可提示动脉瘤部位,用于颅内动脉瘤筛选。

【处理原则】

一般建议治疗大多数直径>7~10mm的非海绵窦内颅内动脉瘤,而对更小的动脉瘤则建议观察和监测。

1. **非手术治疗**　主要是防止出血或再出血,控制脑血管痉挛。适当镇静,卧床休息,维持正常血压,可试用钙离子拮抗剂改善微循环,采用抗纤维蛋白的溶解剂,但肾功能障碍者慎用,因有可能形成血栓。

2. **手术治疗**　动脉瘤颈夹闭术可彻底消除动脉瘤,保持动脉瘤的载瘤动脉通畅,适用于动脉瘤未破裂病人和SAH病人。高龄、病情危重或不接受手术者,可采用血管内介入治疗。复杂性动脉瘤可在多功能手术室实施一站式手术治疗。术后均应复查脑血管造影证实动脉瘤是否闭塞。

【护理措施】

（一）术前护理

1. **预防出血或再次出血**

（1）卧床休息:抬高床头30°以利于颅内静脉回流,减少不必要的活动。保持病房安静,尽量减少外界不良因素的刺激,稳定病人情绪,保证充足睡眠,预防再出血。

（2）控制颅内压:颅内压波动可诱发再出血。①预防颅内压骤降:颅内压骤降会加大颅内血管壁内外压力差,诱发动脉瘤破裂,应维持颅内压在100mmH$_2$O左右;应用脱水剂时,控制输注速度,不能加压输入;行脑脊液引流者,引流速度要慢;脑室引流者,引流瓶（袋）位置不能过低;②避免颅内压增高的诱因:避免便秘、咳嗽、癫痫发作等。

（3）控制血压:动脉瘤破裂可因血压波动引起,应避免引发血压骤升骤降的因素。由于动脉瘤出血后多伴有动脉痉挛,如血压下降过多可能引起脑供血不足,通常使血压下降10%即可。密切观察病情,注意血压的变化,避免血压偏低造成脑缺血。

（4）抗凝治疗:若病人有抗凝的确切适应证且动脉瘤破裂的预估风险较低,则适合给予抗凝药物且不修复动脉瘤。动脉瘤破裂风险较高的病人以及抗凝治疗绝对益处较小的病人,决定是否使用抗凝时必须个体化。一般推荐使用阿司匹林。

2. **术前准备**　除按术前常规准备外,介入栓塞治疗者还应双侧腹股沟区备皮。动脉瘤位于Willis环前部的病人,应在术前进行颈动脉压迫试验及练习,以建立侧支循环。实施颈动脉压迫试验,可用特制的颈动脉压迫装置或手指按压患侧颈总动脉,直到同侧颞浅动脉搏动消失。开始每次压迫5min,以后逐渐延长压迫时间,直至持续压迫20~30min病人仍能耐受,不出现头昏、眼花、对侧肢体无力和发麻等表现时,方可实施手术。

（二）术后护理

1. **体位**　待意识清醒后抬高床头30°,以利于颅内静脉回流。避免压迫手术伤口。介入栓塞治疗术后穿刺点加压包扎,病人卧床休息24h,术侧髋关节制动6h。搬动病人或为其翻身时,应扶持头部,使头颈部成一直线,防止头颈部过度扭曲或震动。

Note:

**2. 病情观察**　密切监测生命体征,其中血压的监测尤为重要。注意观察病人的意识状况、神经功能状态、肢体活动、伤口及引流液等的变化,观察有无颅内压增高或再出血迹象。介入手术病人应观察穿刺部位有无血肿,触摸穿刺侧足背动脉搏动及皮温是否正常。

**3. 一般护理**　①保持呼吸道通畅,给氧;②术后当日禁食,次日给予流质或半流质饮食,昏迷病人经鼻饲提供营养;③遵医嘱使用抗癫痫药物、根据术中情况适当脱水,可给予激素、扩血管药物等;④保持大便通畅,必要时给予缓泻剂;⑤加强皮肤护理,定时翻身,避免发生压力性损伤。

**4. 并发症的护理**

(1) 脑血管痉挛

1) 原因:动脉瘤栓塞治疗或手术刺激脑血管,易诱发脑血管痉挛。

2) 表现:一过性神经功能障碍,如头痛、短暂的意识障碍、肢体瘫痪和麻木、失语症等。

3) 护理:早期发现及时处理,可避免脑缺血缺氧造成不可逆的神经功能障碍;使用尼莫地平可以改善微循环,给药期间观察有无胸闷、面色潮红、血压下降、心率减慢等不良反应。

(2) 脑梗死

1) 原因:由术后血栓形成或血栓栓塞引起。

2) 表现:病人出现一侧肢体无力、偏瘫、失语甚至意识障碍等。

3) 护理:嘱病人绝对卧床休息,保持平卧姿势,遵医嘱予扩血管、扩容、溶栓治疗。若术后病人处于高凝状态,常应用肝素预防脑梗死。

(3) 穿刺点局部血肿:常发生于介入栓塞治疗术后 6h 内。

1) 原因:可能因动脉硬化、血管弹性差,或术中肝素过量、凝血机制障碍,或术后穿刺侧肢体活动频繁、局部压迫力度不够所致。

2) 护理:介入栓塞治疗术后穿刺点加压包扎,病人卧床休息 24h,术侧髋关节制动 6h。

(三) 健康教育

**1. 疾病预防**　①指导病人注意休息,避免情绪激动和剧烈运动;②合理饮食,多食蔬菜、水果,保持大便通畅;③遵医嘱按时、按量服用降压药物、抗癫痫药物,不可随意减量或停药;④注意安全,不要单独外出或锁门洗澡,以免发生意外时影响抢救。

**2. 疾病相关知识**　动脉瘤栓塞术后,定期复查脑血管造影;出现动脉瘤破裂出血表现,如头痛、呕吐、意识障碍和偏瘫时,及时诊治。

# 第三节　颅内动静脉畸形

颅内动静脉畸形(arteriovenous malformations,AVM)是由一支或几支发育异常供血动脉、引流静脉形成的病理脑血管团,是先天性中枢神经系统血管发育异常所致畸形中最常见的一种类型。畸形血管团周围脑组织因缺血而萎缩,呈胶质增生。由于其内部动脉与静脉之间缺乏毛细血管结构,动脉血直接流入静脉,产生血流动力学改变,出现相应的临床症状和体征。AVM 可发生于脑的任何部位,一般为单发病变,幕上病变最多见,约占 90%,其余位于颅后窝。

【临床表现】

临床表现受病人年龄及 AVM 的病灶大小、位置和血管特征的影响,通常表现为:

**1. 出血**　最常见的首发症状,好发年龄 20~40 岁。多因畸形血管破裂引起脑内、脑室内和蛛网膜下隙出血。发病较突然,往往在病人进行体力活动或有情绪波动时发病,出现剧烈头痛、呕吐、意识障碍等症状;少量出血时症状可不明显。单支动脉供血、体积小、部位深以及颅后窝的颅内动静脉畸形容易急性破裂出血。妇女妊娠期颅内动静脉畸形出血的危险高。

**2. 抽搐**　额、颞部颅内动静脉畸形的病人多以抽搐为首发症状。可在颅内出血时发生,也可单独出现。与脑缺血、病变周围胶质增生及出血后的含铁血黄素刺激大脑皮质有关。若长期癫痫发作,脑组织缺氧不断加重,可致病人智力减退。

3. **头痛** 间断性局部或全头痛。可能与供血动脉、引流静脉及静脉窦扩张有关,或与小量出血、脑积水及颅内压增高有关。

4. **神经功能缺损及其他症状** 因颅内动静脉畸形周围脑组织缺血萎缩、血肿压迫或合并脑积水所致,病人出现进行性神经功能缺损,运动、感觉、视野及语言功能障碍,个别病人有三叉神经痛或头部杂音。婴儿和儿童可因颅内血管短路出现心力衰竭。

【辅助检查】

DSA 是确诊本病的必须手段,可了解畸形血管团大小、范围、供血动脉、引流静脉以及血流速度,对制订 AVM 治疗计划和治疗后随访至关重要。MRI 及 CT 检查也有助于诊断。对出现颅内出血或不明原因癫痫发作、急性神经功能障碍或精神状态改变的病人进行评估时,通常采用 CT 或 MRI 和/或 CT 血管造影(CTA)或 MRA 进行无创性诊断。在没有急性出血的情况下,CT 检测 AVM 和血管异常的敏感性不如 MRI。

【处理原则】

手术治疗是最根本的治疗方法,可以去除病灶出血危险,恢复正常脑的血液供应。在多功能手术室实施一站式手术,清除血肿并切除 AVM 是急诊病人的最佳选择。对位于脑深部重要功能区的 AVM,不适宜手术切除。直径小于 3cm 或手术后残存的 AVM 可采用立体定向放射治疗或血管内治疗,使畸形血管形成血栓而闭塞。

【护理措施】

1. **一般护理** 保持病房安静,卧床休息,避免各种不良刺激,保持情绪稳定。

2. **预防出血及意外发生** 密切观察血压及颅内压变化情况,遵医嘱控制血压和颅内压,预防颅内出血及再出血。AVM 病人可出现或进展为癫痫发作。一般不推荐预防性使用抗癫痫药物来预防首次癫痫发作。如果出现癫痫发作,应遵医嘱应用抗癫痫药物,保持呼吸道通畅,防止舌咬伤等意外发生。

3. **介入栓塞治疗护理** 病人介入栓塞治疗术后卧床休息 24h,术侧髋关节制动 6h,观察足背动脉搏动、肢体温度、伤口敷料有无渗血等情况,如需肝素化,则严密观察有无出血情况。

4. **其他护理** 病情观察、体位管理和并发症的护理等,参见本章第二节中颅内动脉瘤病人的护理。

# 第四节 自发性蛛网膜下隙出血

蛛网膜下隙出血(subarachnoid hemorrhage,SAH)是由各种病因引起颅内和椎管内血管突然破裂,血液流至蛛网膜下腔的统称,分为自发性和外伤性两类。本节仅述自发性蛛网膜下隙出血,约占急性脑血管意外 15%。

【病因】

最常见为颅内动脉瘤和脑(脊髓)血管畸形破裂,约占自发性蛛网膜下隙出血的 70%,其次为动脉硬化、烟雾病、颅内肿瘤卒中、血液病、动脉炎、脑炎、脑膜炎及抗凝治疗的并发症等。动脉瘤、高血压、吸烟、酗酒等为 SAH 的独立危险因素,滥用多种药物,如可卡因和苯丙醇胺与 SAH 的发病相关。诱发因素有剧烈运动、情绪激动、咳嗽、用力排便、性生活等。

【临床表现】

1. **突发剧烈头痛**　无论在重体力活动时或情绪激动状态下还是正常活动期间均可发病,伴恶心呕吐、面色苍白、全身冷汗,眩晕、项背痛或下肢疼痛。出血后 1~2d 内出现脑膜刺激征及腰痛。30% 病人的头痛为单侧性,主要发生在动脉瘤侧。

2. **出血症状**　多有诱因。起病急骤,突然剧烈头痛、恶心呕吐、面色苍白、全身冷汗,眩晕、项背痛或下肢疼痛。部分病人出现一过性意识障碍,严重者昏迷甚至死亡。动脉瘤破裂后,如病人未得到及时治疗,部分可能会在首次出血后 1~2 周再次出血,约 1/3 病人死于再出血。

3. **神经功能损害**　颈内动脉-后交通动脉或大脑后动脉动脉瘤可造成同侧动眼神经麻痹。出血前后约 20% 出现偏瘫,由于病变或出血累及运动区皮质及传导束所致。

4. **癫痫**　约 3% 病人出血急性期发生癫痫,不到 10% 的病人在最初 24h 内会发生癫痫发作,5% 病人手术后近期出现癫痫。5 年内癫痫发生率约为 10.5%。

5. **视力、视野障碍**　蛛网膜下隙出血沿视神经鞘延伸,眼底检查可见玻璃体膜下片块状出血。出血量过多时血液浸入玻璃体内,引起视力障碍。巨大动脉瘤压迫视神经或视放射时,病人出现双颞偏盲或同向偏盲。

6. **其他**　部分蛛网膜下隙出血发病后数日可有低热。病人也可能表现为猝死。

【辅助检查】

1. **影像学检查**　CT 是目前诊断蛛网膜下隙出血的首选检查,出血后 48h 内,非强化高分辨率 CT 可发现 95% 以上的 SAH。出血后 1 周内 CT 显示最清晰,1~2 周后出血逐渐吸收。CTA 是诊断动脉瘤和血管畸形的首选无创检查,对 SAH 的鉴别很有意义。SAH 发病 24~48h 内 MRI 不敏感,出血 4~7d 后 MRI 敏感性增强,磁共振 FLAIR 像是检查蛛网膜下腔出血最敏感的影像学检查。数字减影血管造影(DSA)对颅内动脉瘤的分辨率最高,可以清楚显示其解剖学特点,可确定动脉瘤尺寸、部位、单发或多发,有无血管痉挛,动静脉畸形的供应动脉和引流静脉,以及侧支循环情况。对怀疑脊髓动静脉畸形者应行脊髓动脉造影。

2. **腰椎穿刺检查**　对于疑诊 SAH 但 CT 结果阴性的病人,需进一步行腰椎穿刺检查。无色透明的正常脑脊液可以帮助排除最近 2~3 周内发病的 SAH;均匀血性的脑脊液可支持 SAH 的诊断,但需注意排除穿刺过程中损伤出血的可能;脑脊液黄变是红细胞裂解生成的氧合血红蛋白及胆红素所致,脑脊液黄变提示陈旧性 SAH。CT 检查已确诊的蛛网膜下隙出血病人不需再做腰椎穿刺,蛛网膜下隙出血伴有颅内压增高时慎用,可能诱发脑疝。

【处理原则】

出血急性期,绝对卧床休息,高血压病人应积极降压治疗,监测血糖,可用止血剂。头痛剧烈者给予镇痛、镇静,保持大便通畅等。伴颅内压增高者应用甘露醇脱水治疗。尽早病因治疗,如血管内治疗、开颅动脉瘤夹闭,动静脉畸形或脑肿瘤切除等。

【护理措施】

遵医嘱给予镇痛、镇静剂等。伴颅内压增高应用甘露醇脱水治疗。对癫痫发作者,遵医嘱按时服用抗癫痫药。嘱病人生活规律,避免剧烈运动、情绪激动、暴饮暴食、吸烟、酗酒,保持大便通畅,以防颅内出血。病情观察、体位管理和并发症的护理等其他护理措施参见本章第二节中颅内动脉瘤病人的护理。

(史　蕾)

---

## 思 考 题

---

1. 李先生,57 岁,因突发头痛、呕吐 2h,意识丧失 30min 入院。病人于 2h 前大便时突然出现剧烈头痛,伴频繁呕吐,呈喷射状,呕吐物为胃内容物。体格检查:BP 185/100mmHg,中度昏迷状态,双侧瞳孔等大等圆,对光反射灵敏。颈项强直,四肢疼痛刺激可屈曲,不能定位。双侧肱二、三头肌肌腱和膝腱反射未引出,双侧病理反射阳性。辅助检查:CT 示蛛网膜下隙高密度影,全脑 DSA 示基底动脉分叉处动脉瘤破裂,急诊全麻下行颅内动脉瘤血管内介入栓塞术。

请问:

(1) 该病人术后病情观察有哪些要点?

(2) 该病人术后可能发生哪些并发症?如何进行预防?

2. 马先生,60 岁,因用力咳嗽后出现剧烈头痛、频繁呕吐 3h 入院。体格检查:T 37℃,P 80 次/min,R 20 次/min,BP 170/90mmHg;意识模糊,右眼睑下垂,瞳孔直径 8mm,直接、间接对光反射消失,左侧瞳孔直径 4mm,对光反射灵敏;颈项强直,克氏征(+)。辅助检查:CT 示蛛网膜下隙出血,怀疑颅内动脉瘤破裂。

请问:

(1) 该病人护理评估的内容还包括哪些?

(2) 该病人存在哪些护理诊断/问题?

(3) 目前主要的护理措施有哪些?

## 第十五章

# 颅内和椎管内肿瘤病人的护理

15章　数字内容

—— 学 习 目 标 ——

知识目标：

1. 掌握椎管内肿瘤的临床表现、辅助检查、处理原则。

2. 熟悉颅内肿瘤的病因、分类与特点、临床表现、辅助检查。

3. 了解颅内肿瘤、椎管内肿瘤的概念。

能力目标：

能运用护理程序对颅内和椎管内肿瘤病人实施整体护理。

素质目标：

具有关心颅内和椎管内肿瘤病人心理和积极帮助病人康复的态度和行为。

原发中枢神经系统肿瘤年发病率为 16.5/10 万,其中近半数是恶性肿瘤,约占全身恶性肿瘤的 1.5%。颅内肿瘤多引起病人颅内压增高及神经系统功能障碍的症状,椎管内肿瘤进行性压迫和损害脊髓和神经根,严重者可引起截瘫。颅内和椎管内肿瘤病人围术期病情变化快,术后可能出现严重的并发症。加强病情观察、早期判断病情变化、做好手术前后护理、适时进行康复训练,有助于改善病人生存质量。常见颅内及椎管内肿瘤病人的处理原则以及手术前后的护理是本章学习的重点。

 ———————————————— 导入情境与思考 ————————————————

马先生,58 岁,因间断头痛、头晕 5 年,加重伴恶心呕吐 7d,抽搐发作 1 次入院。病人 5 年前无明显诱因出现额部钝痛,以发热咳嗽时为重。7d 前因生气后头痛加重,出现恶心呕吐,未处理,3d 前抽搐发作 1 次,发作时意识丧失,小便失禁,眼球上翻,持续约 2min 后自行缓解。CT 显示于右额部占位性病变,考虑为"神经胶质瘤"。拟择期实施肿瘤切除手术。

请思考:
(1) 护士该从哪几个方面评估病人?
(2) 病人手术前主要的护理诊断/问题有哪些?
(3) 如何针对病人的护理诊断/问题,采取相应的护理措施?

# 第一节 颅 内 肿 瘤

颅内肿瘤(intracranial tumors)又称脑瘤,原发性颅内肿瘤发生于脑组织、脑膜、脑神经、垂体、血管及残余胚胎组织等;继发性颅内肿瘤是身体其他部位恶性肿瘤转移到颅内的肿瘤。在青少年和年轻成人中,原发性脑肿瘤比转移瘤更常见,而原发性脑肿瘤以低级别胶质瘤为主。30 岁以上的成人中,转移性脑肿瘤越来越多见,占所有颅内肿瘤的一半以上。

【病因与病理】

颅内肿瘤的病因至今尚不明确。电磁辐射、神经系统致癌物、过敏性疾病和病毒感染等为颅内肿瘤发生的潜在危险因素。胚胎发育中一些残留细胞或组织也可分化生长成肿瘤,如颅咽管瘤、脊索瘤和畸胎瘤等。颅内肿瘤发病部位以大脑半球最多,其次为蝶鞍、鞍区周围、小脑脑桥角、小脑、脑室及脑干。一般不向颅外转移,但可在颅内直接向邻近正常脑组织浸润扩散,也可随脑脊液的循环通道转移。脑瘤的预后与病理类型、病程及生长部位有密切关系。良性肿瘤单纯外科治疗有可能治愈;交界性肿瘤单纯外科治疗后易复发;恶性肿瘤一旦确诊,需要外科治疗辅助放射治疗和/或化学治疗。

【分类】

2016 年 WHO 中枢神经系统肿瘤分类打破了完全基于组织形态学分类的百年诊断原则,参照血液/淋巴系统诊断体系,革新性地将肿瘤分子遗传学特征纳入病理学分类,建立了组织学病理诊断+基因特征的"综合诊断"新模式。按照《2016 年 WHO 中枢神经系统肿瘤分类》分为 17 类,本章节重点介绍以下 5 类:

(一)弥漫性胶质瘤

2016 年 WHO 中枢神经系统肿瘤分类将星形细胞瘤和少突胶质细胞瘤统称为弥漫性胶质瘤(diffuse gliomas)。其年发病率为(5~8)/10 万,是所有脑肿瘤中发病率最高、治疗最为复杂和难以治愈的类型。临床上习惯将 WHO Ⅱ级胶质瘤称为低级别胶质瘤,将 WHO Ⅲ/Ⅳ级胶质瘤称为高级别胶质瘤。

**1. 低级别星形细胞瘤(WHO Ⅱ级)** 主要发生于中青年,发病高峰是 25~45 岁。多位于大脑半球,以额叶、颞叶多见。星形细胞瘤生长缓慢,平均病史 2~3 年,超 50% 星形细胞瘤以癫痫为首发症状。肿瘤呈实质性者与周围组织分界不清,常不能彻底切除。早期手术是低级别星形细胞瘤的主要治疗措施,对于肿瘤未能完整切除或年龄大于 40 岁病人,术后应辅助放射治疗。

2. **高级别星形细胞瘤（WHO Ⅲ/Ⅳ级）**　包括间变性星形细胞瘤和胶质母细胞瘤,好发于中老年,其中胶质母细胞瘤是恶性程度最高的星形细胞瘤。高级别胶质瘤生长迅速,病程进展快,颅内高压症状明显,癫痫发生率较低。对放射治疗、化学治疗均不敏感,复发率高,生存时间短。治疗上首选在保留神经功能的同时最大限度地手术切除,术后辅以放射治疗和化学治疗的综合治疗。

3. **少突胶质细胞肿瘤（WHO Ⅱ/Ⅲ级）**　发病高峰在 30~40 岁,男性多于女性,为 3∶2。肿瘤生长较缓慢,与正常脑组织分界较清楚,常以癫痫为首发症状,易误诊为原发性癫痫。少突胶质细胞肿瘤对化疗敏感,因此推荐的治疗方案是手术切除加化学治疗的联合治疗。

（二）脑膜瘤

脑膜瘤(meningioma)是一种常见的原发性中枢神经系统肿瘤,约占所有原发性脑肿瘤的 14.4%~19.0%。平均发病年龄为 45 岁,儿童中罕见脑(脊)膜瘤。良性居多,生长缓慢,病程长,呈膨胀性生长,多位于大脑半球矢状窦旁、大脑凸面、蝶骨和鞍结节。邻近的颅骨有增生或被侵蚀的迹象。脑膜瘤有完整的包膜,采取手术彻底切除可预防复发。

（三）蝶鞍区肿瘤

1. **垂体腺瘤（pituitary adenoma）**　来源于腺垂体的良性肿瘤。占颅内肿瘤 10%~15%,好发年龄为青壮年,女性多于男性,对病人生长、发育、劳动能力、生育功能有严重损害。根据腺瘤内分泌功能分类,主要有:①泌乳素腺瘤(PRL 瘤),为最常见类型,常出现女性停经泌乳综合征,男性阳痿及无生育功能;②生长激素腺瘤(GH 瘤),在青春期前发病者表现为巨人症,成年后发病表现为肢端肥大症;③促肾上腺皮质激素腺瘤(ACTH 瘤),临床表现为库欣病,可引起全身脂肪、蛋白质代谢和电解质紊乱;④其他类型,如促甲状腺瘤(TSH 瘤)、混合性激素分泌瘤等。手术摘除是首选的治疗方法。生长激素腺瘤对放射线较敏感,立体放射治疗适用于垂体微腺瘤。相比溴隐亭,卡麦角林是目前针对泌乳素腺瘤最有效且最易耐受的药物。

2. **颅咽管瘤（craniopharyngioma）**　为胚胎期颅咽管的残余组织发生的良性先天性肿瘤,多位于蝶鞍膈上,占颅内肿瘤的 2.5%~4%。发病年龄高峰为 5~10 岁的儿童,另一个高峰为 50~75 岁的成人。主要表现为肿瘤压迫视交叉、视神经引起的视力障碍;肿瘤影响垂体腺及下丘脑功能导致的性发育迟缓、性功能减退、尿崩症、侏儒症、肥胖及间脑综合征;肿瘤侵犯其他脑组织引起的神经、精神症状。首选手术治疗,术后多需激素补充和替代治疗,放射治疗目前仍存在争议。

（四）前庭神经施万细胞瘤

前庭神经施万细胞瘤(vestibule schwannoma)源于前庭神经的 Schwann 细胞,发生在内听道段,临床习惯称为听神经瘤(acoustic neuroma),为良性肿瘤,占颅内肿瘤的 8%~10%。多以单侧高频耳鸣隐匿性起病,逐渐丧失听力。大多数肿瘤早期表现为同侧神经性听力下降、耳鸣和平衡障碍三联征。治疗以手术切除为主,肿瘤<3cm 者可行立体放射治疗。

（五）转移性肿瘤

脑转移瘤是成人最常见的颅内肿瘤,在颅内肿瘤中的占比远超 50%。在非中枢神经恶性肿瘤病人中,10%~30% 的成人和 6%~10% 的儿童会出现脑转移瘤。最常引起成人脑转移瘤的原发性肿瘤是上皮细胞癌,包括肺癌、乳腺癌、肾癌、结直肠癌和黑素瘤。儿童最常见的脑转移瘤来源是肉瘤、神经母细胞瘤和生殖细胞肿瘤。部分病人以颅内转移灶为首发症状,诊断为转移瘤后才在其他部位找出原发病灶。确定为脑转移瘤后要寻找原发病灶。伴颅内压增高单发转移瘤尽早手术,术后辅以放射治疗和化学治疗。

**【临床表现】**

颅内肿瘤的临床表现取决于病变部位及肿瘤的组织生物学特性,主要以颅内压增高和神经功能

Note:

定位症状为共同特点。

**1. 颅内压增高**　约90%以上的病人可出现头痛、呕吐、视神经乳头水肿等颅内压增高症状和体征,主要由于肿瘤占位效应、瘤周脑水肿和脑脊液循环受阻出现脑积水所致。通常呈慢性、进行性加重过程。若未得到及时治疗,病人视力减退、视野向心性缩小,最终可失明。瘤内出血可表现为急性颅压增高,甚至发生脑疝。老年人由于脑萎缩,颅内空间相对增大,发生颅脑肿瘤时颅内压增高不明显易误诊。儿童颅内肿瘤伴颅内压增高时常掩盖肿瘤定位体征,易误诊为胃肠道疾病。

**2. 定位症状与体征**　颅内肿瘤可直接刺激、压迫和破坏邻近的脑组织及脑神经,出现神经系统定位症状和体征。如癫痫发作、进行性运动或感觉障碍、精神障碍、视力或视野障碍、语言障碍及共济运动失调等。症状和体征因肿瘤所在部位而异。

**3. 癫痫**　颅内肿瘤病人的癫痫(瘤性癫痫)发病率高达30%~50%,瘤性癫痫的发生及发作类型与肿瘤部位有关,例如运动功能区胶质瘤癫痫发生率高达90%,多为局灶性发作。长程视频脑电图监测到癫痫发作期的棘波、棘尖波具有诊断价值。

【辅助检查】

CT 或 MRI 是诊断颅内肿瘤的首选方法。结合两者的检查结果,不仅能明确诊断,而且能确定肿瘤的位置、大小及瘤周组织情况。CT 或 MRI 发现垂体腺瘤,需做血清内分泌激素测定以确诊。PET-CT 可早期发现肿瘤,判断脑肿瘤恶性程度,尤其可诊断脑转移瘤并提示原发灶,鉴别原发中枢神经系统淋巴瘤与体部淋巴瘤脑转移。立体定向或神经导航技术获取标本,行组织学检查,可确定肿瘤性质,选择治疗方法。

【处理原则】

**1. 非手术治疗**

(1) 降低颅内压:以缓解症状,为手术治疗争取时间。常用治疗方法有脱水、激素治疗、亚低温治疗和脑脊液外引流等。

(2) 放射治疗:适用于恶性颅内肿瘤部分切除后辅助治疗及对放射治疗较敏感的颅内肿瘤。包括常规放射、立体定向放射及放射性核素内放射治疗等。

知 识 拓 展

立体定向放射外科的临床应用

立体定向放射外科(stereotactic radiosurgery,SRS)属新兴的边缘学科,是现代神经外科学的一个重要分支,最早由瑞典著名神经外科专家 Leksell 于 1951 年提出,这种方法主要是通过高能射线定向照射,达到外科手术损毁或去除病灶组织的目的。SRS 要求在治疗过程中准确定位病灶和摆放病人体位。SRS 与常规治疗方式相比具有精准度高、单次照射剂量大、对周围组织损伤低等优势,已逐渐成为脑转移瘤病人治疗的首选方案。SRS 治疗难治性脑转移瘤具有较好的效果,可有效抑制肿瘤增殖,提高病人的生活质量。目前所采用的设备主要有 γ-刀、X-刀、粒子束射线和射波刀。与传统神经外科相比,它有以下优点:治疗无创伤,没有切口、出血,也没有感染等手术常见的并发症,治疗时间短。

(3) 化学治疗:逐渐成为重要的综合治疗手段之一。但在化学治疗过程中需预防颅内压升高、肿瘤坏死出血及抑制骨髓造血功能等不良反应。

(4) 其他治疗:如免疫、基因、光疗及中药等治疗方法,均在进一步探索中。

**2. 手术治疗**　是最直接、有效的方法。若肿瘤不能完全切除,可行内减压术、外减压术和脑脊液分流术等,以降低颅内压,延长生命。

知　识　拓　展

**神经导航的临床应用**

　　神经导航(neuronavigation, NN)，又称无框架立体定向导航技术或影像导向外科，是将神经影像学、立体定向原理、手术显微镜和高性能电子计算机结合起来的一种新技术，能准确显示神经系统解剖结构及病灶的三维空间位置与毗邻关系。利用神经导航，神经外科医师可精确的设计小皮肤切口和骨窗，用保留功能结构和对脑组织损伤最小的技术切除肿瘤，肿瘤切除的程度由外科医师主观判断提高到影像学客观评价。神经导航辅助显微外科使手术更加精确、手术并发症显著减少、疗效明显提高，病人住院时间和费用缩减。目前神经导航主要应用在颅底外科、脑深部脑干病变、多发小肿瘤、胶质瘤、癫痫外科和脑功能区手术等。

【护理评估】

（一）术前评估

**1. 健康史**

（1）一般情况：评估病人的年龄、性别、职业、生活状态、营养状态、康复功能状况、生活自理状况等情况。了解本次发病的特点和经过。

（2）既往史：评估既往有无其他系统肿瘤、过敏性疾病、头部外伤、电磁辐射、接触神经系统致癌物和病毒感染等病史。

（3）家族史：评估家族中有无颅内和椎管内肿瘤病史。

**2. 身体状况**

（1）症状与体征：评估病人的生命体征、意识状态、瞳孔、肌力及肌张力、运动感觉功能等。询问起病方式，注意有无进行性颅内压增高及脑疝症状，有无神经系统定位症状和体征，如精神症状、癫痫发作、运动障碍、感觉障碍、失语、视野改变、视觉障碍、内分泌功能紊乱、小脑症状、各种脑神经功能障碍等，是否影响病人的自理能力及容易发生意外伤害。

（2）辅助检查：了解 CT、MRI 检查结果，以及血清内分泌激素的检测结果。

**3. 心理-社会状况**　了解病人及家属对疾病的认识和期望值，对手术治疗方法、目的和预后的认知程度，家属对病人的关心、支持程度，家庭对手术的经济承受能力。

（二）术后评估

评估病人手术方式、麻醉方式及术中情况；了解引流管放置位置是否正确，引流管是否通畅，引流液的颜色、性状和量等；观察有无并发症迹象；评估病人的心理-社会状况。

【常见护理诊断/问题】

**1. 自理缺陷**　与肿瘤压迫导致肢体瘫痪及开颅手术有关。

**2. 潜在并发症：**颅内出血、颅内压增高及脑疝、颅内积液和假性囊肿、中枢性高热、脑脊液漏、癫痫发作、尿崩症等。

【护理措施】

（一）术前护理

**1. 常规护理**　卧床休息，抬高床头30°，以利于颅内静脉回流，降低颅内压。改善全身营养状况，给予营养丰富、易消化食物，对于不能进食或有呛咳者，应鼻饲流质饮食，必要时输液补充营养。避免剧烈咳嗽、用力排便，防止颅内压增高。便秘时可使用缓泻剂，禁止灌肠。经口鼻蝶窦入路手术者，术

Note:

前需剃胡须、剪鼻毛。

**2. 病情观察** 严密观察有无生命体征改变、意识状态改变、有无颅内压增高及神经功能障碍等症状。注意有无脑疝的前驱症状和癫痫发作。

**3. 安全护理** 肢体无力或偏瘫者,防止跌倒或坠床;对于存在意识障碍、躁动、癫痫发作等症状者,应采取相应措施,预防意外损伤;对于语言、视觉、听觉障碍、面瘫者,采取不同的沟通方法,及时了解病人需求,给予满足。

**(二)术后护理**

**1. 一般护理**

(1) 保持口腔清洁:经口鼻蝶窦入路手术者,术后应加强口腔护理。

(2) 体位:幕上开颅术后病人应卧向健侧,幕下开颅术后早期宜取去枕侧卧或侧俯卧位,避免切口受压。经口鼻蝶窦入路术后取半卧位,以利伤口引流。后组脑神经受损、吞咽功能障碍者只能取侧卧位,以免口咽部分泌物误入气管。体积较大的肿瘤切除后,因颅腔留有较大空隙,24~48h内手术区应保持高位,以免突然翻动时脑和脑干移位,引起大脑上静脉撕裂、硬脑膜下出血或脑干功能衰竭。搬动病人或为其翻身时,应有人扶持头部使头颈部成一直线,防止头颈部过度扭曲或震动。

(3) 饮食:术后次日起可酌情给予流食,以后逐渐过渡到半流食、普食。颅后窝手术或听神经瘤手术后,因舌咽、迷走神经功能障碍而发生吞咽困难、饮水呛咳者,应严格禁食禁饮,采用鼻饲供给营养,待吞咽功能恢复后逐渐练习进食。

**2. 并发症的护理**

(1) 颅内出血:颅内出血是颅内肿瘤手术后最危险的并发症,多发生于术后24~48h内,病人表现为意识清醒后又逐渐嗜睡、昏睡甚至昏迷。术后应密切观察,一旦发现有颅内出血征象,及时报告医师,并做好再次手术止血的准备。

(2) 颅内压增高:主要原因是周围脑组织损伤、肿瘤切除后局部血流改变、术中牵拉所致脑水肿。术后密切观察生命体征、意识、瞳孔、肢体功能和颅内压的变化,抬高床头30°,遵医嘱给予甘露醇和地塞米松等,以降低颅内压。

(3) 颅内积液或假性囊肿:颅内肿瘤术后,在残留的创腔内放置引流管,以引流手术残腔内的血性液体和气体,使残腔逐步闭合,减少局部积液或形成假性囊肿。护理时注意:①妥善放置引流瓶:术后早期,创腔引流瓶(袋)置于头旁枕上或枕边,高度与头部创腔保持一致,以保证创腔内一定的液体压力,避免脑组织移位。另外,创腔内暂时积聚的液体可稀释渗血、防止渗血形成血肿。当创腔内压力升高时,血性液仍可自行流出。术后48h内,不可随意放低引流瓶(袋),以免腔内液体被引流出致脑组织迅速移位,撕破大脑上静脉,引起颅内血肿。若术后早期引流量多,应适当抬高引流瓶(袋)。48h后,可将引流瓶(袋)略放低,以较快引流出腔内液体,减少局部残腔。②拔管:引流管放置3~4d,一旦血性脑脊液转清,即可拔除引流管,以免形成脑脊液漏。

(4) 脑脊液漏:注意伤口、鼻、耳等处有无脑脊液漏。经鼻蝶窦入路术后多见脑脊液鼻漏,应保持鼻腔清洁,严禁堵塞鼻腔,禁止冲洗,避免剧烈咳嗽,禁止从鼻腔吸痰或插胃管。若出现脑脊液漏,及时通知医师,并做好相应护理。

(5) 尿崩症:主要发生于鞍上手术后,如垂体腺瘤、颅咽管瘤等手术涉及下丘脑影响血管升压素分泌所致。病人出现多尿、多饮、口渴,每日尿量大于4 000ml,尿比重低于1.005。遵医嘱给予神经垂体素治疗时,准确记录出入量,根据尿量的增减和血清电解质的水平调节用药剂量。尿量增多期间,须注意补钾,每1 000ml尿量补充1g氯化钾。

(6) 其他并发症:如癫痫发作、术后感染、中枢性高热等并发症的护理参见第十四章第一节中脑卒中病人的护理。

**3. 康复训练** 术后早期开展康复训练,可减轻病人功能障碍的程度,提高生活质量。在生命体征稳定48h后,在医师、护士或康复师的指导下病人可逐步进行防止关节挛缩的训练、足下垂的预防、

Note:

吞咽功能训练、膀胱功能训练等。

（三）健康教育

1. **疾病预防**　①休息与活动：适当休息，坚持锻炼（如散步、太极拳等），劳逸结合；②心理指导：鼓励病人保持积极、乐观的心态，积极自理个人生活；③合理饮食：多食高热量、高蛋白、富含纤维素、低脂肪、低胆固醇饮食，少食动物脂肪、腌制品；限制烟酒、浓茶、咖啡、辛辣等刺激性食物。

2. **疾病康复**　神经功能缺损或肢体活动障碍者，可进行辅助治疗（高压氧、针灸、理疗、按摩等），加强肢体功能锻炼与看护，避免意外伤害。如：①肢体瘫痪：保持功能位，防止足下垂，瘫痪肢体各关节被动运动，练习行走，防止肌肉萎缩；②感觉障碍：禁用热水袋以防烫伤；③癫痫：不宜单独外出、登高、游泳、驾驶车辆及高空作业，随身带疾病卡；④听力障碍：尽量不单独外出，以免发生意外，必要时可配备助听器，或随身携带纸笔；⑤视力障碍：注意防止烫伤、摔伤等；⑥步态不稳：继续进行平衡功能训练，外出需有人陪同，以防摔伤；⑦面瘫、声音嘶哑：注意口腔卫生，避免食用过硬、不易咬碎或易致误吸的食物，不要用吸管进食或饮水，以免误入气管引起呛咳、窒息；⑧眼睑闭合不全者：遵医嘱按时滴眼药水，外出时需戴墨镜或眼罩保护，以防阳光和异物伤害，夜间睡觉时可用干净湿手帕覆盖或涂眼膏，以免眼睛干燥。

3. **疾病知识**　①用药指导：遵医嘱按时、按量服药，不可突然停药、改药及增减药量，尤其是抗癫痫、抗感染、脱水剂、激素治疗，以免加重病情；②及时就诊：原有症状如头痛、头晕、恶心、呕吐、抽搐、不明原因持续高热、肢体乏力、麻木、视力下降等加重时应及时就医；③按时复诊：术后3~6个月后门诊复查 CT 或 MRI。

# 第二节　椎管内肿瘤

椎管内肿瘤（intraspinal tumor）又称脊髓肿瘤，可发生在脊髓内或脊髓附近，包括髓内肿瘤、髓外硬膜内肿瘤或硬膜外肿瘤3类。位置在神经轴内，可为原发性或转移性。原发性脊髓肿瘤占所有原发性中枢神经系统肿瘤的2%~4%，其中1/3位于髓内。可发生于任何年龄，以20~50岁多见；除脊膜瘤外，男性多于女性。

【临床表现】

随肿瘤增大，脊髓和神经根受到进行性压迫和损害，病程可分为根性痛期、脊髓半侧损害期、不全截瘫期和截瘫期四个期。临床表现与肿瘤所在脊髓节段，肿瘤位于髓内或髓外，以及肿瘤性质相关。

1. **根性痛**　脊髓肿瘤早期最常见症状，主要表现为神经根痛，疼痛部位与肿瘤所在平面的神经分布一致，咳嗽、打喷嚏和用力排便时加重，部分病人可出现夜间痛和平卧痛。

2. **感觉障碍**　感觉纤维受压时表现为感觉减退和感觉错乱，被破坏后则感觉丧失。

3. **肢体运动障碍及反射异常**　肿瘤压迫神经前根或脊髓前角，出现支配区肌群下位运动神经元瘫痪。肿瘤压迫脊髓，使肿瘤平面以下的锥体束向下传导受阻，表现为上位运动神经元瘫痪。

4. **自主神经功能障碍**　最常见膀胱和直肠功能障碍。肿瘤平面以下躯体少汗或无汗，腰骶节段的肿瘤使膀胱反射中枢受损产生尿潴留，但当膀胱过度充盈后出现尿失禁。骶节以上脊髓受压时产生便秘，骶节以下脊髓受压时肛门括约肌松弛，发生稀粪不能控制流出。

5. **其他**　髓外硬脊膜下肿瘤出血导致脊髓蛛网膜下隙出血。高颈段或腰骶段以下肿瘤，阻碍脑脊液循环和吸收，导致颅内压增高。

【辅助检查】

1. **实验室检查**　脑脊液检查示蛋白质含量增加，在5g/L以上，但白细胞数正常，称蛋白细胞分离现象，是诊断椎管内肿瘤的重要依据。

Note：

**2. 影像学检查** MRI 检查是目前最有价值的辅助检查方法。X 线、脊髓造影、CT 等检查也可协助诊断。

【处理原则】

椎管内肿瘤的有效治疗方法是手术切除。良性椎管内肿瘤经手术切除后一般预后良好；恶性椎管内肿瘤经手术切除大部分并做充分减压后辅以放射治疗，可使病情得到一定程度的缓解。

【护理措施】

**1. 缓解疼痛** 了解并避免加重病人疼痛的因素，如指导病人采取适当体位，减少神经根刺激，以减轻疼痛。遵医嘱适当应用镇痛药。

**2. 病情观察** 注意病人的肢体感觉、运动及括约肌功能状况。对于肢体功能障碍者应注意满足其日常生活需求。出现截瘫时做好相应护理，参见第三十九章第三节中脊髓损伤病人的护理。

（史 蕾）

---

## 思 考 题

1. 王女士，30 岁，因月经不规律 1 年，头痛伴视物模糊 3d 入院。1 年前无明显诱因出现月经不规律，乳腺有时见少量乳汁分泌，3d 前病人突发头痛、视物模糊，走路肩部易与他人及门框相撞，口服药物无缓解。CT 示鞍区占位性病变 2cm×2cm；MRI 示鞍区肿瘤，压迫视交叉神经，正常垂体未见显示，垂体 6 项检查提示泌乳素较正常增高 3 倍以上。考虑为"垂体腺瘤"。

请问：

（1）该病人的护理评估还包括哪些内容？

（2）该病人存在哪些护理诊断/问题？

（3）目前主要的护理措施有哪些？

2. 张先生，45 岁，头痛 3 个月，用力时加重，多见于清晨及晚间，常伴有恶心，无呕吐。CT 检查示左侧颞叶占位病变。入院后第 3d，突然出现剧烈头痛、呕吐，意识模糊，左侧瞳孔散大，对光反射消失，右侧肢体瘫痪。P 56 次/min，R 16 次/min，BP 150/88mmHg。

请问：

（1）该病人出现了什么病情变化？

（2）目前该如何进行护理？

URSING

# 第十六章

# 颈部疾病病人的护理

16章 数字内容

─── 学 习 目 标 ───

知识目标：

1. 掌握甲状腺癌、甲状腺功能亢进的临床表现、处理原则以及围术期护理。

2. 熟悉甲状腺切除术后并发症的常见原因及发生机制。

3. 了解甲状腺癌、甲状腺功能亢进的分类及辅助检查。

能力目标：

能运用护理程序对甲状腺癌病人实施整体护理。

素质目标：

具有关心甲状腺癌病人心理和理解甲状腺功能亢进病人情绪变化的态度和行为。

颈部外科疾病,包括甲状腺疾病和颈部肿块,如甲状腺癌、甲状腺功能亢进、颈部淋巴结结核等。随着肿块不同程度的增大,可影响病人的呼吸、吞咽功能,并带来音调的改变及疼痛、烦躁、多汗、腹泻等一系列内分泌及代谢紊乱。手术切除是其主要治疗方式。术前加强体位和呼吸训练,做好相关药物准备,有助于术后呼吸和引流通畅,有效减少术后并发症。甲状腺癌、甲状腺功能亢进病人的临床表现、处理原则以及围术期护理是本章学习的重点。

 ──────────── 导入情境与思考 ────────────

杨女士,48 岁,10d 前体检时发现颈部有一约 3cm×3cm 肿物,局部皮肤稍隆起,边界模糊不清,无明显压痛,活动度差。病人平日无自觉症状,颈部超声检查示甲状腺右侧叶实质性肿物收入院。入院后在全麻下行甲状腺癌根治术,术后病人出现咳嗽、痰液难以咳出,主诉咽喉部疼痛、手足发麻。体格检查:T 36.7℃,HR 91 次/min,R 19 次/min,BP 115/73mmHg。

请思考:

(1) 该病人护理评估的重点内容有哪些?

(2) 病人围术期主要的护理诊断/问题有哪些?

(3) 针对病人的护理诊断/问题,护士应如何制订围术期的护理计划?

# 第一节　甲状腺疾病

## 一、甲状腺癌

甲状腺癌(thyroid carcinoma)是最常见的甲状腺恶性肿瘤,占全球癌症发病率的 3.1%,是目前发病率增长最快的恶性肿瘤之一,在女性中的发病率是男性的 2~3 倍。除髓样癌外,大多数甲状腺癌起源于滤泡上皮细胞。

【病理】

1. **乳头状癌**　是成人甲状腺癌的最主要类型,儿童甲状腺癌几乎全部为乳头状癌。多见于 30~45 岁的中青年女性,低度恶性,生长缓慢,较早出现颈部淋巴结转移,预后较好。

2. **滤泡状癌**　占 15%。多见于 50 岁左右妇女,中度恶性,发展较快,有侵犯血管倾向,33%可经血运转移至肺、肝、骨及中枢神经系统,预后不如乳头状癌。

3. **未分化癌**　占 5%~10%。多见于 70 岁左右的老年人,高度恶性,发展迅速,约 50%早期便有颈部淋巴结转移,或侵犯喉返神经、气管或食管,常经血运向肺、骨等远处转移,预后较差。

4. **髓样癌**　仅占 7%,常有家族史。来源于滤泡旁降钙素(calcitonin)分泌细胞(C 细胞),可分泌大量降钙素。恶性程度中等,可经淋巴结转移和血运转移,预后不如乳头状癌及滤泡状癌,但较未分化癌预后好。

其中,乳头状癌和滤泡状癌均属于分化型甲状腺癌(differentiated thyroid carcinoma,DTC)。

【临床表现】

1. **甲状腺肿大或结节**　乳头状癌和滤泡状癌初期多无明显症状,前者有时可因颈部淋巴结肿大而就诊。淋巴结肿大最常见于颈深上、中、下淋巴结,体表可触及。随着病程进展,肿块逐渐增大、质硬、可随吞咽上下移动,吞咽时肿块移动度变小。髓样癌除有颈部肿块表现外,因其能产生激素样活性物质(5-羟色胺、降钙素和前列腺素等),还可导致病人出现腹泻、心悸、颜面潮红、多汗和血钙降低等类癌综合征。合并家族史者,可能存在内分泌失调表现。

2. **压迫症状**　随着病情进展,肿块迅速增大,压迫周围组织,可产生一系列症状。特别是未分化癌,上述症状发展迅速,并侵犯周围组织。晚期癌肿增大压迫气管,使气管移位,可产生不同程度的呼吸障碍;癌肿侵犯气管可导致呼吸困难或咯血;癌肿压迫或浸润食管,可引起吞咽困难;癌肿侵犯喉返神经可出现声音嘶哑;颈交感神经受压会引起同侧上眼睑下垂、瞳孔缩小、眼球内陷、面部无汗等,称为颈交感神经综合征(cervicosympathetic syndrome),又称霍纳综合征(Horner syndrome);颈丛浅支受侵犯时,病人可有耳、枕、肩等处疼痛。

**3. 远处转移症状**　乳头状癌颈部淋巴结转移灶发生率高、出现早、范围广、发展慢、可有囊性变。滤泡状癌易发生远处转移,以血行转移为主,常转移至肺和骨。颈部淋巴结转移在未分化癌发生较早,可出现颈部淋巴结肿大,有少部分病人甲状腺肿块不明显,而因转移灶就医时,应考虑甲状腺癌的可能;远处转移部位多见于扁骨(颅骨、椎骨、胸骨、盆骨等)和肺。

【辅助检查】

**1. 影像学检查**　①超声检查:是分化型甲状腺癌的首选评估手段,对于确定结节的性质有很大帮助,实体性结节有微小钙化、低回声和丰富血流,则可能为恶性结节。②X线检查:胸部及骨骼摄片可了解有无肺、纵隔及骨转移;颈部摄片可了解有无气管受压、移位及肿瘤内钙化灶。若甲状腺部位出现细小的絮状钙化影,可能为癌。③CT/MRI:适用于有压迫症状的肿物、巨大结节或胸骨后甲状腺结节者,能清楚界定病变范围及淋巴结转移灶。④其他检查:甲状腺癌手术前应进行喉部检查以评估声带功能。如怀疑病变累及气管或食管,还需行气管镜、食管镜等检查。

**2. 实验室检查**　①细针穿刺细胞学检查:对于甲状腺结节直径超过1cm或较小但临床可疑的结节(既往头颈部放疗、甲状腺癌家族史、可疑触诊特征和/或颈部淋巴结),均推荐行细针穿刺细胞学检查。该检查是术前诊断甲状腺癌最有效和最实用的方法,细胞学阳性结果一般表示甲状腺恶性病变,而细胞学阴性结果则90%为良性。②血清降钙素测定:有助于诊断髓样癌。

**3. 放射性核素扫描**　直径>1cm且伴有血清促甲状腺素(TSH)降低的甲状腺结节,应行甲状腺$^{131}$I或$^{99m}$Tc核素显像,以判断结节是否有自主摄取功能。甲状腺癌$^{131}$I或$^{99m}$Tc扫描多提示为冷结节,边缘一般较模糊。

【处理原则】

手术切除是各型甲状腺癌(除未分化癌外)的基本治疗方法。根据病人情况再辅以放射性核素治疗、TSH抑制治疗及放射外照射等疗法。

**1. 非手术治疗**

(1) 放射性核素治疗:$^{131}$I已成为分化型甲状腺癌术后治疗的主要手段之一,利用$^{131}$I发射出的β射线的电离辐射生物效应可破坏甲状腺组织和癌细胞,从而达到治疗目的。适用于45岁以上高危乳头状癌、滤泡状癌接受甲状腺全切术后者。

(2) TSH抑制治疗:甲状腺癌作全/近全切除者及$^{131}$I治疗后均应及时、长期、足量地服用甲状腺素制剂进行TSH抑制治疗,预防甲状腺功能减退及抑制TSH。甲状腺素制剂包括甲状腺素片和左甲状腺素(L-T$_4$),首选L-T$_4$口服制剂。

---

**知 识 拓 展**

**左甲状腺素(L-T$_4$)的服用注意事项**

早餐前空腹顿服L-T$_4$,最利于维持稳定的TSH水平。部分病人需要根据冬夏季节TSH水平的变化调整L-T$_4$。用量冬增夏减。应在间隔足够时间后服用某些特殊药物或食物:与维生素、滋补品间隔1h;与含铁、钙食物或药物间隔2h;与奶、豆类食品间隔4h;与降脂药间隔12h。此外,L-T$_4$有降血糖的作用,糖尿病病人使用时应注意定期监测血糖或调整糖尿病药物的剂量;L-T$_4$与抗凝药联合使用时有增强凝血功能的作用,应定期监测凝血指标或调整抗凝药的剂量;L-T$_4$会增加心房颤动、其他心脏异常或骨密度降低的风险。如果存在心脏病或骨密度降低,则可以使用较小剂量的L-T$_4$,使TSH降至正常范围内。长期接受TSH抑制治疗病人应服用钙剂和维生素D。

（3）放射外照射治疗：是一种采用高能量的射线来杀死颈部或者癌灶转移部位的癌细胞的疗法。主要用于未分化型甲状腺癌。

（4）射频消融治疗：是通过电磁能量的聚集对组织诱导产生热损失，即通过高频电流交替刺激提升组织温度，从而对肿瘤组织进行精准原位灭活。该治疗方法目前主要应用于甲状腺良性结节病人，在甲状腺癌中主要用于甲状腺癌复发及术后淋巴结转移，拒绝二次手术或手术风险高不能耐受手术的病人。

（5）其他治疗：对于合并远处转移的甲状腺未分化癌，建议行化学治疗，同时可行基因检测选择靶向治疗。对于碘难治性或其他治疗失败的甲状腺癌也可选择行靶向治疗。

2. **手术治疗** 包括甲状腺切除及颈部淋巴结清扫。甲状腺切除主要有甲状腺全/近全切除术和甲状腺腺叶加峡部切除术等方式。目前，分化型甲状腺癌甲状腺的切除范围虽有分歧，但最小范围为腺叶切除已达成共识。而对肿瘤直径 1~4cm 者，既可行甲状腺腺叶加峡部切除术，也可做甲状腺全/近全切除术。甲状腺癌手术类型除了开放性手术外，还有腔镜手术。手术方式和类型的选择，需结合术前评估、复发危险度和病人意愿综合考虑。其疗效与肿瘤的病理类型有关，并应根据病情及病理类型决定是否加行颈部淋巴结清扫术或放射性碘治疗等。

【护理评估】

（一）术前评估

1. **健康史**

（1）一般情况：包括年龄、性别、文化程度、吸烟饮酒史等。

（2）既往史：了解有无结节性甲状腺肿或其他自身免疫性疾病史；有无童年放射线接触史；有无其他部位的肿块和手术治疗史；有无其他伴随症状：如糖尿病、高血压、心脏病史等。

（3）家族史：了解家族中有无甲状腺相关疾病患病史。

2. **身体状况**

（1）症状与体征：①局部：评估肿块与吞咽运动的关系；肿块的大小、性状、质地和活动度；肿块的生长速度；肿块为单发或多发；颈部有无肿大淋巴结；②全身：评估有无侵犯周围组织，产生压迫症状，如呼吸困难、吞咽困难、声音嘶哑、Horner 综合征等；有无颈部淋巴结转移和远处转移；有无腹泻、心悸、颜面潮红、多汗和血钙降低等类癌综合征；有无内分泌失调表现。

（2）辅助检查：了解有无颈部超声、X 线、CT、喉镜、甲状腺摄$^{131}$I 率或$^{99m}$Tc 扫描、细针穿刺细胞学检查及血清降钙素测定等的异常发现。

3. **心理-社会状况** 了解病人及家属对疾病及手术的认知及接受程度；采取心理学专业评估量表对病人进行心理状态的科学评估，了解病人是否存在因害怕手术、担心预后而产生焦虑、恐惧等心理情绪变化；了解朋友及家属对病人的关心、支持程度、家庭经济状况及承受能力；了解病人及家属对术后康复知识的了解程度。

（二）术后评估

1. **术中情况** 了解麻醉方式与效果、手术种类及病灶处理情况、术中出血与补液、输血情况。

2. **身体状况**

（1）一般情况：评估病人呼吸道是否通畅，呼吸的节律、频率，发音状况，生命体征是否平稳，神志是否清楚，以及是否存在疼痛情况等。

（2）伤口与引流管情况：病人伤口敷料是否干燥，伤口引流管是否通畅，是否固定牢固，注意观察引流液的颜色、性状和量。

（3）并发症发生情况：了解病人是否出现术后常见并发症，如呼吸困难和窒息、吞咽困难、喉返神经损伤、喉上神经损伤、甲状旁腺功能减退、乳糜漏和皮下气肿等。

3. **心理-社会状况** 了解病人有无紧张；功能锻炼和早期活动是否配合；对出院后的继续治疗是

否清楚。

**【常见护理诊断/问题】**

1. **急性疼痛**　主要为咽喉痛,与手术创伤、术中气管插管、术中头颈过伸位和术后咳嗽有关。
2. **清理呼吸道无效**　与咽喉部及气管受刺激、分泌物增多及切口疼痛有关。
3. **恐惧**　与颈部肿块性质不明、担心手术及预后有关。
4. **潜在并发症**:呼吸困难和窒息、吞咽困难、喉返神经损伤、喉上神经损伤、甲状旁腺功能减退、乳糜漏和皮下气肿等。

**【护理目标】**

1. 病人主诉疼痛减轻或缓解。
2. 病人有效清除呼吸道分泌物,保持呼吸道通畅。
3. 病人主诉恐惧减轻,舒适感增加,积极配合治疗。
4. 病人术后未发生并发症,或并发症得到及时发现和处理。

**【护理措施】**

（一）术前护理

1. **心理护理**　加强沟通,采用多元化、个性化的方式告知病人甲状腺癌的有关知识,说明手术的必要性、手术的方法、术后恢复过程及预后情况,消除其顾虑和恐惧;了解其对疾病的感受、认知和对拟行治疗方案的理解,提供心理支持。

2. **饮食指导**　给予高热量、高蛋白质和富含维生素的食物,加强营养支持,保证术前营养。禁用对中枢神经有兴奋作用的浓茶、咖啡等刺激性饮料,勿进食富含粗纤维的食物以免增加肠蠕动而导致腹泻。无胃肠动力障碍或肠梗阻的病人术前可缩短禁食禁饮时间。禁食、禁饮期间,应关注病人的生命体征、血糖等指标,如有异常及时进行处理。

3. **术前适应性训练**　术前指导病人进行颈部放松运动和头颈过伸位训练,以适应术中体位变化。每日数次,训练时长以病人最大可耐受限度为宜,每次训练完给予颈部按摩以缓解不适。指导病人学会深呼吸、有效咳嗽的方法,以保持呼吸道通畅。

4. **术前准备**　为更好地配合手术,建议病人术前停止吸烟、饮酒2周以上。常规情况下,病人只需进行皮肤清洁,对于术区毛发浓密者可进行相应剪毛或脱毛。必要时,为病人剃除耳后毛发,以便行颈部淋巴结清扫术。经口腔前庭入路腔镜甲状腺手术病人术前须进行严格口腔准备,应使用具有杀菌或抑菌功能的漱口液漱口。术前晚遵医嘱予以镇静安眠类药物,使其身心处于接受手术的最佳状态。

（二）术后护理

1. **体位和引流**　术后取平卧位,待全麻清醒生命体征平稳后逐步取半卧位,以利于呼吸和引流。指导病人在床上变换体位,病情允许时,鼓励病人早期下床活动。伤口处酌情放置引流管,做好固定,并注意观察引流液的颜色、性状和量,保持引流通畅,及时更换伤口处敷料,评估并记录出血情况。病情允许时,尽早拔除引流管。

2. **饮食与营养**

（1）原则:术后尽早经口进食,有利于促进身体恢复。甲状腺手术对胃肠道功能影响很小,只是在吞咽时感觉疼痛不适,应鼓励病人少量多餐,加强营养,促进康复。必要时遵医嘱静脉补充营养和水电解质。

（2）预防和处理恶心、呕吐:由于甲状腺手术的特殊体位,在术中颈部过度后仰,造成脑部血流供应失调,可产生中枢性恶心呕吐。频繁的术后恶心、呕吐会增加血管压力,引起伤口出血。因此,术后应根据情况使用止吐药物,预防和处理恶心、呕吐的发生,既避免血管压力升高导致出血,又促进病人术后尽早进食。

(3) 进食顺序:术后病人清醒后,若无恶心呕吐,可给予少量温水或凉水。若无呛咳、误咽等不适,可逐步给予便于吞咽的微温流质饮食,以免食物过热引起手术部位血管扩张,加重伤口渗血。再逐步过渡到半流质和软食。

**3. 保持呼吸道通畅**　①注意避免引流管阻塞导致颈部出血形成血肿压迫气管而引起呼吸不畅。②指导病人进行深呼吸和有效咳嗽,先进行深而慢的腹式呼吸 5~6 次,然后深吸气至膈肌完全下降,屏气 3~5s,继而缩唇,缓慢地经口将肺内气体呼出,再深吸一口气屏气 3~5s,身体前倾,从胸腔进行 2~3 次短促有力的咳嗽,咳嗽的同时收缩腹肌,或用手按压上腹部,帮助痰液咳出。③必要时进行超声雾化吸入,使痰液稀释易于排出。

**4. 疼痛护理**　①观察病人疼痛的时间、部位、性质和规律,鼓励病人表达疼痛的感受。②根据评估结果,对病人实施个性化的镇痛方案。③指导病人正确使用非药物镇痛方法,减轻机体对疼痛的敏感性,如分散注意力等。④保持室内适宜的温湿度,避免刺激气味引起病人打喷嚏或咳嗽,多饮水,按需雾化吸入,以缓解咽痛、咳嗽症状等。⑤指导病人咳嗽时用手固定颈部以减少震动导致的伤口处疼痛,因伤口疼痛而不敢或不愿意咳嗽排痰者,遵医嘱适当给予镇痛药,如非甾体类药物,尽量减少阿片类药物的使用。

**5. 并发症的护理**　密切监测呼吸、体温、脉搏和血压的变化,观察病人发音和吞咽情况,及早发现术后并发症,并通知医师,配合抢救。

(1) 呼吸困难和窒息:是最危急的并发症,多发生于术后 48h 内。

1) 原因:①出血及血肿压迫气管:多因手术时止血(特别是腺体断面止血)不完善,偶尔为血管结扎线滑脱所引起;②喉头水肿:主要是手术创伤所致,也可因气管插管引起;③气管塌陷:是气管壁长期受肿大甲状腺压迫,发生软化,切除甲状腺体的大部分后软化的气管壁失去支撑的结果;④声带麻痹:由双侧喉返神经损伤导致。

2) 表现:病人出现呼吸频率增快,呼吸费力,出现三凹征,甚至窒息死亡。

3) 护理:①对于引流通畅、出血速度慢、颈部肿胀较轻且无明显不适者,可暂时给予局部加压等保守治疗,并密切关注病人呼吸情况、颈前区肿胀程度等。对于血肿压迫所致呼吸困难,若出现颈部疼痛、肿胀,甚至颈部皮肤出现瘀斑者,应立即返回手术室,在无菌条件下拆开伤口。如病人呼吸困难严重,已不允许搬动,则应在床边拆开缝线,消除血肿,严密止血,必要时行气管切开。②轻度喉头水肿者无须治疗,中度者应嘱其不说话,可采用皮质激素作雾化吸入,静脉滴注氢化可的松 300mg/d;严重者应紧急作环甲膜穿刺或气管切开。气管软化者一般不宜行气管切开。

(2) 喉返神经损伤:发生率约为 0.5%。

1) 原因:多数系手术直接损伤,如神经被切断、扎住、挤压或牵拉等,少数为术后血肿压迫或瘢痕组织牵拉所致。

2) 表现:一侧喉返神经损伤可由健侧向患侧过度内收而代偿,但不能恢复原音色;双侧喉返神经损伤可导致失声或严重的呼吸困难,甚至窒息。

3) 护理:①钳夹、牵拉或血肿压迫所致损伤多为暂时性,在术后 2 周至 2 个月内宜进行声音评估,声音异常者宜行喉镜检查,经理疗等及时处理后,一般在 3~6 个月内可逐渐恢复;②严重呼吸困难时应立即行气管切开。

(3) 喉上神经损伤

1) 原因:多在处理甲状腺上极时损伤喉上神经内支(感觉)或外支(运动)所致。

2) 表现:若损伤外支,可使环甲肌瘫痪,引起声带松弛、声调降低、无力;损伤内支,则使咽喉黏膜感觉丧失,病人进食特别是进水时,丧失喉部的反射性咳嗽,易引起误咽或呛咳。

3) 护理:对于声音嘶哑的病人,视情况可行声音治疗。对于存在误咽或呛咳风险的病人,可行吞咽功能评估,根据评估结果选择合适性状的食物,并采取合适的吞咽姿势进行吞咽功能训练。一般经康复治疗后可逐渐恢复。

（4）甲状旁腺功能减退（hypoparathyroidism）

1）原因:多系手术时甲状旁腺被误切、挫伤或其血液供应受累,导致甲状旁腺功能低下、血钙浓度下降、神经肌肉应激性显著提高,引起手足抽搐。

2）表现:多数病人临床表现不典型,起初仅有面部、唇部或手足部的针刺感、麻木感或强直感,症状轻且短暂,经过 2~3 周,未损伤的甲状旁腺增生、代偿后症状可消失。严重者可出现面肌和手足伴有疼痛的持续性痉挛,每日多次发作,每次持续 10~20min 或更长,甚至可发生喉和膈肌痉挛,引起窒息而死亡。

3）护理:①预防的关键在于切除甲状腺时注意保留腺体背面的甲状旁腺;②一旦发生应适当限制肉类、乳品和蛋类等食品,因其含磷较高,影响钙的吸收;③症状轻者可口服钙剂或静脉注射钙剂,并同时服用维生素 $D_2$ 或维生素 $D_3$,5 万~10 万 U/d;严重低血钙、手足抽搐时,立即遵医嘱予以 10% 葡萄糖酸钙或氯化钙 10~20ml 缓慢静脉推注,必要时 4~6h 后重复注射。葡萄糖酸钙注射液浓度较高,需稀释后再使用,且应控制速度,不宜过快,否则易发生恶心、呕吐、心律失常甚至心搏骤停。使用时应选择安全的静脉,避免局部渗漏,如出现外渗,应立即停止用药,并进行相应处理,避免局部组织坏死的发生。补钙期间需定期监测血清钙浓度,以调节钙剂的用量。

（5）乳糜漏

1）原因:乳糜漏是甲状腺癌手术中较少见但严重的并发症之一。多系颈侧区淋巴结清扫术时损伤胸导管、淋巴导管或其分支所致。

2）表现:术后引流管引出粉红色或乳白色液体,进食高脂食物会引起引流量增多,引流液做乳糜试验检查呈阳性反应。乳糜漏可导致低蛋白血症、水电解质紊乱等,严重者可出现乳糜胸。

3）护理:发生乳糜漏时宜先行局部加压包扎（中央区乳糜漏加压包扎往往无效）,并给予持续负压引流、低脂饮食等保守治疗,必要时可禁食、给予静脉营养支持。乳糜漏经保守治疗多能自愈,对于保守治疗无效的乳糜漏可考虑手术治疗。

（6）皮下气肿

1）原因:腔镜手术中,需要采取 $CO_2$ 灌注建立操作空间获得满意的手术视野,当充气压力掌握不当时会出现皮下气肿。

2）表现:病人颈胸部会出现肿胀,按压可有握雪感和捻发音,部分病人会出现不同程度的胸闷、呼吸困难和心动过速等。

3）护理:①密切关注病人皮下气肿情况,病人有无呼吸困难等症状;②症状较轻者无须处理,气肿可自行吸收;若出现广泛皮下气肿、严重的呼吸困难等,应立即进行急救,给予吸氧或建立人工气道等。

（三）健康教育

1. **功能锻炼**　卧床期间鼓励病人床上活动,促进血液循环和伤口愈合。根据病人情况,术后早期逐步开展个体化颈部功能锻炼计划,以避免伤口愈合纤维组织与周围组织的粘连以及组织挛缩,促进颈部功能尽早恢复。颈部淋巴结清扫术者,斜方肌存在不同程度受损,故伤口愈合后还应开始肩关节的功能锻炼,随时注意保持患侧高于健侧,以防肩下垂。功能锻炼应至少持续至出院后 3 个月。

2. **饮食指导**　甲状腺癌病人可以正常进食含碘饮食。如果手术后行[131]I 治疗,治疗前需要低碘饮食。

3. **心理调适**　不同病理类型的甲状腺癌预后有明显差异,指导病人调整心态,积极配合后续治疗。

4. **后续治疗**　指导甲状腺全/近全切除者遵医嘱坚持服用甲状腺素制剂,定期检测甲状腺功能,预防肿瘤复发。指导病人按时、按量、连续服药,不可随意增减药量,告知病人药物的不良反应及注意

Note:

事项。术后遵医嘱按时行放射治疗等。

5. **定期复诊**　教会病人自行检查颈部,若发现结节、肿块等异常及时就诊。出院后定期复诊,检查颈部、肺部及甲状腺功能等。

【护理评价】

通过治疗与护理,病人是否:①术后疼痛感减轻,舒适度提高;②术后能有效咳嗽、及时清除呼吸道分泌物,保持呼吸道通畅;③能正确认识疾病和手术,恐惧减轻;④并发症得以预防,或得到及时发现和处理。

## 二、甲状腺功能亢进

甲状腺功能亢进(hyperthyroidism)简称甲亢,是由各种原因引起循环中甲状腺素异常过多而出现以全身代谢亢进为主要特征的疾病。

【分类】

1. **原发性甲亢**　最常见,占 85%～90%,以 20～40 岁女性多见。病人在出现甲状腺肿大的同时出现功能亢进症状,表现为腺体弥漫性、两侧对称性肿大,常伴有眼球突出,故又称"突眼性甲状腺肿(exophthalmic goiter)"。可伴胫前黏液性水肿。

2. **继发性甲亢**　较少见,年龄多在 40 岁以上。如继发于结节性甲状腺肿的甲亢,病人先有结节性甲状腺肿多年,以后逐渐出现功能亢进症状。腺体呈结节性肿大,两侧不对称,无眼球突出,容易发生心肌损害。

3. **高功能腺瘤**　少见,甲状腺内有单个或多个自主性高功能结节,无突眼,结节周围的甲状腺组织呈萎缩改变。放射性碘扫描显示结节的聚碘量增加,呈现"热结节"。

【病因与病理】

目前认为原发性甲亢是一种自身免疫性疾病,其淋巴细胞产生的两类 G 类免疫球蛋白,即"长效甲状腺素(long acting thyroid stimulator,LATS)"和"甲状腺刺激免疫球蛋白(thyroid stimulating immuno-globulin,TSI)",能抑制垂体前叶分泌 TSH,并与甲状腺滤泡壁细胞膜上的 TSH 受体结合,导致甲状腺分泌大量甲状腺素。继发性甲亢和高功能腺瘤的发病原因还未完全明确,病人血中长效甲状腺刺激激素等的浓度不高,可能与结节本身自主性分泌紊乱有关。

甲亢病人甲状腺病理学改变主要表现为甲状腺腺体内血管增多、扩张,淋巴细胞浸润;滤泡壁细胞多呈高柱状增生,并形成乳头状突起伸入滤泡腔内,腔内胶质减少。

【临床表现】

轻重不一,典型表现有甲状腺素分泌过多综合征、甲状腺肿大及眼征。

1. **甲状腺素分泌过多综合征**　由于甲状腺素分泌过多和交感神经兴奋,病人可出现高代谢综合征和各系统功能受累,表现为性情急躁、易激惹、失眠、双手颤动、疲乏无力、怕热多汗、皮肤潮湿;食欲亢进却体重减轻,肠蠕动亢进和腹泻;月经失调和阳痿;心悸、脉快有力(脉率常在 100 次/min 以上,休息与睡眠时仍快)脉压增大。其中脉率增快及脉压增大常作为判断病情程度和治疗效果的重要指标。合并甲状腺功能亢进性心脏病时,出现心律失常、心脏肥大和心力衰竭。少数病人伴有胫前黏液性水肿。

2. **甲状腺肿大**　呈弥漫性、对称性,质地不等,无压痛,多无局部压迫症状。甲状腺扪诊可触及震颤,听诊时可闻及血管杂音。

3. **眼征**　可分为单纯性突眼(与甲亢时交感神经兴奋性增高有关)和浸润性突眼(与眶后组织的自身免疫炎症有关)。眼部可有异物感、胀痛、畏光、流泪、复视、视力下降等症状,典型者双侧眼球突出、睑裂增宽。严重者上下眼睑难以闭合,甚至不能盖住角膜;瞬目减少;眼睛向下看时上眼睑不能随眼球下闭;上视时无额纹出现;两眼内聚能力差;甚至伴眼睑肿胀、结膜充血水肿等。

【辅助检查】

1. **基础代谢率测定** 用基础代谢率测定器测定,较可靠。临床上常根据脉压和脉率计算,计算公式为:基础代谢率(%)=(脉率+脉压)-111。正常值为±10%,+20%~+30%为轻度甲亢,+30%~+60%为中度甲亢,+60%以上为重度甲亢。须在清晨、空腹和静卧时测定。

2. **实验室检查** ①血清 TSH 测定:国际上公认的诊断甲亢的首选指标,可作为单一指标进行甲亢筛查。一般甲亢病人 TSH<0.1mIU/L。但垂体性甲亢 TSH 不降低或升高;②血清 $T_3$、$T_4$ 含量测定:甲亢时 $T_3$ 上升较早而快,约高于正常值的 4 倍;$T_4$ 上升则较迟缓,仅高于正常的 2.5 倍,故测定 $T_3$ 对甲亢的诊断具有较高的敏感性。

3. **甲状腺摄$^{131}$I率测定** 正常甲状腺 24h 内摄取的 $^{131}$I 量为总入量的 30%~40%,若 2h 内甲状腺摄$^{131}$I 超过 25%,或 24h 内超过 50%,且吸收$^{131}$I高峰提前出现,都表示有甲亢,但不反映甲亢的严重程度。

4. **甲状腺核素静态显像** 对多结节性甲状腺肿伴甲亢和自主高功能腺瘤诊断意义较大。

【处理原则】

1. **非手术治疗** 主要包括放射性$^{131}$I 治疗和抗甲状腺药物治疗。与其他治疗方法相比,放射性$^{131}$I 治疗整体有效率和价格效益比较高。目前,由于$^{131}$I 治疗病例增加,手术治疗病例在逐渐减少。

2. **手术治疗** 手术是治疗甲亢的有效疗法,痊愈率达 90%~95%,手术死亡率低于 1%。手术治疗的主要缺点是有一定的并发症和 4%~5%的病人术后复发,也有少数病人术后发生甲状腺功能减退。手术方式主要为双侧甲状腺次全切除术,手术可选择常规或腔镜方式。切除腺体量应根据腺体大小或甲亢程度决定。

(1)适应证:①继发性甲亢或高功能腺瘤;②中度以上的原发性甲亢;③腺体较大,伴有压迫症状或胸骨后甲状腺肿;④抗甲状腺药物或$^{131}$I 治疗后复发者或坚持长期用药有困难者;⑤妊娠早、中期的甲亢病人具有上述指征者,应考虑手术治疗。

(2)禁忌证:①青少年病人;②症状较轻者;③老年病人或具有严重器质性疾病不能耐受手术治疗者。

---

知 识 拓 展

### $^{131}$I 治疗甲亢的临床效果

$^{131}$I 治疗甲亢的目标是有效地控制病人的甲亢状态,即恢复正常的甲状腺功能或经治疗发生甲减后通过补充甲状腺激素达到并维持正常甲状腺功能状态。$^{131}$I 治疗甲亢的主要特点和优势是迅速有效地控制甲亢。$^{131}$I 治疗甲亢一次性治疗缓解率为 50%~80%,总有效率达 95%以上。治疗后复发率为 1%~4%,无效率 2%~4%,在许多国家已成为治疗甲亢的首选方法之一。

口服$^{131}$I 后,一般要 2~3 周才逐渐出现疗效,症状缓解,甲状腺缩小,体重增加。随后症状逐渐消失,甲状腺明显缩小。临床可见部分病例$^{131}$I 的治疗作用持续到半年以上。治疗 3~6 个月后确定为无明显疗效或加重者,可进行再次$^{131}$I 治疗。再次治疗时,对无效或加重的病人应适当增加$^{131}$I 活度,少数病人需经 2 次及 2 次以上$^{131}$I 治疗后才获完全缓解。此时应评估多次$^{131}$I 治疗的利弊,例如权衡多次$^{131}$I 治疗可能会造成甲亢的"迁延不愈"与手术迅速缓解病情的"有创性"间的风险与获益等。

【护理措施】

（一）术前护理

1. **休息**　保持病房安静,指导病人减少活动,适当卧床以减少体力消耗。

2. **用药护理**　通过药物降低基础代谢率是甲亢病人手术准备的重要环节,通常有4种方法。

（1）单用碘剂:①常用的碘剂与用法:复方碘化钾溶液口服,3次/d,从3滴/次开始,逐日每次增加1滴,至16滴/次为止,然后维持此剂量。服药2~3周后甲亢症状得到基本控制,表现为病人情绪稳定,睡眠好转,体重增加,脉率稳定在90次/min以下,脉压恢复正常,基础代谢率+20%以下,便可进行手术。②碘剂的作用:抑制蛋白水解酶,减少甲状腺球蛋白的分解,逐渐抑制甲状腺素的释放,有助于避免术后甲状腺危象的发生。但由于碘剂不能抑制甲状腺素的合成,一旦停服,贮存于甲状腺滤泡内的甲状腺球蛋白大量分解,将使甲亢症状重新出现甚至加重。因此,不准备施行手术治疗的甲亢病人不宜服用碘剂。

（2）硫脲类药物加用碘剂:先用硫脲类药物,一般用药2~4个月,待甲亢症状控制后停药,再用碘剂2周左右后手术。由于硫脲类药物能使甲状腺肿大充血,手术时极易发生出血,增加手术困难和危险;而碘剂能减少甲状腺的血流量,减少腺体充血,使腺体缩小变硬,因此服用硫脲类药物后必须加用碘剂。此法安全可靠,但准备时间较长。

（3）碘剂加用硫脲类药物后再加用碘剂:少数病人服碘剂2周后症状改善不明显,可加服硫脲类药物,待甲亢症状基本控制、停用硫脲类药物后再继续单独服用碘剂1~2周后手术。在此期间应严密观察用药效果与不良反应。

（4）普萘洛尔:能控制甲亢症状,且用药后不引起腺体充血,有利于手术操作,缩短术前准备时间,但病人体内甲状腺素并不降低。一般认为可用于甲亢症状不严重、腺体体积不太大、不存在心律失常者,以及经上述方法处理后心率减慢不显著者,或硫脲类药物应用后副作用大者。用法:剂量从60mg/d开始,6h一次,剂量逐日增加,随心率而调节,一般至160mg/d,服药4~7d后待心率降至正常,方可手术。由于普萘洛尔在体内半衰期不到8h,故于手术前1~2h必须再口服一次。术后继续服用4~7d。术前不用阿托品,以免引起心动过速。哮喘病人及心动过缓者禁用。

3. **突眼护理**　突眼者注意保护眼睛,经常滴眼药水,防止干燥、外伤和感染。外出戴墨镜或眼罩以免强光、风沙及灰尘刺激。睡前用抗生素眼膏敷眼,戴黑眼罩或以油纱布遮盖,以免角膜过度暴露后干燥受损,发生溃疡。减少食盐摄入量,使用利尿剂减轻眶周水肿等。

4. **其他护理**　饮食护理、心理护理、术前适应性训练和术前准备等,参见本章第一节中甲状腺癌病人术前护理。

（二）术后护理

1. **体位和引流**　术后取平卧位;待全麻清醒生命体征平稳后逐步取半卧位,以利呼吸和引流。

2. **活动**　术后清醒即可适量床上活动,无特殊不适鼓励病人尽早下床活动,逐步开展个体化颈部功能锻炼。

3. 保持呼吸道通畅,及时排出痰液,预防呼吸道阻塞及肺部并发症。

4. **用药护理**　甲亢病人术后继续服用复方碘化钾溶液,3次/d,10滴/次,共1周左右;或由3次/d,16滴/次开始,逐日每次减少1滴,直至病情平稳。遵医嘱术后口服甲状腺素,每日30~60mg,连服6~12个月,以抑制促甲状腺素的分泌和预防复发。

5. **并发症的护理**

（1）甲状腺危象

1）原因:甲状腺危象多与术前准备不足、甲亢症状未能很好控制及手术应激有关。

2）表现:起病急、发展快,以多系统受累为特点。术后12~36h内出现高热（>39℃）、心率增快（>120~140次/min）,可出现烦躁不安、谵妄,也可表现为神志淡漠、嗜睡、大汗、呕吐、腹泻,以及全身红斑及低血压。若不及时处理,可迅速发展至昏迷、虚脱、休克甚至死亡,死亡率为 20%~30%。

3）护理:预防的关键在于术前应准备充分、完善,使血清甲状腺素水平及基础代谢率降至正常范围后再手术。术后早期加强巡视和病情观察,一旦发现病人出现甲状腺危象,立即通知医师予以处理:①碘剂:口服复方碘化钾溶液 3~5ml,紧急时将 10% 的碘化钠 5~10ml 加入 10% 葡萄糖 500ml 中静脉滴注,以降低循环血液中甲状腺素水平。②氢化可的松:每日 200~400mg,分次静脉滴注,以拮抗过多甲状腺素的反应。③肾上腺素能阻滞药:利血平 1~2mg,肌内注射;或胍乙啶 10~20mg,口服。前者用药 4~8h 后危象可有所减轻,后者在 12h 后起效。还可用普萘洛尔 5mg,加入葡萄糖溶液 100ml 中静脉滴注,以降低周围组织对甲状腺素的反应。④镇静剂:常用苯巴比妥钠 100mg,或冬眠合剂 II 号半量肌内注射,每 6~8h 1 次。⑤降温:用退热、冬眠药物或物理降温等综合措施,保持体温在 37℃ 左右,但要注意避免使用水杨酸类解热药,以免增加游离三碘甲状腺原氨酸($FT_3$)、游离甲状腺素 ($FT_4$)和机体代谢率。⑥每日补充液体 3 000~6 000ml,保证足够热量、葡萄糖和水分的补充,并迅速纠正电解质及酸碱平衡失调;⑦氧气吸入:减轻组织缺氧;⑧心力衰竭者,加用洋地黄制剂及利尿剂等。

（2）其他:与甲状腺癌相似,见本章第一节中甲状腺癌病人术后的并发症护理。

（三）健康教育

1. **康复指导**　指导病人正确面对疾病,自我控制情绪,保持心情愉快。合理安排休息与饮食,维持机体代谢需求。鼓励病人学会自我护理方法,促进康复。

2. **用药指导**　告知甲亢术后继续服药的重要性并督促执行。教会病人正确服用碘剂的方法,不可将碘剂与口腔黏膜直接接触,因其口味不佳,碘剂可与食物或饮料混合服用,可指导病人于饭后用冷开水稀释后服用,或在用餐时将碘剂滴在饼干、馒头等食物上一同服用,以保证剂量正确,减轻胃肠道不良反应。

3. **饮食指导**　甲亢病人应该限制碘的摄入,尽可能忌用富碘食物和药物。如果应用放射性碘治疗甲亢,含碘多的食物,例如:海带、紫菜等海藻类应该禁用至少 7d。

4. **复诊指导**　指导病人定期至门诊复查,了解甲状腺功能,出现心悸、手足震颤、抽搐等症状及时就诊。

## 三、单纯性甲状腺肿

单纯性甲状腺肿( simple goiter）又称地方性甲状腺肿( endemic goiter），是由于机体缺碘、存在致甲状腺肿物质或甲状腺素合成酶缺陷所致的代偿性甲状腺肿大,不伴有明显的甲状腺功能亢进或减退。

【病因】

1. **甲状腺素原料（碘）缺乏**　环境缺碘是主要因素。高原、山区土壤中的碘盐被冲洗流失,以致饮水和食物中含碘量不足。碘的摄入不足导致无法合成足够的甲状腺素,从而反馈性地引起垂体 TSH 分泌增高并刺激甲状腺增生和代偿性肿大。

2. **甲状腺素需要量增高**　青春发育期、妊娠期或绝经期的妇女,对甲状腺素的需要量暂时性升高所致,是一种生理现象,常在成年或妊娠结束后自行缩小。

3. **甲状腺合成和分泌障碍。**

【临床表现】

1. **甲状腺肿大或颈部肿块**　女性多见,一般无全身症状。甲状腺不同程度肿大,随吞咽上下活动。早期,甲状腺呈对称、弥漫性肿大,腺体表面光滑,质地柔软。随后,在肿大腺体的一侧或两侧可扪及多个(或单个)结节,常年存在,增长缓慢。囊肿样变的结节并发囊内出血时,结节可迅速增大。结节性甲状腺肿可继发甲亢,也可发生恶变。

2. 压迫症状　甲状腺不同程度的肿大和肿大结节对周围器官引起的压迫症状是本病的主要临床表现。常见的为压迫气管、食管和喉返神经,出现气管弯曲、移位和呼吸道狭窄影响呼吸。开始只在剧烈活动时感觉气促,发展严重时甚至休息睡觉也有呼吸困难。受压过久还可使气管软骨变形、软化。少数喉返神经或食管受压者可出现声音嘶哑或吞咽困难。

病程久、体积巨大的甲状腺肿,可下垂至颈下胸骨前方。甲状腺肿向胸骨后延伸生长形成胸骨后甲状腺肿,易压迫气管和食管,还可压迫颈深部大静脉,引起头颈部静脉回流障碍,出现面部青紫、肿胀及颈胸部表浅静脉怒张。

【辅助检查】

1. 影像学检查　超声检查为首选检查方法,可确定有无结节和检测到 1cm 以下的小结节;X 线检查有助于发现不规则的胸骨后甲状腺肿及钙化的结节,还可确定有无气管受压、移位、软化及狭窄的程度;CT 对于胸骨后甲状腺肿有较高的诊断价值。

2. 甲状腺摄$^{131}$I率测定　缺碘性甲状腺肿可出现摄碘量增高,但吸碘高峰一般正常。

3. 细针穿刺细胞学检查　是术前评价甲状腺结节良恶性最有效的方法。

【处理原则】

1. 非手术治疗　生理性甲状腺肿的病人,可不予药物治疗,宜多食含碘丰富的食物,如海带、紫菜等。对于 20 岁以前的弥漫性单纯甲状腺肿病人,不宜手术治疗,可给予小量甲状腺素或左甲状腺素片,以通过抑制 TSH 对甲状腺细胞的促生长作用,达到缩小甲状腺结节的目的。

2. 手术治疗　手术方式多采用甲状腺次全切除术。有以下情况时,应及时行手术治疗:①压迫气管、食管或喉返神经而引起临床症状者;②胸骨后甲状腺肿;③巨大甲状腺肿影响生活和工作者;④结节性甲状腺肿继发有功能亢进者;⑤结节性甲状腺肿疑有恶变者。

【护理措施】

(一)非手术治疗病人的护理

1. 一般护理　嘱病人注意劳逸结合,适当休息。多食海带、紫菜等海产品及含碘丰富的食物,避免过多食用卷心菜、萝卜、菠菜、花生等抑制甲状腺激素合成的食物。

2. 病情观察　观察病人甲状腺肿大的程度、质地、有无结节及压痛,颈部增粗的进展情况及有无局部压迫表现等。

3. 用药护理　碘缺乏者,嘱病人遵医嘱准确、长期补充碘剂,并注意观察药效及不良反应。因使用致甲状腺肿物质引起疾病者,停用后甲状腺肿大一般可自行消失。生理性甲状腺肿大多可自行消退。

4. 心理护理　及时向病人解释及宣教病因及防治知识,告知病人补碘等治疗后甲状腺肿可逐渐缩小或消失,通过心理支持帮助病人缓解精神压力,树立信心。

(二)术前/术后护理

术前护理如术前准备、饮食指导及术前适应性训练等,术后护理如体位、引流、饮食、呼吸道护理和并发症的护理等,参见本章第一节中甲状腺癌病人的护理。

(三)健康教育

1. 饮食指导　应在甲状腺肿流行地区推广加碘食盐;鼓励病人多进食含碘丰富的食物,如海带、紫菜等。

2. **防治指导**　妊娠期、哺乳期、生长发育期应增加碘的摄入。

### 四、甲状腺腺瘤

甲状腺腺瘤（thyroid adenoma）是最常见的甲状腺良性肿瘤。多见于 40 岁以下的妇女。可分为滤泡状和乳头状囊性腺瘤 2 种病理类型，其中前者多见，周围有完整的包膜；后者少见，且不易与乳头状腺癌区分。

【临床表现】

腺瘤多为单发，呈圆形或椭圆形，局限在一侧腺体内，表面光滑，稍硬，无压痛，边界清楚，随吞咽上下移动。腺瘤生长缓慢，多数病人无不适症状。当乳头状囊性腺瘤发生囊内出血时，肿瘤可在短期内迅速增大，局部出现胀痛。

【辅助检查】

1. **超声检查**　可发现甲状腺肿块；伴囊内出血时，提示囊性变。
2. **放射性$^{131}$I 或$^{99m}$Tc 扫描**　多呈温结节，伴囊内出血时可为冷结节或凉结节，边缘一般较清晰。

【处理原则】

甲状腺腺瘤有诱发甲亢（约 20%）和恶变（约 10%）的可能，原则上应早期行包括腺瘤的患侧甲状腺大部或部分（腺瘤小）切除。切除标本必须立即行冷冻切片检查，以判定有无恶变。

【护理措施】

术前护理如术前准备、饮食指导及术前适应性训练等，术后护理如体位、引流、饮食、呼吸道护理和并发症的护理等，参见本章第一节中甲状腺癌病人的护理。

## 第二节　颈部常见肿块

颈部肿块可以是颈部或非颈部疾病的共同表现。据统计，恶性肿瘤、甲状腺疾病及炎症性病变、先天性疾病和良性肿瘤各占颈部肿块的 1/3。

【病因】

1. **颈部淋巴结结核**　结核分枝杆菌大多经扁桃体、龋齿侵入，约 5% 继发于肺和支气管结核病变，并在人体抵抗力低下时发病。近年来，发病有增加趋势。
2. **炎症**　急、慢性淋巴结炎，涎腺炎，软组织化脓性感染等。
3. **肿瘤**　①原发性肿瘤：良性肿瘤有甲状腺腺瘤、舌下囊肿、血管瘤等；恶性肿瘤有甲状腺癌、恶性淋巴瘤、涎腺瘤、恶性神经源性肿瘤等；②转移性肿瘤：原发病灶多在口腔、鼻咽部、喉、甲状腺、食管、肺、纵隔、乳房、消化道、女性生殖系统等处。
4. **先天性畸形**　甲状腺舌管囊肿或瘘、胸腺咽管囊肿或瘘、囊状淋巴管瘤（囊状水瘤）、颏下皮样囊肿等。

【分类】

颈部各区常见肿块详见表 16-1。

Note：

表 16-1 颈部各区常见肿块

| 部位 | 单发性肿块 | 多发性肿块 |
| --- | --- | --- |
| 颌下颏下区 | 颌下腺炎、颏下皮样囊肿 | 急、慢性淋巴结炎 |
| 颈前正中区 | 甲状舌管囊肿、各种甲状腺疾病 | — |
| 颈侧区 | 胸腺咽管囊肿、囊状淋巴管瘤、颈动脉体瘤、血管瘤、神经鞘瘤 | 急、慢性淋巴结炎、淋巴结结核、转移性肿瘤、恶性淋巴瘤 |
| 锁骨上窝 | — | 转移性肿瘤、淋巴结结核 |
| 颈后区 | 纤维瘤、脂肪瘤 | 急、慢性淋巴结炎 |
| 腮腺区 | 腮腺炎、腮腺多行性腺瘤或癌 | — |

【临床表现】

1. **颈部淋巴结结核**（tuberculous cervical lymphadenitis） 多见于儿童和青年。表现为颈部一侧或双侧出现多个大小不等的肿大淋巴结，一般位于胸锁乳突肌的前、后缘。初发时肿大的淋巴结较硬，无痛，可推动。病情继续发展，发生淋巴结周围炎，使淋巴结与皮肤和周围组织发生粘连；各个淋巴结也可相互粘连，融合成团，形成不易推动的结节性肿块。晚期，淋巴结发生干酪样坏死、液化，形成寒性脓肿，破溃后形成经久不愈的窦道或慢性溃疡。少数病人有低热、盗汗、食欲缺乏、消瘦等全身中毒症状，实验室检查示血红细胞沉降率加快，淋巴结穿刺或切片病理学检查有助于诊断。

2. **慢性淋巴结炎**（chronic lymphnoditis） 常继发于头、面、颈部和口腔的炎性病灶，肿大的淋巴结常散见于颈侧区或颌下、颏下区，略硬、表面光滑、能活动，可有不同程度的红、肿、热、痛表现。应注意从肿大淋巴结的淋巴接纳区域寻找原发病灶，并与恶性病变鉴别，必要时切除肿大的淋巴结做病理检查。

3. **转移性肿瘤**（metastatic tumor） 约占颈部恶性肿瘤的 3/4，在颈部肿块发病率中仅次于慢性淋巴结炎和甲状腺疾病。肿瘤来源最常见为鼻咽癌和甲状腺癌的转移，锁骨上窝转移性肿瘤的原发病灶大多位于胸腹部（肺、纵隔、乳房、胃肠道、胰腺等）；胃肠道、胰腺、妇科恶性肿瘤多经胸导管转移至左锁骨上淋巴结。另有少数原发病灶隐匿的转移癌。肿瘤转移性淋巴结坚硬，初起常为单发、无痛，尚可被推动；以后迅速增大，肿块呈结节状、表面不平、固定，且伴局部或放射性疼痛；晚期肿块可发生坏死、破溃、感染和出血，分泌物带有恶臭。

4. **恶性淋巴瘤**（malignant lymphoma） 包括霍奇金淋巴瘤和非霍奇金淋巴瘤，是来源于淋巴组织恶性增生的实体瘤，多见于男性青壮年。肿大淋巴结常先出现于颈侧、散在、质硬、固定、尚活动、表面不光滑、结节状、无压痛；继之淋巴结逐渐融合成团，伴腋窝、腹股沟等全身淋巴结肿大、肝脾大、发热；病情发展迅速。淋巴结病理检查可确诊。

5. **甲状腺舌管囊肿**（thyroglossal cyst） 是与甲状腺发育有关的先天性畸形。多见于 15 岁以下儿童，男性为女性的 2 倍。表现为颈前区中线、舌骨下方有直径 1~2cm 的圆形肿块，边界清楚，表面光滑，有囊性感，无压痛，并随吞咽或伸、缩舌而上下移动，加压不能使之缩小。囊肿可多年无变化也无症状；若并发感染，可出现红、肿、热、痛及全身感染症状。感染性囊肿破溃后，可形成经久不愈的瘘管。

【辅助检查】

1. **实验室检查** 血常规及肿瘤标志物测定有助于区别恶性肿瘤与炎性肿块。

2. **影像学检查** X 线、超声、CT、动脉造影及 MRI 等检查有助于胸、腹腔肿瘤的诊断。

3. **内镜检查** 纤维胃镜、结肠镜等不仅能发现胃肠道早期病变，还可同时取组织标本做病理学

Note:

检查。

4. **肿块穿刺或活组织检查**　诊断不明的肿块亦可做细针穿刺或切取组织行病理学检查。

【处理原则】

颈部常见肿块的处理原则依其性质而定。

1. **结核**

（1）非手术治疗：包括注意休息、加强营养和抗结核药物治疗等综合措施。

（2）手术治疗：①少数局限、较大、可推动的淋巴结可手术切除；②寒性脓肿尚未破溃可穿刺抽脓，再注入抗结核药物，每周 2 次；③无继发感染的窦道或溃疡行刮除术并开放引流；④寒性脓肿继发化脓性感染者，先行切开引流，待感染控制后，必要时再行刮除术。若病人全身情况良好，治疗及时有效，病变可停止发展并钙化。

2. **炎症**　慢性淋巴结炎本身不需要治疗，重点在于控制原发炎症病灶。

3. **肿瘤**　除恶性淋巴瘤以放射治疗和化学治疗为首选治疗方法外，其他肿瘤的治疗仍以早期手术为原则；若疑为转移性肿瘤，在全面细致查找原发病灶的同时早期行病理学检查，以明确诊断和治疗。

4. **先天性畸形**　彻底切除囊肿及其残留的管状结构。合并急性感染者，需在控制感染后手术。

【护理措施】

1. **术前/术后护理**　术前护理如术前准备、饮食指导及术前适应性训练等，术后护理如体位、引流、饮食、呼吸道护理和并发症的护理等，参见本章第一节中甲状腺癌病人的护理。

2. **健康教育**　①自我检查：教会病人自查颈部的方法，注意观察肿块生长情况，包括大小、活动度、质地、是否伴有局部压痛等；注意肿块与全身症状的关系；②定期随访：嘱颈部肿块的病人加强随访、尽早明确病因，对症治疗。

（汪　晖）

---

思　考　题

1. 赵女士，42 岁，因甲状腺癌行甲状腺癌根治术，术后 12h 病人出现烦躁不安、进行性呼吸困难、面部青紫、口唇发绀、颈部肿胀，伤口处引流管引流出鲜红色浓稠液体 200ml。

请问：

（1）该病人出现了何种并发症，引起该并发症的可能原因是什么？

（2）作为该病人的责任护士，应如何急救处理？

2. 张女士，48 岁，因原发性甲状腺功能亢进于全麻下行"甲状腺次全切除术"。术后 24h 病人出现恶心、呕吐、大汗、烦躁、腹泻，体格检查：T 39.6℃，P 160 次/min，R 28 次/min，BP 156/82mmHg。

请问：

（1）该病人出现了何种并发症，引起该并发症的可能原因是什么？

（2）作为该病人的责任护士应如何进行处理？

Note：

# NURSING

## 第十七章

# 乳房疾病病人的护理

17章 数字内容

─── 学 习 目 标 ───

知识目标：

1. 掌握急性乳腺炎和乳腺癌的病因、临床表现、处理原则及护理措施。

2. 熟悉乳腺囊性增生病、乳腺纤维腺瘤和乳管内乳头状瘤的临床特点、处理原则和护理措施。

3. 了解急性乳腺炎和乳腺癌的病理生理特点和辅助检查。

能力目标：

能运用护理程序对乳腺疾病病人实施整体护理。

素质目标：

具有理解乳腺癌病人心理变化的态度和行为。

乳房疾病是女性的常见疾病,包括乳房组织结构异常、感染和肿瘤等。由于乳房是女性的第二性征器官,因此当乳房发生疾病,尤其是需要外科治疗时,不仅会影响到女性的生理健康,也会对其心理及社会功能产生较大影响。常见乳房疾病,如急性乳腺炎、乳腺癌病人的临床表现、处理原则以及围术期护理是本章学习的重点。

 ———————— 导入情境与思考 ————————

王女士,48 岁,因洗澡时无意中发现左乳无痛性肿块 1 周入院,通过组织活检进行病理检查后诊断为浸润性导管癌,拟于明日行左乳腺癌改良根治术。该病人目前情绪低落,对手术、化疗及今后的生活存在诸多担忧。

请思考:

(1) 护士应该从哪几个方面评估该病人?

(2) 该病人围术期主要的护理诊断/问题有哪些?

(3) 如何针对该病人的护理诊断/问题采取相应的护理措施?

# 第一节　急性乳腺炎

急性乳腺炎(acute mastitis)是乳腺的急性化脓性感染,多见于产后哺乳期女性,尤以初产妇多见,往往发生在产后 3~4 周。

【病因】

除产后抵抗力下降外,还与以下因素有关:

1. **乳汁淤积**　乳汁过多、婴儿吸乳过少致乳汁不能排空;产妇乳头发育不良,如乳头过小或发生内陷,妨碍哺乳;乳管不通畅,影响乳汁排出。以上原因均可造成乳汁淤积。淤积后乳汁的分解产物是细菌理想的培养基,有利于入侵细菌的生长繁殖。

2. **细菌入侵**　乳头破损或皲裂使细菌沿淋巴管入侵是感染的主要途径。婴儿口腔感染或含乳头睡眠,细菌也可直接侵入乳管,上行至腺小叶而致感染。金黄色葡萄球菌是主要的致病菌。

【临床表现】

患侧乳房胀痛,局部红、肿、发热,有压痛性肿块。一般在数日后可形成单房或多房性脓肿。表浅脓肿可向外破溃或破入乳管自乳头流出;深部脓肿可缓慢向外破溃,也可向深部穿至乳房与胸肌间的疏松组织中,形成乳房后脓肿(retromammary abscess)(图 17-1)。病人常有患侧腋窝淋巴结肿大和触痛。因乳房血管丰富,病人早期可有寒战、高热和脉搏加快等脓毒血症表现。

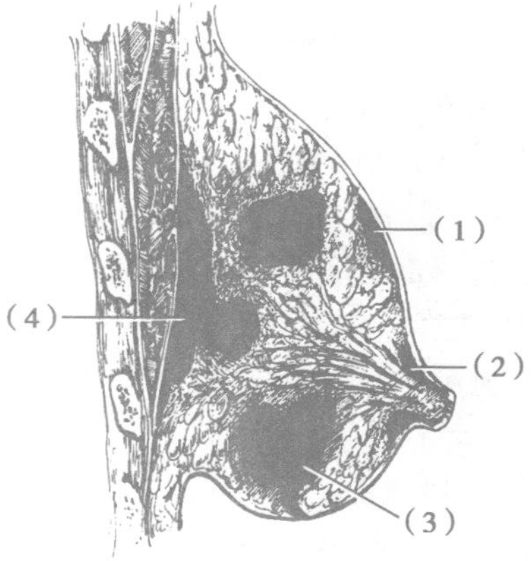

【辅助检查】

1. **实验室检查**　血常规可见白细胞计数及中性粒细胞比值升高,或 C 反应蛋白(C-reactive protein,CRP)升高。

2. **诊断性穿刺**　在乳房肿块压痛最明显的区域或在超声定位下穿刺,若抽出脓液可确定脓肿形成,脓液应做细菌培养及药物敏感试验。

图 17-1　乳房脓肿的不同部位
(1)表浅脓肿;(2)乳晕下脓肿;
(3)深部脓肿;(4)乳房后脓肿。

【处理原则】

消除感染,排空乳汁。脓肿形成前应以抗生素治疗为主,脓肿形成后则需及时行脓肿切开引流。

### 1. 非手术治疗

（1）局部处理：局部外敷金黄散或鱼石脂软膏可促进炎症消退。皮肤水肿明显者可用25%硫酸镁湿热敷，但禁用于皮肤破损处。有效的乳房按摩可以排出淤积的乳汁、刺激泌乳反射、保持乳管通畅和减轻乳房肿胀，但在乳房严重水肿时应避免局部直接按摩，应在该乳腺导管走行的其他无肿胀区域进行适当力度的按摩。

（2）应用抗生素：在取得药物敏感试验结果前，推荐使用青霉素治疗，或用耐青霉素酶的苯唑西林钠（新青霉素Ⅱ），或头孢一代抗生素，如头孢拉定。在青霉素或头孢菌素过敏时，建议使用大环内脂类，如红霉素、阿奇霉素等，随后可根据细菌培养结果和药物敏感试验选择相应抗生素。抗生素应足量、足疗程使用，推荐使用疗程为10~14d。

（3）终止乳汁分泌：一般不停止哺乳，因停止哺乳不仅影响婴儿喂养，还可导致乳汁淤积。但病侧乳房应停止哺乳，并以吸乳器吸尽乳汁。若感染严重或脓肿引流后并发乳瘘，应终止哺乳，可服用炒麦芽、溴隐亭或己烯雌酚等促进回乳。

（4）中药治疗：可服用蒲公英、野菊花等清热解毒类中药。

### 2. 手术治疗

脓肿形成后，及时在超声引导下穿刺抽吸脓液，必要时切开引流。乳腺的每一个腺叶都有其单独的乳管，腺叶和乳管均以乳头为中心呈放射状排列。为避免损伤乳管形成乳瘘，应做放射状切口。乳晕部脓肿应沿乳晕边缘作弧形切口。乳房深部脓肿或乳房后脓肿可沿乳房下缘作弧形切口。

## 【护理措施】

### （一）非手术治疗的护理/术前护理

**1. 一般护理**　保证充分休息，避免过度紧张和劳累。摄入充足的食物、液体和维生素C。对发热者给予物理或药物降温。

**2. 排空乳汁**　①鼓励哺乳者继续用健侧乳房哺乳。若婴儿无法顺利吸出乳汁或医嘱建议暂停哺乳，则用手挤出或用吸奶器吸出乳汁；②在哺乳前热敷乳房，但在局部明显红肿的情况下不推荐局部热敷；③在婴儿吸吮间期，用手指从阻塞部位腺管上方向乳头方向轻柔按摩，以帮助解除阻塞；④变换不同的哺乳姿势或托起一侧乳房哺乳，以促进乳汁排出。

**3. 配合治疗**　遵医嘱局部用药，口服抗生素或中药以控制感染，必要时终止哺乳。因某些药物可从乳汁分泌，用药后应遵医嘱决定是否暂停哺乳。

**4. 缓解疼痛**　①局部托起：用宽松胸罩托起患乳，以减轻疼痛和肿胀；②热敷、药物外敷或理疗：以促进局部血液循环和炎症消散；③使用药物：遵医嘱服用对乙酰氨基酚或布洛芬镇痛。

### （二）术后护理

脓肿切开引流后保持引流通畅，密切观察引流液颜色、性状、量及气味的变化，定时更换伤口敷料。

### （三）健康教育

1. 保持婴儿口腔卫生，及时治疗口腔炎症。

**2. 保持乳头清洁**　每日清水擦洗乳房1~2次，避免过多清洗和用肥皂清洗。

**3. 养成良好哺乳习惯**　产后尽早开始哺乳，按需哺乳。哺乳时避免手指压住腺管，以免影响乳汁排出，每次哺乳时将乳汁吸净。

**4. 纠正乳头内陷**　乳头内陷者在妊娠期和哺乳期每日挤捏、提拉乳头，矫正内陷。

**5. 预防和处理乳头破损**

（1）预防：让婴儿用正确姿势含接乳头和乳晕，防止乳头皲裂；不让婴儿含着乳头睡觉；哺乳后涂抹乳汁或天然羊毛脂乳头修护霜以保护乳头皮肤，哺乳前不需擦掉，让婴儿直接吸吮；使用亲密接触型乳头护罩贴覆盖乳头后再行哺乳，避免乳头反复受损。

（2）处理:适当缩短每次哺乳的时间,增加哺乳频率;戴乳头保护罩,以减少衣物摩擦影响创面愈合;乳头、乳晕破损或皲裂者,暂停哺乳,改用吸乳器吸出乳汁哺育婴儿;局部用温水清洗后涂抗生素软膏,待愈合后再哺乳;症状严重时应及时诊治。

## 第二节　乳腺囊性增生病

乳腺囊性增生病(breast cystic hyperplasia),简称乳腺病(mastopathy),是女性多发病,常见于30~50岁女性。本病是乳腺组织的良性增生,可发生于腺管周围并伴有大小不等的囊肿形成;也可发生于腺管内,表现为不同程度的乳头状增生伴乳管囊性扩张;也有发生在小叶实质者,主要为乳管及腺泡上皮增生。本病的临床表现有时与乳腺癌相混淆。

【病因】

本病与内分泌失调有关:①体内雌、孕激素比例失调,黄体素分泌减少、雌激素量增多,使乳腺实质增生过度和复旧不全;②部分乳腺实质成分中女性激素受体的质和量异常,使乳房各部分的增生程度参差不齐;③催乳素升高,影响乳腺生长、发育和泌乳功能,同时影响下丘脑-垂体-性腺轴功能。

【临床表现】

1. **症状**　主要的表现是一侧或双侧乳房胀痛,部分病人具有周期性。疼痛与月经周期有关,往往在月经前疼痛加重,月经来潮后减轻或消失,严重者整个月经周期都有疼痛。

2. **体征**　一侧或双侧乳腺有大小不一、质韧而不硬的单个或多个结节,可有触痛,与周围乳腺组织分界不明显,与皮肤无粘连,也可为弥漫性增厚。

本病病程较长,发展缓慢。少数病人可有乳头溢液,呈黄绿色或血性,偶为无色浆液。

【辅助检查】

钼靶X线和超声检查均有助于本病的诊断。当局限性肿块增生明显时,要与乳腺癌相鉴别。

【处理原则】

1. **非手术治疗**　主要是定期观察和药物对症治疗。可用中药调理,如口服中药逍遥散3~9g,每日3次。症状严重者可选用雌激素受体拮抗剂(他莫昔芬、托瑞米芬等),该药治疗效果较好,但因对子宫内膜和卵巢有影响而不宜长期服用。若肿块变软、缩小或消退,则可予以观察并继续中药治疗;若肿块无明显消退,或观察过程中对局部病灶有恶变可疑者,应切除并作快速病理检查。

2. **手术治疗**　病理检查证实有不典型上皮增生,则可结合其他因素,如年龄、乳腺癌病史及家族史等决定手术。

【护理措施】

1. **减轻疼痛**　①心理护理:解释疼痛发生的原因,消除病人的顾虑,保持心情舒畅;②局部托起:用乳罩托起乳房,但不宜过紧;③用药护理:遵医嘱服用中药或其他对症治疗药物。

2. **定期检查**　由于本病的临床表现易与乳腺癌混淆,且可能与其并存,应嘱病人经常进行乳房自我检查。局限性增生者在月经后7~10d内复查,每隔2~3个月到医院复诊,对对侧乳腺癌或有乳腺癌家族史者密切随访,以便及时发现恶变。

## 第三节　乳　房　肿　瘤

女性乳房肿瘤的发病率甚高,良性肿瘤中以纤维腺瘤(fibroadenoma)最多,约占良性肿瘤的3/4,

其次为乳管内乳头状瘤(intraductal papilloma),约占良性肿瘤的 1/5。恶性肿瘤的绝大多数(98%)是乳腺癌(breast cancer),乳房肉瘤(breast sarcoma)很少见(2%)。男性患乳房肿瘤者极少。

## 一、乳腺纤维腺瘤

乳腺纤维腺瘤是由于结缔组织和上皮组织增生而形成的一种良性肿瘤,常见于青年女性,好发年龄为 20~25 岁。

### 【病因】

本病的原因是小叶内纤维细胞对雌激素的敏感性异常增高,可能与纤维细胞所含雌激素受体的量或质出现异常有关。

### 【临床表现】

主要表现为乳房肿块,好发于乳房外上象限,约 75% 为单发,少数多发。肿块增大缓慢,质似硬橡皮球的弹性感,表面光滑,易推动。月经周期对肿块的大小无影响。病人常无明显自觉症状,多为偶然扪及。

### 【辅助检查】

乳腺超声可示腺瘤多为圆形、卵圆形均匀低回声肿块,其内可有钙化。乳腺 X 线检查可示肿块与正常腺体比较,呈同等或稍高密度影,周围可有低密度环。若影像学检查不足以支持纤维腺瘤的诊断,而根据病史、症状高度怀疑本病者,可做乳腺病灶活检,并进行病理学检查,以明确诊断。

### 【处理原则】

乳腺纤维腺瘤发生癌变的可能性很小,但有肉瘤变可能,手术切除是唯一有效的治疗方法。手术方式有开放性局部切开或微创旋切术,可以根据肿块大小、病人意愿等进行选择。妊娠可使纤维腺瘤增大,所以在妊娠前或妊娠后发现的纤维腺瘤一般都应手术切除,肿块常规做病理检查。

### 【护理措施】

1. **伤口护理**　行肿瘤切除术后,保持伤口敷料清洁、干燥。行微创旋切术后的病人术后 1 周应加压包扎,不能随意松解绷带,以免引起伤口局部血肿;加压包扎解除后穿紧身内衣,术后 1 月内避免剧烈的上臂运动或引起乳房震颤的运动,如开车、甩臂、打羽毛球等,以免引起血肿。

2. **疾病指导**　告知病人乳腺纤维腺瘤的病因和治疗方法。

3. **就诊指导**　暂不手术者应密切观察肿块变化,明显增大者应及时到医院诊治。

## 二、乳管内乳头状瘤

乳管内乳头状瘤是由乳管上皮和血管结缔组织增生所形成的病变,多见于经产妇,40~50 岁多见。75%的乳管内乳头状瘤发生于大乳管近乳头的壶腹部。乳管内乳头状瘤的瘤体很小,带蒂而有绒毛,且有很多壁薄的血管,故易出血。

### 【临床表现】

一般无自觉症状,乳头溢液为主要表现。溢液多为血性,也可为暗棕色或黄色液体。因肿瘤小,常不能触及。大乳管乳头状瘤可在乳晕区扪及圆形、质软、可推动的小肿块,轻压此肿块常可见乳头溢出血性液体。

【辅助检查】

乳头溢液未扪及肿块者可行乳管内镜检查,也可进行乳头溢液涂片细胞学检查。

【处理原则】

本病恶变率为 6%～8%,诊断明确者以手术治疗为主。单发的乳管内乳头状瘤病人应切除病变的乳管系统,常规行病理检查;如有恶变应施行乳腺癌根治术;对年龄较大、乳管上皮增生活跃或间变者,可行单纯乳房切除术。

【护理措施】

1. **心理护理**　告诉病人乳头溢液的病因、手术治疗的必要性,解除其思想顾虑。
2. **伤口护理**　术后保持伤口敷料清洁干燥,按时换药。

## 三、乳腺癌

2020 年,全球有 68.5 万人死于乳腺癌,有 226 万例新发乳腺癌,乳腺癌首次成为世界上最常见的癌症。其中,中国死于乳腺癌的人数为 11.7 万,乳腺癌新发病例数为 42 万。乳腺癌常居我国女性恶性肿瘤发病首位,且发病率呈逐年上升趋势,尤其是在东部沿海地区和经济发达的大城市,其发病率增加尤其显著。

【病因与发病机制】

乳腺癌的病因尚不清楚。目前认为与下列因素有关:①激素作用:乳腺是多种内分泌激素的靶器官,其中雌酮、雌二醇与乳腺癌的发病有直接关系;②家族史:一级女性亲属中有乳腺癌病史者的发病危险性是普通人群的 2～3 倍;③月经婚育史:月经初潮年龄早、绝经年龄晚、未育、初次足月产年龄较大及未进行母乳喂养者发病率增加;④乳腺良性疾病:与乳腺癌的关系尚有争论,多数认为乳腺小叶有上皮高度增生或不典型增生可能与本病发生有关;⑤饮食与营养:营养过剩、肥胖和高脂肪饮食可加强或延长雌激素对乳腺上皮细胞的刺激,从而增加发病机会;⑥环境和生活方式:如北美、北欧地区乳腺癌发病率约为亚、非、拉美地区的 4 倍,而低发地区居民移居到高发地区后,第二、三代移民的发病率逐渐升高。

【病理生理】

1. **病理分型**　乳腺癌有多种分型方法,目前国内多采用以下病理分型:

(1) 非浸润性癌:此型属早期,预后较好。①导管内癌:癌细胞未突破导管壁基底膜;②小叶原位癌:癌细胞未突破末梢乳管或腺泡基底膜;③乳头湿疹样乳腺癌(伴发浸润性癌者除外)。

(2) 浸润性特殊癌:此型一般分化较高,预后尚好,包括乳头状癌、髓样癌(伴大量淋巴细胞浸润)、小管癌(高分化腺癌)、腺样囊性癌、黏液腺癌、大汗腺样癌、鳞状细胞癌等。

(3) 浸润性非特殊癌:约 80% 的乳腺癌为此类型。此型一般分化低,预后较差,但判断预后需结合疾病分期等因素。此型包括浸润性小叶癌、浸润性导管癌、硬癌、髓样癌(无大量淋巴细胞浸润)、单纯癌、腺癌等。

(4) 其他罕见癌:如炎性乳腺癌(inflammatory breast carcinoma)。

2. **转移途径**

(1) 局部浸润:癌细胞沿导管或筋膜间隙蔓延,继而侵及 Cooper 韧带和皮肤。

(2) 淋巴转移:乳房的淋巴网非常丰富,淋巴液输出有 4 个途径:①乳房大部分淋巴液流至腋窝淋巴结,部分乳房上部淋巴液可直接流向锁骨下淋巴结;②部分乳房内侧的淋巴液通过肋间淋巴管流

Note:

向胸骨旁淋巴结;③两侧乳房间皮下有交通淋巴管;④乳房深部淋巴网可沿腹直肌鞘和肝镰状韧带通向肝。其中以第一条途径最多见,这也是乳腺癌病人淋巴结转移最常见于腋窝的原因(图17-2)。

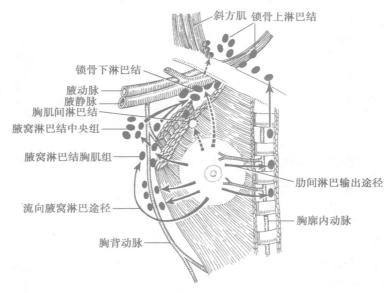

图 17-2　乳房淋巴输出途径

（3）血行转移:癌细胞可经淋巴途径进入静脉,也可直接侵入血液循环而致远处转移。最常见的远处转移依次为骨、肺、肝。有些早期乳腺癌已有血行转移。

**【临床表现】**

（一）常见乳腺癌

**1. 乳房肿块**

（1）早期:表现为患侧乳房出现无痛性、单发小肿块,病人常在无意中发现。肿块多位于乳房外上象限,质硬、表面不光滑,与周围组织分界不清,在乳房内不易被推动。

（2）晚期:①肿块固定:癌肿侵入胸筋膜和胸肌时,固定于胸壁不易推动。②卫星结节、铠甲胸:癌细胞侵犯大片乳房皮肤时,可出现多个坚硬小结节或条索,呈卫星样围绕原发病灶。若结节彼此融合,弥漫成片,可延伸至背部和对侧胸壁,致胸壁紧缩呈铠甲状,病人呼吸受限。③皮肤破溃:癌肿处皮肤可溃破而形成溃疡,常有恶臭,易出血。

**2. 乳房外形改变**　随着肿瘤生长,可引起乳房外形改变。①酒窝征:若肿瘤累及 Cooper 韧带,可使其缩短而致肿瘤表面皮肤凹陷,出现“酒窝征”;②乳头内陷:邻近乳头或乳晕的癌肿因侵入乳管使之缩短,可将乳头牵向癌肿一侧,进而使乳头扁平、回缩、凹陷;③橘皮征:如皮下淋巴管被癌细胞堵塞,引起淋巴回流障碍,可出现真皮水肿,乳房皮肤呈“橘皮样”改变。

**3. 转移征象**　①淋巴转移:最初多见于患侧腋窝,肿大的淋巴结少数散在,质硬、无痛且可被推动,继而逐渐增多并融合成团,甚至与皮肤或深部组织粘连;②血行转移:乳腺癌转移至骨、肺、肝时,可出现相应症状,如骨转移可出现局部疼痛,肺转移可出现胸痛、气促,肝转移可出现肝大或黄疸等。

（二）特殊类型乳腺癌

**1. 炎性乳腺癌**　发病率低,年轻女性多见。表现为患侧乳房皮肤呈炎症样改变,包括发红、水肿、增厚、粗糙、表面温度升高等,无明显肿块。病变开始比较局限,短期内即扩展到乳房大部分皮肤,常可累及对侧乳房。本病恶性程度高,发展迅速,早期即转移,预后极差。

**2. 乳头湿疹样乳腺癌（Paget's carcinoma of the breast）**　少见。乳头有瘙痒、烧灼感,之后出现乳头和乳晕皮肤发红、糜烂,如湿疹样,进而形成溃疡;有时覆盖黄褐色鳞屑样痂皮,病变皮肤

Note:

较硬。部分病人于乳晕区可扪及肿块。本病恶性程度低,发展慢,腋窝淋巴结转移较晚。

【辅助检查】

1. 影像学检查

(1) 钼靶 X 线:是早期发现乳腺癌的有效方法,表现为密度增高的肿块影,边界不规则,或呈毛刺状,或见细小钙化灶。

### 知识拓展

#### 乳腺钼靶 X 线检查

钼靶 X 线检查是目前我国乳腺癌筛查最基本的检查方法,主要是通过钼靶摄影装置对局部乳房进行平扫和夹板摄片形成图像。该图像可以反映肿块在乳房里面的占位性病变、钙化灶或受侵犯组织,一般建议每侧乳房常规应摄 2 个体位,即头足轴(craniocaudal,CC)位和内外侧斜(mediolateral oblique,MLO)位。如果钼靶发现病人的病灶达到 BI-RADS3 级、BI-RADS4 级或更高级,应建议病人进一步进行病理检查,以获得最准确的诊断结果。

钼靶 X 线检查对致密型乳腺、近胸壁肿块的显示不佳,且有放射性损害,故不作为年轻女性的首选检查方法,因此不建议对 40 岁以下、无明确乳腺癌高危因素或临床体检未发现异常的女性首先进行乳腺钼靶 X 线检查。

(2) 超声检查:能清晰显示乳房各层次软组织结构及肿块的形态和质地,主要用来鉴别囊性或实性病灶。结合彩色多普勒检查观察血液供应情况,可提高判断的敏感性,为肿瘤的定性诊断提供依据。

(3) MRI:对软组织分辨率高,敏感性高于钼靶 X 线检查。该检查能三维立体观察病变,不仅能够提供病灶形态学特征,而且运用动态增强还能提供病灶的血流动力学情况。

2. 活组织病理检查 常用的活检方法有空芯针穿刺活检术(core needle biopsy,CNB),麦默通旋切术活检和细针针吸细胞学检查(fine needle aspiration cytology,FNAC)。前两者病理诊断的准确率可达 90%~97%,细针针吸细胞学检查的确诊率为 70%~90%。疑为乳腺癌者,若这些方法无法确诊,可将肿块连同周围乳腺组织一并切除,做冰冻活检或快速病理检查。乳头糜烂疑为湿疹样乳腺癌时,可做乳头糜烂部刮片细胞学检查。

【临床分期】

美国癌症联合会(American Joint Committee on Cancer,AJCC)第 8 版肿瘤 TNM 分期系统于 2018 年 1 月 1 日在全球正式启动执行。建议的 T(原发癌肿)、N(区域淋巴结)、M(远处转移)分期法内容如下:

原发肿瘤(T):

$T_X$:原发肿瘤无法评估。

$T_0$:无原发肿瘤证据。

Tis:原位癌(导管原位癌及不伴肿块的乳头湿疹样乳腺癌)。

$T_1$:肿瘤最大直径≤20mm。

$T_2$:肿瘤最大直径>20mm 而≤50mm。

$T_3$:肿瘤最大直径>50mm。

$T_4$:不论肿瘤大小,直接侵犯胸壁或皮肤。

区域淋巴结临床分类(N):

Nx：区域淋巴结无法评估（已切除或未切除）。

$N_0$：无区域淋巴结转移。

$N1_{mi}$：存在微转移，单个淋巴结单张组织切片中肿瘤细胞数量超过 200 个，最大直径>0.2mm 而≤2.0mm。

$N_1$：同侧Ⅰ、Ⅱ级腋窝淋巴结转移，可推动。

$N_2$：同侧Ⅰ、Ⅱ级腋窝淋巴结转移，固定或融合；或有同侧内乳淋巴结转移临床征象，而没有Ⅰ、Ⅱ级腋窝淋巴结转移临床征象。

$N_3$：同侧锁骨下淋巴结（Ⅲ级腋窝淋巴结）转移，伴或不伴Ⅰ、Ⅱ级腋窝淋巴结转移；或有同侧内乳淋巴结转移临床征象，并有Ⅰ、Ⅱ级腋窝淋巴结转移；或同侧锁骨上淋巴结转移，伴或不伴腋窝或内乳淋巴结转移。

远处转移（M）：

$M_0$：临床及影像学检查未见远处转移。

$M_1$：临床及影像学检查发现远处转移，或组织学发现>2.0mm 的转移灶。

根据上述情况组合，可把乳腺癌分为 5 个分期。

0 期：$TisN_0M_0$；

Ⅰ 期：$T_1N_0M_0$，$T_0N1_{mi}M_0$，$T_1N1_{mi}M_0$；

Ⅱ 期：$T_{0\sim1}N_1M_0$，$T_2N_{0\sim1}M_0$，$T_3N_0M_0$；

Ⅲ 期：$T_{0\sim2}N_2M_0$，$T_3N_{1\sim2}M_0$，$T_4N_{0\sim2}M_0$，任何 $TN_3M_0$；

Ⅳ 期：包括 $M_1$ 的任何 T、N。

注：有临床征象是指临床检查或影像学检查发现的淋巴结转移（不包括淋巴闪烁造影术）。

以上分期以临床检查为依据，还应结合术后病理检查结果进行校正。

AJCC 第 8 版乳腺癌分期系统首次在 TNM 分期基础上将雌激素受体（estrogen receptor，ER）、孕激素受体（progesterone receptor，PR）、人表皮生长因子受体 2（human epidermal growth factor receptor 2，HER-2）等指标整合到了预后分期中，作为预后评价的依据。

【处理原则】

乳腺癌的治疗采用手术治疗为主，辅以化学药物、内分泌、放射、生物治疗等的综合治疗措施。

### 知识拓展

#### 乳腺癌的外科治疗

1894 年，Halsted 提出的乳腺癌根治术一直是治疗乳腺癌的标准术式。该术式认为乳腺癌转移是按照解剖位置，由原发灶转移至区域淋巴结，再发生血运转移。但后来发现随着手术范围的扩大，术后生存率并无明显改善。这一事实促使不少学者采取缩小手术范围来治疗乳腺癌。改良根治术于 20 世纪 60 年代开始出现，目前已成为乳腺癌最常用的手术方式。80 年代，Fisher 对乳腺癌的生物学行为做了大量研究，提出乳腺癌自发病开始即是一个全身性疾病，因此以保乳手术为主的综合治疗应运而生。90 年代，乳腺癌术后乳房重建及前哨淋巴结活检的应用，乳腺癌的外科治疗向器官重塑、恢复身体外形、减少并发症和重建生活信心的方向迈进。

1. 非手术治疗

（1）化学治疗：乳腺癌是实体瘤中应用化学治疗最有效的肿瘤之一。化疗在整个治疗中占有重要地位，术后残存的肿瘤细胞易被化学抗癌药物杀灭。乳腺癌术后辅助化疗的指征为：①浸润性肿瘤直径大于 2cm；②淋巴结转移阳性；③激素受体阴性；④HER-2 阳性；⑤组织学分级为 3 级。术前化学

Note：

治疗又称新辅助化学治疗,治疗的目的主要包括将不可手术乳腺癌降期为可手术乳腺癌;将不可保乳的乳腺癌降期为可保乳的乳腺癌;探测肿瘤对药物的敏感性。化学治疗常选择联合化疗方案,应注意药物的给药顺序、输注时间和剂量强度,严格按照药品说明使用,注意药物配伍禁忌。

（2）内分泌治疗（endocrinotherapy）:肿瘤细胞中 ER 含量高者,称激素依赖性肿瘤,对内分泌治疗有效。ER 含量低者,称激素非依赖性肿瘤,对内分泌治疗效果差。因此,对手术切除标本除作病理检查外,还应测定 ER 和 PR。ER 和/或 PR 阳性者优先应用内分泌治疗,均为阴性者优先应用化学治疗。

1）他莫昔芬（tamoxifen）:又叫三苯氧胺。他莫昔芬的结构式与雌激素相似,可以在靶器官内与雌二醇争夺 ER。该药和 ER 复合物能影响 DNA 基因转录,从而抑制肿瘤细胞生长。他莫昔芬可降低乳腺癌术后复发及转移,减少对侧乳腺癌的发生率,对 ER 和 PR 阳性的妇女效果尤为明显。其治疗时间为 5~10 年,主要用于绝经前女性病人。该药安全有效,副作用有潮热、恶心、呕吐、静脉血栓形成、眼部副作用、阴道干燥或分泌物多等。他莫昔芬治疗与化学治疗同时应用可能会降低疗效,一般在化疗之后使用。

2）芳香化酶抑制剂（aromatase inhibitor,AI）:如阿那曲唑、来曲唑和依西美坦等。该药能抑制肾上腺分泌的雄激素转变为雌激素过程中的芳香化环节,从而降低雌二醇,达到治疗乳腺癌的目的。对于 ER 受体阳性的绝经后妇女,治疗时间一般为 5 年,其治疗效果优于他莫昔芬。长期服用该药可引起骨质疏松、关节疼痛、潮热和阴道干燥等不良反应,需积极预防和处理,提高病人的药物耐受性。

（3）放射治疗:在保留乳房的乳腺癌手术后,应给予较高剂量的放射治疗。单纯乳房切除术后可根据病人年龄和疾病分期、分类等情况决定是否放射治疗。在乳腺癌根治术后的放射治疗,多数人认为对Ⅰ期病例无益,对Ⅱ期以后者可降低局部复发率。

（4）生物治疗:又称分子靶向治疗。HER-2 基因是与乳腺癌预后密切相关的癌基因,当 HER-2 过度表达时,细胞会因过度刺激而引起不正常的快速生长,最终导致乳腺癌的发生。近年临床上已推广使用的曲妥珠单抗注射液,是通过转基因技术制备,选择性地作用于 HER-2,对 HER-2 有过度表达的乳腺癌病人起到降低其复发风险和死亡风险的效果。

**2. 手术治疗**　对病灶仍局限于局部及区域淋巴结病人,手术治疗是首选。手术适应证为 TNM 分期的 0、Ⅰ、Ⅱ和部分Ⅲ期的病人。已有远处转移、全身情况差、主要脏器有严重疾病、年老体弱不能耐受手术者为手术禁忌。

（1）保留乳房的乳腺癌切除术（breast-conserving surgery）:完整切除肿块及其周围 1~2cm 的组织。适合于Ⅰ期、Ⅱ期病人,且乳房有适当体积,术后能保持外观效果者。临床Ⅲ期病人（炎性乳腺癌除外）经术前治疗降期后达到保乳手术标准时也可以慎重考虑。原则上接受保留乳房手术的病人均需要接受放射治疗。近年来随着医疗技术的发展和人们对形象要求的提高,保乳手术在我国的开展逐年增加。

（2）乳腺癌改良根治术（modified radical mastectomy）:有 2 种术式。①Patey 手术:保留胸大肌,切除胸小肌,并进行腋窝淋巴结清扫;②Auchincloss 手术:保留胸大、小肌、清扫除腋上组淋巴结以外的各组淋巴结。改良根治术保留了胸肌,术后外观效果较好,适用于Ⅰ、Ⅱ期乳腺癌病人,与乳腺癌根治术的术后生存率无明显差异,目前已成为常用的手术方式。

（3）乳腺癌根治术（radical mastectomy）和乳腺癌扩大根治术（extensive radical mastectomy）:前者切除整个乳房,以及胸大肌、胸小肌、腋窝及锁骨下淋巴结。后者在此基础上再切除胸廓内动脉、静脉及其周围淋巴结（即胸骨旁淋巴结）。这两种术式现已少用。

（4）全乳房切除术（total mastectomy）:切除整个乳腺,包括腋尾部及胸大肌筋膜。适用于原位癌、微小癌及年迈体弱不宜作根治术者。

（5）前哨淋巴结活检术（sentinel lymph node biopsy,SLNB）和腋淋巴结清扫术（axillary lymph node dissection,ALND）:对临床腋淋巴结阳性的乳腺癌病人常规行腋淋巴结清扫术,阴性者应先行前哨淋巴结活检术。前哨淋巴结指乳腺癌淋巴引流的第一枚(站)淋巴结,可用示踪剂显示后切除活检。根据前哨淋巴结的病理结果可预测腋淋巴结是否有肿瘤转移。前哨淋巴结阴性者可不做腋淋巴结清扫术。

(6)乳腺癌根治术后乳房重建术(radical mastectomy and breast reconstruction):根据重建的时机,乳房重建可以分为即刻重建、延期重建及分期即刻乳房重建3类。根据重建的材料,乳房重建可以分为自体组织(皮瓣)重建、植入物重建及联合两种材料(如背阔肌联合植入物)的重建。

手术方式的选择应结合病人的意愿,根据病理分型、疾病分期及辅助治疗的条件综合确定。对病灶可切除者,手术应最大程度清除局部及区域淋巴结,以提高生存率,其次再考虑外观及功能。对Ⅰ、Ⅱ期乳腺癌可采用改良根治术及保留乳房的乳腺癌切除术。

【护理评估】

(一)术前评估

**1. 健康史**

(1)一般情况:包括年龄、性别、婚姻、职业、肥胖、饮食习惯和生活环境等。

(2)既往史:评估病人的月经史、婚育史、哺乳史以及既往是否患乳房良性肿瘤等。

(3)家族史:了解家庭中有无乳腺癌或其他肿瘤病人。

**2. 身体状况**

(1)症状与体征:评估有无乳房肿块,肿块的部位、质地、活动度和疼痛等情况;有无局部破溃、酒窝征、乳头内陷和橘皮征等乳房外形改变;腋窝等部位有无淋巴转移;有无胸痛、气急、骨痛、肝大和黄疸等转移表现。

(2)辅助检查:了解有无钼靶X线、超声、病理检查及其他有关手术耐受性检查(心电图、肺功能检查)等的异常发现。

**3. 心理-社会状况** 了解病人对疾病的认知程度,对手术有何顾虑和思想负担;了解朋友及家属,尤其是配偶,对病人的关心和支持程度;了解家庭对手术的经济承受能力。

(二)术后评估

**1. 术中情况** 了解病人手术、麻醉方式与效果、病变组织切除情况、术中出血、补液、输血情况和术后诊断。

**2. 身体状况** 评估生命体征是否平稳,病人是否清醒,胸部弹力绷带是否包扎过紧,有无呼吸困难等;评估有无皮瓣下积液,患肢有无水肿,肢端血液循环情况;各引流管是否通畅,引流液的颜色、性状和量等。

**3. 心理-社会状况** 了解病人有无紧张、焦虑、抑郁、恐惧等;患肢康复训练和早期活动是否配合;对出院后的继续治疗是否清楚。

【常见护理诊断/问题】

**1. 体象紊乱** 与乳腺癌切除术造成乳房缺失和术后瘢痕形成有关。

**2. 有组织完整性受损的危险** 与留置引流管、患侧上肢淋巴引流不畅、头静脉被结扎、腋静脉栓塞或感染有关。

**3. 知识缺乏**:缺乏有关术后患肢功能锻炼的知识。

【护理目标】

1. 病人表示能够积极面对自我形象的变化,并采取措施改善形象。

2. 手术创面愈合良好,患侧上肢肿胀减轻或消失。

3. 病人能复述患肢功能锻炼的知识且能正确进行功能锻炼。

**【护理措施】**

（一）术前护理

1. **心理护理**　病人面对恶性肿瘤对生命的威胁、不确定的疾病预后、乳房缺失导致外形受损、各种复杂而痛苦的治疗（手术、放射治疗、化学治疗、内分泌治疗等）及婚姻生活可能受到影响等问题容易产生焦虑、恐惧等心理反应。其主要护理措施包括：①关心病人，鼓励病人表达对疾病和手术的顾虑与担心，有针对性地进行心理护理；②向病人和家属解释手术的必要性和重要性，请曾接受过类似手术且已痊愈者现身说法，帮助病人度过心理调试期；③告诉病人行乳房重建的可能，鼓励其树立战胜疾病的信心；④对已婚病人，应同时对其丈夫进行心理辅导，使之逐渐接受妻子手术后身体形象的改变，鼓励夫妻双方坦诚相待，取得丈夫的理解、关心和支持。

2. **终止哺乳或妊娠**　哺乳期及妊娠初期发生乳腺癌者应立即停止哺乳或妊娠，以减轻激素的作用。

3. **术前准备**　做好术前常规检查和准备。对手术范围大、需要植皮者，除常规备皮外，同时做好供皮区（如腹部或同侧大腿区）的皮肤准备。乳房皮肤溃疡者，术前进行创面处理至创面好转。乳头凹陷者应清洁局部。

（二）术后护理

1. **体位**　术后麻醉清醒、血压平稳后取半卧位，以利于呼吸和引流。

2. **病情观察**　严密观察生命体征变化，观察伤口敷料渗血和渗液情况，并予以记录。乳腺癌扩大根治术有损伤胸膜可能，病人若感到胸闷、呼吸困难，应及时报告医师，以便早期发现和协助处理肺部并发症，如气胸等。

3. **伤口护理**

（1）有效包扎：手术部位用弹力绷带加压包扎，使皮瓣紧贴胸壁，防止积液积气。包扎的松紧度以能容纳1手指，维持正常血运，且不影响呼吸为宜。包扎期间告知病人不能自行松解绷带，皮肤瘙痒时不能将手指伸入敷料下搔抓。若绷带松脱，应及时重新加压包扎。

（2）观察皮瓣血液循环：注意皮瓣的颜色及创面愈合情况，正常皮瓣的温度较健侧略低，颜色红润，并与胸壁紧贴；若皮瓣颜色暗红，提示血液循环欠佳，有坏死可能，应报告医师及时处理。

（3）观察患侧上肢远端血液循环：若手指发麻、皮肤发绀、皮温下降、动脉搏动不能扪及，提示腋窝部血管受压，肢端血液循环受损，应及时调整绷带的松紧度。

4. **引流管护理**　乳腺癌根治术后，皮瓣下常规放置引流管并接负压引流装置，如负压引流球或负压引流瓶。负压吸引可及时、有效地吸出残腔内的积液、积血，并使皮肤紧贴胸壁，从而有利于皮瓣愈合。

（1）有效吸引：负压引流球或引流瓶应保持压缩（即负压）状态。压力大小要适宜。对连接墙壁负压吸引者，若引流管外形无改变，但未闻及负压抽吸声，应观察管道连接是否紧密，压力是否适当。

（2）妥善固定：引流管的长度要适宜，病人卧床时将其固定于床旁，起床时固定于上衣。

（3）保持通畅：定时挤压引流管，避免管道堵塞。防止引流管受压和扭曲。若有局部积液、皮瓣不能紧贴胸壁且有波动感，报告医师及时处理。

（4）注意观察：包括引流液的颜色、性状和量。术后1~2d，每日引流血性液约50~200ml，以后颜色逐渐变淡、减少。

（5）拔管：若引流液转为淡黄色、连续3d每日量少于10~15ml，创面与皮肤紧贴，手指按压伤口周围皮肤无空虚感，即可考虑拔管。若拔管后仍有皮下积液，可在严格消毒后抽液并局部加压包扎。

5. **患侧上肢肿胀的护理**　患侧腋窝淋巴结切除、头静脉被结扎、腋静脉栓塞、局部积液或感染等因素可导致上肢淋巴回流不畅和静脉回流障碍，从而引起患侧上肢肿胀。

（1）避免损伤：避免患侧上肢测血压、抽血、注射或输液等。避免患肢过度活动、负重和外伤。

（2）抬高患肢：平卧时患肢下方垫枕抬高 10°~15°，肘关节轻度屈曲；半卧位时屈肘 90°放于胸腹部；下床活动时用吊带托或用健侧手将患肢抬高于胸前，需要他人扶持时只能扶健侧，以防腋窝皮瓣滑动而影响愈合；避免患肢下垂过久。

（3）促进肿胀消退：在专业人员指导下向心性按摩患侧上肢，或进行握拳、屈肘、伸肘和举重训练，举重要缓慢并逐渐增加负重，以促进淋巴回流；深呼吸运动可改变胸膜腔内压，并引起膈肌和肋间肌的运动，从而持续增加胸腹腔内的淋巴回流；肢体肿胀严重者，用弹力绷带包扎或戴弹力袖以促进淋巴回流；局部感染者，及时应用抗生素治疗。

**6. 患侧上肢功能锻炼**　由于手术切除了胸部肌肉、筋膜和皮肤，患侧肩关节活动明显受限制。功能锻炼对于恢复病人的肩关节功能和预防及减轻水肿至关重要。为减少和避免术后残疾，应鼓励和协助病人早期开始患侧上肢的功能锻炼。锻炼时应遵守循序渐进的原则，以免影响伤口的愈合。

（1）术后 24h 内：活动手指和腕部，可作伸指、握拳、屈腕等锻炼。

（2）术后 1~3d：进行上肢肌肉等长收缩，利用肌肉泵作用促进血液和淋巴回流；可用健侧上肢或他人协助患侧上肢进行屈肘、伸臂等锻炼，逐渐过渡到肩关节的小范围前屈、后伸运动（前屈小于 30°，后伸小于 15°）。

（3）术后 4~7d：鼓励病人用患侧手洗脸、刷牙、进食等，并做以患侧手触摸对侧肩部及同侧耳朵的锻炼。

（4）术后 1~2 周：术后 1 周皮瓣基本愈合后，开始做肩关节活动，以肩部为中心，前后摆臂。术后 10d 左右皮瓣与胸壁黏附已较牢固，做抬高患侧上肢（将患侧肘关节伸屈、手掌置于对侧肩部，直至患侧肘关节与肩平）、手指爬墙（每日标记高度，逐渐递增幅度，直至患侧手指能高举过头）、梳头（以患侧手越过头顶梳对侧头发、扪对侧耳朵）等的锻炼。指导病人做患肢功能锻炼时应根据病人的实际情况而定，一般以每日 3~4 次、每次 20~30min 为宜；循序渐进，逐渐增加功能锻炼的内容。值得注意的是，术后 7d 内限制肩关节外展，以防皮瓣移动而影响愈合。严重皮瓣坏死者，术后 2 周内避免大幅度运动。皮下积液或术后 1 周引流液超过 50ml 时应减少练习次数及肩关节活动幅度（限制外展）。植皮及行背阔肌皮瓣乳房重建术后要推迟肩关节运动。

### 知识拓展

#### 乳腺癌的筛查

一般人群妇女乳腺癌筛查建议如下：

1. 20~39 岁　不推荐对非高危人群进行乳腺癌筛查。

2. 40~49 岁　①适合机会性筛查；②每年 1 次乳腺 X 线检查；③推荐与临床体检联合；④对致密型乳腺推荐与超声检查联合。

3. 50~69 岁　①适合机会性筛查和人群普查；②每 1~2 年 1 次乳腺 X 线检查；③其他同 2。

4. 70 岁或以上　每 2 年 1 次乳腺 X 线检查；其他同标题 2。

乳腺癌高危人群的特征包括：①有明显的乳腺癌遗传倾向者；②既往有乳腺导管或小叶中、重度不典型增生或小叶原位癌病人；③既往行胸部放射治疗。对于高危人群，建议提前进行筛查（20~40 岁），每年 1 次，筛查手段除了应用一般人群常用的临床体格检查、乳腺超声和 X 线检查之外，还可以应用 MRI 等影像学手段。

（三）健康教育

**1. 饮食与活动**　加强营养，多食高蛋白、高维生素、高热量、低脂肪的食物，以增强机体抵抗力。近期避免患侧上肢搬动或提拉过重物品，继续进行功能锻炼。

**2. 保护患肢**　保持患侧皮肤清洁；洗涤时戴宽松手套，避免长时间接触有刺激性的洗涤液；避免蚊虫叮咬;衣着、佩戴首饰或手表时要宽松;患侧手臂不要热敷,沐浴时水温不要过高;避免强光照射等高温环境。

**3. 恢复性生活、避免妊娠**　健康及适度的性生活有利于病人的身心康复。术后 5 年内避孕,防止乳腺癌复发。避孕方法推荐物理屏障避孕法,避免使用激素类药物避孕法。

**4. 坚持治疗**　遵医嘱坚持化学治疗、放射治疗或内分泌治疗。化学治疗期间定期检查肝、肾功能,每次化学治疗前 1d 或当日查血白细胞计数,化学治疗后 5～7d 复查,若血白细胞计数<$3×10^9$/L,需及时就诊。放射治疗、化学治疗期间因抵抗力差,应少到公共场所,以减少感染机会。放射治疗期间注意保护皮肤,出现放射性皮炎时及时就诊。内分泌治疗持续时间长,长期服药可导致胃肠道反应、月经失调、闭经、潮热、阴道干燥、骨质疏松和关节疼痛等不良反应。告诉病人坚持服药的重要性,并积极预防和处理不良反应,以提高服药依从性。

**5. 乳房定期检查**　定期的乳房自我检查(breast self-examination)有助于及早发现乳房的病变,因此 20 岁以上的妇女,特别是高危人群每月进行 1 次乳房自我检查。术后病人也应每月自查 1 次,以便早期发现复发征象。检查时间最好选在月经周期的第 7～10d,或月经结束后 2～3d,已经绝经的女性应选择每个月固定的一日检查。40 岁以上女性或乳腺癌术后病人每年还应行钼靶 X 线检查。乳房自我检查方法如下:

(1) 视诊:站在镜前取各种姿势(两臂放松垂于身体两侧、向前弯腰或双手上举置于头后),观察双侧乳房的大小和外形是否对称;有无局限性隆起、凹陷或皮肤橘皮样改变;有无乳头回缩或抬高等。

(2) 触诊:病人平卧或侧卧,肩下垫软薄枕或将手臂置于头下进行触诊。一侧手的示指、中指和无名指并拢,用指腹在对侧乳房上进行环形触摸,要有一定的压力。从乳房外上象限开始检查,依次为外上、外下、内下、内上象限,然后检查乳头、乳晕,最后检查腋窝有无肿块,乳头有无溢液。若发现肿块和乳头溢液,及时到医院做进一步检查。

**6. 心理社会康复**　可以在认知、决策、应对技能等方面提升病人的自我控制能力,合理地运用暗示、宣泄等应对技巧,以增加对于困境的忍耐力,尽快摆脱病人角色,积极面对生活。积极调动和利用社会网络的支持,如专业支持、家庭支持和同伴支持,通过接受帮助、鼓励和支持,最大限度地恢复病人的社会功能。

【护理评价】

通过治疗与护理,病人是否:①焦虑、恐惧缓解,情绪稳定,能够接受手术所致的乳房外形改变,并采取措施改变形象;②创面愈合良好,患侧肢体肿胀减轻或消失;③掌握患肢功能锻炼的方法。

(高　丽)

<hr>

**思 考 题**

<hr>

1. 刘女士,28 岁,产后 24d 出现右侧乳房胀痛,伴有全身畏寒、发热。体格检查:T 39.1℃,P 88次/min,R 21 次/min,BP 105/77mmHg,右侧乳房皮肤红肿明显,局部可扪及一压痛性肿块,有波动感,同侧腋窝淋巴结肿大。

请问:

(1) 该病人目前的主要护理诊断/问题是什么? 应采取哪些护理措施?

(2) 如何指导该病人预防本病再次发生?

2. 张女士,52 岁,因自查发现左乳肿物 1 个月余。入院后诊断为乳腺癌,遂行左乳腺癌改良根治术,术后病人皮瓣下留置一根负压引流管,胸部用弹力绷带加压包扎,在护士指导下开始进行左手握拳和屈腕练习。术后第 3d 开始,该病人左侧手臂逐渐出现肿胀且不易消退。术后第 5d,病人一般情况可,引流液呈淡红色,24h引流量15ml,给予拔管,准备出院。

请问:

（1）该病人发生上肢肿胀可能的原因是什么？

（2）消除该病人上肢肿胀的主要护理措施有哪些？

（3）护士应如何对该病人进行出院指导？

# 胸部损伤病人的护理

18章 数字内容

————————— 学 习 目 标 —————————

知识目标：

1. 掌握闭合性气胸、开放性气胸、张力性气胸、胸壁反常呼吸运动（连枷胸）、纵隔扑动、心脏压塞征等概念；掌握各种胸部损伤病人的临床表现及处理原则。

2. 熟悉闭合性气胸、开放性气胸和张力性气胸的临床特点。

3. 了解胸腔闭式引流的原理、适应证和方法。

能力目标：

1. 能运用所学知识，配合胸部损伤病人的抢救，给予胸腔闭式引流的护理。

2. 能运用护理程序对胸部损伤病人实施整体护理。

素质目标：

具有细致观察、反应敏捷、有条不紊的工作作风；慎独修养、严谨求实的工作态度；珍视生命、关爱健康和人道主义精神。

胸部损伤(chest trauma or thoracic trauma)主要包括各种类型的胸壁挫伤、裂伤、肋骨及胸骨骨折、气胸、血胸、肺挫伤、气管及主支气管损伤、心脏损伤、膈肌损伤、创伤性窒息等,平时或战时均可发生。因胸部面积占人体体表面积比例较大,可因车祸、挤压伤、摔伤和锐器伤等各种外力因素导致损伤,约占全身创伤的1/4,严重的胸部损伤可能造成胸腔内重要脏器损伤而危及生命。胸部损伤病人的病情评估和紧急救护是本章学习的重点。

**导入情境与思考**

刘女士,32岁,2h前被汽车撞伤右胸部,受伤后出现胸痛、气促、呼吸困难等症状。家属送病人来医院急诊,病人躺在床上,烦躁不安,口唇发绀。体格检查:右侧胸壁塌陷软化,吸气时向内凹陷,呼气时向外突出,气管偏向左侧,右胸叩诊呈鼓音,听诊呼吸音减弱。

请思考:
(1) 护士该从哪几个方面来评估病人?
(2) 该病人目前最主要的护理诊断/问题有哪些?
(3) 如何针对病人的护理诊断/问题采取相应的护理措施?

# 第一节　概　述

根据损伤暴力性质不同,损伤是否造成胸膜腔与外界沟通,胸部损伤可分为钝性伤(blunt injury)和穿透伤(penetrating injury)。胸部损伤同时发生膈肌破裂可造成胸腔和腹腔同时损伤,称为胸腹联合伤(thoracic-abdominal injury)。

【病因】

1. 钝性胸部损伤　钝性胸部损伤多由减速性、挤压性、撞击性或冲击性暴力所致,多有肋骨或胸骨骨折,常合并其他部位损伤。

2. 穿透性胸部损伤　多由火器、刃器或锐器致伤,损伤机制较清楚。器官组织裂伤所致的进行性出血伤情进展快,是病人死亡的主要原因。

【病理生理】

1. 钝性胸部损伤　损伤机制较复杂,早期容易误诊或漏诊。轻者仅有胸壁软组织挫伤和/或单纯肋骨骨折,重者可损伤胸腔内脏器或血管。器官组织损伤以钝挫伤与挫裂伤多见,心肺组织广泛钝挫伤后继发的组织水肿常导致急性肺损伤、心力衰竭和心律失常。若暴力挤压胸部的同时向静脉传导,可使静脉压骤升,导致头、颈、肩和胸部毛细血管破裂,引起创伤性窒息(traumatic asphyxia)。

**知 识 拓 展**

**创伤性窒息**

创伤性窒息是钝性暴力作用于胸部所致的上半身广泛皮肤、黏膜、末梢毛细血管淤血及出血性损害。临床表现为面、颈、上胸部皮肤出现针尖大小的紫蓝色瘀斑,以面部与眼眶部为明显。口腔、球结膜、鼻腔黏膜瘀斑,甚至出血。还可出现视网膜或视神经出血,鼓膜破裂致外耳道出血。伤后多数病人有暂时性意识障碍、烦躁不安,甚至四肢痉挛性抽搐,瞳孔可扩大或极度缩小,可能与脑内轻微点状出血和脑水肿有关。若有颅内静脉破裂,病人可发生昏迷或死亡。

少数伤员在压力移除后可发生心跳、呼吸停止,应做好充分抢救准备。一般病人在严密观察下对症处理,出血点及瘀斑可于2~3周后自行吸收消退;有合并伤者应针对具体伤情给予积极处理。

**2. 穿透性胸部损伤**　损伤范围与伤道有关,早期诊断较容易。重者可伤及胸腔内器官或血管,导致气胸、血胸,严重者导致呼吸和循环功能衰竭而死亡。

【临床表现】

1. 症状

（1）胸痛:是胸部损伤的主要症状,多位于受伤部位,且呼吸时加重。

（2）呼吸困难:受伤部位疼痛使胸廓活动受限,分泌物或血液堵塞呼吸道,肺水肿或气胸、血胸导致的肺膨胀不全等,均可引起呼吸困难。若存在多根多处肋骨骨折,呼吸困难加重。

（3）咯血:肺或支气管损伤可引起痰中带血或咯血;严重胸部损伤时可出现休克症状。

**2. 体征**　损伤区域触痛、压痛;发生肋骨骨折时可触及骨擦感;发生气胸和血胸时,听诊患侧呼吸音减弱或消失。

【辅助检查】

1. **实验室检查**　出血量多者,血常规可示血红蛋白和血细胞比容下降;若继发感染,血白细胞计数增高。

2. **影像学检查**　胸部 X 线可确定有无肋骨骨折及骨折部位和性质,有无气胸、血胸或肺萎陷等病变。

3. **诊断性穿刺**　行胸腔或心包腔诊断性穿刺,可判断有无气胸、血胸或心包腔积血。

【处理原则】

处理胸部损伤,以抢救生命为首要原则,其次是修复损伤的组织器官和恢复生理功能。

1. 院前急救

（1）基本生命支持:维持呼吸道通畅、给氧,伤口止血包扎,建立静脉通路、补充血容量,镇痛,固定长骨骨折、保护脊柱,并迅速转运。

（2）致命性胸部损伤的急救:张力性气胸需行胸腔穿刺排气,并放置外接单向活瓣装置的胸腔穿刺针或行胸腔闭式引流术;开放性气胸需迅速包扎和封闭胸部伤口;对大面积胸壁软化的连枷胸有呼吸困难者,应予以正压人工辅助呼吸,并进行有效的镇痛治疗。

2. 院内急诊

（1）非手术治疗

1）保持呼吸道通畅:及时清除呼吸道分泌物和呕吐物。根据损伤部位、范围和性质给予相应处理,如封闭伤口、胸腔穿刺或胸腔闭式引流等,以改善呼吸和循环功能。

2）维持有效血容量:建立静脉通路,根据病情及时输血输液,防治休克。

3）镇痛和预防感染:对疼痛剧烈影响呼吸、咳嗽和活动者,可使用镇痛药物;开放性损伤者,给予伤口换药。

（2）手术治疗:行开胸探查,并根据损伤部位及程度给予相应处理。急诊开胸探查的手术指征包括:①心脏或大血管损伤;②严重的气管、支气管损伤或肺裂伤;③胸腔内进行性出血;④食管破裂;⑤胸腹联合伤;⑥大面积胸壁缺损;⑦胸内存留较大异物。

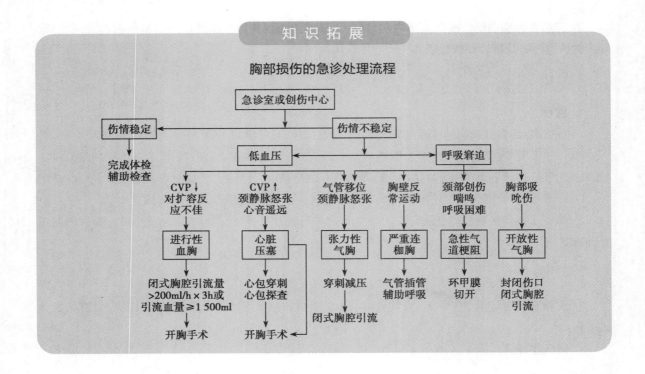

知识拓展

胸部损伤的急诊处理流程

第二节 肋骨骨折

肋骨骨折(rib fracture)是最常见的胸部损伤,指暴力直接或间接作用于肋骨,使肋骨的完整性和连续性中断。第1~3肋骨粗短,且有锁骨、肩胛骨保护,不易发生骨折,但是致伤暴力巨大时,也可发生骨折,而且常合并锁骨、肩胛骨骨折和颈部、腋部血管神经损伤。第4~7肋骨长而薄,最易折断。第8~10肋骨前端肋软骨形成肋弓与胸骨相连,而第11~12肋前端游离,弹性较大,均不易发生骨折,若发生骨折,应警惕腹内脏器和膈肌损伤。

【病因】

1. 外来暴力 多数肋骨骨折常因外来暴力所致。外来暴力又分为直接暴力和间接暴力。直接暴力指打击力直接作用于骨折部位,使受力处肋骨向内弯曲折断;间接暴力则是胸部前后受挤压,使肋骨体段向外弯曲折断。

2. 病理因素 老年人肋骨骨质疏松,脆性较大,容易发生骨折。恶性肿瘤发生肋骨转移或严重骨质疏松者,可因咳嗽、打喷嚏或肋骨病灶处轻度受力而发生骨折。

【分类】

根据骨折断端是否与外界相通,分为开放性肋骨骨折和闭合性肋骨骨折。根据损伤程度,肋骨骨折又分为单根单处肋骨骨折、单根多处肋骨骨折、多根单处肋骨骨折和多根多处肋骨骨折。

【病理生理】

1. 单根或多根肋骨单处骨折 骨折断端上、下仍有完整肋骨支撑胸廓,对呼吸功能影响不大;但若尖锐的肋骨断端内移刺破壁层胸膜和肺组织时,可产生气胸、血胸、皮下气肿、血痰、咯血等;若刺破肋间血管,尤其是动脉,可引起大量出血,导致病情迅速恶化。

2. 多根多处肋骨骨折 是指两根及以上相邻肋骨各自发生两处或以上骨折。局部胸壁失去完整肋骨支撑而软化,可出现反常呼吸运动(paradoxical respiration motion)(图18-1),即吸气时软化区胸

Note:

壁内陷,呼气时外突,空气在两肺之间流动,出现低通气状态,称连枷胸(flail chest)。若软化区范围较大,呼吸时双侧胸腔内压力差发生变化,使纵隔扑动,影响肺通气和静脉血回流,导致体内缺氧和二氧化碳滞留,严重者可发生呼吸和循环衰竭。

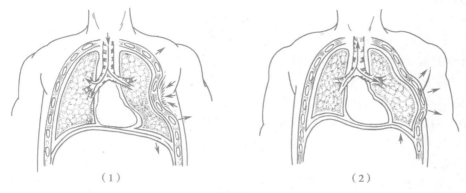

图 18-1　**胸壁软化区的反常呼吸运动**
(1)吸气时软化区胸壁内陷;(2)呼气时软化区胸壁外突。

【临床表现】

1. **症状**　肋骨骨折断端可刺激肋间神经产生局部疼痛,当深呼吸、咳嗽或改变体位时疼痛加剧;胸痛使呼吸变浅、咳嗽无力,呼吸道分泌物增多、潴留,易致肺不张和肺部感染。部分病人可因肋骨折断向内刺破肺组织而出现咯血;根据肋骨骨折损伤程度不同,可出现不同程度的呼吸困难、发绀或休克等。

2. **体征**　受伤胸壁可见肿胀、畸形,局部明显压痛;间接挤压胸部,骨折处疼痛加重,甚至产生骨擦音;多根多处肋骨骨折者,伤处可见胸壁反常呼吸运动;部分病人可出现皮下气肿。

【辅助检查】

1. **实验室检查**　出血量大者,血常规示血红蛋白和血细胞比容下降。连枷胸病人可出现低氧血症。

2. **影像学检查**　胸部 X 线和 CT 检查可显示肋骨骨折的断端错位、断裂线及血气胸等,但不能显示前胸肋软骨折断征象;肋骨三维重建 CT 可以更好地显示肋骨骨折情况。

【处理原则】

肋骨骨折的处理原则为有效镇痛、处理肋骨骨折、肺部物理治疗和早期活动。

1. **有效镇痛**　有效镇痛能增加连枷胸病人的肺活量、潮气量、功能残气量、肺顺应性和血氧分压,降低气道阻力和软化胸壁的反常运动。

2. **处理肋骨骨折**

(1)闭合性单处肋骨骨折:采用多头胸带或弹性胸带固定,也可用于胸背部、胸侧壁多根多处肋骨骨折但胸壁软化范围小、反常呼吸运动不严重者。

(2)闭合性多根多处肋骨骨折:可在患侧胸壁放置牵引支架,行牵引固定,或用厚棉垫加压包扎。近年来也有经电视胸腔镜直视下导入钢丝的方法固定连枷胸。

(3)开放性肋骨骨折:胸壁伤口需彻底清创,用不锈钢钢丝对肋骨断端行内固定术。肋骨骨折致胸膜穿破者,需做胸腔闭式引流术。

3. **肺部物理治疗**　可保持气道清洁,预防肺不张、肺部感染,加速肺功能康复。

4. **早期活动**　在做好有效镇痛和物理治疗的基础上,指导病人床上肢体功能锻炼,并促进病人早日下床活动。

Note:

**【护理措施】**

（一）非手术治疗的护理/术前护理

**1. 维持有效气体交换**

（1）现场急救：闭合性单处肋骨骨折两断端因有相邻完整的肋骨和肋间肌支撑，较少有肋骨断端错位、活动和重叠。采用多头胸带或弹性胸带固定胸廓，能减少肋骨断端活动、减轻疼痛。这种方法也适用于胸背部、胸侧壁多根多处肋骨骨折、胸壁软化范围小而反常呼吸运动不严重的病人。对于严重肋骨骨折，尤其是胸壁软化范围大，出现反常呼吸且危及生命的连枷胸病人，应协助医师紧急采取急救措施，以减轻或消除胸壁的反常呼吸运动，促进患侧肺复张。

（2）保持呼吸道通畅：及时清理呼吸道分泌物，鼓励病人咳出分泌物和血性痰；对气管插管或切开、应用呼吸机辅助呼吸者，加强呼吸道护理，主要包括湿化气道、吸痰及保持管道通畅等；对咳嗽无力、呼吸道分泌物潴留者，应施行纤支镜吸痰。

**2. 肺部物理治疗**　特别是对有闭合性多根多处肋骨骨折、咳嗽无力、不能有效排痰或呼吸衰竭者，在充分固定胸壁的基础上，采取缩唇呼吸、有效咳嗽、振动排痰等技术，可有效改善通气/血流比例，提高病人的呼吸效能；施行正压通气还可对软化胸壁起到"内固定"作用。

**3. 减轻疼痛**　①妥善固定胸部。②遵医嘱使用镇痛药物；根据病人情况可口服或肌内注射镇痛药，也可用病人自控镇痛装置和1%普鲁卡因封闭骨折部位或行肋间神经阻滞，甚至可硬膜外置管镇痛。③病人咳嗽、咳痰时，协助或指导其用双手按压患侧胸壁，以减轻疼痛。

**4. 病情观察**　①密切观察生命体征、神志、胸腹部活动度等情况，若有异常，及时处理；②观察病人有无皮下气肿，记录皮下气肿范围。

**5. 术前准备**　做好血型及交叉配血试验、手术区域备皮等术前准备。

（二）术后护理

**1. 病情观察**　密切观察呼吸、血压、脉搏及神志的变化，观察胸部活动情况。及时发现有无呼吸困难或反常呼吸。

**2. 防治感染**　①监测体温变化，若体温超过38.5℃且持续不退，及时处理；②鼓励并协助病人深呼吸、咳嗽、排痰，以减少呼吸系统并发症；③及时更换创面敷料，保持敷料清洁干燥和引流管通畅。

（三）健康教育

**1. 合理饮食**　进食清淡且富含营养的食物，多食水果、蔬菜，保持大便通畅；忌食辛辣刺激、生冷、油腻食物，以防助湿生痰；多饮水。

**2. 休息与活动**　保证充足睡眠，下肢有损伤者，应进行床上肢体功能锻炼，无下肢功能障碍者应尽早下床活动。

**3. 用药指导**　遵医嘱按时服用药物，服药时防止剧烈呛咳呕吐，影响伤处愈合。

**4. 复诊指导**　定期复查，如有不适及时随诊。

# 第三节　气　　胸

胸膜腔内积气称为气胸（pneumothorax）。在胸部损伤中，气胸的发生率仅次于肋骨骨折。

**【病因与分类】**

根据胸腔的压力情况，气胸分为3类。

**1. 闭合性气胸（closed pneumothorax）**　多并发于肋骨骨折，由于肋骨断端刺破肺，空气进入胸膜腔。伤后伤道自然闭合，呼吸时空气不再进入胸膜腔。

**2. 开放性气胸（open pneumothorax）**　多并发于刀刃、锐器或弹片火器等导致的胸部穿透伤。空气随呼吸自由进出胸膜腔。

3. **张力性气胸**（tension pneumothorax） 主要是由于较大的肺泡破裂、较深较大的肺裂伤或支气管破裂所致。损伤处形成活瓣,气体随吸气持续进入胸膜腔,呼气时不能排出。

【病理生理】

胸部损伤造成肺组织、气管、支气管、食管破裂,空气进入胸腔,或因胸壁伤口穿破胸膜,外界空气进入胸腔造成气胸。

1. **闭合性气胸** 胸腔内负压被部分抵消,但胸腔内压仍低于大气压,使患侧肺部分萎陷、有效气体交换面积减少,肺的通气和换气功能受损。

2. **开放性气胸** 损伤后胸壁伤口或软组织缺损持续存在,胸腔与外界大气相通,胸膜腔内压力几乎等于大气压。

（1）呼吸功能障碍:胸壁伤口大小决定了空气的进出量,当胸壁伤口直径>3cm 时,患侧胸腔内负压可被完全抵消,患侧肺将完全萎陷,失去气体交换功能;双侧胸腔内压力失衡,患侧胸腔内压明显高于健侧,使纵隔向健侧移位,导致健侧肺的扩张受限。

（2）纵隔扑动(mediastinal flutter):病人呼、吸气时,两侧胸膜腔压力不均衡的周期性变化,使纵隔位置出现左右摆动。表现为吸气时纵隔向健侧移位,呼气时又移回患侧(图 18-2)。纵隔扑动可影响腔静脉回心血流,导致循环功能障碍。

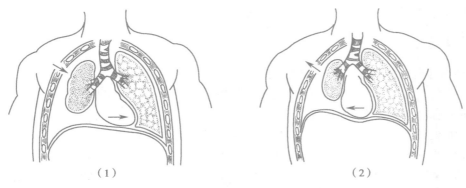

图 18-2 **开放性气胸的纵隔扑动**
（1）吸气;（2）呼气。

（3）低氧气体重复交换:吸气时健侧肺扩张,不仅吸入从气管进入的空气,而且也吸入由患侧肺排出的含氧量低的气体;而呼气时健侧肺气体不仅排出体外,同时亦排至患侧支气管和肺内,使低氧气体在双侧肺内重复交换而致病人严重缺氧。

3. **张力性气胸** 损伤后气管、支气管或肺损伤裂口与胸腔相通,且形成活瓣,胸膜腔内积气不断增多,压力逐步升高,导致胸腔内压力高于大气压,又称为高压性气胸(high pressure pneumothorax)。

（1）呼吸循环功能障碍:胸腔压力升高使患侧肺严重萎陷,纵隔明显向健侧移位,健侧肺组织受压,腔静脉回流受阻,导致呼吸、循环功能严重障碍。

（2）气肿形成:胸腔内压高于大气压,使气体经支气管、气管周围疏松结缔组织或壁层胸膜裂口处进入纵隔或胸壁软组织,形成纵隔气肿(mediastinal emphysema)或扩散至颈、面、胸部等处形成皮下气肿(subcutaneous emphysema)(图 18-3)。

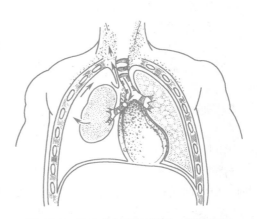

图 18-3 **张力性气胸和纵隔、皮下气肿**

Note:

**【临床表现】**

**1. 闭合性气胸**

（1）症状：主要与胸腔积气量和肺萎陷程度有关，轻者可无症状，或出现胸闷、胸痛、气促，重者可出现明显的呼吸困难。肺萎陷在 30% 以下者为小量气胸，病人无明显呼吸和循环功能紊乱的症状；肺萎陷在 30%~50% 者为中量气胸；肺萎陷在 50% 以上者为大量气胸。后两者均可表现为明显的低氧血症。

（2）体征：患侧胸廓饱满，呼吸活动度降低，气管向健侧移位，叩诊呈鼓音，听诊患侧呼吸音减弱甚至消失。

**2. 开放性气胸**

（1）症状：明显呼吸困难、鼻翼扇动、口唇发绀，重者伴有休克症状。

（2）体征：患侧可见胸壁伤道，颈静脉怒张，心脏、气管向健侧移位；呼吸时可闻及气体进出胸腔伤口发出吸吮样"嘶嘶"声，称为胸部吸吮性伤口（thoracic sucking wound）；患侧胸部叩诊呈鼓音，听诊呼吸音减弱或消失。

**3. 张力性气胸**

（1）症状：严重呼吸困难、烦躁、意识障碍、发绀、大汗淋漓、昏迷、休克甚至窒息。

（2）体征：气管明显移向健侧，颈静脉怒张，多有皮下气肿；患侧胸廓饱满，叩诊呈鼓音；呼吸活动度降低，听诊呼吸音消失。

**【辅助检查】**

**1. 影像学检查**　主要为胸部 X 线检查。

（1）闭合性气胸：可见不同程度的肺萎陷和胸腔积气，但其显示的胸腔积气征象往往比实际气胸量程度轻。有时可见少量胸腔积液。

（2）开放性气胸：可见患侧胸腔大量积气、肺萎陷，纵隔向健侧移位。

（3）张力性气胸：可见胸腔积气严重、肺完全萎陷，纵隔向健侧移位。

**2. 诊断性穿刺**　胸腔穿刺既能帮助明确气胸的诊断，也可抽出气体降低胸腔内压，缓解症状。张力性气胸者穿刺时可有高压气体向外冲出，外推针筒芯，抽气后症状缓解，但很快又可加剧。

**【处理原则】**

以抢救生命为首要原则。处理措施包括封闭胸壁开放性伤口，通过胸腔穿刺抽吸或胸腔闭式引流排除胸腔内的积气、积液，防治感染。

（一）不同类型气胸的处理

**1. 闭合性气胸**

（1）小量气胸：无须特殊处理，积气一般在 1~2 周内自行吸收，但应密切观察病人病情变化。

（2）中量或大量气胸：可行胸膜腔穿刺抽尽积气以减轻肺萎陷，必要时行胸腔闭式引流术，排出积气，促使肺尽早复张。

**2. 开放性气胸**

（1）紧急封闭伤口：是首要的急救措施，立即用不透气的敷料封闭胸壁伤口，使之成为闭合性气胸，为抢救生命赢得时间。

（2）安全转运：在运送医院途中如病人呼吸困难加重或有张力性气胸表现时，应在病人呼气时暂时开放密闭敷料，排除胸腔内高压气体后再封闭伤口。

（3）急诊处理：病人送达医院后，吸氧，以缓解病人缺氧的状况；补充血容量，纠正休克；应用抗生素预防感染；及时清创、缝合胸壁伤口，并行胸腔闭式引流。

（4）手术治疗:对疑有胸腔内器官损伤或进行性出血者行开胸探查术,止血、修复损伤或清除异物。

**3. 张力性气胸**　可迅速危及生命,需紧急抢救。

（1）迅速排气减压:是张力性气胸致呼吸困难病人的首要处理措施。急救时应迅速在患侧锁骨中线第2肋间,用粗针头穿刺胸腔排气减压,并外接单向活瓣装置。紧急时可在针柄部外接剪开小口的外科手套、柔软塑料袋、气球等,使胸腔内高压气体易于排出,阻止外界气体进入胸腔。

（2）安置胸腔闭式引流:可用三瓶水封闭式引流装置,将负压控制瓶连接负压进行持续负压吸引,加快气体排出,促使肺复张。

（3）手术探查:若胸腔引流管内持续不断逸出大量气体,呼吸困难未改善,肺膨胀困难,提示可能有肺和支气管的严重损伤,应考虑开胸探查手术或电视胸腔镜手术探查并修补伤口。

（二）胸腔闭式引流术

目的是引流胸腔内积气、血液和渗液;重建胸腔内负压,保持纵隔的位置正常;促进肺复张。

**1. 适应证**　①中量、大量气胸,开放性气胸,张力性气胸;②经胸腔穿刺术治疗,肺无法复张者;③需使用机械通气或人工通气的气胸或血气胸者;④拔除胸腔引流管后气胸或血胸复发;⑤剖胸手术。

**2. 置管方法和置管位置**　通常在手术室置管,紧急情况下可在急诊室或病人床旁置管。可根据临床诊断和胸部X线检查结果决定置管位置(图18-4)。

（1）气胸:由于积气多向上聚集,一般在前胸壁锁骨中线第2肋间隙进行引流。

（2）血胸:在腋中线与腋后线间第6或第7肋间隙置管引流。

**3. 胸腔闭式引流装置**　传统的胸腔闭式引流装置有单瓶、双瓶和三瓶3种(图18-5)。目前临床上广泛应用的是各种一次性使用的胸腔闭式引流装置。

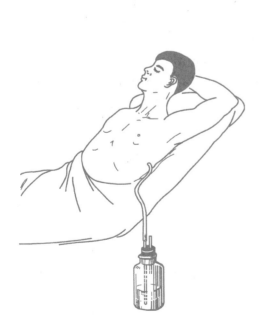

图18-4　胸腔闭式引流术

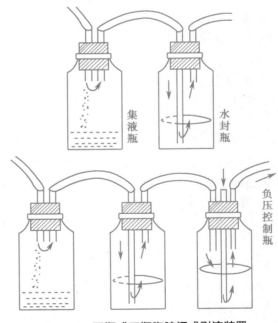

图18-5　双瓶或三瓶胸腔闭式引流装置

（1）单瓶水封闭式引流:水封瓶内装生理盐水,瓶口橡胶塞上有两个孔,分别插入长、短管。长管通过胸腔引流管与病人相连接,下口浸没液面下;短管下口远离液面,使瓶内空气与外界大气相通。

（2）双瓶水封闭式引流:在上述的水封瓶前面连接一个集液瓶,用于收集胸腔引流液,水封瓶内的密闭系统不会受到引流量的影响。

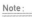

（3）三瓶水封闭式引流：在双瓶式基础上增加了一个控制抽吸力的负压控制瓶。通常传导到引流瓶内的抽吸力的大小取决于通气管没入液面的深度。当抽吸力超过没入液面的通气管的高度所产生的压力时，就会有外界空气吸入此引流系统中。若通气管没入液面下 15～20cm，则对该引流装置所施加的负压抽吸力不会大于 15～20cmH$_2$O（1.47～1.96kPa），可防止抽吸力过大引起胸膜损伤。

【护理评估】

（一）术前评估

**1. 健康史**

（1）一般情况：了解病人的年龄、性别、职业、经济状况、社会文化背景等。

（2）外伤史：了解病人受伤时间与经过，暴力大小，受伤部位，有无恶心、呕吐，伤后意识状况，接受的处理情况。

（3）既往史：了解有无胸部手术史、服药史和过敏史等。

**2. 身体状况**

（1）症状与体征：评估生命体征是否平稳，是否有呼吸困难或发绀，有无休克或意识障碍；是否有咳嗽、咳痰，痰量和性质；有无咯血，咯血次数和量等。评估受伤部位及性质；有无开放性伤口，有无活动性出血，伤口是否肿胀；是否有肋骨骨折、反常呼吸运动或呼吸时空气进出伤口的吸吮样音；气管位置有无偏移；有无颈静脉怒张或皮下气肿；肢体活动情况。

（2）辅助检查：根据胸部 X 线等检查结果，评估气胸的程度、性质及有无胸腔内器官损伤等。

**3. 心理-社会状况** 了解病人有无恐惧或焦虑，程度如何。病人及家属对损伤及预后的认知、心理承受能力及对本次损伤相关知识的了解程度。

（二）术后评估

**1. 术中情况** 了解手术、麻醉方式和效果、术中出血、补液、输血情况和术后诊断。

**2. 身体状况** 评估麻醉是否清醒，生命体征是否平稳；评估末梢循环、引流情况；有无出血、感染等并发症。

**3. 心理-社会状况** 评估有无不良情绪，能否配合进行术后早期活动和康复锻炼，是否了解出院后继续治疗的相关知识。

【常见护理诊断/问题】

**1. 气体交换受损** 与胸部损伤、疼痛、胸廓活动受限或肺萎陷有关。

**2. 急性疼痛** 与组织损伤有关。

**3. 潜在并发症**：胸腔或肺部感染。

【护理目标】

1. 病人能维持正常的呼吸功能，呼吸平稳。

2. 病人疼痛得到缓解或控制，自述疼痛减轻。

3. 病人未发生胸腔或肺部感染，或得到及时发现和处理。

【护理措施】

（一）非手术治疗的护理/术前护理

**1. 现场急救** 病人若出现危及生命的征象，护士应协同医师施以急救。

（1）开放性气胸：立即封闭伤口。可使用无菌敷料如凡士林纱布、棉垫或因地制宜利用身边清洁器材如衣物、塑料袋等不透气压迫物，在病人深呼气末封盖伤口，阻止气体继续进入胸腔，加压包扎固定后迅速转送至医院。

（2）闭合性或张力性气胸：积气量多者，行胸腔穿刺抽气或胸腔闭式引流。

**2. 保持呼吸道通畅**

（1）吸氧：呼吸困难和发绀者，及时给予吸氧。

（2）有效咳嗽、排痰：及时清理口腔、呼吸道内的呕吐物、分泌物、血液及痰液等，保持呼吸道通畅，预防窒息。痰液黏稠不易咳出者，应用祛痰药物、超声雾化吸入，以稀释痰液利于排出，必要时给予吸痰。

（3）建立人工气道：不能有效排痰或呼吸衰竭者，实施气管插管或气管切开给氧、吸痰或呼吸机辅助呼吸。

（4）体位：病情稳定者取半坐卧位，使膈肌下降，有利呼吸。

**3. 缓解疼痛**　病人因疼痛不敢咳嗽、咳痰时，协助或指导病人及其家属用双手按压患侧胸壁，以减轻伤口震动产生疼痛；必要时遵医嘱给予镇痛药。

**4. 病情观察**　动态观察病人生命体征和意识等变化。重点观察病人呼吸的频率、节律和幅度；有无气促、呼吸困难、发绀和缺氧等症状；有无气管移位或皮下气肿的情况；是否发生低血容量性休克等。

**5. 预防感染**　有开放性伤口者，遵医嘱使用破伤风抗毒素及抗生素。

**6. 术前护理**

（1）输液管理：病情危重，有胸腔内器官、血管损伤出血或呼吸困难未能缓解者除做好术前准备外，还应遵医嘱及时输血、补液和记录液体出入量，避免因输液过快、过量而发生肺水肿。

（2）术前准备：急诊手术病人，做好定血型、交叉配血及药物过敏试验，手术区域备皮；择期手术者，鼓励其摄入营养丰富、易消化食物，术前晚禁食禁饮。

（二）术后护理

**1. 病情观察**　病人术后返回病房，密切观察其生命体征的变化，给予心电监测，并详细记录。妥善安放、固定各种管路并保持通畅。

**2. 基础护理**　由于伤口疼痛及留置有各种管道，病人自理能力下降，根据病人病情做好基础护理和生活护理，如口腔护理、皮肤护理、会阴护理等；鼓励并协助病人早期下床活动，促进疾病康复。

**3. 呼吸道管理**

（1）协助病人咳嗽咳痰：卧床期间，定时协助病人翻身、坐起、叩背、咳嗽；鼓励并指导病人做深呼吸运动，促使肺扩张，预防肺不张或肺部感染等并发症的发生。

（2）人工气道的护理：实施气管插管或气管切开呼吸机辅助呼吸者，做好呼吸道护理，主要包括气道湿化、吸痰及保持管道通畅等，以维持有效气体交换。

**4. 胸腔闭式引流的护理**

（1）保持管道密闭：①用凡士林纱布严密覆盖胸壁引流管周围；②水封瓶始终保持直立，长管没入水中3~4cm；③更换引流瓶或搬动病人时，先用止血钳双向夹闭引流管，防止空气进入；④放松止血钳时，先将引流瓶安置低于胸壁引流口平面的位置；⑤随时检查引流装置是否密闭，防止引流管脱落。

（2）严格无菌操作：①保持引流装置无菌，并严格遵守无菌技术操作原则定期更换引流装置；②保持胸壁引流口处敷料清洁、干燥，一旦渗湿，及时更换；③引流瓶位置低于胸壁引流口平面60~100cm，依靠重力引流，以防瓶内液体逆流入胸腔，造成逆行感染。

（3）保持引流通畅：定时挤压引流管，防止引流管受压、扭曲和阻塞。病人取半坐卧位，经常改变体位，鼓励病人咳嗽和深呼吸，以利于胸腔内液体和气体的排出，促进肺复张。

（4）观察记录引流：①密切观察并准确记录引流液的颜色、性状和量；②密切注意水封瓶长管中水柱波动的情况,以判断引流管是否通畅。水柱波动的幅度能反映无效腔的大小及胸腔内负压的情况,一般水柱上下波动的范围为4~6cm。若水柱波动幅度过大,提示可能存在肺不张;若水柱无波动,提示引流管不通畅或肺已经完全复张;若病人出现气促、胸闷、气管向健侧偏移等肺受压症状,则提示血块阻塞引流管,应通过捏挤或使用负压间断抽吸引流瓶中的短玻璃管,促使其恢复通畅,必要时做进一步处理。

（5）处理意外事件:①若引流管从胸腔滑脱,立即用手捏闭胸壁伤口处皮肤,消毒处理后,以凡士林纱布封闭伤口,并做进一步处理;②若引流瓶损坏或引流管从胸壁引流管与引流装置连接处脱落,立即用双钳夹闭胸壁引流导管,并更换引流装置。

（6）拔管护理:①拔管指征:留置引流管48~72h后,如果引流瓶中无气体逸出且引流液颜色变浅,24h引流液量<300ml,脓液<10ml,胸部X线显示肺复张良好无漏气,病人无呼吸困难或气促,即可考虑拔管;②拔管方法:嘱病人先深吸一口气,在深吸气末屏气,迅速拔管,并立即用凡士林纱布和厚敷料封闭胸壁伤口,包扎固定;③拔管后护理:拔管后24h内,应注意观察病人是否有胸闷、呼吸困难、发绀、切口漏气、渗液、出血和皮下气肿等,如发现异常及时处理。

**5. 并发症的护理**

（1）切口感染:保持切口敷料完整、清洁、干燥并及时更换,同时观察切口有无红、肿、热、痛等炎症表现,如有异常,及时采取抗感染措施。

（2）肺部感染和胸腔内感染:因开放性损伤易导致胸腔或肺部感染,应密切观察体温变化及痰液性状,如病人出现畏寒、高热或咳脓痰等感染征象,及时处理。

（三）健康教育

**1. 呼吸功能锻炼** 指导病人练习深呼吸和有效咳嗽、咳痰的方法。嘱病人出院后继续坚持腹式呼吸和有效咳嗽。

**2. 肢体功能锻炼** 告知病人恢复期胸部仍有轻微不适或疼痛,应尽早开展循序渐进的患侧肩关节功能锻炼,促进功能恢复。但在气胸痊愈1个月内,不宜参加剧烈的体育活动,如打球、跑步、抬举重物等。

**3. 定期复诊** 胸部损伤严重者,出院后须定期来院复诊,发现异常及时治疗。伴有肋骨骨折者术后3个月应复查胸部X线,以了解骨折愈合情况。

【护理评价】

通过治疗与护理,病人是否:①呼吸功能恢复正常、疼痛减轻或消失;②并发症得到有效预防或及时处理。

# 第四节 血 胸

血胸(hemothorax)是指胸膜腔积血。血胸与气胸可同时存在,称为血气胸(hemopneumothorax)。

【病因】

胸腔积血主要来源于心脏、胸内大血管及其分支、胸壁、肺组织、膈肌和心包血管出血。多由胸部损伤,如肋骨骨折断端或利器损伤胸部引起。

【病理生理】

体循环动脉、心脏或肺门部大血管损伤可导致大量血胸。胸腔积血后,随着胸腔内血液积聚和压力增高,患侧肺受压萎陷,纵隔被推向健侧,致健侧肺也受压,阻碍腔静脉血液回流,严重影响病人呼吸和循环。肺组织裂伤出血时,因循环压力低,出血量少而缓慢,多可自行停止;胸廓内血管、肋间血管或压力较高的动脉损伤时,出血量多且急,常不易自行停止,可造成有效循环血量减少致循环衰竭,病人可因失血性休克短期内死亡。

【分类】

按照病理生理特点,血胸分为4种类型。

1. **进行性血胸**(progressive hemothorax)　指大量持续出血所致的胸腔积血。

2. **凝固性血胸**(coagulating hemothorax)　由于肺、心包和膈肌运动引起的去纤维蛋白作用,胸腔内出血大多不凝固。胸腔内抽出不凝固血液,可作为血胸的诊断依据。但是当胸腔内出血积聚速度超过去纤维蛋白作用时,胸腔内积血可发生凝固,称为凝固性血胸。血凝块机化形成纤维板,限制肺及胸廓活动,进而损害呼吸功能。

3. **迟发性血胸**(delayed hemothorax)　受伤一段时间后,因活动致肋骨骨折断端刺破肋间血管或血管破裂处血凝块脱落,发生延迟出现的胸腔内积血。

4. **感染性血胸**(infective hemothorax)　血液是良好的培养基,细菌经伤口或肺破裂口侵入后,会在血液中迅速滋生繁殖,形成感染性血胸,最终导致脓血胸(pyohemothorax)。

按照血胸量的多少分为3类:①少量血胸,血胸量<500ml;②中量血胸,血胸量500~1 000ml;③大量血胸,血胸量>1 000ml。

【临床表现】

1. **症状**　血胸的症状与出血量相关。

(1)少量血胸:可无明显症状。

(2)中量血胸和大量血胸:病人可出现低血容量性休克,表现为面色苍白、脉搏细速、血压下降、四肢湿冷、末梢血管充盈不良等;同时伴有呼吸急促等胸腔积液的表现。血胸病人多并发感染,表现为高热、寒战、出汗和疲乏等全身表现。

2. **体征**　患侧胸部肋间隙饱满、气管向健侧移位、叩诊呈浊音、呼吸音减弱或消失等。

【辅助检查】

1. **实验室检查**　中大量血胸者,血常规示血红蛋白和血细胞比容下降。继发感染者,血白细胞计数和中性粒细胞比值增高,积血涂片和细菌培养可发现致病菌。

2. **影像学检查**　①胸部X线:小量血胸者,仅显示肋膈角消失。大量血胸时,显示胸腔有大片阴影,纵隔移向健侧;合并气胸者可见液平面。②胸部超声:可明确胸腔积液的位置和量。

3. **胸腔穿刺**　抽得血性液体即可确诊。

【处理原则】

1. **非进行性血胸**　①少量积血必要时可行胸腔穿刺及时排除积血;②中、大量血胸早期行胸腔穿刺抽除积血,积极行胸腔闭式引流,以促进肺膨胀,改善呼吸。

2. **进行性血胸**　及时补充血容量,防治低血容量性休克;立即开胸探查、止血。

3. **凝固性血胸**　为预防感染和血凝块机化,于出血停止后数日内需经手术清除积血和血凝块;对于已机化血块,待病情稳定后尽早行血块和胸膜表面纤维组织剥除术。

4. **感染性血胸**　改善胸腔引流,排尽积血、积脓;若效果不佳或肺复张不良,尽早手术清除感染性积血,剥离脓性纤维膜。

目前电视胸腔镜技术以其创伤小、疗效好、住院时间短、费用低等优点,已广泛应用于凝固性血胸和感染性血胸的处理。

【护理措施】

（一）术前护理

1. **现场急救**　包括心肺复苏、保持呼吸道通畅、止血、包扎和固定等。胸部有较大异物者，不宜立即拔除，以免出血不止。

2. **病情观察**

（1）监测生命体征：尤其注意呼吸型态、频率及呼吸音的变化，有无缺氧征象，如有异常，立即予以处理。

（2）发现进行性血胸的征象：观察胸腔引流液颜色、性状和量，若每小时引流量超过200ml并持续3h以上，引流出的血液很快凝固，持续脉搏加快、血压降低，经补充血容量后血压仍不稳定，血红细胞计数、血红蛋白及血细胞比容持续下降，胸部X线显示胸腔大片阴影，则提示有进行性血胸的可能，应积极做好术前准备。

3. **静脉补液**　建立静脉通路，积极补充血容量和抗休克治疗；遵医嘱合理输注晶体和胶体溶液，根据血压和心肺功能状态等控制补液的量与速度。

（二）术后护理

1. **病情观察**　监测血压、脉搏、呼吸、体温及引流液变化，若发现有进行性血胸的征象，应立即报告医师并协助处理；病情危重者，可监测中心静脉压（CVP）。

2. **维持呼吸功能**　①密切观察呼吸型态、频率及呼吸音变化；②根据病情给予吸氧，观察血氧饱和度变化；③若生命体征平稳，可取半卧位，以利于呼吸；④协助病人叩背、咳痰，教会其深呼吸和有效咳嗽的方法，以清除呼吸道分泌物。

3. **胸腔闭式引流的护理**　保持管道密闭，严格无菌操作，保持引流通畅，观察记录引流情况，预防和处理意外事件，做好拔管前后的护理。

4. **预防感染**　①遵医嘱使用抗生素；②密切观察体温、局部伤口和全身情况的变化；③鼓励病人咳嗽、咳痰，保持呼吸道通畅，预防肺部感染的发生；④在进行胸腔闭式引流护理过程中，严格遵循无菌操作原则，保持引流通畅，以防胸腔继发感染。

（三）健康教育

1. **休息与营养**　指导病人合理休息，加强营养，提高机体免疫力。

2. **呼吸功能锻炼**　指导病人腹式呼吸及有效咳嗽的方法，教会其咳嗽时用双手按压患侧胸壁，以减少切口疼痛。

3. **定期复诊**　出现呼吸困难、高热等不适时及时就诊。

# 第五节　心脏损伤

心脏损伤（cardiac injury）分为钝性心脏损伤（blunt cardiac injury）与穿透性心脏损伤（penetrating cardiac injury）。

## 一、钝性心脏损伤

钝性心脏损伤多由胸部撞击、减速、挤压、冲击等暴力所致。多发生于右心室，因其紧贴胸骨；心脏在等容收缩期遭受钝性暴力的后果最为严重。

【病因】

1. **直接暴力**　多为重物撞击前胸部或背部引起。

2. **间接暴力**　高处坠落，心脏受到猛烈震荡；腹部和下肢突然受挤压后大量血液涌入心脏，使心

Note:

腔内压力骤增;突然加速或减速使心脏碰撞胸骨或脊柱。

【病理生理】

钝性心脏损伤的严重程度与暴力撞击的速度、质量、作用时间、心脏舒缩时相以及心脏受力面积有关。

1. **心肌挫伤（myocardial contusion）**　是临床上最常见的钝性心脏损伤,轻者仅引起心外膜至心内膜下心肌出血,部分心肌纤维断裂;重者可发生心肌广泛挫伤及大面积心肌出血坏死,甚至导致瓣膜、腱索和室间隔等心内结构损伤。心肌挫伤修复后可能遗留瘢痕,增加以后发生室壁瘤的机会。严重心律失常或心力衰竭是严重心肌挫伤病人的主要致死原因。

2. **心脏破裂**　钝性损伤导致的心脏破裂病人绝大多数死于事故现场。

【临床表现】

1. **症状**　轻者无明显症状,中、重度挫伤可能出现胸痛,伴心悸、气促、呼吸困难,甚至心绞痛等症状。

2. **体征**　偶可闻及心包摩擦音,部分病人有前胸壁软组织损伤和胸骨骨折。

【辅助检查】

1. **心电图检查**　可见心动过速、ST 段抬高、T 波低平或倒置、房性或室性期前收缩等心律失常的表现。

2. **超声心动图**　可显示心脏结构和功能的改变,如腱索断裂、室间隔穿破、瓣膜反流、室壁瘤形成等;食管超声心动图可提高心肌挫伤的检出率,同时减少病人胸部损伤时经胸探头检查的痛苦。

3. **实验室检查**　传统监测方法为乳酸脱氢酶（LDH）及其同工酶和磷酸肌酸激酶（CK）及其同工酶活性测定。采用单克隆抗体微粒子化学发光或电化学法进行磷酸肌酸激酶同工酶（CK-MB-mass）的质量测定和心肌肌钙蛋白（cardiac troponin,cTn）I 或 T（cTnI/cTnT）测定,检测结果的准确性和特异性更高。

【处理原则】

1. **非手术治疗**　主要为休息、严密监护、吸氧、镇痛、补充血容量等。针对心律失常和心力衰竭等严重的致命性并发症进行临床特殊治疗。

2. **手术治疗**　根据病人心脏受损情况,在全麻体外循环下实施房、室间隔缺损修补术、瓣膜置换术、腱索或乳头肌修复术、冠状动脉旁路移植术或室壁瘤切除术等。

## 二、穿透性心脏损伤

穿透性心脏损伤多数由锐器伤及心脏所致,少数可由钝性暴力导致,好发的部位依次为右心室、左心室、右心房和左心房;此外,还可导致房间隔、室间隔和瓣膜损伤。

【病因】

1. **锐器或火器伤**　如刀刃、子弹和弹片等穿透胸壁而致心脏损伤。火器伤多导致心脏贯通伤,这类病人多数死于受伤现场。刃器锐器致伤多为非贯通伤。

2. **医源性损伤**　近年来,由于心脏介入诊断与治疗的普及,导丝尖端刺破心脏导致的医源性心脏穿透伤有所增多。其中,心导管所致的心脏损伤以冠状动脉和心房穿透伤多见。

3. **暴力损伤**　撞击前胸、胸骨或肋骨断端移向心脏也可导致心脏损伤。

**【病理生理】**

穿透性心脏损伤的病理生理取决于心包、心脏损伤程度和心包引流情况。当心包无裂口或裂口较小、流出道不太通畅时,出血不易排出而积聚于心包腔内;由于心包缺乏弹性,只要心包腔内有急性少量积血就可使心包腔内压力急剧升高并压迫心脏,阻碍心室舒张,导致心脏压塞(cardiac tamponade)。随着回心血量和心排血量的降低,静脉压增高、动脉压下降,可发生急性循环衰竭。致伤物和致伤动能较大时,心包和心脏裂口较大,心包裂口持续开放且流出道通畅时,出血外溢,可从胸壁伤口涌出或流入胸腔,病人迅速发生低血容量性休克。

**【临床表现】**

1. **症状** 开放性胸部损伤导致心脏破裂者,可见胸壁伤口不断涌出鲜血;病人面色苍白、皮肤湿冷、呼吸浅快,很快出现低血容量性休克,甚至死亡。

2. **体征**

(1) 心脏压塞征:致伤物和致伤动能较小时,心包与心脏裂口小,心包裂口易被血凝块阻塞而引流不畅,导致心脏压塞,表现为 Beck 三联征,即:①静脉压增高(>15cmH$_2$O),颈静脉怒张;②心音遥远、心搏微弱;③脉压小,动脉压降低,甚至难以测出。

(2) 心脏杂音:若有室间隔损伤,则可闻及收缩期杂音;若有瓣膜损伤,可闻及收缩期或舒张期杂音。

**【辅助检查】**

1. **影像学检查** 胸部 X 线有助于诊断,超声心动图可明确有无心包积血并测量积血量。

2. **心包穿刺** 抽得血液可确诊。

3. **手术探查** 因穿透性心脏损伤的病情进展迅速,依赖胸部 X 线、心电图、超声心动图,甚至心包穿刺术明确诊断都比较耗时,因此一旦不能排除心脏损伤者,应立即送入具备全身麻醉手术条件的手术室,在局麻下扩探伤道以明确诊断,避免延误抢救的最佳时机。

**【处理原则】**

已有心脏压塞或失血性休克表现者,应实行开胸手术、切开心包,控制出血,迅速补充血容量。情况稳定后,缝合修补心脏裂口。在有条件的医院,可建立体外循环,完成心脏裂口修补。医源性心脏损伤,应立即终止操作、拔除导丝,给予鱼精蛋白,进行心包穿刺抽吸。经上述处理,心包有持续出血,甚至有心脏压塞表现者,应积极开胸手术修复。

**【护理措施】**

(一) 术前护理

1. **急救护理** 对怀疑有心脏压塞者,立即配合医师行心包腔穿刺术,并尽快作好开胸探查术前准备。

2. **补充血容量** 迅速建立至少 2 条以上静脉通路,在监测中心静脉压的前提下输血和补液,维持有效血容量和水、电解质及酸碱平衡。经急救和抗休克处理后,若病情无明显改善且出现胸腔内活动性出血者,立即做好开胸探查止血的准备。

3. **病情观察** 密切观察生命体征、神志、瞳孔、中心静脉压、末梢血氧饱和度、尿量及有无心脏压塞等表现。心肌挫伤后是否发生严重并发症尚难以预测,如果病人出现血流动力学不稳定、心电图异常或心肌标志物异常,应尽早转入 ICU 监护治疗。

4. **缓解疼痛** 遵医嘱给予麻醉镇痛药;积极处理、包扎胸部伤口。

Note:

**5. 预防感染** 遵医嘱合理、足量、有效应用抗生素。

（二）术后护理

呼吸道的护理、胸腔闭式引流的护理和并发症的护理等，参见本章第三节中气胸病人的护理。

（三）健康教育

重点对患者进行呼吸功能锻炼、肢体功能锻炼和定期复诊的健康教育。

（秦　颖）

———————— 思 考 题 ————————

1. 刘先生，45 岁，因从建筑工地脚手架坠落，钢筋刺入右胸部 2h 由救护车送入院，病人诉胸痛、胸闷、呼吸困难、呼吸受限。体格检查：P 105 次/min，R 26 次/min，BP 90/62mmHg。有一直径约 3cm 钢筋刺入右胸壁，未闻及空气出入的声音，右胸部压痛明显。胸部 X 线：右侧第 4、5、6 肋多发肋骨骨折，右肺萎陷 40%，右侧胸腔积气，气管、纵隔略向左侧移位，右胸壁异物。初步诊断为开放性胸外伤，开放性气胸，多根多处肋骨骨折。

请问：

（1）针对以上情况，现场应采取哪些急救措施？

（2）该病人主要的护理诊断/问题有哪些？

（3）主要的护理措施有哪些？

2. 李女士，52 岁，因车祸撞击胸部后出现呼吸困难、胸痛 3h 急诊入院。病人意识不清、呼吸浅快、口唇发绀、脉细数、四肢湿冷。体格检查：P 124 次/min，R 30 次/min，BP 60/40mmHg。听诊心音低钝、心音遥远。超声心动图提示心包积液。此病人初步诊断为闭合性胸外伤，急性心脏压塞，心脏损伤。

请问：

（1）该病人主要的护理诊断/问题有哪些？

（2）护士对该病人应采取哪些护理措施？

# 第十九章

# 胸壁、胸膜疾病病人的护理

19章　数字内容

---

学习目标

- 知识目标:
  1. 掌握急、慢性脓胸病人的临床表现及处理原则。
  2. 熟悉脓胸的病因及分类;漏斗胸、胸膜肿瘤和胸壁肿瘤的临床表现。
  3. 了解漏斗胸、脓胸、胸膜肿瘤、胸壁肿瘤的概念。
- 能力目标:
  能运用护理程序对脓胸病人实施整体护理。
- 素质目标:
  在护理胸壁和胸膜疾病病人中尊重病人的价值观、文化习俗、个人信仰和权利,保护病人隐私,珍视生命。

胸壁和胸膜疾病是由于损伤、感染、肿瘤或发育异常引起的病理改变,胸壁和胸膜疾病不仅影响病人呼吸功能,还可引起胸部畸形改变,对病人的身心造成伤害,严重影响其生活质量。本章主要介绍漏斗胸、脓胸和胸壁、胸膜肿瘤,其中脓胸病人的临床表现、处理原则和护理是本章学习的重点。

### 导入情境与思考

张女士,62 岁,因发热、咳嗽、咳黄色脓痰 2 周入院。体格检查:T 38.2℃ ,P 75 次/min,R 22 次/min,BP 145/95mmHg,急性面容,胸廓无畸形,气管居中,右侧呼吸运动减弱,肋间隙饱满,语颤音减弱,叩诊呈浊音,听诊右侧呼吸音减弱,可闻及少量湿啰音。辅助检查:血常规示 Hb 120g/L,WBC 14.5×10$^9$/L,中性粒细胞比值 0.81;胸部 X 线示右胸大片浓密阴影。

请思考:

(1) 护士应从哪几个方面评估该病人?

(2) 该病人目前最主要的护理诊断/问题有哪些?

(3) 如何针对病人的护理诊断/问题,采取相应的护理措施?

# 第一节　漏　斗　胸

漏斗胸(funnel chest)是最常见的先天性胸壁畸形,是指胸骨连同肋骨向内、向后凹陷呈舟状或漏斗状的胸壁畸形,常以胸骨体剑突根部凹陷最深。漏斗胸的发病率男性高于女性。

【病因】

发病机制尚不明确。部分病人有家族遗传倾向或同时伴有先天性心脏病,可能与基因改变有关。

【临床表现】

1. **症状**　病人在婴儿期多无明显症状。部分病人常体型瘦弱,不好动,易患上呼吸道感染,活动能力受限。活动时出现心慌、气短和呼吸困难。畸形严重者,凹陷部压迫心、肺,影响心肺功能。青少年或成年病人的肺功能检查常表现为用力呼气量和最大通气量明显降低。

2. **体征**　除胸廓凹陷畸形外,常有轻度驼背、腹部凸出等特殊体型。

【辅助检查】

1. **心电图**　常提示心脏顺时针方向旋转。

2. **胸部 X 线**　可见下段胸骨向后凹陷,与脊柱间的距离缩短。

3. **胸部 CT**　显示凹陷更为确切清晰,可用于畸形严重程度评估和手术治疗依据。

【处理原则】

轻度畸形不需要特殊处理,多可随年龄增长自行矫正。畸形严重者,影响生长发育和呼吸、循环功能,并造成病人心理负担,应早期手术治疗,一般不早于 3 岁。3~12 岁为最佳手术时机。微创漏斗胸矫正术(Nuss 手术)为当今首选术式,传统手术方式如胸骨抬举术、胸骨翻转术、带蒂胸骨翻转术等,因创伤较大,现已基本被取代。

【护理措施】

(一) 术前护理

1. **心理护理**　漏斗胸病人因胸壁畸形常有胆怯感和羞愧感,自我价值感缺失、自卑和抑郁;同时病人因对手术和麻醉,以及术后手术矫形的效果不确定而焦虑和恐惧,因此护士应及时了解病人及家属心理状况,建立信任和双向沟通,向他们介绍手术的适应证、方法、优点等,并耐心回答他们提出的问题,消除病人及家属的焦虑恐惧心理。

**2. 营养支持**　因胸骨压迫心、肺、食管,进食后导致食物反流,术前漏斗胸病人要加强营养。向病人及家属讲解营养支持的重要性及必要性,指导病人进食高蛋白、高热量、高维生素饮食,如肉、蛋、奶类,新鲜水果和蔬菜。必要时静脉营养支持。

**3. 术前准备**　指导病人术前适应性训练,包括练习有效咳嗽和腹式呼吸,练习床上大小便。协助医师测量两侧腋中线的距离,选择手术钢板。

（二）术后护理

**1. 监测生命体征**　心电监护 12~24h,持续低流量吸氧,密切观察血压、呼吸、脉搏及血氧饱和度变化并做好记录。

**2. 保持呼吸道通畅**　全麻术后病人回病房后去枕平卧,头部偏向一侧,予鼻导管给氧。及时吸出呼吸道分泌物,保持呼吸道通畅。出现躁动者,遵医嘱应用镇静剂。密切观察病人的面色、呼吸情况,如有异常及时通知医师。术后 1d 可借助呼吸训练器进行深呼吸锻炼。

**3. 胸腔闭式引流护理**　妥善固定管道,保持有效引流,定时挤压、防止堵管,避免打折。密切观察其引流液的颜色、性状和量,并准确记录。正常情况下术后 1~2d 拔管。

**4. 体位及运动**　术后需保持平卧于硬板床,勿使用海绵等软垫;盖被轻薄,避免胸部负重。严禁翻身侧卧,以防胸廓受压变形,造成胸骨、肋软骨缝合处及克氏针移位。术后 1d 即可下床活动。扶病人坐起时平托其后背,保持胸背部挺直,避免牵拉上肢。术后第 4~5d 可进行日常活动,术后早期减少大幅度躯干扭转运动可减少钢板移位的风险。

**5. 饮食护理**　术后麻醉清醒 4~6h,无腹胀、恶心、呕吐症状即可进食,一般先进食流质、半流质饮食,并逐渐过渡到正常饮食。术后加强营养,进食含蛋白质营养丰富的食物以及新鲜水果和蔬菜。

**6. 并发症的护理**　①气胸:为漏斗胸术后主要并发症。术后密切观察病人的呼吸型态、频率和节律,定时听诊双肺呼吸音是否清晰、一致,有无鼻翼扇动、口唇发绀等缺氧症状;避免翻身拍背和背部叩击,防止钢板移位损伤肺脏;出现气胸时,报告医师;少量气胸可行胸腔穿刺,大量气胸则须放置胸腔闭式引流。②感染:严密监测病人的体温,注意观察有无伤口感染或呼吸道感染。

（三）健康教育

**1. 活动指导**　指导病人进行康复训练、体态训练和呼吸锻炼,有助于畸形的矫正和心肺功能的康复,可减少脊柱侧弯的发生。一般病人术后 2~3 周即可上学,出院后第 1 个月内应保持良好的姿势,限制活动;术后 6 周可逐渐进行非竞技性有氧运动,术后 3 个月以上,可逐渐进行部分竞技性运动,但不包括对抗性运动(如篮球、足球运动)。取出钢板 2 周后,可进行所有运动,同时仍需继续进行深呼吸锻炼及有氧运动。

**2. 疾病康复指导**　术后 1、2、3 个月应行 X 线检查,了解钢板的位置,如有移位及时处理。钢板取出前,禁止做胸部和上腹的 MRI 检查。若出现钢板戳出、胸闷、胸痛等情况,应及时就诊。10 岁以下病人,术后 2 年取出矫形钢板;12 岁以上病人,术后 3 年取出矫形钢板。

# 第二节　脓　　胸

脓胸(empyema)是指脓性渗出液积聚于胸膜腔内的化脓性感染。

【病因与分类】

按致病菌分为化脓性、结核性和特异病原性脓胸;按感染波及的范围分为局限性脓胸和全脓胸(图 19-1);按病理发展过程,分为急性脓胸和慢性脓胸。

**1. 急性脓胸(acute empyema)**　多为继发性感染,致病菌以肺炎链球菌多见,随着抗生素的广泛应用,耐药性金黄色葡萄球菌所致脓胸大大增多,特别以小儿多见,且感染不易控制。脓胸最主

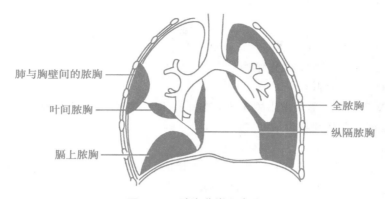

图 19-1　脓胸分类示意图

要的原发病灶是肺部感染,少数是胸内和纵隔内其他脏器或身体其他部位感染病灶。致病菌侵入胸膜腔并引起感染的途径有以下 3 种:

(1) 直接侵入:由化脓性病灶侵入或破入胸膜腔,如肺脓肿或邻近组织的脓肿破裂。或由外伤、异物存留、手术污染、食管胸膜瘘、支气管胸膜瘘或血肿引起继发感染。

(2) 淋巴途径:如膈下脓肿、肝脓肿、纵隔脓肿、化脓性心包炎等,通过淋巴管侵犯胸膜腔。

(3) 血源性播散:在败血症或脓毒血症时,致病菌可经血液循环进入胸膜腔。

2. 慢性脓胸(chronic empyema)　急性脓胸的病程如果超过 3 个月,即进入慢性脓胸期,但是急性脓胸和慢性脓胸并没有截然的分界线。形成慢性脓胸的主要原因为:①排脓不畅,急性脓胸未及时治疗或处理不当,如引流太迟、引流管拔除过早、引流管过细、引流位置不当等导致。②异物存留,如弹片、死骨、引流管残段等,使感染难以控制。③合并支气管或食管瘘而未及时处理。④与胸膜腔毗邻的慢性病灶引起,如膈下脓肿、肝脓肿、肋骨骨髓炎等反复侵入。⑤特殊病原菌存在,如结核菌、放线菌等慢性炎症,导致纤维层增厚形成致密的纤维板、肺膨胀不全,使脓腔长期不愈。

【病理】

1. 急性脓胸

(1) 1 期(肺炎旁积液期):感染侵犯胸膜后,引起大量炎性胸水渗出。早期渗出液稀薄,呈浆液性。在此期内若能排出渗液,肺易复张。

(2) 2 期(脓性纤维蛋白期):随着病程进展,脓细胞及纤维蛋白增多,渗出液逐渐由浆液性转为脓性,病变局限者称局限性脓胸;病变广泛,脓液布满全胸膜腔时称全脓胸。纤维蛋白沉积于脏、壁胸膜表面。若及时清除脓液及纤维蛋白后,肺仍可再膨胀。以上两期变化属于急性脓胸。

2. 慢性脓胸　在急性脓胸的病理基础上发展形成第 3 期(慢性机化期)。随着纤维素层的不断增厚,在脏、壁胸膜上形成韧厚致密的纤维板,束缚肺的活动,损害肺功能,如不进行纤维板剥脱术,肺就无法膨胀。

【临床表现】

1. 急性脓胸

(1) 症状:常有高热、脉速、食欲减退、呼吸急促、胸痛及全身不适。积脓较多者有胸闷、咳嗽、咳痰症状,严重者可出现发绀和休克。

(2) 体征:患侧呼吸运动减弱,肋间隙饱满;触诊语音震颤减弱;叩诊呈浊音;听诊呼吸音减弱或消失。

2. 慢性脓胸

(1) 症状:常有长期低热、食欲减退、消瘦、贫血、低蛋白血症等慢性全身中毒症状;有时可伴有气促、咳嗽、咳脓痰等症状。

(2) 体征:可见胸廓内陷,呼吸运动减弱,肋间隙变窄;支气管及纵隔偏向患侧;听诊呼吸音减弱或消失;可有杵状指/趾;严重者有脊柱侧凸。

【辅助检查】

1. **实验室检查**　急性脓胸时血白细胞计数和中性粒细胞比值升高;慢性脓胸时红细胞计数、血细胞比容和血清蛋白水平降低。

2. **胸部超声检查**　是目前最常用的辅助检查方法,能快速、安全地明确脓胸范围和定位,为胸腔积液穿刺定位和实时干预治疗提供依据。

3. **胸部 X 线**

（1）急性脓胸:少量积液显示肋膈角变钝;中等量以上积液则显示内低外高的弧形致密影,呈典型的 S 形(Ellis 线);大量积液患侧呈大片致密阴影;如伴有支气管瘘、食管瘘,可出现气液平面;局限性脓胸于相应部位呈包裹阴影。

（2）慢性脓胸:X 线检查可见胸膜增厚,肋间隙变窄及大片密度增强模糊阴影,膈肌升高,纵隔移向患侧。脓腔造影或瘘管造影可明确脓腔范围和部位,但支气管胸膜瘘者慎用或禁用。

4. **胸膜腔穿刺**　抽得脓液即可确诊。脓液细菌培养和药敏试验,可为细菌定性和选用有效抗生素提供依据。

【处理原则】

1. **急性脓胸**

（1）消除病因:如食管气管瘘、支气管残端瘘等。

（2）控制感染:根据致病微生物对药物的敏感性,选用有效、足量的抗生素,控制全身和胸膜腔内感染。

（3）尽早排净积脓:方法有胸腔穿刺、胸腔闭式引流、早期脓胸廓清术等,目的是彻底排净脓液,使肺组织尽快复张。

（4）全身支持治疗:如补充营养素,维持水、电解质酸碱平衡,纠正贫血等。

---

### 知 识 拓 展

#### 急性脓胸的胸腔闭式引流术

　　急性脓胸的胸腔闭式引流术的方法有 2 种,一种是经肋间插管法;另一种是经肋床插管法。后者是在脓腔相应部位切开皮肤肌肉,切除长 3~4cm 一段肋骨,将肋间神经血管前后端予以结扎。然后经肋床切开胸膜,并剪取一条胸膜做病理检查。继而以手指探查脓腔,如有多房应予穿通,以利引流。吸净脓液后置入粗大有侧孔的引流管,并以缝线将引流管妥善固定,其外端连接水封瓶闭式引流。亦可在脓腔顶部加一经肋间插管作灌注抗生素冲洗用。脓液排出后,肺逐渐膨胀,两层胸膜靠拢,空腔逐渐闭合。若空腔闭合缓慢或不够满意,可尽早行胸腔扩清及纤维膜剥除术。如脓腔长期不能闭合,则成为慢性脓胸。

---

2. **慢性脓胸**　慢性脓胸多需手术治疗,目的是消除致病原因,清除异物,消灭脓腔,尽可能保存肺功能。常用的手术方法有:①胸膜纤维板剥除术;②胸廓成形术;③胸膜全肺切除术。

【护理评估】

（一）术前评估

1. **健康史**

（1）一般情况:包括病人的年龄、性别、婚姻和职业等;成年女性病人月经史、生育史等。

（2）既往史：了解有无肺炎久治不愈或其他反复发作的感染性疾病史、发病经过及诊治过程。

（3）家族史：了解家庭成员有无胸壁、胸膜疾病或肺部感染、肿瘤病人。

**2. 身体状况**

（1）症状：评估病人有无发热、全身乏力、食欲减退、消瘦、贫血、低蛋白血症等慢性全身中毒症状；有无胸痛、呼吸急促、发绀；有无咳嗽、咳痰，痰量、颜色及性状。

（2）体征：胸部有无塌陷、畸形；肋间隙是饱满还是变窄；气管位置是否居中；纵隔有无移位；呼吸音是否减弱或消失；患侧胸部叩诊有无浊音；是否有杵状指/趾等。

（3）辅助检查：评估有无白细胞计数升高、中性粒细胞比值增高、红细胞计数或血细胞比容降低情况；有无低蛋白血症；脓液细菌培养结果；胸部 B 超和 X 线检查结果有无异常等。

**3. 心理-社会状况**　评估病人和家属对本病的认知、心理承受程度、有无异常情绪及心理反应等。

（二）术后评估

**1. 术中情况**　了解手术、麻醉方式，术中有无出血、输血输液情况。

**2. 身体状况**　评估麻醉是否清醒，生命体征是否平稳，术后脓液引流情况等。

**3. 心理-社会状况**　评估病人及家属是否存在焦虑、抑郁、自卑、无助等心理；对疾病、治疗方案、手术风险、术前配合、术后康复和预后知识的了解程度和接受情况；评估其个人和家庭的经济承受程度和社会支持情况。

【常见护理诊断/问题】

1. **气体交换障碍**　与脓液压迫肺组织、胸壁运动受到限制有关。
2. **急性疼痛**　与炎症刺激有关。
3. **体温过高**　与感染有关。
4. **营养失调：低于机体需要量**　与营养素摄入不足、代谢增加、消耗增加有关。

【护理目标】

1. 病人呼吸功能改善，无气促、发绀等缺氧征象。
2. 病人疼痛减轻或消失。
3. 病人体温恢复正常。
4. 病人营养状况逐步恢复正常。

【护理措施】

（一）术前护理

**1. 加强营养**　改善病人全身情况，消除中毒症状和纠正营养不良。多进食高蛋白、高热量和富含维生素的食物。根据病人的口味与需要制订食谱，合理调配饮食，保证营养供给。对贫血和低蛋白血症者，可少量多次输入新鲜血液或血浆。

**2. 改善呼吸功能**

（1）体位：取半坐卧位，以利于呼吸和引流。有支气管胸膜瘘者取患侧卧位，以免脓液流向健侧引起窒息。

（2）吸氧：根据病人呼吸情况给氧，氧流量 2~4L/min。

（3）保持呼吸道通畅：痰液较多者，协助病人排痰或体位引流，并遵医嘱合理使用抗生素控制感染。

（4）引流脓液：急性脓胸者应控制感染及改善呼吸，可采用以下方法引流脓液：①胸腔穿刺：局灶性脓胸或胸腔积液较少的脓胸可采用胸腔穿刺抽脓。抽脓后，可向胸腔内注射抗生素。穿刺过程中及穿刺后应注意观察病人有无不良反应。②胸腔闭式引流：脓液稠厚不易抽出，或经治疗脓液不见减少、病人症状不见明显改善,或发现有大量气体,疑伴有气管、食管瘘或腐败性脓胸等,均宜及早施行胸腔闭式引流术。③胸腔插管开放引流:已行脓腔闭式引流者,若脓腔大、脓液黏稠、引流通畅性差、胸腔粘连、纵隔固定,可改为胸腔插管开放引流。原有脓腔引流不畅或引流部位不当者,应重新调整引流,以排出胸腔积脓。待脓腔容积测定少于 10ml 时,可拔出引流管,瘘管自然愈合。

**3. 减轻疼痛**　指导病人作腹式深呼吸,减少胸廓运动、减轻疼痛;必要时予以镇静、镇痛处理。

**4. 降低体温**　高热者给予冰敷、温水擦浴等物理降温措施,鼓励病人多饮水,必要时给予药物降温。

**5. 皮肤护理**　协助病人定时翻身、活动肢体;及时更换汗湿的衣被,保持床单平整干净,预防压力性损伤发生。

**6. 心理护理**　与病人交谈,关心体贴病人,鼓励其树立战胜疾病的信心,使之能积极配合治疗,早日康复。

（二）术后护理

**1. 病情观察**　严密监测病人心率、血压、呼吸及神志变化;注意观察病人的呼吸频率、幅度,有无呼吸困难、发绀等征象,发现异常及时处理。

**2. 维持有效呼吸**

（1）控制反常呼吸:慢性脓胸行胸廓成形术后病人,应让其取患侧卧位,用厚棉垫、胸带加压包扎,并根据肋骨切除范围,在胸廓下垫一硬枕或用 1~3 kg 沙袋压迫,以控制反常呼吸。包扎松紧适宜,经常检查,随时调整。

（2）呼吸功能训练:鼓励病人有效咳嗽、咳痰、吹气球、使用呼吸功能训练器,促使肺膨胀,增加通气量。

**3. 保持有效的胸腔闭式引流**

（1）急性脓胸:保持引流管通畅,如病人能及时彻底排除脓液,使肺逐渐膨胀,脓腔闭合,一般可治愈。

（2）慢性脓胸:①引流管不能过细,引流位置适当,勿插入太深,以免影响脓液排出;②若脓腔明显缩小,脓液不多,纵隔已固定,可将闭式引流改为开放式引流;③开放式引流者,保持局部清洁,及时更换敷料,妥善固定引流管,防止其滑脱;④引流口周围皮肤涂氧化锌软膏,防止发生皮炎;⑤行胸膜纤维板剥脱术病人术后易发生大量渗血,严密观察生命体征及引流液的性状和量。若病人血压下降、脉搏增快、尿量减少、烦躁不安且呈贫血貌或胸腔闭式引流术后连续 2~3h 引流量>100ml/h 且呈鲜红色时,立即报告医师,遵医嘱快速输注新鲜血,给予止血药,必要时做好再次开胸止血的准备。

**4. 康复训练**　胸廓成形术后病人,由于手术需要切断某些肌群,特别是肋间肌,易引起脊柱侧弯及术侧肩关节的运动障碍,故病人需采取直立姿势,坚持练习头部前后左右回转运动,练习上半身的前屈运动及左右弯曲运动。术后第 1d 即开始上肢运动,如上肢屈伸、抬高上举、旋转等,使之尽可能恢复到术前的活动水平。

（三）健康教育

**1. 预防感染**　注意保暖,避免受凉,防止肺部感染。及时发现感染症状并积极治疗。

**2. 疾病指导**　遵医嘱按时服药。定期复查肺功能,如有不适,随时复诊。

**3. 康复指导**　嘱病人加强营养;保证充足睡眠,避免劳累;指导病人进行呼吸功能锻炼及有氧运动,如深呼吸、吹气球、太极拳、散步等,以增加肺活量,改善肺功能,增强机体抵抗力。

【护理评价】

通过治疗与护理,病人是否:①呼吸功能改善,气促、发绀、胸闷等症状改善或消失;②疼痛减轻;③体温恢复正常;④营养状况改善,体重增加,贫血改善。

# 第三节　胸壁、胸膜肿瘤

## 一、胸壁肿瘤

胸壁肿瘤(tumor of the chest wall)是指发生在胸壁深层组织的肿瘤,如骨骼、骨膜、肌肉、血管及神经等组织,不包括皮肤、皮下组织和乳腺肿瘤。

【病因与分类】

胸壁肿瘤分为原发性和继发性两类。

1. **原发性胸壁肿瘤**　较少见,仅占胸壁肿瘤的5%。分为良性和恶性2种,常见的良性胸壁肿瘤有纤维瘤、神经类肿瘤、骨纤维瘤、软骨瘤、骨软骨瘤及骨囊肿等;恶性胸壁肿瘤则多为各种肉瘤及巨骨细胞瘤等。

2. **继发性胸壁肿瘤**　占胸壁肿瘤的95%,多由其他部位的恶性肿瘤转移而来,以转移至肋骨最为多见;也可由邻近器官肿瘤直接侵犯形成,如肺癌、乳腺癌等。

【临床表现】

临床表现取决于肿瘤部位、大小、生长速度以及对邻近器官的压迫程度,最常见的症状是胸壁包块和局部疼痛。良性肿瘤的肿块大多边缘清楚、增长缓慢,无症状。恶性肿瘤往往表现为肿块生长迅速、边缘不清、表面有扩张血管、疼痛,局部破坏或病理性骨折等。

【辅助检查】

胸部X线有助于诊断及鉴别诊断。必要时可作肿瘤的针刺活检或切取活检以明确诊断。

【处理原则】

诊断明确的良性原发性胸壁肿瘤,如肿瘤较小,且症状不明显,可暂时不处理。无法确定性质的胸壁肿瘤,无论是良性还是恶性,均应及早手术切除治疗。

【护理措施】

1. **术前护理**　遵医嘱给予有效的抗生素治疗,控制局部感染,特别是并发慢性支气管炎者。做好术前放射治疗或化学治疗期间的对症护理;做好胸壁重建的术前准备。

2. **术后护理**　加强呼吸道护理,鼓励病人深呼吸、有效排痰,必要时行气管切开和呼吸机辅助呼吸;手术部位适当加压包扎,防止积液及感染;遵医嘱合理应用抗生素。

## 二、胸膜肿瘤

【病因与分类】

胸膜肿瘤包括原发性胸膜肿瘤和继发性胸膜肿瘤两类。

1. **原发性胸膜肿瘤**　较少见,其中以恶性胸膜间皮瘤和胸膜纤维瘤为多见。胸膜间皮瘤是一种来源于中胚层的罕见肿瘤,其恶性程度高,病变广泛,早期诊断比较困难,部分病人进展极快,预后差。其病因与长期吸入石棉粉尘有密切关系。临床分为弥漫性及局限性两类。弥漫性可发生于任何年龄,常见于40~70岁。男性多于女性。局限性生长缓慢,比弥漫性多见,绝大多数呈良性表现。

2. **继发性胸膜肿瘤**　约占胸膜肿瘤的95%,常继发于肺癌和乳腺癌。

Note:

## 【临床表现】

### 1. 原发性胸膜肿瘤

（1）弥漫性恶性胸膜间皮瘤（diffuse malignant pleural mesothelioma）：起病症状不明显，常见症状有呼吸困难、持续性剧烈胸痛、干咳等，常伴有大量血性胸腔积液。肿瘤侵犯肺或支气管，可继发少量咯血。偶尔可见同侧 Horner 综合征或上腔静脉综合征。晚期一般可有全身不适、厌食、消瘦、全身衰竭等。

（2）局限性胸膜间皮瘤（localized pleural mesothelioma）：绝大多数呈良性表现，咳嗽、胸痛和发热为常见表现，约 50% 无症状。

### 2. 继发性胸膜肿瘤

大多数胸膜转移瘤病人往往无症状，而在胸部 X 线检查时发现胸膜腔渗液。

## 【辅助检查】

1. **胸部 X 线**　常显示胸膜致密，偶尔伴有胸膜腔渗液。

2. **胸部 CT 检查**　能显示病变的范围、程度和胸内脏器受累的情况，是决定外科手术可行性的辅助方法。

3. **细胞学检查**　胸腔积液细胞学检查、胸膜针刺活检、经皮胸内肿块穿刺活检、胸腔镜活检、剖胸活检及锁骨上淋巴结活检等可确诊，其中胸腔镜活检是诊断恶性胸膜间皮瘤最好的手段。

## 【处理原则】

1. **原发性胸膜肿瘤**　弥漫性胸膜间皮瘤的治疗较困难，早年的全胸膜肺切除术创伤大、并发症多、死亡率高，现已很少应用。近年来一些药物治疗取得了一定的效果。此病总体上恶性程度高，预后不良。局限性胸膜纤维间皮瘤常采用手术切除，预后较好。

2. **继发性胸膜肿瘤**　其治疗应主要针对原发瘤，但也常需控制胸膜腔渗液。向胸腔内注射各种不同的化学药物，如氮芥、四环素，以防恶性胸腔积液复发。

## 【护理措施】

1. **心理护理**　病人血性胸水较多，持续时间长，需长期胸腔闭式引流，很容易产生急躁、焦虑、恐惧心理。应针对病人具体情况给予心理疏导。

2. **疼痛护理**　评估病人疼痛情况，采用非药物和药物管理减轻病人疼痛。

3. **胸腔闭式引流的护理**　保持引流通畅，维持有效引流，防止感染。

4. **胸腔内化学治疗的护理**　化疗前清淡易消化饮食，预防呕吐。注药前将胸水抽净，注药后每 30min 更换一次体位，使药物充分均匀分布于胸膜腔。协助病人作好生活护理，加强口腔护理和皮肤护理，预防感染。

（袁　华）

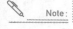

思　考　题

1. 李女士，36 岁，曾患有肺结核，因发热、咳嗽、咳黄色脓痰伴胸痛、呼吸困难进行性加重 1 周入院。发病以来，食欲精神欠佳，体重无下降。体格检查：T 38.2℃，P 75 次/min，R 22 次/min，BP 120/85mmHg，右侧肋间隙饱满，语音震颤减弱。辅助检查：血常规示 WBC $17 \times 10^9$/L，中性粒细胞比值 0.85；胸部 X 线示右侧胸腔平第 4 前肋有一外高内低弧形阴影，行右侧胸膜腔穿刺，抽出少许稀薄脓性液体。

请问:

（1）该病人目前主要的护理诊断/问题有哪些?

（2）针对以上护理诊断/问题,应采取哪些护理措施?

2. 刘先生,66 岁,吸烟 30 余年,12 支/d。曾因"大叶性肺炎"住院治疗 1 周后,体温恢复正常后自行出院。出院后 2 周,该病人因右侧胸痛、突起畏寒、发热,体温 38.9℃、呼吸急促而再次入院。体格检查:胸廓内陷,呼吸运动减弱,肋间隙变窄,听诊呼吸音减弱,支气管偏向左侧。辅助检查:血常规示 Hb 120g/L,WBC 17.5×10$^9$/L,中性粒细胞比值 0.82;胸部 X 线示右胸大片浓密阴影。

请问:

（1）该病人目前主要的护理诊断/问题有哪些?

（2）针对以上护理诊断/问题,应采取哪些护理措施?

**URSING**

## 第二十章

# 肺部疾病病人的护理

20章 数字内容

---

学 习 目 标

● 知识目标：

1. 掌握肺癌、肺结核、支气管扩张的临床表现和处理原则。

2. 熟悉肺癌、肺结核、支气管扩张的病因、病理生理、辅助检查。

3. 了解肺癌、肺结核、支气管扩张的概念。

● 能力目标：

能运用护理程序对肺部疾病病人实施整体护理。

● 素质目标：

具有关心肺癌病人心理和尊重肺结核病人隐私的态度和行为。

肺部疾病,包括肺部组织结构异常、感染和肿瘤等,可不同程度影响病人的通气和换气功能,甚至导致酸碱平衡失调。肺脏手术,特别是全肺切除术后,气体弥散面积和通气量减少,对呼吸功能影响较大。但若病人术前肺脏病变广泛或已丧失弥散功能,术后缺氧状况可得到一定程度的改善。术前加强呼吸道准备、改善肺功能,术后维持呼吸道通畅是预防术后并发症、促进快速康复的关键。常见肺部疾病(肺癌、肺结核、支气管扩张)病人的临床表现、处理原则以及围术期护理是本章学习的重点。

 ———————— 导入情境与思考 ————————

马先生,52 岁,因咳嗽 2 个月,加重伴咯血 1 周入院,经检查诊断为左上肺周围型肺癌。该病人在全麻下行左上肺叶切除加淋巴结清扫术。术后麻醉清醒,拔除气管插管后返回病房。病人主诉伤口疼痛、胸闷、咳嗽,痰液难以咳出,且呼吸费力。体格检查:T 37.2℃,P 98 次/min,R 26 次/min,BP 120/80mmHg,痛苦面容,口唇发绀,双肺均可闻及痰鸣音。

请思考:

(1) 病人目前存在哪些护理诊断/问题?

(2) 针对病人目前的问题,应采取哪些护理措施?

# 第一节　肺　　癌

肺癌(lung cancer)是指源于支气管黏膜上皮或肺泡上皮的恶性肿瘤,也称支气管肺癌(bronchopulmonary carcinoma)。近年来居全世界和我国恶性肿瘤发病率和死亡率前列,且发病率和死亡率上升迅速。肺癌发病年龄大多在 40 岁以上,以男性多见,但女性的发病率逐年增加更明显。

## 【病因】

病因至今尚不明确。吸烟是肺癌的重要风险因素,烟草内含有苯并芘等致癌物质,开始吸烟年龄越小、每日吸烟量越大、持续时间越长,肺癌患病风险越高。其他风险因素包括环境污染、职业接触(石棉、砷、镉、铬、镍、煤烟焦油、电离辐射等)、饮食因素、既往慢性肺部疾病(慢性阻塞性肺疾病、肺结核、肺纤维化等)、家族肿瘤疾病史、遗传易感性和基因(如 $p53$、$nm23\text{-}H_1$、$EGFR$、$Ras$ 等)突变等。

## 【病理生理与分类】

肺癌起源于支气管黏膜上皮或肺泡上皮,局限于基底膜内者称为原位癌。癌肿可以向支气管腔内或邻近的肺组织生长,并可以通过淋巴、血行转移或直接向支气管转移扩散。

肺癌的分布右肺多于左肺,上叶多于下叶。起源于主支气管、肺叶支气管,靠近肺门者称为中央型肺癌;起源于肺段支气管以下,分布在肺的周围部分者称为周围型肺癌。

(一) 分类

目前肺癌病理学分类采用的是 2015 年世界卫生组织(WHO)修订的病理分型标准。临床将肺癌分为两类:非小细胞肺癌(non-small cell lung cancer,NSCLC)和小细胞肺癌(small cell lung cancer,SCLC)。

1. 非小细胞肺癌　主要包括下列 3 种组织类型:

(1) 腺癌:发病率上升明显,已成为最常见的类型,多为周围型,生长速度较慢,局部浸润和血行转移早期即可发生,淋巴转移相对较晚。细支气管肺泡癌是腺癌的特殊类型,影像学呈特征性的磨玻璃样影(ground-glass opacity,GGO),显微镜下可见癌细胞沿细支气管、肺泡管和肺泡壁生长,不侵犯肺间质。

(2) 鳞状细胞癌(鳞癌):多见于老年男性,与吸烟关系密切,中央型多见。倾向于管腔内生长,早期可引起支气管狭窄或阻塞性肺炎;晚期可发生变性、坏死,形成空洞或癌性肺脓肿。生长速度较为缓慢,病程较长,转移时间较晚,通常先经淋巴转移,血行转移较晚。

（3）大细胞癌:老年男性、周围型多见。肿块多较大,常见中心坏死,显微镜下为多边形大细胞,胞质丰富,排列松散,核大。分化程度低,预后不良。

2. **小细胞肺癌**　多与吸烟关系密切。老年男性、中央型多见。癌细胞胞质内含有神经内分泌颗粒,恶性程度高,侵袭力强,远处转移早,较早出现淋巴和血行转移,预后较差。

此外,少数肺癌病人同时存在不同组织类型的肺癌,如腺癌和鳞癌混合,非小细胞肺癌与小细胞肺癌并存。

（二）转移

1. **直接扩散**　癌肿沿支气管壁向支气管管腔内生长,可造成支气管管腔部分或全部阻塞;亦可直接扩散侵入邻近肺组织,并穿越肺叶间裂侵入相邻的其他肺叶;随着癌肿不断长大,还可侵犯胸壁、胸内其他组织和器官。

2. **淋巴转移**　是常见的扩散途径。癌细胞经支气管和肺血管周围的淋巴管,先侵入邻近的肺段或肺叶支气管周围的淋巴结,然后到达肺门或隆突下淋巴结,或侵入纵隔和气管旁淋巴结,最后累及锁骨上前斜角淋巴结和颈部淋巴结。纵隔和气管旁及颈部淋巴结转移一般发生在肺癌同侧,但也可以在对侧,即交叉转移。肺癌侵犯胸壁或膈肌后,可以向腋下淋巴结或上腹部的主动脉旁淋巴结转移。肺癌也可以在肺内、肺门淋巴结无转移情况下发生纵隔淋巴结转移,称为跳跃转移。

3. **血行转移**　多发生于肺癌晚期,小细胞癌和腺癌的血行转移较鳞癌更为常见。通常癌细胞直接侵入肺静脉,然后经左心随体循环血流转移到全身各处器官和组织,常见有骨、脑、肝、肾上腺等。

【临床表现】

早期肺癌特别是周围型肺癌往往无明显症状,多在行胸部 X 线或 CT 检查时发现。随着肿瘤的进展,可出现不同的症状,其临床表现与癌肿的部位、大小、是否压迫和侵犯邻近器官及有无转移等密切相关。

1. **原发肿瘤表现**

（1）咳嗽、咳痰:最常见。早期为刺激性干咳或少量黏液痰,抗炎治疗无效。当肿瘤增大阻塞支气管时,痰液引流受影响,可继发肺部感染,痰量增多可有脓性痰。

（2）咯血:多为痰中带血点、血丝或间断少量咯血;癌肿侵犯大血管可引起大咯血,但较少见。

（3）喘鸣、胸闷、气促:呼吸气流通过受压或部分阻塞形成的气管狭窄处可引起喘鸣。对不明原因反复出现局部喘鸣者尤应警惕。肿瘤进展可导致阻塞性肺炎、肺不张、胸腔积液,胸闷气促不断加重。

（4）胸痛:肿瘤侵犯胸膜、胸壁、神经肌肉或骨组织时,胸部可出现不规则隐痛或钝痛,可随呼吸、咳嗽加重。

（5）体重下降、乏力、发热:肿瘤可引起消耗、食欲减退等,引起乏力伴体重下降。发热以间断中、低热多见,合并感染时可有高热。

2. **肿瘤压迫或侵犯邻近组织器官表现**

（1）压迫或侵犯膈神经:引起同侧膈肌麻痹。

（2）压迫或侵犯喉返神经:引起声带麻痹、声音嘶哑。

（3）压迫上腔静脉:引起上腔静脉压迫综合征,表现为上腔静脉回流受阻,面部、颈部、上肢和上胸部静脉怒张,皮下组织水肿,上肢静脉压升高,可出现头痛、头昏或晕厥。

（4）侵犯胸膜及胸壁:可引起持续的剧烈胸痛和胸腔积液。胸腔积液常为血性,大量积液可引起气促。若侵犯胸膜则为胸部尖锐刺痛,呼吸及咳嗽时加重;若压迫肋间神经,疼痛可累及其神经分布区;若侵犯肋骨或胸椎,相应部位出现压痛。

Note:

（5）侵入纵隔、压迫食管：可引起吞咽困难和支气管-食管瘘。

（6）肺上沟瘤（superior sulcus tumors of lung）：亦称 Pancoast 肿瘤，可侵入纵隔和压迫位于胸廓上口的器官或组织，如第 1 肋间或锁骨下动静脉、臂丛神经等而产生剧烈胸肩痛、上肢静脉怒张、水肿、臂痛和上肢运动障碍等；若压迫颈交感神经则会引起 Horner 综合征。

**3. 肿瘤远处转移表现**

（1）脑：头痛最为常见，出现呕吐、视觉障碍、性格改变、眩晕、颅内压增高、脑疝等。

（2）骨：局部压痛较常见，转移至椎骨等承重部位可引起骨折、瘫痪。

（3）肝：肝区疼痛最为常见，出现黄疸、腹水、食欲缺乏等。

（4）肾上腺：可呈现艾迪生病（Addison 病）症状，出现食欲缺乏、腹泻、皮肤色素增加和腋毛脱落等症状。

（5）淋巴结：引起转移处淋巴结肿大，多质地较硬，可融合成团，多不伴有压痛。

（6）其他：转移至全身多个部位导致不同表现，如皮下结节、皮肤溃疡和腹痛等。

**4. 非转移性全身症状** 少数病人可出现非转移性全身症状，如杵状指、骨关节痛、骨膜增生等骨关节病综合征、Cushing 综合征、重症肌无力、男性乳房发育、多发性肌肉神经痛等，称为副癌综合征，可能与肿瘤产生的内分泌物质有关，手术切除癌肿后症状可消失。

【辅助检查】

**1. 影像学检查**

（1）胸部 X 线和 CT：可了解癌肿大小及其与肺叶、肺段、支气管的关系。CT 尤其是低剂量 CT（low-dose computed tomography，LDCT）可发现 X 线检查隐藏区的早期肺癌病变，是目前肺癌筛查、诊断、分期、疗效评价和治疗后随诊中最重要和最常用的影像学检查手段。肺部可见块状阴影，边缘不清或呈分叶状，周围有毛刺；若有支气管梗阻，可见肺不张；若肿瘤坏死液化可见空洞；如有转移可见相应转移灶。

（2）PET-CT：能对病灶进行精准定位和分期，可提高诊断的准确性。

（3）MRI：头部 MRI 用于确定是否有脑转移。胸部 MRI 不常用，但可为肺上沟瘤提供胸壁侵犯及锁骨下血管和臂丛神经受累的准确信息。

（4）超声检查：常用于检查腹部重要器官有无转移，也可用于锁骨上窝及腋下等浅表部位淋巴结的检查。

（5）全身骨扫描：主要用于骨转移筛查。

**2. 肿瘤标记物** 包括常规肿瘤标记物和新型标记物。血液中常规肿瘤标记物胃泌素释放肽前体/神经元特异性烯醇化酶、癌胚抗原和细胞角蛋白 19 片段/鳞状细胞癌抗原可分别用于小细胞肺癌、肺腺癌和肺鳞癌的诊断、疗效监测和预后判断。新型标记物如肿瘤相关抗原自身抗体、CTC、ctDNA 等对肺癌的早期诊断、疗效监测和预后判断亦有一定价值。

**3. 有助于明确病理的检查**

（1）痰细胞学检查：肺癌脱落的癌细胞可随痰液咳出，痰细胞学检查找到癌细胞，可以明确诊断。

（2）支气管镜检查：临床怀疑的肺癌病理应常规进行支气管镜检查，其诊断中央型肺癌的阳性率较高，可直接观察到肿瘤大小、部位及范围，并可钳取或穿刺病变组织做病理学检查，亦可用支气管刷取肿瘤表面组织检查或取支气管内分泌物行细胞学检查。

（3）其他：支气管内超声引导下针吸活检术，胸腔镜、纵隔镜、经胸壁穿刺活组织检查，转移病灶活组织检查、胸腔积液检查、开胸探查等均可以帮助明确病理诊断。

Note：

知 识 拓 展

**电磁导航支气管镜检查**

电磁导航支气管镜检查(electromagnetic navigation bronchoscopy,ENB) 是将现代电磁导航、虚拟支气管镜和 CT 三维成像技术相结合,指引支气管镜探知工作导管的位置,并显示与目标病变的距离、前进路线,快速、准确到达常规支气管镜难以达到的可疑肺深部及外周病变并穿刺获取组织学诊断,为临床提供了微侵入式诊断肺部病变的优选方案。结合经支气管抽吸的快速现场细胞学评估,克服了常用技术手段(如支气管镜检查、EBUS-TBNA、EUS、CT 引导下细针穿刺、胸腔镜下切除活检等)存在定位困难、活检困难导致诊断率不高或操作创伤大等缺点,安全并有效地提高了诊断效率。在活检的同时还可以对病变进行精准染色定位,引导医师在胸腔镜下对病变进行精准切除,在肺癌的精准治疗上也有着广阔的应用前景。

【临床分期】

肺癌的 TNM 分期对临床治疗方案的选择具有重要指导意义。国际抗癌联盟按照原发肿瘤(T)、淋巴结转移(N)和远处转移(M)情况将肺癌进行 TNM 分期(表 20-1),目前使用的是第 8 版国际肺癌 TNM 分期(表 20-2),该分期适用于非小细胞肺癌和小细胞肺癌。

表 20-1 肺癌国际 TNM 分期标准(第 8 版)

| 分期 | 定义 |
|---|---|
| 原发肿瘤(T) | |
| $T_X$ | 未发现原发肿瘤,或通过痰细胞学或支气管灌洗发现癌细胞,但影像学及支气管镜无法发现 |
| $T_0$ | 无原发肿瘤的证据 |
| $T_{is}$ | 原位癌 |
| $T_1$ | 肿瘤最大径≤3cm,周围包绕肺组织及脏层胸膜,支气管镜见肿瘤侵及叶支气管,未侵及主支气管;不常见的表浅扩散型肿瘤,不论体积大小,侵犯限于支气管壁时,虽可能侵犯主支气管,仍为 $T_1$<br>$T_{1a}$:肿瘤最大径≤1cm;$T_{1b}$:肿瘤最大径>1cm 且≤2cm;$T_{1c}$:肿瘤最大径>2cm 且≤3cm |
| $T_2$ | 肿瘤最大径>3cm 且≤5cm;或侵犯主支气管,但未侵及隆突;或侵及脏胸膜;或有阻塞性肺炎或者部分肺不张<br>$T_{2a}$:肿瘤最大径>3cm 且≤4cm;$T_{2b}$:肿瘤最大径>4cm 且≤5cm |
| $T_3$ | 肿瘤最大径>5cm 且≤7cm;直接侵犯以下任何一个器官:胸壁(包含肺上沟瘤)、膈神经、心包;或全肺肺不张、肺炎;或同一肺叶出现孤立性癌结节 |
| $T_4$ | 肿瘤最大径>7cm;无论大小,侵及以下任何一个器官:纵隔、心脏、大血管、隆突、喉返神经、主气管、食管、椎体、膈肌;或同侧不同肺叶内孤立癌结节 |
| 区域淋巴结(N) | |
| $N_X$ | 区域淋巴结无法评估 |
| $N_0$ | 无区域淋巴结转移 |
| $N_1$ | 同侧支气管周围及/或同侧肺门淋巴结以及肺内淋巴结有转移,包括直接侵犯而累及的 |
| $N_2$ | 同侧纵隔内及/或隆突下淋巴结转移 |
| $N_3$ | 对侧纵隔、对侧肺门、同侧或对侧前斜角肌及锁骨上淋巴结转移 |

续表

| 分期 | 定义 |
|---|---|
| 远处转移(M) | |
| $M_X$ | 远处转移不能被判定 |
| $M_0$ | 没有远处转移 |
| $M_1$ | 远处转移<br>$M_{1a}$:局限于胸腔内,包括胸膜播散(恶性胸腔积液、心包积液或胸膜结节)以及对侧肺叶出现癌结节;<br>$M_{1b}$:远处器官单发转移灶;$M_{1c}$:多个或单个器官多处转移 |

表 20-2　肺癌国际 TNM 分期(第 8 版)

| 分期 | $N_0$ | $N_1$ | $N_2$ | $N_3$ | $M_{1a}$ | $M_{1b}$ | $M_{1c}$ |
|---|---|---|---|---|---|---|---|
| $T_{1a}$ | ⅠA1 | ⅡB | ⅢA | ⅢB | ⅣA | ⅣA | ⅣB |
| $T_{1b}$ | ⅠA2 | ⅡB | ⅢA | ⅢB | ⅣA | ⅣA | ⅣB |
| $T_{1c}$ | ⅠA3 | ⅡB | ⅢA | ⅢB | ⅣA | ⅣA | ⅣB |
| $T_{2a}$ | ⅠB | ⅡB | ⅢA | ⅢB | ⅣA | ⅣA | ⅣB |
| $T_{2b}$ | ⅡA | ⅡB | ⅢA | ⅢB | ⅣA | ⅣA | ⅣB |
| $T_3$ | ⅡB | ⅢA | ⅢB | ⅢC | ⅣA | ⅣA | ⅣB |
| $T_4$ | ⅢA | ⅢA | ⅢB | ⅢC | ⅣA | ⅣA | ⅣB |

【处理原则】

临床上常根据病人的机体状况、肿瘤的病理组织学类型、分子类型、侵及范围和发展趋势采取个体化多学科综合治疗,从而最大限度控制肿瘤进展、延长生存期、提高生存率和改善生活质量。非小细胞肺癌以手术治疗为主,辅以化学治疗、放射治疗或靶向和免疫治疗,Ⅰ期、Ⅱ期、部分ⅢA期($T_3N_1$、$T_4N_{0\sim1}$)和少部分ⅢB期($T_3N_2$,$N_2$为单一淋巴结转移且直径<3cm)都是手术适应证,已明确纵隔淋巴结转移($N_2$)者可考虑放射治疗、化学治疗或新辅助治疗后再实施手术;小细胞肺癌除早期($T_{1\sim2}N_0M_0$)病人适合手术治疗,其他以非手术治疗为主。

1. 非手术治疗

(1) 放射治疗:是从局部消除肺癌病灶的一种手段,主要用于处理手术后残留病灶、局部晚期病例或配合化学治疗。姑息性放射治疗可减轻晚期或肿瘤复发病人的症状。小细胞肺癌对放射治疗敏感性较高,鳞癌次之,腺癌最差。

(2) 化学治疗:包括新辅助化学治疗(术前化学治疗)、辅助化学治疗(术后化学治疗)和系统性化学治疗。辅助化学治疗一般由铂类药(顺铂或卡铂)联合另一药物(紫杉醇、多西他赛、培美曲赛、吉西他滨或长春瑞滨等)治疗 4~6 个周期。分化程度低的肺癌,尤其是小细胞肺癌对化学治疗特别敏感,鳞癌次之,腺癌最差。

(3) 靶向治疗:针对肿瘤特有的基因异常进行治疗。目前在肺癌领域得到应用的靶点有表皮生长因子受体(EGFR)、血管内皮生长因子(VEGF)和间变淋巴瘤激酶(ALK)等。对于携带 EGFR 基因突变者,EGFR 抑制剂(如吉非替尼、厄洛替尼)的治疗有效率和疾病控制率远高于传统化学治疗。

(4) 免疫治疗:包括 2 种。

1) 特异性免疫疗法:针对抑制 T 细胞的程序性细胞死亡分子(PD-1)及其受体(PD-L1)通路的单克隆抗体药物可纠正 PD-L1 抑制的免疫反应;也有用经过处理的自体肺癌细胞或加用佐剂后,作皮

Note:

下接种治疗。

2）非特异性免疫疗法：用卡介苗、干扰素、胸腺素等药物激发和增强人体免疫功能，以抑制肿瘤生长，增强机体对化学治疗药物的耐受性。

（5）中医中药治疗：按病人临床症状、脉象、舌苔等辨证论治，部分病人的症状可得到改善；亦可用于减轻放射治疗或化学治疗的副作用，提高机体的抵抗力，增强疗效并延长生存期。

**2. 手术治疗** 目的是彻底切除肺部原发癌肿病灶和局部及纵隔淋巴结，尽可能保留正常的肺组织。完整彻底切除是保证手术根治性、分期准确性以及延长生存期的关键。开胸和微创手术具备同样的肿瘤学治疗效果，在技术可行且不牺牲肿瘤学原则的前提下，推荐胸腔镜手术。

手术方式首选解剖性肺叶切除加淋巴结清扫术。但根据病变的部位和大小以及病人的耐受程度，又有扩大切除和局部切除。扩大切除不局限于一个肺叶，包括双肺叶切除、支气管袖状肺叶切除术、肺动脉袖状肺叶切除术和全肺切除术等，风险高于标准肺叶切除，筛选宜谨慎；局部切除的切除范围小于一个肺叶，包括肺段切除术和楔形切除术，用于非常早期肺癌和耐受不良的老年病人。

---

### 知 识 拓 展

#### 中国肺癌外科治疗发展简史

外科手术是肺癌治疗的重要手段。1933年世界首例肺癌切除术获得成功。1937年王大同完成我国首例肺叶切除术。1941年张纪正完成我国首例肺癌全肺切除术。新中国成立后，肺癌外科进入快速发展阶段。20世纪80年代，《肺癌伴上腔静脉综合征的外科治疗》《肺癌侵犯胸主动脉的外科治疗》等论文反映了当时理论和操作上的进展，术式也由单一的全肺切除术发展到根据临床分期和身体状况选择不同术式。我国肺癌外科在20世纪90年代已接近或达到国际水平，部分领域处于国际领先水平。1992年，王俊完成了我国首例电视胸腔镜胸部外科手术。之后肺癌外科治疗进入腔镜外科阶段，生物胶定位、磁导航等技术也逐步开始使用在肺癌的精准外科治疗中。

---

## 【护理评估】

（一）术前评估

**1. 健康史**

（1）一般情况：包括年龄、性别、婚姻和职业、有无吸烟和被动吸烟史、吸烟的时间和数量等。

（2）既往史：了解有无其他部位的肿瘤和手术治疗史；有无传染病史，如肺结核等；有无其他伴随疾病，如慢性支气管炎、慢性阻塞性肺疾病、糖尿病、高血压、冠状动脉粥样硬化性心脏病（冠心病）等。

（3）家族史：了解家庭中有无肺癌和其他肺部疾病、其他肿瘤病人。

**2. 身体状况**

（1）症状与体征：评估有无咳嗽，咳嗽的性质、频率；有无咳痰，痰量及性状；有无痰中带血或咯血，咯血的量、次数；有无疼痛，疼痛的部位和性质；有无发热、呼吸困难、发绀、杵状指/趾；有无贫血、低蛋白血症等。

（2）辅助检查：了解有无痰液细胞学或细菌学检查、胸部X线、胸部CT、各种内镜及其他有关手术耐受性检查（心电图、肺功能检查）等的异常发现。

**3. 心理-社会状况** 了解病人对疾病的认知程度，对手术有何顾虑和思想负担；了解家属及朋友对病人的关心、支持程度，家庭对手术治疗的经济承受能力。

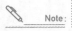

（二）术后评估

1. **术中情况**　了解病人手术、麻醉方式与效果、病变组织切除情况、术中出血、补液、输血情况和术后诊断。

2. **身体状况**　评估生命体征是否平稳，病人是否清醒，末梢循环、呼吸状态如何；有无胸闷、胸痛、呼吸浅快、发绀及肺部痰鸣音等；评估伤口是否干燥，有无渗液、渗血；观察各引流管是否通畅，引流量、颜色与性状是否正常；评估疼痛情况，疼痛部位、性质及程度等。

3. **心理-社会状况**　了解病人有无紧张、焦虑；康复训练和早期活动是否配合；对术后的继续治疗是否清楚等。

【常见护理诊断/问题】

1. **气体交换受损**　与肺组织病变、手术、麻醉、肺膨胀不全、呼吸道分泌物潴留、肺换气功能降低等因素有关。

2. **营养失调：低于机体需要量**　与疾病引起机体代谢增加、手术创伤等有关。

3. **焦虑**　与担心手术效果、疾病的预后、疼痛等因素有关。

4. **潜在并发症**：出血、感染、肺不张、心律失常、哮喘发作、支气管胸膜瘘、肺水肿、肺栓塞、心肌梗死、成人呼吸窘迫综合征。

【护理目标】

1. 病人恢复正常的气体交换功能。

2. 病人营养状况改善。

3. 病人自述焦虑减轻或消失。

4. 病人未发生并发症，或并发症得到及时发现和处理。

【护理措施】

（一）术前护理

1. **呼吸道准备**　改善肺泡的通气与换气功能，预防术后感染。

（1）戒烟：指导病人术前戒烟2周以上。吸烟会刺激肺泡、气管及支气管，使分泌物增加，支气管上皮纤毛活动减少或丧失活力，妨碍纤毛的清洁功能，影响痰液咳出，引起肺部感染。

（2）维持呼吸道通畅：注意观察痰液的量、颜色、黏稠度及气味；遵医嘱给予支气管扩张剂、祛痰剂等药物，以改善呼吸状况；大量咯血者，应绝对卧床休息，头偏向一侧，以免发生窒息。

（3）预防和控制感染：注意口腔卫生，如发现病人有龋齿等口腔疾病时，及时报告医师。如合并有肺部感染、慢性支气管炎或慢性阻塞性肺疾病，及时采集痰液及咽部分泌物做细菌培养，遵医嘱给予抗生素治疗及雾化吸入以控制感染。

（4）指导训练：指导病人练习腹式深呼吸、缩唇呼吸、有效咳嗽、咳痰和翻身，学会使用深呼吸训练器和吹气球等，进行有效的呼吸功能锻炼，以促进术后肺复张，预防肺部并发症的发生。

（5）机械通气治疗：呼吸功能异常者，根据需要应用机械通气治疗。

2. **营养支持**　建立愉快的进食环境、提供色香味齐全的均衡饮食。注意口腔清洁，若有咯血，在咯血后用生理盐水漱口，以除去血腥味，促进食欲。术前伴营养不良者，经肠内或肠外途径补充营养，改善其营养状况，增强机体抵抗力。

3. **深静脉血栓（venous thrombus embolism，VTE）预防**　应用 Caprini 风险评估量表进行 VTE 风险筛查。对病人进行 VTE 的风险教育；建议适度饮水、戒烟酒，控制血糖或血脂等；鼓励进行腿部运动锻炼，指导早期下床活动。对高危病人，遵医嘱尽早进行药物预防和机械预防。

4. **心理护理**　主动向病人介绍病房环境、负责主管医师及责任护士，对病人的担心表示理解并予以安慰,对其提问认真耐心地回答,指导其正确认识和接受疾病,以减轻其焦虑或恐惧。协助其完成各项术前检查,说明各种治疗护理和手术的意义、方法、大致过程、配合要点与注意事项,并介绍手术成功的实例,以增强病人的信心。主动关心、体贴病人,并动员家属给病人以心理和经济方面的全力支持。

（二）术后护理

**1. 病情观察**　一般心电监护 24~48h,病情需要时延长监护时间。定时观察呼吸并呼唤病人,防止因麻醉副作用引起呼吸暂停和 $CO_2$ 潴留。注意观察有无呼吸窘迫,若有异常,立即通知医师。术后 24~36h 内,病人血压常有波动,应严密观察肢端温度,甲床、口唇及皮肤色泽,周围静脉充盈情况等。若血压持续下降,应考虑是否存在心功能不全、出血、疼痛、组织缺氧或循环血量不足等情况。

**2. 体位安置**

（1）一般情况:病人未清醒前取平卧位,头偏向一侧,以免呕吐物、分泌物吸入而致窒息或并发吸入性肺炎。清醒且血压稳定者,可改为半坐卧位,以利于呼吸和引流。避免采用头低足高仰卧位,以防横膈肌上抬而妨碍通气。

（2）特殊情况:①肺段切除术或楔形切除术者,尽量选择健侧卧位,以促进患侧肺组织扩张。②一侧肺叶切除者,如呼吸功能尚可,可取健侧卧位,以利于手术侧残余肺组织的膨胀与扩张;如呼吸功能较差,则取半卧位,避免健侧肺受压而限制肺的通气功能。③全肺切除术者,避免过度侧卧,可取 1/4 患侧卧位,以预防纵隔移位和压迫健侧肺而致呼吸循环功能障碍。④咯血或支气管瘘者,取患侧卧位。

**3. 维持呼吸道通畅**

（1）给氧:由于肺通气量和弥散面积减少、麻醉不良反应、伤口疼痛及肺膨胀不全等,肺脏切除术后病人会存在不同程度的缺氧。常规给予鼻导管吸氧 2~4L/min,根据血气分析结果调整给氧浓度。

（2）观察:观察呼吸频率、幅度、节律及血氧饱和度情况,听诊双肺呼吸音,观察有无气促、发绀等缺氧征象,若有异常及时通知医师。术后带气管插管返回病房者,严密观察气管插管的位置和深度,防止其滑出或移向一侧支气管,造成通气量不足。

（3）深呼吸及咳嗽:病人清醒后立即鼓励并协助其作深呼吸和咳嗽,每 1~2h 1 次。咳嗽前先给病人由下向上,由外向内叩背或体外振动,使肺叶、肺段处的分泌物松动并移至支气管。而后嘱病人作 3~5 次深呼吸,深吸气后屏气 3~5s,再用力咳嗽将痰咳出。病人咳嗽时,可固定胸部伤口（图 20-1）,以减轻震动引起的疼痛。

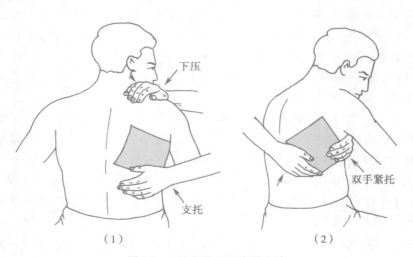

图 20-1　胸部伤口固定的方法

（1）护士站在病人术侧,一手放在术侧肩膀上并向下压,另一置于伤口下协助支托胸部;（2）护士站在病人健侧,双手紧托伤口部位以固定胸部伤口。

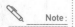

（4）氧气雾化：呼吸道分泌物黏稠者，可用灭菌用水、祛痰剂、支气管扩张剂等药物行氧气雾化或超声雾化，以达到稀释痰液、解痉、抗感染的目的。

（5）吸痰护理：对咳痰无力、呼吸道分泌物滞留者给予吸痰护理。保留气管插管者，随时吸净呼吸道分泌物；全肺切除术后，因其支气管残端缝合处在隆突下方，吸痰管插入长度不宜超过气管的1/2；支气管袖式切除术后，支气管上皮纤毛功能暂时丧失以及气管或支气管吻合口反应性充血、水肿易造成呼吸道分泌物潴留，如病人不能自行咳出痰液，尽早行支气管纤维镜下吸痰。

**4. 胸腔闭式引流管的护理**

（1）一般护理：重点注意引流管内水柱波动，保持引流管通畅，防止堵塞。观察引流液颜色、性状和量，一般术后24h内引流量约500ml，为手术创伤引起的渗血、渗液及术中冲洗胸腔残余的液体。病人病情平稳，暗红色血性引流液逐渐变淡，每日量<300ml（非乳糜性、血性或脓性），无气体逸出，胸部X线显示肺复张良好，可拔除胸腔引流管。

（2）持续负压吸引的护理：肺切除术后不常规进行负压吸引，但术后肺创面及缝针处出现漏气，胸腔引流管可见气体逸出，可在胸腔引流瓶的短管处接低负压吸引器（压力：-0.5～-1.5kPa），如有2根胸腔引流管，多接上侧引流管，促进排气排液，有利于早期肺复张。负压吸引开始应设置在低负压水平，根据病人情况缓慢微调，不要随意调整或中断负压吸引，防止复张的肺泡再次发生萎陷。负压吸引时应密切观察病人有无胸闷、气短、发绀、血性引流液增多等情况，判断气管是否居中，听诊双肺呼吸音是否对称。负压吸引一般应在术后24h以后开始使用，防止过早使用而出现胸腔内渗血。当不再需要负压吸引时，应及时将负压与引流装置断开。

（3）全肺切除术后胸腔引流管的护理：胸腔引流管一般全钳闭或半钳闭，保证术后患侧胸膜腔内有一定的胸液，维持双侧胸腔内压力平衡，防止纵隔过度摆动。全钳闭时，可根据气管位置调整引流管开放的时间及次数。如气管明显向健侧移位，在排除肺不张后酌情放出适量的气体或引流液。每次放液量不宜超过100ml，速度宜慢，以免快速多量放液引起纵隔突然移位，导致心搏骤停。半钳闭时注意保持引流管内水柱随呼吸波动的幅度为4～6cm。

**5. 伤口护理**　检查伤口敷料是否干燥、有无渗血、渗液，发现异常及时通知医师。一般胸部伤口7～9d可拆除缝线。

**6. 维持体液平衡和补充营养**

（1）控制输液量和速度：目的是防止心脏前负荷过重导致急性肺水肿。全肺切除术后应控制钠盐摄入量，24h补液量控制在2 000ml内，速度宜慢，以20～30滴/min为宜。记录出入量，维持液体平衡。

（2）补充营养：当病人意识恢复且无恶心现象，拔除气管插管后即可开始饮水。肠蠕动恢复后，可开始进食清淡流质、半流质饮食；若病人进食后无任何不适可改为普食。饮食宜高蛋白、高热量、丰富维生素、易消化，以保证营养，提高机体抵抗力，促进伤口愈合。

**7. 活动与休息**

（1）早期下床活动：目的是预防肺不张，改善呼吸循环功能，增进食欲，振奋精神。根据病人的耐受程度，鼓励术后早期活动。麻醉清醒后，鼓励病人床上活动，如四肢主动活动、抬臀及间歇翻身等。如生命体征平稳，鼓励及协助病人床上坐起，坐在床边双腿下垂或床旁站立移步；如病人无不适，可扶持病人围绕病床在室内行走3～5min，以后根据病人情况逐渐增加活动量。活动期间，应妥善安置引流管，严密观察病人病情变化，出现头晕、气促、心动过速、心悸和出汗等症状时，立即停止活动。

（2）手臂和肩关节的运动：目的是预防术侧胸壁肌肉粘连、肩关节僵直及失用性萎缩。病人清醒后，可协助其进行术侧肩关节及手臂的抬举运动，并指导其逐步开始作肩、臂的主动运动，如术侧手臂上举、爬墙及肩关节旋前旋后运动，使肩关节活动范围逐渐恢复至术前水平，防止肩下垂。全肺切除术后者，鼓励取直立的功能位，以恢复正常姿势，防止脊椎侧弯畸形。

### 8. 并发症的护理

（1）胸腔内出血

1）原因：手术时胸膜粘连紧密、止血不彻底或血管结扎线脱落，胸腔内大量毛细血管充血及胸腔内负压等因素均可导致胸腔内出血。

2）表现：当胸腔引流液量多（>100ml/h）、呈鲜红色、有血凝块，病人出现烦躁不安、血压下降、脉搏增快、尿少等血容量不足的表现时，应考虑有活动性出血。

3）护理：①密切观察病人的生命体征，定时检查伤口敷料及引流管周围的渗血情况，注意胸腔引流液的颜色、性状和量。②一旦出现，立即通知医师，加快输血、补液速度，注意保温，遵医嘱给予止血药，保持胸腔引流管的通畅，确保胸腔内积血及时排出。必要时监测中心静脉压，做好开胸探查止血的准备。

（2）肺部感染和肺不张

1）原因：由于麻醉药副作用使膈肌活动受抑制、术后软弱无力、疼痛等，病人术后不能有效咳嗽排痰，导致分泌物堵塞支气管，引起肺部感染、肺不张。

2）表现：病人出现心动过速、体温升高、哮鸣、发绀、呼吸困难等症状，动脉血气分析显示为低氧、高碳酸血症。

3）护理：肺部感染及肺不张重在预防。鼓励病人咳嗽、咳痰，痰液黏稠者予以氧气雾化或超声雾化，必要时行鼻导管吸痰或协助医师行支气管纤维镜下吸痰，病情严重时可行气管插管或气管切开，确保呼吸道通畅。

（3）心律失常：多发生于术后 4d 内。

1）原因：与缺氧、出血、水电解质酸碱失衡有关。术前合并糖尿病、心血管疾病者术后更易发生心律失常。

2）护理：术后心电监护显示心律失常，应立即报告医师。遵医嘱应用抗心律失常药物，密切观察心率、心律，严格掌握药物剂量、浓度、给药方法和速度，观察药物的疗效及不良反应。

（4）支气管胸膜瘘：是肺切除术后严重的并发症之一，多发生于术后 1 周。

1）原因：多由支气管缝合不严密、支气管残端血运不良或支气管缝合处感染、裂开等所致。

2）表现：术后 3~14d 仍可从胸腔引流管持续引出大量气体，病人出现发热、刺激性咳嗽、痰中带血或咯血、呼吸困难、呼吸音减低等症状。可用亚甲蓝从胸腔引流管注入胸膜腔，若病人咳出蓝色痰液可确诊。支气管胸膜瘘可引起张力性气胸、皮下气肿、脓胸等，如从瘘孔吸入大量胸腔积液会引发窒息。

3）护理：一旦发生，立即报告医师；置病人于患侧卧位，以防漏液流向健侧；使用抗生素以预防感染；继续行胸腔闭式引流；小瘘口可自行愈合，但应延长胸腔闭式引流时间，必要时可再次开胸手术修补。

（5）肺水肿

1）原因：与原有心脏疾病、输血输液过多过快以及病肺切除或余肺膨胀不全使肺泡毛细血管床容积减少有关，以全肺切除病人更为明显。

2）表现：病人出现呼吸困难、发绀、心动过速、咳粉红色泡沫痰等。

3）护理：一旦发生，立即减慢输液速度，控制液体入量；给予高流量吸氧；注意保持呼吸道通畅；遵医嘱给予心电监护及强心、利尿、镇静和激素治疗，安抚病人的紧张情绪。

（6）肺栓塞：内源性或外源性栓子阻塞肺动脉引起肺循环功能障碍。

1）原因：与原有周围血管疾病、术后血液高凝、长期卧床以及术中肺血管壁的损伤等有关。

2）表现：病人突然发生不明原因的血氧饱和度下降、呼吸困难、咳嗽、咯血、虚脱、面色苍白、出冷汗等，并有脑缺氧症状。心电图、D-二聚体、动脉血气、放射性核素肺通气扫描、肺血管造影等可协助诊断。

3）护理：①预防：对存在高危因素的病人，指导病人床上踝泵运动或直腿抬高运动，早期下床活动，促进血液回流，增强血液循环，遵医嘱予以药物抗凝，预防血栓形成。②处理：一旦发生肺栓塞，应绝对卧床休息，高浓度吸氧；根据情况予监测中心静脉压，控制输液量及速度、镇静镇痛、抗休克治疗和护理；遵医嘱予抗凝治疗或溶栓治疗后维持抗凝治疗，注意监测凝血功能，观察胸腔闭式引流、皮肤黏膜是否有出血征象。

（7）心肌梗死

1）原因：与心血管病史、术后肺功能下降、呼吸道分泌物排出不畅等有关。

2）表现：病人出现血氧饱和度下降、胸痛、呼吸困难、心律失常、低血压、休克、心力衰竭等，心电图和心肌酶学检查可协助诊断。

3）护理：一旦发生，应予卧床休息、吸氧、心电监测及心理护理，遵医嘱予镇痛、扩冠、溶栓、抗心律失常、抗休克等处理。

（三）健康教育

1. **早期筛查**　40岁以上人群应定期进行胸部X线普查，尤其是反复呼吸道感染、久咳不愈或咳血痰者，应提高警惕，做进一步的检查。

2. **休息和营养**　保持良好的营养状况，每日保持充分的休息与活动。出院后半年不宜从事重体力活动。

3. **康复锻炼**　指导病人出院回家后数周内，坚持进行腹式深呼吸和有效咳嗽，以促进肺膨胀；指导其进行抬肩、抬臂、手达对侧肩部、举手过头或拉床带活动，以预防术侧肩关节僵直。

4. **预防感染**　保持良好的口腔卫生，如有口腔疾病应及时治疗。注意环境空气新鲜，避免出入公共场所或与上呼吸道感染者接触。避免居住或工作于布满灰尘、烟雾及化学刺激物品的环境。

5. **复诊指导**　定期返院复查；若出现伤口疼痛、剧烈咳嗽及咯血等症状或有进行性倦怠情形，应返院复诊；如术后需进行放射治疗、化学治疗或靶向治疗等，指导其坚持完成相应疗程以提高疗效，并告知注意事项。

【护理评价】

通过治疗与护理，病人是否：①呼吸功能改善，气促、发绀等缺氧征象减轻或消失；②营养状况改善；③焦虑减轻；④并发症得以预防，或得到及时发现和处理。

# 第二节　肺　结　核

肺结核（pulmonary tuberculosis）是由结核分枝杆菌引起的、有较强传染性的慢性肺部疾病。20世纪中期应用有效的抗结核药物（如链霉素、异烟肼等）后，大多数肺结核病人经内科治疗可痊愈，仅少数经内科治疗无效者才需外科手术治疗。

【病理生理】

肺结核的基本病理改变包括渗出性改变、增生性病变和干酪样坏死。肺内结核病灶可发展形成3种肺部病变：①病灶干酪样坏死，形成空洞；②支气管结核引起张力空洞、支气管狭窄、扩张或肉芽肿；③肺毁损，导致呼吸功能改变，造成限制性阻塞性通气功能障碍、弥散功能障碍，或肺内静脉分流以及引起肺源性心脏病。

【临床表现】

1. **症状**　多表现为午后或傍晚低热、盗汗、疲倦乏力、食欲减退、体重下降、咳嗽、咯血、胸痛、呼吸困难等。少数病人可无症状。部分病人可并发自发性气胸、脓气胸、肺源性心脏病、支气管扩张等

Note：

疾病,或继发肺外结核。

2. **体征** 可无阳性体征或仅在锁骨上下、肩胛区闻及湿啰音。

【辅助检查】

1. **实验室检查** 红细胞沉降率加速,结核菌素试验阳性,痰结核菌检查阳性。

2. **影像学检查** 胸部 X 线可早期发现肺结核,对病灶部位、范围、性质、发展情况和治疗效果做出判断。胸部 CT 可发现微小或隐蔽性病变。

3. **支气管镜检查** 经纤维支气管镜对支气管或肺内病灶进行活检。

【处理原则】

1. **非手术治疗**

(1) 支持治疗:加强营养,改善全身情况。

(2) 抗结核治疗:给予正规的抗结核治疗。术前给予 6~8 个月的抗结核治疗后,大部分病变可被吸收,为手术的最佳时机;术后继续抗结核治疗 6~12 个月,以防结核复发。

2. **手术治疗** 手术治疗的原则是尽可能切除病灶,保留正常肺组织。

(1) 适应证:①肺结核空洞:经内科治疗无效,痰结核菌阳性者。特别是张力性空洞、厚壁空洞、巨大空洞及下叶空洞。②结核球:直径>2cm,难以与肺癌鉴别者。③纤维干酪性肺结核:病人痰结核菌检查阳性,经胸部 X 线或 CT 检查见较大的干酪样病灶,内科治疗难以奏效者。④毁损肺:一侧肺全部或绝大部分由于病变失去功能,并有痰结核菌检查阳性、咯血或继发感染等症状,而对侧肺基本正常。⑤并发结核性支气管扩张、支气管狭窄及肺不张:病人痰结核菌检查阳性,并经常反复咯血或脓痰。

(2) 禁忌证:①肺结核正在扩展或处于活动期;②一般情况和心肺功能差,肺切除后将严重影响病人的呼吸功能;③合并肺外其他脏器结核病,经过系统抗结核治疗,病情仍在进展或恶化。

(3) 常见手术类型

1) 肺切除术:根据病变范围和程度实施肺段、肺叶或全肺切除术。

2) 胸廓成形术:自上而下切除肋骨,每次切除不超过 3~4 根,每次手术间隔 3 周,术后加压包扎胸部,避免胸廓反常呼吸运动。由于疗效有限,术后易并发脊柱畸形,效果不如肺切除术,胸廓成形术近 30 年很少采用。

【护理措施】

术前护理如呼吸道准备、营养支持及深静脉血栓的预防等,术后护理如病情观察、体位管理、维持呼吸道通畅及胸腔闭式引流管的护理等,参见本章第一节中肺癌病人的护理。

1. **维持正常体温** ①降温:体温超过 38.5℃者,采用物理降温或遵医嘱给予降温药物;低热或盗汗者,予温水擦浴,勤更衣,保持舒适;②补液:遵医嘱给予输液,补充水分;③抗结核治疗:遵医嘱给予抗结核药物,直至病情稳定。

2. **并发症的护理**

(1) 肺部或胸腔继发性感染:协助医师治疗,遵守无菌操作和呼吸道隔离的原则;保持病人清洁卫生和室内空气流通、清新;遵医嘱使用抗结核、抗感染药物;病人出院后彻底消毒灭菌。

(2) 支气管胸膜瘘:由于支气管残端或胸膜腔有结核感染、残端处理不当导致愈合不良、炎性水肿或残端裂开。注意观察病人是否有发热、刺激性咳嗽且健侧卧位时加剧、咳血性痰,胸腔闭式引流管持续性大量漏气,如发生,则立即告知医师处理,同时加强呼吸道的护理。

3. **健康教育**

(1) 疾病预防:痰结核菌检查阳性时,指导病人及家属保持室内良好通风;痰液咳入带盖的痰杯内,用2%含氯石灰澄清液(含有效氯5 000mg/L)浸泡1h后弃去;接触痰液后用流动水清洗双手;接触未接受抗结核治疗或治疗不足2~3周的病人时,戴口罩。

（2）疾病知识:向病人及家属讲解本病的病因、常见临床表现、传染途径及预防传播方法等知识,提高其自我护理能力,解除其恐惧心理。

（3）疾病康复:指导病人服药的有关知识与方法,做到遵医嘱服药,维持足够的用药剂量和时间,指导病人观察药物的不良反应,出现异常征象,及时就医;避免再接触外来结核菌而使病情复发;规律生活,充分休息,避免劳累,摄取含有充分营养素的均衡饮食以增强抵抗力;定期返院复查。

# 第三节　支气管扩张

支气管扩张(bronchiectasis)是由于支气管壁及其周围肺组织的炎症性破坏所造成的1根或多根支气管异常性、永久性扩张的慢性呼吸道疾病。

【病因】

支气管扩张多因支气管及其远端阻塞(支气管内稠厚分泌物、脓块、异物及支气管旁肿大的淋巴结、肿瘤)并发感染所致,两者互为因果,形成恶性循环。婴幼儿时期的感染如百日咳、支气管肺炎、肺结核等易诱发支气管扩张。有先天性支气管壁软骨和支持组织发育缺陷者,更易发生支气管扩张,但较少见。

【病理生理】

支气管扩张多发生在第3、4级支气管分支,双肺下叶、舌叶和中叶多见。分为柱状、囊状和混合型扩张3种,管壁破坏柱状轻,囊状重。炎症先破坏支气管壁的纤毛柱状上皮,继而弹力纤维、平滑肌、软骨等组织,后代之以纤维组织,使支气管壁失去弹性,支气管呈柱状或囊状扩张,成为感染分泌物淤积的管柱或囊袋。扩张支气管周围可见新生血管、毛细血管扩张形成血管瘤,致病人咯血。支气管还可因炎症导致的瘢痕、纤维化收缩而闭塞不张或形成肺内多发性小囊肿。抗感染治疗虽可使支气管和肺部炎症改善,但不能逆转支气管扩张的病理改变。

【临床表现】

1. **症状**　主要为慢性咳嗽、咳痰、咯血,反复发作的呼吸道和肺部感染。病人痰量较多,呈黄绿色脓性黏液,甚至有恶臭。体位改变,尤其是清晨起床时可诱发剧烈咳嗽伴咳大量痰,可能是扩张支气管内积存的脓液引流入近端气道,引起刺激所致。咯血可反复发生,痰中带血或大量咯血,咯血量与病情严重程度不一致。病程久者可有贫血、营养不良或杵状指/趾等。

2. **体征**　肺部听诊可闻及局限的湿啰音和呼气性啰音。

【辅助检查】

影像学检查可明确诊断支气管扩张的部位、范围和程度。胸部X线显示轻度支气管扩张无明显异常,随着病情进展可出现肺纹理增多、紊乱或网络、蜂窝状改变。胸部CT表现为局限性炎症浸润,肺容积减小,支气管远端柱状或囊状扩张。高分辨薄层CT对支气管扩张诊断的敏感性和特异性均很高,三维重建可精确显示病变范围与程度,是目前最重要的检查手段。

【处理原则】

治疗措施包括内科治疗、外科治疗和支气管动脉栓塞治疗。手术是治疗的主要手段,目的是切除病变组织、消除肺部感染和出血病灶。

1. **手术适应证** ①一般情况好,心肺肾等重要器官功能可耐受手术;②规范内科治疗6个月以上症状无减轻;③病变相对局限;④症状明显,如持续咳嗽、大量脓痰、反复或大量咯血。

2. **手术禁忌证** ①一般情况差,心肺肾功能不全,不能耐受手术者;②双肺弥漫性病变;③合并肺气肿、哮喘或肺源性心脏病者。

3. **手术方法** 一般行肺叶或肺段切除,少数病人需行全肺切除,肺移植是重度支气管扩张可供选择的治疗手段之一。

【护理措施】

术前护理如呼吸道准备、营养支持及深静脉血栓的预防等,术后护理如病情观察、体位管理、维持呼吸道通畅及胸腔闭式引流管的护理等,参见本章第一节中肺癌病人的护理。

1. **改善营养状况** 给予高维生素、高蛋白、高热量饮食,纠正营养不良和贫血。

2. **并发症的护理**

(1)窒息

1)原因:多为咯血或痰液堵塞呼吸道所致。

2)表现:病人出现呼吸极度困难,口唇、颜面青紫,心跳加快而微弱,甚至出现昏迷和呼吸、心搏骤停。

3)护理:①保持病人身心安静:充分休息,避免因咯血致紧张而加重出血,必要时遵医嘱使用镇静剂,剧烈咳嗽者适当镇咳,忌用吗啡;②术中吸痰:采取双腔气管插管,加强吸痰,防止支气管扩张囊腔中的痰液流入健侧肺,造成窒息或健侧肺感染;③加强呼吸道护理,维持呼吸道通畅;④咯血护理:若咯血,保持静脉输液管路通畅,及时配血、输血,遵医嘱应用各类止血药物,不宜体位引流。

(2)肺部及胸腔感染:使用雾化吸入、体位引流、呼吸训练等治疗,控制感染和减少痰量,争取每日排痰量在50ml以下;加强呼吸道护理;协助做好药物敏感试验;遵医嘱使用抗生素。

3. **健康教育**

(1)疾病知识:告知本病的病因、常见临床表现。支气管扩张手术疗效多较满意。出院后一旦症状加重,应及时就诊。

(2)疾病康复:指导病人出院后加强体育锻炼,生活起居规律,劳逸结合,以增强机体抵抗力;注意保暖和口腔卫生,忌烟酒及辛辣食物,避免烟雾、灰尘及不良情绪的刺激;坚持进行有效深呼吸锻炼,预防呼吸道感染,防止支气管扩张复发。

(李乐之 叶曼)

---

## 思 考 题

1. 龙先生,68岁,因患支气管扩张10余年,咳嗽、咳痰、痰中带血4个月,加重3d入院。病人入院后第3d在全麻下行右侧肺叶切除术,留置胸腔引流管,术后安返病房。术后第2d,连续3h内胸腔引流管引流出的血性液体>200ml/h,颜色鲜红。病人神志淡漠。体格检查:T 36.8℃,P 108次/min,R 22次/min,BP 80/50mmHg。

请问:

(1)该病人目前主要的护理诊断/问题是什么?

(2)针对以上护理诊断/问题,该如何进行护理?

2. 张先生,55岁,因胸闷、咳嗽、痰中带血、低热3个月入院。胸部CT示右肺门旁3.4cm×3.5cm块状阴影,同侧肺门淋巴结肿大,支气管纤维镜检查确诊为右侧中央型肺癌,该病人在全麻下行右全肺叶切除术加淋巴结清扫术。术后第 1d,病人出现频繁咳嗽,咳粉红色泡沫痰、呼吸困难。

请问：

（1）该病人目前主要的护理诊断/问题是什么？

（2）该病人出现该问题的可能原因有哪些？

（3）针对以上护理诊断/问题,该如何进行护理？

Note:

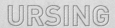

# URSING

## 第二十一章

# 食管疾病病人的护理

21章　数字内容

───── 学习目标 ─────

知识目标：

1. 掌握食管癌的概念、临床表现、处理原则、护理。

2. 熟悉食管癌的病因、辅助检查。

3. 了解食管癌的病理与分型、临床分期。

能力目标：

能指导食管癌病人进行术前准备,分析不同食管癌病人术后病情,制订针对性护理措施并实施整体护理。

素质目标：

具有尊重食管癌病人心理和隐私的态度和行为。

食管疾病主要包括食管癌和食管良性肿瘤。手术是食管肿瘤主要的治疗方法,食管手术后病人易发生吻合口瘘、乳糜胸、出血、感染等并发症。术前加强呼吸道、消化道准备,术后加强饮食护理、消化道护理等是预防术后并发症,促进病人快速康复的关键。本章主要介绍食管癌的发病原因、临床表现、诊断治疗原则及护理,其中围术期护理是本章学习的重点。

 ———————————— 导入情境与思考 ————————————

　　陈先生,50 岁,因进行性吞咽哽噎感 2 个月入院,2 个月前自觉进食后轻微哽噎感,因症状轻微且间断出现,故未做治疗。后症状较前明显加重,进普食即发噎,伴胸骨后烧灼感,出现次数亦增加,消瘦,未予药物治疗。辅助检查:食管镜检查示食管中下段 4cm 长的局限性管壁僵硬,黏膜中断;食管镜活检报告鳞癌 Ⅱ 期。临床诊断为食管癌,拟择期行手术治疗。病人得知疾病情况,焦虑不安。

　　请思考:

　　(1) 病人目前存在哪些护理诊断/问题?

　　(2) 针对病人目前的问题,应采取哪些护理措施?

# 第一节　食　管　癌

　　食管癌(esophageal carcinoma 或 carcinoma of the esophagus)是指从下咽到食管胃结合部(esophagogastric junction,EGJ)之间食管上皮来源的癌,是一种常见的上消化道恶性肿瘤,目前被列为全球第八大癌症。

　　全世界每年新发食管癌病例 180 万例,因食管癌死亡约 46 万例,鳞癌是最常见的食管癌类型,占全球食管癌的 80%。食管癌的发病率和死亡率各国差异很大,欧、美等国发病率很低,为(2~5)/10万,病理类型以腺癌为主。亚洲国家的发病率为(1.2~32)/10 万。我国每年新发病例约 70 万例,占全球新发病例的 39%,死亡病例高达 27 万例,占全球的 58%,无论是新发病例还是死亡病例均居世界之首。以太行山南段的河南、河北、山西三省交界地区的发病率最高,可达 32/10 万。山东、江苏、福建、安徽、湖北、陕西、新疆等地尚有相对集中的高发区,男性发病率高于女性,男女比例约1.3:1~2.7:1。发病年龄多在 40 岁以上,以 60~64 岁年龄组发病率最高。

【病因】

　　病因至今尚未明确,可能与下列因素有关:

　　1. **亚硝胺及真菌**　亚硝胺是公认的化学致癌物,在高发区的粮食和饮水中,其含量较高,且与当地食管癌和食管上皮重度增生的患病率呈正相关。各种霉变食物能产生致癌物质,一些真菌能将硝酸盐还原为亚硝酸盐,促进二级胺的形成,使二级胺比发霉前增高 50~100 倍。少数真菌还能合成亚硝胺。

　　2. **营养不良及微量元素缺乏**　饮食缺乏动物蛋白、新鲜蔬菜和水果,摄入的维生素 A、维生素 $B_1$、维生素 $B_2$ 以及维生素 C 的缺乏,是食管癌的危险因素。食物、饮水和土壤内的微量元素,如钼、铜、锰、铁、锌含量较低,亦与食管癌的发生相关。

　　3. **饮食习惯**　吸烟、长期饮烈性酒已证明是食管鳞癌的重要致病原因。进食粗糙食物,进食过热、过快等因素易致食管上皮损伤,增加对致癌物的敏感性。研究显示,吸烟者食管癌的发生率增加3~8 倍,而饮酒者增加 7~50 倍。

　　4. **遗传因素和基因**　食管癌的发病常呈家族聚集现象,河南林县食管癌有阳性家族史者占60%。在食管癌高发家族中,染色体数目及结构异常者显著增多。

　　5. **其他因素**　食管慢性炎症、黏膜损伤及慢性刺激亦与食管癌发病有关,如食管腐蚀伤、食管慢性炎症、贲门失弛缓症及胃食管长期反流引起的 Barrett 食管（食管末端黏膜上皮柱状细胞化）等均有癌变的危险。另外，肥胖、病毒感染、心理社会因素、经济状况等也与食管癌的发病有关。

【病理与分型】

我国食管癌绝大多数为鳞状上皮癌，占 80% 以上；美国和欧洲食管腺癌占 70% 以上。以中胸段食管癌最多，其次为下胸段，上胸段少见。贲门部腺癌可向上延伸累及食管下段。

1. **分型** 按病理形态，中晚期食管癌可分为 4 型：

（1）髓质型：管壁明显增厚并向腔内外扩展，使癌瘤的上下端边缘呈坡状隆起。多数累及食管周径的全部或绝大部分，恶性程度高。切面呈灰白色，为均匀致密的实体肿块。

（2）蕈伞型：瘤体呈卵圆形扁平肿块状，向腔内呈蘑菇样突起。隆起的边缘与周围的黏膜境界清楚，瘤体表面多有浅表溃疡，其底部凹凸不平。

（3）溃疡型：瘤体的黏膜面呈深陷而边缘清楚的溃疡，溃疡的大小和外形不一，深入肌层，阻塞程度较轻。

（4）缩窄型：瘤体形成明显的环行狭窄，累及食管全部周径，较早出现阻塞症状。

2. **转移途径** 主要通过淋巴转移，血行转移发生较晚。

（1）直接扩散：癌肿最先向黏膜下层扩散，继而向上、下及全层浸润，很容易穿透疏松的外膜侵入邻近器官。

（2）淋巴转移：是食管癌的主要转移途径。首先进入黏膜下淋巴管，通过肌层到达与肿瘤部位相应的区域淋巴管。上段食管癌常转移至锁骨上淋巴结及颈淋巴结，中、下段则多转移至气管旁淋巴结、贲门淋巴结及胃左动脉旁淋巴结。但各段均可向上端或下端转移。

（3）血行转移：较少见，主要向肺、肝、肾、肋骨、脊柱等转移。

【临床表现】

1. **症状**

（1）早期常无明显症状，吞咽粗硬食物时可能偶有不适，包括哽噎感、胸骨后烧灼样、针刺样或牵拉摩擦样疼痛。食物通过缓慢或停滞感、异物感。哽噎、停滞感常通过饮水而缓解或消失。上述症状时轻时重，进展缓慢。

（2）中晚期进行性吞咽困难、吐黏液样痰为其典型症状，先是难咽干硬食物，继而只能进半流质、流质，最后滴水难进。病人逐渐消瘦、贫血、脱水和无力。当癌肿梗阻所引起的炎症水肿暂时消退，或部分癌肿脱落后，梗阻症状可暂时减轻，常误认为病情的好转。随着肿瘤发展，食管癌可侵犯邻近器官或向远处转移，出现相应的晚期症状。持续的胸痛或背痛表示癌已侵犯食管外组织；癌肿侵犯气管、支气管可形成食管-气管瘘或食管-支气管瘘，吞咽水或食物时出现剧烈呛咳，可因食管梗阻致内容物反流入呼吸道而引起呼吸系统感染，也可形成食管纵隔瘘，引起发热等；侵犯喉返神经可出现声音嘶哑、饮水呛咳；压迫颈交感神经节可产生 Horner 综合征；穿透大血管可出现致死性大呕血；由于长期不能正常进食最终呈现恶病质状态；若有肝、脑等脏器转移，可出现黄疸、腹水、昏迷等状态。

2. **体征** 大多数食管癌病人体检时无明显阳性体征。应特别注意颈部或锁骨上肿大淋巴结、肝包块、胸腹腔积液等远处转移体征。

【临床分期】

对食管癌进行临床分期，可以了解病情，设计治疗方案及比较治疗效果。目前采用美国癌症联合会和国际抗癌联盟（AJCC/UICC）公布的 2017 年第 8 版食管癌国际分期标准见表 21-1、表 21-2。

Note:

表 21-1　食管癌国际 TNM 分期标准（第 8 版）

| 分期定义 |
| --- |
| 原发肿瘤（T） |
| $T_X$　　原发肿瘤不能确定 |
| $T_0$　　无原发肿瘤证据 |
| $T_{is}$　　重度异型增生/高级别上皮内瘤变（癌细胞未突破基底膜） |
| $T_1$　　肿瘤只侵及黏膜固有层、黏膜肌层或黏膜下层：$T_{1a}$：肿瘤侵及黏膜固有层或黏膜肌层，$T_{1b}$：肿瘤侵及黏膜下层 |
| $T_2$　　肿瘤侵及食管肌层 |
| $T_3$　　肿瘤侵及食管纤维膜 |
| $T_4$　　肿瘤侵及邻近器官：$T_{4a}$：肿瘤侵及胸膜、心包、奇静脉、膈肌或腹膜；$T_{4b}$：肿瘤侵及其他邻近结构如主动脉、椎体、气管等 |

| 区域淋巴结（N） |
| --- |
| $N_X$　　区域淋巴结不能确定 |
| $N_0$　　无区域淋巴结转移 |
| $N_1$　　1~2 枚区域淋巴结转移 |
| $N_2$　　3~6 枚区域淋巴结转移 |
| $N_3$　　≥7 枚区域淋巴结转移 |

注：至少需清扫 15 枚淋巴结；必须将转移淋巴结数目与清扫淋巴结总数一并记录。

| 远处转移（M） |
| --- |
| $M_0$　　无远处转移 |
| $M_1$　　有远处转移 |

| 腺癌分化程度分期（G） |
| --- |
| $G_X$　　分化程度不能确定 |
| $G_1$　　高分化癌，>95% 为分化较好的腺体组织 |
| $G_2$　　中分化癌，50%~95% 为分化较好的腺体组织 |
| $G_3$　　低分化癌，癌细胞成巢状或片状，<50% 有腺体形成 |

| 鳞癌分化程度分期（G） |
| --- |
| $G_X$　　分化程度不能确定 |
| $G_1$　　高分化癌，角质化为主，伴颗粒层形成和少量非角质化基底样细胞成分，肿瘤细胞排列成片状、有丝分裂少 |
| $G_2$　　中分化癌，组织学特征多变，从角化不全到低度角化，通常无颗粒形成 |
| $G_3$* 　低分化癌，通常伴中心坏死，形成大小不一、巢样分布的基底样细胞。巢主要由肿瘤细胞片状或路面样分布组成，偶可见角化不全或角质化细胞 |

*基底细胞样鳞癌、梭形细胞鳞癌、小细胞癌、大细胞神经内分泌癌及未分化癌按低分化鳞癌分期。混合有鳞癌成分的混合型癌（如腺鳞癌）或组织学类型不明的，按鳞癌分期。

Note:

表 21-2 食管癌国际 TNM 临床分期（cTNM）（第 8 版）

| 分期 | 鳞癌 | | | | | 腺癌 | | | | |
|---|---|---|---|---|---|---|---|---|---|---|
| | N0 | N1 | N2 | N3 | M1 | N0 | N1 | N2 | N3 | M1 |
| Tis | 0 | | | | | 0 | | | | |
| T1 | I | I | III | IVA | IVB | I | IIA | IVA | IVA | IVB |
| T2 | II | II | III | IVA | IVB | IIB | III | IVA | IVA | IVB |
| T3 | II | III | III | IVA | IVB | III | III | IVA | IVA | IVB |
| T4a | IVA | IVA | IVA | IVA | IVB | III | III | IVA | IVA | IVB |
| T4b | IVA | IVA | IVA | IVA | IVB | IVA | IVA | IVA | IVA | IVB |

【辅助检查】

1. **食管吞钡双重对比造影** 早期可见：①食管皱襞紊乱、粗糙或有中断现象；②小的充盈缺损；③局限性管壁僵硬、蠕动中断；④小龛影。中、晚期有明显的不规则狭窄和充盈缺损，病变段管壁僵硬。严重狭窄者近端食管扩张。

2. **内镜及超声内镜检查** 食管纤维内镜检查可直视肿块部位、形态，并可钳取活组织作病理学检查用以确诊。早期病变在内镜下肉眼难以区别时，可采用 0.5%～2% 甲苯胺蓝或 3%～5% Lugol 碘液行食管黏膜染色。甲苯胺蓝使正常组织不染色而肿瘤组织着蓝色；而 Lugol 碘液使正常食管黏膜染成黑色或棕绿色，肿瘤组织不被碘染色而呈现黄色，这是上皮细胞糖原与碘的反应，肿瘤细胞内糖原被耗尽之故。超声内镜检查可用于判断肿瘤侵犯深度、食管周围组织及结构有无受累，以及局部淋巴结转移情况。

3. **放射性核素检查** 利用某些亲肿瘤的核素，如$^{32}$磷、$^{131}$碘、$^{67}$镓、$^{99m}$锝等检查，对早期食管癌病变的发现有帮助。

4. **气管镜检查** 肿瘤在隆嵴以上应行气管镜检查，同时应注意腹腔脏器及淋巴结有无肿瘤转移。

5. **胸、腹部 CT** 能显示食管癌向管腔外扩展的范围及淋巴结转移情况，辅助判断能否手术切除。

知 识 拓 展

**人工智能技术在食管病变诊断中的价值**

人工智能（artificial intelligence，AI）指计算机执行与智能生物相关任务的能力，包括可能模仿人类思维的认知功能，进行自主学习的能力。Ebigbo 等研发出了一种计算机辅助诊断系统，可识别 Barrett 食管癌变中的早期食管腺癌。Ohmori 等使用 9 591 张非放大和 7 844 张放大表浅食管鳞癌图像作为训练集，训练基于卷积神经网络的 AI 系统，结果显示其与有经验的内镜医师测试无明显差异，众多研究表明 AI 对早期食管癌及其癌前病变的内镜下诊断具有良好的辅助价值，对于一些新标准、新技术的应用，亦具有较好的指导学习的作用。

【处理原则】

以手术为主，辅以放射治疗、化学治疗等多学科综合治疗。

1. **内镜治疗** 早期食管癌及癌前病变可采用内镜下治疗，包括射频消融、冷冻治疗、光动力疗法、内镜黏膜切除术或内镜黏膜下剥离术治疗,但应严格掌握手术适应证。

2. **手术治疗** 手术是治疗食管癌首选方法。术前进行准确的 TNM 分期。手术方式是肿瘤完全性切除(切除的长度应在距离瘤上、下缘 5~8cm)、消化道重建和胸、腹两野或颈、胸、腹三野淋巴结清扫。手术入路包括单纯左胸切口、右胸和腹部两切口、颈-胸-腹三切口、胸腹联合切口,以及不开胸经食管裂孔钝性食管拔脱术等不同术式。目前临床常采用右胸的两切口或三切口入路,多采用胸(腹)腔镜为代表的微创技术,食管癌切除后常用胃或结肠重建食管,以胃最为常用。

(1)手术适应证:① Ⅰ 、Ⅱ期和部分Ⅲ期食管癌($T_3N_1M_0$ 和 $T_4N_1M_0$);②放疗后复发,无远处转移,一般情况能耐受手术者;③全身情况良好,有较好的心肺功能储备;④对估计切除可能性小的较大鳞癌而全身情况良好者,术前可先做放射治疗和化学治疗,待瘤体缩小后再手术。

(2)手术禁忌证:①Ⅳ期及部分Ⅲ期食管癌(侵及主动脉及气管的 $T_4$ 病变);②心肺功能差或合并其他重要器官系统严重疾病,不能耐受手术者。

对晚期食管癌、不能根治或放射治疗、进食有困难者,可作姑息性减状手术,如胃或空肠造瘘术、食管腔内置管术、食管分流术等,以达到改善营养、延长生命的目的。

3. **非手术治疗**

(1) **放射治疗**

1)与手术治疗综合应用:术前放射治疗后,间隔 2~3 周再做手术;对术中切除不完全的残留癌组织处作金属标记,一般在术后 3~6 周开始术后放射治疗。三维适形放疗是目前较先进的放射治疗技术。

2)单纯放射治疗:多用于颈段、胸上段食管癌;也可用于有手术禁忌证而尚可耐受放射治疗者。放射治疗最常见的并发症是放射性食管炎、肺炎和心脏损伤,脊髓损伤由于精确放疗的开展而极少发生。

(2)化学治疗:化学治疗方案强调规范化和个体化,食管癌化学治疗分为姑息性化学治疗、新辅助化学治疗(术前)、辅助化学治疗(术后)。食管癌对化学治疗药物敏感性差,可与其他方法联合应用,有时可提高疗效,缓解相关症状,延长存活期。

(3)中医中药治疗:中医药对放射治疗和化学治疗后组织损伤有独到疗效,以健脾益肾、益气养血等治疗为主。吞咽困难、呃逆、呕吐黏液等症状也可参照中医证型进行辨证论治。

(4)其他:靶向治疗、免疫治疗等亦有一定疗效。

【护理评估】

(一)术前评估

1. **健康史**

(1)一般情况:包括年龄、性别、婚姻和职业、有无吸烟和被动吸烟史、居住地和饮食习惯等。

(2)既往史:了解有无其他部位的肿瘤和手术治疗史;有无传染病史,如肺结核等;有无其他伴随疾病,如糖尿病、冠状动脉粥样硬化性心脏病(冠心病)、高血压、慢性支气管炎等。

(3)家族史:了解家庭中有无食管癌和其他食管疾病、其他肿瘤病人。

2. **身体状况**

(1)症状与体征:评估有无吞咽困难、呕吐等;有无疼痛,疼痛的部位和性质,是否因疼痛而影响睡眠;有无消瘦、贫血、脱水或衰弱;了解病人有无锁骨上淋巴结和肝肿块;有无腹水、胸水等。

(2)辅助检查:了解食管吞钡造影、内镜及超声内镜检查、CT 等结果,以判断肿瘤的位置、有无扩散或转移。

3. **心理-社会状况** 了解病人对疾病的认知程度,对手术有何顾虑和思想负担;了解朋友及家属对病人的关心、支持程度,家庭对手术的经济承受能力。

（二）术后评估

**1. 术中情况** 了解手术方式、麻醉方式与病变组织切除情况,术中出血、补液、输血情况及术后诊断等。

**2. 身体状况** 了解病人麻醉是否清醒,生命体征是否平稳,气管插管位置是否改变,呼吸型态如何,有无呼吸浅快、发绀、呼吸音减弱等,血氧饱和度是否正常。了解病人伤口敷料是否干燥,有无渗液、渗血,胸腔闭式引流及胃肠减压引流是否通畅,引流液的颜色、性状和量等。

**3. 心理-社会状况** 评估病人有无焦虑、紧张、恐惧等不良心理,能否配合治疗护理工作,能否安静入睡;能否配合康复训练;有无家庭功能失调及对病人支持无力等。

【常见护理诊断/问题】

1. **营养失调：低于机体需要量** 与进食量减少或不能进食、消耗增加等有关。
2. **体液不足** 与吞咽困难、水分摄入不足有关。
3. **焦虑** 与对癌症的恐惧和担心疾病预后等有关。
4. **潜在并发症**：肺不张、肺炎、出血、吻合口瘘、乳糜胸等。

【护理目标】

1. 病人营养状况改善。
2. 病人水、电解质维持平衡。
3. 病人自述焦虑减轻,表现为情绪稳定。
4. 病人未发生并发症,或并发症得到及时发现和控制。

【护理措施】

（一）术前护理

**1. 心理护理** 食管癌病人往往对进行性加重的吞咽困难、日渐减轻的体重焦虑不安;对所患疾病有部分认识,求生的欲望十分强烈,迫切希望能早日手术,恢复进食;但对手术的效果及疾病预后等表现出紧张、恐惧,甚至明显的情绪低落、失眠和食欲下降。护士应加强与病人及家属之间的沟通,了解病人的心理状况,耐心实施心理疏导。营造安静舒适的环境,保证病人充分休息;为病人讲解手术和各种治疗与护理的意义、方法与注意事项等,尽可能减轻其不良心理反应。

**2. 营养支持和维持水、电解质平衡** 大多数食管癌病人因不同程度吞咽困难而出现摄入不足,营养不良,水、电解质紊乱,使机体对手术的耐受力下降。故术前应保证营养素的摄入,根据病人的进食情况,提供充足营养。能进食者,鼓励病人进食高蛋白、高热量、丰富的维生素、易消化的流质或半流质饮食;若进食时感食管黏膜有刺痛,可给予清淡无刺激的食物,摄入能量不足的部分,由肠内营养制剂补充。肠内营养首选口服营养补充,不能满足目标营养需要量时,建议行管饲。长期不能进食或一般情况差者,可遵医嘱补充水、电解质或提供肠内、肠外营养。

**3. 术前准备**

（1）呼吸道准备:对吸烟者,术前严格戒烟4周。指导病人进行有效咳嗽、咳痰和腹式深呼吸训练,以减少术后呼吸道分泌物、有利排痰、增加肺部通气量、改善缺氧、预防术后肺炎和肺不张的发生。

（2）胃肠道准备:①饮食:对饮酒者,术前4周戒酒。无胃肠道动力障碍者,术前禁食6h,禁饮2h,有吞咽困难或梗阻的病人应延长禁食禁饮时间,避免因进食导致麻醉中误吸等意外发生;②食管癌出现梗阻和炎症者:术前1周遵医嘱给予病人分次口服抗生素(如链霉素)溶液,可起到局部抗感染作用;③进食后有滞留或反流者:术前1d晚上遵医嘱予以生理盐水100ml加抗生素经鼻胃管冲洗食管及胃,可减轻局部充血水肿、减少术中污染、防止吻合口瘘;④拟行结肠代食管手术者:术前3~5d口服肠道不吸收的抗生素,如甲硝唑、庆大霉素或新霉素等;术前2d进食无渣流质饮食;术前晚行清洁灌肠或全肠道灌洗后禁饮禁食;⑤术日晨常规留置胃管,胃管通过梗阻部位时不能强行进入,以免穿破食管,可置于梗阻部位上端,待手术中直视下再置于胃中。

（二）术后护理

**1. 病情观察** 术后2~3h内,严密监测病人的心率、血压以及呼吸频率、节律等生命体征的变化;待生命体征平稳后改为每30min至1h测量1次,维持生命体征平稳。

**2. 饮食护理** ①能经口进食、病情稳定的病人于术后第1d开始口服营养,不能经口进食的病人,通过管饲尽早给予肠内营养。循序渐进,于术后3~6d达到营养需求目标;②严重营养不良、术前行全量放射治疗、新辅助放射治疗及化学治疗、严重糖尿病等发生吻合口瘘风险较高的病人,采用常规护理,需禁饮禁食3~4d,持续胃肠减压,遵医嘱予以肠内和肠外营养支持,避免术后吻合口瘘的发生;③避免进食生、冷、硬食物(包括质硬的药片和带骨刺的鱼肉类、花生、豆类等),以防后期吻合口瘘;④经食管癌、贲门癌切除术,或由于早期进食,可发生胃液反流至食管,病人可有反酸、呕吐等症状,平卧时加重,嘱病人进食后2h内勿平卧,睡眠时将床头抬高;⑤食管胃吻合术后病人,可由于胃拉入胸腔、肺受压而出现胸闷、进食后呼吸困难,应建议病人少食多餐,1~2个月后,症状多可缓解。

**3. 呼吸道护理** 食管癌术后病人易发生呼吸困难、缺氧,并发肺不张、肺炎,甚至呼吸衰竭,主要与下列因素有关:年老的食管癌病人常伴有慢性支气管炎、肺气肿,肺功能低下等;开胸手术破坏了胸廓的完整性;肋间肌和膈肌的切开,使肺的通气泵作用严重受损;术中对肺较长时间的挤压牵拉造成一定的损伤;术后迷走神经功能亢进,引起气管、支气管黏膜腺体分泌增多;食管-胃吻合术后,胃拉入胸腔,使肺受压,肺扩张受限;术后切口疼痛、虚弱致咳痰无力,尤其是颈-胸-腹三切口病人。对此类病人的护理措施包括:①密切观察呼吸型态、频率和节律,听诊双肺呼吸音是否清晰,有无缺氧征兆;②气管插管者,及时吸痰,保持气道通畅;③术后1d每1~2h鼓励病人深呼吸、吹气球、使用深呼吸训练器锻炼,促使肺膨胀;④痰多、咳痰无力者若出现呼吸浅快、发绀、呼吸音减弱等痰阻塞现象时,应立即行鼻导管深部吸痰,必要时行纤维支气管镜吸痰或气管切开吸痰。

**4. 胃肠道护理**

（1）胃肠减压的护理:放置鼻胃管的目的是胃肠减压,以减轻胸胃扩张导致的切缘缺血、吻合口张力增加以及对肺的压迫,减轻各种瘘所致后果的严重程度。①发生吻合口瘘风险小者,考虑在食管切除术后第2d拔出鼻胃管;发生吻合口瘘风险较大者,术后3~4d内持续胃肠减压,妥善固定胃管,防止脱出。待肛门排气、胃肠减压引流量减少后,拔除胃管。②严密观察引流量、性状及颜色并准确记录。术后6~12h可从胃管内抽吸出少量血性或咖啡色液体,以后引流液颜色逐渐变浅。若引流出大量鲜血或血性液体,病人出现烦躁、血压下降、脉搏增快、尿量减少等,应考虑吻合口出血,需立即通知医师并配合处理。③经常挤压胃管,定期用少量生理盐水冲洗并及时回抽,避免管腔堵塞,胃液引流不畅使胃扩张,导致吻合口张力增加和胃液反流而并发吻合口瘘。④胃管脱出后应严密观察病情,不应盲目插入,以免戳穿吻合口,造成吻合口瘘。

（2）结肠代食管(食管重建)术后护理:①保持置于结肠袢内的减压管通畅;②注意观察腹部体征,了解有无发生吻合口瘘、腹腔内出血或感染等,发现异常及时通知医师;③若从减压管内吸出大量血性液或呕吐大量咖啡样液伴全身中毒症状,应考虑代食管的结肠袢坏死,需立即通知医师并配合抢救;④结肠代食管后,因结肠逆蠕动,病人常嗅到粪便气味,需向病人解释原因,并指导其注意口腔卫生,一般此情况于半年后可逐步缓解。

（3）术后肠麻痹的护理:维持合理的液体输入量,避免液体输入过量以减轻可能出现的肠黏膜水肿。另外,实施微创手术、不插鼻饲管、咀嚼口香糖、早期进食和鼓励病人早期下床活动,均可预防术后肠麻痹,促进胃肠蠕动。

（4）肠内营养的护理:病人术后常规留置肠内营养管,如鼻十二指肠管、胃造瘘管或空肠造瘘管等,护理措施参见第四章第三节营养支持中肠内营养的相关内容。

**5. 胸腔闭式引流的护理** 保持管道密闭,严格无菌操作,保持引流通畅,观察记录引流情况,预

Note:

防和处理意外事件,做好拔管前后的护理。

**6. 并发症的护理**

(1) 出血:观察并记录引流液的性状、量。若引流量持续 2h 都超过 4ml/(kg·h),伴血压下降、脉搏增快、躁动、出冷汗等低血容量表现,应考虑有活动性出血,及时报告医师,并做好再次开胸的准备。

(2) 吻合口瘘:吻合口瘘是术后较为严重的并发症之一,颈部吻合口瘘对病人生命不造成威胁,经引流多能愈合。胸内吻合口瘘死亡率较高,多发生在术后 5~10d,死亡率高达 50%。

1) 原因:主要与以下因素有关:①食管的解剖特点,如无浆膜覆盖、肌纤维呈纵形走向,易发生撕裂;②食管血液供应呈节段性,易造成吻合口缺血;③吻合口张力太大;④感染、营养不良、贫血、低蛋白血症等。

2) 表现:病人出现呼吸困难、胸痛、胸腔积液和全身中毒症状,如高热、寒战、甚至休克等。

3) 护理:积极预防感染、营养不良、贫血、低蛋白血症等,保持胃肠减压管通畅,避免吻合口张力太大;术后应密切观察病人有无吻合口瘘的临床表现;一旦出现上述症状,应立即通知医师并配合处理,包括:①嘱病人立即禁食;②协助行胸腔闭式引流并常规护理;③遵医嘱予以抗感染治疗及营养支持;④严密观察生命体征,若出现休克症状,应积极抗休克治疗;⑤需再次手术者,积极配合医师完善术前准备。

(3) 乳糜胸:食管、贲门癌术后并发乳糜胸是比较严重的并发症。

1) 原因:多因术中伤及胸导管所致。

2) 表现:多发生在术后 2~10d,少数病人可在 2~3 周后出现。病人出现胸闷、气急、心悸,甚至血压下降。术后早期由于禁食,乳糜液含脂肪甚少,胸腔闭式引流可为淡血性或淡黄色液,但量较多;恢复进食后,乳糜液漏出量增多,大量积聚在胸腔内,可压迫肺及纵隔并使之向健侧移位。由于乳糜液中 95% 以上是水,并含有大量脂肪、蛋白质、胆固醇、酶、抗体和电解质,若未及时治疗,可在短时期内造成全身消耗、衰竭而死亡。

3) 护理:应积极预防和及时处理,包括:①禁食,给予肠外营养支持;②若诊断明确,迅速协助放置胸腔闭式引流,必要时低负压持续吸引,以及时引流胸腔内乳糜液,使肺膨胀;③需行胸导管结扎术者,积极配合医师完善术前准备。

**(三) 健康教育**

**1. 疾病预防** ①避免接触引起癌变的因素,如改良饮水(减少水中亚硝胺及其他有害物质)、防霉去毒;改变不良生活习惯,如避免过烫、过硬饮食等;②应用预防药物(维 A 酸类化合物及维生素等);积极治疗食管上皮增生,处理癌前病变,如食管炎、息肉、憩室等;③加大防癌宣传教育,在高发区人群中做普查和筛检。

**2. 饮食指导** 根据不同术式,向病人讲解术后进食时间,指导合理选择饮食,告知注意事项,预防并发症的发生。

**3. 活动与锻炼** 保证充分睡眠,劳逸结合,逐渐增加活动量。术后早期不宜下蹲大小便,以免引起体位性低血压或发生意外。由于开胸手术要切断胸部肌肉,术后应加强功能锻炼,防止肌肉粘连,预防术侧肩关节强直及肌肉失用性萎缩。

**4. 复诊指导** 定期复查,遵医嘱坚持后续治疗,如放射治疗或化学治疗等。若术后 3~4 周再次出现吞咽困难,可能为吻合口狭窄,应及时就诊。

**【护理评价】**

通过治疗与护理,病人是否:①营养状况改善,体重增加。②体液维持平衡。③焦虑减轻或缓解,睡眠充足,能配合治疗和护理。④并发症得以预防,或得到及时发现和处理。

## 第二节 食管良性肿瘤

食管良性肿瘤(benign tumors of the esophagus)少见,在食管肿瘤中仅占 1%,因症状较轻或无症状,常被忽视。

【病因】

病因未明,可能与遗传、疾病(食管炎、食管黏膜损伤等)等因素有关。

【病理生理】

食管良性肿瘤按其组织发生来源可分为腔内型、黏膜下型及壁间型。后者约占食管良性肿瘤的3/4。其中腔内型主要为息肉及乳头状瘤,息肉大多有蒂,乳头状瘤以食管下段多见,表面为鳞状上皮覆盖,可有糜烂和出血;黏膜下型主要为血管瘤及颗粒细胞瘤,食管血管瘤较少见,常位于黏膜下,呈深紫红色团,偶成息肉样瘤;显微镜下可见毛细血管瘤、海绵状血管瘤或混合型血管瘤。颗粒细胞瘤位于黏膜下呈结节状,与肌肉不能分开;壁间型主要为食管平滑肌瘤,临床最为常见,约占食管良性肿瘤的 70%。年龄多在 20~50 岁,90%位于食管中下段。肿瘤多为单发,多发仅占 2%~3%。因发生于肌层,多有完整包膜,肿瘤大小不一,呈椭圆形、生姜形或螺旋形,质坚硬,呈灰白色。

【临床表现】

食管良性肿瘤病人的症状和体征主要取决于肿瘤的部位和大小。较大的肿瘤可以不同程度地堵塞食管腔,出现吞咽困难、呕吐和消瘦等症状。很多病人有吸入性肺炎、胸骨后压迫感或疼痛感。血管瘤病人可发生出血。

【辅助检查】

1. **食管 X 线吞钡检查** 可见平滑的半球形或新月形充盈缺损,管壁柔软,肿瘤处黏膜皱襞可以增宽或消失,但无中断。

2. **纤维食管镜检查** 可见黏膜外肿瘤突向食管腔内,黏膜正常,内镜顶端轻触肿瘤部,黏膜外有肿物感。因系黏膜外肿瘤,禁行活检,以免因黏膜损伤给手术摘除肿瘤带来困难。

【处理原则】

一般而言,食管良性肿瘤都需进行外科手术切除病变。对腔内型小而长蒂的肿瘤可经内镜摘除。对壁内型和黏膜下型肿瘤,一般需经剖胸或胸腔镜切除。术中小心保护食管黏膜防止破损。对巨大平滑肌瘤或合并有溃疡时,可行平滑肌瘤及食管切除,用胃重建食管。

【护理措施】

1. **心理护理** 食管良性肿瘤病人的心理压力可能会比食管癌病人轻,但因其有恶变倾向,病人可能存在一定的心理负担。因此应注意观察病人情绪,帮助其增强战胜疾病的信心,树立起积极乐观的生活态度。

2. **营养支持和维持水、电解质平衡** 较大肿瘤的病人可能存在营养不良,水、电解质紊乱,应加强营养素的摄入,提高手术应对能力,促进术后快速康复。

3. **其他护理** 术前准备及术后病情观察、呼吸道护理、胸腔闭式引流和并发症的护理等,参见本章第一节中食管癌病人的护理。

(臧小英)

Note:

## 思 考 题

马先生,63 岁,因进行性吞咽困难 4 个月入院,近 1 周出现声音嘶哑。辅助检查:食管吞钡 X 线示食管中段 3cm 长的环状狭窄,黏膜中断,食管镜活检报告鳞癌Ⅱ期。临床诊断为食管癌,遂行手术治疗。术后 6d,进食后突感呼吸困难、胸痛、寒战、出冷汗,同时胸腔引流量持续 2h 都超过 4ml/(kg·h);体格检查:T 38℃,P 120 次/min,R 30 次/min,BP 90/60mmHg,痛苦面容。

请问:

(1) 该病人发生了哪种并发症? 应采取哪些相应的护理措施?

(2) 除以上并发症外,该病人还可能发生哪些并发症? 应采取哪些护理措施来进行预防?

# 心脏大血管疾病病人的护理

22章 数字内容

——— 学 习 目 标 ———

知识目标：

1. 掌握体外循环的概念、护理措施；主动脉夹层、胸主动脉瘤的处理原则。

2. 熟悉各类先天性心脏病、后天性心脏病的病因、病理生理、临床表现及处理原则；主动脉夹层、胸主动脉瘤的病因、临床表现、辅助检查。

3. 了解法洛四联症、Beck 三联征、室间隔缺损、冠状动脉粥样硬化性心脏病、主动脉夹层、胸主动脉瘤的概念。

能力目标：

1. 能运用护理程序对体外循环的病人实施整体护理。

2. 能运用护理程序对心脏疾病病人术前、术后实施整体护理。

3. 能运用护理程序对主动脉夹层病人实施整体护理。

素质目标：

在护理心脏和大血管疾病病人中建立团队意识和急救意识、尊重同事和其他卫生保健专业人员，尊重病人的价值观、文化习俗、个人信仰和权利，保护病人隐私，关心、爱护病人。

心脏外科常见病和多发病包括先天性心脏病、瓣膜性心脏病、冠心病及大动脉病,近年来,随着高血压不断上升,急慢性动脉疾病发生率也在不断增高。因此,本章除重点介绍由于先天性和后天获得性原因造成的心脏间隔和瓣膜改变所引起的需要外科手术治疗的心脏疾病以外,对胸主动脉疾病,特别是主动脉夹层进行了重点介绍。

　　　　　　　　　　　　导入情境与思考

　　李先生,62 岁,因阵发性胸闷 10d 入院。经检查诊断为"心脏瓣膜病、二尖瓣重度关闭不全",该病人在全麻体外循环下行"二尖瓣膜置换术"。术后麻醉清醒拔除气管插管返回病房,病人诉疼痛、胸闷、气短。体格检查:T 36.9℃,P 91 次/min,R 24 次/min,BP 132/78mmHg,痛苦面容,口唇无发绀,颈静脉无怒张,双肺均可闻及痰鸣音。

　　请思考:

　　(1) 该病人术后主要护理诊断/问题有哪些?

　　(2) 如何针对病人的护理诊断/问题采取相应的护理措施?

# 第一节　体外循环

　　体外循环(extracorporeal circulation,ECC)又称心肺转流术(cardiopulmonary bypass,CPB),指将体内回心静脉血通过特殊装置引出体外,经人工心肺机(artificial heart-lung machine)进行氧合和气体交换,经过温度调节和过滤后,再输回体内动脉,继续血液循环的生命支持技术。体外循环通过人工心肺机暂时取代心肺功能、维持全身器官的血液供应和气体交换,并使心脏内无血液流动,为外科医师实施心内直视手术提供条件。

## 知识拓展

### 我国体外循环的发展

　　体外循环在世界各国科学家的努力下历经了发展和不断完善过程,1957 年我国心脏外科专家石美鑫、顾凯时、叶春秀开始了人工血泵和氧合器的研制。体外循环发展至今,已经不再局限于心血管领域,成为很多学科的支撑技术。肝移植术后,采用静脉-静脉的体外转流以减轻无肝期阻断下腔静脉和门静脉时的静脉淤血,提高了肝移植手术的成功率;在颅脑外科,采用体外循环至深低温控制性停循环技术行脑动脉瘤切除。此外,目前常用的体外生命支持技术-体外膜肺氧合(extracorporeal membrane oxygenation,ECMO)也是在体外循环技术和设备的基础上发展的,是指针对一些呼吸或循环衰竭病人,通过特殊体外循环设备,较长时间辅助或替代心肺功能的技术,为心、肺疾病治疗与功能恢复争取时间。ECMO 设备在治疗新型冠状肺炎病人中独具优势,有效地改善低氧血症,为肺功能和结构的恢复赢得时间。

【人工心肺机的组成和基本功能】

　　1. 人工心　即血泵(blood pump),是代替心脏排血功能的主要部件,使血液能克服阻力,单向流动回输入体内动脉,继续参与循环。常用的血泵有转压式和离心式。前者利用泵头转子交替转压弹性泵管,驱使泵管内血液单向流动;后者则利用旋转磁场驱动泵内多层旋转锥体或叶轮高速旋转,依靠离心力驱动血流沿锥体表面单向流动,无须血流转压,可减少血液成分破坏。因此,离心泵是更为理想的血泵。

2. **人工肺** 即氧合器(oxygenator),是代替肺进行气体交换的部件,具有氧合静脉血、排出 $CO_2$ 功能。常用的有鼓泡式氧合器和膜式氧合器(膜肺)。鼓泡式氧合器是将引出体外的静脉血与输入的氧气直接混合,形成血气泡,完成气体交换;之后流经去泡装置滤过后成为氧合血,流入贮血器,再经血泵泵回体内,参与血液循环。因氧气和血液直接接触易导致血液蛋白变性,故其使用的安全时限为 3h。膜式氧合器是利用可透气的高分子薄膜材料分隔氧气和红细胞,氧合过程中血液和氧气不直接接触,无须经去泡处理,可以明显减少血液成分的破坏和微气栓的产生,适宜较长时间的体外循环。因此,目前临床广泛应用膜式氧合器。

3. **变温器** 是利用循环水温和导热薄金属隔离板,降低或升高体外循环血液温度的装置。

4. **过滤器** 由高分子材料滤网组成,放置于动脉供血管路,用于有效滤除血液成分,如血小板、纤维素或气体等形成的微栓等。

5. **血液浓缩器** 又称血液超滤器,其利用半透膜两侧的压力阶差,滤出水分和小于半透膜孔隙的可溶性中小分子物质。作为体外循环机的常备配件和辅助方法,血液浓缩器常与体外循环管路以并联方式连接,其入口与动脉端相连,出口与静脉回流室相连。

6. **附属装置** 包括各种血管插管、连接管道、检测系统和贮血器等。

## 【体外循环的准备】

体外循环前,医护人员需根据病情和手术方案制订个体化的体外循环方案,选择合适的血管插管、连接管道,连接好体外循环系统,并进行预充。预冲液一般包括乳酸林格液、醋酸平衡盐溶液等晶体溶液和血浆、白蛋白、代血浆或血液等胶体溶液。预充液需根据病人情况,包括病人年龄、体重、术前血细胞比容或血红蛋白含量、预计血液稀释度等合理选择。预充液对血液有稀释作用,血液稀释可以降低血液黏滞度,改善微循环,增加组织灌注,减少红细胞损伤,减轻凝血机制紊乱。现多采取中度稀释,使转流后病人血细胞比容为 22%～25% 或血红蛋白 7～8g/dl。如使用晶体液预充,需加肝素10mg/L;如使用血制品预充,需加肝素 40mg/L。

## 【体外循环的实施】

1. **体外循环的建立** 心内直视手术一般以胸骨正中切口开胸显露心脏,游离上、下腔静脉,套绕上、下腔静脉阻断带和升主动脉牵引带,通过静脉推注肝素(体内肝素用量以 300～350U/kg 计算)使全身肝素化。经升主动脉插管与人工心肺机动脉端连接;经右房或上、下腔静脉分别插腔静脉引流管,与人工心肺机静脉血回收管连接。监测活化凝血酶时间(activated clotting time,ACT),使其延长到 480～600s 以上,开始体外循环(图 22-1)。

转流后,每隔 30min 重复监测 ACT,根据实测值确定肝素追加量,使其值维持在上述安全转流水平。体外循环的灌注流量直接影响脑、肝、肾等重要器官的组织灌注和术后功能恢复,体外循环灌注量与温度密切相关。体温高,灌注流量要高,体温低灌注流量则低。因此,为预防重要脏器缺血、缺氧,体外循环常以降低体温来提高其安全性。一般心脏手术在开始转流时,将血液降温至 26～

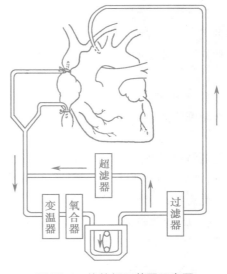

图 22-1 **体外循环装置示意图**

35℃,以降低代谢率、减少转流量、保证机体有氧代谢、避免血液成分受损和心肌损伤;待手术即将结束,再将血液温度回升至常温;转流结束后需静脉注射适量鱼精蛋白以终止肝素的抗凝作用,鱼精蛋白与肝素用量为 1.5:1;按顺序拔除上、下腔静脉和主动脉插管。

**2. 体外循环中的监测**　为保证体外循环期间安全,常规监测平均动脉压(MAP),也就是动脉管道内的压力,使其维持在 50~70mmHg。中心静脉压(CVP)可反映体外循环过程中静脉回流情况,监测以评估血容量高低和腔静脉引流的通畅程度;体外循环停止时,血容量基本补足,CVP 维持在 10~15mmHg。血泵的泵压可反映主动脉插管端的阻力和通畅程度。各类心脏疾病体外循环病人都要经历降温、复温的变化,因鼻咽温代表血流丰富部位的温度,与血液温度接近,其降低与升高均快于直肠温。因此,体外循环中体温监测多采用鼻咽部测温。此外,体外循环中还应严密监测 ACT、心率、心律、尿量与尿色、血气分析及电解质等指标。

### 【体外循环后的病理生理变化】

体外循环作为一种非生理过程,机体可释放大量炎性介质,可导致各器官和组织不同程度的损害,使红细胞破坏、血红蛋白下降、血小板消耗和凝血因子失活,引起凝血机制紊乱,造成术后出血。体外循环过程中由于低灌注、低血压、低血容量、组织缺氧、血液稀释和术前术后利尿等原因常导致水、电解质与酸碱失衡,主要表现为低血钾、代谢性酸中毒和呼吸性碱中毒。此外,体外循环对人体重要器官如心、肺、脑、肾等均造成损伤。

### 【体外循环护理评估】

#### (一)术前评估

**1. 健康史**

(1)一般情况:包括年龄、性别、种族、身高、体重等,其中病人的身高和体重对计算体表面积和给药剂量有重要意义。

(2)既往史:了解病人的过敏史、手术史和成人女性病人的月经史、生育史等,既往有无出血性疾病和出凝血功能的异常,近期是否服用抗凝药物或其他药物史等;有无外伤史或其他伴随疾病。

(3)家族史:了解家族中有无心脏手术的病人和心脏疾病病人。

**2. 身体状况**　全面评估病人主要症状和体征,以及心肺功能、肝肾功能、凝血功能、血糖等,了解病人并发症发生情况,评估病人的饮食习惯,生长发育和营养状况;评估病人活动耐力和自理能力,判断其对手术的耐受力。评估各项实验室检查,心电图,X 线、超声心动图等辅助检查结果。

**3. 心理-社会状况**　评估病人和家属对疾病、治疗方案、手术风险、术前配合、术后康复和预后知识的了解和掌握程度,对手术的接受情况。评估病人的心理反应,是否存在焦虑、恐惧和无助的心理。评估病人及家庭的经济承受能力和社会支持情况。

#### (二)术后评估

**1. 术中情况**　了解手术方式、手术名称和麻醉方式,术中出血、补液、输血、用药情况;术中转流、循环阻断时间和术中回血情况;术中各系统器官功能状况,以及术中有无意外及特殊处理等情况。

**2. 身体状况**　评估病人的生命体征及意识;评估循环功能,观察皮肤色泽、温度、湿度和末梢血管充盈情况等外周血管循环状况;评估呼吸功能和肺部呼吸音情况,监测血氧饱和度和观察有无缺氧表现;评估手术切口有无渗血、感染,评估心包纵隔引流管位置、是否通畅以及引流情况;评估病人的自理能力及睡眠情况。

**3. 心理-社会状况**　了解病人术后的心理感受,进一步评估有无引起术后心理变化的原因,如切口疼痛、术后病情恢复缓慢或担忧住院费用等因素。

### 【常见护理诊断/问题】

**1. 焦虑与恐惧**　与心脏疾病和体外循环手术有关。

**2. 心排血量减少**　与心脏疾病、心功能减退、血容量不足、心律失常、水电解质紊乱有关。

3. **低效性呼吸型态**　与手术、麻醉、人工辅助呼吸、体外循环和术后伤口疼痛有关。

4. **潜在并发症**：急性心脏压塞、肾功能不全、感染、脑功能障碍等。

【护理目标】

1. 病人及家属焦虑、恐惧减轻或消失。

2. 病人心功能正常,恢复全身有效循环。

3. 病人恢复正常的气体交换功能。

4. 病人未发生并发症,或并发症得到及时发现和处理。

【护理措施】

（一）术前护理

1. **心理护理**　心脏手术的病人常对手术存在顾虑和恐惧心理,并因精神过分紧张引起心动过速或心律失常,导致心力衰竭。因此术前应加强沟通,取得病人信任,了解其心理状态,针对病人具体情况,给予心理护理。

2. **加强病情监测**　每日监测体温、心率、血压,每周监测体重。病人进入手术室麻醉诱导前,进行循环监测,包括动脉压、中心静脉压、尿量、心排血量、血氧饱和度等,发现变化,及时处理。

3. **改善心功能**　术前多休息、少活动,保证充足的睡眠,遵医嘱服用改善心功能的药物,如洋地黄类制剂和利尿剂等。若有心悸、气喘、水肿、尿少者,应先内科治疗,待心功能改善后,考虑手术治疗。对于呼吸困难、心悸气短者及时吸氧并取半卧位。

4. **预防和控制感染**　注意保暖和防寒,防止呼吸道感染;吸烟病人,戒烟3周以上;有感染者治疗感染灶。术前进行深呼吸和有效咳嗽训练,防止术后肺部感染。遵医嘱术前预防性应用抗生素防止术后感染发生。

5. **加强营养支持**　摄入高热量、高蛋白及丰富维生素食物,增强机体对手术耐受力;进食较少者,必要时进行静脉高营养治疗;心功能欠佳者,限制钠盐摄入,钠盐小于3g/d;低蛋白血症和贫血者,遵医嘱给予白蛋白、新鲜血液输入。

6. **完善各项检查**　完善术前检查,包括血常规、血型、交叉配血、尿常规、肾功能、凝血功能、血清电解质、心电图和超声心动图等。

（二）术后护理

1. **交接病人,安置合适体位**

（1）交接病人:向医师了解手术情况、机器运转及心脏阻断时间、术中病情变化及用药情况,核对带回药物浓度、维持用量和各种管道及皮肤情况;保持各种管道和引流通畅,观察和记录引流液的量和性质。

（2）安置合适体位:未清醒病人取平卧位,头偏向一侧。有气管插管及辅助通气者,头颈保持平直位,注意防止气管插管扭曲影响通气。清醒前约束好病人肢体,以防其躁动将气管插管、输液管、引流管或监测导线拔除;待病人清醒,循环稳定后,解除约束,抬高床头,保持半卧位,使其体位舒适。

2. **改善心功能,维持有效循环**

（1）持续心电监护:观察心率、心律、有创血压和末梢血氧饱和度以及中心静脉压、肺动脉压、左心房压等动态变化,发现异常,及时通知医师。

（2）观察周围循环情况:密切观察病人皮肤颜色、温度、湿度、口唇、甲床毛细血管充盈和动脉搏动情况,及早发现微循环灌注不足和组织缺氧,注意保暖。

（3）补充血容量:体外循环后病人出现血容量不足,可能的原因有手术创面大、凝血功能较差、失血量较多且时间长、渗血未能立即停止等,需补充液体,必要时补充新鲜血、血小板浓缩液或冰冻血浆。

Note：

**3. 加强呼吸道管理，维持有效通气**

（1）密切观察呼吸功能：观察病人有无发绀、鼻翼扇动、点头或张口呼吸；呼吸频率、节律和幅度，双肺呼吸音是否对称。体外循环术后病人常规使用机械通气以支持呼吸功能，最终达到改善氧合、减少呼吸做功、降低肺血管阻力、促进心功能恢复的目的。因此，观察呼吸机是否与病人呼吸同步，根据动脉血气分析结果及时调整呼吸机参数。

（2）人工气道的护理：妥善固定气管插管和气管切开装置，定时测量并做好标记，必要时镇静，防止脱出或移位。及时清理呼吸道分泌物和呕吐物，保持呼吸道通畅，以防堵塞气道，导致肺不张。

（3）维持呼吸功能：①鼓励病人咳痰；痰液黏稠者给予超声雾化或氧气雾化吸入，以减轻喉头水肿、降低痰液黏稠度；②病人采取半坐卧位；③定期吸氧，以维持充分的氧合状态，防止低氧血症对各重要器官的损害；④定时协助病人翻身、拍背，促进咳嗽和痰液的排出；咳痰时，指导病人用双手按在胸壁切口处，以减轻切口疼痛；⑤指导病人进行深呼吸锻炼（吹气球或应用深呼吸训练器），以促进肺膨胀；⑥保暖防寒，避免受凉后并发呼吸道感染。

**4. 维持正常体温**　每30min测体温1次；注意保暖，防止体温下降发生寒战，以免消耗体力、增加心率、加重心脏负担；防止体温急剧升高，可将冰帽、冰袋放置病人头部、颈部等大血管流经部位。

**5. 维持水、电解质和酸碱平衡**　记录24h出入量或每小时尿量，评估血容量是否足够。体外循环后由于血液稀释、术后过度换气、人工心肺机高流量氧气送入、激素的应用、尿排出量增多和高血糖等原因出现低血钾，加上病人长期心功能差、长期服用洋地黄和利尿剂引起细胞内缺钾，应遵医嘱补钾。纠正代谢紊乱，维持酸碱平衡。

**6. 心包纵隔引流管的护理**　评估心包纵隔引流管的位置；保持引流管通畅，每2h挤压1次；定期局部消毒；记录心包纵隔引流液的性质和量；若单位时间内突然引流量减少，且有中心静脉压升高、血压下降，提示心包引流不畅、心脏压塞，立即通知医师并协助处理；病情允许，尽早拔除引流管。

**7. 常见并发症的护理**

（1）急性心脏压塞

1）原因：体外循环破坏血小板，使纤维蛋白原、凝血因子损耗增多造成凝血功能障碍，以及应用止血药物后形成血凝块等因素均可造成心包腔内积血、血块凝聚，从而引起急性心脏压塞。

2）表现：病人出现静脉压升高（中心静脉压≥25cmH$_2$O，颈静脉怒张），心音遥远、心搏微弱，脉压小、动脉压降低的Beck三联征；引流量由多突然减少，挤压引流管有血凝块流出等。

3）护理：①做好引流管的护理，保持引流管通畅，观察并记录引流液的颜色、性状及量；②监测中心静脉压，使其维持在5~12cmH$_2$O；③严密观察病情，一旦出现心脏压塞的表现，及时通知医师处理。

（2）低心排综合征

1）原因：体外循环过程中阻断心脏循环，心脏缺血、缺氧以及再灌注损伤，使心肌收缩不全出现低心排血量。

2）表现：病人血压下降，脉压变小，心率增快，脉搏细弱，中心静脉压上升，末梢循环差，四肢发冷，尿量减少。

3）护理：①监测心排血量（CO）、心排指数（CI）、体循环阻力（SVR）和肺循环阻力（PVR）等数值的变化，及早发现低心排血量，及时报告医师处理；②补充血容量，纠正水、电解质及酸碱平衡失调和低氧血症；③及时、合理、有效地使用正性肌力药物和血管活性药物，以恢复心脏和其他重要器官的供血供氧，应用输液泵控制输液速度和用量，并观察用药效果；④当药物治疗效果不佳或反复发作室性心律失常时，可行经皮主动脉内球囊反搏（intra-aortic balloon pump，IABP）。

（3）感染

1）原因：心脏手术创伤较大、手术时间长、体外循环的实施以及心力衰竭、缺氧引起病人自身抵抗力降低等，增加了病人术后感染的机会。

2）表现：病人术后体温上升至38℃以上、且持续不退，伤口局部隆起、触痛明显、并溢出白色分泌物等感染现象。

3）护理：①密切监测体温变化；②严格遵守无菌操作原则；③保持手术切口干燥,定期换药,注意口腔和皮肤卫生；④每日评估各侵入性管道留置必要性,及时撤除各种管道；⑤合理使用抗生素；⑥加强营养支持。

（4）肾功能不全

1）原因：体外循环的低灌注量和红细胞破坏而致的大量游离血红蛋白、低心排血量或低血压、缩血管药物应用不当或肾毒性药物的大量应用等因素均可影响肾脏功能,甚至造成肾功能不全。

2）表现：病人出现少尿、无尿、高血钾、尿素氮和血清肌酐升高等。

3）护理：①术前维护好肾功能,不用损伤肾功能的药物。②术后及时复温、保暖,维持全身灌注良好,保持尿量在 1ml/（kg·h）以上。③密切监测肾功能,每小时测尿量 1 次,每 4h 测尿 pH 和比重,观察尿色变化、有无血红蛋白尿等。尿量减少时及时找出原因；停用肾毒性药物；怀疑肾衰竭者应限制水和电解质的摄入；若确诊为急性肾衰竭,行透析治疗；发生血红蛋白尿者,给予高渗性利尿或静脉滴注 5%碳酸氢钠碱化尿液,防止血红蛋白沉积在肾小管导致肾功能损害。④术后合理饮食,低蛋白饮食,限制盐的摄入,远离加工食品。

（5）脑功能障碍

1）原因：体外循环长时间的低血压、低灌注量、酸中毒可造成脑损伤和脑循环障碍。

2）表现：与脑病灶的部位、性质和病变程度有关,病人常出现清醒延迟、昏迷、躁动、癫痫发作、偏瘫、失语等症状。

3）护理：术后严密观察病人的意识、瞳孔、肢体活动情况；病人若出现头痛、呕吐、躁动、嗜睡等异常表现及神经系统的阳性体征时,及时通知医师,协助处理。

【护理评价】

通过治疗与护理,病人是否：①焦虑、恐惧减轻或消失。②心功能改善,恢复全身有效循环。③恢复正常的气体交换功能。④并发症得到有效预防,或得到及时发现和处理。

# 第二节 先天性心脏病

先天性心脏病（congenital heart disease,CHD）简称先心病,是胎儿心脏及大血管在母体内发育异常所导致的先天畸形,是儿童最常见的心脏病。

先天性心脏病根据左、右两侧心腔及大血管之间有无分流可将其分为 3 类：

1. **左向右分流型（潜伏发绀型）** 在心房、心室和大动脉之间存在异常通道,早期由于体循环压力高于肺循环,血液从左向右分流病人无发绀；当剧烈哭闹、屏气或病情发展到晚期,导致肺动脉或右心室压力增高并超过左心压力时,血液自右向左分流而出现发绀,如动脉导管未闭、房间隔缺损和室间隔缺损等。

2. **右向左分流型（发绀型）** 由于心脏解剖结构异常,如右心室流出道狭窄,致使右心压力增高并超过左心,使血流从右向左分流；或因大动脉起源异常,使大量静脉血流入体循环,病人出现持续性发绀,如法洛四联症和完全性大动脉转位等。

3. **无分流型（非发绀型）** 心脏左、右两侧或动、静脉之间无异常通路或分流,病人一般无发绀,如肺动脉或主动脉狭窄,先天性主动脉瓣或二尖瓣狭窄等。

## 一、动脉导管未闭

动脉导管未闭（patent ductus arterious,PDA）是由于各种原因造成婴儿时期动脉导管未正常闭合,是常见的先天性心脏病,占先天性心脏病发病的 12%~15%。动脉导管是胎儿期连接升主动脉峡部和左肺动脉根部之间的生理性血流通道,正常状态,85%婴儿出生后2个月内发生功能性关闭,成为动脉韧带。动脉导管未闭可单独存在,或与主动脉狭窄、室间隔缺损、法洛四联症等并存。

【病因】

与胎儿发育的宫内环境因素和遗传因素有关。

【病理生理】

动脉导管未闭的病人,出生后主动脉压力升高,肺动脉压力下降,主动脉血持续流向肺动脉,形成左向右分流。分流量大小取决于主动脉和肺动脉之间的压力阶差和动脉导管直径。左向右分流导致肺循环血量增加,左心回血量增多,容量负荷增加,左心室肥大,甚至左心衰竭;同时,肺循环血量增加会引发肺小动脉反应性痉挛,使肺动脉压力升高,长期大量的左向右分流,使肺小动脉继发性管壁内膜增生和中层增厚、纤维化,管腔狭小,肺血管阻力增加,最终导致梗阻性肺动脉高压,致使左向右分流明显减少,后期当肺循环阻力持续升高,使肺动脉压接近或超过主动脉压力,血液呈现双向或逆转为右向左分流,造成右心阻力负荷加重和右心室肥大,病人出现发绀、杵状指,即艾森曼格综合征(Eisenmenger syndrome),可致右心衰竭而死亡。

### 知识拓展

#### 艾森曼格综合征

艾森曼格综合征也可称为肺动脉高压性右向左分流综合征,是一组先天性心脏病发展的后果。如先天性动脉导管未闭、房间隔和室间隔缺损持续存在,肺动脉高压进行性发展,原来的左向右分流变成右向左分流,从无发绀发展至有发绀。主要临床表现为:轻至中度发绀,于劳累后加重,逐渐出现杵状指/趾,常伴有气急、乏力、头晕等症状,以后可出现右心衰竭的相关症状。艾森曼格综合征是先天性心脏病发展到后期,病人已失去手术治疗机会,预后不良,唯一有效的治疗方法是进行心肺联合移植或肺移植的同时修补心脏缺损。

【临床表现】

1. **症状**　动脉导管细、分流量小者常无症状;动脉导管粗、分流量大者常并发充血性心力衰竭,出现易激惹、气促、咳嗽、乏力、多汗和喂养困难、生长发育迟缓等症状。婴儿易反复发生肺部感染、呼吸窘迫和心力衰竭。

2. **体征**　听诊可在胸骨左缘第2肋间可闻及粗糙的连续性机器样杂音,收缩期增强,舒张期减弱,以收缩期末最为响亮,向颈部和背部传导,局部可触及震颤。肺动脉高压者可闻及收缩期杂音,肺动脉瓣区第二心音亢进。左向右分流量大者,可因相对性二尖瓣狭窄而闻及心尖部舒张中期隆隆样杂音。由于动脉舒张压降低,脉压增大,可出现周围血管征,如颈动脉搏动加强、甲床毛细血管搏动、水冲脉和股动脉枪击音等。

【辅助检查】

1. **心电图**　正常或左心室肥大;肺动脉高压者表现为左、右心室肥大。

2. **X线**　心影增大,左心室扩大;主动脉结凸出,降主动脉呈漏斗状;肺动脉圆锥平直或隆出;肺血管影增粗。

3. **超声心动图**　左心房和左心室内径增大;可直接探查到未闭的动脉导管,可测其长度、内径和分流大小;发现异常血流信号。

**【处理原则】**

主要为手术治疗。

1. **适应证和禁忌证**　早产儿、婴幼儿反复发生肺炎、呼吸窘迫、心力衰竭、喂养困难或发育不良者,应及时手术治疗。无明显症状者,多主张 4~5 岁择期手术。艾森曼格综合征者禁忌手术。

2. **手术方法**　常见手术方法有动脉导管结扎/钳闭、切断缝合术。体外循环下结扎导管或内口缝闭术,适合并发其他心脏畸形需同期手术,有严重肺动脉高压的病人;导管封堵术,适合大部分病人,是经皮穿刺股动脉和股静脉,应用心导管放置适当的封堵器达到封闭动脉导管的目的。

**【护理措施】**

（一）术前护理

1. **养成良好的起居习惯**　注意休息,尽量减少活动量;提供合理的膳食结构,保证蛋白质、钾、铁、维生素及微量元素的摄入。

2. **预防和控制感染**　①保持室内空气新鲜,温度、湿度适宜;注意保暖防寒,避免受凉后感冒;②保持手术切口清洁、干燥;③严格执行无菌操作技术,做好各种管道的护理;④遵医嘱合理使用抗生素,并监测体温,定期检查血常规了解白细胞计数。

（二）术后护理

病情监测、维持营养和体液平衡、切口的护理、活动和功能锻炼等,参见本章本节室间隔缺损的术后护理。

1. **加强呼吸道管理**　①密切观察呼吸频率、节律、幅度和双肺呼吸音,发现异常及时通知医师;②术后辅助通气时间为 1~2h,保持有效通气,及时清理呼吸道分泌物;③病情稳定并完全清醒后,拔除气管插管,改用面罩雾化吸氧;④鼓励病人深呼吸、有效咳嗽,预防肺不张。

2. **术后心包纵隔引流管的护理**　间断挤压引流管,观察并记录引流液的性状及量。若引流量持续 2h 超过 4ml/（kg·h）,考虑有活动性出血,及时报告医师,并做好再次开胸止血的准备。

3. **术后并发症的护理**

（1）高血压:手术结扎导管后导致体循环血流量突然增大。术后出现血压升高,持续升高可导致高血压危象,表现为烦躁不安、头痛、呕吐,有时伴腹痛。术后血压管理:①加强血压监测和病情观察,评估患儿有无烦躁不安、头痛、呕吐等表现。②限制液体入量,保持血压稳定。若血压偏高时,遵医嘱给予硝普钠或酚妥拉明等药物。给药后,密切观察血压变化、药物疗效和不良反应,准确记录用药剂量;根据血压变化随时调整剂量,保持血压稳定。③保持病人安静:必要时遵医嘱给予镇静、镇痛药物。

（2）喉返神经损伤:左喉返神经由左侧迷走神经经主动脉弓下方发出,紧绕导管下缘,向后沿食管、气管沟上行,手术中牵拉、挤压喉返神经或术后局部水肿压迫可能导致喉返神经损伤,病人可出现左侧声带麻痹,声音嘶哑。因此,术后拔除气管插管后,先鼓励病人发音,及时发现异常。若术后出现单纯性声音嘶哑,告知病人应少说话和休息,应用激素和营养神经药物,一般 1~2 个月后可逐渐恢复。

## 二、房间隔缺损

房间隔缺损（atrial septal defect,ASD）是左、右心房之间的间隔先天性发育不全导致的左、右心房间形成异常通路,是常见的先天性心脏病,占先天性心脏病的 10% 左右。房间隔缺损可分为原发孔缺损和继发孔缺损,以后者居多。继发孔缺损位于冠状静脉窦后上方,绝大多数为单孔缺损,少数为多孔缺损,也有筛状缺损。根据缺损的解剖位置又分为中央型（卵圆孔型）、上腔型（静脉窦型）、下腔型和混合型。继发孔缺损常伴有其他心内畸形,如肺动脉瓣狭窄、二尖瓣狭窄等。原发孔缺损位于冠状静脉窦前下方,缺损下缘靠近二尖瓣瓣环,多伴有二尖瓣大瓣裂缺。

【病因】

房间隔缺损的发生与胎儿发育的宫内环境因素、母体情况和遗传基因有关。

【病理生理】

房间隔缺损引起血液自左心房向右心房分流,分流量取决于两心房压力差、缺损大小和左、右心室充盈阻力的大小。初生婴儿两心房压力接近,缺损几乎无分流;随年龄增大,房压差增加,血液自左向右分流量增多。大量左向右分流导致右心容量负荷加重,造成右心房、右心室增大和肺动脉扩张,肺循环血量增加,肺血管阻力升高,引起梗阻性肺动脉高压。当右心房压力高于左心房时,出现右向左逆流,导致艾森曼格综合征,最终可因右心衰竭而死亡。

【临床表现】

1. **症状**　继发孔型房间隔缺损缺损小者,儿童期可无明显症状,常在体检时发现;一般到了青年期,由于左心血流量减少,才出现劳力性气促、乏力、心悸,易发生呼吸道感染,继发肺动脉高血压和右心衰竭。原发孔型症状出现早,进展快。

2. **体征**　可出现心前区隆起。听诊发现胸骨左缘2~3肋间可闻及Ⅱ~Ⅲ级吹风样收缩期杂音,部分病人杂音不明显,但肺动脉瓣第二心音亢进和分裂。肺动脉高压者,肺动脉瓣区第二心音亢进和分裂加重。

【辅助检查】

1. **心电图**　继发房间隔缺损,电轴右偏,不完全或完全性右束支传导阻滞,P波高大、右心室肥大。原发房间隔缺损,常呈电轴左偏和P-R间期延长,可有左室高电压和左室肥大。

2. **X线**　右心房和右心室增大,肺动脉段突出,主动脉结缩小,呈典型的"梨形心",肺纹理增多,可见"肺门舞蹈征"。

3. **超声心动图**　最主要的诊断方法,可明确显示缺损位置、大小、肺静脉的位置、右心大小和心房水平分流的血流方向。

【处理原则】

以手术治疗为主。

1. **适应证和禁忌证**　原发孔房间隔缺损、继发孔房间隔缺损合并肺动脉高压者应尽早手术。艾森曼格综合征是手术禁忌证。

2. **手术方法**　在体外循环下切开右心房,根据缺损大小选择直接缝合或使用补片材料修补缺损。介入封堵和经胸封堵无须体外循环,创伤小,恢复快,适用于继发孔型且房间隔大小、位置合适的病人。

【护理措施】

（一）术前护理

1. **注意休息**　尽量减少病人活动量,保证睡眠、休息。密切观察有无心力衰竭、感冒或肺部感染等症状,发现异常及早通知医师。

2. **纠正缺氧**　间断或持续吸氧,提高肺内氧分压。

（二）术后护理

1. **有效镇痛**　评估疼痛程度,可遵医嘱给予口服或肌内注射镇痛药。

2. **并发症的护理**　术后病人可出现房性心律失常或室性期前收缩（较少见房室传导阻滞）,严密

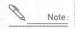
Note:

监测病情变化,观察心率、心律和动态心电图;如发现异常,配合医师使用抗心律失常药,纠正异常。

3. **其他护理** 病情监测、呼吸道管理、维持营养和体液平衡、切口与引流管的护理、活动和功能锻炼等,参见本章本节室间隔缺损的术后护理。

## 三、室间隔缺损

室间隔缺损(ventricular septal defect,VSD)是左、右心室之间的间隔先天性发育不全导致的左、右心室之间形成异常通路。室间隔缺损居先天性心脏病首位,约占30%。根据缺损解剖位置不同,分为膜部缺损、漏斗部缺损和肌部缺损3类,其中以膜部缺损最多,肌部缺损最少见。

【病因】

病因与胎儿发育的宫内环境因素、母体情况和遗传基因有关。

【病理生理】

正常左心室压力高于右心室,室间隔缺损时,左心室血液经缺损向右心室分流,分流量取决于左、右心室的压力阶差、缺损大小和肺血管阻力。缺损小、分流量小,不引起肺动脉压力升高;缺损大、分流量大,右心容量负荷增大,肺动脉压力逐渐增高,最终导致梗阻性肺动脉高压,致使左向右分流明显减少,出现右向左逆流,即艾森曼格综合征。

【临床表现】

1. **症状** 缺损小、分流量小者一般无明显症状。缺损大、分流量大者在出生后即出现症状,表现为多汗、呼吸急促、反复发生呼吸道感染、活动耐力较同龄人差、喂养困难和发育迟缓,甚至发生充血性心力衰竭。室间隔缺损病人易并发感染性心内膜炎。

2. **体征** 听诊可在胸骨左缘2~4肋间闻及Ⅲ级以上粗糙、响亮的全收缩期杂音。分流量大者,心前区轻度隆起,可触及收缩期震颤,心尖部可闻及柔和的舒张期杂音。肺动脉高压时,心前区杂音逐渐减轻,而肺动脉瓣区第二心音亢进,并可伴肺动脉瓣关闭不全的舒张期杂音。

【辅助检查】

1. **心电图** 缺损小者,心电图正常或电轴左偏;缺损大者,左心室肥大。肺动脉高压时,双心室肥大、右心室肥大伴劳损。

2. **X线** 缺损小者肺充血及心影改变轻;缺损较大者,心影轻度到中度扩大,肺动脉段凸出,肺血增多;重度梗阻性肺动脉高压时,肺门血管影明显增粗,呈残根征,而肺外周纹理减少。

3. **超声心动图** 此项检查可明确诊断。二维超声可明确缺损部位及大小。多普勒超声可判断血液分流方向和分流量,并可了解肺动脉压力。

【处理原则】

以手术治疗为主。缺损小、无血流动力学改变者,有自行闭合的可能,可门诊随访观察。

1. **适应证和禁忌证** 缺损大和分流量大或伴肺动脉高压的婴幼儿,应尽早手术;缺损较小、已有房室扩大者,需在学龄前手术;合并心力衰竭或细菌性心内膜炎者,需控制症状后方能手术。艾森曼格综合征者禁忌手术。

2. **手术方法** 心内直视手术是治疗室间隔缺损的主要方法。经胸骨正中切口,在低温体外循环下,根据缺损位置选择右心房、右心室或肺动脉切口显露室间隔,可直接缝合或用人工补片材料进行修补。介入封堵(X线引导)和经胸封堵(超声引导)是近年来治疗室间隔缺损的新方法,但需选择适宜病人进行手术。

【护理评估】

（一）术前评估

1. 健康史

（1）一般情况：包括年龄、性别、身高、体重等基本发育情况。本次疾病的发病时间、类型、特征及诊疗用药过程；近期是否服用抗凝药物或其他药物史等。

（2）既往史：了解有无过敏史、手术史和外伤史，既往有无出血性疾病和出凝血系统的异常。

（3）家族史：了解病人家族中是否有先天性心脏病的病人。了解病人母亲妊娠史，尤其妊娠初期2~3个月内有无感染史、接触放射线史、用药史及吸烟、饮酒史。

2. 身体状况

（1）症状：评估病人精神状态，有无心悸、气短、乏力、呼吸困难、发绀等表现；主要生命体征及重要器官功能状况。评估病人的自理能力、饮食习惯，生长发育和营养状况；与同龄儿相比活动耐力是否下降，是否有反复呼吸道感染，是否喜欢蹲踞、有无阵发性呼吸困难或突然昏厥发作，判断其对手术的耐受力。

（2）体征：皮肤黏膜有无发绀及其程度，有无周围血管征，检查有无呼吸急促、心率加快、鼻翼扇动，以及肺部啰音、肝脏增大等心力衰竭的表现。有无杵状指/趾，胸廓有无畸形、有无震颤，听诊心脏杂音位置、时间、性质和程度，特别要注意肺动脉瓣区第二心音是增强还是减弱，是否有分裂。

（3）辅助检查：包括各项实验室检查，心电图，X线、超声心动图等影像学检查，及其他特殊检查。

3. 心理-社会状况　评估病人和/或家属是否存在焦虑、抑郁、自卑、无助等心理；评估病人和/或家属对疾病、治疗方案、手术风险、术前配合、术后康复和预后知识的了解程度和接受情况；评估病人家庭的经济承受程度和社会支持情况。

（二）术后评估

1. 术中情况　了解病人的手术名称、手术方式和麻醉方式，术中出血、补液、输血、用药情况；术中各系统器官功能状况，以及术中有无意外及特殊处理等情况。

2. 身体状况　评估生命体征是否平稳，意识情况，循环和呼吸功能，外周血管循环状况；血气分析和其他实验室检查结果；伤口敷料是否干燥，有无渗血和渗液；各引流管是否通畅，引流液的颜色、性状和量等。

3. 心理-社会状况　了解病人和/或其家属术后的心理感受，对疾病预后的了解情况，是否担忧住院费用，康复训练和早期活动是否配合，对出院后的延续护理是否清楚。

【常见护理诊断/问题】

1. 生长发育迟缓　与先天性心脏病引起缺氧、疲乏、心功能减退、营养摄入不足有关。

2. 低效性呼吸型态　与缺氧、手术、麻醉、体外循环、应用呼吸机辅助呼吸、术后伤口疼痛等有关。

3. 心排血量减少　与心脏疾病、心功能减退、血容量不足、心律失常、水电解质紊乱等有关。

4. 焦虑与恐惧　与陌生环境、心脏疾病、手术和使用呼吸机等仪器有关。

5. 潜在并发症：感染、心律失常、急性左心衰竭、急性心脏压塞、肾功能不全、脑功能障碍等。

【护理目标】

1. 病人营养状况改善。

2. 病人恢复正常的气体交换功能。

3. 病人心功能正常，恢复全身有效循环。

4. 病人及家属焦虑、抑郁、恐惧减轻或消失。

5. 病人未发生并发症,或并发症得到及时发现和处理。

【护理措施】

（一）术前护理

1. **心理护理**　护士应根据病人及其家庭的具体情况,给予心理护理。①从语言、态度、行为方面与病人和/或家属建立信任关系,鼓励病人和/或家属表达内心感受;②引导病人和家属熟悉医院环境,介绍疾病相关知识,减轻病人及家属对检查、治疗、手术相关的焦虑和恐惧;③安排与手术成功的家庭交流,增强对手术治疗的信心;④帮助家庭建立有效的沟通,缓解家庭内部的压力。

2. **活动与作息**　安排合理的作息时间,嘱病人尽量减少活动量,保证睡眠、休息。集中护理,避免引起情绪激动和大哭大闹。病情严重的病人应卧床休息。

3. **病情观察**　①每小时监测 1 次生命体征,若病情平稳,每 8h 测 1 次。监测和记录 24h 出入量;②观察有无异常啼哭、烦躁不安、四肢厥冷等情况;③观察病人有无心力衰竭、上呼吸道感染或肺部感染等症状,发现异常通知医师。

4. **维持循环和呼吸功能稳定**　①减少活动量,保证休息,避免哭闹;②心功能不全者,遵医嘱给予强心、利尿药,改善循环功能;③严重心律失常者,给予持续心电监护并遵医嘱给药;④加强呼吸道管理:呼吸困难、缺氧者给予间断或持续吸氧,提高肺内氧分压,利于肺血管扩张,改善肺的弥散功能,纠正低氧血症,严重者用呼吸机辅助通气;⑤指导病人深呼吸及有效咳嗽,保持呼吸道通畅;必要时予以吸痰。

5. **改善营养状况**　注意营养搭配,进食高热量、高蛋白及富含维生素的食物,增强机体对手术耐受力;对喂养困难的小儿要耐心喂养,可少量多餐,避免呛咳和呼吸困难,必要时进行静脉高营养治疗;心功能不全者,限制钠盐摄入;低蛋白血症和贫血者,遵医嘱给予白蛋白、新鲜血输入。

6. **预防及控制感染**　注意保暖,防止呼吸道感染;保持口腔和皮肤卫生,避免黏膜和皮肤损伤;一旦发生感染应积极治疗感染灶。

（二）术后护理

1. **交接病人,安置合适体位**　参见本章第一节中体外循环的术后护理。

2. **病情监测**

（1）体温:由于病人一般在低温麻醉下手术,术后要做好保暖工作。四肢末梢循环差者可用热水袋缓慢复温,但水温不宜超过 37℃;注意病人皮肤色泽和温度、口唇、甲床、毛细血管和静脉充盈情况。若体温>38℃,可采用冰袋或温水擦浴等方式物理降温;婴幼儿体表面积小,为不影响其循环功能,可采用药物降温,但 6 个月以内的病人禁用阿司匹林、吲哚美辛栓降温。

（2）血压:心脏外科手术病人常经桡动脉插管进行有创动脉压监测,可以连续观察动脉收缩压、舒张压和平均动脉压的数值。动脉测压时应注意:①严格执行无菌操作,防止感染发生;②测压前校零;③测压、取血、校零等过程中严防空气进入导致气栓;④定时观察动脉穿刺部位有无出血、肿胀,导管有无脱落,以及远端皮肤颜色和温度等。

（3）心功能:术后48h 内,每 15min 连续监测并记录生命体征,待病情平稳后改为 30min 监测 1 次;监测心电图,及时发现不同类型的心律失常;监测左心房压、右心房压、肺动脉和肺动脉楔压,为恢复并维持正常的血流动力学提供客观依据。在测定压力时注意防止导管折断或接头脱落、出血;若病人有咳嗽、呕吐、躁动、抽搐或用力时,应在其安静 10~15min 后再测定,否则将影响测量结果。

（4）意识和肢体活动:评估病人的意识情况,是否出现躁动和肢体抽搐,必要时使用镇静药物。

（5）循环血量:记录每小时尿量、24h 出入量,以评估循环容量是否足够或超负荷。

3. **维持呼吸功能,促进有效通气**　病人术后常规使用呼吸机辅助通气。详见本章第一节体外循环术后护理。

4. **维持营养和体液平衡**　病人清醒并拔除气管插管后,无呕吐可分次少量饮水,但不宜过早进食,以防误吸;肠蠕动恢复后,开始进流质饮食,逐步过渡到半流质及普食。术后早期为减轻心脏负荷,限制液体摄入量,并用利尿剂排除体内潴留的水分;同时警惕因限制液体或过度利尿而发生低钠血症、低氯血症、低钾血症和低钙血症,按医嘱补液、用药,以维持内环境稳定。

**5. 切口与引流管的护理**　术后胸带固定手术切口,以减轻疼痛;观察切口是否有渗血和感染,保持切口清洁干燥,定期换药,敷料如有渗透应立即通知医师更换。保持心包、纵隔引流管通畅,间断挤压引流管,观察并记录引流液的性状及量。若引流量持续 2h 超过 4ml/(kg·h),应考虑有活动性出血,及时报告医师,并做好再次开胸止血的准备。

**6. 给药护理**　严格遵守无菌技术操作原则;应用血管活性药物时,遵医嘱配制药物,剂量精确,使用输液泵控制输液速度和用量。

**7. 活动和功能锻炼**　保证充足休息,定时翻身,鼓励卧床病人尽早做四肢被动、主动活动,防止深静脉血栓形成。病人病情稳定后可逐渐下床运动,根据病人心功能恢复情况制订功能锻炼计划。

**8. 心理护理**　病人麻醉苏醒后对监护室陌生环境、留置的各种管道和呼吸机、监护仪器等设备存在恐惧心理,护士要自我介绍并耐心介绍环境,告知手术已做完,消除病人恐惧,使其情绪平静并配合治疗和护理。

**9. 并发症的护理**

(1) 心律失常:当缺损离房室结和希氏束较近时,术后可能出现心律失常,以交界性心动过速和右束支传导阻滞、房室传导阻滞多见。主要护理措施:①持续心电监护,密切观察病人心律、心率的变化;②如出现心律失常,及时通知医师,遵医嘱给予抗心律失常药物;③在用药期间应严密观察心律、心率、血压、意识变化,观察药物的疗效及副作用;④安置心脏起搏器者按护理常规维护。

(2) 急性左心衰竭:室间隔修补术后,左向右分流消除,左心血容量增大,输液量过多、输液速度过快均可诱发急性左心衰竭。病人出现呼吸困难、咳嗽、咳痰、咯血等急性肺水肿症状。主要护理措施:①持续监测心功能,加强观察,警惕急性肺水肿;②术后早期应控制静脉输入晶体液,以 1ml/(kg·h)为宜,并注意观察及保持左房压不高于中心静脉压;③记录 24h 出入量;④若病人出现左心衰竭后,立即通知医师协助处理,嘱病人绝对卧床休息,给氧,限制钠盐摄入;⑤遵医嘱给予强心、利尿剂,并观察用药后疗效和副作用,特别是洋地黄毒性反应。

(3) 其他并发症:急性心脏压塞、低心排综合征、感染和肾功能不全等并发症的护理参见本章第一节中体外循环术后并发症的护理。

**(三) 健康教育**

**1. 孕期预防**　孕妇妊娠早期适量补充叶酸,积极预防风疹、流感等病毒性疾病,避免与发病有关的因素接触,保持健康生活方式。

**2. 日常护理指导**　指导病人家长:①制订合理的生活制度,养成良好的生活习惯;病人应尽量和正常儿童一起生活和学习,适当休息,避免过度劳累,防止剧烈活动,根据心功能恢复情况逐渐增加活动量,定期锻炼,提高机体抵抗力。②摄入高蛋白、高维生素、低脂肪的均衡饮食,保证充足的营养;少食多餐,避免过量进食加重心脏负担。③注意个人和家庭卫生,减少细菌和病毒入侵,预防感染;天气变化注意防寒保暖,避免呼吸道感染;勿在人多、寒冷或湿热的地方活动,以免加重心脏负担。

**3. 疾病管理指导**　指导病人家长:①严格遵医嘱服用强心、利尿、补钾药,不可随意增减药物剂量,观察用药后反应。②了解疾病康复情况,如尿量、脉搏、体温、血压、皮肤颜色、术后切口变化。③复诊指导,建议每年进行 1 次心电图、胸部 X 线和超声心动图检查;若有烦躁、心率过快、呼吸困难等症状,可能发生心力衰竭,及时送医院就诊。

**【护理评价】**

通过治疗与护理,病人是否:①营养状况得到改善;②恢复正常的气体交换功能;③心功能改善,维持有效循环;④焦虑、恐惧减轻或消失;⑤并发症得到有效预防或发生后得到及时处理。

Note:

## 四、法洛四联症

法洛四联症(tetralogy of Fallot,TOF)是右心室漏斗部或圆锥动脉干发育不良引起的一种心脏畸形,主要包括4种病理畸形,即肺动脉口狭窄、室间隔缺损、主动脉骑跨和右心室肥厚。该病是一种最常见的发绀型先天性心脏病,占先天性心脏病的12%～14%。

【病因】

近年来研究认为,与胎儿发育的宫内环境因素、母体情况和遗传基因有关。

【病理生理】

法洛四联症的病理生理改变基础是肺动脉口狭窄和室间隔缺损。由于主动脉瓣口靠近室间隔缺损,故左右心室收缩期峰压相等,而血液经室间隔缺损分流的方向和多少取决于肺动脉狭窄的程度。轻度肺动脉狭窄时,心室水平主要是左向右分流,肺循环血量超过体循环血量,发绀不明显,有的在婴幼儿期会出现心力衰竭;中度肺动脉狭窄时,在心室水平的分流是双向的,婴儿多在开始活动时才出现发绀;重度肺动脉狭窄时,在心室水平主要是右向左分流,病人发绀明显,行动受限,常有蹲踞或昏厥现象。发绀、慢性缺氧会导致红细胞增多症和体-肺循环侧支血管增多。

【临床表现】

1. **症状**　发绀、喜蹲踞和缺氧发作是法洛四联症的主要症状,表现取决于肺动脉狭窄的严重程度。由于组织缺氧,动脉血氧饱和度降低,新生儿即可出现发绀,啼哭、情绪激动时症状加重,引起喂养困难、生长发育迟缓,体力和活动力较同龄人差,且发绀随年龄增长而加重。喜蹲踞是特征性姿态。蹲踞时,病人下肢屈曲,静脉回心血量减少,减轻了心脏负荷;同时增加体循环阻力,提高了肺循环血流量,使发绀和呼吸困难暂时有所缓解。缺氧发作常发生在清晨或活动后,表现为突然呼吸困难,发绀加重,出现缺氧性昏厥和抽搐,甚至心脏骤停而死亡,常见于漏斗部重度狭窄病人。

2. **体征**　生长发育迟缓,口唇、指/趾甲床发绀,杵状指/趾。杵状指/趾是最常见的体征,严重程度与低氧血症有关,缺氧越严重,杵状指/趾越明显。心脏听诊在胸骨左缘第2～4肋间可闻及Ⅱ～Ⅲ级喷射性收缩期杂音,肺动脉瓣区第二心音减弱或消失;肺动脉狭窄轻者,杂音较响,严重狭窄者可听不到杂音。

【辅助检查】

1. **心电图**　电轴右偏,右心室肥大。

2. **X线**　心影正常或稍扩大,肺血管纹理纤细,肺动脉段凹陷,心尖钝圆呈"靴形心",升主动脉增宽。

3. **超声心动图**　可明确诊断,显示主动脉骑跨、室间隔缺损类型,心室水平血液分流方向,左、右心室功能和大小。

4. **实验室检查**　由于机体缺氧,骨髓造血系统代偿性增生,红细胞计数、血红蛋白和血细胞比容均升高,且与发绀成正比。红细胞计数上升到$12 \times 10^{12}$/L,血红蛋白在150～200g/L,血细胞比容达50%～70%,动脉血氧饱和度为40%～90%。

【处理原则】

主要是手术治疗,包括姑息手术和根治手术。

1. **适应证和禁忌证**　绝大多数肺动脉及左、右分支发育正常的法洛四联症病人均应力争在1岁内行根治术。对于生后病情发展严重、婴儿期严重缺氧、屡发呼吸道感染和昏厥者,或不具备手术医

Note:

疗条件者可先行姑息手术。无论根治还是姑息手术,禁忌证均为顽固性心力衰竭、严重肝功能损害。

2. **手术方式**　姑息手术是在全麻下行锁骨下动脉-肺动脉吻合术或右心室流出道补片扩大术,以增加肺循环血流量,改善缺氧,为根治手术创造条件。根治手术是经胸骨正中切口,建立体外循环,经右心房或右心室切口,剪除肥厚的壁束和隔束肌肉,疏通右室流出道,修补室间隔缺损,将骑跨的主动脉隔入左心室,加宽右心室流出道、肺动脉瓣环或肺动脉主干及分支。

【护理措施】

（一）术前护理

1. **注意休息**　严格限制病人活动量,避免法洛四联症病人因活动、哭闹和情绪激动引起缺氧,导致急性缺氧性昏厥的发作。一旦发生应将小儿置于膝胸卧位,此体位可增加体循环阻力,使右向左分流减少,同时给予吸氧,并通知医师进行抢救。

2. **纠正缺氧**　①吸氧,氧流量 4～6L/min,2～3 次/d,20～30min/次。②改善微循环,纠正组织严重缺氧。必要时遵医嘱输注改善微循环的药物,如低分子右旋糖酐等。

3. **维持充足的液体摄入**　法洛四联症病人血液黏稠度高,此外,由于发热、出汗、吐泻时体液量减少,加重血液浓缩,易形成血栓。鼓励病人多饮水,防止脱水;必要时可静脉输液,维持充足液体摄入。

4. **加强营养**　提供易消化、高蛋白、高热量、高维生素饮食,避免过饱。婴儿喂养比较困难,吸奶时往往因气促乏力而停止吮吸,且易呕吐和大量出汗,故喂奶时可用滴管滴入,减轻体力消耗。

（二）术后护理

1. **并发症的护理**　灌注肺是法洛四联症根治术后的严重并发症,可能与肺动脉发育差、体-肺侧支多或术后液体输入过多有关。病人表现为呼吸道分泌物增多或有血痰,出现急性进行性呼吸困难,发绀,低氧血症。主要的护理措施为:①给予呼气末正压通气方式辅助通气,其间密切监测呼吸机的各项参数,注意气道压力变化。②保持呼吸道通畅,及时清理分泌物;吸痰时注意观察痰液的颜色、性状和量,以及血氧饱和度、心率、血压等;拔除气管插管后,延长吸氧时间 3～5d,并结合肺部体疗协助病人拍背排痰。③严格限制液体入量,维持血浆胶体渗透压,在术后急性渗血期,根据血浆胶体渗透压的变化,遵医嘱及时补充血浆及白蛋白。

2. **其他护理**　其他护理　病情监测、呼吸道管理、维持营养和体液平衡、切口与引流管的护理、活动和功能锻炼等,参见本章本节室间隔缺损病人的术后护理。

# 第三节　后天性心脏病

后天性心脏病(acquired heart disease)是指出生后由于各种原因导致的心脏疾病。心脏瓣膜病是常见的后天性心脏病之一,约占我国心脏外科病人的 30%,其最常见的是风湿性瓣膜病(rheumatic valvular heart disease),简称风心病。风湿性瓣膜病是由风湿热引起心瓣膜损害,最常累及二尖瓣,其次为主动脉瓣、三尖瓣,肺动脉瓣很少累及;可单独累及一个瓣膜,也可同时累及几个瓣膜,其中以二尖瓣合并主动脉瓣病变较多见。此外,随着我国人口老龄化进程加速,老年退行性瓣膜病也越来越受重视,以主动脉瓣膜病变最为常见,其次是二尖瓣病变;随着人们生活水平的提高,冠状动脉粥样硬化性心脏病的发病率亦呈逐年上升趋势。

## 一、二尖瓣狭窄

二尖瓣狭窄(mitral stenosis,MS)指二尖瓣瓣膜受损、瓣膜结构和功能异常所导致的瓣口狭窄,导致左心房血流受阻。女性发病率高于男性,在儿童和青年期患风湿热后,在 20～30 岁后才出现临床症状。

Note:

【病因】

二尖瓣狭窄主要由风湿热所致。风湿热反复发作并侵及二尖瓣后,在瓣膜交界处黏着融合,造成瓣口狭窄,瓣叶增厚、挛缩、变硬和钙化等都进一步加重瓣口狭窄,并限制瓣叶活动。

【病理生理】

正常成人二尖瓣瓣口的横截面积为 $4.0 \sim 5.0 cm^2$,当瓣口面积缩小至 $2.5 cm^2$ 左右,可能出现心脏杂音,但无明显临床症状;当瓣口面积小于 $1.5 cm^2$,可出现血流动力学改变和临床症状;当瓣口面积小于 $1.0 cm^2$ 时,出现严重的临床症状;此时左心房压力升高,导致肺静脉压升高,肺毛细血管扩张、淤血,影响肺内气体交换,发生劳力性呼吸困难;当肺毛细血管压力增高超过正常血浆胶体渗透压 $30mmHg(4.0kPa)$ 时,即可发生急性肺水肿,晚期右心室排血负担加重,右心室逐渐肥厚、扩大,最终出现右心衰竭。

【临床表现】

1. **症状**　当瓣口面积小于 $1.5 cm^2$,可出现气促、咳嗽、咯血、端坐呼吸和夜间阵发性呼吸困难,在剧烈体力活动、情绪激动、呼吸道感染、妊娠、心房颤动等情况下,可诱发端坐呼吸或急性肺水肿;咳嗽多在运动后和夜间入睡后,肺淤血加重后出现;肺淤血引起的咯血,为痰中带血,急性肺水肿引起的咯血,为血性泡沫痰。此外,还可出现心悸、头晕、乏力等心排量不足的表现。

2. **体征**　常见二尖瓣面容,即面颊和口唇轻度发绀;触诊时心尖部可扪及舒张期震颤;听诊时,可闻及心尖部第一心音亢进和舒张中期隆隆样杂音;在胸骨左缘第3、第4肋间可闻及二尖瓣开瓣音。右心衰竭者可见颈静脉怒张、肝大、腹水和双下肢水肿。

【辅助检查】

1. **心电图**　轻度狭窄者心电图正常;中度以上狭窄者表现为电轴右偏、P波增宽、呈双峰,即二尖瓣型P波;肺动脉高压者可出现右束支传导阻滞或右心室肥大;病程长者可见房颤。

2. **X线**　病变轻者无明显异常,而中度以上狭窄者可见左心房和右心室扩大,心脏影呈梨形。长期肺淤血者在肋膈角可见细直的水平线,称为 Kerley B 线。

3. **超声心动图**　可显示出二尖瓣狭窄的程度。M型超声心动图可见二尖瓣前后叶活动异常,呈同向运动,形成城墙样的长方波。二维超声可见二尖瓣瓣叶活动差、增厚和变形,二尖瓣口狭窄,左心房、右心室、右心房扩大,而左心室正常。

【处理原则】

内科治疗以无症状或心功能Ⅰ级的病人为主,有症状且心功能Ⅱ级的病人均应手术治疗。

1. **手术治疗适应证**　①心功能Ⅱ级以上且瓣膜病变明显者,需择期手术。②心功能Ⅳ级、急性肺水肿、大咯血、风湿热活动和感染性心内膜炎等病人,在积极内科治疗基础上,尽早手术;如内科治疗无效,则应急诊手术,挽救生命。③合并心房颤动者,心功能进行性减退,易发生血栓栓塞,应尽早手术。

2. **手术方式**　常用手术方式包括:①二尖瓣交界扩张分离术:目前多采用经皮穿刺球囊导管扩张术;②二尖瓣替换术:在体外循环直视下进行切除二尖瓣瓣叶和腱索,将人工瓣膜缝合固定于瓣环上。临床上使用的人工瓣膜有机械瓣膜和生物瓣膜两种。

【护理措施】

(一) 术前护理

1. **休息与活动**　卧床休息,限制病人活动量,以减少机体消耗。避免情绪激动。

2. **改善循环功能** 密切观察心率和血压变化;吸氧,改善缺氧情况;限制液体摄入;遵医嘱应用强心、利尿、补钾药物。

3. **加强营养** 给予高热量、高蛋白、丰富维生素的清淡易消化饮食,以增强机体对手术耐受力,限制钠盐摄入。低蛋白血症和贫血者,给予白蛋白、新鲜血输入。

4. **积极预防和控制感染** ①指导吸烟病人戒烟;②注意保暖,预防呼吸系统感染;③注意口腔和皮肤卫生,避免黏膜和皮肤损伤;④积极治疗感染灶;⑤预防性应用抗生素。

5. **心理护理** 与病人建立信任关系,介绍疾病和手术相关知识;向瓣膜置换术病人指导瓣膜置换术后可能出现的问题,以减轻病人的焦虑和恐惧。

（二）术后护理

1. **维持循环功能稳定** ①加强血流动力学监测:应用多功能监测仪动态监测血流动力学变化,包括血压、中心静脉压等,根据血流动力学指标,补充血容量;补液速度不能过快,以免加重心脏负担。②按医嘱应用强心、利尿、补钾和血管活性药物,应用输液泵或注射泵控制输液速度和输液量;观察药物疗效和副作用,出现异常,立即通知医师。③观察尿量,记录每小时尿量和 24h 出入量,术后 24h 出入量应基本呈负平衡。④观察心率和心律变化,警惕出现心律失常;⑤观察体温、皮肤温度和色泽,了解外周血管充盈情况。

2. **加强呼吸道护理** ①对留有气管插管者,及时吸痰和湿化气道;②气管插管拔除后定期协助病人翻身、拍背,指导其咳嗽咳痰,保持气道通畅。

3. **抗凝治疗护理** 行瓣膜置换术者,术后 24~48h 遵医嘱即给予华法林抗凝治疗,抗凝治疗效果以凝血酶原时间活动度国际标准比值(international normalized rate,INR)保持在 2.0~2.5 为宜。机械瓣置换术后者,须终身抗凝治疗;生物瓣置换术后者需抗凝治疗 3~6 个月。抗凝治疗期间,定期复查 INR,调整华法林的剂量;密切观察病人有无牙龈出血、鼻出血、血尿等出血征象,出现异常及时通知医师。

4. **并发症的护理**

（1）出血:因手术或抗凝过度有关。间断挤压引流管,观察并记录引流液的性状及量。若引流量持续 2h 超过 4ml/(kg·h)或有较多血凝块,伴血压下降、脉搏增快、躁动、出冷汗等低血容量表现,考虑有活动性出血,及时报告医师,并积极准备再次开胸止血。

（2）动脉栓塞:因置换瓣膜本身的原因和抗凝不足等产生血栓,血栓脱落导致栓塞,常见的有脑栓塞。评估栓塞的危险因素,即有无心房、心室扩大及附壁血栓,警惕有无突发晕厥、偏瘫或下肢厥冷、疼痛、皮肤苍白等血栓形成或肢体栓塞的现象,出现异常及时通知医师。

（三）健康教育

1. **用药指导** 遵医嘱服用强心、利尿、补钾及抗凝药物。指导病人按时、按量、连续服药,不可随意加药、减药、中途换药。手术治疗前,应咨询医师,确定停用抗凝药物和重新开始抗凝治疗的时间。

应用抗凝药物需告知病人:①不可随意增减药物,随意减药会造成瓣膜无法正常工作,随意加药会引起身体各部分出血的危险。②用药期间注意观察:如出现牙龈出血,口腔黏膜、鼻腔出血,皮肤青紫、瘀斑、出血和血尿等抗凝过量或出现下肢厥冷、疼痛、皮肤苍白等抗凝剂不足等表现时应及时就诊。③服用抗凝药物期间,注意其与其他药物反应,如苯巴比妥类药物、阿司匹林、双嘧达莫(潘生丁)、吲哚美辛(消炎痛)等药物能增强抗凝作用;维生素 K 等止血药则降低抗凝作用,需在医师指导下使用上述药物。

2. **预防感染** 保持心情愉快,养成良好的生活习惯,注意个人和家庭卫生,减少细菌和病毒入侵;天气变化注意防寒保暖,预防呼吸道感染;如出现皮肤感染、牙周炎、感冒、肺炎及胃肠道感染等应及时治疗,避免引起感染性心内膜炎。在拔牙、内镜检查、导尿术、分娩、人工流产等手术操作前预防性使用抗生素。

3. **休息与活动** 一般术后休息 3~6 个月,避免劳累,注意劳逸结合;根据心功能恢复情况,进行适当的户内外活动,并逐渐增加活动量,以不引起胸闷、气急为宜,避免重体力劳动和剧烈运动。

4. **饮食指导**　摄入高蛋白、丰富纤维素、低脂肪的均衡饮食,少食多餐,避免过量进食加重心脏负担。少吃维生素 K 含量高的食物,如菠菜、白菜、花椰菜、胡萝卜、番茄、蛋、猪肝等,以免降低抗凝药物的作用。

5. **性生活与妊娠**　术后不影响性生活,但一般在术后 1~2 年心功能完全恢复为宜。生育期女病人应避孕,以免妊娠加重心脏负担,如坚持生育,应详细咨询医师,取得保健指导。病情较重不能妊娠者,做好病人及其配偶的思想工作。

6. **复诊指导**　定期复诊,瓣膜置换术后半年内,每个月定期复查凝血酶原时间(PT)和国际标准比值(INR),根据结果遵医嘱调整用药。半年后,置入机械瓣的病人至少每 3 个月定期复查 1 次。病人若出现心悸、胸闷、呼吸困难、皮下出血等不适时及时就诊。

## 二、二尖瓣关闭不全

二尖瓣关闭不全(mitral regurgitation,MR)指二尖瓣瓣膜受损害、瓣膜结构和功能异常导致的瓣口关闭不全,造成左心室血液部分反流至左心房。半数以上的二尖瓣关闭不全病人常合并二尖瓣狭窄。

【**病因**】

二尖瓣关闭不全的病因复杂,常见原因有风湿性疾病、退行性变、缺血性心脏病、感染性心内膜炎等导致。约 1/3 风湿性二尖瓣狭窄伴有关闭不全。少见的原因还有创伤、心肌病、胶原组织病、结缔组织病、黏液瘤等。

【**病理生理**】

左心室收缩时,因二尖瓣关闭不全部分血液反流入左心房,使排入体循环的血流量减少,而左心房因血量增多而压力升高,左室前负荷增加,逐渐产生左心房代偿性扩大。左心室舒张时,左心房过多的血流入左心室,使之负荷加重,左心室也逐渐扩大,导致左心衰竭;同时肺静脉淤血,肺循环压力升高引起右心衰竭。

【**临床表现**】

1. **症状**　病变轻、心功能代偿良好者可无明显症状;病变较重或病程长者,因回流入左心房血量增多,心搏量减少可出现心悸、乏力和劳累后气促等症状。急性肺水肿、咯血和右心衰竭是晚期出现的症状,较二尖瓣狭窄者少见。

2. **体征**　主要体征是心尖搏动增强,并向左下移位。心尖部可闻及全收缩期杂音,向腋部传导,第一心音减弱或消失,肺动脉瓣区第二心音亢进。晚期出现右心衰竭体征,如颈静脉怒张、肝大及下肢水肿等。

【**辅助检查**】

1. **心电图**　轻者可正常,较重者电轴左偏、二尖瓣型 P 波、左心室肥大和劳损。
2. **X 线**　可见左心房和左心室增大。
3. **超声心动图**　左心房、左心室扩大,二尖瓣活动度大且关闭不全。

【**处理原则**】

无症状的轻、中度二尖瓣关闭不全者主要内科治疗,并定期随访。症状明显、心功能改变、心脏扩大者均应及时在体外循环下实施直视手术。手术方法有两种:①二尖瓣修复成形术;适用于瓣膜病变轻、活动度较好者。利用病人自身组织和部分人工代用品修复二尖瓣,以恢复瓣膜完整性。②二尖瓣替换术:适用于二尖瓣损伤严重、不宜实施修复成形术者。

【护理措施】

术前护理如休息与活动、改善循环功能、加强营养及预防和控制感染等,术后护理如维持循环功能稳定、加强呼吸道护理、抗凝治疗护理及并发症的护理,出院前健康教育如用药指导、饮食指导和复诊指导等,参见本章第一节体外循环和本节中二尖瓣狭窄病人的护理。

### 三、主动脉瓣狭窄

主动脉瓣狭窄(aortic stenosis,AS)是主动脉瓣瓣叶结构和形态改变使瓣口狭窄,导致心脏收缩时血流在主动脉瓣叶水平受阻。主动脉瓣狭窄常合并主动脉瓣关闭不全和二尖瓣病变等。

【病因】

主动脉瓣狭窄多由于风湿热累及主动脉瓣所致,也可由于先天性狭窄或老年性主动脉瓣钙化所造成。

【病理生理】

正常成人主动脉瓣瓣口横截面积为 $3.0cm^2$。主动脉瓣狭窄会增加左心室后负荷,如果狭窄程度较轻对左心室功能无明显影响。重度狭窄时,左心室后负荷增加促使左心室收缩压力升高,导致向心性左心室肥厚,顺应性降低,心排血量减少,进入冠状动脉和脑的血流量减少,常出现心、脑供血不足的症状。

【临床表现】

1. **症状** 轻度主动脉瓣狭窄者无明显症状。中度和重度狭窄者可表现为乏力、眩晕、运动时昏厥、心绞痛、劳累后气促、端坐呼吸、急性肺水肿甚至猝死。
2. **体征** 主动脉瓣区能触及收缩期震颤,听诊主动脉瓣区可闻及收缩期喷射性杂音,向颈部传导;主动脉瓣区第二心音延迟或减弱。重度狭窄者血压偏低、脉搏细弱和脉压小。

【辅助检查】

1. **心电图** 电轴左偏,左心室肥大伴劳损,T 波倒置,部分病人可出现左束支传导阻滞。
2. **X 线** 早期心影无改变;病变加重后可见左心室增大,升主动脉扩张;晚期可有肺淤血。
3. **超声心动图** 可见主动脉瓣增厚、变形或钙化,活动度减小和瓣口缩小等征象。
4. **心导管** 左心导管检查可测定左心室与主动脉之间的收缩压差,明确狭窄的程度。

【处理原则】

无症状的轻、中度狭窄者无手术指征可进行内科治疗。重度狭窄者伴心绞痛、昏厥或心力衰竭等症状应尽早实施手术;重度狭窄者无症状,如伴有心脏进行性增大和/或明显左心衰竭,也需手术治疗。主动脉瓣置换术为治疗主动脉瓣狭窄的主要方法,其他手术方式还包括直视主动脉瓣切开术。通过手术可以消除主动脉瓣跨瓣压力阶差,减轻左心室后负荷,缓解左心室肥厚。

【护理措施】

术前护理如休息与活动、改善循环功能、加强营养及预防和控制感染等,术后护理如维持循环功能稳定、加强呼吸道护理、抗凝治疗护理及并发症的护理,出院前健康教育如用药指导、饮食指导和复诊指导等,参见本章第一节体外循环和本节中二尖瓣狭窄病人的护理。

## 四、主动脉瓣关闭不全

主动脉瓣关闭不全(aortic regurgitation,AR)指主动脉瓣膜受损害导致瓣叶边缘不能对合,瓣口关闭不全,常伴有不同程度的主动脉瓣狭窄。

【病因】

风湿性心脏病、老年退行性病变导致的主动脉瓣变性钙化、梅毒、细菌性心内膜炎、马方综合征(Marfan syndrome)、先天性主动脉瓣畸形和主动脉夹层动脉瘤等均可引起主动脉瓣关闭不全。

【病理生理】

主动脉瓣关闭不全时,舒张期血液自主动脉反流入左心室,引起左心室容量负荷过重,并逐渐导致左心室扩大和肥厚。在心功能代偿期,左心室排血量可高于正常;当功能失代偿时,心排血量减低、左心房和肺动脉压力升高,出现左心衰竭。主动脉瓣关闭不全会引起动脉舒张压下降,可影响冠状动脉和脑组织灌注量,导致心肌和脑供血不足。

【临床表现】

1. **症状**　轻度关闭不全、心脏功能代偿好者无明显症状;重度关闭不全者表现为乏力、心悸、眩晕、晕厥、劳累后气促,严重者常发生心绞痛、端坐呼吸、阵发性呼吸困难。
2. **体征**　心界向左下方增大,心尖部可见抬举性搏动。胸骨左缘第3、4肋间和主动脉瓣区可闻及舒张早、中期或全舒张期叹息样杂音,向心尖传导。重度关闭不全者出现周围血管征,包括颈动脉搏动明显,水冲脉,股动脉枪击音,口唇、甲床毛细血管搏动等征象。

【辅助检查】

1. **心电图**　电轴左偏,左心室肥大伴劳损。
2. **X线**　左心室明显增大;主动脉结隆起,升主动脉和弓部增宽;左心衰竭可见肺淤血征象。
3. **超声心动图**　显示主动脉瓣关闭不全的原因和瓣膜的形态,了解血液反流的严重程度。

【处理原则】

无症状的轻、中度关闭不全者可进行内科治疗,并定期复查。有症状者或虽无症状但已经出现左心室衰竭者应尽早进行手术治疗,手术方式主要为主动脉瓣置换术。

【护理措施】

术前护理如休息与活动、改善循环功能、加强营养及预防和控制感染等,术后护理如维持循环功能稳定、加强呼吸道护理、抗凝治疗护理及并发症的护理,出院前健康教育如用药指导、饮食指导和复诊指导等,参见本章第一节体外循环和本节二尖瓣狭窄病人的护理。

## 五、冠状动脉粥样硬化性心脏病

冠状动脉粥样硬化性心脏病(atherosclerotic coronary artery disease)简称冠心病,是由于冠状动脉粥样硬化使管腔狭窄或阻塞,引起冠状动脉供血不足,导致心肌缺血、缺氧或坏死的一种心脏病。冠心病是成人因心脏病死亡的主要原因。近30年来,我国冠心病发病率明显上升,多见于中老年人群,发病率和死亡率男性明显高于女性。

【病因】

发病机制尚未完全明确,已公认的主要危险因素有高脂血症、高血压、吸烟、肥胖与糖尿病等。

Note:

**【病理生理】**

冠状动脉血流量是影响心肌供氧最主要的因素。当冠状动脉粥样硬化使管腔狭窄时,冠状动脉血流量减少,心肌供氧和需氧失去平衡,当劳力、情绪激动、寒冷或其他刺激时,心肌需氧量增加,但冠状动脉供血量不能相应增加,可诱发心肌缺血。长时间心肌严重缺血会导致心肌细胞坏死。急性心肌梗死可引起严重心律失常、心源性休克、心力衰竭甚至猝死。

**【临床表现】**

主要症状为心绞痛,在情绪激动、体力劳动或饱餐等情况下可诱发,典型表现为心前区疼痛、胸闷、胸骨后压榨样疼痛,向上、向左放射至左肩、左臂、左肘甚至小指和无名指,休息或含服硝酸甘油可缓解。冠状动脉急性阻塞或长时间痉挛,血管腔内血栓形成,可引起心肌梗死。心肌梗死时心绞痛剧烈,有濒死感,持续时间长,休息和含服硝酸甘油不能缓解;可伴恶心、呕吐、大汗、发热、发绀、血压下降、心律失常、心源性休克、心力衰竭,甚至猝死。

**【辅助检查】**

1. **实验室检查**  急性心肌梗死早期磷酸肌酸激酶及其同工酶的活性或质量、肌红蛋白、肌钙蛋白均出现异常改变。

2. **心电图**  心绞痛时以 R 波为主的导联中可见 ST 段压低、T 波低平或倒置,以及室性心律失常或传导阻滞。心肌梗死时可见坏死性 Q 波、损伤性 ST 段和缺血性 T 波改变。

3. **超声心动图**  可对冠状动脉、心肌、心腔结构以及血管、心脏的血流动力学状态提供定性、半定量或定量的评价。

4. **冠状动脉造影术**  可准确了解粥样硬化的病变部位、血管狭窄程度和狭窄远端冠状动脉血流通畅情况。

**【处理原则】**

冠心病治疗可分为内科治疗、介入治疗和外科手术治疗 3 类,应根据病人具体情况选择最佳的治疗方案。冠状动脉旁路移植术(coronary artery bypass graft,CABG)(简称"冠脉搭桥")为常用的手术方式,手术治疗的目的是通过血管旁路移植绕过狭窄的冠状动脉,为缺血心肌重建血运通道,以改善心肌供血、供氧,缓解和消除心绞痛等症状,提高病人生活质量和延长寿命。

1. **手术适应证**  包括:①心绞痛内科药物治疗不能缓解,影响工作和生活,且冠状动脉造影显示冠状动脉主干或主要分支明显狭窄;②左冠状动脉主干狭窄和前降支狭窄者,因易发猝死,应及早手术;③介入治疗术后狭窄复发者。

2. **手术方式**  冠状动脉旁路移植术即是将游离的自体动脉或静脉血管移植到冠状动脉主要分支狭窄的远端,恢复病变冠状动脉远端的血流量,改善心肌功能。自体动脉有乳内动脉、桡动脉和胃网膜右动脉;静脉可用大隐静脉、小隐静脉、头静脉或贵要静脉等(图 22-2)。

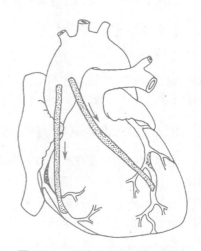

图 22-2  升主动脉-冠状动脉的大隐静脉旁路移植术

**【护理措施】**

(一)术前护理

1. **心理护理**  取得病人信任,为病人介绍手术室及监护室环境,告知其手术简要过程及术后注意事项,消除其焦虑、紧张、

Note:

恐惧心理。

2. 减轻心脏负担 ①休息与活动:注意休息,保证充足的睡眠,避免剧烈体力活动、劳累和情绪波动;②合理膳食:多食高维生素、粗纤维素、低脂的食物,防止便秘发生;③给氧:间断或持续吸氧,保证重要器官心、脑的氧供,预防缺氧发生;④镇静:术日给予少量镇静药物,减少精神紧张引起的心肌耗氧增加。

3. 术前指导 手术前 3~5d 停用阿司匹林等抗凝剂;指导病人深呼吸、有效咳嗽,床上肢体功能锻炼等。

（二）术后护理

1. 加强循环和呼吸功能监测 ①密切监测血压,维持血压稳定;②观察心率、心律和心电图变化,警惕心律失常和心肌梗死的发生;③监测血氧饱和度和动脉氧分压,防止发生低氧血症;④观察体温和末梢循环,术后早期积极复温,注意保暖,促进末梢循环恢复;⑤观察病人呼吸功能,呼吸频率、幅度和双侧呼吸音。

2. 抗凝治疗护理 术后遵医嘱使用抗凝、抗血小板聚集类药物,如肝素、阿司匹林、双嘧达莫(潘生丁),以防搭桥的血管发生阻塞,注意观察用药后反应,如局部胃肠道不适和全身出血,密切观察全身皮肤状况及凝血酶原时间;观察手术切口及下肢取血管处伤口有无渗血;观察并记录引流液的量及性质,判断有无胸内出血或心脏压塞的预兆,发现异常及时通知医师并协助处理。

3. 取静脉的手术肢体护理 术后局部加压包扎,加强观察,包括:观察手术切口是否有渗血;观察周围血管充盈情况;观察肢体远端的足背动脉搏动情况和足趾温度、颜色、水肿、感觉和运动情况。

4. 功能锻炼 术后 2h 可以进行术侧下肢、脚掌和趾的被动锻炼,以促进侧支循环的建立;休息时,注意抬高患肢,以减轻肿胀,避免足下垂;根据病人病情鼓励其早期运动,从床上运动过渡到床边运动,再到下床活动;站立时勿持续时间过久;根据病人耐受程度,逐渐进行肌肉被动和主动训练。

（三）健康教育

1. 疾病知识指导 了解心血管疾病危险因素,包括吸烟、过量饮酒、高血脂、高盐饮食、熬夜、缺少锻炼、性格急躁、情绪波动等,提高疾病预防的意识。

2. 倡导健康生活方式 健康生活方式是冠心病康复的基础。注意劳逸结合;合理均衡饮食,宜摄入低热量、低盐、低脂和优质蛋白质饮食,多吃蔬菜、水果;少食多餐,切忌暴饮暴食;适量运动,术后按照个体耐受和心功能恢复情况逐渐增加运动量,养成定期锻炼的习惯;控制体重;戒烟限酒;保持心情平静和愉悦,学会放松技巧。

3. 用药指导 术后病人终身服用抗凝药如阿司匹林、双嘧达莫(潘生丁),详细向病人介绍用药目的、药物名称、剂量、用法,观察药物常见副作用,如服用阿司匹林可见皮下出血点或便血,告知病人及家属出现异常及时就诊。指导病人外出时务必随身携带硝酸甘油类药物,以防心绞痛发生。

4. 肢体锻炼 术后病人胸骨愈合大约需要 3 个月时间,其间肢体锻炼:应循序渐进,避免胸骨受到较大的牵张,如举重物、抱小孩等;保持正确的姿势,当身体直立或坐位时,尽量保持上半身挺直,两肩向后展;每日做上肢水平上抬练习,避免肩部僵硬;为促进下肢血液循环,腿部可穿弹力护袜;床上休息时,脱去护袜,抬高下肢。

5. 定期复诊 出院后 3~6 个月复查 1 次,之后根据病情调整复查时间。出现不适及时就诊。

## 第四节 胸主动脉疾病

近年来随着高血压等心血管疾病危险因素的不断上升,急慢性动脉疾病发生率显著增加。各种疾病造成主动脉壁正常结构破坏,尤其是主动脉壁中层弹性纤维层变性和破坏,使局部主动脉在血流压力的作用下异常扩张和膨大,形成主动脉瘤(aortic aneurysm)。根据主动脉壁病变层次和范围可分为真性动脉瘤(true aneurysm)、假性动脉瘤(false aneurysm)以及主动脉夹层动脉瘤(aortic dissection

Note:

aneurysm)。这类疾病发病隐匿,临床表现复杂,易误诊,预后凶险,死亡率较高,一旦确诊,应积极有效治疗。

## 一、主动脉夹层

主动脉夹层(aortic dissection,AD)是主动脉夹层动脉瘤的简称,指主动脉壁内膜与部分中层裂开,血液在主动脉压力作用下进入裂开间隙,形成血肿并主要向远端延伸扩大。主动脉夹层常发生于近端胸主动脉。该病隐匿、凶险,诊断率较低,易发生主动脉夹层破裂,死亡率极高。

【病因与发病机制】

目前发病机制仍不清楚。普遍认为主动脉壁中层结构的异常和/或血压升高作用于主动脉壁是夹层发生的基础,在此基础上主动脉内膜撕裂,血液进入中层撕裂处,进一步发展为夹层;另外主动脉滋养血管不同程度的闭塞、破裂形成主动脉壁内血肿,当壁内血肿压力增加至一定程度,在主动脉中层也可发展为夹层。主动脉夹层的发病和以下因素有关:

1. **遗传性疾病** 遗传疾病如马方综合征、Turner综合征是年轻的主动脉夹层病人常见的病因。
2. **先天性心血管畸形** 先天性主动脉缩窄和主动脉瓣畸形者易发生主动脉夹层。
3. **主动脉壁中层退行性变** 主动脉壁中层弹力纤维和胶原纤维退行性变或动脉硬化导致主动脉中层发生夹层。
4. **高血压** 血压增高使主动脉腔内压力过大,引起主动脉中层结构受破坏而裂开,发生夹层。
5. **损伤** 包括创伤性损伤和医源性损伤。医源性损伤如心血管介入诊断和治疗、心脏手术损伤主动脉壁的中层,产生夹层。

【病理生理】

主动脉夹层发生后,夹层的外壁比主动脉壁薄,当夹层腔与主动脉腔完全相交通时,夹层外壁因承受主动脉的压力,容易发生破裂、出血而引起病人在短时间内死亡;另外,升主动脉夹层可累及主动脉瓣结构,引起主动脉瓣关闭不全;当主动脉夹层累及主动脉分支如冠状动脉、头臂干动脉、肾动脉、肠系膜动脉等,可引起相应的心脏、脑、肾等重要脏器供血障碍。

【分类】

(一)分型

传统主动脉夹层分类方法中应用最为广泛的是Stanford分型和De Bakey分型。De Bakey等根据病变部位和扩展范围将本病分为3型(图22-3)。

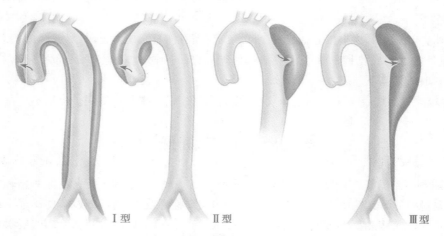

Ⅰ型　　　　　　　Ⅱ型　　　　　　　　　　　Ⅲ型

图22-3 主动脉夹层 De Bakey 分型

1. **Ⅰ型**　内膜破口在升主动脉,主动脉夹层的范围可以延伸至腹主动脉,此型最为常见。

2. **Ⅱ型**　内膜破口在升主动脉,扩展范围局限于升主动脉或主动脉弓。常见于马方综合征。

3. **Ⅲ型**　内膜破口在主动脉峡部左锁骨下动脉处,扩展范围累及降主动脉和/或延伸至腹主动脉末端。

目前临床上常用 Stanford 分型,将本病分为 2 型(图 22-4)。

1. **Stanford A 型**　病变累及升主动脉(相当于 De Bakey Ⅰ型和Ⅱ型),夹层远端可以终止于不同部位,又称近端型,约占全部病例的 2/3。

2. **Stanford B 型**　病变始于降主动脉(相当于 De Bakey Ⅲ型),又称远端型,约占全部病例的 1/3。

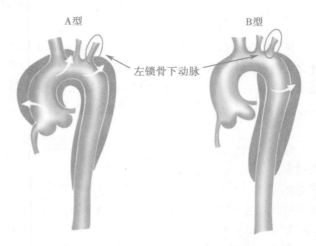

图 22-4　主动脉夹层 Stanford 分型图

（二）分期

主动脉夹层常根据发病时间进行分期。发病时间≤2 周为急性期,2 周至 2 个月为亚急性期,>2 个月为慢性期。慢性期主动脉夹层的并发症发生率,特别是主动脉瘤破裂的发生率远低于急性期,但慢性主动脉夹层仍存在主动脉破裂、脏器衰竭等死亡风险。

【临床表现】

1. **疼痛**　是主动脉夹层的主要特征,表现为突发前胸、后背、腰或腹部的剧烈疼痛,呈撕裂样或刀割样锐痛,难以忍受,多呈持续性,并沿动脉走行向胸、后背放射性传导。疼痛常在突然用力,如举重物、剧烈运动、咳嗽、排便时出现。疼痛时病人呈痛苦病容,神情淡漠,面色苍白,心动过速,尿量减少,但血压正常或升高。剧烈疼痛时可出现烦躁不安,大汗淋漓,有濒死感。疼痛的部位和性质可提示夹层破口的部位及进展情况。Stanford A 型夹层常表现为前胸痛或背痛,Stanford B 型夹层常表现为背痛或腹痛,两者疼痛部位可存在交叉,出现迁移疼痛常提示夹层进展。

2. **累及症状**　急性主动脉夹层压迫和阻塞主动脉的分支表现:①累及主动脉瓣,出现主动脉瓣关闭不全的症状,可导致急性左心衰;②累及冠状动脉,出现心绞痛和心肌梗死;③累及头臂动脉,出现脑供血不足,甚至昏迷;④累及肋间动脉,出现截瘫;⑤累及肾动脉,可发生血尿、无尿、严重高血压甚至肾功能衰竭;⑥累及腹腔干、肠系膜动脉可导致急腹痛、肠坏死和肝脏或脾脏梗死;⑦累及下肢动脉,可出现急性下肢缺血症状,如疼痛、无脉甚至缺血坏死等。

3. **主动脉瘤破裂**　表现为急性胸痛、失血性休克、昏迷、晕厥、心脏压塞、死亡,是一种极其危险的外科急症。

【辅助检查】

1. **胸部 X 线**　纵隔影增宽,主动脉扩大。

2. **经胸或经食管超声心动图**　简便、安全,可用于诊断大部分主动脉夹层,显示内膜撕裂口、假腔内血栓、异常血流等。

3. **全主动脉 CTA（CT 血管造影）**　快速、简便、准确率高,是急性主动脉夹层的首选检查。

4. **MRI**　可准确提供主动脉夹层形态结构变化、破口的位置、受累血管分支和血流动态,主要用于病情稳定者。

**【处理原则】**

主动脉夹层急性期应迅速予镇静、镇痛治疗,控制血压和心率,以减少对主动脉壁的压力,防止夹层继续扩展和主动脉破裂。Stanford A 型主动脉夹层,一经确诊,原则上应按急诊手术治疗,开胸在体外循环下行病损段血管置换。急性 Stanford B 型主动脉夹层,应在药物控制血压、心率稳定后,限期行血管腔内修复术。如果内科治疗下高血压难以控制,疼痛无法缓解出现主动脉破裂征象或急性下肢、肾脏缺血等情况,应急诊行血管腔内修复术。急性 A 型主动脉夹层合并器官缺血的病人可行杂交手术(升主动脉和/或弓替换术+血管腔内修复术)。

## 知 识 拓 展

### 孙 氏 手 术

孙氏手术(Sun's procedure)是 2003 年我国心脏外科专家孙立忠教授团队根据我国主动脉疾病形态学特点,应用自主研制的支架人工血管,创立的"主动脉弓替换 + 支架象鼻置入术"。该术式适用于治疗复杂型主动脉及主动脉弓和弓降部的广泛主动脉病变,进一步简化了手术过程,减少术后出血、提高了远端假腔闭合率、降低了再手术率和再次手术难度,将我国急性 A 型主动脉夹层围术期病死率由 20% 降至 5% 以下,开创了我国主动脉疾病治疗的新领域。目前该术式已被公认为是治疗复杂型主动脉夹层以及累及主动脉弓和降主动脉扩张性病变的标准术式。

**【护理评估】**

(一) 术前评估

**1. 健康史**

(1) 一般情况:包括年龄、性别、种族、身高、体重和职业等,有无吸烟史。近期是否服用抗凝药物或其他药物史等。

(2) 既往史:了解病人有无高血压史,高血压以往诊疗用药过程。有无过敏史、手术史和外伤史;成人女性病人的月经史、生育史等。

(3) 家族史:了解家族中有无高血压、其他心脏疾病和遗传性结缔组织病病人。

**2. 身体状况**

(1) 症状与体征:评估病人局部疼痛的部位、性质和诱发因素,以及疼痛时伴随症状;评估生命体征,高血压表现及心肺功能状况,了解全身其他重要器官功能状态;评估病人活动耐力,判断其对手术的耐受力。

(2) 辅助检查:包括各项实验室检查,心电图,X 线、超声心动图、CTA 和 MRI 等影像学检查。

**3. 心理-社会状况**　了解病人和家属对疾病、治疗方案、手术风险、术前配合、术后康复和预后知识的了解程度和接受情况;评估病人是否存在焦虑、恐惧和无助的心理;评估病人家庭的经济承受能力和社会支持系统。

(二) 术后评估

**1. 术中情况**　了解手术名称、手术方式和麻醉方式,术中出血、补液、输血、用药情况;术中转流、循环阻断时间和术中回输血情况;术中各系统器官功能状况,以及术中有无意外及特殊处理等情况。

**2. 身体状况**　评估生命体征、意识、循环和呼吸功能、外周血管循环状况;评估血气分析和其他实验室检查结果;评估伤口敷料是否干燥,有无渗血和渗液;各引流管是否通畅,引流液的颜色、性状和量等。

**3. 心理-社会状况**　了解病人及其家属术后的心理感受,对疾病预后的了解情况,是否担忧住院

Note:

费用,康复训练和早期活动是否配合,对出院后的延续护理是否清楚。

【常见护理诊断/问题】

1. **急性疼痛**　与主动脉夹层发生、发展有关。
2. **焦虑与恐惧**　与病情凶险及对疾病预后的不确定性有关。
3. **活动无耐力**　与心功能下降、疾病和手术有关。
4. **潜在并发症**:感染、出血、动脉瘤破裂、急性心脏压塞、急性呼吸功能不全、神经系统功能障碍、肾功能不全等。

【护理目标】

1. 病人疼痛减轻或消失。
2. 病人及家属焦虑、恐惧减轻或消失。
3. 病人心功能改善,体力恢复。
4. 病人未发生并发症,或并发症得到及时发现和处理。

【护理措施】

（一）术前护理

1. **卧床休息**　保持环境安静,绝对卧床休息,保证充足睡眠,避免情绪波动,严格控制活动量,必要时应用镇静剂。

2. **病情观察**　严密监测生命体征和重要脏器的功能;观察主动脉夹层是否累及重要脏器导致供血障碍;观察神志改变,肢体运动情况,有无腹痛、腹胀,监测尿量。如有主动脉夹层破裂的先兆,立即通知医师,并做好抢救准备。

3. **疼痛管理**　评估疼痛的位置、性质、持续时间、诱因等;集中护理操作,减少环境刺激;指导病人放松,禁止用力;按医嘱给予吗啡等镇痛药物缓解疼痛。

4. **营养支持**　嘱病人摄入高蛋白、高纤维素、丰富维生素、易消化的软食,纠正贫血、低蛋白血症,防止便秘发生。

5. **控制血压**　监测血压,遵医嘱使用降压药严格控制血压。治疗目标为控制收缩压至 $100 \sim 120mmHg$、心率 $60 \sim 80$ 次/min,或在保证心、脑、肾等重要生命器官灌注的前提下,控制动脉血压下降幅度不超过基础值的 $20\% \sim 30\%$。

6. **预防感染**　术前 3 周戒烟,严格无菌操作,彻底治疗潜在感染灶,术前预防性应用抗生素。

7. **心理护理**　由于发病急,病死率高,病人及家属会出现恐惧心理,向病人及家属介绍疾病和手术相关知识,理解病人的异常心理反应并耐心解答病人及家属的问题,以缓解其对手术的恐惧和焦虑。

（二）术后护理

1. **病情观察**　①观察病人生命体征,监测有创动脉压,及时了解血压变化;②密切观察呼吸频率、节律、幅度和双肺呼吸音;③观察主动脉主要分支供血情况,四肢动脉搏动情况,四肢皮肤温度、色泽,监测四肢血压,若与病人之前血压差距很大,通知医师找出原因;④定期监测病人血清电解质和血气分析,根据血气分析结果调节呼吸机参数。

2. **维持血压稳定**　病人术前常有高血压病史,紧张、手术低温、术后疼痛等因素可引起术后血压升高,导致吻合口渗血和缝线撕脱,因此,术后需要积极控制血压,控制标准同术前:①遵医嘱合理使用利尿剂和血管扩张剂等降压药,严格控制输液速度和量;②适量应用镇静、镇痛药物,防止因紧张、疼痛引起血压升高;③术后复温,注意保暖;④为防止吸痰刺激引起血压骤升,吸痰前,给予镇静降压药物,吸痰时动作轻柔。

3. **保持呼吸道通畅** 详见第二十二章第一节中体外循环术后护理的相关内容。

4. **引流管的护理** 术后随时观察引流液的性状及量,每30min或1h记录1次;间断挤压引流管,若引流出的血性液体持续2h超过4ml/(kg·h),考虑有活动性出血,及时报告医师,并做好再次开胸止血的准备。术后遵医嘱使用巴曲酶、酚磺乙胺、维生素K等药物,以减少渗血。

5. **纠正水、电解质、酸碱失衡** 由于术中丢失大量液体,术后引流液多、组织灌注不足可引起代谢性酸中毒;呼吸机辅助呼吸参数调节不当易出现呼吸性酸中毒或碱中毒;术中血液稀释出现低血钾等情况,因此术后积极补液,适当补充钾、钙和镁。

6. **并发症的护理**

(1) 急性呼吸功能不全:急性呼吸功能不全表现为严重低氧状态,氧合指数<150mmHg,是Stanford A型主动脉夹层术后最为常见的并发症。术后早期采取肺保护性通气策略,保持适当的呼吸末正压(3~12cmH$_2$O);定期肺复张;加强体位管理,采取30°~45°半卧位,2h翻身一次,必要时早期行俯卧位通气;早期拔除气管插管,拔管后采用无创、高流量氧疗序贯通气,缩短有创机械通气时间;及时清理呼吸道分泌物,防止呼吸道感染。

(2) 神经系统功能障碍:包括脑部并发症和脊髓损伤,主要表现为苏醒延迟、昏迷、躁动、癫痫发作、偏瘫、双下肢肌力障碍等症状。术后应严密观察病人的意识、瞳孔、肢体活动情况;对于苏醒延迟、神志不清者,遵医嘱给予营养神经和脱水药物;保证充分供氧,防止脑部缺血缺氧;对于脊髓损伤导致的截瘫,应提高灌注压,维持平均动脉压90mmHg以上,并尽早行脑脊液引流,将脑脊液压力控制在10mmHg以下,以改善预后。

(3) 肾功能不全:术后加强肾功能监护,密切观察尿量,每小时记录1次;监测尿比重、尿素氮和血清肌酐等指标的变化;疑为肾功能不全者,限制水和钠的摄入,控制高钾食物的摄入,并停止使用肾毒性药物;若证实为急性肾衰竭,应遵医嘱做透析治疗。

**(三) 健康教育**

1. **健康生活方式指导** ①养成良好的生活习惯,早睡早起,戒烟、少量饮酒;②合理均衡饮食,进食低盐、低脂和优质蛋白质饮食,多吃蔬菜水果;少食多餐,切忌暴饮暴食;③适当运动,控制体重,术后按照个体耐受逐渐增加运动量;④保持情绪稳定。

2. **预防感染** 注意个人卫生;天气变化注意防寒保暖,避免呼吸道感染;勿在人多、寒冷或湿热的地方活动,以免加重心脏负担。

3. **自我血压管理** ①指导病人及家属学会血压测量方法,即四定:定时间、定体位、定肢体、定仪器;②遵医嘱服用降压药,向病人介绍用药目的、药物名称、剂量、用法,观察药物常见副作用;③指导病人外出时务必随身携带降压药物和硝酸甘油类药物,以备应急;④了解急救医疗服务体系,出现严重并发症,及时呼救。

4. **复诊指导** 定期复查,病人若出现心悸、胸背部疼痛等不适时,应及时就诊。

**【护理评价】**

通过治疗与护理,病人是否:①疼痛减轻或消失;②焦虑、恐惧减轻或消失;③心功能改善,体力恢复;④并发症得到有效预防,或得到及时发现处理。

## 二、胸主动脉瘤

胸主动脉瘤(thoracic aortic aneurysm)是由于各种原因造成胸主动脉壁正常结构的损害,在血流压力的作用下,胸主动脉局部或弥漫性扩张或膨出,达到正常胸主动脉直径的1.5倍以上。胸主动脉各部分包括升主动脉、主动脉弓、降主动脉均可发生主动脉瘤。胸主动脉内血压及血流剪切力极高,一旦出现破裂,出血速度和出血量非常大,死亡率极高。

Note:

【病因】

多种致病因素相互影响、共同作用导致胸主动脉瘤的发生。

1. **动脉粥样硬化性动脉瘤**　是导致胸主动脉瘤最常见的原因。因动脉粥样硬化斑块影响血液向管腔动脉壁输送、供应营养,使主动脉壁变性、坏死,特别是承受压力和维持大动脉功能的弹力纤维破坏后,易形成动脉瘤。

2. **中层囊性坏死**　某些遗传性疾病如马方综合征,主动脉壁中层发生囊性坏死,弹力纤维消失,伴有黏液性变,主动脉壁薄弱,形成主动脉瘤。

3. **创伤性动脉瘤**　多因胸部挤压伤、汽车高速行驶突然减速碰撞胸部或从高处坠下,引起胸主动脉破裂,如主动脉内膜和中层破裂,但外层或周围组织仍保持完整,则可形成假性动脉瘤或夹层动脉瘤。

4. **感染性因素**　由于手术和外伤所致,常继发在感染性心内膜炎的基础上;真菌、梅毒等感染也可引起。

【病理生理】

主动脉瘤一旦扩张,可呈进行性发展,刺激周围组织导致粘连、增厚和钙化;也可压迫和侵蚀周围的血管、神经、气管和食管,产生相应的临床症状;因瘤腔不规则,动脉瘤局部血流产生涡流,动脉瘤内壁可附有血栓,增加栓塞的危险;当瘤壁进一步扩大,血液可穿破薄弱部位,引起大出血、死亡。

【临床表现】

早期多无症状,仅在瘤体增大到一定程度并压迫或侵犯邻近器官和组织后才出现临床症状。

1. **胸痛**　因管壁扩张牵拉动脉壁内神经所致,多为胀痛或跳痛,位于胸骨后或背部,呈间歇性或持续性;若肋骨、胸骨、脊椎受侵蚀以及脊椎神经受压迫时,胸痛会加重。

2. **主动脉瘤压迫和侵蚀表现**

(1) 压迫症状:动脉瘤逐渐增大可压迫邻近组织和器官。①压迫气管、支气管可引起刺激性咳嗽、呼吸困难、肺不张;②压迫喉返神经引起声音嘶哑;③压迫交感神经可引起 Horner 综合征;④压迫膈神经引起膈肌麻痹;⑤压迫左无名静脉可使左上肢静脉压高于右上肢。

(2) 侵蚀症状:升主动脉根部动脉瘤累及主动脉瓣瓣环,使其扩大引起主动脉瓣关闭不全的表现。动脉瘤逐渐增大可达颈部胸骨切迹上方,或侵蚀破坏胸廓骨骼,使胸壁出现搏动性肿块。

3. **主动脉瘤破裂**　表现为胸痛突然加剧、出血。瘤体破裂入气管可引起大咯血、窒息,破入食管引起呕血;可引起失血性休克,甚至死亡。

【辅助检查】

1. **心电图**　无异常改变,合并高血压和主动脉瓣病变者可出现左室肥厚。

2. **胸部 X 线**　前位纵隔增宽,气管、食管被推挤移位,并可见主动脉壁钙化。

3. **超声心动图**　对主动脉根部、升主动脉和主动脉弓的病变诊断准确,可显示瘤体大小和瘤体内有无血栓。

4. **CTA 和 MRI**　可清楚地看到主动脉瘤的部位、范围、大小、与周围器官的关系以及动脉瘤体结构有无动脉硬化斑块和附壁血栓形成等。

【处理原则】

主动脉瘤破裂可引起病人死亡,因此无论动脉瘤大小如何,确诊后均应尽早手术治疗。体外循环下行动脉瘤切除、人工血管重建或替换术是目前常用的手术方法。近年来,随着介入治疗的发展,经股动脉置入带膜支架(或称支撑性人工血管)腔内血管成形术及将体外循环手术与血管腔内修复术相结合的复合手术也取得良好效果。

**【护理措施】**

1. **术前护理和术后护理**　术前护理如卧床休息、疼痛管理、控制血压和预防感染等,术后护理如病情观察、保持呼吸道通畅、引流管的护理和并发症的护理等,参见本章主动脉夹层病人的护理。

2. **健康教育**

(1) 休息与活动:保证休息,避免劳累;术后心功能Ⅰ~Ⅱ级者,可恢复适当的学习、工作;坚持康复锻炼,但应避免重体力劳动和剧烈运动。

(2) 合理饮食:进食低盐、低脂和高蛋白质饮食,多吃蔬菜水果,保持均衡饮食;少食多餐,切忌暴饮暴食,忌辛辣刺激食物。

(3) 养成良好的生活习惯:戒烟、少量饮酒、不熬夜、规律生活。

(4) 复诊指导:定期复查以排除新的动脉瘤和假性动脉瘤形成。

(袁华　叶曼)

## 思 考 题

1. 王女士,22 岁,因阵发性胸闷、气短、心悸 13 年,加重 1 年入院,诊断为"先天性心脏病二尖瓣狭窄"。体格检查:BP 133/71mmHg,HR 98 次/min,心前区无隆起,心浊音界向左侧扩大,听诊心律齐、二尖瓣听诊区可闻及 3/6 级收缩期吹风样杂音。心脏超声检查提示二尖瓣前后叶脱垂,二尖瓣中度关闭不全。病人在全麻体外循环下行"二尖瓣成形术",术毕返回 ICU,呼吸机辅助呼吸,麻醉清醒,身上留置有导尿管、心包纵隔引流管以及右颈静脉置管,持续泵入异丙肾上腺素、多巴胺、硝酸甘油,并给予丙泊酚镇静。

请问:

(1) 术后该病人返回 ICU 后,护士 24h 内重点监测的内容有哪些?

(2) 术后该病人可能出现哪些并发症? 如何护理?

2. 王先生,53 岁,因 5h 前无明显诱因于夜间出现胸部剧烈疼痛,呈撕裂样,口服硝酸甘油无好转,被家属紧急送入院。病人既往有高血压病史 8 年,最高血压达 190/170mmHg,不规律服用降压药。急诊主动脉 CTA 示主动脉夹层动脉瘤,累及主动脉弓、降主动脉。

请问:

(1) 护士从哪几个方面对该病人进行评估?

(2) 该病人目前主要的护理诊断/问题有哪些?

(3) 针对以上护理诊断/问题,应采取哪些护理措施?

Note:

**第二十三章**

# 急性化脓性腹膜炎病人的护理

23章 数字内容

—— 学 习 目 标 ——

知识目标：

1. 掌握急性化脓性腹膜炎的临床表现、处理原则与护理要点。

2. 熟悉急性化脓性腹膜炎和腹腔脓肿的病因、类型、病理生理过程、辅助检查与转归。

3. 了解急性化脓性腹膜炎和腹腔脓肿的概念。

能力目标：

能运用护理程序对急性化脓性腹膜炎围术期病人实施整体护理。

素质目标：

具有为急性化脓性腹膜炎及腹腔脓肿病人提供人文关怀的态度和行为。

腹膜分为相互连续的壁腹膜和脏腹膜两部分,壁腹膜和脏腹膜之间的潜在腔隙是腹膜腔。腹膜具有润滑、吸收、渗出、防御、修复的功能。急性化脓性腹膜炎(acute pyogenic peritonitis)是由细菌感染、化学性刺激或物理性损伤等因素引起的腹膜和腹膜腔炎症,是外科较为常见的急腹症之一。多数发病急、病情复杂、凶险,严重者可引起感染性休克,并可引起肠梗阻及腹腔脓肿等并发症。因此应密切观察病情、正确做出判断、及时给予适当的治疗与护理。急性化脓性腹膜炎的围术期护理为本章学习的重点。

 ———————————— 导入情境与思考 ————————————

李先生,45岁,因突发右上腹痛2h急诊入院。既往有胃溃疡病史,近期胃痛频繁发作,中午聚餐后突发右上腹剧烈疼痛,并迅速蔓延至全腹,呕吐2次,为胃内容物。体格检查:T 38.5℃,P 110次/min,R 28次/min,BP 80/50mmHg,急性面容,仰卧屈膝被动体位,心肺正常,腹部平坦,腹式呼吸消失,腹肌紧张,有明显压痛及反跳痛,移动性浊音(+),肝浊音界缩小。辅助检查:腹部X线检查膈下可见游离气体。

请思考:

(1) 护士对该病人进行病情观察的重点有哪些?

(2) 该病人目前主要的护理诊断/问题有哪些?

(3) 针对该病人的护理诊断/问题,护士应采取哪些护理措施?

# 第一节　急性化脓性腹膜炎

急性化脓性腹膜炎按病因可分为细菌性和非细菌性,按发病机制可分为原发性与继发性,按累及范围可分为弥漫性与局限性两类,急性化脓性腹膜炎常累及整个腹腔,称为急性弥漫性腹膜炎。

【病因与分类】

1. **原发性腹膜炎(primary peritonitis)**　又称自发性腹膜炎,即腹腔内或邻近组织没有原发病灶。致病菌多为溶血性链球菌、肺炎双球菌或大肠埃希菌。细菌进入腹膜腔的途径常有:①血行播散:致病菌从呼吸道或泌尿系统的感染灶血行播散至腹膜,婴儿和儿童的原发性腹膜炎大多属此类;②上行性感染:来自女性生殖道的致病菌通过输卵管直接向上扩散至腹膜腔,如淋病性腹膜炎;③直接扩散:腹腔内及邻近器官细菌通过腹膜层直接扩散至腹膜腔,如泌尿系统感染时,细菌通过腹膜层引起腹膜炎;④透壁性感染:正常境况下,细菌不能通过肠壁;但在某些情况下,如营养不良、肝硬化并发腹水、肾病或猩红热等机体抵抗力降低时,肠腔内细菌有可能通过肠壁直接进入腹膜腔,引起腹膜炎。原发性腹膜炎感染范围很大,与脓液的性质及细菌种类有关。

2. **继发性腹膜炎(secondary peritonitis)**　是急性化脓性腹膜炎最常见的类型,主要致病菌是胃肠道内的常驻菌群,以大肠埃希菌最多见,其次为厌氧杆菌、链球菌、变形杆菌等,多为混合性感染,故毒性较强。引起继发性腹膜炎常见的原因如下(图23-1):

(1) 腹内脏器穿孔或破裂:腹腔内空腔脏器穿孔、损伤引起的腹壁或内脏破裂,是急性继发性化脓性腹膜炎最常见的原因。如胃十二指肠溃疡急性穿孔,胃肠内容物流入腹腔产生化学性刺激,诱发化学性腹膜炎,继发感染后导致化脓性腹膜炎。

(2) 腹内脏器炎症扩散:是引起继发性腹膜炎的常见原因。如急性阑尾炎,含有细菌的渗出液在腹腔内扩散引起腹膜炎。女性的腹膜腔经输卵管、子宫、阴道与体外相通,因此女性生殖系统上行性感染、急性输卵管炎、子宫积脓、产后感染等,可经输卵管向上蔓延至腹腔,引起急性腹膜炎。

(3) 腹内脏器缺血:因肠套叠、肠扭转、嵌顿性疝等引起器官缺血、缺氧,最终器官坏死,内容物漏入腹腔,导致化脓性腹膜炎。

(4) 其他:如腹腔内出血、腹腔内脓肿破裂、腹壁严重感染、医源性感染等。

Note:

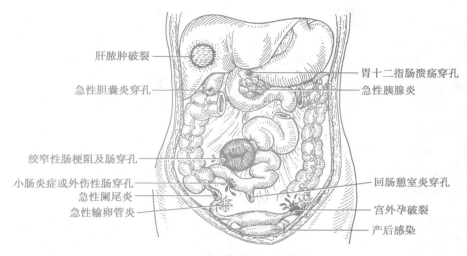

图 23-1  继发性腹膜炎的常见原因

【病理生理】

（一）急性化脓性腹膜炎的病理生理过程

1. **炎症反应**  腹膜受细菌或胃肠道内容物刺激后，立即发生充血、水肿，继而产生大量浆液性渗出液以稀释腹腔内的毒素，并出现大量吞噬细胞、中性粒细胞，加上坏死组织、细菌与凝固的纤维蛋白，使渗出液变混浊而成为脓液。腹腔渗液中大量的细菌与毒素可经腹膜吸收、区域淋巴管进入血液循环，从而引起一系列全身反应。

2. **血流动力学改变**  腹膜腔内大量渗出液以及肠麻痹导致的肠道内积液，引起水电解质紊乱，血浆蛋白减少，血容量锐减。

3. **腹部局部变化**  由于炎症介质释放、自主神经受损、淋巴回流紊乱等因素，引起腹腔内器官进行性水肿、胃肠道蠕动障碍，加上过度液体复苏和器官内容物漏入腹腔，导致腹腔内压力非生理性、进行性、急剧升高而影响内脏血流及器官功能，当腹内压≥20mmHg且伴有与腹腔内高压有关的单个或多个器官功能衰竭时称为腹腔间隔室综合征(abdominal compartment syndrome,ACS)。

4. **代谢紊乱**  低血容量、气体交换受损和感染性休克可引起机体一系列代谢障碍。常见为代谢性酸中毒，还包括蛋白合成障碍和丢失过多引起的低蛋白血症、葡萄糖利用障碍引起的血糖升高、低钠血症、低钾血症等。

（二）腹膜炎的转归

腹膜炎的转归取决于两个方面，一方面是病人全身和腹膜局部的防御能力，另一方面是污染细菌的性质、数量和时间。

1. **炎症趋于恶化**  ①细胞因子大量释放导致多器官衰竭和死亡：细菌及其产物（内毒素）刺激机体的细胞防御机制，激活多种炎性介质，如血中肿瘤坏死因子 α（TNF-α）、白介素-1（IL-1）、白介素-6（IL-6）和弹性蛋白酶等可升高，具有器官损害作用，造成多器官衰竭和死亡。②休克：腹膜严重充血、水肿、渗出，导致脱水和电解质紊乱，血浆蛋白减少和贫血，发热、呕吐、肠管麻痹、肠腔内大量积液使血容量明显减少，导致低血容量性休克；另外，细菌入侵、毒素吸收，致感染性休克。如合并心肺功能受损，会加重休克，甚至导致死亡。

2. **炎症局限和消散**  年轻体壮、抗病能力强者，可使病菌毒力下降。病变损害轻的能与邻近的肠管、其他脏器及大网膜粘连，将病灶包围，形成局限性腹膜炎。渗出物逐渐吸收、炎症消散或局限部位化脓，形成局限性脓肿。

3. **腹腔粘连、肠梗阻形成**  腹膜炎治愈后，腹腔内多有不同程度的粘连，大多数粘连无不良后果，但是部分肠管粘连可造成扭曲或形成锐角，导致粘连性肠梗阻。

## 知 识 拓 展

### 腹腔感染不良结局高危风险因素的证据推荐

《中国腹腔感染诊治指南》(2019 版)以循证医学证据为基础,对腹腔感染严重程度和预后评估进行了证据推荐。

(1) 推荐以急性生理学和慢性健康评估Ⅱ评分(acute physiology and chronic health evaluation Ⅱ,APACHE Ⅱ)10 分将腹腔感染分为轻中度或重度(低质量证据,强烈推荐)。

(2) 合并脓毒症的腹腔感染为重度腹腔感染(低质量证据,强烈推荐)。

(3) 合并急性胃肠功能损伤为Ⅲ、Ⅳ级的腹腔感染考虑为重度腹腔感染(极低质量证据,强烈推荐)。

(4) 推荐使用 APACHE Ⅱ评分、序贯性器官功能衰竭评估(sequential organ failure assessment,SOFA)评分推断腹腔感染病人预后(低质量证据,强烈推荐),曼海姆腹膜炎指数(Mannheim peritonitis index,MPI)评分也可用于评估预后(低质量证据,条件推荐)。

### 【临床表现】

临床表现随病因不同而有所差异,如空腔脏器破裂或穿孔引起的腹膜炎,常骤然发生;由急性阑尾炎、急性胆囊炎穿孔等引起的腹膜炎,多先有原发病的临床表现,之后才逐渐出现腹膜炎的表现。

1. **腹痛**　是最主要的症状。一般呈持续性剧烈腹痛,常难以忍受。深呼吸、咳嗽、转动身体时疼痛加剧。腹痛范围多自原发病变部位开始,随炎症扩散而延及全腹。

2. **恶心、呕吐**　腹膜受到刺激引起反射性恶心、呕吐,呕吐物为胃内容物;发生麻痹性肠梗阻时,呕吐物可含有黄绿色胆汁,甚至呈棕褐色粪水样内容物。

3. **体温、脉搏变化**　与炎症轻重有关。体温开始正常,后逐渐升高、脉搏逐渐加快;如原发病引起的炎症已经造成体温升高,则继发腹膜炎后体温将继续升高,但年老体弱者体温可不升高。多数病人的脉搏会随体温升高而加快,如果脉搏快体温反而下降,是病情恶化的征象之一。

4. **感染中毒症状**　病人可出现寒战、高热、脉速、呼吸浅快、大汗及口干。随病情进一步发展,可出现重度脱水、代谢性酸中毒及感染性休克等表现,如眼窝凹陷、皮肤干燥、舌干苔厚、面色苍白、口唇发绀、肢端发凉、呼吸急促、脉细微弱、体温骤升或下降、血压下降、神志恍惚或不清等。

5. **腹腔间隔室综合征**　ACS 是急性化脓性腹膜炎的严重并发症之一。发生 ACS 时,腹腔内压急剧升高,病人胸闷气短,呼吸困难,心率加快,腹部膨隆,张力高可伴有腹痛、肠鸣音减弱或消失等。

6. **腹部体征**　①视:腹胀明显,腹式呼吸运动减弱或消失。腹胀加重是病情恶化的重要标志。②触:腹部压痛、反跳痛和腹肌紧张是腹膜炎的标志性体征,称为腹膜刺激征,以原发病灶处最为明显。幼儿、老人或极度衰弱者腹肌紧张不明显,易被忽视。③叩:胃肠胀气时呈鼓音;胃十二指肠穿孔时,逸出的气体积聚于膈下,使肝浊音界缩小或消失;腹腔内积液较多时,移动性浊音阳性。④听:肠鸣音减弱或消失。⑤直肠指检:直肠前窝饱满及触痛,表明盆腔已有感染或形成盆腔脓肿。

### 【辅助检查】

1. **实验室检查**

(1) 血常规:白细胞计数及中性粒细胞比值增高。病情危重或机体反应能力低下者,白细胞计数可不升高,仅中性粒细胞比值增高,甚至有中毒颗粒出现。

(2) 尿常规:尿液因失水而浓缩,可出现蛋白尿与管型尿,尿酮体可呈阳性。

(3) 血生化:可提示酸中毒与电解质紊乱。

2. **影像学检查**

（1）立位腹部平片：可见小肠普遍胀气并有多个小液平面；胃肠穿孔时，多数可见膈下游离气体。

（2）腹部超声：可显示腹腔内积液。

（3）腹部CT：腹部CT是腹腔感染影像学诊断的金标准，灵敏度和特异度高于超声。CT对腹腔内实质性脏器病变的诊断帮助较大，并有助于确定腹腔内液体量，诊断准确率可达95%。

3. **诊断性腹腔穿刺抽液术或腹腔灌洗术** 根据叩诊或超声进行定位，一般在两侧下腹部髂前上棘内下方进行诊断性穿刺抽液。依据抽出液的性状、气味、混浊度，涂片镜检，细菌培养以及淀粉酶测定等判断病因（表23-1）。

表23-1 急性腹膜炎腹腔穿刺的阳性发现

| 穿刺液性状 | 可能疾病类型 |
| --- | --- |
| 黄色、混浊，含胆汁，无臭味；有时混有食物残渣 | 胃十二指肠急性穿孔 |
| 稀薄脓性，略有臭味 | 急性阑尾炎穿孔 |
| 色黄，混浊，含稀薄粪便，有臭味 | 小肠穿孔或破裂 |
| 色黄，混浊，含较多胆汁，无臭味 | 胆囊炎穿孔 |
| 血性、胰淀粉酶含量高 | 急性重症胰腺炎 |
| 血性、臭味重 | 绞窄性肠梗阻 |
| 草绿色透明黏性液、渗出液 | 结核性腹膜炎 |
| 鲜血，放置数分钟不凝固 | 腹腔内出血 |
| 鲜血，放置后数分钟发生凝固 | 误刺入血管 |

4. **穿刺检查** 经肛门直肠前穿刺抽液有助诊断。已婚女性病人可作经后穹隆穿刺检查或阴道超声检查。

5. **腹腔镜检查** 可直观观察腹腔内积液、腹腔炎症状态、准确定位损伤器官和部位，并进行腹腔镜下冲洗引流等治疗。

【处理原则】

处理原则为在确诊腹腔感染24h内即实施感染源控制。

1. **非手术治疗** 应在做好术前准备和严密病情观察下进行。

（1）适应证：①病情较轻或病程已超过24h，且腹部体征已减轻或有减轻趋势者。②伴有严重心、肺等脏器疾病不能耐受手术者。

（2）治疗措施：①体位：一般取半卧位，休克病人取平卧位或休克体位；②禁食和胃肠减压；③纠正水、电解质紊乱；④合理应用抗生素；⑤补充热量和营养支持：通过肠内、肠外营养充分补充热量与营养；⑥镇静、镇痛和吸氧等对症处理；⑦经皮穿刺引流腹腔积液：是创伤小且有效的降低腹内压的方法，可在超声或CT引导下多点穿刺，并置管持续引流。

2. **手术治疗** 绝大多数继发性腹膜炎病人需及时手术治疗。近年来，腹腔镜手术在弥漫性腹膜炎诊治方面的应用更加广泛，尤其是对原因不明的腹膜炎更显优势。

（1）适应证：①经非手术治疗6~8h后（一般不超过12h），腹膜炎症状和体征不缓解或反而加重者；②腹腔内原发病严重，如胃肠道、胆囊坏死穿孔、绞窄性肠梗阻、腹腔脏器损伤破裂或胃肠道手术后短期内吻合口瘘所致的腹膜炎；③腹腔内炎症较重，尤其是有休克表现和发生腹腔间隔室综合征者；④腹膜炎病因不明且无局限趋势者。

（2）手术目的与方法

1）腹腔间隔室综合征的手术处理:腹内压持续>25mmHg且威胁生命时,应施行腹腔开放术。

2）处理原发病:经手术探查病因后决定处理方法。①胃十二指肠溃疡穿孔时间不超过12h,可做胃大部切除术;②若胃十二指肠穿孔时间较长,腹腔污染严重或病人全身状况不好,只能行穿孔修补术;③化脓坏疽的阑尾及胆囊应切除,但若胆囊炎症状重,解剖层次不清,全身情况不能耐受手术,宜行胆囊造口术和腹腔引流;④坏死的肠管应切除,坏死的结肠如不能切除吻合,应行坏死肠段外置或结肠造口术。

3）彻底清洁腹腔:开腹后应立即将腹腔内的脓液、渗出液、食物残渣、粪便以及其他异物吸净或清除;脓液较多处可用甲硝唑及生理盐水冲洗腹腔至清洁。

4）充分引流:目的是将腹腔内的残留液和继续产生的渗液通过引流管排出体外,以减轻腹腔感染和防止术后发生腹腔脓肿。在严重的感染时,放置2根以上引流管,术后可作腹腔灌洗。

（3）术后处理:继续禁食、胃肠减压、补液、应用抗生素和营养支持治疗,防治并发症。

【护理评估】

（一）术前评估

**1. 健康史**

（1）一般情况:包括年龄、性别、婚姻、职业及日常生活情况。

（2）现病史:急性腹膜炎的发生情况,如发生时间、进展情况及治疗情况。

（3）既往史:评估有无结核病、糖尿病、高血压等病史,既往治疗情况,药物过敏史,有无酗酒和吸毒史等。询问有无相关既往病史:①胃十二指肠溃疡、慢性阑尾炎、胆囊炎、肝硬化以及其他腹腔内脏器疾病;②腹部外伤史和手术史;③近期呼吸系统、泌尿系统感染病史;④营养不良或其他导致抵抗力下降的情况。

**2. 身体状况**

（1）症状与体征

1）全身情况:①病人的意识状态、生命体征及尿量;②饮食、活动情况以及恶心、呕吐情况;③有无感染性中毒反应;④有无水、电解质及酸碱平衡失调的表现;⑤有无休克表现。

2）腹部情况:①腹痛:了解腹痛发生的时间、部位、性质、程度、范围及伴随症状等;②腹膜刺激征:有无腹部压痛、反跳痛、肌紧张及其部位、程度和范围;③腹胀:有无腹胀及其程度;④有无肠鸣音减弱或消失;⑤有无腹部移动性浊音。

（2）辅助检查:了解实验室检查结果、立位腹部平片、超声检查、CT检查、直肠指检、诊断性腹腔穿刺术等辅助检查的结果。

**3. 心理-社会状况**　了解病人的心理反应,有无焦虑、恐惧等表现。评估病人及其家属对本病的认知程度和心理承受能力、对医院环境的适应情况和治疗的合作情况。了解家属及亲友的态度、经济承受能力等。

（二）术后评估

**1. 术中情况**　了解麻醉方式、术中探查情况和手术类型,术中出血、输血和输液的情况。

**2. 身体状况**　评估生命体征;腹部症状与体征变化;腹腔引流管的数量、作用、部位、引流通畅程度、引流液的颜色、性状和量等;观察有无腹腔脓肿、切口感染等并发症发生。

**3. 心理-社会状况**　评估病人及家属对手术的心理应对情况和对术后护理与康复的认知程度。

【常见护理诊断/问题】

**1. 急性疼痛**　与壁腹膜受炎症刺激、手术创伤有关。

**2. 体液不足**　与腹膜腔内大量渗出、高热、体液丢失过多、禁食、胃肠减压、呕吐有关。

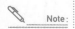

3. **体温过高** 与腹膜炎毒素吸收有关。

4. **潜在并发症**：休克、腹腔间隔室综合征、切口感染、腹腔脓肿等。

5. **焦虑** 与担心术后康复、预后等有关。

【护理目标】

1. 病人腹痛程度减轻。

2. 病人水、电解质平衡得以维持,未发生酸碱失衡。

3. 病人炎症得以控制,体温逐渐降至正常范围。

4. 病人未发生并发症,或并发症得到及时发现和处理。

5. 病人焦虑程度减轻,心情放松,配合治疗和护理。

【护理措施】

（一）非手术治疗的护理/术前护理

1. **病情观察** ①监测意识状态、生命体征、尿量；②记录 24h 出入量,必要时监测中心静脉压、血细胞比容、血清电解质、肾功能、血气分析等；③观察腹部症状和体征的动态变化；④监测危重病人的循环、呼吸、肾功能。

2. **体位与活动** 一般取半卧位,以减少毒素吸收、有利于呼吸和循环、减轻腹肌紧张引起的腹胀等不适。休克病人取平卧位或头、躯干和下肢分别抬高 20°的体位,尽量减少搬动和按压腹部。

3. **禁食、胃肠减压** 其目的有：①抽出胃肠道内容物和气体；②减少消化道内容物继续流入腹腔；③改善胃肠壁的血运,促进胃肠道蠕动的恢复。禁食、胃肠减压期间应给予肠外营养支持,加强口腔护理和鼻腔清洁,密切观察引流液及腹部情况。

4. **营养支持** 急性腹膜炎的代谢率约为正常人的 140%,热量补充不足时,体内大量蛋白首先被消耗,因此在给予葡萄糖供给一部分热量的同时应补充氨基酸、白蛋白等。长期不能进食者,应尽早实施肠外营养支持。

5. **维持体液平衡和有效循环血量** 迅速建立静脉输液通道,遵医嘱补充液体和电解质等。补液时注意：①计算总补液量（晶体、胶体）,安排好各类液体输注的顺序；②根据病人的临床表现和补液的监测指标及时调整输液的成分和速度,维持尿量 30~50ml/h；③必要时输血浆、白蛋白或全血,以补充因腹腔内渗出大量血浆引起的低蛋白血症和贫血；④感染中毒症状明显并有休克时,给予抗休克治疗；⑤如果输液、输血未能改善病人状况,遵医嘱使用激素以减轻中毒症状；⑥根据病人的脉搏、血压、中心静脉压等情况给予血管收缩剂或扩张剂,密切观察药物治疗的效果。

6. **控制感染** 遵医嘱合理应用抗生素。继发性腹膜炎大多为混合感染,致病菌以大肠埃希菌最为常见,应优先选择窄谱抗菌药物,第三代头孢菌素足以杀死大肠埃希菌而无耐药性。严格来说,应根据细菌培养及药物敏感试验结果选用抗生素以及确定联合用药方案。

7. **高热护理** 高热期间每 4h 监测体温 1 次,遵医嘱给予物理降温或药物降温。

8. **镇静镇痛** 遵医嘱给予镇静处理。已经确诊和治疗方案明确者,可用哌替啶类镇痛剂；对于诊断不明确或需要进行观察的病人,慎用镇痛剂,以免掩盖病情。

9. **心理护理** 做好病人及其家属的沟通和解释,稳定病人情绪,减轻焦虑；向病人及其家属介绍疾病相关知识,提高其认识并配合治疗和护理；帮助其面对疾病带来的变化,尽快适应病人角色,增加战胜疾病的信心和勇气。

10. **其他护理** 根据病人情况,给予吸氧、降温等,做好基础护理；有手术指征或已经决定手术者,做好术前准备。

（二）术后护理

1. **病情观察** ①密切观察意识状态、监测生命体征变化,注意危重病人心、肺、肝、肾、脑等重要脏器的功能;②观察并记录24h出入量,尤其是尿量变化;③注意腹部体征变化,观察有无膈下或盆腔脓肿等并发症的表现,观察肠蠕动恢复情况,发现异常,及时通知医师,配合处理;④观察引流及伤口愈合情况等。

**2. 体位与活动** 术后全麻清醒前,采取去枕平卧位,头偏向一侧,注意呕吐情况,保持呼吸道通畅。全麻清醒或硬膜外麻醉病人平卧6h后,待血压、脉搏平稳改为半卧位,鼓励病人早期活动。

**3. 禁食、胃肠减压** 术后禁食、胃肠减压,待肠蠕动恢复后,拔除胃管,逐步恢复经口饮食。禁食期间做好口腔护理,每日2次。

**4. 补液与营养支持** ①补液:遵医嘱合理补充水、电解质和维生素,必要时输全血、血浆;②营养支持:及时给予肠内、肠外营养支持,以防体内蛋白质被大量消耗而降低机体抵抗力和愈合能力。空肠造口者如空肠蠕动恢复,可给予肠内营养。

**5. 腹腔引流护理** ①引流管:妥善固定引流管,将引流袋固定于床边或病人衣服上,严防因翻身、搬动、起床活动时牵拉而脱落,减少引流管牵拉引起疼痛;标识清楚;保持通畅,可经常用手由上向下挤压引流管,防止血块、坏死组织堵塞引流管;引流管不能高于腹腔引流出口,以免逆行性感染。②引流袋:引流袋须低于腹部引流口,以防逆行性感染;普通引流袋每日更换,抗反流型引流袋可2~3d更换1次,更换时严格遵守无菌操作原则。③引流液:观察并记录引流液的颜色、性状和量,若发现引流液突然减少,病人伴有腹胀、发热,应及时检查管腔有无堵塞或引流管是否滑脱;对行负压引流者需根据引流液抽吸的情况及时调整负压,维持有效引流。④皮肤护理:保持引流管周围皮肤干燥清洁,有渗液时及时更换敷料;⑤拔管指征:引流液清亮且量小于10ml/d、无发热、无腹胀、白细胞计数恢复正常时,可考虑拔除腹腔引流管。

**6. 预防并发症** 预防腹腔脓肿和切口感染的发生。①合理使用抗生素:遵医嘱使用有效抗生素预防和控制感染;②充分引流:半卧位以利于体位引流,密切观察引流情况;③切口护理:观察切口敷料是否干燥,有渗血或渗液时及时更换敷料,观察切口愈合情况,及早发现切口感染征象。

**(三)健康教育**

**1. 疾病知识指导** 提供疾病本身以及治疗、护理的相关知识,争取病人及其家属的理解与配合。

**2. 饮食指导** 解释腹部手术后肠功能恢复的规律,指导病人术后饮食从流质开始逐步过渡到半流食—软食—普食,鼓励其循序渐进、少量多餐,进食富含蛋白质、热量和维生素的食物,促进机体恢复和切口愈合。

**3. 运动指导** 解释术后早期活动的重要性,鼓励病人卧床期间进行床上翻身活动,视病情和病人体力早期下床走动,促进肠功能恢复,防止术后肠粘连,促进术后康复。

**4. 复诊指导** 术后定期门诊复诊。若出现腹胀、腹痛、恶心、呕吐或原有消化系统症状加重等情况,应立即就诊。

**【护理评价】**

通过治疗与护理,病人是否:①腹痛减轻或缓解;②水、电解质、酸碱失衡平衡得以维持;③炎症得到控制,体温降至正常;④休克、腹腔间隔室综合征、腹腔脓肿或切口感染等并发症得以有效预防,或得到及时发现和处理;⑤病人焦虑程度减轻,心情放松,配合治疗和护理。

## 第二节 腹 腔 脓 肿

腹腔脓肿(intra-abdominal abscess)指腹腔内某一间隙或部位的局限性脓液积聚,是膈肌以下、盆底以上躯干的腹腔内任何部位脓肿的总称。多继发于急性腹膜炎、腹内脏器穿孔、炎症,或腹腔内手术形成的脓液在腹腔内积聚,由肠袢、内脏、肠壁、网膜或肠系膜等粘连包围,与游离腹腔隔开而成。腹腔脓肿可为一个或数个,以脓肿发生部位命名,其中膈下脓肿、盆腔脓肿最多(图23-2)。

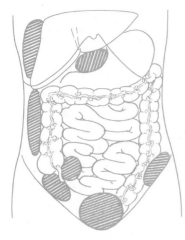

图 23-2　腹腔脓肿的常见部位

## 一、膈下脓肿

脓液积聚在一侧或两侧的膈肌下与横结肠及其系膜的间隙内者,通称为膈下脓肿(subphrenic abscess)。膈下脓肿可发生在 1 个或 2 个以上的间隙。

【病因】

膈下脓肿均为感染性液体积聚而形成,病人平卧时膈下部位最低,脓液易积聚此处。脓肿的位置与原发病有关,十二指肠溃疡穿孔、胆囊及胆管化脓性疾病、阑尾炎穿孔,其脓液常积聚在右膈下;胃穿孔、脾切除术后感染,脓肿常发生在左膈下。病因主要有以下三方面:

1. **急性腹膜炎**　约 1/3 的急性腹膜炎病人经手术或药物治疗后腹腔内的脓液不能被完全吸收而发生局限性脓肿。

2. **邻近器官的化脓性感染**　胆囊及胆管化脓性疾病、急性坏死性胰腺炎、肝脓肿等的炎症扩散可引起膈下脓肿。

3. **手术后并发症**　如胆囊手术、胃肠道手术,特别是术后发生吻合口瘘,极易引起膈下脓肿。

【病理生理】

膈下区域血液淋巴循环丰富,膈肌运动活跃,容易使感染扩散。较大的脓肿可因长期感染使身体消耗而致衰竭,病死率较高。膈下感染可引起反应性胸腔积液,亦可穿入胸腔引起脓胸。个别的可穿透结肠形成内瘘而"自家"引流;或因脓肿腐蚀消化道管壁而引起消化道反复出血、肠瘘或胃瘘。如病人的身体抵抗力低下,有可能发生脓毒血症。

【临床表现】

膈下脓肿一旦形成,可出现明显的全身及局部症状。急性腹膜炎或腹腔内脏器的炎性病变经治疗原有病情好转或腹部手术数日后出现发热、腹痛或全身感染症状,应高度怀疑膈下脓肿。

1. **症状**

(1)全身症状:发热,初为弛张热,脓肿形成以后呈持续高热,也可为中等程度的持续发热,39℃左右;脉率增快,舌苔厚腻。逐渐出现乏力、衰弱、盗汗、食欲缺乏、消瘦等全身表现。

(2)局部症状:局部症状多不典型,常见症状包括:①脓肿部位持续的钝痛,疼痛常位于近中线的肋缘下或剑突下,深呼吸时加重,可有肩、颈部牵涉痛;②脓肿刺激膈肌可引起呃逆;③膈下感染可引起胸膜反应,出现胸水,重者可累及肺而发生肺不张,病人出现咳嗽、胸痛、气促等表现。

2. **体征**　①季肋区叩痛,严重时出现局部皮肤凹陷性水肿,皮温升高;②右膈下脓肿可使肝浊音界扩大;③病侧胸部下方呼吸音减弱或消失。

【辅助检查】

1. **实验室检查**　血常规示白细胞计数升高,中性粒细胞比值增高。

2. **影像学检查**　胸部 X 线平片可见患侧膈肌升高,随呼吸活动受限或消失,肋膈角模糊、积液,膈下可见占位阴影;有 10%~25%脓肿腔内含有气体,可有液气平面。超声或 CT 对膈下脓肿的诊断及鉴别诊断帮助较大。

3. **脓肿穿刺**　超声引导下可对较大脓肿进行穿刺抽脓,进行细菌培养和药物敏感试验。

**超声造影在腹腔脓肿诊断上的优势**

随着超声影像技术的发展应用,腹腔脓肿的传统治疗方式已逐渐被超声引导下介入穿刺所取代。超声造影(contrast-enhanced ultrasound,CEUS)作为新兴的一项技术,具有显示病灶微循环灌注及脓肿液化程度的优点,对于脓肿内部结构的显示具有更高的对比度。研究表明,超声造影对腹腔脓腔的有无以及脓腔数量、大小的诊断准确率均高达100%,明显高于常规超声,且穿刺治疗成功率(94.7%)明显高于常规超声(85.5%),并发症发生率(6.1%)也显著低于常规超声。可见,CEUS能准确判断腹腔脓肿中脓腔的形成以及数量、大小,并能提高脓肿穿刺治疗成功率、减少并发症发生率,具有较高的临床应用价值。

【处理原则】

小的膈下脓肿经非手术治疗可被吸收,较大脓肿需要外科治疗,同时要加强支持治疗,包括补液、输血、营养支持和应用抗生素抗感染。具体措施如下:

**1. 经皮穿刺置管引流术**　适用于与体壁贴近的、局限的单房脓肿。局部麻醉下,超声引导经皮穿刺插管引流,可同时抽尽脓液、冲洗脓腔、注入有效的抗生素进行治疗,约80%的膈下脓肿可以治愈。

**2. 脓肿切开引流术**　术前经超声和CT确定脓肿位置,选择适当切口,吸净脓液后,置入多孔引流管或双套管引流管,进行负压吸引或低压灌洗。目前此治疗方法已很少用。

【护理措施】

**1. 体位**　取半卧位,并经常变换体位,以利于引流和呼吸。

**2. 抗感染**　遵医嘱给予有效抗生素;鼓励多饮水和高营养饮食,以改善全身中毒症状。

**3. 维持正常体温**　体温超过38.5℃者采取物理降温或遵医嘱给予药物降温。

**4. 脓肿引流的护理**　鼓励病人深呼吸,以促进脓液的排出和脓腔的闭合。待临床症状消失,超声检查显示脓腔明显缩小甚至消失,脓液减少至每日10ml以内,即可拔管。脓肿引流管的其他护理措施同腹腔引流管的护理。

**5. 其他护理措施**　参见本章第一节中急性化脓性腹膜炎病人的护理

## 二、盆腔脓肿

【病因与病理】

盆腔处于腹腔的最低位,腹腔内炎性渗出物或脓液易积聚于此而形成盆腔脓肿(pelvic abscess)。因盆腔腹膜面积小,吸收毒素能力较低,故盆腔脓肿时全身中毒症状较轻。

【临床表现】

**1. 症状**　急性腹膜炎治疗过程中,出现体温下降后又升高,常有典型的直肠或膀胱刺激症状,如里急后重、大便频而量少、黏液便或伴有尿频、排尿困难等。

**2. 体征**　腹部检查多无阳性体征。直肠指检多有阳性发现,可发现肛管括约肌松弛,直肠前壁饱满、有触痛,有时可触及波动感。

**【辅助检查】**

1. **影像学检查** 下腹部超声检查、经直肠或阴道超声检查可明确脓肿的位置及大小。必要时可行 CT 检查,进一步明确诊断。

2. **其他** 直肠指检;已婚女性还可经阴道检查,经阴道后穹隆穿刺抽脓有助于诊断。

**【处理原则】**

1. **非手术治疗** 盆腔脓肿较小或尚未形成时,采用非手术治疗。应用抗生素,辅以腹部热敷、温水坐浴、温热盐水灌肠及物理透热等疗法。部分病例经过上述治疗,脓液可自行完全吸收。

2. **手术治疗** 脓肿较大者须手术切开引流,可经肛门在直肠前壁波动处穿刺,抽出脓液后,切开脓腔,排出脓液,然后放橡皮管引流 3~4d。已婚女病人可经阴道后穹隆穿刺后切开引流。

**【护理措施】**

取半卧位,有利于脓肿局限。遵医嘱做好腹部热敷、温水坐浴等物理治疗,并密切观察病情变化,及时了解盆腔脓肿的消退情况。对盆腔脓肿所引起的大小便异常,积极采取措施,缓解病人症状。其他护理措施参见本章第二节中膈下脓肿的护理措施。

(赵博伦)

## 思 考 题

1. 赵先生,35 岁,因下腹部被车撞击后满腹疼痛 1h 急诊入院,期间呕吐 1 次,为胃内容物。体格检查:T 36.5℃,P 90 次/min,R 20 次/min,BP 90/60mmHg,全腹明显压痛、反跳痛、肌紧张,以下腹部为主,肠鸣音消失,肝浊音界消失。目前暂采取非手术治疗。

请问:

(1) 非手术治疗期间护士应如何对该病人进行病情观察?

(2) 如该病人因疼痛剧烈要求镇痛时,护士应如何处理?

(3) 病情观察中,病人发生胸闷气短、呼吸困难、心率加快、腹部膨隆且张力高,腹痛加剧,提示病情如何变化?护士应采取哪些护理措施?

2. 王女士,40 岁,1 周前因急性化脓性胆囊炎行胆囊切除术,今晨体温升高至 38.5℃,伴寒战,有呃逆及右上腹痛。体格检查:T 38.5℃,P 105 次/min,R 26 次/min,BP 110/70mmHg,腹部压痛,右肺底呼吸音弱,胸部平片示右肺活动受限,肋膈角少量积液。血常规:白细胞 $20×10^9$/L。

请问:

(1) 根据该病人目前的情况,最可能发生了什么问题?应采取哪些手段明确诊断?

(2) 该病人目前主要的护理诊断/问题是什么?

(3) 针对该病人的情况,护士应采取哪些护理措施?

Note:

URSING

## 第二十四章

# 腹外疝病人的护理

24章　数字内容

─── 学 习 目 标 ───

- 知识目标：
  1. 掌握腹股沟斜疝和直疝的概念、临床特点、处理原则、护理要点。
  2. 熟悉腹外疝的 4 种临床类型。
  3. 了解腹外疝常见种类、发生的主要原因。
- 能力目标：
  能运用护理程序对腹外疝围术期病人实施整体护理。
- 素质目标：
  具有关注腹外疝病人心理感受和尊重腹外疝病人隐私的态度和行为。

疝和腹壁外科在近 20 年迅速发展,国际共识已把"疝"称为"疝病(herniology)",腹外疝是其中的常见病、多发病,相较于其他外科疾病,具有高龄病人比重大、住院天数短等特点。识别腹外疝临床类型、防止病程进展是术前观察的重点,理解常见病因、预防并发症和复发是术后宣教的关键。常见的腹外疝有腹股沟疝、股疝、脐疝、切口疝等,腹股沟疝分为斜疝与直疝 2 种。腹股沟疝的临床特点和围术期护理是本章的学习重点。

 ———————————————— 导入情境与思考 ————————————————

肖先生,76 岁,因发现右侧腹股沟可复性肿块 15 年,不能回纳伴腹痛、呕吐 24h,经当地医院给予抗感染,补液治疗无效,现急诊收治入院。病人既往身体健康,但大便不规律,便秘 20 余年,用力咳嗽或排便时右侧腹股沟肿块反复出现,休息后肿块可消失。体格检查:T 36.6℃,P 120 次/min,R 22 次/min,BP 70/40mmHg,神志尚清,急性病容,强迫体位。四肢厥冷,呼吸急促,烦躁不安。心肺无异常,右下腹压痛明显,无反跳痛及肌紧张,移动性浊音(+),肠鸣音减弱。右侧阴囊处可见一巨大包块,椭圆形,大小约 20cm×10cm×8cm,触痛明显,无波动感,透光试验(-),阴囊皮肤呈紫黑色。辅助检查:血常规:Hb 157g/L,WBC 15.7×10⁹/L,中性粒细胞比值 83%。

请思考:

(1) 该病人目前主要的护理诊断/问题是什么?如何护理?

(2) 该病人病情变化可能是怎样?应重点关注什么?

# 第一节　概　述

体内某个脏器或组织离开其正常解剖部位,通过先天或后天形成的薄弱点、缺损或孔隙进入另一部位,称为疝(hernia)。疝多发生于腹部,以腹外疝(abdominal external hernia)多见。腹外疝是由腹腔内的脏器或组织连同腹膜壁层,经腹壁薄弱点或孔隙,向体表突出而形成。腹内疝(abdominal internal hernia)是由脏器或组织进入腹腔内的间隙囊内而形成,如网膜孔疝。

【病因】

腹壁强度降低和腹内压力增高是腹外疝发病的 2 个主要原因。

1. **腹壁强度降低**　常见因素有:①某些组织穿过腹壁的部位是先天形成的腹壁薄弱点,如精索或子宫圆韧带穿过腹股沟管、脐血管穿过脐环、股动静脉穿过股管等处;②腹白线发育不全;③手术切口愈合不良、腹壁神经损伤、外伤、感染、年老、久病、肥胖等所致肌肉萎缩;④胶原代谢紊乱、成纤维细胞增生异常、血浆中促弹性组织离解活性增高等异常改变都会影响筋膜、韧带和肌腱的韧性和弹性。

2. **腹内压力增高**　常见原因有慢性咳嗽、长期便秘、排尿困难(如良性前列腺增生、膀胱结石)、腹水、妊娠、搬运重物、婴儿经常啼哭等。正常人虽时有腹内压增高的情况,但如腹壁强度正常,则不会发生疝。

【病理解剖】

典型的腹外疝由疝囊、疝内容物和疝外被盖组成。疝囊是壁腹膜憩室样突出部,由疝囊颈、疝囊体组成。疝囊颈又称疝门,是疝囊比较狭窄的部分,是疝环所在的位置,也是疝突向体表的门户,是腹壁薄弱区或缺损所在。临床上各类疝通常以疝门部位作为命名依据,如腹股沟疝、股疝、脐疝、切口疝等。疝内容物是进入疝囊的腹内脏器或组织,以小肠最为多见,大网膜次之。盲肠、阑尾、乙状结肠、横结肠、膀胱等均可作为疝内容物进入疝囊,但较少见。疝外被盖指疝囊以外的各层组织,通常由筋膜、皮下组织和皮肤等组成。

【临床类型】

按疝内容物进入疝囊的状况,腹外疝有易复性、难复性、嵌顿性、绞窄性 4 种临床类型。

**1. 易复性疝（reducible hernia）**　最常见，腹外疝在站立或活动等腹内压增高时突出，于平卧、休息或用手向腹腔推送时很容易将疝内容物回纳入腹腔。

**2. 难复性疝（irreducible hernia）**　疝内容物不能或不能完全回纳入腹腔内，但并不引起严重症状。原因有：①疝内容物反复突出，致疝囊颈受摩擦而损伤，产生粘连，导致内容物不能回纳，是较常见的原因，此类疝的内容物多数是大网膜；②病程长、腹壁缺损大的巨大疝，因内容物较多，腹壁已完全丧失抵挡内容物突出的作用，也常难以回纳；③少数病程较长的疝，因内容物不断进入疝囊时产生的下坠力量将疝囊颈上方的腹膜逐渐推向疝囊，尤其是髂窝区后腹膜与后腹壁结合得极为松弛，更易被推移，以致盲肠（包括阑尾）、乙状结肠或膀胱随之下移而成为疝囊壁的一部分，称为滑动性疝（sliding hernia），也属难复性疝。难复性疝同易复性疝一样，疝内容物并无血运障碍，未发生器质性病理改变，故无严重的临床症状。

**3. 嵌顿性疝（incarcerated hernia）**　疝囊颈较小而腹内压突然增高时，疝内容物可强行扩张疝囊颈而进入疝囊，随后因疝囊颈的弹性回缩而将内容物卡住，使其不能回纳。疝发生嵌顿后，如其内容物为肠管，肠壁及其系膜在疝囊颈处受压，先使静脉回流受阻，导致肠壁淤血和水肿，疝囊内肠壁及其系膜逐渐增厚，颜色由正常的淡红色逐渐转为深红色；疝囊内可有淡黄色渗液积聚，使肠管受压加重，更难以回纳。此时肠系膜内动脉的搏动可扪及，嵌顿若能及时解除，病变肠管可恢复正常。

**4. 绞窄性疝（strangulated hernia）**　肠管嵌顿如不能及时解除，疝内容物出现了血运障碍，肠壁及其系膜受压情况不断加重可使动脉血流减少，最后导致完全阻断，即为绞窄性疝。此时肠系膜动脉搏动消失，肠壁逐渐失去光泽、弹性和蠕动能力，最终坏死变黑。疝囊内渗液变为淡红色或暗红色，如继发感染则为脓性渗液；感染严重时，可引起疝外被盖组织的蜂窝织炎。积脓的疝囊可自行穿破或误被切开引流而发生肠瘘。若不及时处理可发生严重并发症，可因肠穿孔、腹膜炎而危及生命。

嵌顿性疝和绞窄性疝实际上是一个病理过程的 2 个阶段，临床上很难截然区分。儿童发生疝嵌顿后，因疝环组织比较柔软，很少发生绞窄。

当肠管嵌顿或绞窄时，常同时伴有急性机械性肠梗阻。但肠管壁疝（Richter 疝）因嵌顿的内容物仅为部分肠壁，系膜侧肠壁及其系膜并未进入疝囊，肠腔并未完全梗阻。有时嵌顿肠管可包括几个肠袢，或呈 W 形，疝囊内各嵌顿肠袢之间的肠管可隐藏在腹腔内，称逆行性嵌顿疝，一旦发生绞窄，不仅疝囊内的肠管可坏死，腹腔内的中间肠袢也可坏死，所以手术处理嵌顿或绞窄性疝时应特别警惕。

# 第二节　腹股沟疝

腹股沟疝（inguinal hernia）是指发生在腹股沟区域的腹外疝，男性多见，男女发病率之比约为 15:1，右侧较左侧多见。通常将腹股沟疝分为斜疝和直疝 2 种。疝囊经过腹壁下动脉外侧的腹股沟管深环（内环）突出，向内、向下、向前斜行经过腹股沟管，再穿出腹股沟管浅环（皮下环），并可进入阴囊，称为腹股沟斜疝（indirect inguinal hernia）。疝囊经腹壁下动脉内侧的直疝三角区直接由后向前突出，不经过内环，也不进入阴囊，称为腹股沟直疝（direct inguinal hernia）。腹股沟斜疝是最常见的腹外疝，发病率约占全部腹外疝的 75%~90%，占腹股沟疝的 85%~95%，多见于儿童及成年人；腹股沟直疝多见于老年人。

## 【病因与发病机制】

腹股沟区是位于前外下腹壁的三角形区域，其下界为腹股沟韧带，内界为腹直肌外缘，上界为髂前上棘至腹直肌外侧缘的水平线。由于腹外斜肌在腹股沟区移行为较薄的腱膜；腹内斜肌在腹股沟韧带的外侧 1/2，腹横肌在腹股沟韧带的外侧 1/3，两者不附着于腹股沟韧带而成为游离缘，在腹股沟内侧 1/2 形成一空隙，无肌覆盖；精索和子宫圆韧带通过腹股沟管时形成潜在性裂隙，使腹股沟区成为腹前壁的薄弱区域，当腹腔压力增高时，此处易发生腹股沟疝。

产生腹股沟疝的病因尚未完全清楚，但与病人性别、年龄、家族史有关。总体上，腹股沟疝的发生包括先天性和后天性因素。

1. **先天性解剖异常**　婴儿出生后,若鞘突不闭锁或闭锁不完全,就成为先天性腹股沟斜疝的疝囊,当啼哭、排便等致腹内压力增加时,肠管、大网膜等即可进入未闭锁或闭锁不全的鞘突形成疝(图24-1)。胚胎发育中右侧睾丸下降比左侧略晚,鞘突闭锁也较迟,故右侧腹股沟疝较多。

2. **后天性腹壁薄弱或缺损**　任何腹外疝都存在腹横筋膜不同程度的薄弱或缺损。此外,腹横肌和腹内斜肌发育不全或萎缩对发病也起重要作用(图24-2)。腹内斜肌弓状下缘发育不全或者位置偏高者,易发生腹股沟疝(特别是直疝)。

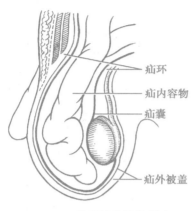

图 24-1　先天性腹股沟斜疝

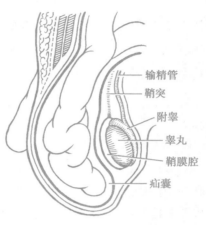

图 24-2　后天性腹股沟斜疝

**【临床表现】**

1. **腹股沟斜疝**　腹股沟斜疝的基本临床表现是腹股沟区有一突出的肿块。

(1) **易复性斜疝**:除腹股沟区有肿块和偶有胀痛外,并无其他症状。肿块常在站立、行走、咳嗽或劳动时出现,多呈带蒂柄的梨形,可降至阴囊或大阴唇。用手按住肿块同时嘱病人咳嗽,可有冲击感。若病人平卧休息或用手将肿块向腹腔推送,肿块可向腹腔回纳而消失。回纳后,以手指通过阴囊皮肤伸入浅环,可感觉浅环扩大、腹壁软弱;此时嘱病人咳嗽,指尖有冲击感。用手指紧压腹股沟管深环,让病人起立并咳嗽,疝块并不出现;一旦移去手指,则可见疝块由外上向内下突出。疝内容物若为肠袢,肿块触之柔软、光滑,叩之呈鼓音,回纳疝块时有阻力,一旦回纳,疝块即消失,并常在肠袢回纳入腹腔时发出咕噜声;若疝内容物为大网膜,则肿块坚韧,叩诊呈浊音,回纳缓慢。

(2) **难复性斜疝**:除胀痛稍重外,主要特点是疝块不能完全回纳。滑动性斜疝除疝块不能完全回纳外,还有消化不良和便秘等症状。滑动性疝多见于右侧,左、右发病率之比约为1:6。

(3) **嵌顿性斜疝**:多发生在强体力劳动或用力排便等腹内压骤增时。表现为疝块突然增大,并伴有明显疼痛,平卧或用手推送不能使疝块回纳。肿块紧张发硬,且有明显触痛。嵌顿内容物如为大网膜,局部疼痛常较轻微;如为肠袢,不仅局部疼痛明显,还可伴有腹部绞痛、恶心、呕吐、停止排便排气、腹胀等机械性肠梗阻的表现。疝一旦嵌顿,自行回纳的机会较少,多数病人症状逐步加重,如不及时处理,将发展为绞窄性疝。肠管壁疝嵌顿时,由于局部肿块不明显,又不一定会有肠梗阻的表现,容易被忽略。

(4) **绞窄性斜疝**:临床症状多较严重,但在肠袢坏死穿孔时,疼痛可因疝块压力骤降而暂时缓解,故疼痛减轻而肿块仍存在者,不可认为是病情好转。绞窄时间较长者,由于疝内容物发生感染,侵及周围组织,引起疝外被盖组织的急性炎症;严重者可发生急性腹膜炎及脓毒症而危及生命。

2. **腹股沟直疝**　常见于年老体弱者,其临床特点有别于腹股沟斜疝(表24-1)。主要表现为病人站立时,在腹股沟内侧端、耻骨结节上外方出现一半球形肿块,并不伴有疼痛或其他症状。由于直疝疝囊颈宽大,疝内容物又直接由后向前突出,故平卧后疝块多能自行回纳腹腔而消失,直疝很少进入阴囊,极少发生嵌顿。疝内容物常为小肠或大网膜。

表 24-1　斜疝和直疝的临床特点

|  | 斜疝 | 直疝 |
| --- | --- | --- |
| 发病年龄 | 多见于儿童及青壮年 | 多见于老年人 |
| 突出途径 | 经腹股沟管突出,可进入阴囊 | 由直疝三角突出,很少进入阴囊 |
| 疝块外形 | 椭圆或梨形,上部呈蒂柄状 | 半球形,基底较宽 |
| 回纳疝块后压住深环 | 疝块不再突出 | 疝块仍可突出 |
| 精索与疝囊的关系 | 精索在疝囊后方 | 精索在疝囊前外方 |
| 疝囊颈与腹壁下动脉的关系 | 疝囊颈在腹壁下动脉外侧 | 疝囊颈在腹壁下动脉内侧 |
| 嵌顿机会 | 较多 | 极少 |

【辅助检查】

1. **透光试验**　因疝块不透光,故腹股沟斜疝透光试验呈阴性;而鞘膜积液多为透光,呈阳性,可以此鉴别。但因幼儿的疝块组织菲薄,常能透光,勿与鞘膜积液混淆。

2. **实验室检查**　疝内容物继发感染时,血常规示白细胞计数增多和中性粒细胞比值升高;大便常规显示隐血试验阳性或可见白细胞。

3. **影像学检查**　疝嵌顿或绞窄时,腹部 X 线可见肠梗阻征象。

【处理原则】

成人腹股沟疝一旦形成无自行愈合的可能,手术仍是目前唯一的治愈手段和方法。腹股沟疝早期手术效果好、复发率低;若不及时处理,疝块逐渐增大,终将加重腹壁的损坏而影响劳动力,术后复发率增高;斜疝常可发生嵌顿或绞窄而威胁病人的生命。因此,除少数特殊情况外,腹股沟疝一经确诊,应择期手术治疗。如有慢性咳嗽、排尿困难、严重便秘、腹水等腹内压力增高情况,或合并糖尿病,手术前应先予处理,以避免和减少术后早期复发及其他并发症的发生。

伴有慢性疾病的老年病人,应在手术前对其危险性加以评估,尤其对于合并呼吸和循环系统疾病病人,应治疗和处理这些疾病后再行手术。

1. **非手术治疗**

（1）棉线束带法或绷带压深环法:适用于 1 岁以下婴儿。因为婴幼儿腹肌可随躯体生长逐渐强壮,疝有自行消失的可能。可采用棉线束带或绷带压住腹股沟管深环,防止疝块突出。

（2）医用疝带的使用:适用于年老体弱或伴有其他严重疾病而禁忌手术者。白天可在回纳疝内容物后,将医用疝带一端的软压垫顶住疝环,阻止疝块突出。但长期使用疝带可使疝囊颈经常受摩擦而增厚,增加嵌顿疝的发病率,并可促使疝囊与疝内容物粘连,增加难复性疝的发病率。

（3）手法复位:嵌顿性疝在下列情况下可先试行手法复位:①嵌顿时间在 3~4h 内,局部压痛不明显,无腹部压痛或腹肌紧张等腹膜刺激征者;②年老体弱或伴有其他较严重疾病而估计肠袢尚未绞窄坏死者。复位手法应轻柔,切忌粗暴,复位后还需严密观察腹部情况,注意有无腹膜炎或肠梗阻的表现。由于嵌顿性疝复位后,疝并未得到根治,大部分病人迟早仍需手术修补。

2. **手术治疗**　腹股沟疝最有效的治疗方法是手术修补,可分为开放手术和腹腔镜手术两类。嵌顿性疝原则上视病情行紧急手术,以防疝内容物坏死并解除伴发的肠梗阻。绞窄性疝的内容物已坏死,更需紧急手术。在手术处理嵌顿或绞窄性疝时,关键在于准确判断肠管活力;若嵌顿的肠袢较多,应警惕有无逆行性嵌顿。

（1）传统的疝修补术：基本原则是高位结扎疝囊、加强或修补腹股沟管管壁。

1）疝囊高位结扎术：显露疝囊颈，予以高位结扎或贯穿缝合，然后切除疝囊。单纯性疝囊高位结扎适用于婴幼儿或儿童，以及绞窄性斜疝因肠坏死而局部严重感染者。

2）加强或修补腹股沟管管壁：成年腹股沟疝病人都存在不同程度的腹股沟管前壁或后壁的薄弱或缺损，在疝囊高位结扎后，加强或修补薄弱的腹股沟管前壁或后壁，才能彻底治疗，预防复发。

（2）无张力疝修补术（tension-free hernioplasty）：使用修补材料进行无张力疝修补是目前外科治疗的主要方法。传统的疝修补术存在缝合张力大、局部有牵拉感、疼痛及修补的组织愈合差、易复发等缺点。现代疝手术强调在无张力情况下，利用人工高分子材料网片进行修补，具有创伤小、术后疼痛轻、康复快、复发率低等优点。无张力疝修补术不破坏腹股沟区的正常解剖层次，仅在腹股沟管的后壁或腹膜前间隙放置补片，加强了薄弱的腹横筋膜和腹股沟管后壁。但嵌顿性疝行急诊手术者以及腹股沟管未发育完全的儿童不提倡使用人工补片技术。

（3）经腹腔镜疝修补术（laparoscopic inguinal herniorrhaphy，LIHR）：其基本原理是从腹腔内部用网片加强腹壁缺损或用钉（缝线）使内环缩小。LIHR 手术创伤小、恢复快，可同时检查双侧腹股沟疝和股疝，有助于发现亚临床的对侧疝并同时予以修补，尤其是多次复发或隐匿性疝，经腹腔镜疝修补更具优势。目前 LIHR 手术得到越来越多临床应用肯定，病人能够更快地恢复正常生活和工作。

### 知 识 拓 展

#### 腹壁疝手术改进与修复材料学发展对疝外科的挑战

疝修补手术通过修复腹壁缺损和恢复腹壁功能，消除可能发生相关并发症的隐患，最终提高病人的生命质量。20 世纪 80 年代美国著名外科医师 Lichtenstein 提出腹股沟疝手术"无张力修补"概念，使疝外科进入了里程碑式时代。修复材料学在现代疝和腹壁外科领域非常重要，常见的修复材料包括合成材料和生物材料两类。理想的疝修补合成补片植入人体应满足以下要求：①物理性质稳定；②化学惰性；③无炎症和异物反应；④无致癌性；⑤无致敏性；⑥存在一定拉伸强度；⑦可剪裁；⑧可消毒灭菌。目前，还没有一种修补材料能够符合"理想补片"的要求。需要根据病人腹壁缺损情况、修复材料特性、修复材料的可获得性进行个体化选择并进行修补手术。从技术层面已经达到近乎完美的程度，而更多的问题集中在减少并发症（如补片感染、与补片相关的慢性疼痛和异物感等）和提高病人生命质量方面。

【护理评估】

（一）术前评估

1. 健康史 ①一般情况：了解病人的年龄、性别、职业，女性病人生育史；②腹股沟疝发生情况：了解腹股沟疝发生的状况、病情进展及对日常生活的影响；③相关因素：了解营养、发育等状况，是否吸烟，有无慢性咳嗽、便秘、排尿困难、腹水等腹内压增高的情况，有无腹部手术、外伤、切口感染等病史，有无糖尿病及血糖控制情况，有无其他慢性疾病，有无阿司匹林、华法林等药物服用史。

2. 身体状况

（1）症状与体征：评估疝块的部位、大小、质地、有无压痛、能否回纳，用手压住深环观察疝块能否突出；有无腹部绞痛、恶心、呕吐、肛门停止排便排气等肠梗阻症状及其诱因；有无压痛、反跳痛、腹肌紧张等腹膜刺激征；有无发热、脉搏细速、血压下降等感染征象；有无水、电解质平衡紊乱的征象。

（2）辅助检查：了解血常规检查有无白细胞计数及中性粒细胞比值升高、大便隐血试验是否阳性等，腹部 X 线检查有无肠梗阻；了解阴囊透光试验结果；对老年病人还需了解其心、肺、肾功能和血糖水平等。

Note：

3. **心理-社会状况** 评估病人有无因疝块长期反复突出影响工作和生活而感到焦虑不安,对手术治疗有无思想顾虑。了解病人及家属对预防腹内压增高等相关知识的掌握程度。

**(二)术后评估**

1. **术中情况** 了解病人麻醉方式、手术方式、术中情况。

2. **身体状况** 观察局部切口的愈合情况、有无发生切口感染;有无发生阴囊水肿;有无腹内压增高因素存在。

## 【常见护理诊断/问题】

1. **急性疼痛** 与疝块嵌顿或绞窄、手术创伤有关。
2. **知识缺乏** 缺乏腹外疝成因、预防腹内压增高及促进术后康复的有关知识。
3. **潜在并发症**:术后阴囊水肿、切口感染。

## 【护理目标】

1. 病人疼痛程度减轻或缓解。
2. 病人知晓腹股沟疝的成因,知晓预防腹内压增高和促进术后康复的相关知识。
3. 病人未发生并发症,或并发症得到及时发现和处理。

## 【护理措施】

**(一)非手术治疗的护理/术前护理**

1. **卧床休息** 疝块较大、年老体弱或伴有其他严重疾病暂不能手术者,减少活动,多卧床休息;建议病人离床活动时佩戴医用疝带,避免腹腔内容物脱出而造成疝嵌顿。

2. **消除引起腹内压增高的因素** 有慢性咳嗽、腹水、便秘、排尿困难、妊娠等可引起腹内压增高的因素而暂不行手术者,积极治疗原发病,控制症状。指导病人注意保暖,预防呼吸道感染;指导病人戒烟;养成良好的排便习惯,多饮水、多吃蔬菜等粗纤维食物,保持排便通畅;妊娠期间在活动时可使用疝带压住疝环口。

3. **棉线束带或绷带压深环法的护理** 1岁以内婴儿若疝较小或未发生嵌顿或绞窄,一般暂不手术。在使用棉线束带法或绷带压深环法时,应注意局部皮肤的血运情况,睡觉时可不用;避免长时间的哭闹,防止嵌顿疝的形成。

4. **嵌顿性/绞窄性疝的护理** ①观察病人疼痛程度及病情变化,若出现明显腹痛,伴疝块突然增大、发硬且触痛明显、不能回纳腹腔,应高度警惕嵌顿疝发生的可能,立即报告医师,并配合处理。②若发生疝的嵌顿、绞窄,引起肠梗阻等情况,应予禁食、胃肠减压,纠正水、电解质及酸碱平衡失调、抗感染,必要时备血,做好急诊手术准备。③行手法复位的病人,若疼痛剧烈,可遵医嘱注射吗啡或哌替啶,以镇痛、镇静并松弛腹肌。手法复位后24h内严密观察病人生命体征,尤其是脉搏、血压的变化,注意观察腹部情况,注意有无腹膜炎或肠梗阻的表现。如有这些表现,配合医师做好紧急手术探查的准备。

5. **完善术前准备** ①对年老体弱、腹壁肌肉薄弱或复发疝的病人,术前应加强腹壁肌肉锻炼,并练习卧床排便和使用便器等;②术前2周戒烟;③服用阿司匹林者术前7d停药,抗凝治疗者术前遵医嘱停药,或选用合适的拮抗药;④便秘者,术前晚灌肠,清除肠内积粪,防止术后腹胀及排便困难;⑤术前完成阴囊及会阴部的皮肤准备,若发现有毛囊炎等炎症表现,必要时应暂停手术;⑥病人进手术室前,嘱其排尿,以防术中误伤膀胱;⑦高龄、糖尿病、肥胖、消瘦、多次复发疝、化学药物治疗或放射治疗后和其他免疫功能低下者,遵医嘱预防性使用抗生素,在切开皮肤前30min至1h开始静脉给药。

（二）术后护理

1. **休息与活动**　传统疝修补术后当日取平卧位，膝下垫一软枕，使髋关节微屈，以降低腹股沟区切口张力和减少腹腔内压力，有利于切口愈合和减轻切口疼痛。次日改为半卧位。术后卧床期间鼓励床上翻身及活动肢体，术后 3~5d 病人可离床活动。采用无张力疝修补术者一般术后当日或次日即可下床活动，年老体弱、复发性疝、绞窄性疝、巨大疝等病人可适当推迟下床活动的时间。

2. **饮食护理**　根据麻醉方式及病人情况给予饮食指导。若无恶心、呕吐，在局部麻醉下行无张力疝修补者术后即可进软食或普食；经腹腔镜疝修补术者术后 6~12h，少量饮水或进流质，之后逐渐恢复到软食或普食。行肠切除吻合术者术后应禁食，待肠功能恢复后方可进食。

3. **预防腹内压增高**　注意保暖，防止受凉引起咳嗽；指导病人在咳嗽时用手掌按压以保护切口和减轻震动，以防引起的切口疼痛；保持排便通畅，便秘者给予通便药物，避免用力排便；因麻醉或手术刺激引起尿潴留者，可肌内注射卡巴胆碱或针灸，促进膀胱平滑肌的收缩，必要时导尿。

4. **预防阴囊水肿**　因阴囊比较松弛、位置低，渗血、渗液易积聚于此。为避免阴囊内积血、积液和促进淋巴回流，术后可用丁字带托起阴囊，并密切观察阴囊肿胀情况。

5. **预防切口感染**　切口感染是引起疝复发的主要原因之一，一旦发现切口感染征象，应尽早处理。预防切口感染的措施包括：①病情观察：注意体温和脉搏的变化；观察切口有无红、肿、疼痛，阴囊部有无出血、血肿。②切口护理：术后切口一般不需加沙袋压迫，但有切口血肿时应予适当加压；保持切口敷料清洁干燥，不被粪尿污染；若敷料脱落或被污染，及时更换。③抗生素使用：绞窄性疝行肠切除、肠吻合术后，易发生切口感染，术后须合理应用抗生素。

### 知识拓展

**重视老年病人腹股沟疝修补术后并发症预防与治疗**

老年病人在成年腹股沟疝病人中所占比例最高，我国基于 58 家医院的一项调查数据显示，在全部住院手术治疗的成人腹股沟疝病人中，年龄>60 岁的老年病人占 60.8%。因此，重视老年腹股沟疝病人围术期的管理，减少术后并发症的发生，对于提高腹股沟疝的临床诊治水平意义重大。老年病人由于并存基础疾病和衰弱，术后并发症的防治方案与其他人群有所不同。一项样本量为 29 033 例的临床研究表明，老年腹股沟疝病人术后静脉血栓栓塞症、尿潴留、谵妄、尿路感染、肺炎、心肌梗死等并发症的发生率明显高于中青年病人（4.2% vs. 2.7%，$P=0.001$）。有效评估衰弱程度及手术风险、严格遵守手术准入标准、选择合理的麻醉及修补方式、标准化手术操作、及时发现并治疗并发症，是保障手术安全的有效手段。

（三）健康教育

1. **疾病知识宣教**　向病人及家属进行科普教育，解释造成腹外疝的原因、诱发因素和手术治疗的必要性，了解病人的顾虑所在，尽可能地予以解除，使其安心配合治疗。对拟采用无张力疝修补术者，介绍补片材料的优点及费用等。

2. **出院指导**　①活动指导：病人出院后应逐渐增加活动量，3 个月内应避免重体力劳动或提举重物等；②饮食指导：调整饮食习惯，保持排便通畅；③防止复发：减少和消除引起腹外疝复发的因素，并注意避免增加腹内压的动作如剧烈咳嗽、用力排便等；④定期随访：若疝复发，应及早诊治。

【护理评价】

通过治疗与护理，病人是否：①疼痛减轻或缓解；②知晓形成腹外疝的原因、预防腹内压增高及促进术后康复的有关知识；③阴囊水肿、切口感染得以预防，或得到及时发现和处理。

Note:

# 第三节 其他腹外疝

## 一、股疝

腹腔内脏器或组织通过股环、经股管向卵圆窝突出形成的疝,称为股疝(femoral hernia)。股疝的发病率占腹外疝的 3%~5%,多见于 40 岁以上妇女。

【病因】

股管是一狭长的漏斗形间隙,上口称股环,下口为卵圆窝。女性骨盆较宽大、联合肌腱和腔隙韧带较薄弱,使股管上口宽大松弛而易发病。妊娠是腹内压增高的主要原因。

【病理生理】

在腹内压增高的情况下,朝向股管上口的腹膜被下坠的腹内脏器推向下方,经股环向股管突出而形成股疝。疝内容物常为大网膜或小肠。由于股管几乎是垂直的,疝块在卵圆窝处向前转折时形成一锐角,且股环本身较小,周围多为坚韧的韧带,因此股疝容易嵌顿。在腹外疝中,股疝嵌顿者最多,高达 60%。一旦嵌顿,可迅速发展为绞窄性疝。

【临床表现】

平时无症状,多偶然发现。疝块往往不大,表现为腹股沟韧带下方卵圆窝处有一半球形突起。易复性股疝的症状较轻,常不为病人所注意,尤其在肥胖者更易疏忽。一部分病人可在久站或咳嗽时感到患处胀痛,并有可复性肿块。因疝囊外常有很多脂肪堆积,故平卧回纳内容物后,疝块有时不能完全消失。股疝如发生嵌顿,除引起局部明显疼痛外,常伴有较明显的急性机械性肠梗阻,严重者甚至可以掩盖股疝的局部症状。

【处理原则】

因股疝极易嵌顿、绞窄,确诊后,应尽早手术治疗。目的是关闭股环、封闭股管。对于嵌顿性或绞窄性股疝,应紧急手术。最常用的手术方式是 McVay 修补术,也可采用无张力疝修补术或经腹腔镜修补术。

【护理措施】

重点在于消除引起腹内压增高的因素,及时发现和处理嵌顿性/绞窄性疝。具体护理措施参见本章第二节中腹股沟疝病人的护理。

## 二、切口疝

腹腔内器官或组织自腹壁手术切口突出形成的疝,称为切口疝(incisional hernia)。临床上比较常见,其发生率约为腹外疝的第三位。腹部手术后切口一期愈合者,切口疝的发病率通常在 1% 以下;若切口发生感染,发病率可达 10%;若切口裂开再缝合者,发病率可高达 30%。

【病因】

1. **解剖因素** 腹部切口疝多见于腹部纵向切口,最常发生于经腹直肌切口,其次为正中切口和旁正中切口。除腹直肌外,腹壁各层肌及筋膜、鞘膜等组织的纤维大都是横向走行,纵向切口必然切断上述纤维;缝合时,缝线容易在纤维间滑脱;已缝合的组织又经常受到肌肉的横向牵引力而易发生

Note:

切口裂开。此外,肋间神经被切断也可导致腹直肌强度降低。

2. **手术因素**　手术操作不当是导致切口疝的重要原因。如留置引流物过久,切口过长导致切断肋间神经过多,腹壁切口缝合不严密,缝合时张力过大而致组织撕裂等情况均可导致切口疝的发生。

3. **切口愈合不良**　切口愈合不良也是引起切口疝的一个重要因素。其中切口感染所致腹壁组织破坏所引起的腹部切口疝占 50% 左右;切口内血肿形成、肥胖、高龄、合并糖尿病、营养不良或使用皮质激素等,均可导致切口愈合不良。

4. **腹内压增高**　手术后腹胀明显或肺部并发症导致剧烈咳嗽而致腹内压骤增,也可致切口内层哆裂。

【临床表现】

1. **症状**　多数病人无特殊不适。较大的切口疝有腹部牵拉感,伴食欲减退、恶心、便秘、腹部隐痛等表现。多数切口疝无完整疝囊,疝内容物易与腹膜外腹壁组织粘连而成为难复性疝,有时还伴有不完全性肠梗阻表现。

2. **体征**　腹壁切口瘢痕处逐渐膨隆,有肿块出现。肿块通常在站立或用力时更为明显,平卧休息则缩小或消失。肿块小者直径数厘米,大者可达 10~20cm,甚至更大。有时疝内容物可达皮下,若为肠管常可见到肠型和肠蠕动波。疝内容物回纳后,多数能扪及腹肌裂开所形成的疝环边缘。若是腹壁肋间神经损伤后腹肌薄弱所致切口疝,虽有局部膨隆,但无边缘清楚的肿块,也无明显疝环可扪及。切口疝疝环一般比较宽大,很少发生嵌顿。

【处理原则】

腹壁切口疝一经发生,不能自愈,需要手术修补。

1. **较小的切口疝**　切除疝表面的原手术瘢痕,显露疝环并沿其边缘解剖出腹壁各层组织,回纳疝内容物后在无张力条件下拉拢疝环边缘,逐层缝合健康的腹壁组织,必要时重叠缝合。

2. **较大的切口疝**　可用人工高分子修补材料或自体筋膜组织进行修补。近年来,腹腔镜切口疝修补术逐渐在临床上开展应用,其最大优势在于补片的放置更方便且有效。相较于传统开放手术,腹腔镜切口疝修补术后病人恢复改善显著,手术伤口并发症发生率、补片感染发生率和复发率均更低。

【护理措施】

不宜手术或暂不宜手术者,推荐采用适当的腹带包扎以限制切口疝的增大和发展;对于巨大切口疝,为防止疝内容物还纳腹腔后发生呼吸窘迫和腹腔间隔室综合征,术前应进行相应腹腔扩容及腹肌顺应性训练;术后适当延迟下床活动时间,加用腹带包扎 3 个月或更长时间以确保切口的完全愈合。其他护理措施参见本章第二节中腹股沟疝病人的护理。

## 三、脐疝

腹腔内脏器或组织通过脐环突出形成的疝,称为脐疝(umbilical hernia)。脐疝有小儿脐疝和成人脐疝之分,以前者多见。

【病因】

1. **小儿脐疝**　为先天性,因脐环闭锁不全或脐部组织不够坚固,经常啼哭和便秘等致腹内压增高时发生,多属易复性。

2. **成人脐疝**　为后天性,多见于中年经产妇女,也见于肝硬化腹水、肥胖等病人。脐环处有脐血管穿过,是腹壁的薄弱点;此外,由于妊娠或腹水等原因腹内压长期增高,引起腹壁结构发生病理性结构变化,从而降低了腹壁强度,同时,腹内压也促使腹腔内器官或组织通过脐环形成疝。

【临床表现】

1. **小儿脐疝**　表现为啼哭时出现脐部肿块,安静平卧时肿块消失。疝囊颈一般不大,但极少发生嵌顿和绞窄。

2. **成人脐疝**　由于疝环狭小,成人脐疝发生嵌顿或绞窄者较多。孕妇或肝硬化腹水者,如伴发脐疝,有时会发生自发性或外伤性穿破。

【处理原则】

1. **小儿脐疝**　未闭锁的脐环至 2 岁时多能自行闭锁,除了脐疝嵌顿或穿破等紧急情况外,小儿 2 岁之前可采取非手术治疗。可在回纳疝块后,用一大于脐环、外包纱布的硬片抵住脐环,然后用胶布或绷带固定勿使之移动。6 个月以内的婴儿采用此法治疗,疗效较好。满 2 岁后,如脐环直径仍大于 1.5cm,则可手术治疗。原则上,5 岁以上儿童的脐疝均应采取手术治疗。

2. **成人脐疝**　首选手术治疗,原则是切除疝囊,缝合疝环。手术时应注意保留脐眼,以免对病人产生心理上的影响。

【护理措施】

重点在于消除引起腹内压增高的因素,具体护理措施参见本章第二节中腹股沟疝病人的护理。

（许　勤）

---

**思　考　题**

1. 李先生,70 岁,因发现下腹部可复性包块 2 年余,加重 1 个月入院,诊断为腹股沟直疝,拟行手术治疗。护士评估时发现其有慢性支气管炎病史,吸烟史;病人向护士询问发病的原因,自述戒烟多次,表示自己发病与吸烟无关。

请问:

（1）如何向该病人解释直疝发生的原因和机制?

（2）如何对该病人进行术前准备和健康指导?

2. 患儿,男,5 岁,因发现右腹股沟区可复性肿块 1 年余,不可回纳 7h 就诊,患儿哭闹,疼痛明显、拒按,拟行急诊手术治疗。患儿家长担心患儿不配合,询问可否不手术。

请问:

（1）如何向患儿家属进行手术相关知识的健康教育?

（2）术后从哪些方面护理该患儿?

# URSING

## 第二十五章

# 腹部损伤病人的护理

25章 数字内容

———— 学 习 目 标 ————

知识目标：

1. 掌握腹部损伤及常见腹腔脏器损伤的临床表现、处理原则与护理措施。

2. 熟悉腹部损伤及常见腹腔脏器损伤的病理生理过程与辅助检查。

3. 了解腹部损伤的致伤因素和分类。

能力目标：

能运用护理程序对腹部损伤病人实施整体护理。

素质目标：

具有关心和尊重腹部损伤病人的态度和行为。

腹部损伤占人体各种损伤的 0.4%～1.8%,常伴有内脏损伤,对生命构成威胁,一旦发生应尽快明确诊断,及时处理,恢复腹腔内脏器功能,尽可能减少并发症和死亡率。正确判断腹腔内重要脏器的损伤情况和实施整体护理是本章学习的重点。

 ———————————— 导入情境与思考 ————————————

张先生,47 岁,因车祸腹部受撞击致左上腹疼痛 3h,加重伴头晕、心慌、恶心 1h 急诊入院。病人脉速、脉搏细弱,面色苍白,四肢湿冷。腹部膨隆,全腹压痛明显,左上腹局部出现反跳痛、肌紧张,腹部移动性浊音(+)。体格检查:T 36.5℃,P 110 次/min,R 30 次/min,BP 80/50mmHg;血常规示 Hb 90g/L,WBC 11×10⁹/L,腹部 X 线示膈下未见明显游离气体。

请思考:

(1) 该病人现在最危急的问题是什么?

(2) 该病人目前主要的护理诊断/问题有哪些?

(3) 针对该病人目前的情况,应提供哪些护理措施?

# 第一节 概 述

腹部损伤(abdominal injury)是指各种物理、化学和生物的外源性致伤因素作用于机体,导致腹壁和/或腹腔内部组织器官结构完整性受损,同时或相继出现一系列功能障碍。腹部脏器较多,受伤后伤情复杂,及时、准确地判断腹部损伤类型及定位受损脏器,给予恰当的治疗和护理,是降低腹部损伤死亡率的关键。

【分类】

按照腹部损伤是否穿透腹壁、腹腔是否与外界相通分为:

1. **开放性损伤** 腹膜破损者为穿透伤(多伴内脏损伤);无腹膜破损者为非穿透伤(偶伴内脏损伤),其中投射物有入口和出口者为贯通伤,有入口无出口者为非贯通伤。

2. **闭合性损伤** 体表无伤口,损伤可仅局限于腹壁,也可伴有内脏损伤。由于体表无伤口,为判断有无内脏损伤带来困难。

【病因与发病机制】

1. **外力作用** 腹部损伤的类型、严重程度、是否涉及腹腔内脏器、涉及哪些脏器等情况,取决于暴力的强度、速度、着力部位、力的作用方向及作用方式等因素。

(1) 开放性损伤:多由刀刃、枪弹、弹片等锐器导致。常见受损腹腔脏器依次为肝、小肠、胃、结肠、大血管等。

(2) 闭合性损伤:常由高处坠落、碰撞、冲击、挤压、拳击、踢伤等钝性暴力所致。常见受损腹腔脏器依次为脾脏、肾脏、小肠、肝脏、肠系膜等。

2. **腹腔内脏器自身解剖与生理特点** ①腹腔脏器损伤最多见的是脾、肾和小肠,其次是肠系膜、肝、胃和结肠,十二指肠、膈、直肠等由于解剖位置较深,损伤发生率较低;②肝、脾、肾的组织结构脆弱、血供丰富、位置比较固定,比其他脏器更容易破裂;③胃窦、十二指肠水平部或胰腺在上腹受到碰撞、挤压时,可被压在脊柱上而断裂;④肠道的固定部分(上段空肠、末段回肠、粘连的肠管等)比活动部分更易受损;⑤空腔脏器在充盈时(胃饱餐后、膀胱未排空等)比排空时更易破裂。

【临床表现】

腹部损伤的临床表现差异很大。轻者可无明显症状和体征;重者可出现腹腔内大出血和/或腹膜

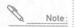

炎,导致休克甚至处于濒死状态。闭合性损伤体表无伤口,且损伤部位和脏器不一定都是暴力的作用点,而可能是发生在作用力传导过程中或终点部位,常给诊断带来困难,容易发生漏诊或误诊。

（一）单纯腹壁损伤

1. **腹壁挫伤** 腹壁皮肤肿胀,皮下淤血,血肿形成,组织张力增高;局部压痛或胀痛,经过休息和对症治疗后可逐渐缓解。

2. **腹直肌血肿或断裂** 伤后即刻出现局部疼痛、呕吐,腹直肌僵直、压痛,局部出现痛性包块,随腹肌收缩而疼痛加剧。

3. **腹壁裂伤** 腹壁出血、疼痛、局部肿胀、腹式呼吸减弱;应注意对腹壁破损处进行伤道探查,以判断是否为穿透伤、是否合并腹腔内脏器损伤。

4. **腹壁缺损** 广泛的腹壁缺损可形成不规则伤口、出血,甚至腹腔内脏器外露;病人感到剧烈疼痛、呼吸急促、脉速、血压下降,甚至休克。

（二）腹腔内脏器损伤

腹腔内脏器挫伤,无明显症状或伴有腹痛,脏器破裂后可引发腹腔内出血或腹膜炎。

1. **实质性脏器损伤** 肝、脾、胰、肾等实质性脏器或大血管损伤时,以腹腔内（或腹膜后）出血为主要临床表现。

（1）症状

1）失血性表现:病人表现为面色苍白,脉率加快,严重时脉搏微弱、血压不稳、尿量减少,甚至出现休克。

2）腹痛:多呈持续性,一般不剧烈,肩部放射痛常提示肝（右）或脾（左）损伤,在头低位数分钟后尤为明显。

（2）体征

1）腹膜刺激征:不严重,但当肝、脾受损导致胆管、胰管断裂,胆汁或胰液漏入腹腔,可出现明显的腹痛和腹膜刺激征。

2）移动性浊音阳性:是腹腔内出血的晚期体征。

3）腹部肿块:肝、脾包膜下破裂或系膜、网膜内出血时,腹部触诊可扪及腹部肿块。

4）血尿:肾脏损伤时可出现血尿。

2. **空腔脏器损伤** 胃肠道、胆道、膀胱等空腔脏器破裂以腹膜炎为主要临床表现。

（1）症状

1）弥漫性腹膜炎:表现为持续性剧烈腹痛。空腔器官破裂早期,尤其是下消化道器官破裂,有时因肠壁的破裂很小、黏膜外翻或肠内容残渣堵塞暂时封闭了破口,在48h或72h后才出现腹膜炎症状。

2）胃肠道症状:恶心、呕吐、呕血、便血、腹胀等。

3）全身感染症状:可出现体温升高、脉率增快、呼吸急促等全身感染症状,严重者可发生感染性休克。

4）失血性表现:空腔脏器损伤出血量一般不大,除非合并损伤邻近的大血管。

（2）体征

1）腹膜刺激征:程度因空腔脏器内容物的不同而异,胃液、胆汁或胰液对腹膜的刺激最强,肠液次之,血液最轻。

2）气腹征:出现腹腔内游离气体,常致肝浊音界缩小或消失。

3）腹胀:可因肠麻痹出现腹胀,肠鸣音减弱或消失。

【辅助检查】

1. **实验室检查** 腹腔内实质性脏器破裂大量出血时,可出现血红细胞计数、血红蛋白、血细胞比容等数值下降,白细胞计数略有增高;空腔脏器破裂时可出现白细胞计数和中性粒细胞比值明显上升;胰腺或十二指肠损伤时,血、尿淀粉酶多升高;泌尿系统损伤时,尿常规检查可见血尿。

2. **诊断性腹腔穿刺术和腹腔灌洗术** 诊断阳性率可达90%以上,对判断有无腹腔脏器损伤和脏器损伤的类型有重要的意义。

（1）诊断性腹腔穿刺术

1）穿刺点选择:通常选择脐和左髂前上棘连线的中外1/3交点处或脐水平线与腋前线交点处（图25-1）。

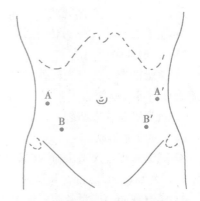

图 25-1　**诊断性腹腔穿刺的进针点**
A. A'经脐水平线与腋前线交点;B. B'髂前上棘与脐连线中、外1/3交点。

2）穿刺要点:①术前病人排空膀胱;②行局部麻醉;③穿刺中感到针尖抵抗感突然消失时,表明针尖已经穿过腹膜壁层,即可抽取和引流腹腔积液,可将有多个侧孔的细塑料管经针管送入腹腔深处进行抽吸;④腹腔积液不断流出时,应逐步收紧绑在腹部的多头带,以防腹内压骤然降低导致休克;⑤放液结束后拔除穿刺针,常规消毒后,盖上消毒纱布,用多头带将腹部包扎。

3）穿刺抽得液体的观察和分析:仔细观察液体性状（血液、胃肠内容物、混浊腹水、胆汁或尿液）,必要时可作涂片检查。①不凝血:提示为实质性脏器或大血管破裂所致的内出血,因腹膜的去纤维作用使血液不凝固;②血液迅速凝固:多为误入血管所致;③穿刺液中淀粉酶含量增高:提示为胰腺或胃十二指肠损伤。

（2）诊断性腹腔灌洗术:对于腹内少量出血者,此技术比诊断性穿刺术更为可靠,有利于早期诊断并提高确诊率。

1）穿刺点选择:与诊断性腹腔穿刺术相同,穿刺后置入细塑料管。

2）灌洗要点:通过置入的塑料管向腹腔内缓慢注入 500~1 000ml 无菌生理盐水,借虹吸作用使腹腔内灌洗液流回输液瓶。

3）腹腔灌洗液的观察与分析:符合以下任何 1 项即为阳性结果:①肉眼见灌洗液为血性、含胆汁、胃肠内容物或证明是尿液;②显微镜下,红细胞计数超过 $100×10^9/L$ 或白细胞计数超过 $0.5×10^9/L$;③淀粉酶超过 100U/dl（Somogyi 法）;④灌洗液中发现细菌。

3. **影像学检查**

（1）X 线检查:常见腹腔内脏器损伤的 X 线检查结果及提示问题见表25-1。

表 25-1　**常见腹腔内脏器损伤的 X 线检查结果及提示问题**

| X 线检查结果 | 腹部损伤相关问题 |
| --- | --- |
| 腹腔游离气体,立位腹部平片表现为膈下新月形阴影 | 胃肠道（主要是胃、十二指肠和结肠,少见于小肠）破裂 |
| 腹膜后积气（可有典型的花斑状阴影） | 腹膜后十二指肠或结直肠穿孔 |
| 小肠浮动到腹部中央（仰卧位）,肠间隙增大,充气的左右结肠可与腹膜脂肪线分离 | 腹腔内大量积血 |
| 腰大肌影消失 | 腹膜后血肿 |
| 右膈升高,肝正常轮廓消失及右下胸肋骨骨折 | 肝破裂的可能性大 |
| 胃右移、横结肠下移,胃大弯有锯齿形压迹（脾胃韧带内血肿） | 脾破裂的可能性大 |

（2）超声检查:主要用于诊断实质性脏器的损伤,且可动态观察病情。近年来,扩展的创伤重点超声评估（extended focused assessment with sonography for trauma, E-FAST）被认为是判断腹腔积液快速、有效的检查方法,为及时实施救治争取了时间。

## 扩展的创伤重点超声评估

20 世纪 70 年代,欧洲首次提出使用超声检测腹腔积液。1995 年 Rozycki 等人提出创伤重点超声评估(focused assessment with sonography for trauma,FAST)的概念,即通过对剑突下、肝周、脾周、盆腔 4 个区域进行快速扫查(通常 2~5min),排查是否存在游离液体(通常是积血),从而快速判断有无脏器损伤出血。此后逐步建立起 FAST 的诊治规范。目前已有 96% 以上的一级创伤中心将 FAST 检查整合到高级创伤生命支持。2004 年 Kirkpatrick 等提出了扩展的创伤重点超声评估的概念,即通过快速扫查剑突下、肝周、脾周、盆腔及双肺,快速评估创伤病人是否存在内脏出血及气胸。2020 年,我国建立了 E-FAST 规范,为创伤病人救治提供重要信息,辅助临床决策。

(3)CT 检查:CT 对实质性脏器损伤和腹膜后血肿有重要的诊断意义。血管造影剂增强的 CT 能鉴别有无活动性出血及其部位。

(4)其他影像学检查:①选择性血管造影:适用于经上述方法未能证实,但仍怀疑肝、脾、胰、肾、十二指肠等脏器损伤者;②MRI:适应于血管损伤和某些特殊部位的血肿,如十二指肠壁间血肿;③磁共振胰胆管造影(magnetic resonance cholangiopancreatography,MRCP):适用于胆道损伤的诊断。

**4. 诊断性腹腔镜检查** 腹腔镜可直接窥视而确诊损伤,可明确受伤的部位和程度,有些损伤可在腹腔镜下进行治疗。

知 识 拓 展

## 腹部创伤腔镜诊疗术的适应证与禁忌证

《中国腹部创伤腔镜诊疗规范专家共识》中对腹部创伤腔镜诊疗术的适应证和禁忌证进行了界定。

适应证:适用于生命体征稳定需行剖腹探查术的成年病人。生命体征稳定指收缩压 >90mmHg、输液量<2L 和格拉斯哥昏迷评分(GCS)>12 分;需进行剖腹探查指临床、辅助检查等明确或高度怀疑腹腔内脏损伤。

禁忌证:①绝对禁忌证:严重失血性休克;颅脑创伤;严重胸部创伤;腹壁缺损;心肺功能无法耐受气腹;合并腹腔高压症或腹腔间隔室综合征病人;②相对禁忌证:严重腹膜炎;考虑腹膜后损伤者;存在腹部手术史者;腹部枪伤;严重凝血功能障碍者;中晚期妊娠等。

## 【处理原则】

救治过程应遵循损伤控制性外科(damage control surgery,DCS)理念,将病人的存活率放在首位,为病人设计包括手术在内的最佳治疗方案。

**1. 急救处理** 首先处理对生命威胁最大的损伤,积极进行心肺复苏,其次要控制明显的外出血,处理开放性气胸或张力性气胸,迅速恢复循环血量,控制休克和进展迅速的颅脑损伤。如无上述情况,则立即处理腹部创伤。

**2. 非手术治疗**

(1)防治休克:是治疗的重要环节。力争将收缩压维持在 90mmHg 以上,为手术做好准备。若经积极的抗休克治疗仍无改善,提示腹腔内有进行性大出血,应在抗休克同时尽快剖腹探查并止血。

(2)抗感染:应用广谱抗生素,空腔脏器破裂者应当使用足量抗生素。开放性腹部损伤病人应注射破伤风抗毒素1 500U。

（3）禁饮、禁食与胃肠减压：疑有空腔脏器破裂或明显腹胀时立即行胃肠减压，并禁饮、禁食。

（4）镇静、镇痛：未诊断明确者禁用或慎用镇痛药，以免掩盖病情；诊断明确者可给予镇静或镇痛药。

**3. 手术治疗**　对已确诊或高度怀疑腹腔内脏器损伤者，应做好紧急手术的准备，力争早期手术。

（1）适应证：①病情恶化：出现口渴、烦躁、脉率加快、体温升高、白细胞计数增加、红细胞计数减少或出现无法纠正的休克；②腹膜炎症状与体征加重；③腹腔内有积液、积气征象或腹部有移动性浊音；④诊断性腹腔穿刺术或腹腔灌洗术阳性。

（2）方法与程序：①有腹腔内出血：开腹后应立即吸出积血、清除凝血块，迅速查明来源，进行处理，包括受损脏器的修补术和切除术等；②无腹腔内大出血：应对腹腔脏器进行系统、有序的探查。探查次序原则上应先探查肝、脾等实质性器官，再探查空腔脏器；按照轻重缓急逐一处理，原则上先处理出血性损伤，后处理穿破性损伤；先处理污染重的损伤，后处理污染轻的损伤。手术完成时，彻底清除腹腔内残留的液体和异物，根据需要使用乳胶管引流、烟卷引流，或双套管进行负压吸引。

---

**知 识 拓 展**

**损伤控制外科理念在腹部损伤中的应用**

腹部损伤的病理生理特征是低体温、代谢性酸中毒和凝血障碍三联征，三者之间形成恶性循环，最终导致机体耗竭，难以耐受手术创伤的二次打击。因此对那些生理潜能临近或达到极限的病人需采取损伤控制性外科（DCS）处理。DCS的治疗程序通常由3个阶段组成。

第一阶段：简短的剖腹手术。解决危及生命的损伤，如控制出血、充分引流、通过肠造口解除梗阻等，以抢救生命为最高目标。

第二阶段：ICU综合治疗。对危重病人行生命支持、重症监护、安全转运以及其他急症抢救，最大限度纠正病人内环境紊乱。

第三阶段：确定性手术。病人生命体征稳定、内环境稳定、营养状况良好，可考虑施行确定性手术，如清除填塞物、消化道重建、恢复胃肠道的连续性等。

---

【护理评估】

（一）术前评估

**1. 健康史**

（1）一般情况：包括年龄、性别、婚姻、职业、饮食情况；女性病人有无不规则阴道流血。

（2）外伤史：了解受伤时间、地点、致伤条件、受伤部位、伤情，致伤源的性质、暴力的方向和强度；受伤至就诊之间的病情变化；就诊前的急救措施及其效果。

（3）既往史：了解有无结核病、糖尿病、高血压等病史，既往治疗情况，有无腹部手术史及药物过敏史，有无酗酒和吸毒史等。

（4）家族史：了解有无家族遗传病，如血友病等。

**2. 身体状况**

（1）症状与体征

1）全身情况：①生命体征；②早期休克征象；③感染表现：体温升高、脉搏增快等全身中毒症状；④是否合并其他损伤：排除身体其他部位的合并伤，如颅脑损伤、胸部损伤、肋骨骨折、脊柱骨折、四肢骨折等。

2）腹部情况：①腹痛情况：是否发生腹痛及腹痛的特点、部位、持续时间、伴随症状、有无放射痛和进行性加重;有无腹部压痛、反跳痛和肌紧张及其程度和范围;②腹壁伤口情况:腹壁有无伤口及其部位、大小,自腹壁伤口有无脏器脱出;③腹腔内脏器损伤情况:腹部有无移动性浊音,肝浊音界是否缩小或消失,肠蠕动是否减弱或消失,直肠指检有无阳性结果发现。

（2）辅助检查:①实验室检查:了解红细胞计数、白细胞计数、血红蛋白、血细胞比容、白细胞计数及中性粒细胞比值等变化;②影像学检查:了解 X 线、超声、CT、MRI 等影像学检查有无异常;③诊断性腹腔穿刺与腹腔灌洗结果。

3. **心理-社会状况**　评估病人及家属对突发的腹部损伤以及伤口、出血、内脏脱出等视觉刺激的心理承受能力,对预后的担心程度以及对本次损伤相关知识的了解程度;评估病人的经济能力和社会背景等。

（二）术后评估

1. **术中情况**　了解麻醉方式、手术类型、手术过程以及术中是否出现突发状况等。

2. **身体状况**　监测生命体征;评估腹部症状和体征的变化;观察体腔引流管的留置、引流液情况以及伤口、手术切口的愈合情况;评估红细胞计数、白细胞计数、血红蛋白、血细胞比容、血清电解质和肌酐等有无异常等。

3. **心理-社会状况**　评估病人及家属对手术的心理应对情况,病人及家属对术后护理与康复的认知程度。

【常见护理诊断/问题】

1. **急性疼痛**　与腹部损伤、手术有关。
2. **体液不足**　与损伤致腹腔内出血、液体渗出、呕吐、禁食等有关。
3. **营养失调:低于机体需要量**　与禁食、胃肠减压、高分解代谢状态有关。
4. **潜在并发症**:电解质紊乱、休克、受损器官再出血、腹腔感染、腹腔间隔室综合征、腹腔脓肿、粘连性肠梗阻等。
5. **恐惧**　与急性创伤、大出血、内脏脱出等视觉刺激有关。

【护理目标】

1. 病人腹痛缓解。
2. 病人体液平衡得到维持,生命体征平稳。
3. 病人营养状况得以改善。
4. 病人未出现并发症,或并发症得到及时发现和处理。
5. 病人恐惧程度减轻,情绪稳定。

【护理措施】

（一）急救护理

做好急救的护理配合,在整个急救过程中密切观察病人病情变化。根据具体情况,可行以下措施:①心肺复苏:持续的胸外心脏按压和保持呼吸道通畅是关键;②处理开放性及张力性气胸:配合医师封闭胸壁伤口及行胸腔穿刺排气;③止血:查明出血来源,迅速进行止血;④补液:迅速建立 2 条以上静脉输液通路,遵医嘱及时输液,必要时输血;⑤腹部伤口处理:有开放性腹部损伤者,妥善处理伤口,如伴腹腔内脏器或组织自腹壁伤口突出,可用消毒碗覆盖保护,切勿强行回纳。

（二）非手术治疗的护理/术前护理

1. **病情观察**　①生命体征:每 15～30min 测定 1 次生命体征;②皮肤黏膜、意识情况;③腹部症状与体征:每 30min 进行 1 次腹部评估,注意腹痛、腹膜刺激征的程度和范围变化;④24h 出入量:观察和记录呕吐量,胃肠减压引流液的颜色、性状和量,每小时尿量;⑤实验室检查:每 30～60min 采集 1 次静脉血,测定红细胞计数、白细胞计数、血红蛋白浓度和血细胞比容,以判断腹腔内有无活动性出血;⑥及时获取穿刺液或灌洗液的检验结果。非手术观察期间,如病人出现休克、腹部症状与体征加重、气腹征、腹部移动性浊音、呕血、便血、尿血、直肠指检阳性等情况之一时,应考虑有腹腔内脏器损伤,立即报告医师。

**2. 休息与体位**　绝对卧床休息,不随意搬动病人,以免加重伤情,病情稳定者取半卧位。

**3. 禁食禁饮、禁灌肠、胃肠减压**　诊断未明确之前应绝对禁食、禁饮和禁灌肠,对怀疑有空腔脏器损伤者,应尽早行胃肠减压,以减少胃肠内容物漏出,减轻腹痛。

**4. 维持体液平衡**　补充足量的平衡盐溶液、电解质等,维持有效的循环血量,使收缩压升至90mmHg 以上。必要时持续监测中心静脉压变化以评估体液不足的程度。

**5. 预防感染**　遵医嘱合理使用抗生素。

**6. 镇静镇痛**　诊断未明确之前,禁用或慎用镇痛药,可通过分散病人注意力、改变体位、控制环境因素等来缓解疼痛;诊断明确者,可根据病情遵医嘱给予镇静解痉药或镇痛药。

**7. 协助医师行诊断性腹腔穿刺术或腹腔灌洗术**　操作过程中,密切观察病人表现,如发生头晕、恶心、心悸、气促、脉搏增快、脸色苍白应立即停止操作,平卧休息,给予补充血容量等急救措施。

**8. 术前准备**　一旦决定手术,应做好术前准备。

**9. 心理护理**　向病人解释可能出现的症状和体征及预后,使病人能正确认识疾病的发展过程。告知相关检查、治疗和护理的目的、注意事项及手术治疗的必要性,使病人能积极配合。

（三）术后护理

**1. 病情观察**　①严密监测意识状态、生命体征以及 24h 出入量;②观察腹部伤口和手术切口情况,注意腹部症状与体征的变化,及早发现腹腔脓肿等并发症;③危重病人加强呼吸、循环和肝、肾功能的监测。

**2. 体位与活动**　待全麻清醒或硬膜外麻醉平卧 6h 后,血压平稳者改为半卧位,以利于腹腔引流、减轻腹痛、改善呼吸循环功能。术后多翻身,鼓励病人早期下床活动,以预防肠粘连。

**3. 禁食、胃肠减压**　术后待肠蠕动恢复、肛门排气后停止胃肠减压,若无腹胀不适可拔除胃管,根据病情从流质饮食开始,逐渐过渡到普食。必要时给予完全肠外营养。

**4. 维持呼吸功能**　持续给氧,监测血氧饱和度。做好口腔护理,加强呼吸训练,协助病人排痰,防止坠积性肺炎的发生。

**5. 静脉补液**　遵医嘱给予静脉补液,在输注平衡盐溶液的基础上,适当补充血浆、白蛋白等胶体液体,必要时输注全血。

**6. 抗感染**　遵医嘱给予抗生素,控制腹腔内感染。

**7. 腹腔引流护理**　见第二十三章 急性化脓性腹膜炎病人的护理。

**8. 并发症的护理**

（1）受损器官再出血

1）表现:①病人腹痛缓解后又突然加剧,同时出现烦躁、面色苍白、肢端温度下降、呼吸及脉搏增快,血压不稳或下降等表现;②腹腔引流管间断或持续引流出鲜红血液;③血红蛋白和血细胞比容降低。

2）护理:一旦出现以上情况,立即通知医师,并协助处理:①取平卧位,禁止随意搬动病人;②建立静脉通路,以备快速补液、输血之用;③密切观察病情变化,包括生命体征、面色、神志、末梢循环、腹痛情况和辅助检查结果等;④做好紧急手术准备。

（2）腹腔脓肿

1）表现:术后数日,病人体温持续不退或下降后又升高,伴有腹胀、腹痛、呃逆、直肠或膀胱刺激症状,辅助检查示血白细胞计数和中性粒细胞比值明显升高;伴有腹腔感染者,腹腔引流管引流出较多混浊或有异味液体。

2）护理：①遵医嘱给予抗生素；②做好脓肿切开引流或物理疗法的护理配合；③给予病人高蛋白、高热量、高维生素饮食或肠内外营养支持。

9. **心理护理**　给予病人及家属安慰、解释和帮助，消除不良心理因素，树立战胜疾病的信心。

（四）健康教育

1. **疾病知识**　宣教腹部损伤相关的知识，争取其配合治疗。向病人解释术后注意事项，出院后要适当休息，加强锻炼，增加营养，促进康复。

2. **急救知识**　普及各种急救知识，在发生意外事故时，能进行简单的急救或自救。

3. **安全知识**　加强宣传安全生产、户外活动安全、安全行车的知识，避免意外损伤的发生。

4. **复诊指导**　指导病人遵医嘱定期复查，若出现腹痛、腹胀、肛门停止排气排便等不适，应及时就医。

【护理评价】

通过治疗与护理，病人是否：①腹痛缓解或减轻；②体液平衡得以维持，生命体征稳定；③病人营养状况良好；④休克、腹腔感染、受损器官再出血、腹腔脓肿或粘连性肠梗阻等并发症得以预防，或得到及时发现和处理；⑤病人恐惧情绪减轻，情绪稳定。

# 第二节　常见的脏器损伤

## 一、脾损伤

脾脏是腹腔脏器中容易受损的器官之一，脾损伤（splenic injury）在腹部损伤中可高达 40% ~ 50%。其中，脾破裂（splenic rupture）的发生率在腹部闭合性损伤中占 20% ~ 40%，在腹部开放性损伤中约占 10%。有慢性病理改变（如血吸虫病、疟疾、淋巴瘤等）的脾更易破裂。

【病因和分类】

根据病理解剖，脾破裂分为 3 类。

1. **中央型破裂**　破裂处位于脾实质深部。

2. **被膜下破裂**　破裂处在脾实质周边部。

3. **真性破裂**　破损累及被膜，临床上约 85% 为真性破裂。

【临床表现】

1. **血肿形成**　中央型破裂和被膜下破裂因被膜完整，出血量受到限制，临床上无明显内出血征象而不易被发现，可形成血肿而被吸收。少数中央型血肿可因并发感染而形成脓肿。

2. **失血性表现**　真性破裂出血量较大，可迅速发展为失血性休克，脾被膜下破裂形成的较大血肿，或少数脾真性破裂后被网膜等周围组织包裹形成的局限性血肿，可因轻微外力作用，导致被膜或包裹组织胀破而发生大出血，常发生在腹部外伤后 1~2 周，称延迟性脾破裂（delayed splenic rupture）。

3. **腹痛**　持续性腹痛，同侧肩部牵涉痛，疼痛程度不严重，腹膜刺激征不剧烈。

【辅助检查】

1. **实验室检查**　红细胞计数、血红蛋白以及血细胞比容常呈进行性下降；因急性出血，白细胞可增高。

2. **影像学检查**　E-FAST、普通超声检查可显示脾周围血肿、脾破裂征象以及腹腔内积血，快速查看腹腔内出血情况；CT 检查可明确脾破裂分型，更为精确；还可进行 MRI、放射性核素扫描、电子计

Note：

算机数字减影血管造影(DSA)等检查。

3. **其他**　腹腔镜检查、诊断性腹腔穿刺术等。

【处理原则】

脾破裂的处理原则是"抢救生命第一,保留脾第二"。

1. 非手术治疗

(1) 适应证:无休克或容易纠正的一过性休克,超声检查或 CT 证实脾裂伤比较局限、表浅,无其他腹腔脏器合并伤者。

(2) 主要措施:①绝对卧床休息至少 1 周;②禁食、禁饮,胃肠减压;③补液或输血;④给予止血药和抗生素等。

2. 手术治疗

(1) 适应证:不符合非手术治疗条件者,或治疗观察期间发现继续出血或发现有其他脏器损伤。

(2) 手术方法:①保留脾脏手术:符合保脾条件者,采用生物胶粘合止血、物理凝固止血、单纯缝合修补、脾动脉结扎及部分脾切除术等。②脾切除术:不符合保脾条件者,立即实施全脾切除术。

【护理措施】

1. **病情观察**　密切监测病人病情变化,及时发现腹腔内出血迹象。脾切除术后病人对感染的抵抗力减弱(尤其是婴幼儿),甚至可发生以肺炎链球菌为主要致病菌的脾切除后凶险性感染(overwhelming postsplenectomy infection, OPSI),应密切观察病人的感染情况。

2. **活动与休息**　非手术治疗期间应将活动量减少到最低,避免剧烈咳嗽,保持大便通畅,减少增加腹内压的各种诱因,以防延迟性脾破裂,根据复查血肿吸收情况,遵医嘱逐渐增加活动量。此外,出血是脾切除术后早期常见的并发症,应根据病人病情以及恢复情况确定术后下床活动的时机。

3. **降温护理**　部分脾切除的病人术后会持续发热 2~3 周,体温 38~40℃,称为"脾热",应及时给予物理降温,补充水与电解质。

4. **其他护理**　术前准备、镇静镇痛、维持体液平衡、心理护理以及健康教育等其他措施参见本章第一节概述。

## 二、肝损伤

肝损伤(liver injury)在腹部损伤中占 20%~30%,右肝损伤较左肝多见。肝损伤的主要危险是失血性休克、胆汁性腹膜炎和继发性感染。

【分类】

1. **肝破裂**　肝被膜和实质均裂伤,为真性破裂。

2. **被膜下血肿**　实质裂伤但被膜完整,可能转为肝破裂而导致腹腔内出血。

3. **中央型肝破裂**　肝深部实质裂伤,伴或不伴有被膜裂伤。肝被膜下破裂也有转为真性破裂的可能,且易发展为继发性肝脓肿。

【临床表现】

1. **失血性表现**　有活动性出血以及较深的全层破裂或碎裂可出现失血性休克。肝破裂后的血液可能通过胆管进入十二指肠而出现黑便或呕血。

2. **腹痛**　呈持续性,有同侧肩部牵涉痛,一般不严重,如有胆汁溢入腹腔,则腹痛和腹膜刺激征较脾破裂明显。

3. **继发性脓肿**　肝内或被膜下血肿的继发性感染可形成肝脓肿,出现全身感染征象。

【辅助检查】

1. **影像学检查**　E-FAST、超声检查可作为快速检查手段;CT 检查可明确肝破裂的程度,常作为首选检查。

2. **实验室检查**　血红细胞计数、血红蛋白以及血细胞比容不同程度下降。

【处理原则】

1. **非手术治疗**　病情稳定者可在严密观察下进行非手术治疗。绝对卧床 2 周以上,止血,抗休克,抗感染,纠正水、电解质及酸碱平衡失调等;还可进行肝动脉造影栓塞治疗、经皮微波固化治疗、经皮冷循环多极射频凝固止血等。

2. **手术治疗**　确切止血,彻底清创,消除胆汁溢漏,建立通畅的引流。根据伤情可选择清创缝合术、肝动脉结扎、肝切除术、纱布填塞法等术式。术后在创面或肝周应留置多孔硅胶双套管行负压吸引以引流出渗出的血液和胆汁。

【护理措施】

胆瘘是肝损伤术后的常见并发症,常发生于术后 5~10d。保持腹腔引流管通畅,密切观察引流情况,如腹腔引流管有胆汁样液体流出或引流管周围有少量胆汁外渗,立即报告医师,并做好护理配合。术前准备、镇静镇痛、维持体液平衡、体位管理、心理护理以及健康教育等其他护理措施参见本章第一节概述。

## 三、胰腺损伤

胰腺损伤(pancreatic injury)占腹部损伤的 1%~2%,损伤多发生在胰腺颈、体部。50%~80%的胰腺损伤伴有其他器官损伤,且早期诊断困难,并发症多,故胰腺损伤者的病死率高达 20%左右。

【临床表现】

胰腺损伤后,胰液可积聚于网膜囊内而表现为上腹明显压痛和肌紧张,还可因膈肌受刺激而出现肩部疼痛。外渗的胰液经网膜孔或破裂的小网膜进入腹腔,致弥漫性腹膜炎伴剧烈腹痛。漏出的胰液还可局限在网膜囊内,形成胰腺假性囊肿。

【辅助检查】

1. **影像学检查**　E-FAST、超声检查可快速发现胰腺周围积血、积液;CT 是诊断胰腺是否受损的主要手段;磁共振胰胆管造影(MRCP)及经内镜逆行胰胆管造影(ERCP)也可用于胰腺损伤的诊断;MRI 可提高诊断胰腺损伤的准确性。

2. **实验室检查**　腹腔穿刺液和血、尿淀粉酶升高对诊断有一定参考价值。

【处理原则】

高度怀疑或诊断为胰腺损伤者应立即手术治疗。手术原则是彻底止血、控制胰液外漏和充分引流,根据伤情选择不同的术式,包括胰腺缝合修补术、部分切除术、远端与空肠 Roux-en-Y 吻合术等。

【护理措施】

胰腺损伤术后常见并发症有腹腔积液、继发出血、感染和胰瘘,部分胰瘘可在受伤 1 周后才逐渐出现。通常术后在胰周放置 2~4 根较粗的引流管,保留 10d 左右,保持腹腔引流管通畅,监测腹腔引流液性质及引流液中淀粉酶的含量,密切观察病人的症状与体征变化,发现问题及时报告医师并配合

Note:

处理。术前准备、镇静镇痛、维持体液平衡、体位管理、心理护理以及健康教育等其他护理措施参见本章第一节概述。

## 四、胃、十二指肠和小肠损伤

胃损伤(gastric injury)仅占腹部损伤的 3.16%，多发生在饱腹时，以开放性损伤为主。十二指肠损伤(duodenal injury)约占腹部损伤的 1.16%，但一旦损伤，病情进展快，死亡率可高达 25%。小肠占据中、下腹的大部分空间，故小肠损伤(small intestine injury)发生率较高。

【临床表现】

1. **腹痛**　胃、十二指肠破裂者，腹痛多较剧烈，进行性加重；若十二指肠破裂发生在腹膜后，腰背部疼痛较剧烈，而腹部疼痛较轻；小肠破裂早期表现不明显，随着时间推移，可出现腹痛、腹胀。

2. **腹胀**　胃破裂后，可立即出现肝浊音界消失，膈下有游离气体，早期出现气腹。小肠破裂后只有少数病人有气腹。

3. **腹膜刺激征**　胃、十二指肠破裂后，消化液流入腹腔内，可立即出现剧烈腹痛及腹膜刺激征。部分小肠破裂病人因裂口不大或破裂后被食物残渣、纤维蛋白甚至突出的黏膜堵塞，可无弥漫性腹膜炎的表现。

4. **恶心、呕吐**　多由腹腔内出血或消化液刺激腹膜的自主神经反射引起，合并腹膜炎时，恶心、呕吐明显加重，也可因肠麻痹而导致持续性呕吐。

5. **休克**　多为感染性休克，如合并其他脏器损伤，早期可出现失血性休克。

【辅助检查】

1. **影像学检查**　早期腹部 X 线检查发现腹腔内、膈下游离气体；超声检查可确定腹腔内积液的量；胃管内注入水溶性碘剂，同时注射造影剂行 CT 检查对十二指肠损伤的诊断也有帮助。

2. **诊断性腹腔穿刺和腹腔灌洗**　穿刺液或灌洗液为血性液体或含有消化道内容物、胆汁，淀粉酶高，提示消化道穿孔。

3. **实验室检查**　多伴血白细胞计数持续增高；有血红细胞计数、血红蛋白和血细胞比容下降提示有大量失血；血清淀粉酶增高对十二指肠损伤有一定诊断价值。

4. **腹腔镜探查**　可清晰、准确地对腹腔内脏器进行探查，但不适用于血流动力学不稳定的病人。

【处理原则】

关键是全身抗休克和及时得当的手术处理。

1. **非手术治疗**　主要包括：①抗休克；②抗感染；③禁食禁饮和胃肠减压。

2. **手术治疗**　手术目的包括术中彻底探查、清理腹腔、根据具体伤情修复受损脏器。

（1）胃损伤：彻底探查胃的各个部位，以免遗漏小的破损。边缘整齐的裂口可直接缝合，若损伤广泛宜行部分切除术，必要时行全胃切除。

（2）十二指肠损伤：仔细探查，尤其不能遗漏十二指肠腹膜后的破裂。综合分析病情，选择适当的术式，包括单纯修补术、带蒂肠片修补术、十二指肠空肠 Roux-en-Y 吻合术、十二指肠憩室化手术、浆膜切开血肿清除术、胰十二指肠切除术等。

（3）小肠损伤：对小肠和系膜进行系统细致的探查。术式以简单修补为主，但裂口较大、多处破裂、肠管大部分断裂或裂口边缘部肠壁组织损伤严重、肠壁内或系膜缘有大血肿、肠管血供障碍时，应采取部分小肠切除吻合术。

【护理措施】

病人生命体征稳定应采取半卧位，禁食禁饮、胃肠减压，密切观察病情变化。术后遵医嘱给予抗生素,并密切观察腹部体征、监测体温变化,保持胃肠减压管和腹腔引流管通畅,观察并记录引流液的颜色、性状和量,以及时发现并处理损伤处再破裂或腹腔脓肿等并发症。术前准备、镇静镇痛、维持体液平衡、心理护理以及健康教育等其他护理措施参见本章第一节概述。

## 五、结肠、直肠损伤

结肠损伤(colon injury)多由开放性损伤引起,发生率仅次于小肠。直肠损伤(rectal injury)往往伤情比较复杂,直肠内粪便含菌量高,损伤后极易引起周围组织间隙感染,且易伴骨盆骨折、泌尿系损伤,处理较为困难。

【临床表现】

1. **结肠损伤**　主要表现为腹痛、恶心、呕吐和腹膜刺激征。因结肠内容物液体成分少而细菌含量多,故腹膜炎出现得较晚,却较严重。

2. **直肠损伤**　①腹膜反折上的直肠损伤,其表现与结肠破裂基本相同;②腹膜反折下的直肠损伤,可引起严重的直肠周围间隙感染,无腹膜炎症状。腹膜外直肠损伤可出现血液从肛门排出,会阴部、骶尾部、臀部、大腿部的开放性伤口有粪便溢出,尿液中有粪便或尿液从肛门排出。

【辅助检查】

1. **影像学检查**　腹部 X 线、超声检查、CT 具有诊断价值。

2. **结肠镜检查**　可及时发现结肠破裂或肠黏膜损伤。

3. **直肠指检**　可发现直肠内有出血,有时可摸到直肠裂口,怀疑直肠损伤而直肠指检阴性者,可行直肠镜检查。

4. **其他检查**　如腹腔穿刺、腹腔镜探查、实验室检查等。

【处理原则】

给予禁食禁饮、胃肠减压、补液、抗感染和止血等治疗措施,根据病情尽快采取手术治疗。

1. **结肠损伤**　少数裂口小、腹腔污染轻、全身情况良好者可考虑一期修补或一期结肠切除吻合;大部分病人需先采用肠造口术或肠外置术处理,3~4 周后待病人情况好转,再关闭瘘口。

2. **直肠损伤**　早期彻底清创,修补直肠破损,行转流性结肠造瘘和直肠周围间隙彻底引流。直肠上端破裂,应剖腹进行修补,若直肠毁损严重,可切除后行端端吻合,同时行乙状结肠双腔造瘘术,2~3 个月后闭合造口。直肠下端破裂,应充分引流直肠周围间隙以防感染扩散,并行乙状结肠造口术,使粪便改道直至伤口愈合。

【护理措施】

结肠、直肠损伤病人术后应做好肠造口护理;密切观察病人排便情况,采取措施预防便秘。术前准备、镇静镇痛、维持体液平衡、体位管理、心理护理以及健康教育等其他护理措施参见本章第一节概述。

(赵博伦)

────────────────　思 考 题　────────────────

1. 王先生,33 岁,因腹部刀伤伴伤口出血 2h 入院。2h 前,病人因与他人发生冲突,被对方用刀刺伤右上腹部,伤口出血,腹痛剧烈,急诊入院。体格检查:T 36.9℃,P 102 次/min,R 28 次/min,BP 100/70mmHg。面色苍白,烦躁,呼吸急促。右上腹壁有长约 6cm 的裂口,仍不断出血,腹部拒按。辅助检查:血常规示 RBC 4.32×10$^{12}$/L,WBC 7.58×10$^9$/L,Hb 110g/L,血细胞比容 32.5%。

请问:

（1）目前该病人最可能受累的腹腔内脏器是什么？

（2）该病人目前主要的护理诊断/问题是什么？

（3）针对该病人目前的情况,护士应提供哪些护理措施？

2.张先生,48 岁,餐后 1h 被马踢伤中上腹部,急诊入院,病人主诉伤后突感上腹部剧烈疼痛,呈持续性刀割样,短时间内腹痛逐渐扩至全腹。体格检查:T 37.0℃,P 98 次/min,R 26 次/min,BP 110/70mmHg;左上腹明显压痛、反跳痛、肌紧张,X 线检查示膈下有游离气体。

请问:

（1）为了明确诊断,应选择哪些检查手段？

（2）该病人目前主要的护理诊断/问题是什么？

（3）在进行手术治疗前,护士应为该病人提供哪些护理措施？

# 胃十二指肠疾病病人的护理

26章 数字内容

─── 学 习 目 标 ───

**知识目标：**

1. 掌握胃十二指肠溃疡并发症及胃癌的临床表现和处理原则。

2. 熟悉胃十二指肠溃疡并发症及胃癌的病理生理和辅助检查。

3. 了解胃十二指肠溃疡并发症及胃癌的概念和病因。

**能力目标：**

能运用护理程序对胃十二指肠疾病病人实施整体护理。

**素质目标：**

具有关心和尊重胃十二指肠疾病病人的态度和行为。

外科常见的胃十二指肠疾病包括胃十二指肠溃疡的并发症和胃癌。这些疾病不仅影响胃肠道功能,还会导致酸碱平衡失调、休克、感染、消瘦等全身功能紊乱。手术在治疗相应疾病的同时会导致胃肠道本身功能的改变和机体内环境紊乱,可发生多种并发症。重视病人全身状况的评估,给予合理的支持治疗,加强并发症的预防、观察和护理是病人康复的关键。胃十二指肠溃疡各种并发症、胃癌的临床表现以及围术期护理是本章学习的重点。

 ———————————————————— 导入情境与思考 ————————————————————

王先生,45 岁,因反复上腹部烧灼痛 8 年,再发并加重 6h 入院。该病人主诉 8 年来常有空腹或夜间上腹部烧灼痛,进食后疼痛减轻,近来自觉症状加重。6h 前于晚餐后突发上腹剧痛,迅速波及全腹,伴恶心、呕吐。体格检查:T 37.8℃,P 80 次/min,R 19 次/min,BP 95/75mmHg。发育正常,营养中等,神志清楚。腹式呼吸消失,全腹有肌紧张、压痛和反跳痛,以上腹明显。叩诊肝浊音界消失,移动性浊音(+),听诊肠鸣音消失。经检查诊断为十二指肠溃疡穿孔。

请思考:

(1) 对该病人的评估应包括哪些内容?

(2) 该病人目前存在哪些护理诊断/问题?

(3) 针对该病人目前存在的护理诊断/问题,应采取哪些护理措施?

# 第一节　胃十二指肠溃疡

胃十二指肠溃疡(gastroduodenal ulcer)是指发生于胃十二指肠的局限性圆形或椭圆形的全层黏膜缺损。因溃疡的形成与胃酸-蛋白酶的消化作用有关,故又称为消化性溃疡(peptic ulcer)。大部分溃疡病病人经内科治疗可以痊愈,外科治疗主要用于急性穿孔、出血、幽门梗阻、药物治疗无效的溃疡病病人以及恶变等情况。胃十二指肠溃疡急性穿孔(acute perforation of gastroduodenal ulcer)是胃十二指肠溃疡的严重并发症,起病急、变化快、病情严重,需紧急处理,若诊治不当可危及生命。胃十二指肠溃疡大出血是上消化道大出血最常见的原因,约占 50% 以上,其中 5%~10% 需要外科手术治疗。胃十二指肠溃疡病人可因幽门管或幽门溃疡或十二指肠球部溃疡反复发作形成瘢痕狭窄,合并幽门痉挛水肿而造成幽门梗阻(pyloric obstruction)。

【病因】

胃十二指肠溃疡病因较复杂,是多因素综合作用的结果,主要原因包括幽门螺杆菌感染、胃酸分泌异常和黏膜防御机制的破坏。

1. **幽门螺杆菌(helicobacter pylori,HP)感染**　我国胃十二指肠溃疡病人 HP 检出率分别为 70% 和 90%。HP 属于革兰氏阴性杆菌,可产生多种酶,约 1/2 的 HP 菌株还可产生毒素,作用于胃黏膜,引起黏液降解,改变胃黏膜细胞的通透性,导致局部组织损伤,破坏黏膜层的保护作用。胃窦部 HP 感染还可以刺激局部胃泌素的释放,进一步加重胃黏膜的损害。

2. **胃酸分泌异常**　溃疡只发生在经常与胃酸接触的黏膜处。胃酸过多时,激活胃蛋白酶,使胃十二指肠黏膜发生"自身消化"。十二指肠溃疡可能与迷走神经张力及兴奋性过度增高、壁细胞数增多以及壁细胞对胃泌素、组胺、迷走神经刺激的敏感性增高有关。

3. **胃黏膜屏障破坏**　非甾体类抗炎药(non-steroid anti-inflammatory drug,NSAID)、肾上腺皮质激素、胆汁酸盐、酒精、咖啡因等均可破坏胃黏膜屏障,引起胃黏膜水肿、出血、糜烂,甚至溃疡。长期使用非甾体类抗炎药物者胃溃疡的发生率显著增高。

4. **其他因素**　包括遗传、吸烟和心理压力等。

## 【病理生理】

### （一）胃十二指肠溃疡

本病属于慢性溃疡，多为单发。胃溃疡多发生于胃小弯，以胃角多见，胃窦部与胃体也可见，胃大弯、胃底少见。十二指肠溃疡主要发生在球部，球部以下的溃疡称为球后溃疡。典型的胃十二指肠溃疡呈圆形或椭圆形，可深达黏膜下层。若溃疡向深层侵蚀，可引起出血或穿孔。幽门处较大溃疡愈合后形成瘢痕可导致幽门梗阻。

根据发生的部位和胃酸的分泌量，胃溃疡可分为 4 型：Ⅰ 型最为常见，占 50%~60%，低胃酸，溃疡位于胃小弯角切迹附近；Ⅱ 型，约占 20%，高胃酸，胃溃疡合并十二指肠溃疡；Ⅲ 型，约占 20%，高胃酸，溃疡位于幽门管或幽门前；Ⅳ 型，约占 5%，低胃酸，溃疡位于胃上部 1/3、胃小弯高位接近贲门处，常为穿透性溃疡，易发生出血或穿孔。

### （二）胃十二指肠溃疡并发症

1. **胃十二指肠溃疡穿孔**　是活动期胃十二指肠溃疡向深部侵蚀、穿破浆膜的结果。90% 的十二指肠溃疡穿孔发生在球部前壁偏小弯侧，而 60% 的胃溃疡穿孔发生在近幽门的胃前壁，多偏胃小弯。急性穿孔后，具有强烈刺激性的胃酸、胆汁、胰液等消化液和食物进入腹腔，引起化学性腹膜炎和腹腔内大量液体渗出，6~8h 后细菌开始繁殖并逐渐转变为化脓性腹膜炎。病情严重者，由于剧烈的腹痛、强烈的化学刺激、细胞外液的丢失以及细菌毒素吸收等因素的作用，可出现休克。

2. **胃十二指肠溃疡大出血**　病人多有溃疡病史，近期可有服用非甾体类抗炎药物、疲劳、饮食不规律等诱因。系因溃疡基底血管受侵蚀并导致破裂的结果。胃溃疡大出血多发生在胃小弯，出血常源自胃左、右动脉及其分支或肝胃韧带内较大的血管；十二指肠溃疡大出血通常位于球部后壁，出血多来自胃十二指肠动脉或胰十二指肠上动脉及其分支。大出血后，因血容量减少、血压降低、血流变缓、血管破裂处血凝块形成等原因而暂时止血。由于胃酸、胃肠蠕动和胃十二指肠内容物与溃疡病灶的接触，部分病例可发生再次出血。

3. **瘢痕性幽门梗阻**　常见于十二指肠球部溃疡和 Ⅱ、Ⅲ 型胃溃疡。溃疡引起幽门梗阻的机制有幽门痉挛、炎性水肿和瘢痕 3 种，前 2 种情况是暂时性的和可逆的，无须外科手术。而瘢痕性幽门梗阻属永久性，需要手术方能解除。梗阻初期，为克服幽门狭窄，胃蠕动增强，胃壁肌层代偿性增厚。后期，胃代偿功能减退，失去张力，胃高度扩张，蠕动减弱甚至消失。由于胃内容物潴留引起呕吐而致水电解质的丢失，导致脱水、低钾低氯性碱中毒。长期慢性不完全性幽门梗阻者因摄入减少、消化吸收不良而出现贫血和营养障碍。

## 【临床表现】

### （一）胃十二指肠溃疡

1. **胃溃疡**　腹痛多于进餐后 0.5~1h 开始，持续 1~2h 后消失。进食后疼痛不能缓解，有时反而加重，服用抗酸药物疗效不明显。腹痛的节律性不如十二指肠溃疡明显。压痛点位于剑突与脐间的正中线或略偏左。胃溃疡经抗酸治疗后常容易复发。除易发生大出血、急性穿孔等严重并发症外，约有 5% 胃溃疡可发生恶变。

2. **十二指肠溃疡**　临床表现为上腹部或剑突下烧灼痛或钝痛，主要为餐后延迟痛（餐后 3~4h）、饥饿痛或夜间痛，进食后腹痛可暂时缓解，服用抗酸药物或进食能使疼痛缓解或停止。脐部偏右上方可有压痛。腹痛具有周期性发作的特点，秋冬季或冬春季好发。

### （二）胃十二指肠溃疡并发症

1. **胃十二指肠溃疡急性穿孔**

（1）症状：穿孔多突然发生于夜间空腹或饱食后。主要表现为突发性上腹部刀割样剧痛，并迅速波及全腹，但以上腹部为重。病人疼痛难忍，并有面色苍白、出冷汗、脉搏细速、血压下降、四肢厥冷等表现。常伴恶心、呕吐。有时伴有肩部或肩胛部牵扯痛。若消化液沿右结肠旁沟流入右下腹，可引起右下腹疼痛。当腹腔内大量渗出液稀释漏出的消化液时,腹痛略有减轻;继发细菌感染后腹痛可再次加重。

(2) 体征:病人呈急性面容,表情痛苦,取屈曲体位,不敢移动;腹部呈舟状;腹式呼吸减弱或消失;全腹有明显的压痛和反跳痛,以上腹部最为明显,腹肌紧张呈"木板样"强直;肝浊音界缩小或消失,可有移动性浊音;肠鸣音减弱或消失。

**2. 胃十二指肠溃疡大出血**

(1) 症状:呕血和黑便是主要症状。多数病人只有黑便而无呕血,迅猛的出血则表现为大量呕血与排紫黑色血便。呕血前病人常有恶心,便血前多突然有便意。呕血或便血前后常有心悸、眩晕、无力甚至昏厥。短期内失血量超过 400ml 时,病人可出现面色苍白、口渴、脉搏快速有力、血压正常或略偏高的循环系统代偿征象。当失血量超过 800ml 时,病人可出现烦躁不安、出冷汗、脉搏细速、呼吸急促、血压下降、四肢湿冷等休克表现。

(2) 体征:腹部稍胀,上腹部可有轻度压痛,肠鸣音亢进。

**3. 胃十二指肠溃疡瘢痕性幽门梗阻**

(1) 症状:进食后上腹饱胀不适并出现阵发性胃痉挛性疼痛,伴嗳气、恶心、呕吐。呕吐反复发作是最突出的症状,特点是呕吐量大,一次 1 000~2 000ml;呕吐物含大量宿食,带腐败酸臭味,不含胆汁;呕吐后病人自觉胃部舒适,故病人常自行诱发呕吐以缓解症状。长期呕吐导致营养不良,病人可有脸色苍白、消瘦、皮肤干燥、弹性消失等表现。

(2) 体征:上腹部可见胃型和胃蠕动波,用手轻拍上腹部可闻及振水音。

【辅助检查】

**1. 实验室检查**　胃十二指肠溃疡急性穿孔病人可出现血白细胞计数及中性粒细胞比值升高。胃十二指肠溃疡大出血病人早期由于血液浓缩,血常规变化不大,之后红细胞计数、血红蛋白值、血细胞比容均呈进行性下降。

**2. 影像学检查**

(1) X 线检查:约 80%胃十二指肠溃疡急性穿孔的病人立位腹部 X 线可见膈下新月状游离气体影。X 线钡餐检查可发现胃十二指肠溃疡部位有一周围光滑、整齐的龛影或十二指肠球部变形;幽门梗阻者可见胃扩大,24h 后仍有钡剂存留。已明确为幽门梗阻者避免做此检查。

(2) CT 检查:CT 对游离气体的检测具有较高的敏感性,能确定穿孔部位、大小以及排除其他可能原因,因此在穿孔的诊断中占据主要地位。

(3) 血管造影:对胃十二指肠溃疡大出血病人行选择性腹腔动脉或肠系膜上动脉造影可明确病因与出血部位,并可采取栓塞治疗或动脉注射垂体加压素等介入性止血措施。

**3. 内镜检查**　胃镜检查是确诊胃十二指肠溃疡的首选检查方法,可明确溃疡部位,并可在直视下取活组织作幽门螺杆菌检测及病理学检查。对胃十二指肠溃疡大出血病人,行急诊胃镜检查可明确出血的原因和部位,同时可通过电凝、喷洒止血粉或应用血管夹等措施止血。幽门梗阻者可见胃内大量潴留的胃液和食物残渣。

**4. 诊断性腹腔穿刺**　针对胃十二指肠溃疡急性穿孔临床表现不典型的病例,必要时可行腹腔诊断性穿刺检查以帮助诊断,穿刺抽出液可含胆汁或食物残渣。

【处理原则】

无严重并发症的胃十二指肠溃疡一般采取内科药物治疗,外科手术仅适用于胃十二指肠溃疡保守治疗无效或并发穿孔、出血、幽门梗阻或癌变者。

**1. 非手术治疗**

(1) 一般治疗:包括养成规律的饮食作息习惯,劳逸结合,避免精神高度紧张等。

(2) 药物治疗:使用根除 HP、抑制胃酸分泌及保护胃黏膜等的药物。必要时遵医嘱使用抗生

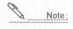

素,给予肠外营养支持。

（3）禁食、胃肠减压:胃十二指肠溃疡出现并发症者如不能立即手术应禁食、胃肠减压。

**2. 手术治疗**

（1）穿孔缝合术:对胃或十二指肠溃疡穿孔者,穿孔缝合术为主要术式。穿孔时间短,腹腔污染轻者可采用腹腔镜方式进行;部分合并出血或穿孔时间长、腹腔污染严重者需选用开放手术。

（2）出血部位的贯穿缝扎术:十二指肠球部后壁溃疡出血,可切开球部前壁后进行贯穿缝扎溃疡止血。对于高龄体弱、难以耐受长时间手术者,可采用此手术方式。

（3）胃大部切除术(subtotal gastrectomy):是治疗胃十二指肠溃疡及其并发症的首选术式。胃大部切除术治疗溃疡的原理是:①切除胃窦部,减少 G 细胞分泌的胃泌素所引起的体液性胃酸分泌;②切除大部分胃体,减少分泌胃酸、胃蛋白酶的壁细胞和主细胞数量;③切除溃疡本身及溃疡的好发部位。胃大部切除术的范围是胃远端 2/3~3/4,包括部分胃体、胃窦部、幽门和十二指肠球部的近胃部分。胃大部切除术后胃肠道重建的基本方式包括胃十二指肠吻合或胃空肠吻合。胃大部切除术的消化道重建术式包括毕（Billroth）Ⅰ式胃大部切除术、毕（Billroth）Ⅱ式胃大部切除术和胃大部切除后胃空肠 Roux-en-Y 吻合术。

毕（Billroth）Ⅰ式胃大部切除术:即在胃大部切除后将残胃与十二指肠吻合（图 26-1）,多适用于胃溃疡。其优点是重建后的胃肠道接近正常解剖生理状态,胆汁、胰液反流入残胃较少,术后因胃肠功能紊乱而引起的并发症亦较少;缺点是有时为避免残胃与十二指肠吻合口的张力过大致使切除胃的范围不够,增加了术后溃疡复发机会。

毕（Billroth）Ⅱ式胃大部切除术:即胃大部切除后残胃与空肠吻合,十二指肠残端关闭（图 26-2）。适用于各种胃十二指肠溃疡,特别是十二指肠溃疡者。十二指肠溃疡切除困难时可行溃疡旷置。该术式的优点是即使胃切除较多,胃空肠吻合口也不致张力过大,术后溃疡复发率低;缺点是吻合方式改变了正常的解剖生理关系,胆汁、胰液流经胃肠吻合口,术后发生胃肠道功能紊乱的可能性较毕Ⅰ式多。

胃大部切除后胃空肠 Roux-en-Y 式吻合术:即胃大部切除后关闭十二指肠残端,在距 Treitz 韧带10~15cm 处切断空肠,将残胃和远端空肠吻合,距此吻合口以下 45~60cm 处将空肠与空肠近侧断端吻合（图 26-3）。此法临床使用较少,但有防止术后胆胰液进入残胃的优点。

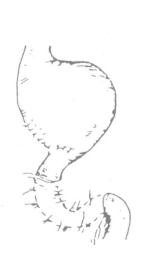

图 26-1　毕Ⅰ式胃大
部切除术

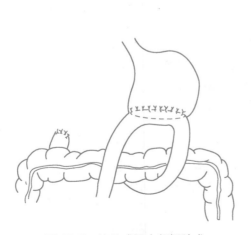

图 26-2　毕Ⅱ式胃大部切除术

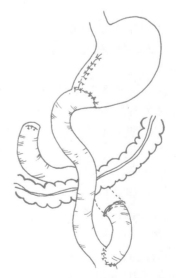

图 26-3　胃空肠 Roux-en-Y
式吻合术

Note:

【护理措施】

（一）非手术治疗的护理/术前护理

1. **体位**　取平卧位或半卧位。有呕血者,头偏向一侧。伴有休克者取休克体位,生命体征平稳后改为半卧位,以利于漏出的消化液积聚于盆腔最低位,减少毒素的吸收,同时减轻腹壁张力和疼痛。

2. **饮食护理**　出现并发症者暂禁食,出血停止或非完全性幽门梗阻者,可进流质或无渣半流质饮食。对无进食禁忌证者术前1d进流质饮食,术前12h禁食、禁饮。近年来,胃肠加速康复外科方案中建议病人可在术前6h口服固体食物、术前2h口服含碳水化合物饮品。

3. **胃肠减压**　保持引流通畅和有效负压,减少胃内容物继续外漏,清除血凝块或减轻胃组织水肿,注意观察和记录引流液的颜色、性状和量。

4. **静脉补液**　建立多条静脉通路,必要时行深静脉血管穿刺输液。根据医嘱和血清电解质检测结果,合理安排输液种类和速度,维持水、电解质和酸碱平衡。

5. **病情观察**　严密观察病人的血压、脉搏、尿量、中心静脉压、周围循环情况及腹部情况如腹膜刺激征、肠鸣音等的变化;观察有无鲜红色血液持续从胃管引出,以判断有无活动性出血和止血效果。若病情不见好转反而加重者,应及时报告医师,并配合做好急诊手术的准备。

6. **术前准备**　遵医嘱静脉补充肠外营养液、输血或其他血制品,以纠正营养不良、贫血和低蛋白血症。对穿孔病人遵医嘱合理使用抗生素以预防和控制感染;对急性大出血及血流动力学不稳定者,首先进行液体复苏,并遵医嘱应用止血药物或给予冰生理盐水洗胃,在胃镜检查前后给予质子泵抑制剂治疗;完全梗阻者持续胃肠减压排空胃内潴留物,并于术前3d,每晚用300~500ml温生理盐水洗胃,以减轻胃壁水肿和炎症、利于术后吻合口愈合。

7. **心理护理**　了解病人认知水平与心理状态,理解和关心病人;告知疾病和治疗的有关知识及手术治疗的必要性,及时解答病人的各种疑问,使病人能积极配合疾病的治疗和护理。

（二）术后护理

1. **病情观察**　术后每30min测量1次血压、脉搏、呼吸,直至生命体征平稳,如病情较重或有休克者,病情平稳后可延长测量间隔时间,仍需每1~2h测量1次。同时观察病人神志、尿量、伤口渗血、渗液和引流液情况等。

2. **体位**　术后全麻清醒前取去枕平卧位,头偏向一侧。待病人麻醉清醒血压平稳后给予半卧位,以保持腹肌松弛,减轻腹部切口张力,缓解疼痛,利于呼吸和引流。

3. **饮食护理**　留置胃管者拔除胃管前禁食,拔除胃管后当日可饮少量水或米汤;如无不适,第2d进半量流质饮食,每次50~80ml;第3d进全量流质,每次100~150ml;进食后无不适,第4d可进半流质饮食。食物宜温、软、易于消化,忌生、冷、硬和刺激性食物,少量多餐。开始时每日5~6餐,逐渐减少进餐次数并增加每次进餐量,逐步恢复正常饮食。

4. **鼓励早期活动**　除年老体弱或病情较重者,鼓励并协助病人术后尽可能早期活动,病人活动量根据个体差异而定。早期活动可促进肠蠕动恢复,预防术后肠粘连和下肢深静脉血栓等并发症的发生。

5. **引流管护理**　胃十二指肠溃疡术后病人常留置有胃管、腹腔引流管、导尿管等。护理时需注意:①妥善固定并准确标记各引流管,避免脱出,一旦脱出后不可自行插回;②保持引流通畅,防止受压、扭曲、折叠等,经常挤捏各引流管以防堵塞;若堵塞,可在医师指导下用注射器抽取生理盐水试冲洗引流管;③观察并记录引流液的颜色、性状和量等。留置胃管可起到胃肠减压的作用,以减轻胃肠道张力,促进吻合口愈合。护理时还应注意:部分病人胃管需接负压吸引装置,维持适当的负压,避免负压过大损伤胃黏膜;术后24h内可由胃管引流出少量血性液体或咖啡样液体,若有较多鲜红色血性液体,应及时报告医师并配合处理;术后胃肠减压量减少,肠蠕动恢复,肛门排气后,可拔除胃管。

**6. 输液护理**　禁食期间应静脉补充液体。记录 24h 出入量,及时了解病人各项检查结果,为合理输液提供依据,避免水、电解质平衡失调;必要时给予血浆、全血或营养支持,改善病人营养状况或贫血,以利于吻合口及切口愈合。

**7. 并发症的护理**

（1）术后胃出血

1）原因:发生在术后 24h 以内的出血,多因术中止血不彻底;术后 4~6d 发生的出血,常因吻合口黏膜坏死脱落所致;术后 10~20d 发生的出血,多因吻合口缝线处感染或黏膜下脓肿腐蚀血管所致。

2）表现:胃大部分切除术后,可有少许暗红色或咖啡色胃液自胃管抽出,一般 24h 内不超过300ml,且逐渐减少、变淡至自行停止。若术后短期内从胃管不断引流出鲜红色血性液体,24h 后仍未停止,甚至出现呕血和黑便,则考虑术后出血。

3）护理:①术后严密观察病人的生命体征和神志的变化;②加强对胃肠减压引流液的颜色、性状和量的观察,若术后短期内从胃管引流出大量鲜红色血性液体,持续不止,需及时报告医师处理;③遵医嘱应用止血药物、用冰生理盐水洗胃或输新鲜血等;④若经非手术治疗不能有效止血或出血量>500ml/h 时,应积极完善术前准备。

（2）十二指肠残端破裂:是毕Ⅱ式胃大部切除术后早期严重并发症。

1）原因:多为十二指肠残端处理不当,或者因空肠输入袢梗阻致十二指肠内张力过高所致。

2）表现:多发生在术后 24~48h,病人出现突发性上腹部剧痛、发热和腹膜刺激征;白细胞计数增加;腹腔穿刺可抽得胆汁样液体。

3）护理:如发生十二指肠残端破裂,立刻进行术前准备;术后持续负压吸引,积极纠正水、电解质和酸碱平衡失调,经静脉或空肠造瘘管提供营养支持,遵医嘱使用广谱抗生素抗感染,用氧化锌软膏保护引流管周围皮肤。

（3）吻合口破裂或吻合口瘘:是胃大部切除术后的早期严重并发症之一。

1）原因:与缝合不当、吻合口张力过大、组织供血不足有关,贫血、低蛋白血症和组织水肿者易发生。

2）表现:多发生在术后 1 周内,病人出现高热、脉速等全身中毒症状,腹膜炎以及腹腔引流管引流出含肠内容物的混浊液体。如发生较晚,多形成局部脓肿或外瘘。

3）护理:①出现弥漫性腹膜炎的吻合口破裂病人须立即手术,做好急诊手术的准备;②形成局部脓肿、外瘘或无弥漫性腹膜炎的病人,进行局部引流,注意及时清洁瘘口周围皮肤并保持干燥,局部涂以氧化锌软膏、皮肤保护粉或皮肤保护膜加以保护,以免皮肤破损继发感染;③禁食、胃肠减压;④合理应用抗生素和给予肠外营养支持,纠正水、电解质紊乱和维持酸碱平衡。经上述处理后多数病人吻合口瘘可在 4~6 周自愈;若经久不愈,须再次手术。

（4）胃排空障碍:也称胃瘫。

1）原因:精神因素、输出袢痉挛、吻合口水肿、低蛋白血症、饮食结构改变、长期应用抑制胃肠运动的药物、大网膜吻合口周围团块状粘连等均可导致胃肠动力障碍,胃排空延迟。

2）表现:常发生在术后 4~10d,病人出现上腹饱胀、钝痛和呕吐,呕吐含胆汁胃内容物。消化道X 线造影可见残胃扩张、无张力、蠕动波少而弱,造影剂通过胃肠吻合口不畅。

3）护理:一旦发生,应禁食、胃肠减压,给予肠外营养支持,纠正低蛋白血症,维持水、电解质和酸碱平衡,应用胃动力促进剂,也可用 3% 温盐水洗胃。一般经非手术治疗均能治愈。

（5）术后梗阻:根据梗阻部位可分为输入袢梗阻、输出袢梗阻和吻合口梗阻,前两者见于毕Ⅱ式胃大部切除术后。

Note:

1）输入袢梗阻：可分为两类。

急性完全性输入袢梗阻：①原因：系输出袢系膜悬吊过紧压迫输入袢，或输入袢过长穿入输出袢与横结肠系膜的间隙孔形成内疝所致（图 26-4）。②表现：病人突起上腹部剧烈疼痛，频繁呕吐，量少，多不含胆汁，呕吐后症状不缓解，且上腹有压痛性肿块。病情进展快，不久即出现烦躁、脉速、血压下降等休克表现。③处理：属闭袢性肠梗阻，易发生肠绞窄，应紧急手术治疗。

慢性不完全性输入袢梗阻：①原因：多由于输入袢过长扭曲或输入袢过短在吻合口处形成锐角，使输入袢内胆汁、胰液和十二指肠液排空不畅而滞留（图26-5）。②表现：进食后出现上腹胀痛或绞痛，随即突

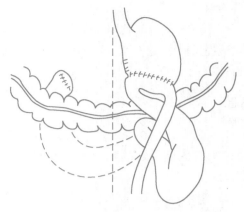

图 26-4 输入袢过长、穿入输出段与横结肠系膜的间隙孔，造成内孔疝

然喷射性呕吐出大量不含食物的胆汁，呕吐后症状缓解。由于消化液潴留在输入袢内，进食后消化液分泌明显增加，输入袢内压力增高，刺激肠管发生强烈的收缩，引起喷射样呕吐，也称"输入袢综合征"。③处理：包括禁食、胃肠减压、营养支持等，如症状在数周或数月内不能缓解，亦需手术治疗。

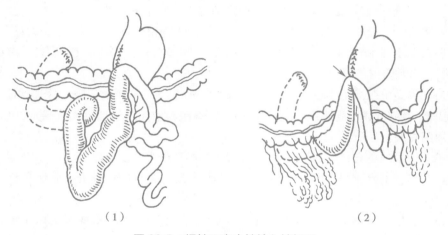

（1）　　　　　　　　　　　　（2）

图 26-5 慢性不完全性输入袢梗阻

2）输出袢梗阻：①原因：系胃大部切除术后胃肠吻合口下方输出袢因粘连、大网膜水肿、炎性肿块压迫所致的梗阻。②表现：病人上腹饱胀，严重时呕吐出食物和胆汁。③处理：若非手术治疗无效，应手术解除梗阻。

3）吻合口梗阻：①原因：一般因吻合口过小或吻合口的胃肠壁内翻过多所致，也可为术后吻合口炎症水肿所致的暂时性梗阻。②表现：病人进食后出现上腹饱胀感和溢出性呕吐；呕吐物含或不含胆汁。X线钡餐检查可见造影剂完全停留在胃内。③处理：非手术治疗措施同胃排空障碍的处理措施。若经非手术治疗仍无改善，可手术解除梗阻。

（6）倾倒综合征（dumping syndrome）：由于胃大部切除术后，失去幽门对胃排空的控制，导致胃排空过快所产生的一系列综合征。根据进食后症状出现的时间可分为早期与晚期 2 种类型。

1）早期倾倒综合征：①原因：多因餐后大量高渗性食物快速进入十二指肠或空肠，导致肠道内分泌细胞大量分泌肠源性血管活性物质，如 5-羟色胺、缓激肽样多肽、血管活性肽、神经紧张素和血管活性肠肽等，加上渗透压作用使细胞外液大量移入肠腔，从而引起一系列血管舒缩功能紊乱和胃肠道症状。②表现：多发生在进食后 30min 内，病人以循环系统症状和胃肠道症状为主要表现。循环系统症状包括心悸、心动过速、出汗、全身无力、面色苍白和头晕等；胃肠道症状有腹部饱胀不适或绞痛、恶心

呕吐和腹泻等。③护理：指导病人调整饮食，即少食多餐，避免过甜、过咸、过浓的流质饮食；宜进低碳水化合物、高蛋白饮食；用餐时限制饮水喝汤；进餐后平卧 20min。多数病人经调整饮食后，症状可减轻或消失，术后半年到 1 年内能逐渐自愈。极少数症状严重而持久的病人需手术治疗。

2）晚期倾倒综合征：①原因：多因进食后胃排空过快，含糖食物迅速进入空肠后被过快吸收使血糖急速升高，刺激胰岛素大量释放，而当血糖下降后，胰岛素并未相应减少，继而发生反应性低血糖，故晚期倾倒综合征又被称为低血糖综合征。②表现：餐后 2~4h 病人出现心慌、出冷汗、面色苍白、手颤、无力甚至虚脱等。③护理：饮食中减少碳水化合物含量，增加蛋白质比例，少量多餐可防止其发生；出现症状时稍进饮食，尤其是糖类，即可缓解。

（三）健康教育

1. **生活方式**　告知病人戒烟、戒酒，饮食宜少量多餐，进食高蛋白、低脂饮食，补充铁剂与足量维生素，少食盐腌和烟熏食品，避免过冷、过烫、过辣及煎、炸食物。注意劳逸结合，避免过度劳累。

2. **心理调节**　强调保持乐观的重要性，指导病人学会自我调节情绪。

3. **用药指导**　指导药物的服用时间、方式、剂量，说明药物作用及不良反应。避免服用对胃黏膜有损害性的药物，如阿司匹林、消炎痛、皮质类固醇等。

4. **复诊指导**　定期门诊复查，若有不适及时就诊。

---

### 知识拓展

**非静脉曲张性上消化道出血的二级预防**

对于既往有溃疡性出血病史且采用单药或双药抗血小板治疗预防心血管疾病的病人，建议使用质子泵抑制剂（proton pump inhibitor，PPI）治疗。对于合并幽门螺杆菌（helicobacter pylori，HP）感染的病人采用根除 HP 治疗即可降低出血风险，但额外的 PPI 治疗会带来更多益处。对于既往有溃疡性出血病史且需要继续用抗凝剂（维生素 K 拮抗剂及口服抗凝药）进行心血管疾病预防的病人，建议使用 PPI 治疗。尽管长期服用 PPI 存在一定不良反应，但对于需持续使用抗凝剂的高危病人，使用 PPI 进行二次预防的利大于弊。

---

# 第二节　胃　癌

胃癌（gastric carcinoma）是我国最常见恶性肿瘤之一，死亡率居恶性肿瘤第 2 位。好发年龄在 50 岁以上，男女比例约为 2∶1。

【病因】

胃癌的病因尚未完全清楚，目前认为与以下因素有关：

1. **地域环境**　胃癌发病有明显的地域差别，中国、日本、俄罗斯、南非、智利和北欧等国家和地区发病率较高，而北美、西欧、印度的发病率则较低。我国西北与东部沿海地区胃癌的发病率明显高于南方地区。

2. **饮食习惯**　长期食腌制、熏、烤食品者胃癌的发病率高，可能与上述食品中亚硝酸盐、真菌毒素、多环芳烃化合物等致癌物或前致癌物的含量高有关。食物中缺乏新鲜蔬菜、水果也与发病有一定关系。

3. **幽门螺杆菌感染**　是引发胃癌的主要因素之一。HP 感染率高的国家和地区，胃癌发病率也高。HP 能促使硝酸盐转化成亚硝酸盐及亚硝胺而致癌；HP 感染引起胃黏膜慢性炎症并通过加速黏膜上皮细胞的过度增殖导致畸变致癌；HP 的毒性产物如 CagA、VacA 可能具有促癌作用。

Note：

**4. 癌前疾病和癌前病变** 胃癌的癌前疾病(precancerous diseases)是指一些使胃癌发病危险性增高的良性胃疾病,如慢性萎缩性胃炎、胃息肉、胃溃疡、残胃炎等。癌前病变(precancerous lesion)指容易发生癌变的病理组织学变化,但其本身尚不具备恶性改变。胃黏膜上皮细胞的不典型性增生属于癌前病变,可分为轻、中、重3度,重度不典型性增生易发展成胃癌。

**5. 遗传和基因** 胃癌有明显的家族聚集倾向,研究发现胃癌病人有血缘关系的亲属发病率较对照组高4倍。近年来有研究表明,在胃癌组织中人类表皮生长因子受体2(HER2)、血管内皮生长因子(VEGF)异常表达,为靶向治疗提供了理论基础。

【病理生理与分型】

胃癌好发部位以胃窦部为主,约占一半,其次为胃底贲门部,约占1/3,发生在胃体者较少。

**1. 大体分型** 根据胃癌发展所处的阶段可分为早期和进展期胃癌。

(1) 早期胃癌:胃癌仅局限于黏膜和黏膜下层,不论病灶大小或有无淋巴结转移。癌灶直径在5mm以下称微小胃癌;10mm以下称小胃癌;癌灶更小仅在胃镜黏膜活检时诊断为胃癌、但切除后的胃标本虽经全黏膜取材未见癌组织,称"一点癌"。早期胃癌的形态可分为3型:①Ⅰ型(隆起型),癌灶突向胃腔。②Ⅱ型(浅表型),癌灶比较平坦,无明显隆起与凹陷;Ⅱ型分3个亚型,即Ⅱa浅表隆起型、Ⅱb浅表平坦型和Ⅱc浅表凹陷型。③Ⅲ型(凹陷型),为较深的溃疡。此外,还有混合型(Ⅱa+Ⅱc、Ⅱc+Ⅱa+Ⅲ等)。

(2) 进展期胃癌:包括中、晚期胃癌。癌组织超出黏膜下层侵入胃壁肌层为中期胃癌;病变达浆膜下层或是超出浆膜向外浸润至邻近脏器或有转移者为晚期胃癌。国际多按传统的Borrmann分类法将其分为4型:①Ⅰ型:息肉(肿块)型,为边界清楚突入胃腔的块状癌灶;②Ⅱ型:无浸润溃疡型,为边界清楚、略隆起的溃疡状癌灶;③Ⅲ型:有浸润溃疡型,为边缘模糊不清的溃疡状癌灶;④Ⅳ型:弥漫浸润型,癌肿沿胃壁各层向四周弥漫浸润生长,边界不清。若全胃受累致胃腔缩窄、胃壁僵硬如革囊状者称皮革胃,几乎都为低分化腺癌或印戒细胞癌,恶性程度极高。

**2. 组织学分型** 世界卫生组织(WHO)于2000年将胃癌分为:①腺癌(包括肠型和弥漫型);②乳头状腺癌;③管状腺癌;④黏液腺癌;⑤印戒细胞癌;⑥腺鳞癌;⑦鳞状细胞癌;⑧小细胞癌;⑨未分化癌;⑩其他类型。胃癌绝大部分为腺癌。

**3. 转移扩散途径**

(1) 直接浸润:贲门胃底癌易侵及食管下端,胃窦癌可向十二指肠浸润。胃癌可由原发部位向纵深浸润发展,穿破浆膜后,易扩散至大网膜、结肠、肝、脾、胰腺等邻近器官。

(2) 淋巴转移:是胃癌的主要转移途径,早期胃癌可有淋巴转移,进展期胃癌的淋巴转移率高达70%左右。胃癌的淋巴结转移率与肿瘤浸润深度呈正相关。胃黏膜下淋巴管网非常丰富,胃壁各层中都分布着毛细淋巴管。胃周共有16组淋巴结,按淋巴的主要引流方向分为以下4群:①腹腔淋巴结群,引流胃小弯上部淋巴液;②幽门上淋巴结群,引流胃小弯下部淋巴液;③幽门下淋巴结群,引流胃大弯右侧淋巴液;④胰脾淋巴结群,引流胃大弯上部淋巴液。胃的淋巴液最终经胃周围淋巴结汇入腹腔淋巴结,可经乳糜池和胸导管进入左颈静脉。一般情况下胃癌的转移是按淋巴流向转移,但也可发生跳跃式淋巴转移。终末期胃癌可经胸导管向左锁骨上(Virchow)淋巴结转移,或经肝圆韧带淋巴管转移到脐周。

(3) 血行转移:发生在晚期,胃癌细胞经门静脉或体循环转移至肝、肺、胰、骨骼、肾、脑等,以肝转移为多见。

(4) 腹腔种植转移:当胃癌浸润穿透浆膜后,癌细胞可脱落种植于腹膜、大网膜和其他脏器表面形成转移结节。女性病人可发生卵巢转移性肿瘤,称Krukenberg瘤。癌细胞广泛播散时,可出现大量癌性腹水。

Note:

【临床表现】

1. **症状**　早期胃癌多无明显症状,部分病人可有上腹隐痛、嗳气、反酸、进食后饱胀、恶心等消化道症状,无特异性。胃窦癌常出现类似十二指肠溃疡的症状,按慢性胃炎和十二指肠溃疡治疗,症状可暂时缓解,易被忽视。随着病情的发展,症状日益加重,常有上腹疼痛、食欲缺乏、呕吐、乏力、消瘦等症状。不同部位的胃癌有其特殊表现:贲门胃底癌可有胸骨后疼痛和进行性哽噎感;幽门附近的胃癌可有呕吐宿食的表现;肿瘤溃破血管后可有呕血和黑便。

2. **体征**　胃癌早期无明显体征,可有上腹部深压不适或疼痛。晚期可扪及上腹部肿块。若出现远处转移时,可有肝大、腹水、锁骨上淋巴结肿大等。

【辅助检查】

1. **胃镜检查**　是诊断胃癌的最有效方法。可直接观察胃黏膜病变的部位和范围,并可直接取病变组织作病理学检查。通过使用色素内镜和放大内镜,可显著提高小胃癌和微小胃癌的检出率。采用带超声探头的纤维胃镜,对病变区域进行超声探测成像,获取胃壁各层次和胃周围邻近脏器超声图像,可了解肿瘤浸润深度以及周围脏器和淋巴结有无转移,有助于确定胃癌的术前临床分期,以决定病变是否适合在内镜下切除。

2. **X 线钡餐**　目前多采用 X 线气钡双重造影,通过黏膜相和充盈相的观察作出诊断,优点是痛苦小,易被病人接受;缺点是不如胃镜直观且不能取活检进行组织学检查。早期胃癌的主要改变为黏膜相异常。进展期肿块型胃癌表现为突向腔内的充盈缺损;溃疡型胃癌主要显示胃壁内龛影,黏膜集中、中断、紊乱和局部蠕动波不能通过;浸润型胃癌可见胃壁僵硬、蠕动波消失。

3. **螺旋 CT**　可判断胃癌病变范围、局部淋巴结转移和远处转移情况,有助于胃癌的诊断和术前临床分期。

4. **正电子发射成像技术(PET)**　是利用胃癌组织对[$^{18}$F]氟-2-脱氧-D-葡萄糖(FDG)的亲和性,对胃癌进行诊断,还可判断淋巴结和远处转移病灶的情况。

5. **实验室检查**　大便隐血试验常呈持续阳性。部分病人肿瘤标志物癌胚抗原(CEA)、CA19-9和 CA125 可升高,但无助于胃癌的诊断,目前仅作为判断肿瘤预后和治疗效果的指标。

【处理原则】

早期发现、早期诊断和早期治疗是提高胃癌疗效的关键。外科手术是治疗胃癌的主要手段,也是目前治愈胃癌的唯一方法。对中晚期胃癌,积极辅以化学治疗、放射治疗及免疫治疗等综合治疗以提高疗效。

1. 非手术治疗

(1) 化学治疗:是最主要的辅助治疗方法,对于无远处转移的进展期胃癌,进行术前的新辅助化学治疗,可降低根治术后的复发率;术后应用化疗可杀灭残留的亚临床癌灶或术中脱落的癌细胞,提高综合治疗效果。常用的胃癌化学治疗给药途径有口服、静脉、腹膜腔、动脉插管区域灌注给药等。多种细胞毒性药物,包括铂类化合物、氟嘧啶类、紫杉类、蒽环类和伊立替康对胃癌的治疗均有疗效。胃癌的化疗方案有多种。目前被推荐为胃癌化疗一线方案的是新型口服氟尿嘧啶类抗肿瘤药物 S-1单用或 S-1 联合顺铂的使用。

(2) 其他治疗:胃癌细胞对放射治疗敏感性不高,因此在胃癌综合治疗中较少采用;胃癌的免疫治疗尚处于探索阶段,包括非特异生物反应调节剂和细胞因子等;靶向治疗目前有成效的主要包括曲妥珠单抗(抗 HER2 抗体)和贝伐珠单抗(抗 VEGFR 抗体)等。

2. 手术治疗

(1) 根治性手术:原则为整块切除包括癌肿,可能受浸润胃壁在内的胃的全部或大部,大、小网膜和局域淋巴结,并重建消化道。切除范围:胃壁的切线应距癌肿边缘 5cm 以上,远侧部癌应切除十

Note：

二指肠第一部 3~4cm,近侧部癌应切除食管下端 3~4cm。

早期胃癌由于病变局限,较少淋巴结转移,可行内镜下胃黏膜切除术、腹腔镜或开腹胃部分切除术。

扩大胃癌根治术(extended radical resection of gastric carcinoma)适用胃癌侵及邻近组织或脏器,包括胰体、尾及脾的根治性胃大部切除或全胃切除(total gastrectomy);有肝、结肠等邻近脏器浸润可行联合脏器切除术。

(2) 姑息性切除术:用于癌肿广泛浸润并转移、不能完全切除者。通过手术可以解除症状,延长生存期,包括姑息性胃切除术、胃空肠吻合术、空肠造口术等。

【护理评估】

(一) 术前评估

**1. 健康史**

(1) 一般情况:包括年龄、性别、婚姻、职业、饮食、生活习惯、药物使用情况等。

(2) 既往史:了解有无其他部位手术治疗史;有无传染病史;有无其他伴随疾病,如糖尿病、冠心病、高血压等;有无药物过敏史。

(3) 家族史:了解家族中有无胃癌病人。

**2. 身体状况**

(1) 症状与体征

1) 腹部情况:了解有无腹痛及其发生的时间、部位、性质、程度、范围;有无腹胀、呕血和黑便;有无腹部压痛等。

2) 全身情况:了解病人精神状态、生命体征;有无消瘦和贫血等全身表现。

(2) 辅助检查:了解各项辅助检查结果,如胃镜及 X 线钡餐检查的结果等,判断病人各脏器功能状态。

**3. 心理-社会状况**　①了解病人对疾病的认知程度,对手术有何顾虑,有何思想负担。②亲属对病人的关心程度、支持力度,家庭对手术的经济承受能力。

(二) 术后评估

**1. 术中情况**　了解麻醉和手术方式、术中出血、补液、输血情况。

**2. 身体状况**　评估病人术后生命体征;胃肠减压引流液颜色、性状和量,伤口愈合情况;病人是否发生术后出血、十二指肠残端破裂、吻合口瘘、胃排空障碍、术后梗阻、倾倒综合征等并发症。

**3. 心理-社会状况**　了解病人对疾病康复的认知程度和情绪状态;了解病人的社会支持情况。

【常见护理诊断/问题】

**1. 焦虑**　与担心手术和疾病预后有关。

**2. 营养失调:低于机体需要量**　与长期食欲减退、消化吸收不良及消耗增加有关。

**3. 潜在并发症**:出血、十二指肠残端破裂、吻合口瘘、胃排空障碍、术后梗阻、倾倒综合征等。

【护理目标】

1. 病人自述焦虑减轻或消失。

2. 病人营养状况改善。

3. 病人术后未发生并发症,或并发症得到及时发现和处理。

【护理措施】

(一) 术前护理

**1. 心理护理**　病人对癌症及预后有很大顾虑,常有消极悲观情绪,鼓励病人表达自身感受,根据病人个体情况提供指导,向病人解释胃癌手术治疗的必要性,帮助病人消除负性情绪,增强对治疗的信心。此外,还应鼓励家属和朋友给予病人关心和支持,使其能积极配合治疗和护理。

2. **改善营养状况**　伴有梗阻和出血者,术前常由于食欲减退、摄入不足、消耗增加以及恶心、呕吐等导致营养状况欠佳。根据病人的饮食和生活习惯,制订合理食谱,给予高蛋白、高热量、高维生素、低脂肪、易消化和少渣的食物;对不能进食者,应遵医嘱予以静脉输液,补充足够的热量,必要时输血浆或全血,以改善病人的营养状况,提高其对手术的耐受性。

3. **胃肠道准备**　对有幽门梗阻者,在禁食的基础上,术前 3d 起每晚用温生理盐水洗胃,以减轻胃黏膜的水肿;对怀疑侵犯横结肠拟行联合脏器切除者,可行清洁肠道准备;对有慢性便秘者,术前给予生理盐水灌肠,以免术后出现排便困难。

（二）术后护理

1. **观察病情**　密切观察生命体征、神志、尿量、伤口渗血、渗液和引流液情况。

2. **体位**　全麻清醒前取去枕平卧位,头偏向一侧。麻醉清醒后若血压稳定则取半卧位。

3. **胃肠减压**　若术前有幽门梗阻、术中胃壁水肿或吻合口存在瘘及出血风险者,可留置鼻胃管。

4. **营养支持**

（1）肠外营养支持:术后胃肠减压期间及时输液以补充病人所需的水、电解质和营养素,必要时输血清白蛋白或全血,以改善病人的营养状况,促进切口愈合。详细记录 24h 出入量,为合理输液提供依据。

（2）肠内营养支持:对术中放置空肠喂养管的胃癌根治术病人,术后早期经喂养管输注肠内营养液,以改善病人的全身营养状况、维护肠道屏障结构和功能、促进肠功能早期恢复、增加机体的免疫功能以及促进伤口和肠吻合口的愈合等。根据病人的个体状况,合理制订营养支持方案。护理时注意:①妥善固定喂养管;②保持喂养管的通畅;③控制营养液的温度、浓度和速度;④观察有无恶心、呕吐、腹痛、腹胀、腹泻和水电解质紊乱等并发症的发生。

（3）饮食护理:早期经口进食,逐渐恢复至正常饮食。全胃切除术后,肠管代胃容量较小,开始全流质饮食时宜少量、清淡;每次饮食后需观察病人有无腹部不适。

### 知 识 拓 展

#### 胃癌病人围术期的能量和蛋白质目标需要量

胃癌病人围术期的能量摄入应尽量接近实际消耗,保持能量平衡。推荐采用间接测热法对病人静息能量消耗进行测定;或体重公式进行估算,按照 $25\sim30kcal/(kg\cdot d)$ 来计算能量的目标需要量,但需要根据病人的年龄、活动量等情况进行校正和调整,理想的实际补充量应达到目标需要量的 80% 左右。病人术后早期可相对低热量供能[ $15\sim25kcal/(kg\cdot d)$ ];胃癌病人围术期蛋白质供应推荐按照 $1.2\sim1.5g/(kg\cdot d)$ 计算蛋白质需要量;接受大型手术的病人或处于重度应激反应的病人按照 $1.5\sim2.0g/(kg\cdot d)$ 补充蛋白质。

5. **镇痛**　胃部手术是腹上区手术,术后术区疼痛对病人呼吸、早期活动均产生较大影响。有效的镇痛可以缓解病人紧张和焦虑、提高早期进食、早期活动等依从性。因此,应评估病人的疼痛程度,根据医嘱给予镇痛药物,可采用多模式镇痛,减少阿片类药物用量。

6. **早期活动**　根据病人耐受程度,鼓励病人早期活动,术后第 1d 开始下床活动,建立每日活动目标,逐日增加活动量。

7. **并发症的护理**　术后胃出血、吻合口破裂或吻合口瘘、胃排空障碍和术后梗阻等的护理参见本章第一节中胃十二指肠溃疡术后并发症的护理。

**（三）健康教育**

1. **胃癌的预防** 积极治疗 HP 感染和胃癌的癌前疾病，如慢性萎缩性胃炎、胃息肉及胃溃疡；少食腌制、熏、烤食品，戒烟、酒。高危人群定期检查，如大便潜血试验、X 线钡餐检查、内镜检查等。

2. **适当活动** 参加适当的活动或锻炼，注意劳逸结合，避免过度劳累。

3. **复诊指导** 胃癌病人须定期门诊随访，检查肝功能、血常规等，注意预防感染。术后 3 年内每 3~6 个月复查 1 次，3~5 年每半年复查 1 次，5 年后每年 1 次。内镜检查每年 1 次。若有腹部不适、胀满、肝区肿胀、锁骨上淋巴结肿大等表现时，应随时复查。

【护理评价】

通过治疗与护理，病人是否：①焦虑程度减轻；②营养状况改善；③并发症得以预防，或得到及时发现和处理。

（卢惠娟）

---

## 思 考 题

1. 王先生，43 岁，因中上腹胀痛、呕吐 12d 入院。病人既往有十二指肠溃疡。12d 前开始出现中上腹胀痛不适，进食加重，出现恶心呕吐，呕吐物为宿食，有酸臭味，常发生在下午和晚上。入院第 1d，经胃镜检查被确诊为幽门梗阻。

请问：

（1）该病人目前主要的护理诊断/问题是什么？

（2）护士应为该病人提供哪些护理措施？

2. 杨先生，50 岁，因上腹疼痛不适 2 个月入院。病人 2 个月前开始出现上腹不适、疼痛、食欲减退，有反酸、嗳气，服抗酸药无明显好转，2 个月来体重下降 3kg。病人长期食用腌制食品，有吸烟史 20 年。胃镜检查确诊为胃癌。该病人在全麻下行毕 II 式胃大部切除加淋巴结清扫术。术后第 5d，突发右上腹剧痛，伴有腹膜刺激征。

请问：

（1）该病人可能存在的护理诊断/问题有哪些？

（2）护士应为该病人提供哪些护理措施？

# URSING

## 第二十七章

# 小肠疾病病人的护理

27章 数字内容

---

学 习 目 标

**知识目标：**

1. 掌握肠梗阻和肠瘘的概念、临床表现和处理原则。

2. 熟悉肠梗阻和肠瘘的分类、病理生理、辅助检查。

3. 了解肠梗阻和肠瘘的病因。

**能力目标：**

能运用护理程序对肠梗阻和肠瘘病人实施整体护理。

**素质目标：**

具有关心并尊重肠梗阻和肠瘘病人的态度和行为。

小肠是人体消化和吸收食物的主要器官。肠梗阻和肠瘘不仅可引起肠道形态和功能的改变,还可导致腹膜炎,水电解质、酸碱平衡失调和营养不良等变化。对于肠梗阻病人,应加强病情观察,纠正因梗阻引起的全身生理紊乱,解除梗阻,做好术后并发症的预防与处理。对于肠瘘病人,应积极纠正水、电解质和酸碱平衡失调,给予营养支持,并做好冲洗和引流护理。肠梗阻和肠瘘病人的临床表现及围术期护理是本章学习的重点。

　　　　　　　　　　　　　导入情境与思考

　　王先生,28 岁,5d 前开始出现阵发性腹痛,近 2d 腹痛持续性加剧,进行性腹胀,肛门停止排气、排便,伴呕吐。体格检查:T 38.7℃,P 108 次/min,R 23 次/min,BP 90/62mmHg,表情淡漠,皮肤苍白。全腹压痛、反跳痛、肌紧张,肠鸣音消失,移动性浊音阳性。

　　请思考:

（1）对该病人的评估应包括哪些内容?

（2）该病人目前主要的护理诊断/问题有哪些?

（3）应给予该病人哪些护理措施?

# 第一节　肠　梗　阻

　　肠内容物由于各种原因不能正常运行、顺利通过肠道,称肠梗阻(intestinal obstruction),是常见的外科急腹症之一。肠梗阻不但可引起肠管本身形态和功能的改变,还可导致全身性生理紊乱,临床表现复杂多变。

## 【病因与分类】

### 1. 按肠梗阻发生的基本原因分类

　　（1）机械性肠梗阻(mechanical intestinal obstruction):最常见。是各种原因导致的肠腔缩窄、肠内容物通过障碍。主要原因包括:①肠腔内堵塞:如结石、粪块、寄生虫、异物等;②肠管外受压:如肠扭转、腹腔内肿瘤压迫、粘连引起肠管扭曲(图 27-1)、嵌顿疝等;③肠壁病变:如肿瘤、肠套叠(图 27-2)、先天性肠道闭锁等。

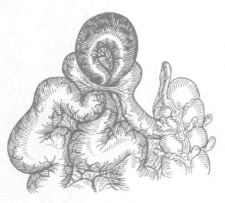

图 27-1　粘连带压迫肠管

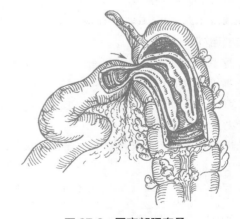

图 27-2　回盲部肠套叠

　　（2）动力性肠梗阻(dynamic intestinal obstruction):是神经反射或毒素刺激引起肠壁肌肉功能紊乱,使肠蠕动消失或肠管痉挛,以致肠内容物无法正常通行,而本身无器质性肠腔狭窄。可分为麻痹性肠梗阻(paralytic ileus)及痉挛性肠梗阻(spastic ileus)两类。前者常见于急性弥漫性腹膜炎、低钾血症、细菌感染及某些腹部手术后等;后者较少见,可继发于尿毒症、慢性铅中毒和肠功能紊乱等。

(3) 血运性肠梗阻(vascular intestinal obstruction):是肠系膜血栓形成、栓塞或血管受压等使肠管血运障碍,导致肠失去蠕动能力,肠内容物停止运行。可纳入动力性肠梗阻中,但是可迅速继发肠坏死,在处理上与其截然不同。随着人口老龄化、动脉硬化等疾病增多,发生率也有所增加。

**2. 按肠壁有无血运障碍分类**

(1) 单纯性肠梗阻(simple intestinal obstruction):只有肠内容物通过受阻,而无肠管血运障碍。

(2) 绞窄性肠梗阻(strangulated intestinal obstruction):伴有肠管血运障碍。

**3. 其他分类** 肠梗阻还可根据梗阻部位分为高位(空肠)和低位肠梗阻(如回肠与结肠);根据梗阻的程度分为完全性和不完全性肠梗阻;根据梗阻的发展快慢分为急性和慢性肠梗阻。当发生肠扭转、结肠肿瘤等时,病变肠袢两端完全阻塞,称为闭袢性肠梗阻。

上述肠梗阻的类型并不是固定不变的,随着病情的发展,某些类型的肠梗阻在一定条件下可以相互转换。

【病理生理】

肠梗阻的病理生理可分为局部变化及全身变化。

**1. 局部变化** 单纯性机械性肠梗阻早期,梗阻以上肠管肠蠕动增加,以克服肠内容物通过障碍;肠腔内因液体和气体的积贮而膨胀。肠梗阻部位越低,时间越长,肠腔积气、积液引起肠膨胀愈明显。肠腔内压力不断增加,可使肠壁静脉回流受阻,毛细血管及淋巴管淤积,肠壁充血、水肿、增厚,呈暗红色。由于组织缺氧,毛细血管通透性增加,肠壁上有出血点,并有血性渗出液渗入肠腔和腹腔。随着血运障碍的发展,继而出现动脉血运受阻,血栓形成,肠壁失去活力,肠管变成紫黑色。由于肠壁变薄、缺血和通透性增加,腹腔内出现带有粪臭的渗出液,可引起腹膜炎。最后,肠管可缺血坏死而溃破穿孔。

**2. 全身变化**

(1) 水、电解质和酸碱失衡:肠梗阻时,可在短时间内丧失大量的液体,引起严重的水、电解质和酸碱失衡。高位肠梗阻时由于早期频繁呕吐、不能进食,更易出现脱水;加之酸性胃液及大量氯离子丢失产生代谢性碱中毒。低位肠梗阻时病人呕吐发生迟,其体液的丢失主要是由于肠管活力丧失,无法正常吸收胃肠道分泌的大量液体,丢失的体液多为碱性或中性,丢失的钠、钾离子多于氯离子;加之毛细血管通透性增加,导致血浆渗出,积存在肠腔、腹腔内,即丢失于第三间隙;同时组织灌注不足导致酸性代谢产物增加,尿量减少等均极易引起严重的代谢性酸中毒;大量的钾离子丢失还可引起肠壁肌张力减退,加重肠腔膨胀,并可引起肌无力及心律失常。

(2) 感染和中毒:低位肠梗阻表现显著。梗阻以上的肠腔内细菌数量显著增加,细菌繁殖产生大量毒素。由于肠壁血运障碍,通透性增加,细菌和毒素可以透过肠壁引起腹腔内感染,并经腹膜吸收引起全身性感染。

(3) 休克及多器官功能障碍:体液大量丧失、血液浓缩、电解质紊乱、酸碱失衡以及细菌大量繁殖、毒素的释放等均可引起严重休克。当肠坏死、穿孔,发生腹膜炎时,全身中毒尤为严重。最后可引起严重的低血容量性休克和中毒性休克。肠腔大量积气、积液引起腹内压增高,膈肌上抬,影响肺的通气及换气功能;同时腹内压增高阻碍了下腔静脉回流,从而导致呼吸、循环功能障碍。最后可因多器官功能障碍乃至衰竭而死亡。

【临床表现】

不同类型肠梗阻的临床表现有其自身的特点,但存在腹痛、呕吐、腹胀及停止排便排气等共同表现。

**1. 症状**

(1) 腹痛:单纯性机械性肠梗阻由于梗阻部位以上肠管剧烈蠕动,病人表现为阵发性腹部绞痛。疼痛发作时,病人自觉腹内有"气块"窜动,并受阻于某一部位,即梗阻部位。绞窄性肠梗阻者表现为腹痛间歇期不断缩短,呈持续性剧烈腹痛。麻痹性肠梗阻者腹痛为全腹持续性胀痛或不适。肠扭转

Note:

所致闭袢性肠梗阻者多表现为突发腹部持续性绞痛并阵发性加剧。肠蛔虫堵塞多为不完全性肠梗阻,以阵发性脐周腹痛为主。

（2）呕吐:与肠梗阻发生的类型有关。高位肠梗阻呕吐发生较早且频繁,呕吐物主要为胃及十二指肠内容物等;低位肠梗阻呕吐出现较晚,呕吐物初期为胃内容物,后期可呈粪样,若吐出蛔虫,多为蛔虫团引起的肠梗阻;麻痹性肠梗阻时呕吐呈溢出性;绞窄性肠梗阻呕吐物为血性或棕褐色液体。

（3）腹胀:发生时间较腹痛晚,程度与梗阻部位有关。高位肠梗阻由于呕吐频繁,腹胀较轻;低位肠梗阻腹胀明显。闭袢性肠梗阻病人腹胀多不对称;麻痹性肠梗阻则表现为均匀性全腹胀。肠扭转时腹胀多不对称。

（4）停止排便排气:完全性肠梗阻,多不再排便排气;但在高位肠梗阻早期,由于梗阻以下肠腔内仍残存粪便及气体,可在灌肠后或自行排出,故不应因此而排除肠梗阻或误认为是不完全性肠梗阻。不完全性肠梗阻可有多次少量排便排气;绞窄性肠梗阻可排血性黏液样便。

**2. 体征**

（1）腹部

1）视诊:机械性肠梗阻可见肠型和蠕动波。肠扭转可出现不对称腹胀;麻痹性肠梗阻腹胀均匀。

2）触诊:单纯性肠梗阻因肠管膨胀,可有轻度压痛,但无腹膜刺激征;绞窄性肠梗阻时,可有固定压痛和腹膜刺激征;蛔虫性肠梗阻,常在腹中部触及条索状团块;肠套叠时可扪及腊肠样肿块。

3）叩诊:绞窄性肠梗阻时,腹腔有渗液,移动性浊音可呈阳性。

4）听诊:机械性肠梗阻时有肠鸣音亢进,气过水音;麻痹性肠梗阻时,则肠鸣音减弱或消失。

（2）全身:肠梗阻初期,病人全身情况可无明显变化。梗阻晚期或绞窄性肠梗阻病人可出现唇干舌燥、眼窝凹陷、皮肤弹性消失、尿少或无尿等明显脱水体征,还可出现脉搏细速、血压下降、面色苍白、四肢发冷等全身中毒和休克征象。

【辅助检查】

**1. 实验室检查** 若肠梗阻病人出现脱水、血液浓缩时可引起血红蛋白、血细胞比容、尿比重均升高。而绞窄性肠梗阻多有白细胞计数和中性粒细胞比值显著升高。血气分析、血清电解质、血尿素氮及肌酐检查出现异常结果,则表示存在水电解质及酸碱平衡失调或肾功能障碍。呕吐物和大便检查有大量红细胞或潜血试验阳性,提示肠管有血运障碍。

**2. 影像学检查** 一般在梗阻4~6h后,腹部X线(图27-3)可见多个气液平面及胀气肠袢;空肠

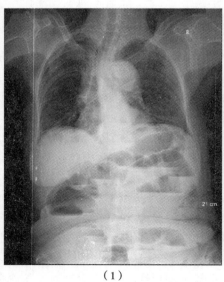
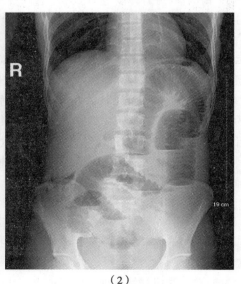

（1）                     （2）

图 27-3　肠梗阻的 X 线表现
（1）气液平面;（2）胀气肠袢。

梗阻时,空肠黏膜环状皱襞可显示"鱼肋骨刺"状改变。回肠扩张的肠袢多,可见阶梯状的液平面。蛔虫堵塞者可见肠腔内成团的蛔虫成虫体阴影。肠扭转时可见孤立、突出的胀大肠袢。麻痹性肠梗阻时,胃泡影增大,小肠、结肠全部胀气。当怀疑肠套叠、乙状结肠扭转或结肠肿瘤时,可行钡剂灌肠或 CT 检查,以明确梗阻的部位和性质。CT 检查可以明确肠梗阻发生的部位、性质、狭窄情况,有无缺血,与周围组织有无粘连等。近年来,超声检查和 MRI 检查在肠梗阻的诊断中也有一定的应用。

【处理原则】

处理原则是纠正肠梗阻引起的全身生理紊乱和解除梗阻。

1. **基础治疗**　主要措施包括禁食、胃肠减压,营养支持,纠正水、电解质及酸碱失衡,防治感染和中毒,给予生长抑素(somatostatin)减少胃肠液的分泌量以减轻胃肠道膨胀,镇痛药的应用应遵循急腹症治疗的原则,酌情应用解痉、镇痛、镇静药物等。

---

### 知 识 拓 展

#### 非创伤性急腹症早期镇痛的概念及观念演变

非创伤性急腹症(non-traumatic acute abdomen,NTAA)是指腹腔内、腹壁、胸部或全身性疾病引起的急性腹痛,发病时间短于 1 周,可能需要手术等紧急干预。NTAA 早期镇痛是指有毒麻药品处方资质的医师对 NTAA 病人进行初步问诊、体格检查后,在病因尚未明确前给予镇痛剂的处理。传统的观点认为,急腹症明确诊断前不能给予镇痛药物。循证医学证据表明,不会因使用镇痛剂掩盖腹部体征或者引起病死率或致残率升高。另外,剧烈疼痛时病人常难以配合体格检查或辅助检查。因此,目前 NTAA 病人不宜早期镇痛的观点被扭转,有资格的医师在经过询问病史和系统的体格检查后可以使用镇痛剂。

---

2. **解除梗阻**

(1) 非手术治疗:适用于单纯性粘连性肠梗阻、麻痹性或痉挛性肠梗阻、蛔虫或粪块堵塞引起的肠梗阻、肠结核等炎症引起的不完全性肠梗阻等。方法包括中医中药治疗、口服或胃肠道灌注植物油、针刺疗法等。

(2) 手术治疗:对于绞窄性肠梗阻、由肿瘤或先天性肠道畸形引起的肠梗阻以及非手术治疗无效者,可选择手术治疗。手术大体分为以下 4 种:

1) 单纯解除梗阻:如粘连松解术、小肠折叠排列、肠切开取异物、肠套叠复位、肠扭转复位术等。

2) 肠段切除术:如肠肿瘤、炎症性狭窄或局部肠袢已坏死,则应作肠切除肠吻合术。

3) 肠短路吻合术:当梗阻部位切除有困难,如晚期肿瘤已浸润固定,或肠粘连成团与周围组织粘连广泛者,可将梗阻近端与远端肠袢行短路吻合术。

4) 肠造口或肠外置术:一般情况极差或局部病变不能切除的低位梗阻病人,可行肠造口术,暂时解除梗阻。

【护理评估】

(一) 术前评估

1. **健康史**

(1) 一般情况:包括年龄、性别,发病前有无体位不当、饮食不当、饱餐后剧烈活动等诱因。

(2) 既往史:了解既往有无腹部手术及外伤史、各种急慢性肠道疾病史及个人卫生情况等。

(3) 家族史:了解家族中有无各种急慢性肠道疾病病人。

**2. 身体状况**

（1）症状与体征：评估腹痛、腹胀、呕吐、停止排气排便等症状的程度，有无进行性加重；有无腹膜刺激征及其范围；呕吐物、排泄物、胃肠减压抽出液的量及性状；生命体征的变化情况；有无眼窝凹陷、皮肤弹性降低等明显的脱水体征；有无出现水、电解质、酸碱失衡或休克的征象。

（2）辅助检查：了解实验室检查是否提示有水、电解质及酸碱平衡失调及其类型，腹部 X 线有无异常发现。

**3. 心理-社会状况**　评估病人的心理情况，有无过度焦虑或恐惧；了解病人的家庭、社会支持情况。

（二）术后评估

**1. 术中情况**　了解病人采取的麻醉、手术方式及术中输血、输液情况。

**2. 身体状况**　评估病人的生命体征及意识状态；评估切口情况；评估腹腔引流管是否通畅有效，引流液的颜色、性状和量；评估病人术后有无发生肠粘连、腹腔内感染或肠瘘等并发症。

**3. 心理-社会状况**　评估病人的心理情况；是否了解术后康复的相关知识；了解病人的家庭、社会支持情况。

【常见护理诊断/问题】

1. **急性疼痛**　与肠蠕动增强或肠壁缺血有关。
2. **体液不足**　与频繁呕吐、腹腔及肠腔积液、胃肠减压等有关。
3. **潜在并发症**：术后肠粘连、腹腔感染、肠瘘。

【护理目标】

1. 病人腹痛程度减轻。
2. 病人体液能维持平衡，能维持重要器官、脏器的有效灌注量。
3. 病人未发生并发症，或并发症得到及时发现和处理。

【护理措施】

（一）非手术治疗的护理/术前护理

**1. 缓解疼痛与腹胀**

（1）胃肠减压：有效的胃肠减压对单纯性肠梗阻和麻痹性肠梗阻可达到解除梗阻的目的。现多采用鼻胃管（Levin 管）减压，先将胃内容物抽空，再行持续低负压吸引。对于低位肠梗阻，可使用较长的小肠减压管。胃肠减压期间保持管道通畅和减压装置有效的负压，注意引流液的颜色、性状和量，并正确记录。如发现血性液体，应考虑肠绞窄的可能。可向减压管内注入生植物油或中药等，以润滑肠管、刺激肠蠕动恢复。注入药物后，须夹管 1~2h 再松开。中药应浓煎，每次 100ml 左右，防止量过多引起病人呕吐、误吸。

（2）安置体位：取低半卧位，减轻腹肌紧张，有利于病人的呼吸。

（3）遵医嘱用药：给予生长抑素减少胃肠液的分泌量以减轻胃肠道膨胀。在确定无肠绞窄后，可应用阿托品、654-2 等抗胆碱类药物，以解除胃肠道平滑肌的痉挛，抑制胃肠道腺体的分泌。遵循急腹症治疗的原则给予镇痛镇静剂。

（4）按摩或针刺疗法：若为不完全性、痉挛性或单纯蛔虫所致的肠梗阻，可适当顺时针轻柔按摩腹部，并遵医嘱配合应用针刺疗法，缓解疼痛。

**2. 维持体液与营养平衡**

（1）补充液体：严密监测呕吐次数、呕吐物的量和性状以及皮肤弹性、尿量、尿比重、血液浓缩程度、血清电解质、血气分析结果等，根据病情遵医嘱补液。

Note:

（2）饮食与营养支持:肠梗阻时需禁食,应给予肠外营养支持。若梗阻解除,病人开始排气、排便,腹痛、腹胀消失 12h 后,可进流质饮食,忌食用易产气的甜食和牛奶等;如无不适,24h 后进半流质饮食;3d 后进软食。

3. **呕吐护理**　呕吐时坐起或头偏向一侧,及时清除口腔内呕吐物,以免误吸引起吸入性肺炎或窒息。呕吐后给予漱口,保持口腔清洁。观察和记录呕吐物颜色、性状和量。

4. **病情观察**　定时监测体温、脉搏、呼吸和血压,以及腹痛、腹胀和呕吐等变化,及时了解病人各项实验室指标。若出现以下情况应警惕绞窄性肠梗阻发生的可能:①腹痛发作急骤,发病开始即可表现为持续性剧痛或持续性疼痛伴阵发性加重,有时出现腰背痛;②呕吐出现早、剧烈而频繁;③腹胀不对称,腹部有局限性隆起或触痛性肿块;④呕吐物、胃肠减压液或肛门排出物为血性,或腹腔穿刺抽出血性液体;⑤出现腹膜刺激征,肠鸣音可不亢进或由亢进转为减弱甚至消失;⑥体温升高、脉率增快、血白细胞计数升高;⑦病情进展迅速,早期出现休克,抗休克治疗无效;⑧经积极非手术治疗而症状体征未见明显改善;⑨腹部 X 线可见孤立、突出胀大的肠祥,位置固定不变,或有假肿瘤状阴影;或肠间隙增宽,提示腹腔积液。此类病人病情危重,应在抗休克、抗感染的同时,积极做好术前准备。

5. **肠道准备**　慢性不完全性肠梗阻需做肠切除手术者,除常规术前准备外,还应按要求作肠道准备。

（二）术后护理

1. **体位**　全麻术后未清醒时予以平卧位,头偏向一侧;麻醉清醒且血压平稳后给予半卧位。

2. **饮食**　术后暂禁食,禁食期间给予静脉补液。术后早期经口进食,开始可进少量流质;进食后若无不适,逐步过渡至半流质。

3. **并发症的护理**

（1）肠梗阻:可由广泛性肠粘连未能分离完全,或手术后胃肠道处于暂时麻痹状态,加上腹腔炎症、重新引起粘连而导致。鼓励病人术后早期活动,以促进机体和胃肠道功能的恢复,防止肠粘连。一旦出现腹部阵发性腹痛、腹胀、呕吐等,应采取禁食、胃肠减压、纠正水、电解质及酸碱失衡、防治感染,一般多可缓解。

（2）腹腔内感染及肠瘘:如病人有引流管,应妥善固定并保持通畅,观察记录引流液的颜色、性状和量。更换引流管时注意无菌操作。监测生命体征变化及切口情况,若术后 3～5d 出现体温升高、切口红肿及剧痛时应怀疑切口感染;若出现局部或弥漫性腹膜炎表现,腹腔引流管周围流出液体带粪臭味时,应警惕腹腔内感染及肠瘘的可能。遵医嘱进行积极的全身营养支持和抗感染治疗,局部双套管负压引流。引流不畅或感染不能局限者需再次手术处理。

（三）健康教育

1. **调整饮食**　少食辛辣刺激性食物,宜进高蛋白、高维生素、易消化吸收的食物。避免暴饮暴食,饭后忌剧烈运动。

2. **保持排便通畅**　老年便秘者应注意通过调整饮食、腹部按摩等方法保持大便通畅,无效者可适当给予缓泻剂,避免用力排便。

3. **自我监测**　指导病人自我监测病情,若出现腹痛、腹胀、呕吐、停止排便等不适,及时就诊。

【护理评价】

通过治疗与护理,病人是否:①腹痛程度减轻;②水、电解质、酸碱平衡得以维持;③术后并发症得以预防,或得到及时发现和处理。

# 第二节　肠　瘘

肠瘘( intestinal fistula)是指肠管与其他脏器、体腔或体表之间存在病理性通道,肠内容物经此通道进入其他脏器、体腔或至体外,引起严重感染、体液失衡、营养不良等改变。肠瘘分为内瘘和外瘘,肠内瘘是指肠腔通过瘘管与腹内其他脏器或肠管的其他部位相通,其病理生理改变、症状与治疗方法随所在器官而异。肠外瘘(enterocutaneous fistula)较多见,指肠腔与体表相通的瘘。本节主要介绍肠外瘘。

【病因】

1. **先天性畸形**　与胚胎发育异常有关,如卵黄管未闭所致脐肠瘘。

2. **腹部损伤**　受损的肠管若未经及时处理可发展为肠瘘。手术损伤如手术误伤肠壁或吻合口愈合不良是绝大多数肠瘘的病因。

3. **腹腔或肠道感染**　如憩室炎、腹腔脓肿、克罗恩病(Crohn' disease)、溃疡性结肠炎、肠结核、肠系膜缺血性疾病。

4. **腹腔内脏器或肠道的恶性病变**　如肠道恶性肿瘤。

5. **腹腔敞开治疗**　由于肠袢裸露在敞开的腹腔中,致使肠袢浆膜面干燥、损伤成瘘。

【病理生理】

肠瘘形成后的病理生理改变与瘘管的部位、大小、数目等相关。按瘘管所在的部位可分为高位瘘和低位瘘。高位瘘包括胃、十二指肠、位于 Treitz 韧带 100cm 范围内空肠上段的瘘。低位瘘指距离 Treitz 韧带 100cm 以上的空肠下段、回肠与结肠的瘘。一般而言,高位肠瘘以水、电解质紊乱及营养丢失较为严重;而低位肠瘘则以继发性感染更为明显。

1. **水、电解质及酸碱平衡失调**　正常成人每日所分泌的约 8 000ml 消化液绝大部分由肠道回吸收,仅有 150ml 液体随粪便排出体外。发生肠外瘘时,消化液可经瘘管排至体外、其他器官或间隙,或因消化道短路过早进入低位消化道,重吸收率大大降低,导致消化液大量丢失,严重时导致循环衰竭和肾衰竭。根据肠瘘的日排出量可分为两类:①高流量瘘指每日消化液排出量在 500ml 以上;②低流量瘘是指每日排出的消化液在 500ml 以内。伴随消化液的流失,还可出现相应电解质的丧失;如以胃液丢失为主,丧失的电解质主要为 $H^+$、$Cl^-$、$K^+$,病人可出现低氯低钾性碱中毒;而伴随肠液丢失的电解质主要为 $Na^+$、$K^+$ 及 $HCO_3^-$,病人表现为代谢性酸中毒及低钠、低钾血症。

2. **营养不良**　消化液大量流失影响消化道的消化吸收功能,加之消化液中大量消化酶和蛋白质的丧失,以及炎症、创伤的额外消耗,均可导致蛋白质的分解代谢增加,引起负氮平衡以及多种维生素的缺乏。病人表现为体重骤减,并发贫血、低蛋白血症,若未及时处理,可因恶病质而死亡。

3. **消化液腐蚀及感染**　排出的消化液中含有大量消化酶,可消化腐蚀瘘管周围的组织及皮肤,引起局部糜烂、出血并继发感染。消化液若流入腹膜腔或其他器官内,还可引起弥漫性腹膜炎、腹腔内器官感染、腹腔脓肿等。

【临床表现】

1. **症状**　由于肠内容物外漏,对周围组织器官产生强烈刺激,可有腹痛、腹胀、恶心呕吐或由于麻痹性肠梗阻而停止排便、排气。腹壁的瘘口可有肠液、胆汁、气体、食物或粪便排出。

2. **体征**　腹壁可有 1 个或多个瘘口。肠壁瘘口与腹壁外口之间存在瘘管为管状瘘;在瘘口处有外翻成唇状的肠黏膜为唇状瘘;敞开的腹腔出现破裂的肠管,不与腹部皮肤愈着则为空气肠瘘。高流量的高位小肠瘘漏出的肠液中往往含有大量胆汁、胰液等,多呈蛋花样、刺激性强,腹膜刺激征明显;而低位肠瘘,若瘘口小,其漏出液排出量小,也可形成局限性腹膜炎。漏出液内含有粪渣,有臭气。肠液有较强腐蚀性,导致瘘口周围皮肤糜烂、红肿、疼痛。继发感染者体温升高,达 38℃ 以上。病人可出现严重水、电解质及酸碱失衡,严重脱水者可出现低血容量性休克。若未得到及时、有效处理,则有可能并发脓毒症、多器官功能障碍综合征,甚至死亡。

**【辅助检查】**

1. **实验室检查**　血常规示血红蛋白、红细胞计数下降；严重感染时白细胞计数及中性粒细胞比值升高。血生化检查示血清 $Na^+$、$K^+$ 浓度降低；血清白蛋白、转铁蛋白和总淋巴细胞计数下降，肝酶谱（GPT、GOT、AKP、r-GT 等）及胆红素值升高。

2. **口服染料或药用炭**　是最简便实用的检查手段。适用于肠外瘘形成初期。可初步判断瘘的部位和瘘口大小。

3. **影像学检查**

（1）CT 检查：早期诊断首选该检查，能够明确腹腔脓肿位置，腹腔感染情况，肠瘘可能位置，肠瘘所致的肠壁炎性水肿情况，若窦道形成还有利于明确窦道走向，窦道周围情况等。

（2）B 超检查：有利于明确脓肿位置，利于穿刺引流。

（3）瘘管造影：适用于瘘道已形成者。有助于明确瘘的部位、长度、走向、大小、脓腔范围等情况。

**【处理原则】**

1. **非手术治疗**

（1）补液及营养支持：纠正水、电解质及酸碱失衡和营养失调。肠外瘘的营养可采用肠外营养和肠内营养。肠内营养方面，在高位瘘可采用长鼻肠管，将导管尖端置于肠瘘以下的肠管部分，或是在肠瘘口以下肠管行置管或造口进行喂养；在低位瘘口，可收集近端瘘口的肠液或肠液加营养液，再从远端灌入。

（2）应用抗生素：根据肠瘘的部位及其常见菌群或药物敏感性试验结果选择抗生素。

（3）应用生长抑素和生长激素：生长抑素制剂如奥曲肽等，能显著降低胃肠分泌量，从而降低瘘口肠液的排出量，以减少液体丢失。当肠液明显减少时，改用生长激素，可促进蛋白质合成，加速组织修复。

（4）瘘口局部处理：①局部引流：常用双套管负压引流，及时将溢出的肠液引流到体外，部分病人经有效引流后可以愈合；如感染得到控制成局限病灶，亦可采用负压引流；对于空气肠瘘合并切口开放等病人，持续负压密封吸引引流可以达到良好效果。②封堵处理：对于瘘道比较直的单个瘘，可用硅胶片封堵瘘口。近年来，有从管状瘘的外口注入黏合剂或纤维蛋白胶，或者以自体纤维蛋白胶促进管状瘘愈合的方法。

（5）腹腔开放：如肠瘘多发或感染范围广泛，可将腹腔敞开，避免腹腔高压的发生，并在负压引流的基础上，达到更有效引流、控制感染的目的。

---

**知 识 拓 展**

**肠瘘内镜下治疗的应用**

内镜技术的发展使通过非手术的介入性治疗手段修复肠瘘成为可能。这些疗法包括内镜下真空负压吸引、纤维蛋白胶封堵、支架、窦道栓、缝合和吻合夹等。各型介入手段可综合应用。内镜下真空负压吸引适用于肠瘘早期，可清除瘘周围炎性物质，为组织愈合创造良好的环境。支架跨过瘘，可帮助病人暂时恢复胃肠道的连续性。胶封堵适合管状瘘。窦道栓插入瘘口及窦道可封闭肠瘘。内镜下缝合用于治疗最大直径<1cm 的瘘，成功率较高。吻合夹的适应范围广，适合大的缺损。

---

2. **手术治疗**

（1）瘘口造口术：适用于瘘口大、腹腔污染严重、不能耐受一次性彻底手术者。待腹腔炎症完全控制、粘连组织大部分吸收、病人全身情况改善后再行二次手术,切除瘘口,肠管行端端吻合。

（2）肠段部分切除吻合术:对经以上处理不能自愈的肠瘘均需进一步手术治疗。可切除瘘管附近肠袢后行肠段端端吻合,该方法最常用且效果最好。

（3）肠瘘局部楔形切除缝合术:较简单,适合于瘘口较小且瘘管较细的肠瘘。

【护理措施】

（一）非手术治疗的护理/术前护理

1. **维持体液平衡**　补充液体和电解质,纠正水、电解质及酸碱平衡失调,并根据病人生命体征、皮肤弹性、黏膜湿润情况、24h 出入量、血电解质及血气分析检测结果,及时调整液体与电解质的种类与量。

2. **控制感染**

（1）体位:取低半坐卧位,以利漏出液积聚于盆腔,减少毒素的吸收,同时有利于呼吸及引流。

（2）合理应用抗生素:遵医嘱合理应用抗生素。

（3）腹腔双套管引流的护理:腹腔双套管引流是最常用的引流方式。经手术切口或瘘管内放置双套管行腹腔灌洗并持续负压吸引,以充分稀释肠液,保持引流通畅,减少肠液的溢出。双套管引流应注意以下方面:①调节负压大小:一般情况下负压以 10~20kPa(75~150mmHg)为宜,具体应根据肠液黏稠度及日排出量调整;注意避免负压过小致引流不充分,或负压太大造成肠黏膜吸附于管壁引起损伤、出血。当瘘管形成、漏出液少时,应降低压力。②保持引流管通畅:妥善固定引流管,保持各处连接紧密,避免扭曲、脱落;定时挤压引流管,并及时清除双腔套管内的血凝块、坏死组织等,避免堵塞;若出现管腔堵塞,可沿顺时针方向缓慢旋转松动外套管,若无效,应通知医师,另行更换引流管。③调节灌洗液的量及速度:灌洗液的量及速度取决于引流液的量及性状。一般每日灌洗量为 2 000~4 000ml,速度为 40~60 滴/min,若引流量多且黏稠,可适当加大灌洗的量及速度;而在瘘管形成,肠液溢出减少后,灌洗量可适当减少。灌洗液以等渗盐水为主,若有脓腔形成或腹腔内感染严重,灌洗液中可加入敏感抗生素。注意保持灌洗液的温度在 30~40℃,避免过冷对病人造成不良刺激。④观察和记录:观察并记录引流液的量及性状。多发瘘者常多根引流管同时冲洗和引流,应分别标记冲液瓶和引流瓶,并分别观察、记录。通过灌洗量和引流量判断进出量是否平衡(每日肠液排出量=引流量-灌洗量)。若灌洗量大于引流量,常提示吸引不畅,须及时处理。灌洗过程中应观察病人有无畏寒、心慌气急、面色苍白等不良反应,一旦出现应立即停止灌洗,对症处理。

3. **营养支持**　在肠瘘发病初期原则上应停止经口进食,可通过中心静脉置管行全胃肠外营养,达到既迅速补充所需热量又减少肠液分泌的目的。应注意中心静脉导管的护理,避免导管性感染。随着病情的好转,漏出液的减少和肠功能的恢复,逐渐恢复肠内营养。可通过胃管或空肠喂养管给予要素饮食,但应注意逐渐增加灌注的量及速度,避免引起渗透性腹泻。消化液回输被认为是一种有效、经济、简单的营养支持模式。在病人全身及局部炎症得到控制,引流出的消化液无脓性分泌物,肠蠕动恢复后进行消化液的收集后回输。导管应妥善固定,输注速度先慢后快,量由少到多。消化液应在收集后尽快回输,并避免污染。

4. **瘘口周围皮肤的护理**　从瘘管渗出的肠液具有较强的腐蚀性,可造成周围皮肤糜烂,甚至溃疡、出血。因此须保持充分有效的腹腔引流,减少肠液漏出;及时清除漏出的肠液,保持皮肤清洁干燥,可选用 0.9%氯化钠溶液或温开水清洗皮肤;局部清洁后涂抹复方氧化锌软膏、皮肤保护粉或皮肤保护膜加以保护。若局部皮肤发生糜烂,可采取红外线或超短波等进行理疗。

5. **腹腔开放护理**　病人咳嗽时可给予双手保护减轻腹部切口张力。创面尽量保持湿润,防止肠管干燥引发肠瘘的发生。创面下放置引流管者,保证引流通畅。真空负压密闭引流,需检查连接管有无漏气、接头有无血凝块堵塞、创面封闭等情况。开放创面上方用支撑架,以免棉被压迫创面,也便于引流和观察创面。

6. **心理护理**　由于肠瘘病情较严重,治疗时间长,病人容易产生悲观、失望情绪。向病人及其家属解释肠瘘的相关知识,消除心理顾虑,增强对疾病治疗的信心,以积极配合各项治疗和护理。

7. **术前准备**　除胃肠道手术前的常规护理外,还应加强以下护理措施:

(1)皮肤准备:术前认真清除瘘口周围皮肤的污垢及油膏,保持局部清洁。

(2)口腔护理:由于病人长期未经口进食,易发生口腔溃疡等,应加强口腔护理。

（二）术后护理

除肠道手术后常规护理,还应注意以下几点:

1. **营养支持**　术后早期禁食,禁食期间给予全胃肠外营养支持,并做好相应护理。

2. **引流管护理**　肠瘘术后留置的引流管较多,包括腹腔负压引流管、胃肠减压管、导尿管等。应妥善固定并标识;保持各管道引流通畅;严格无菌技术操作;观察并记录各引流液的颜色、性状和量;根据引流情况及时调整引流管负压大小。

3. **并发症的护理**　术后再发肠梗阻、腹腔内感染和肠瘘的护理参见本章第一节中肠梗阻病人术后并发症的护理。

（卢惠娟）

思 考 题

1. 王女士,60 岁,因阵发性腹痛、腹胀、肛门无排气排便 4d 住院。8 年前因十二指肠球部溃疡穿孔手术。T 38.5℃,P 112 次/min,R 22 次/min,BP 100/70mmHg;腹膨隆,不对称,可见肠型蠕动波,腹部压痛及反跳痛,腹水征阴性,肠鸣音亢进,有气过水声及金属音;腹部 X 线示中下腹处见小肠有数个液平面,盲肠胀气。诊断为急性低位性完全性机械性肠梗阻。

请问:

(1)该病人目前主要的护理诊断/问题有哪些?

(2)如何对该病人实施护理?

2. 李女士,28 岁,7d 前因"胃十二指肠破裂、弥漫性腹膜炎"行剖腹探查术,术中行胃十二指肠修补,空肠造瘘置营养管、放置腹腔引流管。目前病人诉腹痛,腹胀,T 39.2℃,上腹部出现压痛、反跳痛、肌紧张,切口缝线处可见少量蛋花样液体溢出,小网膜孔附近引流管引流出含胆汁样液体,量约1 500ml。

请问:

(1)该病人目前主要的护理诊断/问题有哪些?

(2)如何对该病人实施护理?

# URSING

## 第二十八章

# 阑尾炎病人的护理

28章　数字内容

急性阑尾炎是外科常见的急腹症之一,发病期间可引起剧烈腹痛,导致酸碱平衡失调,如未及时处理可转化为慢性阑尾炎,甚至导致腹腔脓肿和急性腹膜炎等。在正确诊断疾病的基础上,采取适当的术前准备、做好术后并发症的预防、观察、处理是促进病人快速康复的关键。急性阑尾炎病人的临床表现、处理原则以及围术期护理是本章学习的重点。

 ———————————— 导入情境与思考 ————————————

朱女士,23 岁,1d 前进食后出现上腹部疼痛,呈阵发性并伴有恶心、呕吐,呕吐物为胃内容物;发热,体温 37.6~38.8℃;腹泻 5 次,为稀便,无脓血。腹泻、呕吐后腹痛无缓解。2h 前腹痛加重,由上腹部转移至右下腹。体格检查:T 38.5℃,P 98 次/min,R 20 次/min,BP 130/82mmHg,全腹压痛以右下腹麦氏点周围为著,肠鸣音 10~15 次/min。辅助检查:血常规示血红蛋白 162g/L,白细胞计数 24.5×$10^9$/L,中性粒细胞比值 86%;腹部 X 线可见盲肠及回肠末端扩张和气液平面。

请思考:

(1) 评估该病人时应重点关注哪些内容?

(2) 该病人目前的护理问题有哪些?

(3) 针对病人目前情况,可采用哪些护理措施?

# 第一节　急性阑尾炎

急性阑尾炎(acute appendicitis)可在各个年龄段、不同人群中发病,多发生于青壮年,以 20~30 岁多见,男性发病率高于女性。

【病因】

1. **阑尾管腔阻塞**　是急性阑尾炎最常见的病因。阑尾管腔细,开口狭小,系膜短,使阑尾卷曲,造成阑尾管腔易于阻塞。导致阻塞的原因包括:①淋巴滤泡明显增生:约占 60%,多见于年轻人;②肠石阻塞:约占 35%;③异物、食物残渣、炎性狭窄、蛔虫、肿瘤等:较少见。

2. **细菌入侵**　阑尾管腔阻塞后,细菌繁殖并分泌内毒素和外毒素,损伤黏膜上皮,形成溃疡,细菌经溃疡面进入阑尾肌层。阑尾壁间质压力升高,影响动脉血流,造成阑尾缺血,甚至梗死和坏疽。致病菌多为肠道内的各种革兰氏阴性杆菌和厌氧菌。

【病理生理与分类】

急性阑尾炎的组织学改变是局部黏膜充血、水肿、中性粒细胞浸润等急性炎症表现。炎症可向深部发展,或继之因血管内血栓形成,导致组织坏死,肠壁感染、穿孔。

(一) 分类

根据急性阑尾炎的临床过程和病理解剖学变化,可分为 4 种类型。

1. **急性单纯性阑尾炎(acute simple appendicitis)**　病变多局限于黏膜和黏膜下层,属于轻型阑尾炎或病变早期。阑尾轻度肿胀,浆膜充血,失去正常光泽,表面有少量纤维性渗出物。镜下见阑尾各层水肿和中性粒细胞浸润,黏膜表面有小溃疡和出血点。

2. **急性化脓性阑尾炎(acute purulent appendicitis)**　常因急性单纯性阑尾炎发展而来。阑尾明显肿胀,浆膜高度充血,表面覆有脓性渗出物,又称急性蜂窝织炎性阑尾炎。镜下见阑尾黏膜溃疡面增大并深达肌层和浆膜层,各层均有小脓肿,腔内有积脓。阑尾周围的腹腔内有稀薄脓液,形成局限性腹膜炎。

3. **坏疽性(gangrenous appendicitis)及穿孔性阑尾炎(perforated appendicitis)**　是一种重型阑尾炎。阑尾动脉是肠系膜上动脉所属回结肠动脉的分支,属无侧支的终末动脉,当阑尾病变进一步加重引起血运障碍,阑尾管壁易坏死或部分坏死,呈暗紫色或黑色。因管腔梗阻或积脓,压力升高,加重管壁血运障碍,严重者发生穿孔,穿孔多发生于阑尾根部和近端的系膜缘对侧;若穿孔后未能被包裹,感染扩散,可引起急性弥漫性腹膜炎。

4. 阑尾周围脓肿(periappendiceal abscess)　急性阑尾炎化脓、坏疽或穿孔后,大网膜和邻近的肠管将阑尾包裹并形成粘连,出现炎性肿块或形成阑尾周围脓肿。

（二）转归

1. 炎症消退　部分单纯性阑尾炎经及时药物治疗后,炎症消退,大部分将转为慢性阑尾炎。由于遗留阑尾管腔狭窄、管壁增厚、阑尾粘连扭曲,炎症易复发。

2. 炎症局限　部分化脓、坏疽或穿孔性阑尾炎被大网膜和邻近肠管包裹粘连后,炎症局限,形成阑尾周围脓肿。常需大量抗生素或中药治疗,炎症可逐渐被吸收,但过程缓慢。

3. 炎症扩散　阑尾炎症较重,发展快,未及时手术切除,又未能被大网膜包裹局限,可致炎症扩散,发展为弥漫性腹膜炎。阑尾静脉与动脉伴行,血液最终回流入门静脉。当细菌栓子脱落时可引起门静脉炎和细菌性肝脓肿,甚至感染性休克等。

【临床表现】

1. 症状

（1）腹痛:典型表现为转移性右下腹痛,疼痛发作多始于上腹部,逐渐移向脐周,位置不固定,6～8h后疼痛转移并局限于右下腹。此过程时间长短取决于病变发展的程度和阑尾的位置,70%～80%的病人表现出典型的转移性腹痛。部分病人也可在发病初即表现为右下腹痛。

1）不同位置的阑尾炎,疼痛部位不同:①盲肠后位阑尾炎表现为右侧腰部疼痛;②盆腔位阑尾炎疼痛在耻骨上区;③肝下区阑尾炎可引起右上腹痛;④极少数左下腹部阑尾炎表现为左下腹痛。

2）不同类型的阑尾炎,腹痛有差异:①单纯性阑尾炎仅有轻度上腹部或脐部隐痛;②化脓性阑尾炎可表现为阵发性胀痛,并逐渐加重;③坏疽性阑尾炎呈持续性剧烈腹痛;④穿孔性阑尾炎因阑尾腔压力骤减,腹痛可暂时减轻,但出现腹膜炎后,腹痛可持续加剧并范围扩大,甚至出现全腹剧痛。

（2）胃肠道症状:早期可出现轻度厌食、恶心或呕吐,呕吐多为反射性,程度较轻。晚期并发弥漫性腹膜炎时,可致麻痹性肠梗阻而出现持续性呕吐、腹胀和排气排便减少。部分病人可发生腹泻,如盆腔位阑尾炎时,炎症刺激直肠和膀胱,引起排便次数增多、里急后重等症状。

（3）全身表现:早期有乏力。炎症重时出现全身中毒症状,可表现心率增快,体温升高达38℃左右。阑尾穿孔形成腹膜炎者,可出现寒战、体温达39～40℃、反应迟钝或烦躁不安。若发生门静脉炎则可出现寒战、高热及轻度黄疸。

2. 体征

（1）右下腹压痛:是急性阑尾炎的重要体征,发病早期腹痛尚未转移至右下腹时,右下腹便出现固定压痛。压痛点可随阑尾位置变化而改变,但始终固定在一个位置,通常位于麦氏点(图28-1)。其他常见的压痛部位有Lenz点(左右髂前上棘连线的右、中1/3交点上)、Morris点(右髂前上棘与脐连线和腹直肌外缘交汇点)。压痛程度与病变程度相关。当阑尾炎症波及周围组织时,压痛范围亦相应扩大,但仍以阑尾所在部位的压痛最明显。

（2）腹膜刺激征:包括腹肌紧张、压痛、反跳痛(rebound tenderness),其中反跳痛又称Blumberg征。这是壁腹膜受到炎症刺

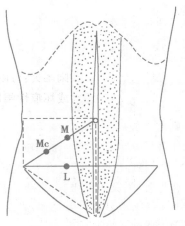

图28-1　阑尾炎的压痛点
M:Morris点;Mc:Mc-Burney点;L:Lenz点;点线围成四边形为Rapp压痛区。

激的一种防御性反应,提示阑尾炎症加重,有渗出、化脓、坏疽或穿孔等病理改变。但小儿、老人、孕妇、肥胖、虚弱者或盲肠后位阑尾炎时,腹膜刺激征不明显。

（3）右下腹包块:阑尾炎性肿块或阑尾周围脓肿形成时,右下腹可扪及压痛性包块,边界不清,固定。

**3. 特殊体征**

（1）结肠充气试验(rovsing 征):病人仰卧位,检查者一手压迫左下腹降结肠区,另一手按压近端结肠,结肠内气体可传至盲肠和阑尾,引起右下腹疼痛者为阳性。

（2）腰大肌试验(psoas 征):病人左侧卧位,右大腿向后过伸,引起右下腹疼痛者为阳性,常提示阑尾位于腰大肌前方,为盲肠后位或腹膜后位。

（3）闭孔内肌试验(obturator 征):病人仰卧位,右髋和右膝均屈曲 90°,然后被动向内旋转,引起右下腹疼痛者为阳性,提示阑尾位置靠近闭孔内肌。

（4）直肠指检:盆腔位阑尾炎常在直肠右前方有触痛。若阑尾穿孔,炎症波及盆腔时,直肠前壁有广泛触痛。若发生盆腔脓肿,可触及痛性肿块。

【辅助检查】

**1. 实验室检查** 多数急性阑尾炎病人血白细胞计数和中性粒细胞比值增高。白细胞计数可达$(10\sim20)\times10^9$/L,且发生核左移。部分单纯性阑尾炎或老年病人血白细胞计数和中性粒细胞比值可无明显升高。

**2. 影像学检查**

（1）腹部 X 线:可见盲肠和回肠末端扩张和气液平面,偶尔可见钙化的粪石和异物。

（2）B 超检查:可发现肿大的阑尾或脓肿,推测病变的严重程度及病理类型。

（3）CT 检查:可显示阑尾周围软组织及其与邻近组织的关系,有助于阑尾周围脓肿的诊断。

**3. 腹腔镜检查** 可以直接观察阑尾有无炎症,也能分辨与阑尾炎有相似症状的其他邻近脏器疾病,对明确诊断可起决定作用。诊断同时也可行阑尾切除术的治疗。

【处理原则】

一旦确诊,绝大多数急性阑尾炎应早期手术治疗。

**1. 非手术治疗** 适用于不愿意手术的单纯性阑尾炎、急性阑尾炎诊断尚未确定、病程已超过72h、炎性肿块和/或阑尾周围脓肿已形成等有手术禁忌者。治疗措施主要为使用有效的抗生素和补液治疗等。

**2. 手术治疗** 根据急性阑尾炎的病理类型,选择不同手术方法。现临床上绝大多数采用经腹腔镜阑尾切除术。

（1）急性单纯性阑尾炎:行阑尾切除术,切口一期缝合。

（2）急性化脓性或坏疽性阑尾炎:行阑尾切除术,若腹腔已有脓液,应冲洗腹腔,吸净溶液后关腹,并行切口一期缝合。

（3）穿孔性阑尾炎:宜采用右下腹经腹直肌切口手术切除阑尾,术中注意保护切口,清除腹腔脓液或冲洗腹腔后,冲洗切口并一期缝合,根据情况放置腹腔引流管,有感染时及时引流。

（4）阑尾周围脓肿:脓肿尚未破溃穿孔时按急性化脓性阑尾炎处理;若已形成阑尾周围脓肿病情稳定者,应用抗生素治疗或同时联合中药治疗,以促进脓肿吸收消退,也可在超声引导下置管引流或穿刺抽脓;如脓肿无局限趋势,可行超声检查确定切口部位后行切开引流手术,手术以引流为主,待3 个月后再行阑尾切除术。如阑尾显露方便,应切除阑尾。如阑尾根部坏疽穿孔,应行 U 字缝合关闭阑尾开口的盲肠壁。

Note:

## 知识拓展

### 内镜下逆行阑尾炎治疗术

内镜下逆行阑尾炎治疗术(endoscopic retrograde appendicitis therapy,ERAT)是一种新型的微创内镜治疗术,损伤较小,安全性较高,费用也低于一般的外科手术。它是通过头端带有透明帽的结肠镜经盲肠内阑尾开口入路,在 X 线的监视下,予以阑尾插管、造影以明确阑尾炎诊断,并在此基础上解除阑尾管腔梗阻,引流脓液,从而控制炎症。

成人急性阑尾炎的起因多为阑尾的管腔阻塞,ERAT 可通过对阑尾管腔的冲洗、取出粪石、置管引流再结合抗生素治疗,相比于单纯抗生素治疗,其疗效更为显著。ERAT 在小儿中的疗效也令人满意,其优势在于避免了因误诊而切除正常阑尾的风险及外科手术所带来的风险和创伤,减少患儿的痛苦,同时缓解患儿术后腹痛。

【护理评估】

(一)术前评估

**1. 健康史**

(1)一般情况:了解病人年龄、性别,女性病人月经史、生育史;饮食习惯,有无不洁饮食史、有无经常进食高脂肪、高糖、低纤维食物等。

(2)现病史:询问病人有无腹痛及其伴随症状。评估腹痛的特点、部位、程度、性质、疼痛持续的时间以及腹痛的诱因、有无缓解和加重的因素等。

(3)既往史:了解病人有无急性阑尾炎发作、胃十二指肠溃疡穿孔、右肾与右输尿管结石、急性胆囊炎或妇科病史,有无手术治疗史。老年人需要注意有无心、肺、肾等重要脏器疾病和糖尿病等。

**2. 身体状况**

(1)症状与体征

1)症状:评估有无乏力、发热、恶心、呕吐等症状;有无腹泻、里急后重等。新生儿及小儿需评估有无脱水和/或呼吸困难的表现;妊娠中后期急性阑尾炎病人可出现流产或早产征兆,注意观察其腹痛的性质有无改变,有无阴道流血。

2)体征:评估腹部压痛的部位,麦氏点有无固定压痛,有无腹膜刺激征;腰大肌试验、结肠充气试验、闭孔内肌试验的结果;直肠指检有无直肠前壁触痛或触及肿块等。

(2)辅助检查:评估血白细胞计数和中性粒细胞比值;影像学检查有无异常。

**3. 心理-社会状况** 了解病人及其家属对急性腹痛和阑尾炎的认知、心理承受能力及对手术的认知。

(二)术后评估

评估病人麻醉、手术方式和术中情况,如阑尾有无化脓或穿孔,腹腔有无脓液及清除情况;有无放置引流管及其部位,引流是否通畅,评估引流液的颜色、性状及量;评估手术切口情况,伤口是否有渗出及渗出液的性质;是否发生并发症等。

【常见护理诊断/问题】

1. **急性疼痛** 与阑尾炎症刺激壁腹膜或手术创伤有关。
2. **体温过高** 与阑尾炎症有关。
3. **焦虑** 与起病急、担心手术有关。
4. **潜在并发症**:腹腔脓肿、门静脉炎、出血、切口感染、阑尾残株炎及粘连性肠梗阻等。

Note:

【护理目标】

1. 病人疼痛减轻或缓解。

2. 病人体温接近正常,舒适感增加。

3. 病人的情绪平稳,焦虑减轻。

4. 病人未发生并发症或并发症得到及时发现与处理。

【护理措施】

（一）非手术治疗的护理/术前护理

1. **病情观察**　严密观察病人的生命体征、腹痛及腹部体征的情况。如体温升高,脉搏、呼吸增快,提示炎症较重,或炎症已有扩散;如腹痛加剧,范围扩大,腹膜刺激征更明显,提示病情加重。在非手术治疗期间,出现右下腹痛加剧、发热,血白细胞计数和中性粒细胞比值上升,应做好急诊手术的准备。

2. **避免肠内压增高**　非手术治疗期间禁食,必要时行胃肠减压,同时给予肠外营养;禁服泻药及灌肠,以免肠蠕动加快,增高肠内压力,导致阑尾穿孔或炎症扩散。

3. **控制感染**　遵医嘱及时应用有效的抗生素;脓肿形成者可配合医师行脓肿穿刺抽液。高热病人给予物理降温。

4. **缓解疼痛**　协助病人取舒适体位,如半卧位,可放松腹肌,减轻腹部张力,缓解疼痛。对诊断明确或已决定手术者疼痛剧烈时,遵医嘱给予镇痛或镇静、解痉药。

5. **心理护理**　了解病人及家属的心理反应,适时给其讲解有关知识,减轻病人对手术的焦虑与恐惧,使其能够积极配合治疗及护理。

6. **并发症的护理**

（1）腹腔脓肿:是阑尾炎未经有效治疗的结果,可在盆腔、膈下及肠间隙等处形成脓肿,其中以阑尾周围脓肿最常见。典型表现为压痛性肿块,麻痹性肠梗阻所致腹胀,也可出现直肠、膀胱刺激症状和全身中毒症状等。超声和CT检查可协助定位。可采取超声引导下穿刺抽脓、冲洗或置管引流,必要时做好急诊手术的准备。

（2）门静脉炎:较少见。急性阑尾炎时,细菌栓子脱落进入阑尾静脉中,沿肠系膜上静脉至门静脉,可导致门静脉炎。主要表现为寒战、高热、剑突下压痛、肝大、轻度黄疸等。如病情加重会发生感染性休克或脓毒症,治疗不及时可发展为细菌性肝脓肿。一经发现,应立即做好急诊手术的准备,并遵医嘱大剂量应用抗生素治疗。

7. **术前准备**　拟急诊手术者应紧急作好备皮、配血、输液等术前准备。

（二）术后护理

1. **病情观察**　监测生命体征并准确记录;加强巡视,注意倾听病人的主诉,观察病人腹部体征的变化,发现异常及时通知医师并配合处理。

2. **体位与活动**　全麻术后清醒或硬膜外麻醉平卧6h后,生命体征平稳者可取半卧位。鼓励病人术后早期在床上翻身、活动肢体,待麻醉反应消失后即下床活动,以促进肠蠕动恢复,减少肠粘连的发生。

3. **饮食**　术后1~2d可根据情况尽快恢复经口进食。

4. **腹腔引流管的护理**　阑尾切除术后一般不留置引流管,只在局部有脓肿、阑尾包埋不满意和处理困难或有肠瘘形成时采用,用于引流脓液和肠内容物。一般1周左右拔除。引流管应妥善固定,保持通畅,注意无菌,注意观察引流液的颜色、性状及量,如有异常,及时通知医师并配合处理。

5. **并发症的护理**

（1）出血:多因阑尾系膜的结扎线松脱,引起系膜血管出血。主要表现为腹痛、腹胀、失血性休克等;一旦发生,应立即遵医嘱输血、补液,并做好紧急手术止血的准备。

（2）切口感染:阑尾切除术后最常见的并发症,多见于化脓性或穿孔性阑尾炎。表现为术后 3d 左右体温升高,切口局部胀痛或跳痛、红肿、压痛,形成脓肿时,局部可出现波动感。应遵医嘱予以抗生素预防,若出现感染,先行试穿抽出伤口脓液,或在波动处拆除缝线敞开引流,排出脓液,定期换药,保持敷料清洁、干燥。

（3）粘连性肠梗阻:多与局部炎性渗出、手术损伤、切口异物和术后长期卧床等因素有关。术后应鼓励病人早期下床活动;不完全性肠梗阻者行胃肠减压,完全性肠梗阻者,应协助医师进行术前准备。

（4）阑尾残株炎:阑尾切除时若残端保留过长超过 1cm,术后残株易复发炎症,症状表现同阑尾炎,X 线钡剂检查可明确诊断。症状较重者再行手术切除阑尾残株。

（5）肠瘘/粪瘘:较少见。多因残端结扎线脱落,盲肠原有结核、癌肿等病变,术中因盲肠组织水肿脆弱而损伤等所致。临床表现与阑尾周围脓肿类似,术后数日内可见肠内容物经切口或瘘口溢出。阑尾炎所致的粪瘘一般位置较低,对机体影响较小,通过保持引流通畅、创面清洁、加强营养支持等非手术治疗后,多可自行闭合,仅少数需手术治疗。

（三）健康教育

1. **预防指导**　指导健康人群改变不良的生活习惯,如改变高脂肪、高糖、低膳食纤维的饮食,注意饮食卫生。积极治疗或控制消化性溃疡、慢性结肠炎等。

2. **知识指导**　向病人介绍阑尾炎护理、治疗知识。告知手术准备及术后康复方面的相关知识及配合要点。

3. **复诊指导**　出院后如出现腹痛、腹胀等不适及时就诊。阑尾周围脓肿未切除阑尾者,告知病人 3 个月后再行阑尾切除术。

【护理评价】

通过治疗与护理,病人是否:①疼痛减轻或缓解;②体温恢复正常,舒适感增加;③焦虑减轻或消失,能积极配合治疗;④并发症得以预防,或得到及时发现和处理。

# 第二节　特殊类型急性阑尾炎

（一）新生儿急性阑尾炎

新生儿急性阑尾炎较少见。早期可仅有厌食、恶心、呕吐、腹泻及脱水等症状,无明显发热。由于新生儿不能提供病史,早期诊断较困难,穿孔率高达 50%~85%,死亡率也较高。应高度注意患儿有无腹胀及右下腹压痛等体征,并应早期手术治疗。

（二）小儿急性阑尾炎

小儿急性阑尾炎是儿童常见的急腹症之一。小儿大网膜发育不全,难以通过大网膜移动达到包裹阑尾局限炎症的作用。临床特点包括:①病情较重且发展快,早期即可出现高热、呕吐等症状;②右下腹体征不明显,但有局部压痛和肌紧张;③穿孔及并发症的发生率较高。处理原则为尽早手术,护理时应注意病情观察,遵医嘱静脉补液和应用抗生素,积极预防和协助处理休克、阑尾穿孔和腹膜炎等并发症。

（三）妊娠期急性阑尾炎

较常见,中期妊娠的发病率略高,可能与胎儿生长速度快有关。临床特点有:①妊娠期盲肠和阑尾被增大的子宫推挤,向右上腹移位,压痛点随之上移;②腹壁被抬高,炎症刺激不到壁腹膜,故压痛、肌紧张和反跳痛均不明显;③大网膜不易包裹;④腹膜炎不易被局限,易在上腹部扩散;⑤炎症刺激子宫,易引起流产或早产,威胁母子安全。处理原则为早期手术,以防止流产及妊娠后期阑尾炎复发,并最好有妇产科和外科医师合作,以保证孕妇及胎儿的安全。围术期加用黄体酮,尽量不用腹腔引流。为防止胎儿畸形,术后应用青霉素类抗生素。临产期急性阑尾炎或并发阑尾穿孔、全身感染症状严重时,可考虑经腹行剖宫产,同时切除阑尾。护理时应注意评估病人及家属对胎儿风险的认知,对疾病和治疗的心理承受能力及应对能力。

### （四）老年人急性阑尾炎

随着人口老龄化,老年人急性阑尾炎有增多的趋势。老年人对疼痛感觉迟钝,腹肌薄弱,防御功能减退,其临床特点有:①主诉不强烈,体征不典型,体温和血白细胞计数升高不明显;②临床表现轻而病理改变重;③老年人阑尾壁常萎缩变薄,淋巴滤泡逐渐退化消失,阑尾腔变细,且多伴动脉硬化,易导致阑尾缺血坏死或穿孔;④老年人大网膜多有萎缩,故阑尾穿孔后炎症不易局限,常发生弥漫性腹膜炎;⑤老年人常伴发心血管疾病、糖尿病等,使病情更趋复杂严重。处理原则为一旦诊断明确,及时手术治疗,并加强围术期管理,注意处理伴发疾病,预防并发症的发生。

### （五）AIDS/HIV 感染病人的急性阑尾炎

此类病人免疫功能缺陷或异常,其症状和体征不典型,病人的白细胞计数不高,易被延误诊断和治疗。超声和 CT 检查有助于诊断。早期诊断并手术治疗可获较高的生存率,否则穿孔率较高(占40%)。不应将 AIDS/HIV 病人视为阑尾切除的手术禁忌证。

---

### 知 识 拓 展

#### 腹腔镜在妊娠期阑尾炎的治疗进展

既往认为妊娠是腹腔镜手术的相对禁忌证,因腹腔镜手术期间的气腹和位置的改变可导致病人心血管和呼吸系统发生改变,且在孕妇中更加明显,$CO_2$ 气腹和手术中腹内压的增高都会不可避免地影响胎儿,甚至导致流产。随着腔镜技术的发展,出现了能够克服气腹不利影响的无气腹腹腔镜手术,采用开放穿刺法,将密封套去除,使腹腔与大气相通,置入腹腔镜后直视下用骨科克氏针沿右上至左下方斜行穿刺右侧中腹部腹壁全层,克氏针两端固定后用吊链悬吊于装置横臂上,再于左上腹及下腹中线位置穿刺置入 Trocar,三孔形成三角便于操作,从而有效避免 $CO_2$ 对胎儿的潜在影响。随着免气腹腔镜技术的推广和发展,腹腔镜手术可能将逐步成为妊娠期急性阑尾炎首选的治疗方式。

---

## 第三节　慢性阑尾炎

慢性阑尾炎(chronic appendicitis)大多由急性阑尾炎转变而来,少数病变开始即呈慢性过程。

### 【病因】

慢性阑尾炎多由于急性阑尾炎发作时病灶未能彻底除去、残留感染,病情迁延不愈而致。病史明确,诊断较容易。部分慢性阑尾炎没有急性阑尾炎发作史,症状隐蔽,体征不确切,有时出现阑尾点压痛,可能与阑尾慢性梗阻有关,症状隐蔽,体征不确切,容易误诊。

### 【病理】

主要病理改变是阑尾壁不同程度的纤维化及慢性炎症细胞浸润,黏膜层和浆膜层以淋巴细胞和嗜酸性粒细胞浸润为主,替代了急性炎症时的多形核细胞。阑尾粗短坚韧,表面灰白色,可自行蜷曲,四周有纤维粘连,管腔内可有粪石或其他异物;阑尾系膜也可增厚、缩短和变硬;有时可出现自阑尾尖

Note:

端向根部狭窄和闭塞,远端管腔内可充盈黏液,形成黏液囊肿。

**【临床表现】**

病人既往有急性阑尾炎病史,发作时常有反射性胃部不适、腹胀、便秘等,甚至恶心、呕吐等症状,右下腹疼痛和局部压痛固定,严重时可引起消化不良、甚至导致腹腔炎症、脓肿等并发症。部分病人只有隐痛或不适,多于剧烈活动或饮食不洁时急性发作。部分病人左侧卧位时右下腹可扪及阑尾条索,质硬有压痛。

**【辅助检查】**

1. **X线钡剂灌肠** 可见阑尾狭窄变细、不规则或扭曲,阑尾不充盈或充盈不全,显影的阑尾处可有明显压痛。72h后透视复查阑尾腔内仍有钡剂残留,有助于明确诊断。X线检查还可排除一些易与阑尾炎相混淆的其他疾病,如溃疡病、慢性结肠炎、盲肠结核或癌肿等。

2. **B超检查** 可排除慢性胆囊炎、慢性附件炎及慢性泌尿系统感染等。

3. **内镜检查** 对有下消化道症状且右下腹压痛者应进行结肠内镜检查,结肠镜可直接观察阑尾的开口及其周围的黏膜的变化并进行活检,亦可对阑尾腔进行造影,对诊断和鉴别诊断有重要意义。

**【处理原则】**

诊断明确后应及时治疗,内镜诊断明确者且反复发作者主张立即手术治疗,并行病理检查证实诊断;但对未经内镜证实、非反复发作者可先进行抗生素等保守治疗。

**【护理措施】**

参见本章第一节中急性阑尾炎的护理措施。

(刘 敦)

---

**思 考 题**

何女士,28岁,孕7个月,因上腹部疼痛3h就诊。3h前感上腹部疼痛,遂急诊入院,1h前疼痛转移至右上腹部,并逐渐加重,伴有恶心、呕吐,局部压痛、肌紧张、反跳痛不明显,遂来医院就诊。

请问:

(1) 评估该病人应注意收集哪些资料?

(2) 该病人目前可采用什么治疗方式?

(3) 手术后应采取哪些护理措施?

Note:

# 第二十九章

# 大肠和肛管疾病病人的护理

29章　数字内容

- 知识目标：

  1. 掌握大肠癌、直肠肛管其他疾病的临床表现和处理原则。

  2. 熟悉大肠癌、直肠肛管其他疾病的病因、病理和辅助检查。

  3. 了解大肠癌、直肠肛管其他疾病的概念。

- 能力目标：

  能运用护理程序对大肠和肛管疾病病人实施整体护理。

- 素质目标：

  具有关心大肠癌病人心理和尊重肠造口病人隐私的态度和行为。

大肠和肛管疾病,包括结肠、直肠和肛管组织结构异常、感染和肿瘤等,病人出现不同程度的排便习惯和大便性状的改变,还可出现贫血、发热、乏力等全身表现。大肠和肛管疾病手术后,病人的肠道功能需逐步恢复,特别是肠造口术后,排便方式的改变影响病人的生活质量。术前加强心理护理、营养支持、肠道准备,术后重视肠道功能恢复和造口护理,有助于病人康复。大肠癌、直肠肛管其他疾病病人的临床表现、处理原则和围术期护理是本章学习的重点。

---

### 导入情境与思考

---

李先生,62 岁,因排便习惯改变 2 个月,便中带血 1 个月入院,经检查诊断为低位直肠癌。该病人在全麻下行直肠低位前切除术。病人术后第 3d 排气后开始进流质饮食,术后第 5d 突发腹痛。体格检查:T 37.8℃,P 98 次/min,R 20 次/min,BP 130/80mmHg,腹部触诊有明显腹膜炎体征,引流量增加,引流管内可见混浊液体。

请思考:

(1) 病人目前存在哪些护理诊断/问题?

(2) 针对病人目前的问题,应采取哪些护理措施?

---

# 第一节 大 肠 癌

大肠癌是结肠癌(carcinoma of colon)及直肠癌(carcinoma of rectum)的总称,为常见的消化道恶性肿瘤之一。2018 中国癌症统计报告显示,我国结直肠癌的发病率和死亡率在全部恶性肿瘤中分别位居第 3 位和第 5 位,新发病例 37.6 万例,死亡病例 19.1 万例。大肠癌的发生有以下流行病学特点:①世界范围内,结肠癌发病率呈明显上升趋势,直肠癌的发病率基本稳定;②不同地区大肠癌发病率有差异,如美国、加拿大、丹麦等发达国家的大肠癌发病率高,城市居民的发病率高于农村;③大肠癌的发病率随年龄的增加而逐步上升,尤其以 60 岁以后大肠癌的发病率及死亡率均显著增加,男性略高于女性;④结肠癌根治性切除术后 5 年生存率一般为 60%~80%,直肠癌为 50%~70%。此外,我国直肠癌比结肠癌发病率略高,比例为 1.2:1~1.5:1;中低位直肠癌在直肠癌中所占比例高,约为 70%。

【病因】

大肠癌的病因尚未明确,但大量的研究证据表明大肠癌的发生发展是由遗传、环境和生活方式等多方面因素共同作用的结果。可能与以下因素有关:

1. **遗传因素** 遗传易感性在大肠癌的发病中具有重要地位,如家族性腺瘤性息肉病(familial adenomatous polyposis,FAP)、遗传性非息肉病性结直肠癌的突变基因携带者以及散发性大肠癌病人家族成员的大肠癌发病率高于一般人群。

2. **癌前病变** 有些疾病如家族性肠息肉病已被公认为癌前病变;大肠腺瘤、溃疡性结肠炎及血吸虫性肉芽肿等,与大肠癌的发生有较密切的关系。

3. **生活方式** 高脂肪、低纤维饮食、红肉和加工肉类、腌制和油煎炸食品,可能会增加大肠癌的发病危险。糖尿病、肥胖、吸烟和大量饮酒者大肠癌发病风险增高。

【病理与分型】

1. **大体分型**

(1) 隆起型:肿瘤的主体向肠腔内突出,预后较好。

(2) 溃疡型:最常见,肿瘤形成深达或贯穿肌层的溃疡。此型分化程度较低,转移较早。

(3) 浸润型:肿瘤向肠壁各层弥漫浸润,使局部肠壁增厚,但表面常无明显溃疡或隆起,易引起肠腔狭窄和肠梗阻。此型分化程度低,转移早,预后差。

2. **组织学类型** 分为：①腺癌，非特殊型；②腺癌，特殊型，包括黏液腺癌、印戒细胞癌、锯齿状腺癌、微乳头状癌、髓样癌、筛状粉刺型腺癌；③腺鳞癌；④鳞状细胞癌；⑤梭形细胞癌或肉瘤样癌；⑥未分化癌；⑦其他特殊类型；⑧不能确定类型癌。大肠癌具有一个肿瘤中可出现 2 种或 2 种以上的组织类型，且分化程度并非完全一致的组织学特征。

3. **临床分期** 目前临床上广泛使用的是美国癌症联合会（AJCC）和国际抗癌联盟（Union for International Cancer Control，UICC）发布的第 8 版结直肠癌分期系统。

T 代表原发肿瘤。原发肿瘤无法评价为 Tx；无原发肿瘤证据为 $T_0$；原位癌为 $T_{is}$；肿瘤侵犯黏膜下层为 $T_1$；肿瘤侵犯固有肌层为 $T_2$；肿瘤侵透固有肌层达结直肠周围组织为 $T_3$；肿瘤侵透脏腹膜，或者侵犯或粘连邻近器官或结构为 $T_4$。

N 代表区域淋巴结。区域淋巴结无法评价为 Nx；无区域淋巴结转移为 $N_0$；1~3 枚区域淋巴结转移或存在任何数量的肿瘤结节并且所有可辨识的淋巴结无转移为 $N_1$；4 枚以上区域淋巴结转移为 $N_2$。

M 代表远处转移。无远处转移为 $M_0$；转移至一个或更多远处部位或器官，或腹膜转移被证实为 $M_1$。

4. **扩散和转移方式**

（1）直接浸润：癌细胞可向肠壁深层、环状及沿纵轴 3 个方向浸润扩散。直接浸润可穿透浆膜层侵蚀邻近器官，如膀胱、子宫、肾等；下段直肠癌由于缺乏浆膜层的屏障作用，易向四周浸润，侵犯输尿管、前列腺等。

（2）淋巴转移：是大肠癌最常见的转移途径。

1）结肠癌淋巴转移：沿结肠壁淋巴结、结肠旁淋巴结、肠系膜血管周围和肠系膜血管根部淋巴结顺次转移；晚期病人可出现左锁骨上淋巴结转移。

2）直肠癌淋巴转移（分为 3 个方向）：①向上沿直肠上动脉、肠系膜下动脉及腹主动脉周围的淋巴结转移；②向侧方经直肠下动脉旁淋巴结引流到盆腔侧壁的髂内淋巴结；③向下沿肛管动脉、阴部内动脉旁淋巴结到达髂内淋巴结，也可注入腹股沟浅淋巴结。

（3）血行转移：癌肿向深层浸润后，常侵入肠系膜血管，沿门静脉系统转移至肝，也可向远处转移至肺、脑或骨骼等。

（4）种植转移：结肠癌穿透肠壁后，脱落的癌细胞可种植于腹膜或其他器官表面。最常见为大网膜结节和肿瘤周围壁腹膜的散在沙粒状结节，亦可融合成团。在卵巢种植生长的继发性肿瘤，称 Krukenberg 肿瘤。发生广泛腹膜种植转移时，病人可出现血性腹水，并可在腹水中找到癌细胞。直肠癌病人较少发生种植转移。

【临床表现】

1. **结肠癌** 早期多无特异性表现或症状，易被忽视，进展后主要症状如下：

（1）排便习惯和粪便性状改变：常为最早出现的症状，多表现为排便次数增多，腹泻，便秘，排血性、脓性或黏液性粪便。

（2）腹痛或腹部不适：也是常见的早期症状。疼痛部位常不确切，为持续性隐痛或仅为腹部不适或腹胀感；当癌肿并发感染或肠梗阻时腹痛加剧，甚至出现阵发性绞痛。

（3）腹部肿块：多为癌肿本身，也可能是梗阻近侧肠腔内的积粪，位于横结肠或乙状结肠的癌肿可有一定活动度。若癌肿穿透肠壁并发感染，可表现为固定压痛的肿块。

（4）肠梗阻：多为中晚期症状。一般呈慢性、低位、不完全性肠梗阻，表现为便秘、腹胀，可伴腹部胀痛或阵发性绞痛，进食后症状加重。当发生完全性梗阻时，症状加剧，部分病人可出现呕吐，呕吐物含粪渣。有的左侧结肠癌病人以急性完全性肠梗阻为首发症状。

（5）全身症状：由于长期慢性失血、癌肿破溃、感染以及毒素吸收等，病人可出现贫血、消瘦、乏力、低热等全身性表现。晚期出现肝大、黄疸、水肿、腹水及恶病质等。

因癌肿部位及病理类型不同，结肠癌的临床表现存在差异：①右半结肠肠腔较大，癌肿多呈肿块型，突出于肠腔，粪便稀薄，病人往往腹泻、便秘交替出现，便血与粪便混合；一般以贫血、腹部包块、消瘦乏力为主要表现,肠梗阻症状不明显。②左半结肠肠腔相对较小,癌肿多倾向于浸润型生长引起环状缩窄,且肠腔中水分已经基本吸收,粪便成形,故临床以肠梗阻症状较多见;肿瘤破溃时,可有便血或黏液。

2. **直肠癌**　早期无明显症状,癌肿破溃形成溃疡或感染时才出现显著症状。

(1) 直肠刺激症状:癌肿刺激直肠产生频繁便意,引起排便习惯改变,便前常有肛门下坠、里急后重和排便不尽感;晚期可出现下腹痛。

(2) 黏液血便:最常见,80%~90%病人可出现便血。癌肿破溃后,可出现粪便表面带血性和/或黏液性,多附于粪便表面;严重感染时可出现脓血便。

(3) 肠腔狭窄症状:癌肿增大和/或累及肠管引起肠腔缩窄,初始粪便变形、变细,之后可有腹痛、腹胀、排便困难、肠鸣音亢进等不完全性肠梗阻症状。

(4) 转移症状:当癌肿穿透肠壁,侵犯前列腺、膀胱时可出现尿道刺激征、血尿、排尿困难等;侵及骶前神经则出现骶尾部、会阴部持续性剧痛、坠胀感。女性直肠癌可侵及阴道后壁,引起白带增多;若穿透阴道后壁,则可导致直肠阴道瘘,可见粪质及血性分泌物从阴道排出。发生远处脏器转移时,可出现相应脏器的病理生理改变及临床症状,如晚期出现肝转移时可有腹水、肝大、黄疸、消瘦、水肿等。

【辅助检查】

1. **直肠指检**　是诊断低位直肠癌最直接和最重要的方法,可了解直肠肿瘤大小、形状、质地、占肠壁周径的范围、基底部活动度、下缘距肛缘的距离、向肠外浸润情况、与周围器官的关系、有无盆底种植等,同时观察指套有无血染。对女性直肠癌病人,如怀疑肿瘤侵犯阴道壁,行三合诊以了解肿块与阴道后壁的关系。

2. **实验室检查**

(1) 大便隐血试验:可作为高危人群的普查及初筛方法。对消化道少量出血的诊断有重要价值,阳性者应行进一步检查。

(2) 肿瘤标记物测定:癌胚抗原(carcino-embryonic antigen,CEA)和CA19-9是目前公认对大肠癌诊断和术后监测有意义的肿瘤标记物,但缺乏对早期大肠癌的诊断价值,主要用于预测大肠癌的预后和监测复发。

3. **内镜检查**　可通过肛门镜、乙状结肠镜或纤维结肠镜进行检查。内镜检查报告包括进镜深度、距肛缘距离、肿物大小、形态、局部浸润的范围等,并在直视下获取活组织行病理学检查,是诊断大肠癌最有效、可靠的方法。疑似结直肠癌病人均推荐行全结肠镜检查,但以下情况除外:①一般状况不佳,难以耐受;②急性腹膜炎、肠穿孔、腹腔内广泛粘连;③肛周或严重肠道感染。

4. **影像学检查**

(1) CT检查:①结肠癌TNM分期,随访中筛查结直肠癌吻合口复发及远处转移;②判断结肠癌原发灶及转移瘤的新辅助治疗、转化治疗的效果;③鉴别钡剂灌肠或内镜发现的肠壁内和外在性压迫性病变的内部结构,明确其性质;④有MRI禁忌证的直肠癌病人,但CT评价直肠系膜筋膜状态的价值有限,尤其是低位直肠癌。

(2) 磁共振检查:可评估肿瘤在肠壁内的浸润深度,对中低位直肠癌的诊断和分期有重要价值。

(3) 超声检查:有助于了解大肠癌的浸润深度及淋巴转移情况,还可提示有无腹腔种植转移、是否侵犯邻近组织器官或有无肝、肺转移灶等。

(4) X线检查:气钡双重X线造影可作为诊断结直肠癌的方法,但不能用于结直肠癌分期。疑有结肠梗阻的病人应谨慎选择。

(5) PET-CT:对于病情复杂、常规检查无法明确诊断的病人可作为有效的辅助检查手段。

**【处理原则】**

手术切除是大肠癌的主要治疗方法,同时配合化学治疗、放射治疗等综合治疗可在一定程度上提高疗效。目前临床上已开展新辅助治疗(即术前放化疗),目的在于提高手术切除率和保肛率,延长病人无瘤生存期,但需掌握适应证。

1. 非手术治疗

(1) 化学治疗:术前辅助化学治疗有助于缩小原发灶,使肿瘤降期,提高手术切除率及降低术后复发率;术后化学治疗可杀灭残余肿瘤细胞。给药途径有静脉给药、区域动脉灌注、温热灌注及腹腔置管灌注给药等,以静脉给药为主。化学治疗方案主要有:①FOLFOX 方案:奥沙利铂、氟尿嘧啶和亚叶酸钙联合用药;②MAYO 方案:氟尿嘧啶和亚叶酸钙联合用药;③XELOX 方案:奥沙利铂和卡培他滨联合用药。Ⅲ、Ⅳ期大肠癌病人可用术前新辅助化学治疗和术后辅助化学治疗;而对中低位、中晚期直肠癌建议术前应用新辅助放化疗,Ⅰ期大肠癌病人不建议使用。

(2) 放射治疗:术前放射治疗适用于距肛门<12cm 的直肠癌,可缩小癌肿体积、降低癌细胞活力,提高手术切除率,降低术后复发率;术后放射治疗适用于晚期癌肿、$T_3$ 直肠癌且术前未经放射治疗和术后局部复发者。

(3) 其他治疗:①中医治疗:应用补益脾肾、调理脏腑、清肠解毒的中药制剂,配合放化疗或手术后治疗,可减轻毒副作用;②局部治疗:对低位直肠癌致肠腔狭窄且不能手术者,可用电灼、液氮冷冻和激光凝固烧灼等局部治疗或放置金属支架扩张肠腔,以改善症状;③靶向治疗目前已在临床使用,基因治疗和免疫治疗等尚处于开发、研究阶段。

2. 手术治疗

(1) 根治性手术

1) 结肠癌根治性手术:切除范围包括癌肿、两端足够的肠段及其所属系膜和区域淋巴结。①右半结肠切除术:适用于盲肠、升结肠、结肠肝曲癌;②横结肠切除术:适用于横结肠癌;③左半结肠切除术:适用于结肠脾曲癌和降结肠癌;④乙状结肠癌根治切除术:适用于乙状结肠癌。

2) 直肠癌根治性手术:切除范围包括癌肿、两端足够的肠段、受累器官的全部或部分、周围可能被浸润的组织及全直肠系膜。根据癌肿的部位、大小、活动度、细胞分化程度及术前控便能力等选择手术方式:①局部切除术:适用于早期瘤体小、$T_1$、分化程度高的直肠癌;②腹会阴联合直肠癌根治术(abdomino-perineal resection,APR):即 Miles 手术,适用于腹膜反折以下的直肠癌;③直肠低位前切除术(low anterior resection,LAR):或称经腹直肠癌切除术,即 Dixon 手术,适用于腹膜反折线以上的直肠癌,对于直肠上 1/3 的肿瘤可行肿瘤特异性直肠系膜切除,对于直肠下 2/3 的肿瘤应行全直肠系膜切除(total mesorectal excision,TME);④其他:直肠癌侵犯子宫时,可一并切除子宫,称为后盆腔脏器清扫术;直肠癌侵犯膀胱时,行直肠和膀胱(男性)或直肠、子宫和膀胱(女性)切除,称为全盆腔脏器清扫术。

(2) 姑息性手术

1) 结肠癌并发急性肠梗阻的手术:结肠癌病人并发急性闭袢性肠梗阻时,需在完善胃肠减压、纠正水、电解质、酸碱平衡失调等术前准备后行紧急手术。若为右半结肠癌并发急性肠梗阻,可行右半结肠切除、一期回肠结肠吻合术;若病人全身情况差,可先行盲肠造口解除梗阻,待病情稳定后再行二期根治性手术;若癌肿不能切除,可行回肠横结肠侧侧吻合。若为左半结肠癌并发急性肠梗阻,亦可手术切除、一期吻合;若肠管扩张、水肿明显,多先行癌肿切除,近端造口,远端封闭,待肠道充分准备后,再行二期根治性手术;对肿瘤不能切除者,则行姑息性结肠造口。

2) 局部癌肿尚能切除但已发生远处转移的手术:若体内存在孤立转移灶,可一期切除原发灶及转移灶;若转移灶为多发,仅切除癌肿所在的局部肠段,辅以局部或全身放射治疗和化学治疗。

3) 无法切除的晚期结肠癌手术:可行梗阻近、远端肠管短路手术,或将梗阻近端的结肠拉出行造口术,以解除梗阻;晚期直肠癌病人若并发肠梗阻,则行乙状结肠双腔造口。

4）Hartmann 手术:对于全身一般情况很差,不能耐受 Miles 手术或急性肠梗阻不宜行 Dixon 手术的直肠癌病人,适宜行经腹直肠癌切除、近端造口、远端封闭手术。

---

### 知 识 拓 展

#### 经肛全直肠系膜切除手术

经肛全直肠系膜切除(transanal total mesorectal excision,taTME)是基于经自然腔道内镜外科手术理念在结直肠外科领域出现的新技术。taTME 是指"腹腔镜辅助 taTME 手术",可发挥经腹和经肛入路的各自优势,互相配合,分别完成经腹和经肛手术操作,遵循 TME 原则"自下而上"实施的经肛腔镜直肠切除手术。主要适用于需要准确解剖和切除中下段直肠及系膜的恶性肿瘤;禁忌证为有肛门狭窄或损伤史者,余同腹腔镜辅助 TME 手术。中国 taTME 手术病例登记协作研究数据库 2018 年度报告显示:手术安全有效,能够保证远端直肠系膜切除的完整性及远端切缘和环周切缘的安全性。

---

【护理评估】

（一）术前评估

**1. 健康史**

（1）一般情况:了解病人的年龄、性别、婚姻状况、饮食习惯,有无烟酒嗜好;如需行肠造口还要了解病人的职业、视力及手的灵活性。

（2）既往史:了解是否有大肠腺瘤、溃疡性结肠炎、结直肠息肉、克罗恩病、血吸虫性肉芽肿等病史,是否有高血压、糖尿病等。如需行肠造口还要了解病人是否有皮肤过敏史。

（3）家族史:了解家族成员中有无家族性腺瘤性息肉病、遗传性非息肉病性结直肠癌、大肠癌或其他肿瘤病人。

**2. 身体状况**

（1）症状与体征:评估排便习惯和粪便性状有无改变,是否出现腹泻、便秘、腹痛、腹胀、呕吐、停止排气排便等症状;有无贫血、消瘦、乏力、低热、肝大、腹水、黄疸等全身症状。腹部触诊和直肠指检有无扪及肿块及其大小、部位、硬度、活动度、有无局部压痛等。

（2）辅助检查:了解大便隐血试验、肿瘤标记物测定、内镜检查和影像学检查有无异常发现,重要器官功能检查结果及肿瘤转移情况等。

**3. 心理-社会状况** 评估病人对所患疾病的认知程度,有无出现过度焦虑、恐惧等影响康复的心理反应;能否接受制订的治疗护理方案,对康复及未来的生活是否充满信心;对手术前后配合及肠造口相关知识的掌握程度;对即将进行的手术及可能出现的并发症、排便方式的改变有无足够的心理承受能力;家庭的经济承受能力和对病人的支持程度。

（二）术后评估

**1. 术中情况** 了解麻醉方式及手术名称、体位,手术过程是否顺利,术中有无输血及出入量情况。

**2. 身体状况** 评估生命体征是否平稳,引流是否通畅及引流液的颜色、性状、量,切口愈合情况,排气、排便及进食情况,营养状况是否得到维持或改善等;有无发生出血、切口感染、吻合口瘘等并发症;有肠造口者是否出现造口及造口周围皮肤并发症。

**3. 心理-社会状况** 评估肠造口病人心理适应程度,生活能否自理,生存质量有无下降,能否与周围人群正常交往。

【常见护理诊断/问题】

1. **焦虑**　与对癌症治疗缺乏信心及担心肠造口影响生活、工作等有关。
2. **营养失调：低于机体需要量**　与癌肿慢性消耗、手术创伤、放化疗反应等有关。
3. **体象紊乱**　与肠造口及排便方式改变有关。
4. **知识缺乏**：缺乏有关术前准备及术后注意事项的知识。
5. **潜在并发症**：切口感染、吻合口瘘、造口及造口周围皮肤并发症等。

【护理目标】

1. 病人未发生过度焦虑或焦虑减轻。
2. 病人的营养状况得到维持或改善。
3. 病人能接受肠造口并适应新的排便方式。
4. 病人能掌握有关术前准备及术后注意事项的知识。
5. 病人未发生并发症，或并发症得到及时发现和处理。

【护理措施】

（一）术前护理

1. **心理护理**　关心体贴病人，指导病人及其家属通过各种途径了解疾病诊治相关的新进展，树立与疾病作斗争的勇气及信心；同时，争取家人与亲友的配合，从多方面给病人以关怀。需行肠造口手术者，术前通过图片、模型及视频等向病人解释肠造口的相关知识和术后可能出现的情况及处理方法；可介绍同病种恢复良好、心理健康的康复病人与其交流，增强其治疗疾病的信心。

2. **营养支持**　术前补充高蛋白、高热量、高维生素、易于消化、营养丰富的少渣饮食，如鱼、瘦肉、乳制品等；必要时，少量多次输血、输白蛋白等，以纠正贫血和低蛋白血症。若病人出现明显脱水及急性肠梗阻，及早纠正机体水、电解质及酸碱平衡失调，以提高其对手术的耐受性。

3. **肠道准备**

（1）饮食准备

1）传统饮食准备：术前 3d 进少渣半流质饮食，如稀饭、蒸蛋；术前 1~2d 起进无渣流质饮食。

2）新型饮食准备：术前 3d 至术前 12h 口服全营养制剂，即可满足机体的营养需求，又可减少肠腔粪渣形成，同时有利于肠黏膜的增生、修复，保护肠道黏膜屏障，避免术后肠源性感染等并发症。

（2）肠道清洁：传统上术前 1d 进行肠道清洁；加速康复治疗方案中不常规行术前肠道清洁。应视病人有无长期便秘史及肠道梗阻等进行适当调整。

1）导泻法：①高渗性导泻：是传统的导泻方法，常用制剂为甘露醇、硫酸镁等。由于其在肠道中几乎不吸收，口服后使肠腔内渗透压升高，吸收肠壁水分，使肠内容物剧增，刺激肠蠕动增加，导致腹泻。②等渗性导泻：目前临床上应用较广，常用制剂为复方聚乙二醇电解质散溶液。其通过分子中的氢键与肠腔内水分子结合，增加粪便含水量及灌洗液的渗透浓度，刺激小肠蠕动增加，以达到清洁肠道的作用。开始口服的速度宜快，有排便后可适当减慢速度，多饮水，总量达 2 000ml 以上，直至排出的粪便呈无渣、清水样为止，全过程 3~4h；年迈体弱、心肾等脏器功能不全以及肠梗阻者不宜选用。③中药导泻：常用番泻叶泡茶饮用及口服蓖麻油，前者主要成分为含蒽苷类，有泻热导滞的作用。

2）灌肠法：目前临床多主张采用全肠道灌洗法，若病人年老体弱无法耐受或存在心、肾功能不全或灌洗不充分时，可考虑配合灌肠法，应灌洗至粪便呈清水样，肉眼无粪渣为止。可用 0.1%~0.2% 的肥皂水、甘油灌肠剂及磷酸钠灌肠剂等。直肠癌肠腔狭窄者，灌肠时应在直肠指检引导下（或直肠镜直视下),选用适宜管径的肛管,轻柔通过肠腔狭窄部位,切忌动作粗暴。高位直肠癌应避免采用高压灌肠,以防癌细胞扩散。

(3) 其他用药:口服肠道不吸收的抗生素,如新霉素、甲硝唑、庆大霉素等。因控制饮食及服用肠道抗生素,维生素 K 的合成及吸收减少,需适当补充。

### 4. 肠造口定位

(1) 部位选择:①宜位于腹直肌上,避开瘢痕、皱褶、骨隆突或腰带等部位;②回肠造口宜在右下腹脐与髂前上棘连线中上 1/3 处或脐、髂前上棘、耻骨联合三点形成的三角形的三条中线相交点;乙状结肠造口用前述方法定位在左下腹;③横结肠造口宜在上腹部以脐和肋缘分别做一水平线,两线之间,且旁开腹中线 5~7cm;④体质指数≥30kg/m² 者,宜定在腹部隆起的最高处;⑤计划行两个以上造口者,定位不宜在同一条水平线上,造口之间相距 5~7cm;⑥以病人取半坐卧位、坐位、弯腰、站立等不同体位时能看到造口为宜。

(2) 定位方法:由医师、造口治疗师、病人及家属根据手术方式及病人腹部情况、生活习惯、职业、信仰等,按上述原则共同选择造口部位,用手术记号笔做好标记。

### 5. 阴道冲洗
女性病人为减少或避免术中污染、术后感染,尤其癌肿侵犯阴道后壁时,术前 3d 每晚行阴道冲洗。

### 6. 留置胃管及导尿管
有肠梗阻者应尽早留置胃管以减轻腹胀。术晨留置导尿管,可维持膀胱排空,预防手术时损伤输尿管或膀胱和因直肠切除后膀胱后倾或骶神经损伤所致的尿潴留。

### (二)术后护理

### 1. 病情观察
持续监测病人的生命体征,每 30min 测量血压、脉搏、呼吸 1 次,平稳后可改为每小时 1 次;术后 24h 病情平稳后逐步延长间隔时间。

### 2. 体位
全身麻醉尚未清醒者除非有禁忌,应取平卧位,头偏向一侧;病情平稳后,可改半卧位,以利于病人呼吸和引流。

### 3. 饮食

(1) 饮食恢复方法:术后早期禁食、胃肠减压,经静脉补充水、电解质及营养物质。术后 48~72h 肛门排气或肠造口开放后,若无腹胀、恶心、呕吐等不良反应,即可拔除胃管,饮水无不适后可进流质饮食,但忌进食易引起胀气的食物;术后 1 周进少渣半流质饮食,2 周左右可进普食。注意补充高热量、高蛋白、低脂、维生素丰富的食品,如豆制品、蛋、鱼等。近年来,随着加速康复外科的发展,禁食时间及饮食过渡时间明显缩短;且不建议常规留置胃管,如需置管,视病人情况尽早拔除。

(2) 肠内营养:术后早期(约 6h)开始应用肠内全营养制剂可促进肠功能的恢复,维持并修复肠黏膜屏障,改善病人营养状况,减少术后并发症。

### 4. 活动
病人卧床期间,可鼓励其床上翻身、活动四肢;术后第 1d,病人情况许可时,可协助病人下床活动,以促进肠蠕动的恢复,减轻腹胀,避免肠粘连。活动时注意保护伤口,避免牵拉。

### 5. 引流管护理

(1) 导尿管:保持导尿管通畅、会阴部清洁,观察尿液的颜色、性状和量,若出现脓尿、血尿、尿量少等,及时报告医师予以处理。

(2) 腹腔/盆腔引流管:妥善固定;保持引流管通畅;观察并记录引流液的颜色、性状和量;保持引流管口周围皮肤清洁、干燥,定时更换敷料;根据需要接负压装置并调整压力大小,防止负压过大损伤局部组织或负压过小致渗血、渗液存留;5~7d 后,待引流液量少、性状无异常时,即可拔除引流管。

### 6. 并发症的护理

(1) 切口感染:①监测病人的生命体征,观察切口有无充血、水肿、剧烈疼痛等;②遵医嘱预防性应用抗生素;③有肠造口者,术后 2~3d 内取肠造口侧卧位,采用防水性伤口敷料保护腹壁切口,及时更换浸湿的敷料,避免从肠造口流出的排泄物污染腹壁切口;④有会阴部切口,可于术后 4~7d 用

Note:

1∶5 000 高锰酸钾温水坐浴,2 次/d;⑤合理安排换药顺序,先腹部切口后会阴部切口;⑥若发生感染,选用抗菌类敷料;若有组织坏死,及时进行清创处理。

（2）吻合口瘘:①原因:由于术前肠道准备不充分、病人营养状况不良、术中误伤或吻合口缝合过紧影响血供等导致。②表现:病人突发腹痛或腹痛加重,部分可有明显腹膜炎体征,甚至能触及腹部包块,引流管内可见混浊液体。③护理:为避免刺激吻合口,影响愈合,术后 7~10d 内切忌灌肠;严密观察病人有无吻合口瘘的表现;一旦发生吻合口瘘,应禁食、胃肠减压,行盆腔持续滴注、负压吸引,同时予以肠外营养支持,必要时行急诊手术。

### 7. 肠造口护理

（1）肠造口评估

1）活力:正常肠造口颜色呈鲜红色,有光泽且湿润。术后早期肠黏膜轻度水肿属正常现象,1 周左右水肿会消退。

2）高度:肠造口一般高出皮肤表面 1~2cm,利于排泄物进入造口袋内。

3）形状与大小:肠造口多呈圆形或椭圆形,结肠造口一般比回肠造口直径大。

（2）造口袋的使用

1）佩戴造口袋:于手术当日或术后 2~3d 开放肠造口后即可佩戴造口袋。一件式造口袋的底盘与便袋不可分离,使用时只需将底盘直接粘贴于造口周围皮肤上即可,但清洁造口时不方便;两件式造口袋的底盘与便袋可分离,使用过程中便袋可随时取下进行清洗。当造口袋内充满 1/3~1/2 的排泄物时,应及时倾倒,以防因重力牵拉而影响造口底盘的粘贴。

2）更换造口袋:①取下造口袋:用一只手按住皮肤,一只手由上而下揭除造口底盘（动作轻柔,以免损伤皮肤）;②清洁造口:用生理盐水或温水由外向内清洁周围皮肤及造口黏膜,再用干的、清洁、柔软的毛巾、纱布或纸巾蘸干,观察造口及周围皮肤情况;③测量造口:用量尺测量造口基底部的大小（若造口为圆形测量直径,椭圆形测量最宽处和最窄处,不规则的用图形来表示）;④裁剪底盘开口:按测量结果将底盘开口裁剪至合适大小,直径大于造口基底部 1~2mm;⑤粘贴底盘:揭除粘贴保护纸,底盘开口正对造口由下而上粘贴底盘,轻压内侧周围,再由内向外轻轻加压,使其与皮肤粘贴紧密;⑥若造口处有支撑棒,可先把造口底盘"一"字形剪开 1~2 处,对准造口把支撑棒及肠管套入后再粘贴;若造口周围皮肤发红,可洒少许造口保护粉,抹匀;若造口周围皮肤有凹陷,可使用防漏膏/条或防漏贴环,加用凸面底盘,配合造口腰带使用;⑦扣好造口袋尾部袋夹。

（3）饮食指导:①宜进食高热量、高蛋白、富含维生素的少渣食物;②食用过多膳食纤维,可能会引起粪便干结和排便困难,甚至出现肠梗阻,故适量进食;③洋葱、大蒜、豆类、山芋等可产生刺激性气味或胀气,不宜过多食用;④少吃辛辣刺激食物,多饮水。

（4）造口及造口周围皮肤常见并发症的护理

1）造口出血:多由于肠造口黏膜与皮肤连接处的毛细血管及小静脉出血或肠系膜小动脉未结扎或结扎线脱落所致。出血量少时,可用棉球和纱布稍加压迫;出血较多时,可用 0.1% 肾上腺素溶液浸湿的纱布压迫或用云南白药粉外敷;大量出血时,需缝扎止血。

2）造口缺血/坏死:多由于造口血运不良、张力过大引起。术后密切观察肠造口的颜色并解除一切可能对肠造口产生压迫的因素。遵医嘱去除肠造口周围碘仿纱布,或将缺血区域缝线拆除 1~2 针,并观察血运恢复情况。若造口局部缺血/坏死范围<2/3,可在缺血/坏死黏膜上涂洒造口保护粉;若造口缺血/坏死范围≥2/3 或完全坏死,应及时报告医师予以处理。

3）造口狭窄:由于造口周围瘢痕挛缩,可引起造口狭窄。观察病人是否出现腹痛、腹胀、恶心、呕吐、停止排气、排便等肠梗阻症状并进行造口探查。若病人示指难以伸入造口,指导病人减少不溶性纤维摄入、增加液体摄入量,可使用粪便软化剂或暂时性使用扩肛;小指无法伸入造口时,应报告医师。

4）造口回缩:可能是造口肠段系膜牵拉回缩、造口感染等因素所致。轻度回缩时,可用凸面底盘并佩戴造口腰带或造口腹带固定；严重者需手术重建造口。

5）造口脱垂：大多由于肠段保留过长或固定欠牢固、腹壁肌层开口过大、术后腹内压增高等因素引起。轻度脱垂时，无须特殊处理；中度脱垂可手法复位并用无孔腹带稍加压包扎；重症者需手术处理。

6）皮肤黏膜分离：常因造口局部坏死、缝线脱落或缝合处感染等引起。分离较浅者，可在分离处洒上少许造口保护粉，用水胶体敷料保护，再用防漏膏阻隔后粘贴造口袋；分离较深者，可用藻酸盐类、亲水性纤维等敷料填塞，再用防漏膏阻隔后粘贴造口袋。

7）造口旁疝：主要因造口位于腹直肌外或腹部肌肉力量薄弱及持续腹内压增高等所致。应指导病人避免增加腹内压，如避免提举重物、治疗慢性咳嗽和排尿困难、预防便秘，可使用造口腹带或无孔腹带包扎，定时松解后排放排泄物；严重者需行手术修补。

8）造口周围皮肤损伤：根据造口周围皮肤损伤的部位、颜色、程度、范围、渗液情况等判断损伤的类型并予以处理。①若为潮湿相关性皮肤损伤，可使用无刺激皮肤保护膜、造口保护粉或水胶体敷料，必要时涂抹防漏膏/条或防漏贴环等；②若为过敏性接触性皮炎，应停止使用含过敏原的造口护理用品，遵医嘱局部用药；③若为黏胶相关性皮肤损伤，宜选择无胶带封边的造口底盘；④若为压力性损伤，应去除压力源并根据情况使用伤口敷料。

（5）心理护理：①术后首次让病人观看造口时，宜在清洁造口及周围皮肤后，避免视觉冲击，增加病人对造口的接受度；②主动与病人交谈，鼓励其说出内心的真实感受，有针对性地进行帮助；③鼓励病人参与造口自我护理，可安排同伴教育。

（三）健康教育

1. 社区宣教　建议一般人群每年进行一次大便潜血试验，每5年进行一次乙状结肠镜检，每10年进行一次纤维结肠镜检。关注大肠癌相关疾病：警惕家族性腺瘤性息肉病及遗传性非息肉病性结直肠癌，对结直肠的各种慢性炎症及癌前病变（如结直肠息肉、腺瘤、溃疡性结肠炎、克罗恩病等）做好积极预防和治疗。注意饮食及个人卫生，预防和治疗血吸虫性肉芽肿。

2. 饮食与运动　根据病人情况调节饮食，宜进食新鲜蔬菜、水果，多饮水，避免高脂肪及辛辣、刺激性食物。回肠造口和造口狭窄者避免进食木耳、菌菇、芹菜等难消化及纤维过长易成团食物，适当控制易产气及异味的食物。鼓励规律生活，适量参加体育锻炼。

3. 工作与社交　保持心情舒畅，避免自我封闭，应尽可能地融入正常的生活、工作和社交活动中。可参加造口病人联谊会，学习交流彼此的经验和体会，重拾自信。参加工作和社交活动前排空造口袋或更换新的造口袋，并随身携带造口护理用品。

4. 结肠灌洗　是指将一定容量的温水经结肠造口灌入肠腔，以刺激肠蠕动，清除结肠内的粪便及积气。康复期乙状结肠造口和降结肠造口病人可每日或隔日进行，方法：①连接灌洗装置，在集水袋内装入500~1 000ml的39~41℃温开水；②将灌洗头插入造口，使灌洗液缓慢进入造口内，灌洗时间10~15min；③灌洗液完全注入后，尽可能保留10~20min；④开放灌洗袋，排空肠内容物。若灌洗过程中病人出现面色苍白、出冷汗、腹痛、头昏眼花或血压骤降、脉搏加快等情况，应立即停止灌洗。

5. 定期复诊　每3~6个月定期门诊复查。行放化疗者，定期检查血常规，出现白细胞和血小板计数明显减少时，应及时到医院就诊。

【护理评价】

通过治疗与护理，病人是否：①情绪稳定，食欲、睡眠未受影响；②营养状况得到维持或改善；③正视造口并适应新的排便方式，与他人正常交往，对今后的工作、生活充满信心；④通过有效途径获取疾病相关知识，积极主动配合治疗护理工作；⑤术后并发症得到有效预防，或得到及时发现和处理。

知识拓展

**加速康复外科在结直肠手术中的应用**

加速康复外科(enhanced recovery after surgery, ERAS)是采用有循证医学证据的围术期处理的一系列优化措施,以减少手术病人生理和心理的创伤应激,达到快速康复。结直肠手术加速康复治疗方案主要有:术前评估病人手术风险及耐受性,加强宣教;不常规行术前肠道准备;无胃肠道动力障碍者,麻醉6h前可进固体饮食,2h前可进清流食;不常规给予术前麻醉用药;预防性使用抗生素;不常规放置鼻胃管减压;术中监测体温及采用必要的保温措施;减少围术期液体及钠盐输入;结肠切除术不常规放置腹腔引流管;使用导尿管24h后应考虑拔除,直肠低位前切除术后放置2d左右;提倡多模式术后镇痛方案;鼓励病人在术后4h经口进食,术后第1d下床活动。

# 第二节  直肠肛管其他疾病

## 一、痔

痔(hemorrhoid)是最常见的肛肠疾病,可发生于任何年龄,且发病率随年龄增长而增高。

【病因与发病机制】

与多种因素有关,目前得到广泛认可的学说主要有:

1. **肛垫下移学说**  肛垫位于肛管的黏膜下,由静脉、平滑肌、弹性组织和结缔组织组成,起着肛门垫圈的作用,协助括约肌完全封闭肛门。正常情况下,肛垫在排便时被推挤下移,排便后可自行回缩至原位;若反复便秘、妊娠等引起腹内压增高,肛垫内正常纤维弹力结构破坏伴有肛垫内静脉的曲张和慢性炎症纤维化,肛垫出现病理性肥大并向远侧移位后形成痔。

2. **静脉曲张学说**  认为痔的形成与静脉扩张淤血相关。门静脉系统及其分支直肠静脉都无静脉瓣、直肠上下静脉丛管壁薄且位置浅、末端直肠黏膜下组织松弛,都容易出现血液淤积和静脉扩张。直肠肛管位于腹腔最下部,任何引起腹内压增高的因素如久坐久立、便秘、妊娠、腹水及盆腔巨大肿瘤等均可阻碍直肠静脉回流,导致痔的形成。此外,长期饮酒和进食大量刺激性食物可使局部充血,肛周感染可引起静脉周围炎使肛垫肥厚,营养不良可使局部组织萎缩无力,这些因素都可诱发痔的发生。

【病理与分类】

根据痔所在部位的不同分为内痔、外痔及混合痔(图29-1)。

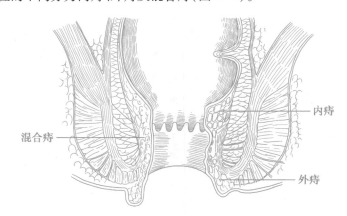

图 29-1  **痔的分类**

1. **内痔（internal hemorrhoid）**　是发生于齿状线以上，直肠末端黏膜下的痔内静脉丛扩大曲张和充血而形成的柔软静脉团。

2. **外痔（external hemorrhoid）**　是发生于齿状线以下，由痔外静脉丛扩张或痔外静脉丛破裂或反复发炎、血流淤滞、血栓形成或组织增生而成的。外痔表面被皮肤覆盖，不易出血，分为血栓性外痔、结缔组织性外痔（皮赘）、静脉曲张性外痔和炎性外痔，其中血栓性外痔最常见。

3. **混合痔（mixed hemorrhoid）**　是内痔和相应部位的外痔血管丛跨齿状线相互融合成一个整体。

【临床表现】

1. **内痔**　主要表现是便血及痔脱出。其便血的特点是无痛性间歇性便后出鲜血。若发生血栓、感染及嵌顿时，可伴有肛门剧痛。内痔分为4度：

Ⅰ度：便时带血、滴血或喷射状出血，便后可自行停止，无痔脱出，肛门镜检查可见齿状线以上直肠柱结节状突出。

Ⅱ度：常见便血，排便时痔脱出，便后可自行回纳。

Ⅲ度：偶有便血，劳累、久站、负重、咳嗽或排便时痔脱出，需用手回纳。

Ⅳ度：偶有便血，痔持续脱出于肛门外，无法回纳或回纳后又立即脱出，偶伴有感染、水肿、糜烂、坏死和剧烈疼痛。

2. **外痔**　主要表现为肛门部软组织团块，有肛门不适、潮湿瘙痒或异物感，若发生血栓及炎症时可有疼痛。

3. **混合痔**　内痔和外痔的症状同时存在，严重时表现为环状痔脱出。

【辅助检查】

肛门镜检查可确诊，不仅可见到痔的情况，还可观察到直肠黏膜有无充血、水肿、溃疡、肿块等，以及排除其他直肠疾患。

【处理原则】

遵循3个原则：①无症状痔无须治疗；②有症状的痔旨在减轻及消除症状，而非根治；③首选非手术治疗，失败或不宜保守治疗时才考虑手术治疗。

1. **非手术治疗**

（1）一般治疗：适用于初期及无症状静止期的痔。主要包括饮食调整、温水坐浴、肛管内用药、手法痔块回纳。

（2）注射疗法：用于治疗Ⅰ、Ⅱ度出血性内痔。方法是在痔核上方的黏膜下层注入硬化剂，使痔及其周围产生无菌性炎症反应，黏膜下组织发生纤维增生，小血管闭塞，痔块硬化、萎缩。

（3）胶圈套扎法：适用于Ⅰ~Ⅲ度内痔。将特制的胶圈套在内痔根部，利用胶圈弹性回缩力将痔的血供阻断，使痔缺血坏死，脱落而治愈。

（4）痔动脉结扎术：适用于Ⅱ~Ⅳ度内痔。通过多普勒超声探头探测供应痔血流的动脉并进行缝合结扎，通过阻断痔的血液供应以达到缓解症状的目的。

2. **手术治疗**　当保守治疗效果不满意、痔脱出严重、套扎治疗失败时，手术切除是最好的方法。包括：①痔切除术主要适用于Ⅱ、Ⅲ度内痔和混合痔的治疗；②吻合器痔上黏膜环切术（procedure for prolapse and hemorrhoids，PPH）主要适用于Ⅲ、Ⅳ度内痔、环状痔和部分Ⅱ度大出血内痔；③激光切除痔核；④血栓性外痔剥离术适用于治疗血栓性外痔。

## 【护理措施】

### （一）非手术治疗的护理/术前护理

1. **饮食与活动**　调整饮食结构,包括摄入足量的液体和膳食纤维;养成定时排便的习惯;保持适当的运动量,切忌久站、久坐、久蹲。

2. **温水坐浴**　便后及时清洗,保持局部清洁舒适,可采用1∶5 000高锰酸钾溶液3 000ml温水坐浴2~3次/d,每次20~30min,温度控制在43~46℃,以改善局部血液循环,预防病情进展及并发症的发生。

3. **痔块回纳**　痔块脱出时应及时用手轻轻将脱出的痔块推回肛内,阻止其脱出。嵌顿性痔应尽早行手法回纳,注意动作轻柔,避免损伤。

4. **疼痛护理**　肛管内注入抗生素油膏或栓剂,以润滑肛管、促进炎症吸收、减轻疼痛。血栓性外痔者局部热敷、外敷消炎镇痛药物后,疼痛可缓解,暂不需要手术治疗。

5. **术前准备**　关心体贴病人,缓解其紧张情绪;指导病人进少渣食物,术前排空粪便,必要时采用全肠道灌洗;做好会阴部皮肤准备及药敏试验;及时纠正贫血。

### （二）术后护理

1. **饮食与活动**　术后1~2d应以无渣或少渣流质、半流质饮食为主。术后24h内可在床上活动四肢、翻身等,24h后可适当下床活动,逐渐延长活动时间,并指导病人进行轻体力活动;伤口愈合后可以恢复正常工作、学习和劳动,但避免久站、久坐、久蹲。

2. **控制排便**　术后早期病人会有肛门下坠感或便意,告知其是敷料刺激所致;术后3d内尽量避免排便,以利于切口愈合,可于术后48h内口服阿片酊以减少肠蠕动,控制排便;之后应保持大便通畅,防止用力排便使伤口裂开。如有便秘,可口服缓泻剂,但切忌灌肠。

3. **疼痛护理**　大多数肛肠术后病人伤口疼痛剧烈,是由于肛周末梢神经丰富,或因括约肌痉挛、排便时粪便对伤口的刺激、敷料堵塞过多等导致。评估疼痛的原因,给予相应处理,如使用镇痛药、去除多余敷料等。

4. **并发症的护理**

（1）尿潴留:术后24h内,嘱病人每4~6h排尿1次,避免因手术、麻醉、疼痛等原因造成尿潴留。若术后8h仍未排尿且感下腹胀痛、隆起时,可行诱导排尿、针刺或导尿等。

（2）出血:由于肛管直肠的静脉丛丰富,术后易因止血不彻底、用力排便等导致伤口出血。通常术后7d内粪便表面会有少量出血,如病人出现恶心、呕吐、心慌、出冷汗、面色苍白等并伴肛门坠胀感和急迫排便感进行性加重,敷料渗血较多时,应及时报告医师予以处理。

（3）切口感染:应注意术前改善全身营养状况;术后3d内控制好排便;保持肛门周围皮肤清洁,便后用1∶5 000高锰酸钾溶液温水坐浴;切口定时换药,充分引流。

（4）肛门狭窄:术后观察病人有无排便困难及粪便变细,以排除肛门狭窄。如发生狭窄,应在手术切口愈后及早行扩肛治疗。

## 二、直肠肛管周围脓肿

直肠肛管周围脓肿(perianorectal abscess)是指直肠肛管周围间隙或其周围软组织的急性化脓性感染,并发展成为脓肿。

### 【病因与病理】

绝大多数直肠肛管周围脓肿源于肛腺感染,少数可继发于外伤、肛裂或痔药物注射治疗等。肛窦呈袋状开口向上,肛腺开口于肛窦底部,位于内外括约肌之间。当粪便存留于肛窦引发感染时,会累及肛腺。肛腺形成脓肿后导致括约肌间感染,还可蔓延至直肠肛管周围间隙,其间所含的疏松脂肪结

Note:

缔组织极易使感染扩散,从而形成不同部位的脓肿。多数脓肿可穿破皮肤或在切开引流后形成肛瘘。在直肠肛管周围炎症病理过程中,急性期表现为脓肿,慢性期则表现为肛瘘。

**【临床表现】**

1. **肛周脓肿** 多见,以肛门周围皮下脓肿最为常见,占40%~48%,位置多表浅。肛周持续性跳动性疼痛为主要表现,可因排便、局部受压、摩擦或咳嗽而疼痛加剧。早期局部红肿、发硬,压痛明显,脓肿形成后则波动明显,若自行穿破皮肤,则脓液排出。全身感染症状不明显。

2. **坐骨肛管间隙脓肿(坐骨肛门窝脓肿)** 较为多见,占20%~25%,该间隙空间较大,因此形成的脓肿较大且深,全身感染症状明显。病人在发病初期即可出现头痛、寒战、发热、乏力、食欲缺乏、恶心等全身表现。早期局部症状不明显,患侧出现持续性胀痛,逐渐加重,继而患处红肿,双臀不对称,疼痛为持续性跳痛,排便或行走时加剧,有的病人可出现排尿困难、里急后重。局部触诊或直肠指检时患侧有深压痛,甚至波动感,有时可扪及局部隆起。如不及时切开,脓肿多向下穿入肛管周围间隙,再由皮肤穿出而形成肛瘘。

3. **骨盆直肠间隙脓肿(骨盆直肠窝脓肿)** 较前两者少见。此处位置深、空间大,因此全身感染症状严重而局部症状不明显。早期即出现持续高热、寒战、乏力等全身中毒症状;局部症状为直肠坠胀感、便意不尽感等,常伴排尿困难。会阴部多无异常体征,直肠指检可在直肠壁上触及肿块隆起,有深压痛和波动感。

4. **其他** 包括肛管括约肌间隙脓肿、直肠后间隙脓肿、高位肌间脓肿、直肠壁内脓肿(黏膜下脓肿),由于位置较深,局部症状多不明显,病人主要表现为会阴、直肠坠胀感,排便时疼痛加重,同时有不同程度的全身感染症状。直肠指检可扪及疼痛性肿块。

**【辅助检查】**

1. **局部穿刺抽脓** 有确诊价值,且可将抽出的脓液行细菌培养检查。

2. **实验室检查** 有全身感染症状者血常规可见白细胞计数和中性粒细胞比值增高,严重者可出现核左移及中毒颗粒。

3. **其他检查** 必要时行肛管超声、CT或MRI检查证实。

**【处理原则】**

1. **非手术治疗** 原则是控制感染,缓解疼痛,促进排便。包括使用抗生素、温水坐浴、局部理疗、口服缓泻剂。

2. **手术治疗** 外科引流是肛周脓肿最基本的治疗。现有许多学者采取脓肿切开引流并挂线术,使脓肿完全敞开引流通畅,还可避免形成肛瘘后的二次手术。

**【护理措施】**

1. **饮食护理** 告知病人忌食辛辣刺激食物,多食蔬菜、水果、蜂蜜等,保持大便通畅。

2. **体位** 协助病人采取舒适体位,避免局部受压加重疼痛。

3. **控制感染** 遵医嘱应用抗生素控制感染。

4. **脓肿切开引流的护理** 密切观察并记录引流液颜色、性状及量;予以甲硝唑或中成药等定时冲洗脓腔,当脓液变稀,引流量<50ml/d时,可考虑拔管。

5. **其他** 高热病人给予物理降温;用1:5 000高锰酸钾溶液温水坐浴。

## 三、肛瘘

肛瘘(anal fistula)是指肛管或直肠与肛周皮肤之间的管道,由慢性感染和引流管道的上皮化导致,30%~70%的肛周脓肿病人伴发肛瘘。

## 【病因与病理】

大多数肛瘘由直肠肛管周围脓肿发展而来。肛瘘由内口、瘘管及外口组成。内口常位于肛窦,外口为脓肿破溃处或手术切开的肛周皮肤上,内、外口之间是脓腔周围增生的纤维组织包绕的管道即瘘管,近管腔处为炎性肉芽组织。由于致病菌不断由内口进入,而瘘管迂曲,少数存在分支,常引流不畅,且外口皮肤生长速度较快,常发生假性愈合并形成脓肿。脓肿可从原外口破溃,也可从他处穿出形成新的外口,反复发作,发展为有多个瘘管和外口的复杂性肛瘘。

## 【分类】

1. **根据瘘口与瘘管的数目**　分为单纯性肛瘘(只存在单一瘘管)和复杂性肛瘘(存在多个瘘口和瘘管,甚至有分支)。

2. **根据瘘管所在的位置**　分为低位肛瘘(瘘管位于外括约肌深部以下)和高位肛瘘(瘘管位于外括约肌深部以上)。

3. **根据瘘管与括约肌的关系**　分为肛管括约肌间型、经肛管括约肌型、肛管括约肌上型和肛管括约肌外型。

## 【临床表现】

1. **症状**　病人常有肛周脓肿的病史,肛门周围可见一个或数个外口,排出少量脓性、血性或黏液性分泌物,可刺激肛门周围皮肤引起肛门部潮湿、瘙痒,甚至出现湿疹。较大的高位肛瘘外口可排出粪便及气体。当外口因假性愈合而暂时封闭时,脓液积存,再次形成脓肿,可出现直肠肛管周围脓肿症状,脓肿破溃或切开引流后脓液排出,症状缓解。上述症状反复发作是肛瘘的特点。

2. **体征**　在肛周皮肤可见单个或多个外口,呈红色乳头状隆起,挤压可排出少量脓性或脓血性分泌物。直肠指检在内口处有轻压痛,瘘管位置表浅时可触及硬结样内口及条索样瘘管。

## 【辅助检查】

确定内口位置对明确肛瘘诊断非常重要。

1. **内镜检查**　肛门镜检查有时可发现内口。

2. **特殊检查**　若无法判断内口位置,可将白色湿纱布条填入肛管及直肠下端,并从外口注入亚甲蓝溶液1~2ml,根据纱条染色部位确定内口。

3. **实验室检查**　当发生直肠肛管周围脓肿时,病人血常规检查可出现白细胞计数及中性粒细胞比值增高。

4. **影像学检查**　碘油瘘管造影是临床常规检查方法,MRI检查可清晰显示瘘管位置及与括约肌之间的关系。

## 【处理原则】

肛瘘治疗的主要原则是清除内口及其相关的上皮化管道,并保护肛门括约肌功能。

1. 非手术治疗

(1) 堵塞法:瘘管用0.5%甲硝唑溶液、生理盐水冲洗后,自外口注入生物蛋白胶。该方法适用于单纯性肛瘘,但治愈率较低。

(2) 挂线疗法:是利用橡皮筋或有腐蚀作用的药线的机械性压迫作用,使结扎处组织发生血运障碍坏死,以缓慢切开肛瘘,炎症反应引起的纤维化使切断的肌肉与周围组织粘连而逐渐愈合,还可防止大便失禁。适用于距肛门3~5cm,有内、外口的低位单纯性肛瘘;高位单纯性肛瘘或作为复杂性

Note:

肛瘘切开、切除的辅助治疗。

2. **手术治疗** 原则是将瘘管切开或切除以形成敞开的创面来促进愈合。关键是避免损伤肛门括约肌,以防大便失禁,同时避免肛瘘复发。

(1) 瘘管切开术:将瘘管全部切开,靠肉芽组织生长使切口愈合。适用于低位肛瘘,术后不会出现大便失禁。

(2) 肛瘘切除术:切除全部瘘管壁直至健康组织,创面敞开,使其逐渐愈合。适用于低位单纯性肛瘘。

【护理措施】

(一) 挂线疗法的护理

1. **皮肤护理** 保持肛周皮肤清洁,嘱病人局部皮肤瘙痒时不可用指甲挠抓,避免皮肤损伤感染;术后创面换药至药线脱落后 1 周。

2. **饮食护理** 术前晚进半流质饮食,术晨可进流质饮食;术后宜进清淡、易消化食物,保持大便通畅。

3. **温水坐浴** 术后第 2d 开始每日早晚及便后用 1:5 000 高锰酸钾溶液温水坐浴或中药坐浴,既可缓解局部疼痛,又有利于局部炎症的消散、吸收。

4. **健康教育**

(1) 收紧药线:嘱病人每 5~7d 至门诊收紧药线,直到药线脱落。脱线后局部可涂生肌散或抗生素软膏,以促进伤口愈合。

(2) 扩肛或提肛运动:为防止肛门狭窄,术后 5~10d 内可用示指扩肛 1 次/d。肛门括约肌松弛者,术后 3d 起可指导病人进行提肛运动。

(二) 手术前后的护理

参见本章第二节中痔的护理。

## 四、肛裂

肛裂(anal fissure)是指齿状线以下肛管皮肤层裂伤后形成经久不愈的缺血性溃疡,方向与肛管纵轴平行,长约 0.7cm,呈梭形或椭圆形,常引起肛周剧痛。多见于青中年人。

【病因】

病因尚不清楚,可能与多种因素有关,但直接原因大多是因长期便秘、粪便干结致排便时损伤肛管及其皮肤层。好发部位为肛管后正中线,此处肛管外括约肌浅部在肛管后方形成的肛尾韧带较坚硬、伸缩性差,此区域血供亦差;且排便时,肛管后壁承受压力最大。

【病理】

1. **急性肛裂** 大多病程短,裂口边缘整齐,底浅、色红并有弹性,未形成瘢痕。

2. **慢性肛裂** 因反复损伤与感染,基底深且不整齐,呈灰白色,质硬,边缘纤维化增厚。肛裂常为单发的纵行、梭状溃疡或感染裂口。裂口上端的肛瓣和肛乳头水肿,形成肥大乳头;下端皮肤因炎症、水肿及静脉、淋巴回流受阻,形成外观似外痔的袋状皮垂向下突出于肛门外,称"前哨痔"。"前哨痔"、肛裂与肛乳头肥大常同时存在,合称肛裂"三联征"(图 29-2)。

【临床表现】

1. **症状** 典型的临床表现为疼痛、便秘、出血。

(1) 疼痛:为主要症状,一般较剧烈,有典型的周期性。排便时干硬粪便刺激裂口内神经末梢,

Note:

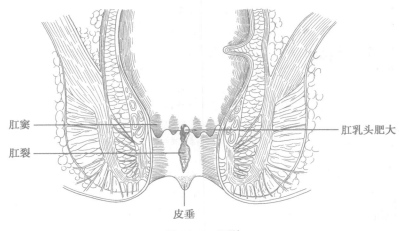

图 29-2　肛裂

（图中标注）肛窦　肛裂　肛乳头肥大　皮垂

出现烧灼样或刀割样疼痛；便后数分钟可缓解；随后因肛门括约肌反射性痉挛，再次发生剧烈疼痛，常持续半小时到数小时，直到括约肌疲劳、松弛后，疼痛缓解。以上"排便时疼痛—间歇期—括约肌挛缩痛"称为肛裂疼痛周期。

（2）便秘：肛裂病人因惧怕疼痛而不愿排便，引起或加重便秘，粪便更加干结，便秘又加重肛裂，形成恶性循环。

（3）出血：排便时粪便擦伤溃疡面或撑开肛管撕拉裂口会有少量出血，故在粪便表面、便纸上见到少量血迹或排便过程中滴鲜血，大量出血少见。

2. **体征**　典型体征是肛裂"三联征"，若在肛门检查时发现此体征，即可明确诊断。肛裂病人行肛门检查时，常会引起剧烈疼痛，有时需在局麻下进行。

【辅助检查】

已确诊者，一般不宜行直肠指检或肛门镜检查，避免增加病人痛苦。可以取活组织做病理检查，以明确诊断。

【处理原则】

1. **非手术治疗**　原则是软化大便，保持大便通畅；解除肛门括约肌痉挛，缓解疼痛，中断恶性循环，促进局部创面愈合。具体措施包括服用缓泻剂、局部坐浴、扩肛疗法。

2. **手术治疗**　适用于经久不愈、非手术治疗无效且症状较重的陈旧性肛裂。手术方法有肛裂切除术和肛管内括约肌切断术，现在前者已较少使用。

【护理措施】

1. **保持大便通畅**　增加膳食中新鲜蔬菜、水果及粗纤维食物的摄入，少食或忌食辛辣和刺激食物，多饮水，以促进胃肠蠕动，防止便秘；指导病人养成每日定时排便的习惯，进行适当的户外锻炼；必要时服缓泻剂，也可选用蜂蜜、蕃泻叶等泡茶饮用，以润滑、松软粪便利于排便。

2. **心理护理**　向病人详细讲解肛裂的相关知识，鼓励病人克服因惧怕疼痛而不敢排便的情绪，配合治疗。

3. **并发症的护理**

（1）切口出血：常因术后便秘、剧烈咳嗽等导致，多发生于术后 1~7d。告知病人保持大便通畅，预防感冒，避免腹内压增高的因素如剧烈咳嗽、用力排便等；密切观察创面的变化，一旦出现切口大量渗血，紧急压迫止血，并报告医师处理。

Note:

（2）排便失禁：多由于术中不慎切断肛管直肠环所致。应询问病人排便前有无便意,每日的排便次数、量及性状。若仅为肛门括约肌松弛,可于术后 3d 开始指导病人进行提肛运动;若发现病人会阴部皮肤常有黏液及粪便沾染,或无法随意控制排便时,立即报告医师,及时处理。

4. 其他护理措施参见本章第二节中痔的护理。

（王　泠）

## 思 考 题

1. 赵女士,57 岁,排便次数增多 1 个月余,3~5 次/d,间断黏液血便 2 周,伴肛门坠胀和下腹胀痛,排气或排便后可缓解,体重减轻约 3kg。体格检查:贫血貌,腹部稍膨隆,无明显压痛,未扪及包块;直肠指检:距肛缘 4cm 处扪及凹凸不平肿物,肠腔狭窄,退指指套染少量鲜血。

请问:

（1）该病人主要的护理诊断/问题有哪些?

（2）若需手术治疗,何种手术方式最适宜?

（3）如何对病人进行出院指导?

2. 李先生,45 岁,6 年前开始出现粪便表面及便纸上见到少量血迹或排便过程中滴鲜血,并伴排便时肛门刀割样疼痛,便后再次发生剧烈疼痛,常持续半小时到数小时。主诉因惧怕疼痛而不愿排便,便秘症状十分严重。

请问:

（1）该病人患的是哪种类型的直肠肛管疾病?

（2）引起该病人便后再次发生肛门剧烈疼痛原因是什么?

（3）对该病人应采取哪些护理措施?

# URSING

## 第三十章

# 肝脏疾病、门静脉高压症病人的护理

30章　数字内容

───── 学 习 目 标 ─────

**知识目标:**

1. 掌握门静脉高压症、肝癌、肝脓肿的临床表现和处理原则。

2. 熟悉门静脉高压症、肝癌、肝脓肿的病因、病理生理和辅助检查。

3. 了解门静脉高压症、肝癌、肝脓肿的概念。

**能力目标:**

能运用护理程序对门静脉高压症与常见肝脏疾病病人实施整体护理。

**素质目标:**

具有关心肝癌及门静脉高压症病人心理的态度和行为。

肝脏是人体最大的实质性器官,具有解毒、代谢、分泌胆汁、免疫防御等功能,并有强大的再生能力。肝脏疾病包括肝脏的先天性畸形、炎症性疾病、肿瘤、外伤、寄生虫病和门静脉高压症等,与胆道疾病密切相关,相互影响。正常人门静脉血流量占全肝血流量的 60% ~ 80%。门静脉正常压力为 $13 \sim 24cmH_2O$,平均值为 $18cmH_2O$。门静脉高压症是由各种原因导致的门静脉系统压力升高所引起的一组临床综合征,其最常见病因为各种原因所致的肝硬化,多数病例的门静脉压力可上升至 $30 \sim 50cmH_2O$。门静脉高压症与常见肝脏疾病(肝癌、肝脓肿)病人的临床表现、处理原则以及围术期护理是本章学习的重点。

 ———————————————— 导入情境与思考 ————————————————

赵先生,48 岁,因右上腹持续性疼痛 2 个月,加重 1 周入院,经检查诊断为原发性肝右叶巨大肝癌。该病人在全麻下行右半肝切除术。术后麻醉清醒拔除气管插管返回病房,病人主诉腹痛、寒战。体格检查:T 39.0℃,P 108 次/min,R 28 次/min,BP 91/70mmHg;精神紧张、表情痛苦;全腹肌紧张,有压痛、反跳痛;伤口敷料有较多黄褐色液体渗出,肝周引流管引流出 100ml 褐色液体。

请思考:
(1) 该病人最可能出现了什么情况?
(2) 该病人目前存在哪些护理诊断/问题?
(3) 针对该病人目前的问题,应采取哪些护理措施?

# 第一节　门静脉高压症

门静脉高压症(portal hypertension)是指各种原因导致门静脉血流受阻和/或血流量增加所引起的门静脉系统压力增高,继而引起脾大和脾功能亢进、食管胃底静脉曲张、呕血或黑便和腹水等表现的一组临床综合征。

## 【病因与分类】

门静脉系统内没有瓣膜,门静脉压力通过流入血流和流出阻力形成并维持。门静脉血流阻力增加,常是门静脉高压症的始动因素。按阻力增加的部位,可将门静脉高压症分为肝前、肝内和肝后 3 型。

1. **肝前型**　常见病因有肝外门静脉血栓形成(脐炎、腹腔感染如急性阑尾炎和胰腺炎、创伤等)、先天性畸形(闭锁、狭窄、海绵样变等)和外在压迫(上腹部肿瘤、转移癌等)。此型门静脉高压症病人,肝功能多正常或轻度损害,预后较肝内型好。

2. **肝内型**　肝内病变所致门静脉高压症,根据血流受阻部位又分为窦前、窦后和窦型。在我国,肝炎肝硬化是引起肝窦和窦后阻塞性门静脉高压症的常见病因。增生的纤维束和再生的肝细胞结节挤压肝小叶内的肝窦,使其变窄或闭塞,导致门静脉血流受阻,引起门静脉压力增高。其次,位于肝小叶间汇管区的肝动脉小分支和门静脉小分支之间的许多动静脉交通支,在肝窦受压和阻塞时大量开放,压力高的肝动脉血流直接流入压力较低的门静脉小分支,引起门静脉压力进一步增高。肝内窦前阻塞性门静脉高压症的常见病因是血吸虫病。

3. **肝后型**　常因巴德-吉亚利综合征(Budd-Chiari syndrome)、缩窄性心包炎、严重右心衰竭等,使肝静脉流出道(包括肝静脉、下腔静脉甚至右心)被阻塞而致。

## 【病理生理】

门静脉高压持续存在后,可发生以下病理变化。

1. **脾大(splenomegaly)、脾功能亢进(hypersplenism)**　门静脉压力升高后,脾静脉血回流受阻,脾窦扩张,脾髓组织增生,脾脏肿大。脾内血流在脾脏内的驻留时间延长,遭到脾脏吞噬细胞吞噬的概率增大。脾亢脾巨噬细胞吞噬功能增强，吞噬大量血细胞，导致外周血白细胞、血小板和红细胞减少，称为脾功能亢进。

2. **交通支扩张**　由于正常的肝内门静脉通路受阻，门静脉系和腔静脉系之间的 4 个交通支（胃底、食管下段交通支，直肠下端、肛管交通支，前腹壁交通支，腹膜后交通支）（图 30-1）大量开放，并扩张、扭曲形成静脉曲张。胃底、食管下段形成的曲张静脉离门静脉主干和腔静脉最近，压力差最大，受门静脉高压的影响最早、最显著、最有临床意义。其他交通支也可以发生扩张，如直肠上、下静脉丛扩张可引起继发性痔；脐旁静脉与腹上、下深静脉交通支扩张，可以引起前腹壁静脉曲张，如曲张静脉以脐为中心呈放射状分布，称为海蛇头征（caput medusae sign）。

3. **腹水**　门静脉压力升高，使门静脉系统毛细血管床的滤过压增加，肝硬化引起低蛋白血症，血浆胶体渗透压下降和淋巴液生成增多，促使液体从肝表面、肠浆膜面漏入腹腔形成腹水。门静脉高压症时门静脉内血流量增加，有效循环血量减少，继发刺激醛固酮分泌过多，加上慢性肝病时醛固酮、抗利尿激素等在肝内的灭活减少，也可导致钠、水潴留，加剧腹水形成。

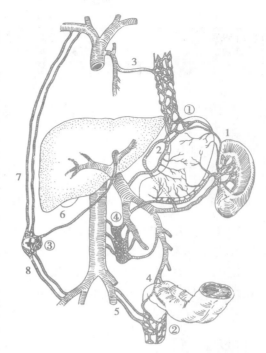

图 30-1　门静脉与腔静脉之间的交通支
1. 胃短静脉；2. 胃冠状静脉；3. 奇静脉；4. 直肠上静脉；5. 直肠下静脉、肛管静脉；6. 脐旁静脉；7. 腹上深静脉；8. 腹下深静脉；①胃底、食管下段交通支；②直肠下端、肛管交通支；③前腹壁交通支；④腹膜后交通支。

【临床表现】

1. **症状**　主要是脾大、脾功能亢进、呕血或黑便、腹水和非特异性全身症状，如疲乏、嗜睡、厌食。曲张的食管、胃底静脉一旦破裂，即刻发生急性大出血，呕吐鲜红色血液。因肝功能损害引起凝血功能障碍，脾功能亢进引起血小板减少，出血不易自止。大出血可引起肝组织严重缺氧，容易导致肝性脑病。

2. **体征**　①如能触及脾脏，提示可能有门静脉高压症；如有黄疸、腹水和前腹壁静脉曲张等体征，表示门静脉高压症严重。②如能触到质地较硬、边缘较钝而不规整的肝，提示肝硬化，但临床更多见的是肝硬化致肝缩小而难以触及。③还可有慢性肝病的其他征象如肝病面容、蜘蛛痣、肝掌、男性乳房发育、睾丸萎缩等。

【辅助检查】

1. **实验室检查**　①血常规：脾功能亢进时，血细胞计数减少，以白细胞计数降至 $3 \times 10^9/L$ 以下和血小板计数减少至 $(70 \sim 80) \times 10^9/L$ 以下最为多见，血红蛋白和血细胞比容下降。②肝功能检查：血清胆红素增高，低蛋白血症，白/球蛋白比例倒置，凝血酶原时间延长。国内常用 Child-Pugh 分级评估肝功能（表 30-1）。③其他：肝炎后肝硬化病人乙型肝炎病毒（hepatitis B virus，HBV）或丙型肝炎病毒（hepatitis C virus，HCV）病原免疫学检测常为阳性；肝癌病人可见甲胎蛋白水平升高。

2. **影像学检查**

（1）食管 X 线钡餐检查：食管在钡剂充盈时，曲张的静脉使食管的轮廓呈虫蚀状改变；排空时，曲张的静脉表现为蚯蚓样或串珠状负影。

（2）胃镜检查：能确定静脉曲张程度，是否有胃黏膜病变或溃疡等。

（3）腹部超声：可以显示腹水、肝密度及质地异常、门静脉扩张、血管开放情况、门静脉与肝动脉血流量、门静脉系统有无血栓等。门静脉高压症时门静脉内径 ≥1.3cm。

表 30-1　Child-Pugh 分级

| 项目 | 异常程度得分 | | |
| --- | --- | --- | --- |
| | 1 | 2 | 3 |
| 血清胆红素 | <34.2μmol/L | 34.2~51.3μmol/L | >51.3μmol/L |
| 血浆清蛋白 | >35g/L | 28~35g/L | <28g/L |
| 凝血酶原延长时间 | 1~3s | 4~6s | >6s |
| 腹水 | 无 | 少量,易控制 | 中等量,难控制 |
| 肝性脑病 | 无 | 轻度 | 中度以上 |

注:总分 5~6 分者肝功能良好(A 级);7~9 分者肝功能中等(B 级);10 分以上者肝功能差(C 级)。

(4) CT、MRI、磁共振门静脉血管成像(MR portography,MRP):CT 可测定肝体积,如肝体积<750cm³,分流术后肝性脑病发生率显著提高。MRI 不仅可以重建门静脉,准确测定门静脉血流方向及血流量,还可将门静脉高压症病人的脑生化成分做出曲线进行分析,为制订手术方案提供依据。MRP 可以准确显示门静脉系统和侧支循环、门静脉与肝静脉、下腔静脉之间的空间关系,检测门静脉的通畅性、血流方向,定量分析门静脉血流速率及流量。

【处理原则】

外科治疗门静脉高压症主要是预防和控制食管胃底静脉曲张破裂出血,解除或改善脾大伴脾功能亢进,治疗顽固性腹水和原发性肝病。根据病人具体情况,采用非手术治疗或手术治疗。

(一) 食管胃底曲张静脉破裂出血的治疗

1. 非手术治疗　适用于一般状况不良,肝功能较差,难以耐受手术的病人;手术前准备。

(1) 补充血容量:发生急性出血时,尽快建立有效静脉通道,输液、输血,肝硬化病人宜用新鲜全血,因其含氨量低,且保存有凝血因子,有利于止血和预防肝性脑病。维持血流动力学稳定并使血红蛋白水平维持在 80g/L 左右后,输血补液应缓慢进行,避免过量,防止门静脉压力反跳性增加引起再出血。

(2) 药物治疗

1) 止血:三甘氨酰赖氨酸血管加压素(特利加压素,terlipressin)是合成的血管加压素类似物,可持久有效地降低肝静脉压力梯度(hepatic venous pressure gradient,HVPG),减少门静脉血流量,且对全身血流动力学影响较小;使用方法为首剂 2mg 静脉推注,继以 2mg 每 4h 静脉推注一次,如出血控制可逐渐减量至 1mg 每 4h 静脉推注一次;主要不良反应有心脏和外周器官的缺血、心律失常、高血压和肠道缺血。生长抑素(somatostain)及其类似物(如奥曲肽)能选择性减少内脏血流量,尤其是门静脉系的血流量,从而降低门静脉压力,有效控制出血。

2) 预防感染:在大出血时或操作治疗前后给予抗菌药物。

3) 其他:包括使用质子泵抑制剂抑制胃酸分泌、利尿、预防肝性脑病以及护肝治疗等。

(3) 三腔二囊管压迫止血:利用气囊分别压迫胃底及食管下段破裂的曲张静脉而起止血作用,是紧急情况下暂时控制出血的有效方法,但再出血率较高,需与药物、内镜治疗联合使用。该管(图 30-2)有三腔,一腔通胃囊,充气 150~200ml 后压迫胃底;一腔通食管囊,充气 100~150ml 后压迫食管下段;一腔通胃腔,经此腔可吸引、冲洗或注入止血药。牵引重量为 0.25~0.5kg。根据病情 8~24h 放气

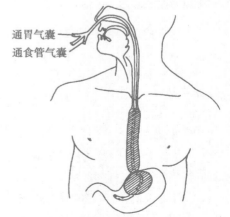

通胃气囊
通食管气囊

图 30-2　三腔二囊管压迫止血

Note:

囊 1 次,气囊放气后观察 24h,若无活动性出血即可拔管。并发症包括吸入性肺炎、气管阻塞及食管、胃底黏膜压迫坏死再出血等。

（4）内镜治疗（endoscopic treatment）：①食管曲张静脉硬化剂注射（endoscopic injection sclerosis, EIS）经内镜将硬化剂直接注射到曲张静脉腔内或曲张静脉旁的黏膜下组织,使曲张静脉闭塞,以治疗食管静脉曲张出血和预防再出血。②内镜下食管曲张静脉套扎术（endoscopic variceal ligation, EVL）经内镜将要结扎的曲张静脉吸入到结扎器中,用橡皮圈套扎在曲张静脉基底部,相对简单和安全,被公认是控制急性出血的首选方法,与药物治疗联合应用更为有效。两种方法均需要反复多次进行,EIS 间隔时间一般为 7d,EVL 间隔时间一般为 10～14d。

（5）经颈静脉肝内门体分流术（transjugular intrahepatic portosystemic shunt, TIPS）：采用介入治疗方法,经颈静脉途径在肝静脉与门静脉之间的肝实质内建立分流道,置入支架实现门体分流,其内支撑管直径为 8～12mm。TIPS 一般可降低门静脉压力至原来的一半,能治疗急性出血和预防再出血。目前主要用于经药物和内镜治疗无效、外科手术后再出血和等待肝移植者。其主要问题是支撑管可进行性狭窄、并发肝衰竭（5%～10%）、肝性脑病（20%～40%）等。

**2. 手术治疗**　适用于曾经或现在发生消化道出血,或静脉曲张明显和"红色征"出血风险较大,及一般情况尚可、肝功能较好（Child A 级、B 级）,估计能耐受手术者。门静脉高压症手术方式较多,包括分流术、断流术、联合手术、肝移植四大类。根据手术时机分为对无消化道出血史的预防性手术、大出血时的急诊手术以及出血停止后防止再出血的择期手术。

（1）分流术（portosystemic shunts）：通过在门静脉系统与腔静脉系统间建立分流通道,降低门静脉压力,达到止血效果的一类手术。其优点为降压效果好、再出血率低;缺点为术后肝脏更加缺少门静脉血供,对肝功能不利,不适用于肝功能较差的病人;术后肝性脑病的发生率较高。因此该术式更适用于有食管胃底曲张静脉破裂出血（史）伴随有明显门静脉高压性胃病出血及断流术后再次出血者。分流术分为非选择性分流和选择性分流（包括限制性分流）两类。

1）非选择性门体分流术：将入肝的门静脉血完全转流入体循环。代表术式有：①门-腔静脉端侧分流术：将门静脉肝端结扎,防止肝内门静脉血倒流。②门-腔静脉侧侧分流术：离肝门静脉血流一并转流入下腔静脉,降低肝窦压力,有利于控制腹水形成。③肠系膜上-下腔静脉"桥式"（H 形）分流术：在肠系膜上静脉和下腔静脉之间用人造血管或自体静脉（一段颈内静脉）架桥吻合。④中心性脾-肾静脉分流术：切除脾,将脾静脉近端与左肾静脉端侧吻合。非选择性门体分流术治疗食管胃底曲张静脉破裂出血效果好,但肝性脑病发生率为 30%～50%,易引起肝衰竭。如破坏第一肝门的结构,则为日后肝移植造成困难。

2）选择性分流术：旨在保存门静脉的入肝血流,同时降低食管胃底曲张静脉的压力。代表术式有：①远端脾-肾静脉分流术（Warren 手术）：不切除脾脏,将脾静脉远端和左肾静脉进行端侧吻合,同时离断门-奇静脉侧支,包括胃冠状静脉和胃网膜静脉。②限制性门-腔静脉"桥式"分流术：将冠状静脉的食管支主干（胃左静脉）直接或中联一段自体静脉吻合到下腔静脉。

（2）断流手术（devascularization operation）：阻断门奇静脉间的反常血流,达到止血的目的。其优点为手术操作相对简单、创伤小,对肝脏门静脉血供影响较小,适应证宽,手术死亡率及并发症发生率低,术后生存质量高;缺点为术后门静脉高压仍较明显、再出血率高。断流手术的方式也很多,应用较多的有贲门周围血管离断术、胃底周围血管缝扎术、食管下端横断术、胃底横断术和食管下端胃底切除术等,最有效的是脾切除加贲门周围血管离断术,该术式不仅离断了食管胃底的静脉侧支,还保存了门静脉入肝血流,适合于门静脉循环中没有可供与体静脉吻合的通畅静脉,肝功能 C 级,既往分流术和其他非手术治疗失败的病人。

（3）联合手术：联合应用分流术与断流术,既保持一定的门静脉压力及门静脉向肝血流,又疏通门静脉系统的高血流状态,起到"断、疏、灌"的作用,但联合手术创伤大和技术难度较大,且对病人肝功能要求高。

（二）严重脾大，合并明显脾功能亢进的治疗

多见于晚期血吸虫病人，也见于脾静脉栓塞引起的左侧门静脉高压症。对于此类病人单纯行脾切除术效果良好。但脾切除术后多因血小板过度升高，血液凝固性增强，往往引发脾静脉或门静脉血栓形成。

（三）肝硬化引起的顽固性腹水的治疗

可采用腹腔穿刺外引流、TIPS 和腹腔-上腔静脉转流术等治疗。

（四）原发肝病的治疗

我国大部分门静脉高压症是病毒性肝炎肝硬化所致，多数病例肝功能损害较严重，所以抗病毒及护肝治疗应贯穿于整个治疗过程。如果肝硬化严重，肝功能差而药物治疗不能改善者，应做肝移植。

【护理措施】

（一）非手术治疗的护理/术前护理

1. **心理护理**　门静脉高压症病人长期患有肝病，合并上消化道出血时，出血量大、来势凶猛，病人紧张、恐惧，易对治疗失去信心。护士应沉着、冷静，配合医师积极采取各项抢救措施，安抚并稳定病人情绪。

2. **病情观察**　监测生命体征、中心静脉压和尿量。观察出血的特点，如呕血前有无恶心感、上腹部不适等症状，记录呕血、黑便的颜色、性状和量。

3. **维持体液平衡**　迅速建立静脉通路，按出血量调节输液种类和速度，及时备血、输血，并预防过度扩容，注意纠正水电解质紊乱。

4. **食管胃底静脉曲张破裂出血的预防和护理**

（1）预防：①择期手术前可输全血，补充维生素 $K_1$ 及凝血因子，以防术中和术后出血。②术前一般不放置胃管，必须放置时，应选择细、软胃管，插管时涂大量润滑油，动作轻柔。③避免进食坚硬粗糙食物，以及咳嗽、呕吐、用力排便、负重等引起腹内压增高的因素。

（2）护理：①用冰盐水或冰盐水加血管收缩剂行胃内灌洗至回抽液清澈，低温灌洗液可使胃黏膜血管收缩，减少血流，降低胃分泌及运动起止血作用。②遵医嘱应用止血药，注意观察药物疗效及不良反应。③三腔二囊管压迫止血的护理参见内科护理学相关章节。

5. **控制或减少腹水**　①注意休息，术前尽量取平卧位，增加肝、肾血流灌注。②注意补充营养，纠正低蛋白血症。③限制液体和钠的摄入，每日钠摄入量限制在 $500\sim800\text{mg}$（氯化钠 $1.2\sim2.0\text{g}$），少食咸肉、酱菜、酱油、虾皮、味精等含钠高的食物。④遵医嘱使用利尿剂，记录 24h 出入量，观察有无低钾、低钠血症。⑤测量腹围和体重，每日同一时间、同一体位在同一部位测腹围 1 次，每周测体重 1 次。

6. **保护肝功能，预防肝性脑病**　①休息与活动：肝功能较差者以卧床休息为主，安排少量活动。②改善营养状况：给予高能量、高维生素、适量蛋白饮食，可输全血及白蛋白纠正贫血和低蛋白血症。③常规吸氧，保护肝功能。④药物应用：遵医嘱给予多烯磷脂酰胆碱、谷胱甘肽等护肝药物，避免使用对肝脏有损害的药物。⑤纠正水、电解质和酸碱失衡：积极预防和控制上消化道出血；及时处理严重的呕吐和腹泻；避免快速利尿和大量放腹水。⑥预防感染。⑦保持肠道通畅：及时清除肠道内积血；防止便秘，口服硫酸镁溶液导泻或酸性液，灌肠忌用肥皂水等碱性液。

7. **术前准备**　做好急诊手术的常规术前准备。

（二）术后护理

1. **休息与活动**　断流术和脾切除术后，麻醉清醒、生命体征平稳后取半卧位。分流术后，为防止血管吻合口破裂出血，取平卧位或 15° 低坡半卧位，翻身动作宜轻柔，鼓励早期下床活动。

2. **病情观察**　观察生命体征，神志，尿量，引流液的量、性状和颜色等。分流术取自体静脉者，观察局部有无静脉回流障碍；取颈内静脉者，观察有无头痛、呕吐等颅内压增高表现，必要时遵医嘱快速

滴注甘露醇。

3. **改善营养状况**　术后早期禁食期间,根据病人情况给予肠外或肠内营养支持。术后24~48h肠蠕动恢复后可进流质,再逐步过渡至半流质、软食、普食。

4. **并发症的护理**

（1）出血:观察血压、脉搏、伤口或消化道有无出血。置引流管者应注意观察、记录引流液的颜色、性状和量,如1~2h内引流出200ml以上血性液体应及时告知医师,并妥善处理。

（2）肝性脑病:分流术后,定时监测肝功能、血氨浓度;观察有无性格异常、定向力减退、嗜睡与躁动交替,黄疸有无加深,有无发热、厌食、肝臭等肝衰竭表现。肝性脑病的护理参见内科护理学相关章节。

（3）感染:常见腹腔、呼吸系统和泌尿系统的感染,术后应加强观察。护理措施:①遵医嘱及时使用抗生素。②引流管护理:膈下引流管应保持负压引流系统的无菌、通畅;观察和记录引流液的颜色、性状和量;引流液逐渐减少、色清淡、引流量<10ml/d时可拔管。③加强基础护理:卧床期间预防压力性损伤;有黄疸者,加强皮肤护理;做好会阴护理;禁食期间做好口腔护理。④呼吸道护理:鼓励深呼吸、有效咳嗽咳痰,必要时给予雾化吸入,预防肺部并发症。⑤脾热是脾切除术后目前尚不明原因的持续性发热,体温常波动于38~39℃,可持续2~4周甚至更久,应注意与各部位感染引起的发热加以鉴别,做好对症护理。

（4）静脉血栓:术后应注意监测血常规、凝血功能和D-2聚体;视病情行超声等检查,注意有无门静脉血栓形成,必要时遵医嘱给予低分子肝素、阿司匹林等抗凝治疗。

**（三）健康教育**

1. **饮食指导**　①进食高热量、高维生素的无渣软食,避免粗糙、干硬及刺激性食物,以免诱发大出血。②少量多餐,规律进食,补充足够能量。③肝功能损害较轻者,摄取优质蛋白饮食(50~70g/d);肝功能严重受损及分流术后者应限制蛋白质摄入。④有腹水者限制水和钠摄入。

2. **生活指导**　①避免劳累和过度活动,保证充分休息,活动时注意安全,防止外伤。②避免引起腹内压增高的因素,以免诱发曲张静脉破裂出血。③保持乐观、稳定的心理状态。④用软毛牙刷刷牙,避免牙龈出血。⑤指导病人戒烟、戒酒,少喝咖啡和浓茶。

3. **复诊指导**　指导病人及家属掌握出血的观察和急救方法,熟悉紧急就诊的途径和方法。

# 第二节　肝　　癌

肝肿瘤(tumor of the liver)分为良性和恶性两种。肝良性肿瘤中最常见的是肝海绵状血管瘤。肝癌是常见的肝恶性肿瘤,包括原发性肝癌(primary liver cancer)和继发性肝癌(secondary liver cancer)。肝肉瘤少见。

## 一、原发性肝癌

原发性肝癌是我国常见的恶性肿瘤。在我国,肝癌发病率和死亡率在常见恶性肿瘤中分别位于第5位、第2位。东南沿海地区发病率较其他地区高,农村发病率高于城市。病人的年龄大多为40~50岁,男性比女性多见。

【病因】

原发性肝癌的病因迄今尚不完全清楚,可能与下列因素有关:

1. **肝硬化**　各种原因导致的肝硬化是肝细胞癌发生过程中最重要的环节,85%~95%的肝细胞癌合并肝硬化。乙型肝炎病毒相关肝硬化是我国肝细胞癌的首要病因。肝硬化进展为肝细胞癌的风险受年龄、性别、病因等因素影响。

**2. 病毒性肝炎**　肝癌病人常有急性肝炎→慢性肝炎→肝硬化→肝癌的病程。与肝癌有关的肝炎病毒有乙型(HBV)、丙型(HCV)和丁型(HDV)。HBsAg 阳性者发生肝癌的相对危险性为 HBsAg 阴性者的 10~50 倍。我国 90% 的肝癌病人 HBV 阳性。

**3. 黄曲霉毒素**　饮食中黄曲霉毒素 $B_1$(aflatoxin $B_1$, $AFB_1$)暴露是我国部分农村地区肝细胞癌高发的重要原因。

**4. 其他**　饮水中存在如水藻霉素等多种致癌或促癌物质、亚硝胺、烟酒、肥胖与糖尿病、寄生虫、遗传等可能与肝癌发生有关。

【病理生理】

肝癌大体病理形态分为 3 型:结节型、巨块型和弥漫型。按肿瘤大小分为 4 类:微小肝癌(直径≤2cm),小肝癌(>2cm,≤5cm),大肝癌(>5cm,≤10cm)和巨大肝癌(>10cm)。按病理组织分为 3 型:肝细胞癌(hepatocellular carcinoma, HCC)、肝内胆管细胞癌(intrahepatic cholangiocarcinoma, ICC)和肝细胞胆管细胞混合癌(combined hepatocellular cholangiocarcinoma, CHC),其中肝细胞癌占 85%~90%。

肝癌细胞易经门静脉系统在肝内播散,形成癌栓后阻塞门静脉主干可引起门静脉高压症。可通过血行肝外转移到肺、骨、脑等。经淋巴转移者相对较少,可转移至肝门淋巴结以及胰周、腹膜后、主动脉旁及锁骨上淋巴结。也可直接侵犯邻近脏器及横膈。癌细胞脱落植入腹腔,则发生腹膜转移及血性腹水,腹水中可找到癌细胞。

【临床表现】

肝癌早期缺乏典型临床表现,中、晚期可有局部和全身症状。

**1. 症状**

(1) 肝区疼痛:多为右上腹或中上腹持续性钝痛、胀痛或刺痛,夜间或劳累后加重,多系癌肿迅速生长致肝包膜紧张所致。疼痛部位与病变位置有密切关系,如位于肝右叶顶部的癌肿累及膈肌时,疼痛可牵涉至右肩背部;左肝癌常表现为胃区疼痛;当肝癌结节发生坏死、破裂,引起腹腔内出血时,则表现为突发右上腹剧痛、腹膜刺激征等表现。

(2) 消化道症状:表现为食欲减退、腹胀等消化道症状,易被忽视,且早期不明显。

(3) 全身症状:①消瘦、乏力:早期不明显,随病情发展而逐渐加重,晚期体重呈进行性下降,可伴有腹水、水肿等恶病质表现。②发热:多为不明原因的持续性低热或不规则发热,抗生素治疗无效。

(4) 癌旁综合征(paracarcinoma syndrome):由于癌肿本身代谢异常或癌肿产生的一些物质进入血流并作用于远处组织,对机体产生各种影响而引起的一组症候群,主要有低血糖症、红细胞增多症、高钙血症和高胆固醇血症,也可有皮肤卟啉症、类癌综合征、肥大性骨关节病、高血压和甲状腺功能亢进等。

**2. 体征**

(1) 肝大或右上腹肿块:为中晚期肝癌最常见的体征。肝脏呈进行性不对称肿大,表面有明显结节和肿块,质硬有压痛,可随呼吸上下移动。如肿块位于右肝顶部,肝浊音区升高,膈肌抬高或活动受限,可出现胸腔积液。

(2) 黄疸:多见于弥漫型肝癌或胆管细胞癌。因癌肿侵犯肝内主要胆管,或肝门外转移淋巴结压迫肝外胆管所致。癌肿破入肝内较大胆管,可引起胆道出血、胆绞痛、黄疸等。癌肿广泛扩散可引起肝细胞性黄疸。

(3) 腹水:呈草黄色或血性,因腹膜受浸润、门静脉受压、门静脉或肝静脉内的癌栓形成以及合并肝硬化等所致。癌肿破裂可引起腹腔积血。

此外,合并肝硬化者常有肝掌、蜘蛛痣、男性乳房增大、脾大、腹壁静脉扩张以及食管胃底静脉曲张等表现。

### 【辅助检查】

**1. 肝癌血清标志物检测**

（1）甲胎蛋白（alpha-fetoprotein，AFP）：为肝癌诊断中最常用的血清肿瘤标志物，但敏感度与特异度不高。AFP 正常值<20ng/ml。当病人有乙型或丙型肝炎等肝病病史，AFP ≥400ng/ml，超声、CT 或 MRI 检查发现肝实质性肿块，且具有肝细胞癌典型影像学表现，可考虑肝癌的诊断。需要注意的是，妊娠、活动性肝病、生殖腺胎胚源性肿瘤等病人血清 AFP 可持续性升高，应予以排除。AFP 轻度升高者，应作动态观察，并结合肝功能变化及影像学检查综合分析判断。临床约 30% 肝癌病人 AFP 不升高，应检测 AFP 异质体，如为阳性，有助于诊断。

（2）血液酶学及其他肿瘤标志物检查：血清碱性磷酸酶、γ-谷氨酰转肽酶、乳酸脱氢酶的某些同工异构酶等可能升高，但缺乏特异性，早期病人阳性率极低。大多数胆管细胞癌病人 AFP 正常，部分病人癌胚抗原（CEA）或糖链抗原（CA19-9）升高。

**2. 影像学检查**

（1）腹部超声：可显示肿瘤的部位、大小、形态以及肝静脉或门静脉内有无癌栓，诊断符合率可达 90% 左右，并且具有操作简便、无创和在短期内可重复检查等优点。腹部超声联合血清 AFP 是肝癌筛查与监测的重要方法。超声造影可进一步提高肝癌诊断率，并可发现小于 1.0cm 的微小肝癌。

（2）CT 和 MRI：CT 和 MRI 是诊断肝癌及临床分期的最重要方法。CT 分辨率较高，诊断符合率高达 90% 以上；CT 动态扫描与动脉造影相结合的 CT 血管造影（CTA），可提高微小肝癌的检出率；多排螺旋 CT、三维 CT 成像能提高分辨率和定位的精准性。MRI 诊断价值与 CT 相仿，对良、恶性肝内占位病变，特别是对血管瘤的鉴别优于 CT，肝静脉、门静脉、下腔静脉和胆道重建成像可显示这些管腔内有无癌栓。

（3）肝动脉造影：诊断肝癌准确率达 95% 左右，对血管丰富的癌肿，其分辨率低限约 0.5cm。因其是创伤性检查，只在必要时考虑采用。

**3. 肝穿刺活组织检查**　超声引导下肝穿刺活检，找到肿瘤细胞即可确诊。对诊断困难或不适宜手术者，为指导下一步治疗，可做此项检查。如不能排除肝血管瘤，应禁止采用。

**4. 腹腔镜检查**　肿瘤位于肝表面，经过各种检查仍不能确诊者，可行腹腔镜探查。

### 【处理原则】

早期诊断、早期采用以手术切除为主的综合治疗，是提高肝癌长期治疗效果的关键。

**1. 非手术治疗**

（1）放射治疗：适用于小肝癌不宜手术或不愿手术者、联合介入栓塞治疗者、肝移植前桥接治疗者、中央型肝癌手术后窄切缘及切缘阳性者、门静脉/下腔静脉癌栓者、肝外转移的病人。

（2）全身治疗：根据 Child-Pugh 分级，合理采用系统化疗、中医中药治疗、免疫治疗、靶向治疗、最佳支持治疗、舒缓治疗等。

**2. 介入治疗**　经动脉化疗栓塞（transarterial chemoembolization，TACE）即经皮穿刺股动脉插管，将化疗药物与栓塞剂（如碘油）经肝癌供血动脉支混合注入，在栓塞肿瘤供血动脉的同时，使化疗药物在肿瘤组织局部持续、缓慢释放，进一步杀伤肿瘤。目前是公认的肝癌非手术治疗中常用的方法之一，用于不可切除的肝癌或肝癌切除术后的辅助治疗。对不能一期手术切除的巨大肝癌，经此方法治疗后肿瘤缩小，部分病人可获得手术切除机会。超声引导下经皮穿刺肿瘤行微波、射频、冷冻或经皮无水乙醇注射（percutaneous ethanol injection，PEI）等治疗，适用于瘤体较小又不能或不宜手术的肝癌，也可在术中应用或术后用于治疗转移、复发瘤。

**3. 手术治疗**

（1）部分肝切除：目前是治疗肝癌首选和最有效的方法。

　　1）适应证：①无明显心、肺、肾等重要脏器器质性病变。②Child-Pugh 分级属 A 级；或 B 级，经短期护肝治疗后肝功能恢复到 A 级；有条件的医院，术前可做吲哚菁绿（indocyanine green，ICG）清除试验。③无肝外多处转移。④评估肝切除后残肝体积，手术后足够维持肝功能。

### 知 识 拓 展

#### 吲哚菁绿清除试验评估肝储备功能的应用价值

　　常规肝功能指标的检测不能充分反映肝储备功能的实际状况。ICG 是一种色素，静脉注入后选择性地被肝细胞摄取，再逐步排入胆汁中，不经肾脏排泄，不参与肠肝循环，也不能回流到肝淋巴系统。ICG 清除试验能反映肝脏摄取、处理和排泄 ICG 的全过程，可有效评价肝储备功能。因其具有微创、简便、快速的特点，临床应用日益增多，是反映肝功能储备的理想指标。

　　ICG 检测仪可根据病人身高、体质量及静脉血红蛋白值自动计算出 ICG15min 滞留率（ICG retention rate at 15 minutes，ICG-R15）、有效肝血流量和 ICG 血浆清除率。其中 ICG-R15 是临床最常用来衡量肝损伤程度的指标。ICG-R15<10% 表明肝功能良好，储备功能基本健全；15%<ICG-R15≤30% 提示肝细胞已有轻到中度损伤；ICG-R15>30% 反映肝细胞受损严重，这时的肝储备功能较差，有效肝细胞数量严重不足。

　　2）手术方式选择

　　下述情况可做根治性肝切除：①单发的微小肝癌和小肝癌。②单发的向肝外生长的大肝癌或巨大肝癌，受肿瘤破坏的肝组织少于 30%，肿瘤包膜完整，周围界限清楚。③多发肿瘤，但肿瘤结节少于 3 个，且局限在肝的一段或一叶内。

　　下述情况可做姑息性肝切除：①3~5 个多发性肿瘤，局限于相邻 2~3 个肝段或半肝内，影像学显示无瘤肝组织明显代偿性增大，达全肝的 50% 以上；如肿瘤分散，可分别作局限性切除。②左半肝或右半肝的大肝癌或巨大肝癌，边界较清楚，第一、二肝门未受侵犯，影像学显示无瘤侧肝代偿性增大明显，达全肝组织的 50% 以上。③位于肝中央区（肝中叶，或 Ⅳ、Ⅴ、Ⅵ、Ⅷ 段）的大或巨大肝癌，无瘤肝组织明显代偿性增大，达全肝的 50% 以上。④Ⅰ 段大肝癌或巨大肝癌。⑤肝门部有淋巴结转移者，如原发肝肿瘤可切除，应作肿瘤切除，同时进行肝门部淋巴结清扫；淋巴结难以清扫者，术后可进行放射治疗。⑥周围脏器（结肠、胃、膈肌或右上肾腺等）受侵犯，如原发肿瘤可切除，应连同受侵犯脏器一起切除；远处脏器单发转移性肿瘤（如单发肺转移），可同时作原发性肝癌切除和转移癌切除术。

　　肝癌合并胆管癌栓、门静脉癌栓和/或腔静脉癌栓时，如癌栓形成时间不长，病人一般情况允许，原发肿瘤可切除，应施行肝切除和癌栓取出术。

　　伴有中、重度脾功能亢进和食管胃底静脉曲张的小肝癌病人，切除肿瘤同时切除脾，重度曲张者需作断流术。

　　（2）肝移植：鉴于供肝匮乏和治疗费用昂贵，原则上选择 Child-Pugh 分级 C 级的小肝癌病例行肝移植。国际上大多按照米兰标准选择肝癌病人行肝移植。米兰标准：单一癌灶直径≤5cm；或多发癌灶数目≤3 个，且最大直径≤3cm；此外肿瘤无肝内大血管侵犯及远处转移。

【护理评估】

（一）术前评估

**1. 健康史**

（1）一般情况：包括年龄、性别、婚姻和职业，是否居住于肝癌高发区。

（2）疼痛情况：评估疼痛发生的诱因、时间、部位、性质和程度，与体位有无关系，是否在夜间或劳累时加重，有无牵涉痛。

（3）既往史：了解有无其他部位的癌肿和手术治疗史；有无肝炎、肝硬化和其他系统伴随疾病等；有无长期进食霉变食物、亚硝胺类致癌物等。有无用（服）药史、过敏史等。

（4）家族史：了解家族中有无肝癌和其他肿瘤病人。

**2. 身体状况**

（1）症状与体征：评估肝脏大小，有无肝区压痛、上腹部肿块等；肿块的大小、部位、质地、表面是否光滑；有无肝浊音界上移、黄疸、腹水等；有无食欲减退、嗳气、腹胀等消化道症状；有无消瘦、乏力等恶病质表现；有无肝性脑病、上消化道出血及各种感染。

（2）辅助检查：了解 AFP 水平、血清酶谱、肝功能、其他重要脏器功能等检查结果；超声、CT、MRI 等检查有无肝占位；肝穿刺活检组织检查或腹腔镜探查结果。

**3. 心理-社会状况**　　了解病人对疾病本身、治疗方案、疾病预后、相关康复知识的了解程度；对疾病、相关治疗及其并发症、疾病预后等所产生的焦虑程度。了解家属对病人的关心、支持程度，家庭的经济承受能力。

**（二）术后评估**

**1. 术中情况**　　了解手术、麻醉方式与效果、病变组织切除情况、术中出血、补液、输血等。

**2. 身体状况**　　评估生命体征、意识、血氧饱和度、尿量、末梢循环等。观察腹部与伤口情况，伤口敷料渗液、渗血情况，各引流管是否通畅，引流液的量、颜色与性状等。有无出血、感染、肝性脑病、膈下积液及脓肿等并发症出现。

**3. 心理-社会状况**　　了解病人是否存在紧张、焦虑，对术后康复有无信心及配合度，对出院后的继续治疗是否清楚。

**【常见护理诊断/问题】**

1. **疼痛**　与肿瘤迅速生长导致肝包膜张力增加或手术、介入治疗、放射治疗后的不适有关。

2. **营养失调：低于机体需要量**　与食欲减退、胃肠功能紊乱、放射治疗和化学治疗引起的胃肠道不良反应、肿瘤消耗、手术创伤等有关。

3. **焦虑**　与担心手术、疼痛、疾病的预后等因素有关。

4. **潜在并发症**：出血、感染、肝性脑病、膈下积液等。

**【护理目标】**

1. 病人疼痛减轻或缓解。

2. 病人营养状况改善。

3. 病人焦虑减轻或消失。

4. 病人未发生并发症，或并发症能得到及时发现和处理。

**【护理措施】**

**（一）术前护理**

1. **疼痛护理**　评估疼痛发生的诱因、时间、部位、性质和程度。遵医嘱按照癌症疼痛三阶梯镇痛原则给予镇痛药物，并观察药物疗效及不良反应。指导病人控制疼痛和分散注意力的方法。

2. **改善营养状况**　术前应行全面的营养风险筛查。对于营养不良病人首选肠内营养；宜采用高蛋白、高热量、高维生素、易消化饮食，少量多餐。合并肝硬化有肝功能损害者，应适当限制蛋白质摄入。必要时可给予肠外营养支持，输血浆或白蛋白等，以改善贫血、纠正低蛋白血症，提高机体抵抗力。

3. **护肝治疗**　评估病人肝功能状态，并予护肝、抗病毒治疗，调节肝功能至可耐受手术。嘱病人保证充分睡眠和休息，禁酒。遵医嘱给予支链氨基酸治疗，避免使用肝毒性药物；使用药物期间，应动

Note:

态监测肝功能或其他指标。

4. **维持体液平衡** 对肝功能不良伴腹水者,严格控制水、钠盐的摄入量。遵医嘱合理补液与利尿,注意纠正低钾血症等水、电解质失调。准确记录 24h 出入量。定期观察、记录体重及腹围变化。

5. **预防出血** ①多数肝癌合并肝硬化病人,术前 3d 开始给予维生素 $K_1$,适当补充血浆和凝血因子,改善凝血功能,预防术中、术后出血。②尽量避免剧烈咳嗽、用力排便等使腹压骤升的动作,避免外伤,避免进食干硬食物等,以免导致癌肿破裂出血或食管胃底静脉曲张破裂出血。③应用 $H_2$ 受体阻断剂,预防应激性溃疡出血。④密切观察腹部体征,若病人突发腹痛,伴腹膜刺激征,应高度怀疑癌肿破裂出血,及时通知医师,积极抢救,做好急诊手术的各项准备。⑤对不能手术的晚期病人,采用补液、输血、应用止血剂、支持治疗等综合性方法。

6. **心理护理** 肝癌病人因长期罹患乙肝和肝硬化心理压力已较大,再加上肝癌的诊断,对病人和家庭都是巨大的打击。疏导、安慰病人,鼓励病人及家属说出感受和关心的问题,耐心解释各种治疗、护理知识。尊重、同情、理解病人的悲痛,提供一种开放式的支持环境,与家属共同讨论制订诊疗措施,鼓励家属与病人多沟通交流。

7. **术前准备** 对需要行手术治疗的病人,除做好以上护理措施和常规腹部手术术前准备外,根据手术大小准备充足的全血和血浆,做好术中物品准备等。

（二）术后护理

1. **体位** 清醒且血压稳定者,取半卧位,指导病人有节律地深呼吸,达到放松和减轻疼痛的效果。

2. **病情观察** 观察生命体征、意识、尿量,全身皮肤黏膜有无出血点,有无发绀及黄疸等。观察伤口渗血、渗液情况。观察有无腹痛、腹胀及腹膜刺激征。观察引流液的颜色、性状及量。

3. **营养支持** 禁食,胃肠减压,遵医嘱静脉输入葡萄糖、适量胰岛素以及维生素 B、维生素 C、维生素 K 等,待肠蠕动恢复后逐步给予流质、半流质、软食、普食,注意观察有无腹胀、阵发性腹痛、腹泻等。术后 2 周应补充适量白蛋白和血浆,提高机体抵抗力。广泛肝切除术后,可使用肠内和/或肠外营养支持。

4. **并发症护理**

（1）出血:是肝切除术后常见的并发症之一。

1）原因:多由凝血机制障碍、腹内压力增高及手术缝合不佳引起。

2）表现:主要是失血性休克的表现,鲜红色血性引流液增多。

3）护理:重在预防和控制出血,措施包括:①病情观察:密切、动态观察病人的生命体征变化;严密观察引流液的量、性状和颜色,手术后当日可从肝周引出血性液体 100~300ml,若血性液体增多,应警惕腹腔内出血。②预防:术后病人血压平稳,取半卧位;术后 1~2d 应卧床休息,避免剧烈咳嗽和打喷嚏等,以防止术后肝断面出血;保持引流管引流通畅。③处理:若明确为凝血机制障碍性出血,遵医嘱给予凝血酶原复合物、纤维蛋白原,输新鲜血,纠正低蛋白血症;若短期内或持续引流较大量血性液体,或经输血、输液等对症治疗后,病人血压、脉搏仍不稳定时,应做好再次手术止血的准备。

（2）膈下积液及脓肿:是肝切除术后严重并发症之一,多发生在术后 1 周左右。

1）原因:术后引流不畅或引流管拔除过早,使残肝旁积液、积血,或肝断面坏死组织及渗漏胆汁积聚造成膈下积液,如继发感染则形成膈下脓肿。

2）表现:病人术后体温正常后再度升高,或术后体温持续不降,同时伴有上腹部或右季肋部胀痛、呃逆、脉速、白细胞计数增多,中性粒细胞比值达 90% 以上,应疑有膈下积液或膈下脓肿,B 超等影像学检查可明确诊断。

3）护理:①妥善固定引流管,保持引流通畅,避免受压、扭曲和折叠;定期更换引流袋,严格无菌操作;观察引流液的颜色、性状及量;若引流量逐日减少,一般在手术后 3~5d 拔除引流管;对经胸手术放置胸腔引流管者,应按胸腔闭式引流的护理要求进行护理。②严密观察体温变化,高热者给予物理降温,必要时药物降温,鼓励病人多饮水。③若已形成膈下脓肿,协助医师行超声引导下穿刺抽脓或置管引流,后者应加强冲洗和吸引护理;病人取半坐位,以利于呼吸和引流。④遵医嘱及时使用抗生素。⑤加强营养支持。

（3）胆汁漏

1）原因:因肝断面小胆管渗漏或胆管结扎线脱落、胆管损伤所致。

2）表现:病人出现腹痛、发热和腹膜刺激征,切口有胆汁渗出和/或腹腔引流液含胆汁。

3）护理:如怀疑胆汁漏,及时通知医师。保持引流通畅,注意观察引流液的量与性质变化。如发生局部积液,应尽早行超声引导下穿刺置管引流。

（4）肝性脑病

1）原因:肝解毒功能降低和/或手术创伤易致肝性脑病。

2）表现:病人出现性格行为变化,如欣快感、表情淡漠或扑翼样震颤等前驱症状,应警惕发生肝性脑病。

3）护理:①注意观察病人有无肝性脑病的早期症状,一旦出现及时通知医师。②半肝以上切除者,需间歇吸氧3~4d,以提高氧的供给,保护肝功能。③避免肝性脑病的诱因,如上消化道出血、高蛋白饮食、感染、便秘、应用麻醉剂、镇静催眠药等。④禁用肥皂水灌肠,可用生理盐水或弱酸性溶液(如食醋1~2ml加入生理盐水100ml),使肠道pH保持酸性。⑤口服新霉素,抑制肠道细菌繁殖,减少氨的产生。⑥使用降血氨药物,如谷氨酸钾或谷氨酸钠静脉滴注。⑦给予富含支链氨基酸的制剂或溶液,纠正支链/芳香氨基酸的比例失调。⑧限制蛋白质摄入,减少血氨的来源。⑨便秘者可口服乳果糖,促使肠道内氨的排出。

（三）介入治疗护理

1. 介入治疗前准备　注意各项检查结果,判断有无禁忌证。向病人解释介入治疗(以TACE为例)的目的、方法及治疗的重要性和优点,帮助病人缓解紧张、焦虑心理。术前6h禁食,训练床上大小便,穿刺区行皮肤准备,建立静脉通道,备好所需物品及药品。

2. 介入治疗后护理

（1）预防出血:拔管前注意病人血压的变化和纠正,拔管后压迫穿刺部位15min,再局部加压包扎,沙袋压迫6~8h。病人取平卧位,穿刺侧肢体伸直制动6h,绝对卧床24h,防止穿刺处出血。严密观察穿刺侧肢端皮肤的颜色、温度及足背动脉搏动,注意穿刺点有无出血现象。

（2）导管护理:妥善固定和维护导管。严格遵守无菌原则,每次注药前消毒导管,注药后用无菌纱布包扎,防止逆行感染。注药后用肝素稀释液冲洗导管以防导管堵塞。

（3）栓塞后综合征护理:TACE术后常见的并发症,表现为发热、恶心、呕吐、肝区疼痛、腹胀、厌食等。护理措施包括:①若体温高于38.5℃,给予物理和/或药物降温。②恶心、呕吐为化学治疗药物的反应,可给予甲氧氯普胺等。③肝区疼痛多因栓塞部位缺血坏死、肝体积增大、包膜紧张所致,可按照癌症疼痛三阶梯镇痛疗法予以镇痛。④当白细胞计数低于$4×10^9/L$时,暂停化学治疗并应用升白细胞药物。⑤嘱病人大量饮水,减轻化学治疗药物对肾的毒副作用,观察排尿情况。

（4）并发症的护理:观察生命体征和腹部体征,因胃、胆、胰、脾动脉栓塞而出现上消化道出血及胆囊坏死等并发症时,及时通知医师并协助处理。肝动脉栓塞化学治疗可造成肝细胞坏死,加重肝功能损害,注意观察病人的意识、黄疸程度,注意补充高糖、高能量营养素,积极给予护肝治疗,防止肝衰竭。

（四）健康教育

1. 疾病指导　注意防治肝炎,不吃霉变食物。有肝炎、肝硬化病史者和肝癌高发地区人群定期做AFP检测或超声检查,以早期发现。

2. 心理护理　帮助病人及家属缓解紧张、焦虑心理,配合医师主动参与治疗。给予晚期病人精神上的支持和关怀,鼓励病人和家属共同面对疾病,让病人平静、舒适、有尊严地度过生命的最后历程。

Note:

3. **饮食指导**　多食高热量、优质蛋白质、富含维生素和纤维素的食物。食物以清淡、易消化为宜。若有腹水、水肿,应控制水和钠盐的摄入量。

4. **复诊指导**　肝癌根治性治疗后,2 年内间隔 3 个月常规监测 1 次,采用增强 CT 或 MRI 检查可发现肝癌早期复发转移。超过 2 年,间隔 6 个月常规监测 1 次。若病人出现水肿、体重减轻、出血倾向、黄疸和乏力等症状,及时就诊。

### 知 识 拓 展

#### 《原发性肝癌的分层筛查与监测指南（2020 版）》概述

中国原发性肝癌(简称肝癌)年龄调整发病率呈逐年下降趋势,但肝癌发病人数占全球 55%,肝癌所导致的疾病负担仍呈上升趋势,病人 5 年生存率无显著性提高。科学地确定肝癌高危人群、制订分层的监测方案,是早发现、早诊断和提高肝癌总体生存率最关键的环节。《原发性肝癌的分层筛查与监测指南(2020 版)》推荐了适合临床实践的低危、中危、高危和极高危 4 个层次的肝癌风险人群辨识特征。对于肝癌极高危人群,3 个月 1 次常规监测,6~12 个月增强 CT 或 MRI 检查 1 次,以提高早期肝癌诊断率和降低监测成本;对于肝癌高危人群,6 个月 1 次腹部超声联合血清甲胎蛋白监测(常规监测);对于低中危人群,肝癌年发生率低,可延长监测间隔为 1 年或以上。

【护理评价】

通过治疗与护理,病人是否:①疼痛减轻或缓解;②营养状况改善;③情绪稳定,能正确面对疾病、手术和预后;④并发症得以预防,或得到及时发现和处理。

## 二、继发性肝癌

继发性肝癌(secondary hepatic cancer)是人体其他部位的恶性肿瘤转移至肝而发生的肿瘤,又称转移性肝癌(metastatic hepatic cancer)。原发癌主要(57%)为结、直肠癌,胃癌,胰腺癌和胃、肠平滑肌肉瘤等;肺癌、乳腺癌、肾癌、宫颈癌、卵巢癌、前列腺癌、头颈部肿瘤等也可发生肝转移。原发癌转移到肝的主要途径为经门静脉、肝动脉、淋巴回流和直接蔓延 4 种。继发性肝癌可以是单个或多个结节,弥漫性更多见。转移性肝癌很少伴有肝硬化,而肝硬化也较少发生转移癌。

【分类】

根据原发癌与转移性肝癌发生的时间关系,可将转移性肝癌分为 3 类:①早发类:转移性肝癌先被发现,之后才发现原发癌。②同步类:原发癌和转移性肝癌同时被发现。③迟发类:发现原发癌数月或数年后才发生肝转移。

【临床表现】

常以原发癌所引起的症状和体征为主要表现,并有肝区痛。转移性肝癌较小时,一般无症状,往往在影像学检查或剖腹探查时被发现。随着转移瘤增大,病人可出现上腹或肝区不适或隐痛。病情加重时,可出现乏力、食欲减退、体重减轻、发热等。晚期病人可出现贫血、黄疸和腹水等。体检可发现肝大,有时可触及质地坚硬有触痛的癌结节。

【辅助检查】

1. **实验室检查**　AFP 升高者较少,CEA、CA19-9、CA125 等对消化系统、肺、卵巢等器官的肝转移有诊断价值。

Note:

2. **影像学检查**　超声、CT、MRI、PET-CT、肝动脉造影等影像学检查有重要诊断价值,并能判断病变部位、数目、大小。CT 典型的转移瘤影像,可见"牛眼征"。

【处理原则】

肝切除是治疗转移性肝癌最有效的办法,同时根据病人情况及原发癌病理性质,行综合治疗。

如为单发转移癌或癌肿局限在半肝内,而原发癌可切除,应在切除原发癌的同时切除肝转移癌。手术原则为:完全切除肿瘤(切缘距肿瘤>1cm),最大限度保留健康肝组织。对不能切除的转移性肝癌,根据病人全身及原发癌情况,可采用区域灌注化疗、微波固化、射频消融、冷冻等局部治疗。

【护理措施】

参见本节中原发性肝癌病人的护理。

# 第三节　肝　脓　肿

肝脓肿(liver abscess)是肝受感染后形成的脓肿,属于继发性感染性疾病。根据病原的不同可分为细菌性肝脓肿和阿米巴性肝脓肿。

## 一、细菌性肝脓肿

细菌性肝脓肿(bacterial liver abscess)指化脓性细菌引起的肝内化脓性感染,又称化脓性肝脓肿(pyogenic liver abscess),以男性多见,中年病人约占 70%,有基础性疾病,特别是糖尿病病人,为高发人群。

【病因】

肝脏有门静脉和肝动脉双重血液供应,通过胆道与肠道相通,全身细菌性感染,特别是腹腔内感染时,细菌可侵入肝,如病人抵抗力弱,可发生肝脓肿。细菌性肝脓肿的致病菌常为肺炎克雷伯菌、大肠埃希菌、厌氧链球菌、葡萄球菌等。

病原菌侵入肝的途径如下:①胆道:胆囊炎、胆管炎及各种原因引起的胆道系统感染,细菌沿着胆管上升,是引起细菌性肝脓肿的主要原因。②门静脉:腹腔感染、肠道感染等,细菌可突破肠道屏障经门静脉入肝。③肝动脉:体内任何部位的化脓性病变,如细菌性心内膜炎、肺炎等,当并发菌血症时,细菌可经肝动脉侵入肝。④肝毗邻器官或组织存在感染病灶,如胃十二指肠穿孔、膈下脓肿等,细菌可循淋巴系统侵入或直接扩散感染至肝。⑤开放性肝损伤时,细菌可直接经伤口侵入肝引起感染,形成脓肿。⑥一些肝脓肿的病因难以确定,称为隐源性肝脓肿(cryptogenic liver abscess),可能与肝内已存在隐匿病变有关。

【病理生理】

细菌侵入肝后,引起局部炎症改变,形成单个或多个小脓肿。经抗感染治疗,小脓肿多能吸收消失;如感染继续扩散,多个小的脓肿则可融合成一个或数个较大的肝脓肿。肝血运丰富,在脓肿形成发展过程中,大量毒素吸收可呈现较严重的毒血症。当脓肿进入慢性期,脓腔周边肉芽组织增生、纤维化,肝脓肿亦可向膈下、腹腔或胸腔穿破导致严重的感染并发症。

【临床表现】

1. **症状**
（1）寒战、高热:是最常见的症状,体温可高达 39～40℃,热型为弛张热。

（2）肝区疼痛：呈持续性钝痛或胀痛，多系肝大、肝包膜急性膨胀和炎性渗出物的局部刺激所致。若炎症刺激横膈或向胸部扩散，亦可出现右肩放射痛或胸痛等。

（3）消化道及全身症状：主要表现为恶心、呕吐、食欲减退、乏力等，也可有腹泻、腹胀、呃逆等症状。如炎症累及胸部可致刺激性咳嗽或呼吸困难等。

2. **体征**　肝区压痛和肝大最为常见。右下胸部和肝区可有叩击痛，肿大的肝脏有压痛。脓肿巨大时，右季肋部呈饱满状态，甚至可见局限性隆起，局部皮肤可出现红肿、皮温升高。若能触及肿大的肝脏或肝内波动性肿块，可伴有右上腹肌紧张和局部明显触痛。

## 【辅助检查】

1. **实验室检查**　白细胞计数和中性粒细胞比值明显升高，血清转氨酶升高。

2. **影像学检查**

（1）X线检查：有时可见肝阴影增大，右侧横膈抬高，可伴有反应性胸膜炎或胸腔积液。

（2）腹部超声：作为首选检查方法，可明确脓肿部位、大小，诊断符合率在96%以上。超声显示肝内混合性病变或液性无回声暗区，内可见分隔，脓肿壁厚呈高回声，内壁不光滑，病变后方回声增强；超声造影示病灶周边及分隔增强，表现为"黑洞征"。

（3）CT、MRI：CT易显示多发小脓肿；MRI对存在可疑胆道疾病的诊断价值较大。

3. **诊断性肝穿刺**　必要时可在肝区压痛最剧烈处或在超声引导下施行诊断性穿刺，抽出脓液即可确诊，脓液送细菌培养。

## 【处理原则】

细菌性肝脓肿必须早期诊断，积极治疗。

1. **非手术治疗**　适用于急性期尚未局限的肝脓肿和多发性小脓肿。

（1）支持治疗：给予充分营养支持，纠正水、电解质、酸碱平衡失调，必要时多次小量输血和血浆，纠正低蛋白血症，增强机体抵抗力。

（2）抗生素治疗：大剂量、足疗程、联合应用抗生素。在未确定病原菌以前，可经验性选用广谱抗生素，常为三代头孢联合应用甲硝唑，或者氨苄西林、氨基糖苷类联合应用甲硝唑。再根据脓液或血液细菌培养、药物敏感试验结果选用敏感抗生素。

（3）中医中药治疗：多与抗生素和手术治疗配合应用，以清热解毒为主，可根据病情选用柴胡解毒汤等方剂。

2. **手术治疗**

（1）经皮肝穿刺脓肿置管引流术：适用于直径在3~5cm的单个脓肿。在超声引导下行穿刺抽尽脓液并冲洗，也可置管引流。术后可用等渗盐水缓慢冲洗脓腔和注入抗生素药液。待引流管无脓液引出，病人一般情况好转，冲洗液体变清亮，超声检查脓腔直径约<2cm，即可拔管。

（2）脓肿切开引流术：适用于较大的脓肿，分隔较多；已穿破胸腔或腹腔；胆源性肝脓肿；慢性肝脓肿。常用手术方式为经腹腔镜切开引流，适用于多数病人，但手术中应注意用纱布妥善隔离保护腹腔和周围脏器，避免脓液污染，脓腔内置多孔橡胶管引流。如脓肿已向胸腔穿破者，应同时引流胸腔。胆道感染引起的肝脓肿，应同时引流胆道。血源性肝脓肿，应积极治疗原发感染灶。

（3）肝叶切除术：适用于慢性厚壁肝脓肿切开引流术后长期不愈或肝内胆管结石合并左外叶多发性肝脓肿且该肝叶功能丧失者。

## 【护理措施】

（一）非手术治疗的护理/术前护理

1. **病情观察**　加强生命体征、腹部及胸部症状与体征的观察，注意有无脓肿破溃引起的腹膜炎、膈下脓肿、胸腔内感染、心脏压塞等并发症。肝脓肿若继发脓毒血症、急性化脓性胆管炎、心脏压塞时，可危及生命，应立即抢救。

**2. 高热护理**

（1）保持病室内温湿度适宜：维持室温在18~22℃，湿度在50%~60%，定时通风，保持空气清新。

（2）加强观察，保持舒适：动态观察体温，病人发生寒战后或体温高于39℃时，应每2h监测体温一次，并适时抽血做血培养。根据病人情况，给予物理和/或药物降温，降温过程中注意保暖，观察出汗情况及有无因大量出汗引起虚脱或高热惊厥等并发症，及时更换汗湿的衣裤和床单，保持清洁和舒适。

（3）增加摄水量：除须控制入水量者，高热病人每日至少摄入2 000ml液体，以防高渗性脱水。口服液体不足者，注意加强静脉补液、补钠，纠正体液失衡。

**3. 用药护理**　遵医嘱尽早使用抗生素，把握给药间隔时间与药物配伍禁忌，观察药物疗效与不良反应。长期应用抗生素者，应注意观察口腔黏膜，及有无腹泻、腹胀等，警惕假膜性肠炎及继发双重感染，必要时作咽拭子等检查。

**4. 营养支持**　鼓励病人多食高蛋白、高热量、富含维生素和膳食纤维的食物。保证足够的液体摄入量。贫血、低蛋白血症者应输注血液制品。营养不良者，给予肠内和/或肠外营养支持。

（二）术后护理

**1. 病情观察**　严密监测生命体征、腹痛与腹部体征，注意观察有无脓液流入腹腔和出血等表现。位置较高的肝脓肿穿刺后注意观察呼吸、胸痛和胸部体征，以防发生气胸、脓胸等并发症。观察发热、肝区疼痛等肝脓肿症状及改善情况，适时复查超声，了解脓肿好转情况。

**2. 引流管护理**　妥善固定，保持通畅，严格无菌，定期更换引流袋。术后早期一般不冲洗脓腔，以免脓液流入腹腔。术后1周左右开始冲洗脓腔，每日用生理盐水或含甲硝唑氯化钠注射液多次或持续冲洗脓腔。观察和记录脓腔引流液的颜色、性状和量，如脓液引流量<10ml/d时，可逐步退出并拔除引流管，适时换药，直至脓腔闭合。记录24h出入量。

**3. 并发症的护理**　注意观察术后有无腹腔创面出血、胆汁漏。右肝后叶、膈顶部脓肿引流时，观察有无损伤膈肌或误入胸腔。

（三）健康教育

**1. 饮食指导**　多食高热量、高蛋白、富含维生素和纤维素的食物，多饮水，增强抵抗力。

**2. 疾病知识**　向病人及家属讲解本病的病因、临床表现等知识，提高其自我护理能力，并缓解焦虑心理。

**3. 复诊指导**　遵医嘱服药，不擅自改变剂量或停药。若出现发热、肝区疼痛等症状，及时就诊。

## 二、阿米巴性肝脓肿

阿米巴性肝脓肿（amebic liver abscess）是肠道阿米巴感染的并发症。该病发生率为1.8%~20%，其中70%~95%为男性，年龄多在30~50岁，约半数在肠阿米巴急性期并发。

【病因与病理】

阿米巴原虫从结肠溃疡处肠壁小静脉经门静脉、淋巴管或直接侵入肝内。进入肝脏的滋养体可能被消灭，也可能阻塞门静脉小分支末梢引起缺血性肝细胞坏死，还能产生溶组织酶溶解肝组织而形成脓肿。阿米巴性肝脓肿常见于肝右叶顶部，多为单发性，容积较大，有时达1 000~2 000ml。

【临床表现】

细菌性肝脓肿与阿米巴性肝脓肿的鉴别见表30-2。

Note：

表30-2 细菌性肝脓肿与阿米巴性肝脓肿的鉴别

| | 细菌性肝脓肿 | 阿米巴性肝脓肿 |
|---|---|---|
| 病史 | 继发于胆道感染或其他化脓性疾病 | 继发于阿米巴痢疾 |
| 症状 | 病情急骤严重,全身脓毒症,症状明显,伴寒战、高热 | 起病较缓慢,病程较长,可有高热或不规则发热、盗汗 |
| 体征 | 肝大常不显著,多无局限性隆起 | 肝大显著,可有局限性隆起 |
| 血液检查 | 白细胞计数及中性粒细胞比值明显增加 | 白细胞计数可增加,血清学阿米巴抗体检测阳性 |
| 血培养 | 血液细菌培养可阳性 | 若无继发细菌感染,血液细菌培养阴性 |
| 大便检查 | 无特殊表现 | 部分病人可找到阿米巴滋养体 |
| 脓液 | 多为黄白色脓液、恶臭,涂片和培养可发现细菌 | 大多为棕褐色脓液、无臭味,镜检有时可找到阿米巴滋养体;若无混合感染,涂片和培养无细菌 |
| 诊断性治疗 | 抗阿米巴治疗无效 | 抗阿米巴治疗有效 |
| 脓肿 | 较小,常为多发性 | 较大,多为单发,多见于肝右叶 |

【辅助检查】

血白细胞计数可增加,血液细菌培养阴性。血清学阿米巴抗体检测阳性。部分病人粪检可找到阿米巴滋养体。肝穿刺脓液大多为棕褐色,无臭味,镜检有时可找到阿米巴滋养体。

【处理原则】

1. **非手术治疗** 主要采用甲硝唑、氯喹、依米丁、环丙沙星等抗阿米巴药物治疗,必要时超声定位穿刺抽脓及全身营养支持疗法。较小的脓肿一般可经非手术治疗治愈。合并细菌感染者尽早使用抗生素。

2. **手术治疗**

(1)经皮肝穿刺置管闭式引流术:适用于病情较重、脓腔较大,有穿破危险者,或经抗阿米巴治疗及多次穿刺吸脓而脓腔未见缩小者。术后应严格保持无菌,以免继发细菌感染。

(2)切开引流:适用于经抗阿米巴治疗及穿刺引流后仍高热不退者;脓肿伴继发细菌感染,经穿刺引流及药物治疗不能控制者;脓肿已穿破入胸腹腔并发脓胸和腹膜炎。切开后采用持续负压闭式引流。

【护理措施】

1. **饮食护理** 鼓励病人进食营养丰富的食物,多饮水。
2. **用药护理** 遵医嘱使用抗阿米巴药物,注意观察药物疗效及不良反应。高热经物理降温仍不能控制体温者,遵医嘱予以药物降温。
3. **病情观察** 密切观察病情变化,及时发现继发细菌感染征象。
4. **引流管的护理** 做好脓腔引流护理,严格无菌操作,防止继发细菌感染。
5. **其他护理措施** 参见本节中细菌性肝脓肿病人的护理。

(韩 媛)

Note:

## 思 考 题

1. 马先生,50 岁,因右季肋部痛 3 个月,食欲减退、乏力、消瘦、低热 2 周入院。体格检查:一般情况可,巩膜无黄染,腹平软,右肋缘下可扪及一 4cm×5cm 大小、质硬、表面结节感、轻压痛的肿块;脾肋下可及。辅助检查:CT 示右肝后叶占位,肝硬化,脾大;肝功能 Child-Pugh A 级,HBsAg(+),AFP 600ng/ml。入院诊断:右肝癌;肝炎后肝硬化失代偿期,门静脉高压症,脾大伴脾功能亢进。拟行手术治疗。

请问:

(1) 该病人术前需要做哪些准备?

(2) 该病人目前主要的护理诊断/问题是什么?

(3) 针对以上护理诊断/问题,应如何进行护理?

2. 曲女士,40 岁,因肝区隐痛伴消瘦、乏力 2 个月入院。既往有慢性乙型肝炎史 10 年。体格检查:巩膜轻微黄染,腹平软,移动性浊音(+)。辅助检查:CT 示左右肝内多个占位,最大者 8cm×10cm,肝硬化,脾大。初步诊断:原发性肝癌;肝炎后肝硬化失代偿期,脾大伴脾功能亢进。拟行肝动脉化学栓塞治疗。入院第 2d,病人突发右上腹剧烈疼痛,并扩散至下腹部,伴腹胀、面色苍白,血压 85/58mmHg,脉搏 110 次/min,呼吸 28 次/min,体温 37.3℃。

请问:

(1) 该病人目前主要的护理诊断/问题是什么?

(2) 病人出现该问题的可能原因是什么? 应如何预防和护理?

(3) 病人经过保守治疗,腹痛缓解,血压恢复正常,但又出现神志不清,应如何护理?

3. 白女士,45 岁,因右上腹痛伴寒战、高热 10d 入院。既往有胆石症 5 年。体格检查:急性病容,巩膜轻度黄染,右上腹压痛,肝大,肝区叩击痛明显。实验室检查:白细胞计数 $20×10^9/L$,中性粒细胞比值 90%。超声检查显示胆总管结石,左肝内可见 5cm×4cm 液性无回声暗区。

请问:

(1) 该病人目前主要的护理诊断/问题是什么?

(2) 针对以上护理诊断/问题,应如何进行护理?

NURSING

## 第三十一章

# 胆道疾病病人的护理

31章　数字内容

---

学 习 目 标

知识目标：

1. 掌握胆石症、胆道感染的临床表现、处理原则和围术期护理。

2. 熟悉胆道疾病特殊检查的护理要点；熟悉胆石症、胆道感染的病因、病理生理和辅助检查。

3. 了解胆石症、胆道感染、胆道肿瘤的概念。

能力目标：

能运用护理程序对胆道疾病病人实施整体护理。

素质目标：

具有关心胆道感染和胆道肿瘤病人心理的态度和行为。

胆道系统包括肝内、外胆管,胆囊和胆总管及 Oddi 括约肌,起始于肝内毛细胆管,终止于十二指肠乳头,具有分泌、贮存、浓缩与输送胆汁的功能。胆道某一部位一旦发生疾病,即可导致胆汁引流不畅,对人体产生较大危害。胆道系统疾病种类很多,其中以胆石症最为常见。对有严重症状和/或并发症的胆道疾病,多以手术治疗为主。术前预防并控制感染,术中预防胆道损伤,术后保持引流管通畅、积极预防并有效处理胆道出血及胆瘘等并发症是促进病人快速康复的关键。常见胆道疾病(胆石症、胆道感染)病人的临床表现、处理原则以及围术期护理是本章学习的重点。

 ———————————————— 导入情境与思考 ————————————————

李女士,54 岁,因进食油腻食物后突然出现右上腹疼痛并向右肩部放射,伴恶心、呕吐,以胆囊结石伴急性胆囊炎入院。体格检查:T 38.3℃,P 96 次/min,R 23 次/min,BP 118/62mmHg;皮肤巩膜无黄染,右上腹压痛、反跳痛及肌紧张,Murphy 征(+)。辅助检查:血常规示 RBC $4.3×10^{12}$/L,Hb 127g/L,WBC $12.9×10^9$/L;腹部超声示胆囊大小正常,胆囊壁增厚,囊腔内见一直径约 2.3cm 的强回声团,肝内外胆管未见扩张。完善相关术前检查后,拟行腹腔镜胆囊切除术。

请思考:
(1) 病人目前存在哪些护理诊断/问题?
(2) 针对病情,应采取哪些措施缓解病人疼痛?
(3) 病人行腹腔镜胆囊切除术后应采取哪些护理措施?

## 第一节 胆道疾病的特殊检查和护理

### 一、超声检查

(一) 腹部超声

腹部超声检查是诊断胆道疾病的首选方法,该方法无创、无放射性、可重复、经济且准确率高,对胆石症的诊断准确率高达 95%,也是诊断胆管疾病的理想检查方式。超声检查还可用于开腹手术和腹腔镜手术的术中。

1. **目的** ①了解肝内、外胆管及胆囊病变部位和大小;②判断胆道梗阻部位及原因;引导肝胆管穿刺、引流、取石。

2. **适应证** 胆囊炎、胆道结石、胆道肿瘤、胆道蛔虫、先天性胆道畸形等胆道疾病的诊断。

3. **护理**

(1) 检查前准备:检查前 1d 晚餐进清淡饮食,以保证胆囊内胆汁充盈;避免牛奶、豆制品、糖类等易发酵产气的食物,以减少胃肠道气体干扰;检查当日空腹,禁食、禁饮。

(2) 检查中护理:检查时病人多取仰卧位,以减少腹腔脏器重叠效应;左侧卧位有利于显示胆囊颈及肝外胆管病变;当胆囊位置较高时可采用坐位或站位。

(二) 超声内镜

超声内镜(endoscopic ultrasonography,EUS)是一种直视性的腔内超声技术,可同时进行电子内镜和超声检查,提供肝外胆道和周围结构的高分辨率图像。对胆总管结石诊断的敏感性和准确性分别达到 96% 和 99%,高于腹部超声,但不作为首选检查。超声内镜在评估恶性胆道疾病及细针穿刺鉴别壶腹部周围狭窄良恶性疾病方面具有重要作用。

1. **目的** ①了解胆总管病变部位和大小;②判断胆道梗阻部位及原因。

2. **适应证** 胆道结石、胆道肿瘤等疾病的诊断。

3. **护理**

(1) 检查前准备:检查前禁食 4~6h,检查开始前松开衣领和裤带,如有活动性义齿应先取下。

(2) 检查中护理:取左侧屈膝卧位,嘱病人咬紧牙垫,保持头部放低稍向后仰,以增大咽喉部的间隙,利于插镜和分泌物流出。出现恶心、呕吐或呛咳时,头偏向一侧,保持呼吸道通畅,防止误吸或窒息。观察病人的呼吸和面色情况,监测生命体征是否平稳。

（3）检查后护理:检查后禁食2h,待咽部局麻药作用消失后方可进食;行细针穿刺活检者需禁食4~6h。密切观察生命体征和腹部体征,警惕误吸、出血、消化道穿孔、心血管意外的发生。

## 二、放射学检查

用于诊断胆道疾病的放射学检查方法很多,随着检查技术的发展,腹部平片、口服法胆道造影及静脉法胆道造影等检查方法因对胆道疾病的诊断价值有限,已不作为临床的常规检查方法。CT及MRI具有无创、安全、准确,且成像无重叠、分辨率高等特点,能清楚显示肝内外胆管扩张的范围和程度、结石的分布、肿瘤的部位和大小、胆管梗阻的水平以及胆囊病变等。PET-CT可用于诊断胆道系统肿瘤,但由于价格昂贵,多用于肿瘤病人的全身检查或术后复查。同时还有内镜逆行胰胆管造影（endoscopic retrograde cholangiopancreatography, ERCP）、经皮肝穿刺胆管造影（percutaneous transhepatic cholangiography, PTC）、磁共振胰胆管造影（magnetic resonance cholangiopancreatography, MRCP）等。

### （一）ERCP

ERCP是通过内镜下经十二指肠乳头将导管插入,向胆管和/或胰管内注入造影剂,通过X线显示胆管和/或胰管形态的操作方法。ERCP为有创性操作,可诱发急性胰腺炎,导致出血、穿孔、胆道感染等并发症。由于无创成像技术的广泛使用,单纯诊断性ERCP已较少在临床应用,内镜括约肌切开术（endoscopic sphincterotomy, EST）是最早开展的治疗技术。

1. **目的**　①直接观察十二指肠及乳头的情况和病变,并可行活检;②收集十二指肠液、胆汁及胰液进行生化及细胞学检查;③通过造影显示胆道系统和胰腺导管的解剖和病变;④可行鼻胆管引流、内镜括约肌切开术、胆总管下端取石等;⑤作为术前减轻黄疸或恶性肿瘤致梗阻性黄疸的非手术治疗手段。

2. **适应证**　胆道疾病、胆汁淤积性黄疸、急性胆源性胰腺炎、胆胰或壶腹周围肿瘤、胰管扩张/狭窄/结石等。

3. **禁忌证**　严重心肺功能不全、严重凝血功能障碍。

4. **护理**

（1）检查前准备:评估心肺功能、凝血功能和肝肾功能;检查前禁食6~8h;检查开始前10~20min口服咽部局麻药,遵医嘱给予镇静、解痉、镇痛药。

（2）检查中护理:俯卧位,头偏向右侧,监测生命体征;持续吸氧,以避免检查时发生低氧血症;插入内镜时指导病人深呼吸并放松,若造影过程中出现呼吸抑制、血压下降、呛咳、呕吐、躁动等情况,及时终止操作并做相应处理。

（3）检查后护理:严密观察病人生命体征,有无腹痛、腹胀、呕吐、发热、黄疸等情况。术后禁食24h,根据病情逐步恢复饮食;监测血常规、血淀粉酶/脂肪酶等;鼻胆管引流者,妥善固定引流管,保持引流管的通畅,观察引流液的颜色、性状和量。根据病情遵医嘱应用抗生素。

---

### 知 识 拓 展

#### 内镜括约肌切开术在胆道疾病治疗中的应用

20世纪70年代,自内镜括约肌切开术（EST）首次应用于人体后,对胆道疾病,尤其对胆总管结石的治疗,产生了巨大影响。随着内镜技术和附属设备日趋完善,EST具有高成功率、低并发症、可重复性、麻醉风险小、术后恢复快、解除梗阻时间迅速等优点,已广泛运用于各种胆道疾病的治疗中。但由于EST会对十二指肠乳头及邻近胆管、胰管造成不同程度的损伤,使十二指肠括约肌调节、抗反流功能部分或全部丧失,不同程度地影响胆汁动力学,近年来复发性胆管结石、胆管炎、胆囊炎、胆道细菌定植、肝脓肿及胆管恶性肿瘤等远期并发症逐渐受到重视。故内镜医师必须明确界定EST治疗的适应证,与外科医师密切合作、互为补充,严格评估和选择适合EST治疗的病人及适当术式,共同促进胆道疾病微创化治疗的进一步发展。

（二）PTC/PTCD

PTC 是在 X 线或超声引导下，用细针经皮肤穿刺将导管送入肝内胆管，注入造影剂使肝内外胆管迅速显影的检查方法，也可通过导管行胆管引流（PTCD）或放置胆管内支架。

1. **目的**　了解肝内外胆管病变部位、范围、程度和性质，必要时置管引流胆汁。

2. **适应证**　不能手术的恶性肿瘤引起的胆道梗阻、重度梗阻性黄疸病人行外科手术前的减轻黄疸、良性胆道狭窄、经多次胆道修补、胆道重建及胆肠吻合口狭窄等。

3. **禁忌证**　严重肝肾功能不全、严重凝血功能障碍、严重急性梗阻性化脓性胆管炎。

4. **护理**

（1）检查前准备：评估血常规、肝肾功能、凝血时间；检查前禁食 4~6h；根据病情遵医嘱应用抗生素。

（2）检查中护理：根据穿刺部位采取相应的体位，指导病人保持平稳呼吸，避免屏气或深呼吸。严密观察病人神志、面色、心率、血压及血氧饱和度的变化，观察腹部体征，出现异常应立即停止操作并做相应处理。

（3）检查后护理：平卧 4~6h，卧床休息 24h，避免增加腹内压。严密观察生命体征和腹部体征，及早发现和处理出血、胆汁性腹膜炎等并发症。指导病人进食富含维生素及优质蛋白的低脂饮食，应避免高脂饮食。PTCD 引流管较细，置管早期因胆汁黏稠、出血或血块形成等极易造成管道堵塞，仔细观察并维持管道通畅。根据病情应用抗生素及止血药。

（三）胆管造影

胆道手术中可经胆囊管插管、胆总管穿刺或置管行胆道造影。行胆总管 T 管引流或其他胆管置管引流者，拔管前常规经 T 管或经置管行胆道造影。

1. **目的**　评估胆道有无残余结石、异物及通畅情况，了解胆总管与肠吻合口是否通畅。

2. **适应证**　术中疑有胆道残余结石、狭窄或异物，胆总管切开留置 T 管引流等。

3. **护理**

（1）检查前准备：T 管造影检查一般于术后 2 周进行，检查前嘱病人排便，必要时给予灌肠。

（2）检查中护理：协助病人取仰卧位，左侧抬高约 15°。消毒 T 管的体外部分，将装有造影剂的注射器连接 T 管，使造影剂借助注射器自身重力的作用流入胆道，注入后立即摄片。

（3）检查后护理：造影完毕后将 T 管连接引流袋，开放 T 管引流 24h 以上，排出造影剂。根据病情应用抗生素。

（四）MRCP

磁共振胰胆管成像（MRCP）属于磁共振水成像技术之一，通过利用胆汁和胰液含有大量自由水特点，可显示整个胆道系统的影像。对胆道阻塞、狭窄等具有极高的特异性和敏感性。MRCP 为非侵入性检查，具有快速、安全、简便、无须造影剂的优势，与 ERCP 联合在诊断良恶性胆胰疾病中发挥重要作用。

1. **目的**　了解肝、胆、胰的形态结构及其内部的结石、肿瘤、梗阻、扩张等情况。

2. **适应证**　腹部超声检查诊断不清、疑有胆道肿瘤、指导术中定位等。

3. **禁忌证**　绝对禁忌证包括置有心脏起搏器、置入神经刺激器、不明成分的颅内动脉夹以及眼球内装有金属部件的病人等。相对禁忌证包括近期置入血管内支架或过滤器的病人以及孕妇等。

4. **护理**

（1）检查前准备：嘱病人取下义齿、发夹、戒指、手表等一切金属物品，以免造成金属伪影而影响成像质量；手机、磁卡亦不能带入检查室。指导病人完成吸气-呼气-闭气的呼吸方法，减少扫描中因腹部呼吸运动造成伪影。告知病人检查中梯度场启动可有噪声，以取得配合，对噪音敏感的病人可使用耳塞。对儿童及不能配合检查者，检查前适当应用镇静药。

（2）检查中护理：指导病人取平卧位，保持身体制动状态，采用正确的呼吸方法配合检查者完成扫描。

Note：

### 三、胆道镜检查

胆道镜检查已成为一种常规诊疗方法,可协助诊断和治疗胆道疾病,了解胆道有无狭窄、畸形、肿瘤和蛔虫等,亦可经胆道镜直视取活检行病理检查。分为术中和术后胆道镜检查。目前,高分辨率的胆道镜在腹腔镜手术中已得到广泛应用,避免了开腹胆道探查和括约肌切开术的手术风险;另外,通过胆囊的胆道镜取石术可避免行胆道外引流术。

（一）术中胆道镜

采用纤维胆道镜或硬质胆道镜经胆囊管或胆总管切开处进行检查。

1. **目的**　处理胆道结石,评估胆管内肿瘤范围以决定是否探查胆道。

2. **适应证**　疑有胆管内结石残留、胆管内肿瘤、胆总管下段及肝内胆管主要分支开口狭窄者。

3. **护理**　术前禁食至少4h。术后警惕是否发生胆道出血、胆道感染、胆瘘和腹膜炎等并发症。

（二）术后胆道镜

经T管窦道或皮下空肠盲袢插入纤维胆道镜进行检查和治疗,还可经胆道镜采用特制器械行EST。

1. **目的**　判断胆道内有无残余结石或胆管狭窄,进行取石、取虫、冲洗、止血、灌注抗生素等治疗。

2. **适应证**　胆道术后残余结石、狭窄、出血,胆道蛔虫,胆道冲洗或灌注药物。

3. **禁忌证**　严重心肺功能不全、胆道感染或有出血倾向者。

4. **护理**　检查后观察病人有无发热、恶心、呕吐、腹泻,观察穿刺点及引流情况,警惕发生胆道出血、胆道感染、胆瘘和腹膜炎等并发症。术后无须禁食,手术当日进食低脂饮食。术后48h内适当休息,避免剧烈活动。术后遵医嘱使用抗生素。

# 第二节　胆　石　症

胆石症(cholelithiasis)包括发生在胆囊和胆管内的结石,是胆道系统的常见病和多发病。在我国,胆石症的发病率已达10%,女性与男性的比例为2.57∶1。随着饮食习惯改变及卫生条件改善,胆固醇结石的比例已明显高于胆色素结石。在我国,胆囊结石的发病率逐渐增加,而原发性胆管结石的发病率逐渐下降。

【胆石的分类】

胆石常分为3类。

1. **胆固醇类结石**　胆固醇在胆固醇类结石中含量超过70%,分为胆固醇结石和混合性结石两类,80%以上胆囊结石属于此类。①胆固醇结石外观呈白黄、灰黄或黄色,形状和大小不一,呈多面体、圆形或椭圆形;质硬,表面多光滑,剖面呈放射状排列的条纹;X线检查多不显影。②混合性结石由胆固醇、胆红素、钙盐等多种成分混合而成,根据所含成分比例的不同呈现不同的形状、颜色和剖面结构。

2. **胆色素类结石**　胆固醇在胆色素类结石中含量应低于40%,分为胆色素钙结石和黑色素结石两类。①胆色素钙结石质软易碎,呈棕色或褐色,故又称棕色胆色素结石。常发生在肝内外各级胆管,形状及大小不一,呈粒状或长条形,一般为多发。②黑色素结石不含细菌,质硬,几乎均发生在胆囊内。

3. **其他结石**　碳酸钙、磷酸钙或棕榈酸钙为主要成分的结石少见。如果结石钙盐含量较高,X线检查可显影。

【胆石的成因】

胆石成因十分复杂,是多因素综合作用的结果。

1. **胆汁滞留**　胆汁滞留是各种胆石形成的首要条件。胆汁在胆囊内滞留,胆囊黏膜被浓缩的胆汁刺激而丧失其吸收碳酸盐的功能,胆汁中的碳酸钙和胆色素等逐渐沉淀,形成胆囊结石。

2. **胆道感染**　胆汁淤滞、细菌或寄生虫入侵等引起胆道感染,细菌产生的 β-葡萄糖醛酸酶和磷脂酶能水解胆汁中的脂质,使可溶性的结合性胆红素水解为非结合性胆红素,后者与钙盐结合,成为胆色素钙结石的起源。

3. **胆道异物**　蛔虫、华支睾吸虫等虫卵或成虫的尸体可成为结石的核心,促发结石形成;胆道手术后的缝线线结或 Oddi 括约肌功能紊乱时,食物残渣随肠内容物反流入胆道成为结石形成的核心。

4. **胆道梗阻**　胆道梗阻引起胆汁滞留,滞留胆汁中的胆色素在细菌作用下分解为非结合性胆红素,形成胆色素钙结石。

5. **代谢因素**　胆汁中胆固醇浓度明显增高,胆汁酸盐和卵磷脂含量相对减少,不足以转运胆汁中的胆固醇,使胆汁中的胆固醇呈过饱和状态并析出、沉淀、结晶,从而形成结石。

6. **胆囊功能异常**　胆囊收缩功能减退,胆囊内胆汁淤滞亦有利于结石形成。胃大部或全胃切除术后、迷走神经干切断术后、长期禁食或完全肠外营养治疗者,可因胆囊收缩减少,胆汁排空延迟而增加发生结石的可能。

7. **其他**　雌激素可促进胆汁中胆固醇过饱和,与胆固醇类结石形成有关;遗传因素亦与胆结石形成有关。

## 一、胆囊结石

胆囊结石(cholecystolithiasis)指发生在胆囊内的结石,主要为胆固醇结石、混合性结石或黑色素结石,常与急性胆囊炎并存,为常见病和多发病。主要见于成年人,40 岁以后发病率随年龄增长而增加,女性多于男性。

【病因】

胆囊结石是综合性因素作用的结果,任何影响胆固醇与胆汁酸磷脂浓度比例和造成胆汁淤积的因素都能导致结石形成,其主要与胆汁中胆固醇过饱和、胆固醇成核过程异常以及胆囊功能异常有关。在我国,胆囊结石主要发病危险因素包括:油腻饮食、肥胖、脂肪肝、糖尿病、高血压、高脂血症、缺乏运动、不吃早餐和胆囊结石家族史等。

【病理生理】

饱餐、进食油腻食物后胆囊收缩,或睡眠时体位改变致结石移位并嵌顿于胆囊颈部,导致胆汁排出受阻,胆囊内压力增高,胆囊强烈收缩引发胆绞痛。结石长时间持续嵌顿和压迫胆囊颈部,或排入并嵌顿于胆总管,临床可出现胆囊炎、胆管炎或梗阻性黄疸。小结石可经胆囊管排入胆总管,通过胆总管下端时可损伤 Oddi 括约肌或嵌顿于壶腹部引起胆源性胰腺炎。结石压迫引起胆囊慢性炎症导致穿孔,可造成胆囊十二指肠瘘或胆囊结肠瘘,大的结石通过瘘管进入肠道偶尔可引起肠梗阻称为胆石性肠梗阻。此外,结石及炎症的长期刺激可诱发胆囊癌。

【临床表现】

临床症状取决于结石的大小、位置、有无阻塞与感染等。大多数病人可无症状,称为无症状胆囊结石。少数病人可出现胆绞痛的典型症状,其他常表现为急性或慢性胆囊炎。

1. **症状**

(1) 胆绞痛:右上腹或上腹部阵发性疼痛,或持续性疼痛阵发性加剧,常向右肩胛部或背部放射,可伴有恶心、呕吐。常发生于饱餐、进食油腻食物后或睡眠中体位改变时。首次胆绞痛出现后,约70%的病人 1 年内会再发作,随后发作频率增加。

(2) 上腹隐痛:多数病人仅在进食过多、吃油腻食物、工作紧张或疲劳时感觉上腹部或右上腹隐痛,或有饱胀不适、嗳气、呃逆等,易被误诊为"胃病"。

Note:

（3）胆囊积液：胆囊结石长期嵌顿或阻塞胆囊管但未合并感染时，胆囊黏膜吸收胆汁中的胆色素并分泌黏液性物质导致胆囊积液。积液呈透明无色，称为白胆汁。

（4）Mirizzi 综合征：是一种特殊类型的胆囊结石，由于胆囊管与肝总管伴行过长或胆囊管与肝总管汇合位置过低，持续嵌顿于胆囊颈部的结石或较大的胆囊管结石压迫肝总管，引起肝总管狭窄；炎症反复发作导致胆囊肝总管瘘，胆囊管消失、结石部分或全部堵塞肝总管（图 31-1），引起反复发作的胆囊炎、胆管炎以及明显的梗阻性黄疸。胆道影像检查可见胆囊增大、肝总管扩张、胆总管正常。

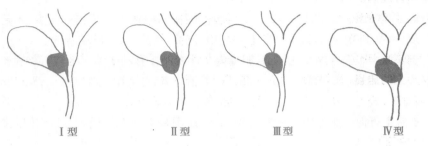

图 31-1 Mirizzi 综合征

2. **体征** 右上腹有时可触及肿大的胆囊。若合并感染，右上腹可有明显压痛、反跳痛或肌紧张。

【辅助检查】

首选腹部超声检查，诊断胆囊结石的准确率接近 100%，其典型表现为强回声光团其后伴声影，可随体位改变而移动。CT、MRI 也可显示胆囊结石，但不作为常规检查。

【处理原则】

1. **非手术治疗** 包括溶石治疗、体外冲击波碎石治疗、经皮胆囊碎石溶石等方法，但这些方法危险性大、效果不肯定。

2. **手术治疗** 对于有症状和/或并发症的胆囊结石，首选手术切除胆囊。无症状胆囊结石不需积极手术治疗，可观察和随访。

（1）适应证：结石反复引起临床症状或结石嵌顿于胆囊颈部、胆囊管者应予手术治疗。此外，以下情况也应考虑手术治疗：①结石数量多及结石直径≥2～3cm；②胆囊壁钙化或瓷性胆囊（porcelain gallbladder）；③伴有胆囊息肉≥1cm；④胆囊壁增厚（>3mm）即伴有慢性胆囊炎。

（2）手术方式：包括腹腔镜胆囊切除术（laparoscopic cholecystectomy，LC）和开腹胆囊切除术（open cholecystectomy，OC），LC 具有伤口小、恢复快、瘢痕小等优点，目前已作为首选手术方式。行胆囊切除时，如有必要可同时行胆总管探查术。

知 识 拓 展

**腹腔镜胆囊切除术的发展**

1985 年，德国医师 Muhe 实施了首例腹腔镜胆囊切除术，LC 是指在电视腹腔镜窥视下，通过腹壁的 3~4 个小戳孔，将腹腔镜手术器械插入腹腔行胆囊切除的方法。虽然初期曾遭到来自学院派外科学术界的质疑，但因其手术瘢痕小、术后疼痛轻、住院时间短等优势，很快在全世界范围内得到推广。随着手术技术的成熟及医疗设备的进步，外科医师不断探索，LC 新术式不断涌现。以往临床应用率较高的腹腔镜手术方式四孔法，近年来逐渐转变为三孔法、两孔法，甚至采用自然通道单孔法或经脐行腹腔镜胆囊切除术，无瘢痕手术设想逐渐成了临床研究的又一大热点。

【护理评估】

（一）术前评估

1. 健康史

（1）一般情况：包括年龄、性别、婚姻、职业、饮食习惯、劳动强度、有无吸烟史及妊娠史等。

（2）既往史：了解是否发生过胆绞痛，有无上腹隐痛不适；有无反酸、嗳气、餐后饱胀等消化道症状；有无胆囊炎和黄疸病史；有无过敏史及其他腹部手术史。

（3）家族史：了解家庭中有无胆囊结石、胆囊炎等病人。

2. 身体状况

（1）症状与体征：评估腹痛的诱因、部位、性质及有无肩背部放射痛等；有无肝大、肝区压痛和叩痛等；是否触及肿大的胆囊，有无腹膜刺激征等；有无食欲减退、恶心、呕吐、黄疸、寒战高热等症状。

（2）辅助检查：了解白细胞计数、中性粒细胞比值、肝功能、腹部超声检查、其他影像学检查结果等有无异常发现。

3. 心理-社会状况　了解病人对疾病的认知程度，对手术有何顾虑和思想负担；了解家属对病人的关心、支持程度，家庭对手术的经济承受能力。

（二）术后评估

1. 术中情况　了解病人手术及麻醉方式，术中病理检查结果、术中出血及补液情况，是否放置引流管及放置目的，术后诊断等。

2. 身体状况　评估病人是否清醒，生命体征是否平稳，末梢循环、呼吸状态是否正常；伤口有无渗血、渗液，引流是否通畅，引流液的颜色、性状和量等。

3. 心理-社会状况　了解病人有无焦虑；康复训练和早期活动是否配合；对出院后的继续治疗是否清楚。

【常见护理诊断/问题】

1. 急性疼痛　与胆囊结石突然嵌顿、胆汁排空受阻致胆囊强烈收缩有关。

2. 知识缺乏：缺乏胆囊结石和腹腔镜手术的相关知识。

3. 潜在并发症：出血、胆瘘、皮下气肿、高碳酸血症。

【护理目标】

1. 病人疼痛缓解或消失。

2. 病人知晓胆囊结石、腹腔镜手术及术后康复的相关知识。

3. 病人未发生并发症，或并发症得到及时发现和处理。

【护理措施】

（一）术前护理

1. 控制疼痛　评估疼痛的程度，观察疼痛的部位、性质、发作时间、诱因及缓解的相关因素；评估疼痛与饮食、体位、睡眠的关系，为进一步治疗和护理提供依据。对诊断明确且剧烈疼痛者，遵医嘱应用消炎利胆、解痉镇痛药物，以缓解疼痛。

2. 合理饮食　进食低脂饮食，以防诱发急性胆囊炎影响手术治疗。

3. 皮肤准备　腹腔镜手术入路多在脐周，指导病人清洗脐部，脐部污垢可用松节油或石蜡油清洁。

4. 呼吸道准备　LC 术中需将 $CO_2$ 注入腹腔形成气腹，达到术野清晰并保证腹腔镜手术操作所需空间的目的，$CO_2$ 弥散入血可致高碳酸血症及呼吸抑制。病人术前应进行呼吸功能锻炼、避免感冒、戒烟等,以减少呼吸道分泌物,利于术后康复。

（二）术后护理

1. **病情观察** 观察并记录生命体征;观察腹部体征,了解有无腹痛、腹胀及腹膜刺激征等;有引流管者,妥善固定引流管,观察并记录引流液的颜色、性状和量。

2. **体位与活动** 清醒且血压稳定者,改为半卧位;指导病人有节律地深呼吸,达到放松和减轻疼痛的效果;鼓励并指导病人早期下床活动。

3. **饮食护理** 腹腔镜术后禁食6h,术后24h内饮食以无脂流质、半流质为主,逐渐过渡至低脂饮食。

4. **疼痛护理** 实施疼痛评估,联合药物镇痛与非药物镇痛方法,实现个体化疼痛管理。

5. **伤口护理** 保持伤口敷料清洁干燥;根据渗液、渗血等情况,按无菌原则更换伤口敷料。

6. **并发症的护理**

（1）出血:观察生命体征、腹部体征和伤口渗血情况;有腹腔引流管者,观察引流液的颜色、性状和量。如出现面色苍白、冷汗、脉搏细弱、血压下降,腹腔引流管引流出大量血性液体等情况,及时报告医师并做好抢救准备。

（2）胆瘘

1）原因:术中胆道损伤、胆囊管残端破漏是胆囊切除术后发生胆瘘的主要原因。

2）表现:病人出现发热、腹胀、腹痛、腹膜刺激征等表现,或腹腔引流液呈黄绿色胆汁样,常提示发生胆汁渗漏。

3）护理:观察腹部体征及引流液情况,一旦发现异常,及时报告医师并协助处理:①充分引流胆汁:取半卧位,安置腹腔引流管,保持引流通畅,将漏出的胆汁充分引流至体外是治疗胆瘘最重要的措施。②维持水、电解质平衡:长期大量胆瘘者应补液以维持水、电解质平衡。③防止胆汁刺激和损伤皮肤:及时更换引流管周围被胆汁浸湿的敷料,予氧化锌软膏或皮肤保护膜涂敷局部皮肤。

（3）$CO_2$ 气腹相关并发症

1）原因:①$CO_2$ 气腹使腹腔压力增高,对病人心肺功能产生一定程度的影响;②$CO_2$ 在血浆中有较高的弥漫性和溶解度,可导致交感肾上腺兴奋性增加。

2）表现:腹胀、肩背部疼痛、皮下捻发感;呼吸困难、气促;低体温;心律失常、下肢静脉淤血、血压增高、颅内压增高等。

3）护理:①术中发生高碳酸血症及酸中毒时,立即通知医师降低气腹压力;病人头胸部抬高20°,减轻 $CO_2$ 挤压膈肌对心肺的压迫,促进体内 $CO_2$ 排出。②术毕缝合腹部切口前,在病人腹壁轻轻加压促使体内和皮下 $CO_2$ 气体排出,减少体内残留。③术后取半卧位,保持呼吸道通畅,低流量给氧、深呼吸,促进体内 $CO_2$ 排出;监测呼吸状态和血氧饱和度,必要时做血气分析,纠正酸中毒。④皮下气肿者取半卧位或坐卧位,症状轻者延长吸氧时间,$CO_2$ 可自行吸收;症状严重者须及时报告医师,准备穿刺排气用物。

（三）健康教育

1. **合理饮食** 少量多餐,进食低脂、高维生素、富含膳食纤维的饮食,忌辛辣、刺激性食物,多食新鲜蔬菜和水果。

2. **疾病指导** 告知病人胆囊切除后出现消化不良、脂肪性腹泻等情况的原因;中年以上未行手术治疗的胆囊结石病人应定期复查或尽早手术治疗,以防结石及炎症的长期刺激诱发胆囊癌。

3. **复查指导** 出院后如出现腹痛、黄疸、陶土样大便等情况应及时就诊。

【护理评价】

通过治疗与护理,病人是否:①疼痛缓解或消失;②知晓胆囊结石、腹腔镜手术及术后康复的相关知识;③并发症得以预防,或得到及时发现和处理。

## 二、胆管结石

胆管结石为发生在肝内、外胆管的结石。左右肝管汇合部以下的肝总管和胆总管结石为肝外胆管结石,汇合部以上的结石为肝内胆管结石。

【病因】

1. **肝外胆管结石**　按照病因分为原发性和继发性结石。原发性结石多为棕色胆色素类结石,其成因与胆汁淤滞、胆道感染、胆道梗阻、胆道异物(包括蛔虫残体、虫卵、华支睾吸虫、缝线线结等)、胆管解剖变异等因素有关。继发性结石主要是胆囊结石排入胆总管内引起,多为胆固醇类或黑色素结石,也可因肝内胆管结石排入胆总管引起。

2. **肝内胆管结石**　又称肝胆管结石,是我国常见而难治的胆道疾病。绝大多数为含有细菌的棕色胆色素结石,成因复杂,主要与胆道感染、胆道寄生虫(蛔虫、华支睾吸虫)、胆汁淤滞、胆道解剖变异、营养不良等有关。肝内胆管结石常呈肝段、肝叶分布,由于胆管解剖位置的原因,左侧结石比右侧多见,左侧最常见的部位为肝左外叶,右侧则为肝右后叶。肝内胆管结石可双侧同时存在,也可多个肝段、肝叶分布。

【病理生理】

胆管结石所致的病理生理改变与结石的部位、大小及病史长短有关。

1. **肝胆管梗阻**　结石可引起胆道不同程度的梗阻,阻塞近段的胆管扩张、胆汁淤滞、结石积聚。长时间的梗阻导致梗阻以上的肝段或肝叶纤维化和萎缩,最终引起胆汁性肝硬化及门静脉高压症。

2. **胆管炎**　结石导致胆汁引流不畅,容易引起胆管内感染,反复感染加重胆管的炎性狭窄;急性感染可引起化脓性胆管炎、肝脓肿、胆道出血及全身脓毒症。

3. **胆源性胰腺炎**　结石通过胆总管下端时可损伤 Oddi 括约肌或嵌顿于壶腹部,可引起胰腺的急性和/或慢性炎症。

4. **肝胆管癌**　肝胆管长期受结石、炎症及胆汁中致癌物质的刺激,可发生癌变。

【临床表现】

1. **肝外胆管结石**　平时无症状或仅有上腹不适,当结石造成胆管梗阻时可出现腹痛或黄疸,如继发感染,可表现为典型的 Charcot 三联征,即腹痛、寒战高热及黄疸。

(1) 腹痛:发生在剑突下或右上腹,呈阵发性绞痛或持续性疼痛阵发性加剧,疼痛可向右肩背部放射,常伴恶心、呕吐,系结石嵌顿于胆总管下端或壶腹部刺激胆总管平滑肌或 Oddi 括约肌痉挛所致。

(2) 寒战、高热:胆管梗阻并继发感染后导致胆管炎,胆管壁炎症水肿,胆管内压升高,细菌和毒素可逆行经毛细胆管入肝窦至肝静脉,再进入体循环引起全身中毒症状。多发生于剧烈腹痛后,体温可高达 39~40℃,呈弛张热。

(3) 黄疸:胆管梗阻后胆红素逆流入血所致。黄疸的程度取决于梗阻的程度、部位和是否继发感染。结石嵌顿在 Oddi 括约肌部位导致胆管完全梗阻,黄疸呈进行性加深;合并胆管炎时,胆管黏膜与结石的间隙随炎症的轻重发生变化,黄疸呈间歇性和波动性。出现黄疸时,可有尿色加深、大便颜色变浅和皮肤瘙痒等症状,胆管完全梗阻时大便呈陶土样。

2. **肝内胆管结石**　可多年无症状,或病人仅有上腹部和胸背部胀痛不适。多数病人因体检或其他疾病做影像学检查偶然发现。常见的临床表现为伴发急性胆管炎时引起的寒战、高热和腹痛。梗阻和感染仅发生在某肝段、肝叶胆管时,病人可无黄疸;双侧肝内胆管结石或合并肝外胆管结石时可出现黄疸。体格检查可有肝大、肝区压痛和叩击痛等体征;并发胆管炎、肝脓肿、肝硬化、肝胆管癌时则出现相应的症状和体征。

【辅助检查】

1. **实验室检查**　合并胆管炎时,白细胞计数及中性粒细胞比值明显升高;血清总胆红素及结合胆红素升高;血清转氨酶、碱性磷酸酶升高;尿胆红素升高,尿胆原降低或消失。糖链抗原(CA19-9)明显升高时需进一步检查排除胆管癌的可能。

2. **影像学检查**　腹部超声检查为首选,可发现结石并明确大小和部位。CT、MRI 或 MRCP 等可显示梗阻部位、程度及结石大小、数量等,并能发现胆管癌。ERCP、PTC 为有创性检查,能清楚显示结石及部位,但可诱发急性胰腺炎,并导致出血、穿孔、胆管炎等并发症,不作为常规诊断性检查使用。

【处理原则】

胆管结石以手术治疗为主。原则为尽量取尽结石,解除胆道梗阻,去除感染病灶,通畅引流胆汁,预防结石复发。

1. **肝外胆管结石**　以手术治疗为主,对单发或少发(2~3 枚)且直径小于 15mm 的肝外胆管结石可采用经十二指肠内镜取石,但需要严格掌握治疗的适应证。合并胆管炎者,可应用抗生素、解痉、利胆、纠正水电解质紊乱、营养支持、保肝及纠正凝血功能障碍等措施,争取在胆道感染控制后再行择期手术治疗。

(1)胆总管切开取石、T 管引流术:该术式可保留正常的 Oddi 括约肌功能,为首选方法。适用于单纯胆总管结石,胆管上、下端通畅,无狭窄或其他病变者。若伴有胆囊结石和胆囊炎,可同时行胆囊切除术。术中可采用胆道造影、超声或纤维胆道镜检查,防止或减少结石残留。术中应尽量取尽结石,如条件不允许,可在胆总管内留置 T 管(图 31-2),术后行造影或胆道镜检查、取石。留置 T 管的目的为:①引流胆汁和减压:防止因胆汁排出受阻导致的胆总管内压力增高、胆汁外漏引起腹膜炎。②引流残余结石:使胆道内残余结石,尤其是泥沙样结石通过 T 管排出体外;亦可经 T 管行造影或胆道镜检查、取石。③支撑胆道:防止胆总管切开处粘连、瘢痕狭窄等导致管腔变小。

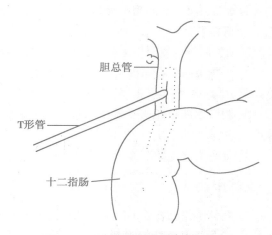

图 31-2　T 形引流管(简称 T 管)

(2)胆肠吻合术:又称胆汁内引流术,该术式废弃了 Oddi 括约肌的功能,使用逐渐减少。适用于:①胆总管下端炎性狭窄且梗阻无法解除,胆总管扩张;②胆胰汇合部异常,胰液直接流入胆管;③胆管因病变已部分切除无法再吻合者。常用吻合方式为胆管空肠 Roux-en-Y 吻合,胆肠吻合术后,胆囊的功能已消失,故应同时切除胆囊。对于嵌顿在胆总管开口的结石不能取出时可在内镜下或手术行 Oddi 括约肌切开,这是一种低位的胆总管十二指肠吻合术,须严格掌握手术适应证。

2. **肝内胆管结石**　无症状的肝内胆管结石可不治疗,定期观察、随访。临床症状反复发作者应手术治疗,原则为尽可能取净结石、解除胆道狭窄及梗阻、切除结石部位和感染灶,恢复和建立胆汁引流,防止结石复发。

(1)胆管切开取石术:是最基本的方法,应争取切开狭窄部位,直视下或通过术中胆道镜取出结石,直至取尽。难以取尽的局限性结石需行肝切除。高位胆管切开后,常需同时行胆肠吻合术。

(2)胆肠吻合术:多采用肝管空肠 Roux-en-Y 吻合。Oddi 括约肌有功能时,尽量避免行胆肠吻合术。

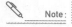

Note:

（3）肝切除术：是治疗肝内胆管结石积极的方法，切除病变部分的肝，包括结石和感染的病灶、不能切开的狭窄胆管。肝切除去除了结石的再发源地，且可防止病变肝段、肝叶的癌变。

（4）残留结石的处理：肝内胆管结石手术后结石残留较常见，有 20%～40%，后续治疗包括经引流管窦道胆道镜取石，激光、超声、体外震波碎石，以及中西医结合治疗等。

【护理措施】

（一）术前护理

1. **病情观察**　术前病人出现寒战、高热、腹痛、黄疸等情况，应考虑发生急性胆管炎，及时报告医师，积极处理。有黄疸者，观察和记录大便颜色并监测血清胆红素变化。

2. **缓解疼痛**　对诊断明确且疼痛剧烈者，给予消炎利胆、解痉镇痛药物。慎用吗啡，以免引起 Oddi 括约肌痉挛。

3. **降低体温**　根据病人的体温情况，采取物理降温和/或药物降温；遵医嘱应用抗生素控制感染。

4. **营养支持**　给予低脂、高蛋白、高碳水化合物、高维生素的普通饮食或半流质饮食。禁食、不能经口进食或进食不足者，给予肠外营养支持。

5. **纠正凝血功能障碍**　肝功能受损者肌内注射维生素 $K_1$，纠正凝血功能，预防术后出血。

6. **皮肤护理**　应指导病人修剪指甲，勿搔抓皮肤，防止破损；穿宽松纯棉质衣裤；保持皮肤清洁，用温水擦浴，勿使用碱性清洁剂，以免加重皮肤瘙痒。瘙痒剧烈者，遵医嘱使用炉甘石洗剂、抗组胺药或镇静药等。

（二）术后护理

1. **病情观察**　观察生命体征、腹部体征及引流情况，评估有无出血及胆汁渗漏。术前有黄疸者，观察和记录大便颜色并监测血清胆红素变化。

2. **营养支持**　禁食期间通过肠外营养途径补充足够的热量、氨基酸、维生素、水、电解质等，维持病人良好的营养状态。胃管拔除后根据病人胃肠功能恢复情况，由无脂流质逐渐过渡至低脂饮食。

3. **T 管引流的护理**

（1）妥善固定：将 T 管妥善固定于腹壁，防止翻身、活动时牵拉造成管道脱出。

（2）加强观察：观察并记录 T 管引流出胆汁的颜色、性状和量。正常成人每日分泌胆汁 800～1 200ml，呈黄绿色、清亮、无沉渣，且有一定黏性。术后 24h 内引流量 300～500ml，恢复饮食后可增至每日 600～700ml，以后逐渐减少至每日 200ml 左右。如 T 管无胆汁引出，应注意检查 T 管有无脱出或扭曲；如胆汁过多，提示胆总管下端有梗阻的可能；如胆汁混浊，应考虑结石残留或胆管炎症未完全控制。

（3）保持通畅：防止 T 管扭曲、折叠、受压。引流液中有血凝块、絮状物、泥沙样结石时要定时挤捏，防止管道阻塞。必要时用生理盐水低压冲洗或用 50ml 注射器负压抽吸，操作时需注意避免诱发胆管出血。

（4）预防感染：长期带管者，定期更换引流袋，更换时严格无菌操作。平卧时引流管的远端不可高于腋中线，坐位、站立或行走时不可高于引流管口平面，以防胆汁逆流引起感染。引流管口周围皮肤覆盖无菌纱布，保持局部干燥，防止胆汁浸润皮肤引起炎症反应。

（5）拔管护理：若 T 管引流出的胆汁色泽正常，且引流量逐渐减少，可在术后 10～14d 试行夹管 1～2d；夹管期间注意观察病情，若无发热、腹痛、黄疸等症状，可经 T 管行胆道造影，造影后持续引流 24h 以上；如胆道通畅，无结石或其他病变，再次夹闭 T 管 24～48h，病人无不适可予拔管。年老体弱、低蛋白血症、长期使用激素者可适当延长 T 管留置时间，待窦道成熟后再拔除，避免胆汁渗漏至腹腔引起胆汁性腹膜炎。拔管后，残留窦道用凡士林纱布填塞，1～2d 内可自行闭合；观察腹部体征、体温变化、有无渗液及皮肤黏膜等情况。若胆道造影发现有结石残留，则需保留 T 管 4～8 周以上，再作取

Note:

石或其他处理。

**4. 并发症的护理**

（1）出血：可能发生在腹腔、胆管内或胆肠吻合口。

1）原因：①腹腔内出血可能与术中血管结扎线脱落、肝断面渗血及凝血功能障碍有关；②胆管内或胆肠吻合口出血多因结石、炎症引起血管壁糜烂、溃疡或手术操作引起。

2）表现：①腹腔内出血多发生于术后 24～48h 内，可见腹腔引流管引流出的血性液体超过 100ml/h、持续 3h 以上，伴有心率增快、血压下降；②胆管内或胆肠吻合口出血在术后早期或后期均可发生，表现为 T 管引流出血性胆汁或鲜血，粪便呈柏油样，可伴有心率增快、血压下降等。

3）护理：①严密观察生命体征及腹部体征；②一旦发现出血征兆，及时报告医师并采取相应措施，防止发生低血容量性休克。

（2）胆瘘：因术中胆管损伤、胆总管下端梗阻、T 管脱出所致。其表现和护理参见本节胆囊结石病人的护理。

**（三）健康教育**

**1. 饮食指导**　注意饮食卫生，定期驱除肠道蛔虫。

**2. 复诊指导**　非手术治疗病人定期复查，出现腹痛、黄疸、发热等症状时，及时就诊。

**3. 带 T 管出院病人的指导**　穿宽松柔软的衣服，以防管道受压；淋浴时，可用防水敷料覆盖引流管口周围皮肤，以防感染；避免提举重物或过度活动，以免牵拉 T 管导致管道脱出；出现引流异常或管道脱出时，及时就诊。

# 第三节　胆 道 感 染

胆道感染包括胆囊炎和不同部位的胆管炎，分为急性、亚急性和慢性炎症。胆道感染主要因胆道梗阻、胆汁淤滞造成，胆道结石是导致胆道梗阻最主要的原因，胆道反复感染又可促进胆石形成并进一步加重胆道梗阻。

## 一、急性胆囊炎

急性胆囊炎（acute cholecystitis）是胆囊管梗阻和细菌感染引起的炎症，为一种常见急腹症。女性多见。根据胆囊内有无结石，将胆囊炎分为结石性胆囊炎和非结石性胆囊炎。

**【病因】**

**1. 急性结石性胆囊炎**　①胆囊管梗阻：结石移动至胆囊管附近，可堵塞胆囊管或嵌顿于胆囊颈，直接损伤黏膜，导致胆汁排出受阻，胆汁淤滞、浓缩；高浓度胆汁酸盐具有细胞毒性，引起细胞损害，加重黏膜的炎症、水肿甚至坏死。②细菌感染：细菌通过胆道逆行进入胆囊，或经血液循环或淋巴途径进入，在胆汁流出不畅时造成感染。主要致病菌为革兰阴性杆菌，以大肠埃希菌最常见，常合并厌氧菌感染。

**2. 急性非结石性胆囊炎**　约占 5%，病因不清楚，多见于严重创伤、烧伤、长期肠外营养、腹部非胆道大手术后、脓毒血症等危重病人。

**【病理生理】**

**1. 急性结石性胆囊炎**　结石致胆囊管梗阻，胆囊内压升高，黏膜充血水肿、渗出增多，此时为急性单纯性胆囊炎。如病因未解除，炎症发展，病变可累及胆囊壁全层，白细胞弥漫浸润，浆膜层有纤维性和脓性渗出物覆盖，成为急性化脓性胆囊炎。如胆囊管梗阻未解除，胆囊内压持续增高，导致胆囊壁血液循环障碍，引起胆囊壁组织坏疽，则为急性坏疽性胆囊炎。坏疽性胆囊炎常并发胆囊穿孔，多发生于底部和颈部。急性胆囊炎因周围炎症浸润至邻近器官,也可穿破至十二指肠、结肠等形成胆囊胃肠道内瘘。

**2. 急性非结石性胆囊炎**　病理过程与急性结石性胆囊炎基本相同,致病因素主要是胆汁淤滞和缺血,导致细菌繁殖且供血减少,更易出现胆囊坏疽、穿孔。

【临床表现】

**1. 症状**

(1)腹痛:上腹部疼痛,开始时仅有胀痛不适,逐渐发展至阵发性绞痛;常在饱餐、进食油腻食物后或夜间发作;疼痛可放射至右肩、肩胛和背部。

(2)消化道症状:腹痛发作时常伴有恶心、呕吐、厌食、便秘等消化道症状。

(3)发热:常为轻度至中度发热。如出现寒战高热,提示病变严重,可能出现胆囊化脓、坏疽、穿孔或合并急性胆管炎。

**2. 体征**　右上腹可有不同程度的压痛,炎症波及浆膜时可出现反跳痛和肌紧张。Murphy 征阳性是急性胆囊炎的典型体征。如发生坏疽、穿孔可出现弥漫性腹膜炎表现。

【辅助检查】

**1. 实验室检查**　血常规示白细胞计数及中性粒细胞比值升高,部分病人可有血清胆红素、转氨酶或淀粉酶升高。

**2. 影像学检查**　腹部超声检查可显示胆囊增大,胆囊壁增厚,并可探及胆囊内结石影。CT、MRI均能协助诊断。

【处理原则】

原则上争取择期手术治疗,手术时机和方式取决于病人的病情。急性非结石性胆囊炎易发生坏疽、穿孔,一经诊断,应及早手术治疗。

**1. 非手术治疗**　可作为手术前的准备。治疗措施包括禁食、抗感染、解痉镇痛、补液、营养支持、纠正水电解质及酸碱平衡失调等。大多数病人经非手术治疗后病情缓解,再行择期手术;如病情无缓解或恶化,或出现胆囊穿孔、弥漫性腹膜炎、并发急性化脓性胆管炎等,应行急诊手术。

**2. 手术治疗**　急性期手术应力求安全、简单、有效,对年老体弱、合并多个重要脏器疾病者,选择手术方法更应慎重。常用手术方式:①胆囊切除术:首选腹腔镜胆囊切除,也可采用开腹胆囊切除;②部分胆囊切除术:如估计分离胆囊床困难或可能出血者,可保留胆囊床部分胆囊壁;③胆囊造口术:对高危病人或局部粘连解剖不清者,可先行胆囊造口术减压引流,3 个月后再行胆囊切除;④超声引导下经皮经肝胆囊穿刺引流术(percutaneous transhepatic gallbladder drainage,PTGD):可降低胆囊内压,待急性期后再行择期手术,适用于病情危重且不宜手术的化脓性胆囊炎病人。

【护理措施】

**1. 术前/术后护理**　术前饮食护理、皮肤准备和呼吸道准备,术后病情观察、体位与活动、饮食护理、疼痛护理及并发症的护理等,参见本章第二节中胆囊结石病人的护理。

**2. 健康教育**

(1)合理作息:合理安排作息时间,劳逸结合,避免过度劳累及紧张。

(2)合理饮食:进食低脂饮食,忌油腻食物;宜少量多餐,避免暴饮暴食。

(3)复查指导:非手术治疗或行胆囊造口术者,遵医嘱服用消炎利胆药物;按时复查,以确定是否需行胆囊切除手术。出现腹痛、发热和黄疸等情况,及时就诊。

Note:

## 二、慢性胆囊炎

慢性胆囊炎(chronic cholecystitis)是胆囊持续、反复发作的炎症过程,超过90%的病人有胆囊结石。

【病理】

由于胆囊受炎症和结石的反复刺激,胆囊壁炎性细胞浸润和纤维组织增生,胆囊壁增厚并与周围组织粘连,最终出现胆囊萎缩,胆囊完全失去功能。

【临床表现】

慢性胆囊炎病人临床表现可有较大差别,与胆囊炎症程度、有无胆囊结石、反射性括约肌痉挛程度不同相关。症状常不典型,多数病人有胆绞痛病史,并有上腹部饱胀不适、嗳气和厌油腻饮食等消化不良的症状,也可有右上腹和肩背部的隐痛。体格检查可发现右上腹胆囊区有轻压痛或不适。

【辅助检查】

腹部超声检查显示胆囊壁增厚,胆囊排空障碍或胆囊内结石,诊断常无困难。

【处理原则】

对伴有胆囊结石或确诊为本病的无结石者应行胆囊切除,首选腹腔镜胆囊切除。对年老体弱或伴有重要器官严重器质性病变者,可选择非手术治疗,方法包括限制脂肪饮食、口服胆盐和消炎利胆药物、中药治疗等。

【护理措施】

1. 术前/术后护理　术前护理如饮食护理、皮肤准备和呼吸道准备等,术后护理如病情观察、体位与活动、饮食护理、疼痛护理及并发症的护理等,参见本章第二节中胆囊结石病人的护理。

2. 健康教育　遵医嘱服药,定期复查,以确定是否手术治疗和手术时机;严格限制油腻饮食;若出现腹痛、发热和黄疸等情况,及时就诊。

## 三、急性梗阻性化脓性胆管炎

急性梗阻性化脓性胆管炎(acute obstructive suppurative cholangitis,AOSC)是急性胆管炎的严重阶段,又称急性重症胆管炎(acute cholangitis of severe type,ACST),本病的发病基础是胆道梗阻及细菌感染。男女发病比例接近,青壮年多见。

【病因】

在我国,最常见的原因为肝内外胆管结石,其次为胆道蛔虫和胆管狭窄。在国外,恶性肿瘤、胆道良性病变引起狭窄和先天性胆道解剖异常等较常见。近年来,因手术及介入治疗后胆肠吻合口狭窄,PTC、ERCP、安置内支架等引起者逐渐增多。

【病理生理】

基本病理变化为胆管梗阻和胆管内化脓性感染。胆管梗阻及随之而来的胆道感染造成梗阻以上胆管扩张、胆管壁黏膜肿胀,梗阻进一步加重并趋向完全性;胆管内压力升高,胆管壁充血、水肿、炎症细胞浸润及溃疡形成,管腔内逐渐充满脓性胆汁或脓液,使胆管内压力继续升高,当胆管内压力超过30cmH$_2$O时,肝细胞停止分泌胆汁,胆管内细菌和毒素逆行进入肝窦,产生严重的脓毒血症,大量的细菌毒素可引起全身炎症反应、血流动力学改变和多器官功能衰竭(MODS)。

【临床表现】

本病发病急,病情进展迅速,多数病人有反复胆道感染病史和/或胆道手术史。除具有 Charcot 三联征外,还有休克及中枢神经系统受抑制的表现,称为 Reynolds 五联征。

1. 症状

(1)腹痛:表现为突发剑突下或右上腹持续性疼痛,阵发性加重,并向右肩胛下及腰背部放射。肝外梗阻者腹痛较重,肝内梗阻者腹痛较轻。

(2)寒战、高热:体温持续升高,达 39~40℃或更高,呈弛张热。

(3)黄疸:多数病人可出现不同程度的黄疸,肝外梗阻者黄疸较肝内梗阻者明显。

(4)休克:口唇发绀,呼吸浅快,脉搏细速达 120~140 次/min,血压在短时间内迅速下降,可出现全身出血点或皮下瘀斑。

(5)神经系统症状:神志淡漠、嗜睡、神志不清,甚至昏迷;合并休克者可表现为烦躁不安、谵妄等。

(6)胃肠道症状:多数病人伴恶心、呕吐等消化道症状。

2. 体征　剑突下或右上腹部不同程度压痛,可出现腹膜刺激征;肝大并有压痛和叩击痛,肝外梗阻者胆囊肿大。

【辅助检查】

1. 实验室检查　血白细胞计数升高,可超过 $20×10^9/L$,中性粒细胞比值明显升高,胞质内出现中毒颗粒;肝功能出现不同程度损害;凝血酶原时间延长。动脉血气分析示 $PaO_2$ 下降、氧饱和度降低。常伴有代谢性酸中毒、低钠血症等。

2. 影像学检查　腹部超声检查可了解胆道梗阻部位、肝内外胆管扩张情况及病变性质,对诊断很有帮助,可在床旁进行。如病情稳定,可行 CT 或 MRCP 检查。

【处理原则】

立即解除胆道梗阻并引流。当胆管内压降低后,病人情况能暂时改善,有利于争取时间进一步治疗。

1. 非手术治疗　既是治疗手段,又是手术前准备。①抗休克治疗:补液扩容,恢复有效循环血量;休克者可使用多巴胺维持血压。②纠正水、电解质及酸碱平衡失调:常发生等渗或低渗性脱水、代谢性酸中毒,应及时纠正。③抗感染治疗:选用针对革兰阴性杆菌及厌氧菌的抗生素,联合、足量用药。④其他治疗:包括吸氧、禁食和胃肠减压、降温、解痉镇痛、营养支持等。短时间治疗后病情无好转者,应考虑使用肾上腺皮质激素保护细胞膜和对抗细菌毒素。经以上治疗病情仍未改善,应在抗休克同时紧急行胆道减压引流。

2. 手术治疗　主要目的是解除梗阻、降低胆道压力,挽救病人生命。手术力求简单、有效,多采用胆总管切开减压、T 管引流术。在病情允许的情况下,也可采用经内镜鼻胆管引流术、EST 或 PTCD 治疗。急诊手术常不能完全去除病因,待病人一般情况恢复,1~3 个月后根据病因选择彻底的手术治疗。

【护理措施】

1. 病情观察　观察神志、生命体征、腹部体征及皮肤黏膜情况,监测血常规、电解质、血气分析等结果的变化。若病人出现神志淡漠、黄疸加深、少尿或无尿、肝功能异常、$PaO_2$ 降低、代谢性酸中毒及凝血酶原时间延长等,提示发生 MODS,及时报告医师并做相应处理。

2. **维持体液平衡** ①观察指标：严密监测生命体征，特别是体温和血压的变化；准确记录24h出入量，必要时监测中心静脉压及每小时尿量，为补液提供可靠依据。②补液扩容：迅速建立静脉通路，尽快恢复有效循环血量；必要时使用肾上腺皮质激素和血管活性药物，改善组织器官的血流灌注及氧供。③纠正水、电解质及酸碱平衡失调：监测电解质、酸碱平衡情况，确定补液的种类和量，合理安排补液的顺序和速度。

3. **维持有效气体交换**

（1）呼吸功能监测：密切观察呼吸频率、节律和幅度；动态监测$PaO_2$和血氧饱和度，了解病人的呼吸功能状况；若病人出现呼吸急促、$PaO_2$下降、血氧饱和度降低，提示呼吸功能受损。

（2）改善缺氧状况：非休克病人采取半卧位，使腹肌放松，膈肌下降，利于改善呼吸状况；休克病人取仰卧中凹位。根据病人呼吸型态及血气分析结果选择给氧方式和确定氧气流量或浓度，可经鼻导管、面罩、呼吸机辅助等方法给氧，改善缺氧症状。

4. **维持正常体温** ①降温：根据体温升高的程度，采用温水擦浴、冰袋冷疗等物理降温方法；必要时使用药物降温。②控制感染：联合应用足量有效的抗生素。

5. **营养支持** 禁食和胃肠减压期间，通过肠外营养途径补充能量、氨基酸、维生素、水及电解质，维持和改善营养状况。

6. **保护病人安全** 准确评估病情，当病人出现神志不清、烦躁不安或发生谵妄时，应使用床挡、保护性约束等措施，有效预防跌倒、坠床、非计划拔管等护理不良事件发生。

7. **完善术前检查** 准备积极完善术前相关检查，凝血功能障碍者，补充维生素$K_1$。准备术中用药，更换清洁病人服，按上腹部手术要求进行皮肤准备。待术前准备完善后，送入手术室。

8. **术后护理和健康教育** 术后病情观察、营养支持、T管引流的护理、并发症的护理和健康教育等，参见第三十一章第二节中胆管结石病人的护理。

# 第四节　胆道蛔虫病

胆道蛔虫病（biliary ascariasis）是指由于饥饿、胃酸降低或驱虫不当等因素，肠道蛔虫上行钻入胆道引起的一系列临床症状。随着生活环境、卫生条件和饮食习惯的改善，本病发生率已明显下降。

【病因与病理生理】

蛔虫有钻孔习性，喜碱性环境。当胃肠道功能紊乱、饥饿、发热、驱虫不当、妊娠等致肠道内环境发生改变时，蛔虫可窜行至十二指肠。如遇Oddi括约肌功能失调，蛔虫可钻入胆道，机械性刺激可引起Oddi括约肌痉挛，导致胆绞痛和诱发急性胰腺炎。蛔虫将肠道的细菌带入胆道，造成胆道感染，严重者可引起急性化脓性胆管炎、肝脓肿；如经胆囊管钻至胆囊，可引起胆囊穿孔。括约肌长时间痉挛致蛔虫死亡，其残骸日后可成为结石的核心。

【临床表现】

病人大多为青少年，男女发病率大致相等，绝大多数有肠道蛔虫病病史。"症征不符"是本病的特点，即剧烈的腹痛与较轻的腹部体征不相称。

胆道蛔虫病表现为突发性剑突下方钻顶样绞痛，阵发性加剧，伴右肩或背部放射痛，痛时辗转不安、呻吟不止、大汗淋漓，可伴有恶心、呕吐，呕吐物多为胆汁甚至呕出蛔虫。疼痛发作无一定规律。合并胆道感染时，可出现寒战高热，也可合并急性胰腺炎的临床表现。体征甚少或轻微，当病人胆绞痛发作时，除剑突下方有深压痛外，无其他阳性体征。体温多不增高，少数病人可有轻微的黄疸，严重者表现同急性梗阻性化脓性胆管炎。

Note:

【辅助检查】

1. **实验室检查**　可见白细胞计数和嗜酸性粒细胞比值升高。
2. **影像学检查**　腹部超声检查为首选方法,可显示蛔虫体影。

【处理原则】

以非手术治疗为主,仅在出现并发症时考虑手术治疗。

1. **非手术治疗**　①解痉镇痛:口服33%硫酸镁及解痉药可缓解Oddi括约肌痉挛,疼痛发作时可注射阿托品、山莨菪碱等,必要时可用哌替啶。②利胆驱虫:酸环境不利于蛔虫活动,发作时口服食醋、乌梅汤使虫静止,减轻疼痛;经胃管注入氧气可有驱虫和镇痛作用;待症状缓解后再行驱虫治疗,驱虫后继续服用利胆药物利于虫体残骸排出。③控制胆道感染:多为大肠埃希菌感染,选择合适的抗生素预防和控制感染。④纤维十二指肠镜驱虫:ERCP检查如发现虫体,可用取石钳取出虫体。

2. **手术治疗**　大多数病人经积极非手术治疗可治愈或症状缓解。若病情未缓解,或合并胆管结石、急性梗阻性化脓性胆管炎等可行胆总管探查、T管引流术,术中使用胆道镜去除虫体。术后驱虫治疗,防止胆道蛔虫复发。

【护理措施】

1. **术前/术后护理**　病情观察、缓解疼痛、营养支持、T管引流的护理和并发症的护理等,参见第三十一章第二节中胆管结石病人的护理。

2. **健康教育**

（1）养成良好的饮食及卫生习惯:不喝生水,蔬菜要洗净煮熟,水果应洗净或削皮后吃,饭前便后要洗手。防止蛔虫感染,及时治疗肠道蛔虫病是预防胆道蛔虫的重要措施。

（2）正确服用驱虫药:驱虫药一般应于清晨空腹或晚上临睡前服用,根据药物类型观察疗效。

# 第五节　胆囊息肉和胆道肿瘤

## 一、胆囊息肉

胆囊息肉(gallbladder polyps)是指向胆囊腔内突出或隆起的病变,呈球形、半球形或乳头状,有蒂或无蒂,多为良性。

【病理】

病理上可分为肿瘤性息肉和非肿瘤性息肉。肿瘤性息肉包括:腺瘤、腺癌、血管瘤、脂肪瘤、平滑肌瘤、神经纤维瘤等。非肿瘤性息肉包括:胆固醇息肉、炎性息肉、腺肌增生等。胆固醇息肉是胆囊黏膜面的胆固醇结晶沉积;炎性息肉是胆囊黏膜的增生,多同时合并胆囊结石和胆囊炎;腺肌增生是胆囊壁的良性增生性病变。由于术前难以确诊病变性质,故统称为"胆囊息肉样病变"或"胆囊隆起性病变"。

【临床表现】

大部分病人在体检行腹部超声检查时发现,无症状。少数病人可有右上腹部疼痛或不适,偶尔有恶心、呕吐、食欲减退等消化道症状;极个别病人可引起阻塞性黄疸、无结石性胆囊炎、胆道出血,诱发急性胰腺炎等。少数胆囊息肉可发生癌变,临床上应予以重视。体格检查可能有右上腹压痛。

Note:

【辅助检查】

腹部超声检查是诊断本病的首选方法,但很难分辨其良、恶性。内镜超声及超声引导下经皮细针穿刺活检等可帮助明确诊断。

【处理原则】

有明显症状者,在排除精神因素、胃十二指肠和其他胆道疾病后,宜行手术治疗。无症状者,有以下情况需考虑手术治疗:①息肉直径超过1cm;②单发病变且基底部宽大;③息肉逐渐增大;④合并胆囊结石和胆囊壁增厚,特别是年龄超过50岁者。有手术指征但无恶变者行胆囊切除术;若发生恶变,则按胆囊癌处理。

【护理措施】

1. **术前/术后护理**  术前护理如皮肤及呼吸道准备等,术后护理如病情观察、体位与活动、饮食护理、疼痛护理及并发症的护理等,参见本章第二节中胆囊结石病人的护理。

2. **健康教育**  暂不手术者定期复查,每6个月做腹部超声检查,以确定是否手术治疗。

## 二、胆囊癌

胆囊癌(carcinoma of gallbladder)是指发生在胆囊的癌性病变,是胆道系统最常见的恶性肿瘤。90%的病人发病年龄超过50岁,女性发病率为男性的3~4倍。

【病因】

流行病学显示70%的胆囊癌与胆囊结石有关,可能与胆囊黏膜受结石长期物理性刺激、慢性炎症及细菌代谢产物中的致癌物质等因素有关。此外,萎缩性胆囊炎、胆囊息肉样病变、胆管空肠吻合术后、完全钙化的"瓷化"胆囊、胆胰管结合部异常和溃疡性结肠炎等因素可能与胆囊癌发生有关。

【病理】

胆囊癌多发生在胆囊体部和底部。病理上分为肿块型、浸润型、胶质型及混合型。组织学上分为腺癌、未分化癌、鳞状细胞癌、腺鳞癌等,以腺癌多见,约占82%。胆囊癌可经淋巴、静脉、神经或胆管腔转移,癌细胞脱落可在腹腔内种植转移,也可直接侵犯邻近器官。沿淋巴引流方向转移较多见。肝脏是最常受直接侵犯的器官。

【临床表现】

胆囊癌发病隐匿,早期无特异性症状,部分病人可因胆囊切除时意外发现。合并胆囊结石或慢性胆囊炎者,早期多表现为胆囊结石或胆囊炎的症状。当肿瘤侵犯浆膜层或胆囊床时,出现右上腹痛,可放射至肩背部,伴有食欲下降等。胆囊管梗阻时可触及肿大的胆囊。胆囊癌晚期,可在右上腹触及肿块,并出现腹胀、体重减轻或消瘦、贫血、黄疸、腹水及全身衰竭等。少数肿瘤可穿透浆膜,导致胆囊急性穿孔、急性腹膜炎、胆道出血等。

【辅助检查】

1. **实验室检查**  CEA、CA19-9、CA125 等均可升高,但无特异性。
2. **影像学检查**  腹部超声检查、CT 可见胆囊壁不同程度增厚或显示胆囊内新生物,亦可发现肝转移或淋巴结肿大;CT 增强扫描或 MRI 可显示肿瘤的血供情况;腹部超声引导下细针穿刺抽吸活检,可帮助明确诊断。

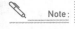
Note:

【处理原则】

首选手术治疗。化学治疗及放射治疗效果均不理想。

1. **单纯胆囊切除术**　适用于癌肿局限于黏膜层者。此情况多见于胆囊结石或胆囊息肉样病变行胆囊切除术后发现的胆囊癌，单纯胆囊切除可达到根治的目的。

2. **胆囊癌根治性切除术**　适用于肿瘤侵及胆囊肌层或全层，伴区域性淋巴结转移者。根治术切除范围包括胆囊、胆囊床外 2cm 肝组织及胆囊引流区淋巴结清扫。

3. **姑息性手术**　适用于肿瘤广泛浸润附近器官，已无根治可能者，主要用于减轻或解除肿瘤引起的黄疸或十二指肠梗阻，包括肝管空肠吻合术，经皮肝穿刺或经内镜胆管狭窄部位放置支撑管引流术、胃空肠吻合术等。

【护理措施】

1. **心理护理**　胆囊癌是高度恶性肿瘤，临床表现缺乏特异性，早期诊断困难，预后差。病人可出现紧张、沮丧、精神极度不安及忧郁等心理反应。护士可通过与病人建立良好的护患关系，引导其正视病情；通过鼓励病人及家属主动参与治疗方案的选择，增加病人的信赖感，从而提高就医的依从性。

2. **术前/术后护理**　行单纯胆囊切除术的病人参见第三十一章第二节中胆囊结石病人的护理；行胆囊癌根治性切除术的病人参见第三十章第二节中肝癌病人的护理。

## 三、胆管癌

胆管癌（cholangiocarcinoma）是指发生在肝外胆管，即左、右肝管至胆总管下端的恶性肿瘤。男女发病率无差异，50 岁以上多见。根据肿瘤生长的部位，分为上段、中段、下段胆管癌，其中上段胆管癌多见，占 50%~75%。上段胆管癌又称肝门部胆管癌，位于左右肝管至胆囊管开口以上部位；中段胆管癌位于胆囊管开口至十二指肠上缘；下段胆管癌位于十二指肠上缘至十二指肠乳头。

【病因】

病因尚不明确，可能与肝胆管结石、原发性硬化性胆管炎、先天性胆管囊性扩张症、胆管空肠吻合术后、肝吸虫感染、慢性伤寒带菌者、溃疡性结肠炎等危险因素有关。

【病理】

大体形态为乳头状癌、结节状癌、弥漫型癌。组织学类型 95% 以上为腺癌，主要为高分化腺癌，低分化、未分化癌较少见。肿瘤多为小病灶，呈扁平纤维样硬化、同心圆生长，引起胆管梗阻，并直接浸润相邻组织；沿肝内、外胆管及其淋巴分布和流向转移，并沿肝十二指肠韧带内神经鞘浸润是其转移的特点；还可通过腹腔种植的方式进行转移。

【临床表现】

胆管癌的临床表现因其位置及病程不尽相同。

1. **症状**

（1）黄疸：为进行性加重的梗阻性黄疸，表现为皮肤巩膜黄染、全身皮肤瘙痒、尿色深黄、大便呈灰白色或陶土样等。

（2）腹痛：少数无黄疸者有上腹部饱胀不适、隐痛、胀痛或绞痛。

（3）其他：可有恶心、厌食、消瘦、乏力、贫血等；合并胆道感染时出现急性胆管炎的临床表现。

2. **体征**

（1）胆囊肿大：病变在胆管中、下段的常可触及肿大的胆囊，Murphy 征可呈阴性；病变在上段胆管时胆囊常缩小且不能触及。

（2）肝大：部分病人出现肝大、质硬，有触痛或叩痛；晚期可在上腹部触及肿块，可伴有腹水和下肢水肿。

【辅助检查】

1. **实验室检查** 血清总胆红素、结合胆红素、AKP、ALP 显著升高，CA19-9 也可升高。

2. **影像学检查** 腹部超声检查为首选，可见肝内、外胆管扩张或查见胆管肿瘤；ERCP 对下段胆管癌诊断帮助较大，可同时放置内支架引流以减轻黄疸，用于术前准备；MRCP 能清楚显示肝内、外胆管的影像，显示病变部位的效果优于腹部超声检查、CT 和 MRI。

【处理原则】

手术切除是本病主要的治疗手段，化学治疗和放射治疗的效果不肯定。根据病变部位，可采用肝门胆管癌根治切除术、胆管/肝总管-空肠吻合术、胰十二指肠切除术等。肿瘤晚期无法手术切除者，应控制胆道感染、改善肝功能。为解除胆道梗阻，可选择 PTCD 或放置内支架、经内镜鼻胆管引流或放置内支架；为解除消化道梗阻，可行胃空肠吻合术，改善病人生存质量。

【护理措施】

1. **术前/术后护理** 行肝门胆管癌根治切除术的病人参见第三十章第二节中肝癌病人的护理；行胰十二指肠切除术的病人参见第三十二章第二节中胰腺癌病人的护理。

2. **健康教育** 定期复查，出现肿瘤复发时能及早发现并采取相应治疗。

（龚 姝）

---

## 思 考 题

1. 王女士，46 岁，因"反复右上腹疼痛 5 年，复发并加重 1d"入院，诊断为胆囊结石伴急性胆囊炎。病人入院后急诊在全麻下行腹腔镜胆囊切除术，术后安返病房。病人神志清楚，诉伤口疼痛，疼痛评分为 6 分。体格检查：T 38.3℃，P 96 次/min，R 23 次/min，BP 123/78mmHg。

请问：

（1）该病人目前主要的护理诊断/问题是什么？

（2）该病人目前可能出现哪些并发症？

（3）针对以上并发症，该如何进行护理？

2. 陈女士，83 岁，因"突发右上腹疼痛、伴皮肤巩膜黄染 2d，加重 12h"入院，诊断为急性梗阻性化脓性胆管炎。病人既往有肝内胆管结石，未予治疗。体格检查：T 39.5℃，P 126 次/min，R 26 次/min，BP 82/54mmHg；神志欠清、烦躁不安，口唇发绀，皮肤巩膜黄染，皮下有瘀斑，右上腹及剑突下压痛，轻度反跳痛及肌紧张。辅助检查：血常规示 WBC $20.8×10^9$/L；腹部超声示肝左外叶有多个强回声团，呈串排列，最大直径约 0.5cm。

请问：

（1）该病人目前主要的护理诊断/问题是什么？

（2）针对以上护理诊断/问题，如何进行护理？

（3）若病人术中安置 T 管引流，术后应采取哪些护理措施？

# URSING

## 第三十二章

# 胰腺疾病病人的护理

32章 数字内容

---

学 习 目 标

知识目标：

1. 掌握急性胰腺炎、胰腺癌的病因、临床表现、辅助检查和处理原则。

2. 熟悉急性胰腺炎的病理生理；胰腺癌及壶腹周围癌临床表现的异同点。

3. 了解急性胰腺炎、胰腺癌、壶腹周围癌、胰岛素瘤的概念。

能力目标：

能运用护理程序对胰腺疾病病人实施整体护理。

素质目标：

能主动运用沟通交流技巧与胰腺疾病病人讨论营养问题及相关护理措施。

胰腺疾病包括胰腺的炎症性疾病和肿瘤。胰腺疾病病情复杂,手术后并发症较多,术前改善营养、控制疼痛,术后预防和处理出血、胰瘘等并发症是促进病人快速康复的关键。急性胰腺炎和胰腺癌病人的临床表现、处理原则以及围术期护理是本章学习的重点。

 ———————————————————— 导入情境与思考 ————————————————————

李先生,45 岁,1d 前因聚餐后突发上腹部疼痛并逐渐加重,疼痛位于左上腹,呈持续性,并放射至腰背部,伴恶心、呕吐,呕吐物为胃内容物,以急性胰腺炎急诊入院。体格检查:T 38.6℃,P 124 次/min,R 28 次/min,BP 92/60mmHg,急性痛苦面容,皮肤巩膜无黄染,腹部膨隆,全腹肌紧张,压痛、反跳痛,以左上腹及中上腹为甚,肠鸣音减弱。既往无药物过敏史,无肝炎史等。发现胆囊结石 3 年,吸烟 20 余年,饮酒 10 余年。辅助检查:RBC $5.3×10^{12}$/L,Hb 120g/L,WBC $15.9×10^9$/L,PLT $110×10^9$/L,血清淀粉酶 1 630U/dl,脂肪酶 385U/L,血糖 12.5mmol/L,尿淀粉酶 280U/dl。腹部 CT:胰腺肿胀,实质密度不均匀且稍减低,腹腔及腹膜后广泛渗出。

请思考:

(1) 该病人属于哪一类型急性胰腺炎?

(2) 该病人可能出现哪些并发症?

(3) 该病人的主要护理措施是什么?

# 第一节 胰 腺 炎

## 一、急性胰腺炎

急性胰腺炎(acute pancreatitis)指胰腺分泌的胰酶在胰腺内被异常激活,对胰腺自身及其周围脏器产生消化作用而引起的炎症性疾病,是一种消化系统常见的急腹症。急性胰腺炎严重程度不一,轻型仅表现为水肿,病程可呈自限性,预后良好;重型出现胰腺坏死,病情险恶,病死率高。

【病因】

急性胰腺炎有多种致病危险因素,包括胆道疾病、高脂血症和饮酒等。国内由胆道疾病引起的胰腺炎最为常见,近年来高脂血症性胰腺炎发病率有增高的趋势,已超越酒精性胰腺炎,位居第二。

1. 胆道疾病 占 50% 以上,由胆道结石阻塞胆总管末端,胆汁经"共同通道"反流入胰管,胆汁中的磷脂酰胆碱和胆盐可直接损害腺泡细胞或致胰管内高压,诱发急性胰腺炎;胆道炎症或手术操作也可引起十二指肠乳头炎症性痉挛或狭窄,导致急性胰腺炎发生。

2. 高脂血症 随着人民生活水平的提高和饮食结构的变化,目前高脂血症已成为常见病因之一,可能的原因是甘油三酯在胰脂酶作用下生成游离脂肪酸对胰腺腺泡产生直接损伤;高脂血症所致血液黏稠度升高也可能加重胰腺病变。

3. 饮酒 酒精能直接损伤胰腺组织,还可刺激胰液分泌、引起十二指肠乳头水肿和 Oddi 括约肌痉挛,导致胰管内压力增高,细小胰管破裂,胰液进入腺泡周围组织而引起一系列的酶性损害及胰腺自身消化,诱发急性胰腺炎。

4. 十二指肠液反流 当十二指肠局部解剖异常、炎性狭窄、肿瘤、梗阻等原因引起十二指肠内压力升高时,十二指肠液可反流入胰管激活胰蛋白酶原,导致胰腺组织自身消化。

5. 创伤及医源性因素 上腹部钝器伤、穿通伤或手术都可能直接或间接损伤胰腺组织。经 Vater 壶腹的操作,如内镜逆行胰胆管造影(ERCP)可导致 2%~10% 的病人发生急性胰腺炎。

6. 其他 ①饮食因素,如暴饮暴食;②感染因素,如流行性腮腺炎、败血症等;③内分泌和代谢因素,如妊娠、高钙血症等;④药物因素,如利尿药、雌激素、对乙酰氨基酚等;⑤遗传和自身免疫性疾病;⑥病因不明的特发性急性胰腺炎;⑦肿瘤,如胰腺导管内乳头状黏液肿瘤、胰腺癌等。

【病理生理与分类】

当胆汁、十二指肠液反流,胰液排出受阻,引起胰管内压力升高并导致胰腺导管破裂、上皮受损,胰液中的大量胰酶被激活诱导胰腺实质的自身消化,引起胰腺的充血、水肿及急性炎症反应。腺泡细胞释放炎性细胞因子,如肿瘤坏死因子(TNF-α)、IL-1、IL-2、IL-6 和抗炎介质等,可引起炎症的级联反应。炎症的级联反应在 80%~90% 的病人中呈自限性,过度炎症反应可导致胰腺局部出血和坏死,甚至出现全身炎症反应综合征导致多器官功能衰竭。

急性胰腺炎的基本病理改变为胰腺呈不同程度的水肿、充血、出血和坏死。按病理变化分为两类。

1. **急性水肿性胰腺炎**　约占 80%,多局限在体尾部,以间质水肿、炎症反应为特征。胰腺肿胀、充血、被膜紧张,胰周可有积液。腹腔内可见散在粟粒状或斑块状的皂化斑,腹水为淡黄色。镜下可见腺泡及间质水肿,炎性细胞浸润,偶有轻度出血或局灶性坏死。

2. **急性出血坏死性胰腺炎**　约占 20%,以胰腺实质出血、坏死为特征。胰腺肿胀,呈暗紫色;坏死灶大小不等,呈灰黑色,严重者整个胰腺变黑。腹腔内可见皂化斑和脂肪坏死灶,腹膜后可出现广泛组织坏死伴有血性渗液,内含大量淀粉酶。镜下可见脂肪坏死和腺泡破坏,腺泡小叶结构模糊不清,炎性细胞浸润,间质小血管壁坏死,呈片状出血。

【临床表现】

1. **症状**

(1) 腹痛:是急性胰腺炎的主要症状。常于饱餐和饮酒后突然发作,腹痛剧烈,呈持续性、刀割样疼痛。位于上腹正中偏左,严重时两侧腰背部有放射痛,以左侧为主。胆源性胰腺炎的腹痛始于右上腹,逐渐向左侧转移,并向左肩、左腰背部放射。腹痛常持续 24h 以上不缓解,部分病人呈蜷曲体位或前倾位可有所缓解。

(2) 腹胀:与腹痛同时存在,是腹腔神经丛受刺激产生肠麻痹的结果。早期为反射性,继发感染后则由腹膜后的炎症刺激所致。腹膜后炎症越严重,腹胀越明显。腹腔积液可加重腹胀,腹内压增高可致腹腔间隔室综合征(abdominal compartment syndrome,ACS)。

(3) 恶心、呕吐:发作早且频繁,呕吐物为胃、十二指肠内容物,呕吐后腹痛不缓解。

(4) 发热:早期可有低热,38℃左右;合并胆道感染时常伴寒战、高热。胰腺坏死伴感染时,持续高热为主要症状之一。

(5) 休克和器官功能障碍:早期以低血容量性休克为主,后期合并感染性休克。伴急性呼吸功能衰竭时可出现呼吸困难和发绀;有胰性脑病者可引起中枢神经系统症状,如感觉迟钝、意识模糊甚至昏迷;病情严重者甚至可有 DIC 表现。

2. **体征**

(1) 腹膜炎体征:轻型急性胰腺炎压痛多局限于中上腹,常无明显肌紧张;病情严重者压痛明显,并有肌紧张和反跳痛。移动性浊音多为阳性;肠鸣音减弱或消失。

(2) 出血:少数严重病人胰液外溢至皮下组织间隙,溶解皮下脂肪,使毛细血管破裂出血。在腰部、季肋部和下腹部皮肤出现大片青紫色瘀斑,称 Grey-Turner 征;脐周皮肤出现青紫色改变,称 Cullen 征。胃肠道出血时可见呕血和黑便。

(3) 黄疸:胆道结石嵌顿或胰头肿大压迫胆总管可引起黄疸,程度一般较轻。

【辅助检查】

1. **实验室检查**

(1) 胰酶测定:血清、尿淀粉酶的测定是最常用的诊断方法。血清淀粉酶在发病数小时内开始升高,24h 达高峰,持续 4~5d 后逐渐降至正常;尿淀粉酶在发病 24h 后开始升高,48h 达高峰,持续 1~2 周后恢复正常。不同检测方法诊断参考值不同,一般血清淀粉酶值超过 500U/dl(正常值 40~180U/dl,Somogyi 法),尿淀粉酶明显升高(正常值 80~300U/dl,Somogyi 法),有诊断价值。淀粉酶值越高诊断正确率越大,但淀粉酶升高的幅度和病变严重程度不呈正相关。

血脂肪酶测定:血清脂肪酶明显升高(正常值 23~300U/L)具有特异性,比血清淀粉酶更客观。

(2)其他:包括甘油三酯升高、血清钙浓度降低、血糖升高、白细胞计数升高、肝功能异常、血气分析指标异常等。C 反应蛋白(CRP)增高提示病情较重。诊断性腹腔穿刺若抽出血性渗出液,渗出液中所含淀粉酶值升高对诊断有重要意义。

**2. 影像学检查**

(1)腹部超声:可显示胰腺弥漫性肿大和胰周液体聚集。发现胆道结石、胆管扩张,胆源性胰腺炎的可能性大。

(2)CT:是最具诊断价值的影像学检查,特别是 CT 增强扫描能诊断急性胰腺炎并能鉴别是否合并胰腺组织坏死。在胰腺弥漫性肿大的基础上若出现质地不均、液化和蜂窝状低密度区,则可诊断为胰腺坏死。CT 增强扫描对胰腺脓肿、假性囊肿等也具有诊断价值。

(3)MRI 及 MRCP:可提供与 CT 类似的诊断信息,在评估胰腺坏死、炎症范围及有无游离气体等方面具有诊断价值。磁共振胰胆管造影(MRCP)有助于判断胆管及胰管的情况。

【临床分型】

1. 轻症急性胰腺炎(mild acute pancreatitis,MAP):为水肿性胰腺炎,约占急性胰腺炎的 60%,无器官功能衰竭和局部或全身并发症。表现为上腹痛,恶心、呕吐;腹膜炎局限于上腹部,体征轻;血、尿淀粉酶增高;临床经过呈自限性,经及时治疗短期内可好转,死亡率很低。

2. 中症急性胰腺炎(moderately severe acute pancreatitis,MSAP):伴有一过性器官功能衰竭(48h 内可自行恢复),约占急性胰腺炎的 30%,出现局部或全身并发症。早期病死率低;若未经治疗,后期病死率增高。

3. 重症急性胰腺炎(severe acute pancreatitis,SAP):约占 10%,多为出血坏死性胰腺炎,伴有持续器官功能障碍(超过 48h),累及呼吸系统、心血管和肾脏。除上述症状外,腹膜炎范围广、体征重;腹胀明显,肠鸣音减弱或消失,腹部可触及炎性组织包裹形成的肿块,偶见腰肋部或脐周皮下瘀斑;腹水呈血性或脓性。严重者发生休克,伴有多器官功能障碍,或出现坏死、脓肿或假性囊肿等局部并发症,甚至出现 DIC,病死率达 36%~50%。

【临床分期】

急性胰腺炎根据病程可分为早期和后期 2 个可重叠的时期。

1. **早期**　多为发病 1 周内,可延长至第 2 周。临床表现为全身炎症反应综合征,甚至发生呼吸衰竭、肾衰竭等多器官功能障碍。

2. **后期**　多为发病 1 周后,可长达数周或数月。临床表现为持续性全身炎症反应综合征,多器官功能障碍或衰竭,并发胰腺或胰周组织坏死。

【处理原则】

根据急性胰腺炎的分型、分期和病因进行综合治疗。重症急性胰腺炎强调多学科诊疗。

1. **非手术治疗**　适用于轻症急性胰腺炎及无外科手术指征的中度重症和重症急性胰腺炎。病情危重者需要进入 ICU 治疗。治疗的目的是减少胰液分泌,防止感染及 MODS 的发生。治疗措施包括:①禁食、胃肠减压;②补液、补充电解质、维持酸碱平衡、防治休克;③镇痛、解痉;④抑制胃酸、胰液分泌;⑤营养支持;⑥抗生素治疗;⑦中药治疗。

2. 手术治疗

（1）适应证:①不能排除其他急腹症;②胰腺和胰周坏死组织继发感染;③合并胆总管下端梗阻或胆道感染;④合并肠穿孔、大出血或胰腺假性囊肿。

（2）手术方法:最常采用胰腺和胰周坏死组织清除加引流术。若为胆源性胰腺炎,根据胆道有无梗阻采取不同的处理方法,手术目的是取出结石、解除梗阻,通畅引流。

【护理评估】

（一）术前评估

1. 健康史

（1）一般情况:包括年龄、性别、婚姻、职业、饮食习惯、营养状况、有无吸烟史及长期酗酒史等。

（2）既往史:了解有无胆道疾病、高脂血症及高钙血症、十二指肠液反流等。

（3）家族史:了解家族中有无急性胰腺炎及其他胰腺疾病病人。

2. 身体状况

（1）症状与体征:评估有无腹痛,腹痛的部位、性质及严重程度;有无消化道症状,如恶心、呕吐、腹胀等;有无发热、黄疸、腹膜刺激征、移动性浊音及出血等。

（2）辅助检查:了解有无血清淀粉酶、尿淀粉酶、血清脂肪酶、白细胞计数、血糖、血钙、肝功能、血气分析、腹部超声、CT增强扫描及其他手术相关耐受性检查等的异常发现。

3. 心理-社会状况　了解病人对疾病的认知程度,对手术有何顾虑和思想负担;了解朋友及家属对病人的关心、支持程度,家庭对手术的经济承受能力。

（二）术后评估

1. 术中情况　了解病人手术、麻醉方式与效果、病变组织切除情况,术中出血、补液、输血情况。

2. 身体状况　评估生命体征是否平稳,病人是否清醒,末梢循环情况等;伤口敷料是否干燥,有无渗液、渗血;各引流管安置的位置,引流是否通畅,引流液的颜色、性状和量;有无出血、胰瘘、胃肠道瘘等并发症发生。

3. 心理-社会状况　了解病人有无焦虑;康复训练和早期活动是否配合;对出院后的继续治疗是否清楚。

【常见护理诊断/问题】

1. 急性疼痛　与胰腺及其周围组织炎症、胆道梗阻有关。

2. 有体液不足的危险　与炎性渗出、出血、呕吐、禁食等有关。

3. 营养失调:低于机体需要量　与呕吐、禁食和大量消耗有关。

4. 体温过高　与胰腺坏死、继发感染或并发胰腺脓肿有关。

5. 潜在并发症:休克、感染、出血、胰瘘、胃肠道瘘及 MODS。

【护理目标】

1. 病人疼痛缓解或消失。

2. 病人无水、电解质紊乱及酸碱平衡失调。

3. 病人营养状况改善。

4. 病人感染有效控制,体温恢复正常。

5. 病人未发生并发症,或并发症得到及时发现和处理。

Note:

**【护理措施】**

**（一）非手术治疗护理/术前护理**

1. **控制疼痛**　协助病人膝盖弯曲,靠近胸部以缓解疼痛;按摩背部,可增加舒适感。疼痛剧烈时,明确诊断后予以解痉、镇痛药物。禁食、持续胃肠减压、使用抑制胰腺分泌的药物可减少胰液分泌及其对胰腺及周围组织的刺激。

2. **禁食、胃肠减压**　向病人解释禁食、持续胃肠减压的目的是减少胰液分泌,减轻疼痛,防止呕吐,减轻腹胀并降低腹内压,以取得病人配合。

3. **营养支持**　禁食期间给予肠外营养支持。轻症急性胰腺炎一般 1 周后可开始进食无脂低蛋白流质,并逐渐过渡至低脂饮食。中度和重症急性胰腺炎待病情稳定、淀粉酶恢复正常、肠麻痹消失后,可通过空肠造瘘管或鼻肠管行肠内营养支持,并逐步过渡至全肠内营养及经口进食。在病人行肠内、肠外营养支持治疗期间,需注意有无导管性、代谢性或胃肠道并发症的发生。

4. **静脉补液**　严密监测生命体征,观察神志、皮肤黏膜温度和色泽,监测电解质、酸碱平衡情况;准确记录 24h 出入量,必要时监测中心静脉压及每小时尿量。发生休克时迅速建立静脉输液通路,补液扩容,尽快恢复有效循环血量。重症急性胰腺炎病人易发生低钾、低钙血症,应根据病情及时补充,维持水、电解质及酸碱平衡,纠正酸中毒,预防并治疗低血压,维持循环稳定,改善微循环。

5. **降低体温**　发热病人给予物理降温,如冷敷、温水或酒精擦浴,必要时予药物降温;遵医嘱使用敏感、能通过血胰屏障的抗生素(如喹诺酮类、头孢他啶或亚胺培南等)控制感染。

6. **用药护理**　遵医嘱使用质子泵抑制剂、$H_2$ 受体阻滞剂、生长抑素或胰蛋白酶抑制剂,抑制胰腺分泌;呕吐控制后,可经胃管注入复方清胰汤等中药。

7. **心理护理**　由于急性胰腺炎发病突然、发展迅速、病情凶险,病人常会产生恐惧心理;由于病程长,病情反复及治疗费用等问题,病人易产生悲观消极情绪。为病人提供安全舒适的环境,了解其感受,安慰、鼓励并讲解治疗和康复知识,可使病人以良好的心态接受治疗。

**（二）术后护理**

主要介绍行胰腺及胰周坏死组织清除加引流术后病人的护理。

1. **病情观察**　观察并记录生命体征,监护 24~48h,病情需要时延长监护时间。维持水、电解质及酸碱平衡,准确记录 24h 出入量。观察腹部体征,了解有无腹痛、腹胀及腹膜刺激征等。

2. **体位**　病人麻醉未清醒前取平卧位,头偏向一侧,以免呕吐物、分泌物吸入导致窒息或并发吸入性肺炎。清醒且血压稳定者,改为半卧位,以利于畅通呼吸和引流。

3. **引流管的护理**　术后引流管包括胃管、腹腔双套管、胰周引流管、空肠造瘘管、胃造瘘管及导尿管等。引流管上需标注管道名称及留置时间,明确引流管留置部位及作用;将引流管远端与相应的引流装置紧密连接并妥善固定,定期更换引流装置。观察并记录引流液的颜色、性状和量,定期挤压,防止堵塞,保持引流通畅。

（1）腹腔双套管灌洗引流护理:目的是冲洗脱落坏死组织、黏稠的脓液或血块。护理措施:①持续腹腔灌洗:常用生理盐水加抗生素,现配现用,冲洗速度为 20~30 滴/min。②保持引流通畅:持续低负压吸引,负压不宜过大,以免损伤内脏组织和血管。③观察引流液颜色、性状和量:引流液开始为含坏死组织、脓液或血块的暗红色混浊液体;2~3d 后颜色逐渐变淡、清亮。若引流液呈血性,伴脉速和血压下降,应考虑大血管被腐蚀破裂引起继发出血,需及时通知医师并做急诊手术准备。④维持出入量平衡:准确记录冲洗液量及引流液量,保持平衡;发现引流管道堵塞,及时通知医师处理。⑤拔管护理:病人体温维持正常 10d 左右,白细胞计数正常,腹腔引流液少于 5ml/d,引流液的淀粉酶、脂肪酶测定值正常,可考虑拔管。拔管后保持局部敷料的清洁、干燥。

（2）空肠造瘘管护理:术后可通过空肠造瘘管行肠内营养支持。护理措施:①妥善固定:将管道固定于腹壁,告知病人翻身、活动、更换衣物时避免牵拉,防止管道脱出。②保持管道通畅:营养液滴注前后使用生理盐水或温水冲洗管道,持续输注时每4h冲洗管道1次;出现滴注不畅或管道堵塞时,可用生理盐水或温水行"压力冲洗"或负压抽吸。③营养液输注的注意事项:营养液现配现用,使用时间不超过24h;输注时注意营养液的速度、浓度和温度;观察有无腹痛、腹胀或腹泻等不良反应。

4. **伤口护理**　观察伤口敷料是否干燥,有无渗血、渗液,如有渗液及时更换敷料,有渗血时根据出血量做相应处理。

5. **并发症的护理**

（1）出血

1）原因:包括应激性溃疡出血、手术创面的活动性渗血、感染坏死组织侵犯引起的消化道大出血、消化液腐蚀引起的腹腔大血管出血等。

2）表现:胃管、腹腔引流管或手术切口流出血性液体,病人出现呕血、黑便或血便。

3）护理:①密切观察生命体征,特别是血压和脉搏的变化;②保持引流管通畅,准确记录引流液的颜色、性状和量;③监测凝血功能,纠正凝血功能紊乱;④遵医嘱使用止血和抑酸药物;⑤应激性溃疡出血可采用冰盐水加去甲肾上腺素胃内灌洗;⑥胰腺及周围坏死腔大出血时急诊行介入或手术治疗。

（2）胰瘘

1）原因:由胰管损伤或破裂所致。

2）表现:病人出现腹痛、持续腹胀、发热,腹腔引流管或伤口流出无色清亮液体。

3）护理:①取半卧位,保持引流通畅;②根据胰瘘程度,采取禁食、持续胃肠减压、静脉泵入生长抑素等措施;③严密观察引流液量、色和性状,准确记录;④必要时做腹腔灌洗引流,防止胰液积聚侵蚀内脏、腐蚀大血管或继发感染;⑤保护腹壁瘘口周围皮肤,可用凡士林纱布覆盖、皮肤保护膜或氧化锌软膏涂抹。

### 知 识 拓 展

#### 胰瘘的定义及分级

《胰腺术后外科常见并发症诊治及预防的专家共识(2017)》中将胰瘘定义为:术后第3d或之后,出现任意量的引流液中淀粉酶含量高于正常血清淀粉酶值上限的3倍以上,同时必须具有相应临床表现,即可诊断。根据胰瘘对病人术后过程的影响,分为3级。

生化漏(非胰瘘):最常见,无临床意义。无须使用肠外营养、生长抑素和抗生素,CT检查无胰周积液,治疗上仅需延迟拔除引流管。

B级瘘:常需禁食,使用肠外或肠内营养支持治疗;可能需要使用生长抑素抑制胰液分泌;如合并腹痛、发热、白细胞计数增高,则需使用抗生素。CT检查可发现胰周积液,需调整引流管的位置,经皮穿刺或内镜针对性干预。若有胰瘘相关性出血需行血管造影。常造成住院日延长或再入院治疗。若需二次手术,归入C级。

C级瘘:需禁食,使用肠内或肠外营养支持治疗;使用生长抑素和抗生素;CT检查发现需要引流的胰周积液;如合并败血症和器官功能障碍可能需要二次手术。住院时间明显延长。

（3）胃肠道瘘

1）原因:胰液的消化作用和感染坏死病灶的腐蚀均可使胃肠道壁坏死、穿孔发生瘘。

2）表现:常见部位是结肠和十二指肠,有时也发生在胃和空肠。当病人出现以下任何一种情况即可诊断:①引流管或创口有消化液、食糜或食物残渣引出;②口服或经造瘘管注入亚甲蓝从创口或窦道引出;③胃肠道造影显示瘘口部位以及瘘口远端肠道情况;④窦道加压造影显示窦道与消化道相通。

3）护理：①持续腹腔灌洗，低负压吸引，保持引流通畅，防止消化液积聚引起感染和腹膜炎；②纠正水、电解质紊乱，加强营养支持，合理使用生长抑素；③指导病人正确使用造口袋，保护瘘口周围皮肤；④对不易愈合的瘘，应当采用手术治疗。

（三）健康教育

1. **减少诱因**　积极治疗胆道疾病、高脂血症、戒酒、预防感染、正确服药等，预防复发。

2. **休息与活动**　劳逸结合，保持良好心情，避免疲劳和情绪激动。

3. **合理饮食**　养成良好的饮食习惯，规律饮食，少量多餐，避免饱食，进食低脂饮食，少食油腻食物，忌食刺激、辛辣食物，禁烟酒。

4. **控制血糖及血脂**　监测血糖及血脂，必要时使用药物控制。

5. **复诊**　指导定期到医院复查，出现胰腺假性囊肿、胰腺脓肿、胃肠道瘘等并发症时，及时就诊。

【护理评价】

通过治疗与护理，病人是否：①疼痛缓解或消失；②维持水、电解质及酸碱平衡；③营养状况改善，体重得以维持或增加；④感染得到有效控制，体温恢复正常；⑤并发症得以预防，或得到及时发现和处理。

## 二、慢性胰腺炎

慢性胰腺炎（chronic pancreatitis）是多种原因引起的胰腺实质节段性或弥漫性、渐进性炎症与纤维性病变，常伴有胰管狭窄及节段性扩张，以及胰管结石或胰腺钙化，表现为反复发作的上腹部疼痛伴不同程度的胰腺内、外分泌功能减退或丧失。

【病因】

长期大量饮酒和吸烟是导致慢性胰腺炎的主要病因。其他病因还有遗传、高脂血症、高钙血症、胰腺先天性解剖异常、胰腺外伤或手术、自身免疫性疾病等。

【病理】

慢性胰腺炎的主要病理改变是胰腺萎缩，呈不规则结节样变硬。胰管狭窄伴节段性扩张，可有胰管结石或囊肿形成。显微镜下可见小叶结构破坏，腺泡细胞缺失，胞体皱缩，钙化和导管狭窄，大量纤维组织增生。少数病人可在慢性炎症的基础上发生癌变。

【临床表现】

通常将腹痛、体重下降、糖尿病和脂肪泻称为慢性胰腺炎四联征。少数病人可出现黄疸。

1. **腹痛**　最常见症状。表现为上腹部疼痛，发作时疼痛剧烈，可向腰背部放射。腹痛可分为间歇性和持续性 2 种。间歇性腹痛多见，疼痛发作间歇期无不适症状，可持续数月至数年；持续性腹痛表现为长期连续性疼痛和/或频繁的疼痛加重。

2. **体重下降**　早期病人因害怕进食伴随的疼痛而减少进食，造成体重减轻；后期因胰腺功能障碍导致吸收不良引起消瘦。

3. **糖尿病**　后期因胰岛细胞被大量破坏，胰岛素分泌减少，可出现明显的糖尿病症状。

4. **消化不良**　可有食欲缺乏、饱胀感、不耐油腻等。脂肪泻是后期出现的症状，特征是粪便不成形、有油光、恶臭且上层可见发光的油滴。

5. **黄疸**　仅少数病人出现，多为胰头纤维增生压迫胆总管下端所致。

【辅助检查】

1. **实验室检查**　粪便可在显微镜下可见到脂肪球，粪便弹性蛋白酶-1 低于 200μg/g 提示胰腺外分泌功能不全;部分病人尿糖和糖耐量试验阳性。

2. **影像学检查**　①腹部超声:可显示胰腺体积、胰管结石、胰腺囊肿等;②腹部 X 线:可显示胰腺钙化点或胰石影;③CT:更清晰地显示胰腺形态,有无钙化点、胰管扩张或囊肿形成等;④MRCP:能清晰显示梗阻近、远端的胆、胰管形态等;⑤ERCP:可清楚见到胰管有无阻塞、狭窄或囊状扩张,最典型的表现是胰管呈不规则的串珠状扩张。

【处理原则】

处理原则为去除病因、控制症状、改善胰腺功能、治疗并发症和提高生活质量等。

1. **非手术治疗**　方法包括:①病因治疗;②镇痛;③控制饮食;④补充胰酶;⑤控制糖尿病;⑥营养支持。

2. **手术治疗**　目的在于减轻疼痛,延缓疾病进展,但不能逆转病理过程。①胰腺切除术:适用于胰腺纤维化严重但胰管未扩张者;②胰管引流术:该手术最大限度保留胰腺的功能,主要为胰管空肠侧侧吻合术,适用于主胰管扩张、主胰管结石、胰头部无炎性肿块者;③胰腺切除联合胰管引流术:在保留十二指肠和胆道完整性基础上,切除胰头部病变组织,解除胰管及胆管的梗阻,同时附加胰管引流的手术;④内脏神经切断术:仅用于其他方法不能缓解的顽固性疼痛,或作为其他手术方法的辅助手术。

【护理措施】

1. **心理护理**　关心理解病人,告知病人建立规律的生活方式及良好的行为习惯,以延缓疾病进展和提高生活质量。

2. **饮食指导**　严格戒烟、戒酒。少食多餐,规律饮食,进食高蛋白、高维生素、低脂饮食,限制辛辣、刺激性食物,限制糖的摄入。

3. **疼痛护理**　为防止腹痛发作,应避免过度劳累和精神紧张,遵医嘱合理使用解痉、镇静或镇痛药物。

4. **药物指导**　口服胰酶制剂可减少胰腺分泌刺激,降低胰管压力,缓解腹痛;胰酶制剂应与"食"同进,保证脂肪酶与食物充分混合后一起进入十二指肠。糖尿病病人遵医嘱采用胰岛素替代疗法。

5. **营养支持**　禁食期间可短期间歇、有计划地采用肠外营养和/或肠内营养支持。

# 第二节　胰腺肿瘤和壶腹周围癌

## 一、胰腺癌

胰腺癌(pancreatic cancer)是一种发病隐匿,进展迅速,治疗效果及预后极差的消化道恶性肿瘤。40 岁以上好发,男性比女性多见。全球发病率呈明显增加的趋势。胰腺癌死亡率居我国常见癌症死因的第 6 位。胰腺癌多发于胰头部,占 70%~80%,其次为胰体尾部,全胰癌少见。

【病因】

导致胰腺癌的直接病因尚不清楚。在胰腺癌的危险因素中,吸烟是唯一公认的危险因素。5%~10%的病人有家族遗传病史。高脂饮食、肥胖、酗酒、糖尿病、慢性胰腺炎以及长期的职业和环境暴露等亦可能是胰腺癌的危险因素。

【病理】

以导管细胞腺癌最多见,约占 90%;腺泡细胞癌、黏液性囊腺癌等少见。导管细胞腺癌致密而坚硬,浸润性强;切面呈灰白色或灰黄色,常伴有纤维化增生及炎症反应,与周围胰腺组织无明确界限。

胰腺癌转移和扩散途径主要为局部浸润、沿神经丛和淋巴转移,胰腺癌早期可为胰内扩散,即以浸润性导管癌的方式向周围胰组织浸润转移;沿神经丛扩散是胰腺癌特有的转移方式;晚期可经血行转移至肝、肺、骨等处。

【临床表现】

1. **症状**

(1) 上腹痛:是胰腺癌常见的首发症状。早期因肿块压迫导致胰管不同程度的梗阻、扩张、扭曲及压力增高,出现上腹部不适,或隐痛、钝痛、胀痛。中晚期因癌肿侵及腹膜后神经丛,出现持续性剧烈疼痛,向腰背部放射,日夜不止,屈膝卧位可稍有缓解。胰体尾部癌的疼痛部位在左上腹或脐周,出现疼痛时已多属晚期。

(2) 黄疸:是胰头癌最主要的症状,多系胰头癌压迫或浸润胆总管所致,呈进行性加重,可伴皮肤瘙痒、茶色尿和陶土色大便。约 25%的胰头癌病人表现为无痛性黄疸,对胰头癌具有诊断意义。10%左右的胰体尾部癌病人也可发生黄疸,与肿瘤发生肝内转移或肝门部淋巴结转移时压迫肝外胆管有关。黄疸出现的早晚和肿瘤的位置密切相关。

(3) 消化道症状:早期常有食欲减退、上腹饱胀、消化不良、腹泻等症状;部分病人可出现恶心、呕吐。晚期癌肿浸润或压迫胃十二指肠,可出现上消化道梗阻或消化道出血。

(4) 消瘦和乏力:是主要临床表现之一,随着病程进展,病人消瘦乏力、体重下降,伴有贫血、低蛋白血症等,晚期可出现恶病质。

(5) 其他:可出现发热、急性胰腺炎发作、糖尿病、脾功能亢进及血栓性静脉炎等。

2. **体征**　肝大,胆囊肿大,腹部肿块,还可在左上腹或脐周闻及血管杂音;晚期可出现腹水或扪及左锁骨上淋巴结肿大。

【辅助检查】

1. **实验室检查**　①血清生化检查:继发胆道梗阻或出现肝转移时,常出现血清总胆红素和结合胆红素升高,碱性磷酸酶和转氨酶多有升高;空腹或餐后血糖升高及糖耐量异常;血、尿淀粉酶一过性升高。②免疫学检查:诊断胰腺癌常用的肿瘤标志物有糖链抗原(CA19-9)、癌胚抗原(CEA)和胰胚抗原(POA)。CA19-9 对胰腺癌敏感性和特异性较好,常用于胰腺癌的辅助诊断和术后随访。

2. **影像学检查**　①CT:是诊断胰腺癌的重要手段,增强三维动态 CT 薄层扫描是最常用的手段,能清楚显示胰腺形态、肿瘤部位、肿瘤与邻近血管的关系及后腹膜淋巴结转移情况。②MRI 和MRCP:MRI 显示胰腺肿块的效果较 CT 更优,诊断胰腺癌敏感性和特异性较高;MRCP 可显示胰胆管扩张、梗阻情况,具有重要诊断意义。③正电子发射型计算机断层成像(PET):可用于鉴别诊断,评估有无胰外转移和判断术后肿瘤有无复发。④内镜超声(EUS):优于腹部超声检查,可发现直径小于1cm 的小胰癌,对评估大血管受侵犯程度敏感性高。⑤腹部超声:可显示胆、胰管扩张,胆囊胀大,胰头部占位病变,同时观察有无肝转移和淋巴结转移。

3. **细胞学检查**　收集腹水脱落细胞、在超声或 CT 引导下经皮细针穿刺活检、经腹腔镜或开腹手术探查胰腺病变组织进行细胞学检查,都是很有价值的诊断方法。

【处理原则】

1. **非手术治疗**　吉西他滨是晚期胰腺癌治疗的一线化学治疗药物,也可使用氟尿嘧啶和白蛋白紫杉醇等。还可选择介入治疗、放射治疗、基因治疗、免疫治疗及中医中药治疗等。

2. **手术治疗**　手术切除是胰腺癌最有效的治疗方法。尚无远处转移的胰头癌,均应采取手术切除。

（1）胰十二指肠切除术（Whipple 手术）：胰头癌可施行胰头十二指肠切除术。手术切除范围包括胰头（含钩突）、胆囊和胆总管、远端胃、十二指肠及空肠上段，同时清除周围淋巴结，再将胰腺、胆总管、胃和空肠吻合，重建消化道。腹腔镜及机器人根治性胰十二指肠切除术在手术安全性、淋巴结清扫数目和切除率方面与开腹手术相当。

### 知 识 拓 展

#### 机器人辅助胰十二指肠切除术

随着机器人辅助腹腔镜手术系统的问世，微创手术技术又有了新的飞跃。截至今日，全世界已有越来越多的报道证实机器人辅助胰十二指肠切除术的安全性及可行性。机器人辅助系统手术与传统单纯腹腔镜手术有共同点，即安全、可行、更小的创伤。机器人辅助系统手术的优势在于三维视觉成像和显微镜放大功能的应用可使小血管更易于辨认和处理，通常出血量更少。当机器人辅助胰十二指肠切除术在技术达到一定熟练程度后，其在手术时间上与传统开腹手术相比有所缩短，其失血量及术后并发症发生率也较传统开腹手术减少。手术医师应具备丰富的胰腺手术经验及腹腔镜手术经验，术中的配合、术野的充分暴露及仔细精确的操作是安全及彻底根治肿瘤的关键。

（2）保留幽门的胰十二指肠切除术（PPPD）：即保留全胃、幽门和十二指肠球部，其他切除范围和经典胰十二指肠切除术相同。该术式适用于幽门上下淋巴结无转移，十二指肠切缘无癌细胞残留者。PPPD 主要的优点在于缩短了手术时间，减少了术中出血，使病人术后能够更快康复，但同时也使病人术后胃溃疡和胃排空障碍的发生有所增加。因此若采用该术式治疗胰头癌，应严格掌握手术适应证。

（3）胰体尾切除术：可采用根治性胰体尾联合脾脏切除术，适用于胰体尾部癌，因确诊时多属晚期，故切除率很低。

（4）全胰切除术：即根治性全胰切除，术后需补充合成胰岛素和胰酶。适用于侵犯胰颈部的胰头癌或胰体尾癌、术中冰冻病理学检查示胰腺切缘阳性、多发性胰腺癌或胰腺神经内分泌肿瘤以及累及胰管全程的胰管内乳头状黏液瘤等。

（5）姑息性手术：对高龄、已有肝转移、肿瘤已不能切除或合并明显心肺功能障碍不能耐受较大手术者，可置入胆管支架或行胆肠吻合术以解除胆道梗阻，行胃空肠吻合术解除或预防十二指肠梗阻，行化学性内脏神经切断术或腹腔神经结节切除术减轻疼痛。

【护理措施】

（一）术前护理

1. **心理护理**　多数病人就诊时已处于癌症中晚期，得知诊断后易出现否认、悲哀、畏惧和愤怒等不良情绪，对手术治疗产生焦虑情绪。护士应理解、同情病人，通过沟通了解其真实感受。根据病人对疾病知识的掌握程度，有针对性地进行健康指导，使病人能配合治疗与护理，促进疾病的康复。

2. **疼痛护理**　观察病人腹痛的部位、范围、规律及持续时间，对病人进行疼痛评估，合理使用镇痛药，保证病人良好的睡眠及休息。对于中晚期胰腺癌病人，持续疼痛者可给予芬太尼透皮贴剂，并评估用药效果。

3. **营养支持**　监测营养相关指标，如血清白蛋白水平、血清转铁蛋白、血红蛋白、皮肤弹性、体重等。指导病人进食高热量、高蛋白、高维生素、低脂饮食。营养不良者，可经肠内和/或肠外营养途径改善病人营养状况。补充白蛋白，使手术时血清白蛋白达到或维持 35g/L 左右。

4. **改善肝功能**　静脉输注高渗葡萄糖加胰岛素和钾盐，增加肝糖原储备；使用保肝药、复合维生

Note：

素 B 等；有黄疸者，遵医嘱使用维生素 $K_1$，改善凝血功能。

**5. 皮肤护理**　黄疸伴皮肤瘙痒者，指导病人修剪指甲，勿搔抓皮肤，防止破损；穿宽松纯棉质衣裤；保持皮肤清洁，用温水擦浴，勿使用碱性清洁剂，以免加重皮肤瘙痒。镇静药和抗组胺药可缓解病人的瘙痒，瘙痒剧烈者可给予炉甘石洗剂外用。

**6. 肠道准备**　术前 3d 开始口服抗生素抑制肠道细菌，预防术后感染；术前 2d 进食流质；术前晚行全肠道灌洗或清洁灌肠，减少术后腹胀及并发症的发生。

**7. 其他**　血糖异常者，通过调节饮食和注射胰岛素控制血糖。有胆道梗阻并继发感染者，予抗生素控制感染。

（二）术后护理

**1. 病情观察**　观察生命体征、腹部体征、伤口及引流情况，准确记录 24h 出入量，必要时监测中心静脉压（CVP）及每小时尿量。

**2. 营养支持**　术后禁食期间给予肠外营养支持，维持水、电解质平衡，必要时输注白蛋白。术后若留置胃管，应早期拔除。拔除胃管后从流质、半流质，逐渐过渡至正常饮食。术后因胰腺外分泌功能减退，易发生消化不良、腹泻等，可口服胰酶制剂。

**3. 血糖监测**　术后动态监测血糖，若术后胰岛素缺乏或不足，可发生血糖升高，应遵医嘱使用胰岛素或胰酶等，维持血糖在正常范围。

**4. 并发症的护理**

（1）出血：出血是胰十二指肠切除术后危及病人生命最严重的并发症。出血可发生在术后早期（24h 以内）和晚期（24h 以上），晚期出血常发生在术后 1 周左右。根据出血部位可分为腹腔出血和消化道出血，两者亦可同时发生。

1）原因：术后早期出血常因凝血功能障碍导致创面广泛渗血、手术中止血不彻底或吻合口出血引起；晚期出血多系腹腔严重感染、胰瘘、胆瘘使邻近血管受到腐蚀导致破裂出血，应激性溃疡或吻合口溃疡引起。

2）表现：病人出现心慌、面色苍白、血压下降、脉搏细速等休克表现，或出现呕血、黑便或便血等消化道出血的表现，腹腔引流管和胃肠减压管引流出大量鲜红色血性液体。

3）护理：①监测生命体征；②观察胃肠减压及腹腔引流液的颜色、性状及量；③出血量少者可予静脉补液，使用止血药、输血等治疗，出血量大者需急诊行介入或手术止血。

（2）胰瘘：是胰十二指肠切除术后最常见的并发症和导致死亡的主要原因。术前黄疸持续时间长、营养状况差、术中出血量大是术后胰瘘发生的危险因素。胰瘘一经证实，应积极处理，大多数胰瘘可在 2~4 周得到控制并自行愈合。护理措施参见本章第一节中急性胰腺炎病人的护理。

（3）胆瘘：多发生于术后 5~7d，表现为腹腔引流管流出大量胆汁，每日数百毫升至 1 000ml 不等。护理措施参见第三十一章第二节中胆囊结石病人的护理。

（4）感染：以腹腔内局部细菌感染最常见，若病人免疫力低下，还可合并全身感染。术后严密观察病人有无高热、腹痛和腹胀、白细胞计数增高等。遵医嘱合理使用抗生素，加强全身支持治疗。形成腹腔脓肿者，可在超声引导下行脓肿穿刺置管引流术。

（5）胃排空延迟：多见于保留幽门的胰十二指肠切除术后。胃排空延迟是术后因非机械性梗阻因素引起的以胃排空障碍为主要表现的胃动力紊乱综合征，表现为病人手术 10d 以后仍不能规律进食或需胃肠减压。处理原则是去除病因、应用胃动力药物及营养支持。护理：①禁食、持续胃肠减压，每日观察并记录胃液量；②合理补液，监测电解质水平，维持水、电解质平衡；③使用肠外营养支持，并可安置鼻肠管输注肠内营养液；④使用胃动力药物；⑤遵医嘱合理使用抗生素，去除腹腔内感染，必要时予以针对性引流，促进胃动力恢复。多数病人经保守治疗 3~6 周可恢复。

（三）健康教育

**1. 自我监测**　年龄 40 岁以上者，短期内出现持续性上腹部疼痛、腹胀、黄疸、食欲减退、消瘦等

Note:

症状时,需行胰腺疾病筛查。

2. **合理饮食**　戒烟酒,少量多餐,均衡饮食。

3. **复诊**　指导术后每 3~6 个月复查 1 次。若出现贫血、发热、黄疸等情况,及时就诊。

## 二、壶腹周围癌

壶腹周围癌(periampullary adenocarcinoma)是指发生于距十二指肠乳头 2cm 以内的肿瘤,主要包括壶腹癌、胆总管下端癌和十二指肠腺癌。壶腹周围癌因其起源组织器官的不同而具有不同的临床表现,其恶性程度明显低于胰头癌,手术切除率和 5 年生存率均明显高于胰头癌。

### 【病因】

吸烟是已被证实的危险因素。壶腹周围癌可能的危险因素包括脂肪和蛋白质摄入过多、大量饮用浓咖啡、饮酒、糖尿病、慢性胰腺炎、恶性贫血、胆石症及腹部手术史等。

### 【病理】

以腺癌最多见,其次为乳头状癌、黏液癌等。壶腹周围癌发生淋巴转移较胰头癌晚,远处转移多至肝脏。

### 【临床表现】

常见临床症状为黄疸、腹痛和消瘦,黄疸可呈波动性。腹痛的原因可为胆总管下端开口阻塞导致的胆绞痛,也可为胰管阻塞引起的慢性胰腺炎所致疼痛。还可出现体重下降、食欲减退、乏力等非特异性症状。

### 【辅助检查】

实验室和影像学检查同胰腺癌,CT 和 MRI 是壶腹周围癌的首选检查方法,MRCP 具有重要诊断价值。

### 【处理原则】

手术切除是壶腹周围癌的首选治疗方法,可行胰十二指肠切除术或保留幽门的胰十二指肠切除术,5 年生存率可达 40%~60%。对于高龄、已有肝转移、肿瘤不能切除或合并明显心肺功能障碍不能耐受大手术者,可行姑息性手术,如胆肠吻合术、胃空肠吻合术。

### 【护理措施】

1. **术前/术后护理**　术前护理如心理护理、营养支持、皮肤护理和肠道准备等,术后护理如病情观察、营养支持和并发症的护理等,参见本章第二节中胰腺癌病人的护理。

2. **健康教育**　戒烟酒;均衡饮食,少量多餐;限制咖啡饮用量。术后每 3~6 个月复查 1 次,若出现贫血、发热、黄疸等情况,及时就诊。

## 三、胰岛素瘤

胰腺内分泌肿瘤(pancreatic endocrine neoplasm,PEN)是胰岛内具有分泌不同激素功能的多种细胞发展形成的肿瘤,根据血清激素水平是否正常和有无临床症状分为功能性和无功能性胰腺内分泌肿瘤。功能性胰腺内分泌肿瘤以胰岛素瘤(insulinoma)最为常见,胰岛素瘤是来源于胰岛 β 细胞的一种少见肿瘤,占功能性胰腺内分泌肿瘤的 70%~80%。任何年龄均可发病,高发年龄为 40~50 岁,女

Note:

性发病率较男性稍高。多为单发良性,体积小,直径一般为 1~2cm。

## 【临床表现】

胰岛素瘤主要表现为肿瘤释放过量胰岛素所致的低血糖综合征。当病人低血糖发作时,常头痛、视物模糊、思维不连贯、健忘,还可能发作癫痫、共济失调、语言及自主运动障碍,最严重的表现是昏迷。应激发生的低血糖导致儿茶酚胺释放,交感肾上腺反应引起大汗、虚脱、心悸、震颤、恐惧和焦虑等。多在空腹饥饿时发作,口服或注射葡萄糖后能立即好转。为避免低血糖发作,病人常因加餐而致肥胖。

## 【辅助检查】

1. **定性诊断**　Whipple 三联征概括了胰岛素瘤的临床表现和诊断要点,包括:空腹或运动后出现低血糖,发作时血糖低于 2.8mmol/L,进食或静脉注射葡萄糖后症状缓解。此外,也可检测血清胰岛素水平,进行胰岛素与血糖比值测定。如无低血糖发作,可进行饥饿诱发试验。胰岛素瘤病人的 C-肽和前胰岛素水平也会增高。

2. **影像学检查**　腹部超声或 CT 平扫的诊断价值有限,胰腺薄层扫描增强 CT 及三维重建可对绝大多数胰岛素瘤进行准确定位。动脉造影可发现界限较清楚的圆形浓染图像,即"灯泡征",诊断率可达 80%。术中探查、触诊结合术中超声检查能有效发现 95%~100% 的胰岛素瘤。

## 【处理原则】

一旦确诊,应尽早手术切除。根据肿瘤所在位置及其和胰管的关系确定手术方式,如肿瘤摘除术、远端胰腺切除术、胰十二指肠切除术等。对于不能彻底切除转移灶的恶性胰岛素瘤以及无法手术者,可予链佐星联合氟尿嘧啶或多柔比星等药物进行化学治疗。

## 【护理措施】

1. **安全管理**　低血糖发作时病人易发生跌倒、坠床或意外伤害,应注意维护环境安全,如保持地面干燥、卧床休息时予床挡保护、外出活动须有家属陪伴等。清晨为低血糖易发时段,加强高危时段的巡视,及时排除安全隐患。

2. **并发症的护理**

(1) 低血糖:动态监测血糖,了解血糖波动及低血糖发生规律;指导病人规律进食,定时加餐,减少或避免发生低血糖;低血糖发作时立即测定血糖值,指导病人进食或予静脉推注 50% 葡萄糖溶液 20~60ml,观察病人症状有无缓解,动态监测血糖直至血糖达到正常范围;若术后仍有低血糖,应查明原因,必要时使用药物治疗。

(2) 高血糖:由于肿瘤细胞不断分泌大量胰岛素,造成病人体内肿瘤以外的正常 β 细胞长期处于被抑制状态,一旦肿瘤切除,正常 β 细胞的分泌尚未恢复,加上手术应激,可发生血糖升高。术后应动态监测血糖,根据血糖值使用胰岛素,维持血糖在正常范围。

3. **健康教育**

(1) 病人教育:加强低血糖症状的自我观察,随身携带含糖食品,如糕点或糖果等。

(2) 家属教育:家属应了解病人低血糖发生规律,及时给予含糖食品。若发现病人出现神志淡漠、昏迷等严重低血糖症状时,应立即送医院急救。

(李　津)

思 考 题

1. 王女士,45 岁,1 个月前因重症急性胰腺炎急诊入院,治疗后病情好转,近 1 周来持续低热,今日突发畏寒、发热,无咳嗽、咳痰。体格检查:T 39.2℃,P 120 次/min,R 22 次/min,BP 107/62mmHg。腹部膨隆,中上腹压痛、反跳痛。辅助检查:血常规示 WBC 21.3×10⁹/L,中性粒细胞比值 90.0%。CT 示胰腺头部及体尾部实质显示不清,胰周脂肪模糊,网膜囊内见 8.2cm×5.7cm 包裹性积液,散在气泡影。结合病情考虑为"胰周积液伴感染",急诊行"胰腺及胰周坏死组织清除加引流术、空肠造瘘术",术中安置腹腔双套管及空肠造瘘管,术后经腹腔双套管行腹腔灌洗引流。

请问:

（1）该病人目前首要的护理措施是什么?

（2）如何对该病人进行营养支持?

2. 张先生,61 岁,因"上腹隐痛 3 个月、皮肤巩膜黄染 10d"入院。病人自患病以来,感上腹隐痛、食欲下降、饱胀不适,小便颜色深黄,体重下降 5kg。体格检查:T 36.5℃,P 82 次/min,R 18 次/min,BP 122/76mmHg;腹软,左上腹压痛,无反跳痛,皮肤巩膜黄染。辅助检查:CEA 及 CA19-9 升高;增强CT 示胰头部见一肿块,约 2.3cm×3.1cm,边界欠清,增强扫描强化不明显。入院诊断:胰头占位。完善术前相关检查后行"胰十二指肠切除术",手术顺利,术后病理报告为"胰腺中-高分化腺癌"。术后第 5d 突然出现腹腔引流管引流出血性液体 600ml,无呕血及血便,体格检查:T 36.5℃,P 128 次/min,R 25 次/min,BP 82/46mmHg;腹膨隆,腹肌稍紧张。立即建立静脉通道给予补液、输血、升压等治疗,拟行急诊行动脉造影和动脉栓塞术。

请问:

（1）该病人目前主要的护理诊断/问题是什么?

（2）该病人还可能出现哪些并发症? 原因是什么?

# 第三十三章

# 周围血管疾病病人的护理

33章 数字内容

―――――― 学 习 目 标 ――――――

- 知识目标：
  1. 掌握动脉硬化性闭塞症、血栓闭塞性脉管炎、原发性下肢静脉曲张和深静脉血栓的临床表现以及间歇性跛行、静息痛、肢体抬高试验的概念。
  2. 熟悉动脉硬化性闭塞症、血栓闭塞性脉管炎、原发性下肢静脉曲张和深静脉血栓形成的病因、病理、辅助检查及处理原则、周围血管损伤的临床表现、处理原则及护理措施。
  3. 了解动脉硬化性闭塞症、血栓闭塞性脉管炎、原发性下肢静脉曲张、深静脉血栓的概念、周围血管损伤的病因、病理。

- 能力目标：
  能运用护理程序对常见周围血管疾病的病人实施整体护理。

- 素质目标：
  具有关心周围血管疾病病人的心理和尊重病人隐私的态度和行为。

　　周围血管疾病是临床上的常见病和多发病,发病机制复杂。常见的周围血管疾病有下肢静脉曲张、深静脉血栓、动脉硬化性闭塞症及血栓闭塞性脉管炎等,发病期间可表现为肢体血液循环障碍、疼痛、感染、行走困难及全身发热等,严重者可导致肺栓塞,危及病人的生命。改善肢体的血液循环、预防局部感染和缓解局部症状是治疗和护理的关键。常见周围血管疾病的临床表现及护理是本章的学习重点。

 ────────────────── 导入情境与思考 ──────────────────

　　张先生,39 岁,因双小腿内侧条索状包块 3 年入院。3 年前无明显诱因出现双小腿内侧条索状包块,平卧消失,直立出现,无其他不适,未予以治疗。之后包块渐渐增多增粗,延及大腿内侧。2 个月前出现双小腿内侧瘙痒。门诊以"双侧大隐静脉曲张"收入院。入院以来精神食欲尚可,大小便正常。体格检查:双下肢内侧可见迂曲成团静脉曲张,以小腿内侧居多,双胫、踝前可见色素沉着及搔抓痕迹,深静脉通畅试验阴性,Homans 征阴性。

　　请思考:

　　(1) 护士评估该病人时,应重点关注哪些内容?

　　(2) 病人将实施双侧大隐静脉高位结扎术+剥脱术,围术期主要的护理诊断/问题有哪些?

　　(3) 针对该病人目前情况,可采用哪些护理措施?

# 第一节　周围血管损伤

　　周围血管损伤(peripheral vascular trauma)常见于战争、工伤事故和交通意外等,以四肢血管损伤多见,其次为颈部、骨盆、胸腹部等。动脉损伤多于静脉,伴行的动静脉合并损伤和单独损伤均可见到。严重血管损伤可因失血过多而危及生命,或受伤肢体可因不同程度缺血而发生功能障碍。因此,及时发现并正确处理血管损伤是治疗的关键。

【病因】

　　任何外来的直接或间接暴力侵袭血管均能引起开放性或闭合性血管损伤。

　　1. **直接损伤**　①锐器损伤:如枪弹伤、刀伤、刺伤、手术及血管腔内操作等医源性损伤,多为开放性损伤;②钝性损伤:如挤压伤、挫伤、外来压迫(石膏固定、绷带、止血带等)、骨折断端与关节脱位等,多为闭合性损伤。

　　2. **间接损伤**　①创伤造成的动脉强烈持续痉挛;②快速活动中突然减速造成血管震荡伤(如高空坠落、车辆冲击等);③过度伸展动作引起血管撕裂伤。

【病理】

　　1. **节段或弥漫性血管痉挛**　为血管损伤的防御性反应,表现为血管壁环行肌收缩导致弥漫性血管痉挛,影响肢体血液循环。

　　2. **继发性血栓形成**　当血管内膜挫伤时,血液中的血小板、纤维素及红细胞等可沉积在损伤的内膜上,形成血栓,阻塞管腔。

　　3. **侧支循环建立**　血管损伤导致血流被阻断,激发侧支循环的开放和建立,以满足远端组织血液循环的需要。

　　4. **心功能损害**　大、中型动脉损伤可加重心脏负荷,心搏出量相应增加,最终导致心脏扩大及心力衰竭,其出现时间及严重程度与受累血管的大小和分流量密切相关。

Note:

**【临床表现】**

1. **症状**　创伤部位可有伤口大量出血,肢体肿胀明显、疼痛、远端动脉搏动消失等,严重者可出现休克。

2. **体征**　当不同受伤部位的血肿相互交通,血液通过损伤部位流入血肿,产生涡流,听诊时即可闻及收缩期杂音,触诊时感到震颤。

**【辅助检查】**

1. **X线**　可了解是否合并骨折、关节脱位及是否有异物存留等情况。

2. **多普勒超声**　了解血管(包括动脉和静脉)解剖情况,有无损伤及损伤情况如何。

3. **CTA**　可发现血管损伤的部位及范围。

4. **血管造影**　可显示血管狭窄、缺损、中断或造影剂外溢等血管损伤的表现,是诊断血管损伤的重要检查,可明确血管损伤部位和范围,为手术方式的选择提供依据。

**【处理原则】**

首先处理危及生命的合并性损伤。

1. **非手术治疗**

(1) **伤口止血**:①伤口覆盖纱布后,局部压迫包扎止血;②消毒敷料填塞压迫、绷带加压包扎止血;③损伤血管暴露于创口时,用止血钳或无损伤血管钳钳夹止血。

(2) **防治休克和感染**:立即建立静脉通路输液、输血,防治休克,同时给予有效足量的抗生素预防感染。

2. **介入治疗**　血管损伤(如假性动脉瘤、夹层等)者可行支架置入术(包括覆膜或裸支架)、栓塞等治疗。

3. **手术治疗**　原则上诊断一经确立,应立即采取手术治疗。

(1) **止血清创**:用无损伤性血管钳钳夹,或经血管断端插入 Fogarty 导管并充盈球囊阻断血流,修剪无活力血管壁,清除血管腔内的血栓、组织碎片和异物。

(2) **处理损伤血管**:在病情和技术条件允许时,应积极争取修复,方法有:①侧壁缝合术;②补片成形术;③端-端或端侧吻合术;④血管移植术:自体大隐静脉或人工血管移植。在血管损伤严重,难以修复或没有修复价值时,可行血管结扎术。

**【护理措施】**

(一) 急救与术前护理

1. **安全转移**　迅速排除造成继续损伤的因素,让病人安全快速脱离危险。

2. **评估伤情**　根据病人的外伤史、受伤部位和生命体征变化,进行初步检查,快速评估伤情。及时发现危及生命的创伤,并给予对症处理,如止血、吸氧及保持呼吸道通畅等,对有骨折或疑有骨折病人应妥善固定患肢。

3. **建立静脉通路**　迅速建立静脉通路,尽快输血、输液,注意血管活性药物的副作用,同时注意勿使液体从近侧损伤静脉漏出。

4. **病情观察**　密切观察生命体征、意识、瞳孔、尿量、肢体温度及颜色等。病情危重者应给予中心静脉压监测,以调整液体入量,维持循环稳定。

5. **术前准备**　备血,需植皮者应做好植皮区的皮肤准备。

(二) 术后护理

1. **体位**　患肢保暖、制动,静脉血管术后患肢宜高于心脏水平 20~30cm,动脉血管术后患肢放平

Note:

或低于心脏水平。

2. **病情观察**　①肢体血运的观察:术后严密观察肢体血供情况,包括肢体的动脉搏动、皮肤颜色及温度、浅静脉充盈情况等;②用药观察:抗凝治疗期间注意观察有无出血、渗血等抗凝过度现象,发现异常及时通知医师。

3. **并发症的护理**

(1) 感染:①保持皮肤清洁、干燥,观察切口敷料有无渗血、渗液,浸湿后予以及时更换;②每隔24~48h 观察创面,一旦发现感染,及时通知医师并协助处理;③遵医嘱应用抗生素预防感染。

(2) 筋膜间隔综合征:四肢血管损伤病人术后如出现肢体剧痛、肿胀、颜色苍白、感觉及运动障碍、不明原因的发热和心率加快,应警惕筋膜间隔综合征的发生,立即通知医师并做好深筋膜切开减压的准备。

(三) 健康教育

1. **疾病预防**　应避免外伤和末梢组织受压等意外,注意安全。

2. **功能锻炼**　术后肢体功能锻炼遵循主动、循序渐进的原则进行,促进侧支循环建立,增加末梢组织的灌注。

3. **复诊指导**　出院后 1~2 个月门诊复查,了解血管通畅情况,期间如有不适,立即就诊。

# 第二节　动脉硬化性闭塞症

动脉硬化性闭塞症(arteriosclerosis obliterans,ASO)是一种全身性疾病,表现为动脉内膜增厚、钙化、继发血栓形成等,是导致动脉狭窄甚至闭塞的一组慢性缺血性疾病,多见于 45 岁以上的中老年男性,以腹主动脉远端及髂-股-腘等大动脉、中动脉最易受累。

【病因】

本症与高脂血症密切相关,低密度脂蛋白促进动脉硬化的发生;高血压状态下,动脉顺应性减退,也可在动脉内膜损伤的基础上逐渐发生动脉粥样硬化;高血糖也会导致动脉壁退化,成为动脉粥样硬化的刺激因素;此外,吸烟、肥胖、高龄、缺乏锻炼、家族史和血流动力学因素等也是动脉硬化的危险因素。

【病理】

主要累及大、中动脉。起病初期,动脉内膜层发生斑纹状或块状隆起并逐步增大而互相融合,形成动脉粥样斑块。由于硬化斑块逐渐向管腔突出,使之形成不同程度狭窄。斑块发生溃疡或出血后可导致远侧动脉栓塞和血栓形成,最终使管腔阻塞。动脉中层的弹力纤维亦可发生退行性变,使管壁变薄,逐渐失去弹性,甚至继发动脉瘤。根据病变范围可分为 3 型:①主-髂动脉型;②主-髂-股动脉型;③累及主-髂动脉及其远端动脉的多节段型。部分病例可伴有腹主动脉瘤。

【临床表现】

症状的轻重与病程进展、动脉狭窄及侧支代偿的程度有关。病程按 Fontaine 法分为 4 期。

1. **Ⅰ 期(症状轻微期)**　较早期,无明显表现,但可出现患肢麻木,发凉,行走易疲劳,患肢皮温较低,颜色苍白,脚趾有针刺样感;足背和/或胫后动脉搏动减弱;踝/肱指数<0.9。

2. **Ⅱ 期(间歇性跛行期)**　间歇性跛行是此期的特征性表现,主要表现为随着动脉狭窄范围与程度的加重,出现行走一段路程后,患肢足部或小腿肌痉挛、疼痛及疲乏无力,无法行走,休息片刻后即可缓解,症状反复出现。随着病情进展,行走距离逐渐缩短,止步休息时间增长。临床上常以跛行距离 200m 作为间歇性跛行期的分界。因此,Ⅱ 期常被划分为 Ⅱa 期(绝对跛行距离>200m)和 Ⅱb 期

（绝对跛行距离≤200m）。

3. **Ⅲ期（静息痛期）**　随着病情继续发展,患肢无法得到最基本的血液供应,常因组织缺血或缺血性神经炎将出现持续剧烈疼痛,夜间更甚,疼痛时迫使病人屈膝护足而坐,使病人无法入睡,即使肢体处于休息状态时疼痛仍不止,称为静息痛,可在肢体抬高时加重,肢体下垂时减轻。此期患肢常有营养性改变,表现为皮肤菲薄呈蜡纸样,患足下地时潮红,上抬时苍白,小腿肌肉萎缩等。静息痛是患肢趋于坏疽的前兆。

4. **Ⅳ期（溃疡和坏死期）**　脚趾颜色开始变成暗红色,脚趾发黑、干瘪、溃疡和坏死。当干性坏疽变成湿性坏疽时,就会继发感染表现,出现发热、烦躁等全身毒血症状。病变动脉完全闭塞,踝/肱指数<0.4,侧支循环提供的血流已经不能维持组织存活。

## 【辅助检查】

1. **特殊检查**　包括肢体抬高试验(Buerger 试验)、下肢节段性测压和测压运动实验。

2. **多普勒超声检查**　能显示血管形态、内膜斑块的位置和厚度等。利用多普勒血流射频分辨动脉、静脉,显示血流的流速、方向和阻力等。

3. **踝/肱指数（ankle/brachial index, ABI）**　踝/肱指数即踝部动脉与同侧肱动脉压比值,是通过测量踝部胫后动脉或胫前动脉以及肱动脉的收缩压,得到踝部动脉压与肱动脉压之间的比值,正常值为 0.9~1.3。若 ABI<0.9 提示动脉缺血,病人可出现间歇性跛行;ABI<0.4 提示严重缺血,病人可出现静息痛。踝部动脉收缩压在 30mmHg 以下时,病人会很快出现静息痛、溃疡或坏疽。

4. **CTA 或 MRA**　可得到动脉的立体三维图像,更好地了解血管的病变情况。因其无创、显影清晰,成为动脉硬化性闭塞症的首选检查方法。注意造影剂对肾的损伤,检查期间加强水化。对造影剂过敏的可以考虑使用 MRA,但有放大效应。

5. **数字减影血管造影**　是诊断动脉硬化性闭塞症的金标准,可表现为受累血管钙化,血管伸长、扭曲,管腔弥漫性不规则"虫蚀状"狭窄或阶段性闭塞。

## 【处理原则】

原则在于控制易患因素、合理用药,防止病情的进一步发展,改善和增进下肢血液循环。

1. **非手术治疗**　关键是降低血脂、控制血压,具体措施包括严格戒烟、控制糖尿病、适当步行锻炼、改善高凝状态、促进侧支循环建立、避免损伤足部等。药物治疗适用于早、中期病人、术后病人和无法耐受手术的病人,可使用血管扩张药物、抗血小板药物和降脂药物等。

2. **手术治疗**　目的在于通过手术或血管腔内治疗方法,重建动脉通路。根据病人动脉硬化的部位、范围、血管条件和全身情况,选择不同手术方法,常见有:

（1）手术治疗:常见手术方式为动脉旁路术,起重建病变部位血供的作用,而动脉内膜剥脱术现常作为动脉旁路术的辅助术式,以构建良好的吻合口。

（2）血管腔内治疗:目前血管腔内介入治疗已成为外周动脉疾病的一线治疗方式,包括血管支架置入、斑块旋切术、切割球囊、药物涂层球囊扩张术(drug coated balloons, DCB)以及药物溶栓治疗或血栓切除。其中斑块旋切术联合 DCB 是一种替代传统经皮腔内血管成形术的治疗方式,通过斑块切除装置切除阻塞管腔的斑块并在病变处行 DCB,可以清除阻塞性动脉粥样硬化斑块或内膜增生性病变,且不需要置入动脉内支架等。

## 【护理评估】

（一）术前评估

1. **健康史**　了解病人有无糖尿病、高血压、高胆固醇血症、心脏病及吸烟史,有无感染、外伤史、生活环境及工作环境等。

**2. 身体状况**

（1）症状与体征：评估患肢缺血情况，包括皮温、皮肤颜色及血管搏动情况；疼痛部位、程度、性质、持续时间以及有无缓解和加重的因素；患肢有无坏疽、溃疡与感染等。

（2）辅助检查：了解影像学检查情况，动脉闭塞部位、范围、性质、程度及侧支循环建立情况等。

**3. 心理-社会状况**　评估病人有无焦虑、抑郁等不良心理状况，评估病人对疾病的了解程度，以及病人的家庭和社会支持情况。

（二）术后评估

**1. 术中情况**　评估病人麻醉、手术方式以及术中有无出血、输血等情况。

**2. 身体状况**　评估病人的生命体征，患肢远端皮肤温度、颜色和血管搏动情况；有无放置引流管及其部位，是否通畅，评估引流液的颜色、性状及量；手术切口是否有渗出及渗液的性质；是否发生出血、感染、血管栓塞、移植血管闭塞、吻合口假性动脉瘤等并发症。

**3. 心理-社会状况**　评估病人有无焦虑、抑郁等，能否配合治疗和护理，能否坚持功能锻炼。

【常见护理诊断/问题】

1. **疼痛**　与患肢缺血、组织坏死有关。
2. **有皮肤完整性受损的危险**　与肢端坏疽、脱落有关。
3. **活动无耐力**　与患肢供血不足有关。
4. **潜在并发症**：出血、感染、血管栓塞、移植血管闭塞、吻合口假性动脉瘤。

【护理目标】

1. 病人患肢疼痛程度减轻。
2. 病人患肢皮肤无破损，或病人皮肤破损程度无加重。
3. 病人活动能力逐渐增加。
4. 病人未发生并发症，或并发症得到及时发现和处理。

【护理措施】

（一）非手术治疗的护理/术前护理

**1. 饮食护理**　以低热量、低糖及低脂食物为主，多进食新鲜蔬菜、水果等富含纤维素食物，可预防动脉粥样硬化。

**2. 疼痛护理**　①体位：睡觉或休息时取头高脚低位，避免久站、久坐或双膝交叉，影响血液循环；②戒烟：消除烟碱对血管的收缩作用；③改善循环：轻症病人可遵医嘱应用血管扩张剂，解除血管痉挛，改善肢体血供；④镇痛：运用合适的评估工具对病人的疼痛部位、程度、性质等进行评估，疼痛剧烈者，遵医嘱应用镇痛药；给药后30~40min再次评估疼痛。

**3. 患肢护理**　①保暖：应避免因寒冷刺激引起血管收缩，加重局部缺血、缺氧。注意足部保暖，但要避免局部热疗，以防止烫伤病人或因局部组织温度骤然升高而加重缺血缺氧；②清洁：保持足部的清洁、干燥，要求病人每日要用温水洗脚，勤剪指甲，皮肤瘙痒时要避免用手抓痒使皮肤受伤；③运动：发生坏疽、溃疡时应卧床休息避免运动加重局部的缺血、缺氧；④抗感染：如有感染应遵医嘱使用抗生素，注重创面的换药。

**4. 功能锻炼**　鼓励病人每日适当步行，指导病人进行 Buerger 运动：平卧，抬高患肢45°以上，维持2~3min，然后坐起来，自然下垂双脚2~5min，并作足背的伸屈及旋转运动；然后将患肢放平，休息5min，以上动作练习5次为1组，每日可进行数组。若腿部发生溃疡及坏死，有动脉或静脉血栓形成时，不宜做此运动，否则将加重组织缺血缺氧，或导致血栓脱落造成栓塞。

**5. 心理护理**　关心体贴病人，给予情感支持，减轻病人的焦虑、恐惧心理，帮助其更好地配合治

Note:

疗、树立战胜疾病的信心。

（二）术后护理

**1. 体位**

（1）传统手术：术后取平卧位，患肢安置于水平位，避免关节过屈从而挤压、扭曲血管。卧床制动 2 周，自体血管移植者若愈合良好，制动时间可适当缩短。

（2）介入手术：术后髋关节穿刺处需加压包扎弹力绷带，髋关节禁屈曲，穿刺侧肢体自然伸直制动 24h 后才能下床活动，防止伤口开裂。

**2. 病情观察**

（1）一般状况：密切观察病人生命体征、意识以及尿量。

（2）患肢血运：①观察患肢远端皮温、皮肤颜色和血管搏动情况，若动脉重建术后肢体出现肿胀、剧烈疼痛、麻木、皮肤发紫、皮温降低，应及时报告医师，做好再次手术的准备。对于置管溶栓病人，需防止发生移位等情况；②患肢保暖，避免肢体暴露于寒冷环境中；③观察术后肢体肿胀情况，主要由组织间液增多及淋巴回流受阻所致，一般可在数周内消失。

**3. 引流管护理**　行介入手术者术后无须放置引流管，行传统手术者则需放置引流管，引流管通常放置在血管鞘膜外，注意观察引流液的量、颜色及性质，保持引流通畅，并准确记录。

**4. 功能锻炼**　传统术后病人 7~10d 床上活动，10d 后进行床边活动，3 周内避免剧烈运动；介入术后病人鼓励早期锻炼，在术后 6h 可以进行床上锻炼，术后 24h 可以适当在床旁运动，可适量地做有氧运动，如太极、瑜伽、慢走等，控制运动强度、时间和速度，加快患肢部位的循环。

**5. 并发症的护理**

（1）出血：严密观察切口敷料有无渗血、渗液，引流液的颜色、量、性状。若术后血压急剧下降，敷料大量渗血，需警惕吻合口大出血，立即报告医师并做好再次手术准备。

（2）远端血管栓塞、移植血管闭塞、夹层：观察肢体远端血供情况，如皮温、皮肤颜色，若出现皮温下降，皮肤颜色发绀等情况，及时通知医师给予相应处理。

（3）感染：观察切口有无渗液，红、肿、热、痛等感染征象，有无畏寒、发热等全身感染征象，发现异常应及时报告医师。若病人肢端出现溃疡，应取溃疡标本行细菌培养，并遵医嘱合理使用抗生素。

（4）吻合口假性动脉瘤：表现为局部疼痛，位置表浅者可触及动脉性搏动，造影显示动脉侧壁局限性突出于血管腔外的囊状瘤腔，一经确诊，及时手术治疗。

（5）其他：缺血再灌注损伤、骨筋膜室高压综合征、造影剂的肾损害等。

（三）健康教育

**1. 保护患肢**　①严格戒烟；②保护肢体，选择宽松的棉质鞋袜并勤更换，切勿赤足行走，避免外伤；③注意患肢保暖，避免受寒体态；④旁路术后 6 个月内避免吻合口附近关节的过屈、过伸和扭曲，以防止移植物再闭塞或吻合口撕裂；⑤介入术后不可用热水泡脚，避免缺血症状加重。

**2. 饮食指导**　以低糖、低胆固醇及低脂食物为主，预防动脉病变，特别是行介入手术病人的胆固醇值和甘油三酯值常比正常人高，因此在饮食方面要特别注意；多摄取维生素，以维持血管平滑肌弹性；忌辛辣刺激食物；体态肥胖者需减肥，达到控制血压、血糖、血脂目的。

**3. 药物指导**　旁路术后病人应遵医嘱服用抗血小板聚集、抗凝、降血脂及降压药，每 1~2 周复查凝血功能。

**4. 定期复诊**　术后 1 个月、3 个月、6 个月、12 个月分别到门诊复查 ABI 和彩超，以了解血管通畅情况。若出现皮温发凉、感觉异常、间歇性跛行、疼痛加重、原有症状加重、或全身出现感染症状，应及时到医院就诊。

【护理评价】

通过治疗与护理，病人是否：①患肢疼痛程度减轻或得到有效控制；②皮肤保持完整性，或皮肤破损、溃疡和感染得到有效控制；③活动能力增加；④并发症得以预防，或得到及时发现和处理。

# 第三节　血栓闭塞性脉管炎

血栓闭塞性脉管炎(thromboangitis obliterans,TAO)又称 Buerger 病,是一种累及血管的炎症性、节段性和周期性发作的慢性闭塞性疾病。多侵袭四肢中小动、静脉,以下肢血管多见,病变常由肢体远端向近端呈节段性发展。该病好发于男性青壮年。

【病因】

病因尚未明确,与多种因素有关,可归纳为两个方面:①外在因素:与吸烟、居住于寒冷潮湿地区、慢性损伤及感染有关;②内在因素:与精神紧张、营养不均衡、家族遗传、自身免疫功能紊乱、性激素等多种因素有关。其中,主动、被动吸烟史是本病发生和发展的重要环节。

【病理生理】

1. **初期**　常起自于动脉,后累及静脉,由远端向近端发展,病变呈节段性分布,两段之间血管可正常。

2. **活动期**　受累动静脉管壁为全层非化脓性炎症,有内皮细胞和成纤维细胞增生、淋巴细胞浸润、管腔狭窄和血栓形成。

3. **后期**　炎症消退,血栓机化,新生毛细血管形成,动脉周围有广泛纤维组织形成,闭塞血管远端的组织可出现缺血性改变,甚至坏死。

【临床表现】

本病起病隐匿,进展缓慢,多次发作后症状逐渐明显和加重。病程分为 3 期。

1. **局部缺血期**　以感觉和皮肤色泽改变为主,可出现动脉硬化性闭塞症 I 期及间歇性跛行的临床表现。此外,此期还可表现为反复发作的游走性血栓性静脉炎,即浅表静脉发红、发热、呈条索状,且有压痛。

2. **营养障碍期**　以疼痛和营养障碍为主,可出现静息痛,皮温下降,肢端苍白、潮红或发绀,且可伴有营养障碍表现,如皮肤干燥、脱屑、脱毛及肌肉萎缩等。患肢动脉搏动消失,但尚未出现肢端溃疡或坏疽。

3. **组织坏死期**　以溃疡和坏疽为主,可出现动脉硬化性闭塞症Ⅳ期的临床表现。

血管闭塞性脉管炎的临床表现与动脉硬化性闭塞症相似,但两者在病因病理方面存在差异,两者的鉴别诊断要点见表 33-1。

表 33-1　动脉硬化性闭塞症与血栓闭塞性脉管炎的鉴别

| | 动脉硬化性闭塞症 | 血栓闭塞性脉管炎 |
| --- | --- | --- |
| 发病年龄 | 多见于>45 岁 | 青壮年多见 |
| 血栓性浅静脉炎 | 无 | 常见 |
| 共病 | 常合并高血压、冠心病、高脂血症、糖尿病 | 常无 |
| 受累血管 | 大、中动脉 | 中、小动静脉 |
| 受累动脉钙化 | 可见 | 常无 |
| 动脉造影 | 广泛性不规则狭窄和节段性闭塞,硬化动脉扩张、扭曲 | 节段性闭塞,病变近、远侧血管壁光滑 |

【辅助检查】

1. **多普勒超声**　能评价缺血程度,动静脉是否狭窄或闭塞,还可利用多普勒血流射频显示血流的流速、方向和阻力等。

Note:

2. CTA　可得到动脉的立体图像,显示患肢血管的病变节段及狭窄程度。

3. DSA　主要表现为肢体远端动脉的节段性受累,有时可伴有近端动脉的节段性病变。病变的血管狭窄或闭塞,而受累血管之间血管壁可光滑平整。此外,DSA 检查还可显示闭塞血管周围有无侧支循环,能与动脉栓塞鉴别。

【处理原则】

治疗的重点在于防止病变发展,改善和促进下肢血液循环。

1. 非手术治疗

(1) 一般疗法:严格戒烟是关键。其他包括防止患肢受伤;注意保暖、防潮;适当使用镇静、镇痛药;早期病人可进行患肢的适度锻炼,促进侧支循环建立。

(2) 药物治疗:应用扩张血管、抑制血小板聚集的药物改善血液循环,有溃疡并发感染者,还应给予抗生素;中医中药辅助治疗。

(3) 高压氧疗法:以改善组织的缺氧状况,减轻患肢疼痛,促进溃疡愈合。

(4) 创面处理:干性坏疽应局部消毒包扎,湿性坏疽容易感染,给予及时换药的同时应用抗生素预防或控制感染。

2. 手术治疗　目的是增加肢体血液供应和重建动脉血流通道,改善缺血引起的后果。常见手术方式包括:

(1) 腔内治疗:主要有 PTA、血管内支架、置管溶栓术。

(2) 腰交感神经切除术:适用于早期发病的病人,但远期疗效并不理想。

(3) 自体大隐静脉或人工血管旁路移植术:适用于主干动脉节段性闭塞,但在闭塞的近侧和远侧仍有通畅的动脉通道者。

(4) 动、静脉转流术:慎选,此法可缓解静息痛,但并不降低截肢率。

(5) 截肢术:适用于肢体远端已有明确坏死界限,溃疡无法愈合、坏疽无法控制或严重感染引起毒血症者。

【护理措施】

静脉手术后患肢抬高 30°,制动 1 周;动脉手术后患肢平放,制动 2 周;自体血管移植术后愈合较好者,卧床制动时间可适当缩短。病人卧床期间应适当做足背屈伸运动,以促进局部血液循环。加强病情观察,注意预防和处理感染、出血、动脉栓塞、血管痉挛或继发血栓等并发症。术前护理如饮食护理、疼痛护理和心理护理等,术后护理如体位管理、引流管护理和功能锻炼等其他护理参见本章第二节中动脉硬化性闭塞症的护理。

### 知 识 拓 展

#### 干细胞移植治疗血栓闭塞性脉管炎

干细胞移植治疗是指将采集到的干细胞注射到病人患肢。干细胞移植方法有 2 种,一种是局部缺血肌内注射法,在缺血肢体画出要注射的具体位置进行干细胞注射,另一种是下肢动脉腔内注射,用导丝和导管选择到下肢病变动脉,送入并充盈球囊,阻断动脉后将干细胞悬液缓慢推入动脉腔内。干细胞移植可以通过多种机制调控治疗性血管新生和组织修复,包括:①分化成内皮祖细胞和/或多种组织细胞以替代受损细胞类型;②分泌生长因子、细胞因子、激素等旁分泌因子,调节新生血管的形成;③具有免疫调节和抗炎作用。

干细胞治疗为旁路手术、腔内治疗及保守治疗无效的血栓闭塞性脉管炎的病人提供了新的治疗方法,且其疗效已经在临床上获得了证实。

# 第四节 原发性下肢静脉曲张

原发性下肢静脉曲张(primary lower extremity varicose veins)是指下肢浅静脉瓣膜关闭不全,静脉内血液倒流,远端静脉淤滞,继而病变静脉壁伸长、迂曲,呈曲张表现的一种状态。多见于从事久站工作、久坐少动者或体力活动强度高者。

【病因】

1. **先天因素** 主要有静脉瓣膜缺陷与静脉壁薄弱,与遗传因素有关。
2. **后天因素** 重体力劳动、长时间站立、妊娠、肥胖、慢性咳嗽和习惯性便秘等各种原因引起的腹腔压力增高,使下肢静脉瓣膜承受过度压力。少数深静脉血栓也可引起静脉曲张。

【病理】

下肢静脉血流对抗重力向心回流,主要依赖于:①吸气时和心脏舒张期胸腔内负压的向心吸引作用;②下肢肌肉收缩作用;③静脉瓣膜单向开放作用。其中静脉瓣膜的单向开放作用是防止血液逆流的关键。

当下肢静脉瓣膜病变,血液淤滞,主干静脉和毛细血管压力增高时,皮肤微循环障碍,毛细血管扩大、毛细血管通透性增加,纤维蛋白原、红细胞等渗入组织间隙及血管内微血栓形成。由于纤溶活性降低,渗出的纤维蛋白积聚、沉积于毛细血管周围,造成局部代谢障碍,导致皮肤色素沉着、纤维化、皮下脂质硬化甚至皮肤萎缩,静脉溃疡。此外,纤维蛋白渗出和毛细血管周围纤维组织沉积,引起再吸收障碍、淋巴超负荷,导致下肢水肿。小腿下内侧区域胸腔内负压的向心吸引作用及下肢肌肉收缩作用较弱,该区域所承受的压力最高,因此,静脉溃疡高发于此区。

【临床表现】

1. **症状** 早期表现为下肢沉重、酸胀、乏力和疼痛。
2. **体征** 后期表现为下肢静脉曲张,血管隆起,蜿蜒成团。如肢体营养不良,可表现为色素沉着,溃疡,湿疹样改变。

此外,还有常见并发症,如:①血栓性静脉炎:主要由于血流缓慢引起血栓形成,当炎症消退后常遗留有局部硬结并与皮肤粘连;②溃疡形成:皮肤损伤破溃后常在踝周及足靴区形成经久不愈的溃疡;③曲张静脉破裂出血:主要是由于皮下淤血,局部血管压力过大或皮肤溃疡出血。

【辅助检查】

1. **特殊检查** 包括:①大隐静脉瓣膜功能试验(Trendelenburg test):主要用于测定大、小隐静脉瓣膜功能。嘱病人仰卧,抬高下肢使静脉排空,于腹股沟下方扎止血带压迫大隐静脉卵圆窝处或者腘窝处,嘱病人站立,解除止血带后立即出现自上而下的静脉充盈,则表示大隐静脉瓣膜或小隐静脉功能不全。②深静脉通畅试验(Perthes test):主要用来测定深静脉回流是否通畅。嘱病人取站立位,于腹股沟下方扎止血带压迫大隐静脉,待静脉充盈后,嘱病人连续作下蹲活动10余次,若曲张静脉加重,则表明深静脉阻塞。③交通静脉瓣膜功能试验(Pratt test):主要用于发现瓣膜功能不全的交通静脉。嘱病人仰卧,抬高下肢,使充盈浅静脉排空,在腹股沟下方缠绕止血带,先从足趾向上至腘窝缠第1根弹力绷带,再从止血带处向下缠第2根弹力绷带。嘱病人站立,一边向下解开第1根绷带,一边继续向下缠第2根绷带,如果在两根绷带之间的间隙出现曲张静脉,则提示该处有功能不全的交通静脉。
2. **多普勒超声** 提供可视的管腔变化,测定血流变化。

3. **下肢静脉造影** 可了解病变的性质、范围和程度,为确诊的金标准,可排除髂静脉压迫综合征等。

4. **下肢活动静脉压测定** 采用有创的方式,对患肢行足背静脉穿刺术,直接在静脉内部测量其中的压力;交通静脉连接深静脉和浅静脉,可间接了解瓣膜功能,常作为筛选检查。正常时,站立位活动后足背浅静脉压平均 10~30mmHg,原发性下肢静脉曲张为 25~40mmHg。深静脉瓣膜关闭不全时,下肢活动静脉压可高达 55~85mmHg。

【处理原则】

1. **非手术治疗** 适用于病变局限、症状较轻者或妊娠期间发病及不能耐受手术者。主要措施有:①弹力治疗:指穿弹力袜或使用弹力绷带外部加压。此法适用于大多数病人,疗效肯定;②药物治疗:黄酮类和七叶皂苷类药物可缓解肢体酸胀、水肿等症状;③注射硬化剂:将硬化剂注入曲张静脉后引起炎症反应使之闭塞,适用于手术后的辅助治疗,处理残留的曲张静脉;④处理并发症:血栓性静脉炎者,给予抗生素及局部热敷治疗,抗凝治疗至少 6 周;湿疹和溃疡者,抬高患肢并给予创面湿敷;曲张静脉破裂出血者,抬高患肢和局部加压包扎止血,必要时予以缝扎止血,待并发症改善后择期手术治疗。

2. **手术治疗** 适用于深静脉通畅、无手术禁忌证者。传统方法是大隐静脉或小隐静脉高位结扎和曲张静脉剥脱术,其他方法包括旋切刨吸术、激光治疗、血管内曲张静脉电凝治疗或冷冻治疗、硬化剂及射频消融等均取得了良好疗效。已确定交通静脉功能不全者,可选择腔镜下筋膜下交通静脉结扎术(SEPS)或硬化剂注射术。

【护理措施】

(一)非手术治疗的护理/术前护理

1. **病情观察** 注意肢体活动状况,局部皮肤有无色素沉着、溃疡、湿疹样改变等及局部血管隆起情况。

2. **促进下肢静脉回流**

(1)使用弹性绷带、弹力袜:弹力袜或弹力绷带的压力梯度循序降低,即足踝部高,向近侧逐渐减低,通过压力变化以减少浅静脉内血液淤积,改善活动时腓肠肌血液回流。穿之前先抬高患肢以排空曲张静脉内的血液。弹力绷带应自下而上包扎,注意弹力袜的长短、压力及薄厚应符合病人的腿部情况,并在包扎的时候保持一定的松紧度,以不妨碍关节活动并且能扪及动脉搏动为宜。

(2)体位与活动:卧床休息或睡觉时抬高患肢 30°~40°,以利静脉回流。告知病人避免久坐或久站,使血流缓慢引起血栓形成。坐时双膝勿交叉或盘腿,以免压迫腘窝静脉,影响血液回流。

(3)避免腹内压增高:多吃高纤维、低脂肪的食物,保持大便通畅,防止便秘;肥胖病人应有计划的减肥;避免穿过于紧身的衣服。

3. **保护患肢** 告知病人勤剪指甲,勿搔抓皮肤,避免肢体外伤,以免造成曲张静脉出血。

(二)术后护理

1. **病情观察** 观察患肢伤口情况及皮下渗血,发现异常及时通知医师。

2. **早期活动** 卧床期间指导病人行踝泵运动,但应避免过于劳累使曲张的静脉破裂出血。为了避免深静脉血栓的形成,促进静脉回流,鼓励病人早期下床行走,但 3 个月内禁止剧烈运动。

3. **保护患肢** 告知病人勤剪指甲,避免外伤造成皮肤破损,如肢体有湿疹、溃疡等,还要注意治疗与换药,促进创面愈合。

(三)健康教育

1. **去除影响下肢静脉回流的因素** 避免穿过紧的衣物;有计划减肥;保持良好姿势,避免久站、久坐及双腿交叉。

Note:

2. **促进静脉回流**　休息时适当抬高患肢;指导病人进行适当运动,增强血管壁弹性。

3. **坚持弹力治疗**

(1)治疗周期:非手术治疗病人坚持长期使用弹力袜或弹力绷带;术后病人也应每日穿着12h,坚持使用半年以上。

(2)治疗方法:使用弹力绷带时应注意采用自下而上包扎的方法;一般为早晨起床时穿上弹力袜或弹力绷带,晚上睡觉前脱下,日常使用避免反复穿脱,即使在运动时也需穿上弹力袜或弹力绷带,避免血液蓄积在腿部,有利于促进血液的流畅运行。

(3)维护措施:使用过程中应注意做好弹力袜及弹力绷带的维护,洗涤不宜过于频繁,可使用30℃以下温水手洗,禁用碱性肥皂、洗衣液和过烫水洗涤,也应避免暴晒、烘干及用力拧干,防止弹力破坏;正常维护下弹力袜及弹力绷带可使用3~6个月;如弹性下降,应及时更换;此外,若出现皮肤瘙痒、皮肤水疱、溃烂、湿疹、溃疡、急性出血等并发症表现,应停止使用,及时就医。

# 第五节　深静脉血栓

深静脉血栓形成(deep venous thrombosis,DVT)是指血液在深静脉内不正常的凝固、阻塞管腔,从而导致静脉回流障碍,是常见的血栓类疾病。全身主干静脉均可发病,尤其多见于下肢。急性期,当血栓脱离静脉壁,游走到肺脏,阻塞肺部血管,可形成严重而致命的肺栓塞。此外,当血栓严重时,可造成慢性深静脉功能不全,影响病人的生活和工作。

【病因】

静脉壁损伤、血流缓慢、血液高凝状态是导致深静脉血栓的3个主要因素。

1. **静脉壁损伤**　可因静脉输注各种刺激性溶液导致静脉炎,骨折碎片损伤血管,静脉周围的感染病灶等引起静脉壁损伤,启动内源性凝血系统,导致血栓形成。

2. **血流缓慢**　常见于手术、肢体制动、长期卧床或久坐者。

3. **血液高凝状态**　主要见于肿瘤、产后、长期服用避孕药、创伤、术后等病人。

【病理生理】

静脉血栓形成初期,血栓与管壁一般仅有轻度粘连,容易脱落,可引起肺栓塞。激发炎症反应后,血栓与血管壁粘连可较紧密。按照血栓的组成,静脉血栓有红血栓、白血栓、混合血栓3种类型,典型的血栓头部为白血栓,颈部为混合血栓,尾部为红血栓。静脉血栓形成引起静脉回流障碍,其程度取决于受累血管的大小和部位,以及血栓的范围和性质。阻塞远端静脉压升高,毛细血管淤血,内皮细胞缺氧,使毛细血管渗透性增加,阻塞远端肢体出现肿胀。深静脉压升高及静脉回流障碍,使交通支静脉扩张开放,远端血流经交通支流入浅静脉,出现浅静脉扩张,使血栓向远端伸延。另外,血栓可以机化、再管化和再内膜化,使静脉管腔能恢复一定程度的通畅。因管腔受纤维组织收缩作用影响以及瓣膜本身的破坏,可致静脉瓣膜功能不全。

【临床表现】

主要表现为血栓静脉远端回流障碍症状,可出现肢体肿胀、疼痛、浅静脉曲张、发热等。

1. **上肢深静脉血栓形成**　前臂和手部肿胀,胀痛,上肢下垂时症状加重。

2. **上、下腔静脉血栓形成**

(1)上腔静脉血栓:上肢静脉回流障碍表现为面颈部肿胀、球结膜充血水肿、眼睑肿胀,胸背以上浅静脉广泛扩张,胸壁扩张静脉血流方向向下。

(2)下腔静脉血栓:常为下肢深静脉血栓向上蔓延所致,下肢深静脉回流障碍,躯干浅静脉扩张,血流方向向头端;可有心悸,甚至轻微活动即可引起心慌、气短等心功能不全的症状;由于肾静脉回流障碍,可引起肾功能不全的表现,包括尿量减少、全身水肿等。

3. 下肢深静脉血栓形成 下肢深静脉血栓最常见,可发生在下肢深静脉的任何部位。根据血栓形成的解剖部位分为 3 型。

(1) 小腿肌肉静脉丛血栓形成(周围型):为手术后深静脉血栓形成的好发部位。因病变范围较小,所激发的炎症反应程度较轻,临床症状并不明显,易被忽略。通常可感觉小腿部疼痛或胀感,腓肠肌有压痛,足踝部轻度肿胀。若在膝关节伸直位,将足急剧背屈,使腓肠肌与比目鱼肌伸长,可以激发血栓所引起炎症性疼痛,而出现腓肠肌部疼痛,称为 Homans 征阳性。

(2) 髂股静脉血栓形成(中央型):左侧多见,起病急骤;局部疼痛,压痛;腹股沟韧带以下患肢肿胀明显;浅静脉扩张,尤以腹股沟部和下腹壁明显;在股三角区可扪及股静脉充满血栓所形成的条索状物;伴有发热,但一般不超过 38.5℃;可扩展侵犯至下腔静脉。

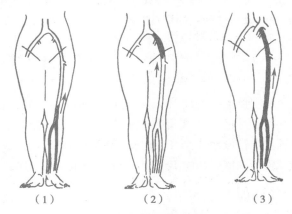

图 33-1 下肢深静脉血栓形成的类型
(1)周围型;(2)中央型;(3)混合型。

(3) 全下肢深静脉血栓形成(混合型):临床上最常见,可为前两者表现的相加。临床表现为全下肢明显肿胀、剧痛,股三角区、腘窝、小腿肌层都可有压痛,常伴有体温升高和脉率加速,称为股白肿。若病程继续发展,患肢整个静脉系统几乎全部处于阻塞状态,同时引起动脉强烈痉挛,疼痛剧烈,整个肢体明显肿胀,皮肤紧张、发亮、发绀,称为股青肿。有的可发生水疱或血疱,皮温明显降低,动脉搏动消失。全身反应明显,体温常达 39℃ 以上,神志淡漠,有时有休克表现(图 33-1)。

【辅助检查】

1. 静脉造影 为最准确的检查方法,能使静脉直接显像,有效地判断有无血栓,确定血栓的大小、位置、形态及侧支循环情况。后期行逆行造影,还可了解静脉瓣膜功能情况。

2. 多普勒超声检查 将探头置于较大静脉的体表,可闻及或描记静脉血流音,如该部无血流音,可说明静脉栓塞。应用新型显像仪,还可直接观察静脉直径及腔内情况,可了解栓塞的大小及其所在部位。

3. 放射性核素检查 应用放射性标记的人体纤维蛋白原,能被正在形成的血栓所摄取,每克血栓中含量要比等量血液高 5 倍以上,因而形成放射性浓聚现象,对肢体进行扫描,即能判断有无血栓形成。该法操作简便,无创伤,正确率高,可以发现较小静脉隐匿型血栓。

4. 血液检查 下肢深静脉血栓形成的同时纤溶系统也被激活,血液中纤维蛋白复合物溶解时产生的降解产物 D-二聚体浓度上升。

【处理原则】

1. 非手术治疗 适用于周围型及超过 3d 以上的中央型和混合型。
(1) 一般处理:卧床休息、抬高患肢。急性期绝对卧床休息 1~2 周;病情缓解后可进行轻便活动,起床活动时着医用弹力袜或弹力绑带。
(2) 药物治疗:包括利尿、溶栓、抗凝、祛聚及中医中药治疗等。

2. 手术治疗 静脉导管取栓术适用于病期在 48h 以内的中央型和混合型。中央型可以考虑行腔内置管溶栓、球囊扩张、支架置入术,必要时安装下腔静脉滤器减少肺动脉栓塞可能。混合型出现

Note:

股青肿者应切开静脉壁直接取栓,术后辅以抗凝、祛聚治疗。

**【护理措施】**

（一）非手术治疗的护理/术前护理

1. **病情观察** 密切观察患肢疼痛的部位、持续时间、性质和程度,皮温、皮肤颜色、动脉搏动及肢体感觉等,并每日进行测量、记录、比较。

2. **体位与活动** ①卧床休息1~2周,禁止热敷、按摩,避免活动幅度过大,避免用力排便,以免血栓脱落;②休息时患肢高于心脏平面20~30cm,改善静脉回流,减轻水肿和疼痛;③下床活动时,穿医用弹力袜或用弹力绷带,使用时间因栓塞部位而异,周围型血栓形成使用1~2周,中央型血栓形成,可用3~6个月。

3. **饮食护理** 宜进食低脂、高纤维食物,多饮水,保持大便通畅,避免因用力排便引起腹内压增高而影响下肢静脉回流。

4. **缓解疼痛** 采用各种非药物手段缓解疼痛,必要时遵医嘱给予镇痛药物。

5. **用药护理** 遵医嘱应用抗凝、溶栓、祛聚等药物,抗凝药物对于初次、继发于一过性危险因素者,至少服用3个月,对于初次原发者,服药6~12个月或更长时间。用药期间避免碰撞及跌倒,用软毛牙刷刷牙。

6. **并发症的护理**

（1）出血:是抗凝、溶栓治疗的严重并发症。主要由溶栓、抗凝治疗期间,抗凝药物使用不当造成。应注意观察病人有无创口渗血或血肿,有无牙龈、消化道或泌尿道出血等情况,监测凝血功能的变化,观察有无出血倾向;发现异常立即通知医师,除停药外,可用鱼精蛋白对抗肝素,维生素$K_1$对抗华法林,使用6-氨基己酸、纤维蛋白原制剂或输新鲜血对抗溶栓治疗引起的出血。

（2）肺栓塞:注意病人有无胸痛、呼吸困难、咯血、血压下降甚至晕厥等表现。如出现肺栓塞,立即嘱病人平卧,避免深呼吸、咳嗽、剧烈或突然翻身,同时给予高浓度氧气吸入,并立即报告医师,建立静脉通路抗休克治疗,配合抢救。此外,还应根据病人栓塞面积的大小以及生命体征的情况进行抗凝治疗,如果药物治疗效果不佳,则要考虑进行手术治疗或微创介入治疗。

---

**知 识 扩 展**

**下腔静脉滤器预防深静脉血栓**

下腔静脉滤器是为预防下腔静脉系统深静脉血栓形成的栓子脱落引起肺动脉栓塞而设计的一种装置,分为临时型、永久型和可取出型3种,其原理是通过对脱落的微小血栓进行过滤,防止脱落血栓进入血液循环而导致小血管阻塞,避免肺栓塞形成。

下腔静脉滤器置入步骤:①选择入路:一般经健侧股静脉置入;②下腔静脉造影:置入前均须做下腔静脉正位、侧位(或大角度斜位)造影,以了解下腔静脉形态;③确定双肾静脉开口的位置:滤器一般放置于静脉汇入口下缘以下的下腔静脉内;④选择滤器;⑤置入操作:先置入滤器输送鞘,然后将滤器经输送鞘缓缓送入,X线透视下反复核对肾静脉位置无误后,缓慢后撤输送鞘,直至滤器弹开、释放;⑥下腔静脉造影复查。

---

（二）术后护理

1. **病情观察** 观察病人生命体征;切口敷料有无渗血、渗液;皮温、皮肤颜色、动脉搏动、肢体感觉等,以判断术后血管通畅程度、肿胀消退情况等。

2. **体位** 休息时抬高患肢至高于心脏平面20~30cm,膝关节微屈,适当进行足背屈伸运动,逐渐增加活动量,以促进下肢深静脉再通和侧支循环建立。避免屈膝、屈髋或穿过紧衣物影响静脉回流。

**3. 饮食护理、用药护理及并发症的护理**　同术前护理。

（三）健康教育

**1. 保护患肢**　指导病人正确使用弹力袜、弹力绷带,保持良好体位。绝对戒烟,防止烟草中尼古丁刺激引起血管收缩。

**2. 用药指导**　强调抗凝药物的重要性,切不可随便停药,在使用抗凝药物期间,按时监测 PT,注意观察有无牙龈、鼻腔等出血倾向。

**3. 复诊指导**　出院 3~6 个月后到门诊复查,告知病人若出现下肢肿胀疼痛,平卧或抬高患肢仍不缓解时,及时就诊。

（刘　敦）

## 思 考 题

1. 陈先生,45 岁,吸烟 18 年,22 支/d。3 周前因双侧坐骨、耻骨骨折伴分离移位及左髂骨骨折在硬膜外麻醉下行骨盆切开内固定术,卧床休息并制动 3 周后,于今晨突感左侧小腿肿胀、疼痛,按之凹陷。静脉造影检查考虑左下肢深静脉血栓形成。

请问:

（1）评估该病人应注意收集哪些资料?

（2）该病人目前主要的护理诊断有哪些? 可采取哪些护理措施?

2. 黄先生,53 岁,建筑工程师,吸烟 10 年,45 支/d。近 1 个月出现右下肢麻木、刺痛,休息后缓解,近日来疼痛加重,双股动脉搏动正常。诊断为"右下肢动脉硬化性闭塞症",拟在局麻下行经皮腔内血管成形术。

请问:

（1）评估该病人应注意收集哪些资料?

（2）该病人目前主要的护理诊断/问题有哪些? 可采取哪些护理措施?

# URSING

## 第三十四章

# 泌尿系统损伤病人的护理

34章 数字内容

──── 学 习 目 标 ────

知识目标：

1. 掌握肾、膀胱、尿道损伤的病因及处理原则。

2. 熟悉肾、膀胱、尿道损伤的临床特点。

3. 了解肾、膀胱、尿道损伤的病理生理特点。

能力目标：

能运用护理程序对泌尿系统损伤病人实施整体护理。

素质目标：

具备关心泌尿系统损伤病人的心理问题和尊重病人隐私的态度和行为。

泌尿系统损伤以男性尿道损伤最多见,肾和膀胱次之,输尿管损伤最少见。由于泌尿系统各器官受到周围组织和脏器的良好保护,通常不易受伤。泌尿系统损伤大多是胸、腹、腰部或骨盆严重损伤时的合并伤。因此当有上述部位严重损伤时,应注意有无泌尿系统损伤;确诊泌尿系统损伤时,也要注意有无合并其他脏器损伤。泌尿系统损伤的主要临床表现为出血、血尿及尿液外渗。大量出血可引起失血性休克;尿液外渗可继发感染,严重时可导致脓毒血症、肾周围脓肿、尿瘘等并发症。正确评估泌尿系统损伤病人,尽早发现并处理病人问题,是泌尿系统损伤病人护理的关键。泌尿系统损伤病人的处理原则与围术期护理是本章学习的重点。

 ——————————————— 导入情境与思考 ———————————————

黄先生,27 岁,2h 前不慎从 3m 高处坠落,伤及右后腰肋处,伤后自觉腰腹部疼痛,急诊就医。病人面色苍白,体格检查:P 110 次/min,BP 80/50mmHg,右侧上腹部略隆起,有压痛,轻度肌紧张,无反跳痛。辅助检查:血常规示 Hb 105g/L;尿常规示 RBC(+++);超声检查显示右肾轮廓不清,右肾周中度积液。

请思考:

(1) 该病人的评估内容应重点关注什么?

(2) 针对护理评估出现的问题,应采取哪些护理措施?

# 第一节 肾 损 伤

肾深埋于肾窝,受到肋骨、腰肌、脊椎和腹壁、腹腔内脏器、膈肌的保护,故不易受损。但肾质地脆,包膜薄,受暴力打击易引起肾损伤(renal injury)。

【病因】

1. 开放性损伤 因枪弹、刀刃等锐器所致损伤,常伴有胸部、腹部等其他脏器损伤,有创口与外界相通,病情复杂而严重。

2. 闭合性损伤 因直接暴力(如撞击、跌倒、挤压、肋骨或腰椎横突骨折等)或间接暴力(如对冲伤、突然暴力扭转等)所致,一般没有创口与外界相通。直接暴力时,上腹部或腰背部受到外力撞击或挤压是肾损伤最常见的原因。肾脏是腰腹部闭合性损伤中第二位容易受伤的器官,大部分损伤程度较轻。

此外,肾本身病变时,如肾积水、肾肿瘤、肾结核或肾囊性疾病等更易受外伤,有时极轻微的外伤,也可造成严重的"自发性"肾破裂。经皮肾穿刺活检、肾造瘘、经皮肾镜碎石术、体外冲击波碎石等医疗操作有可能造成不同程度的肾损伤。体外冲击波碎石术操作时正常能量冲击波一般不会造成严重后果。

【病理】

临床上闭合性肾损伤较常见,根据其损伤程度,闭合性肾损伤分为下 4 种类型(图 34-1):

1. 肾挫伤 损伤仅局限于部分肾实质,形成肾瘀斑和/或包膜下血肿,肾包膜及肾盂黏膜均完整。大多数病人的肾损伤属此类。

2. 肾部分裂伤 肾实质部分裂伤伴有肾包膜破裂,可致肾周血肿。如肾盂肾盏黏膜破裂,则可有明显的血尿。

3. 肾全层裂伤 肾实质深度裂伤,外及肾包膜,内达肾盂肾盏黏膜,常引起广泛的肾周血肿、严重的血尿和尿外渗。肾横断或破裂时,可导致远端肾组织缺血坏死。

4. 肾蒂损伤 较少见。肾蒂血管部分或全部撕裂时可引起大出血、休克,病人常来不及诊治就已死亡。突然减速运动,如车祸、从高处坠落等,均可引起肾急剧移位、肾动脉突然被牵拉,导致弹性差的内膜破裂,形成血栓可致肾动脉闭塞。若未能及时发现和处理,可造成肾功能的完全丧失。

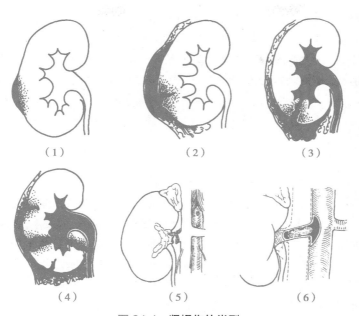

图 34-1　肾损伤的类型

(1)肾瘀斑及包膜下血肿;(2)表浅肾皮质裂伤及肾周围血肿;(3)肾实质全层裂伤、血肿及尿外渗;(4)肾横断;(5)肾蒂血管断裂;(6)肾动脉内膜断裂及血栓形成。

## 【临床表现】

肾损伤的临床表现因损伤程度不同,差异很大,在合并其他器官损伤时,轻度的肾损伤症状常被忽视。

**1. 症状**

(1) 血尿:病人大多有血尿,但血尿与损伤程度并不一致。肾挫伤或肾部分裂伤可引起明显肉眼血尿;而肾血管断裂、输尿管断裂或血块堵塞输尿管,可能仅表现为镜下血尿,甚至无血尿。血尿时间延长常与继发感染或动静脉瘘形成有关。

(2) 疼痛:往往是病人受伤后的首发症状。肾包膜下血肿、肾周围软组织损伤、出血或尿外渗等可引起患侧腰、腹部疼痛。血液、尿液进入腹腔或合并腹腔内器官损伤时,可出现腹膜刺激征、腹痛等。血块通过输尿管时,可引起同侧肾绞痛。

(3) 休克:重度肾损伤或合并其他脏器损伤时,因严重失血常发生休克,可危及生命。

(4) 感染:血肿及尿外渗易继发感染并导致发热,但多为低热。若继发肾周围脓肿或化脓性腹膜炎,可出现高热、寒战,并伴有全身中毒症状;严重者可并发感染性休克。

(5) 其他脏器损伤表现:当肾损伤症状与临床症状不相符时,应考虑存在其他脏器损伤的可能。合并胸腔脏器损伤者多表现为呼吸和循环系统症状;合并肝脏、脾脏及大血管损伤时,以出血为主要表现,腹腔内可抽出不凝血;合并胃肠道损伤以腹膜炎症状为主要表现。

**2. 体征**　出血及尿液外渗可使肾周围组织肿胀,形成腰部肿块,腰腹部可有明显触痛和肌紧张。

## 【辅助检查】

**1. 实验室检查**　尿常规可见大量红细胞。血常规检查时,血红蛋白与血细胞比容持续降低,提示有活动性出血;血白细胞计数增多,常提示为感染。

**2. 影像学检查**

(1) 超声检查:可提示肾损伤的部位和程度,有无包膜下和肾周血肿、尿外渗以及其他器官损伤,还可了解对侧肾情况。

（2）CT、MRI：CT 可清晰显示肾实质裂伤程度、尿外渗和血肿范围,以及肾组织有无活力,并可了解与其他脏器的关系,可作为肾损伤的首选检查。MRI 与 CT 作用相似,但对血肿的显示更清晰。

（3）其他:静脉尿路造影、肾动脉造影等检查也可发现肾有无损伤、损伤范围与程度,但临床上一般不作为首选。

【处理原则】

肾损伤的治疗目的是保存肾功能和降低死亡率。

1. **急救处理**  大出血、休克者,应迅速给予输液、输血和积极复苏处理。一旦病情稳定,尽快进行必要的检查,以确定肾损伤的范围、程度及有无合并其他器官损伤,同时做好急诊手术探查的准备。

2. **非手术治疗**  适用于轻度肾损伤以及无合并胸腹部脏器损伤者。主要措施包括:①绝对卧床休息 2~4 周;②留置导尿管,观察尿液的颜色;③遵医嘱早期应用广谱抗生素以预防感染;④补充血容量,给予输液、输血等支持治疗;⑤密切观察生命体征及局部肿块的变化;⑥合理应用镇痛、镇静和止血药物;⑦定期进行血、尿常规检测及 B 超检查,必要时可重复进行 CT 检查。

3. **手术治疗**  可根据肾损伤程度行肾修补术、肾部分切除术、肾切除或选择性肾动脉栓塞术。

（1）开放性肾损伤:此类损伤的病人大多需施行手术探查,特别是枪伤或锐器伤。原则是清创、缝合及引流,并探查有无其他腹部脏器损伤。

（2）闭合性肾损伤:若明确为严重肾裂伤、肾破裂、肾盂破裂或肾蒂损伤,则需尽早手术。若肾损伤病人在保守治疗期间发生以下情况,也需行手术探查:①经积极抗休克治疗后生命体征仍不稳定,提示有内出血;②血尿逐渐加重,血红蛋白和血细胞比容继续降低;③腰、腹部肿块明显增大;④疑有腹腔内脏器损伤。

【护理评估】

（一）术前评估

1. **健康史**

（1）一般情况:了解病人的年龄、性别、职业及运动爱好等。

（2）外伤史:了解受伤的原因、时间、地点、部位,暴力性质、强度和作用部位,受伤至就诊期间的病情变化及就诊前采取的急救措施等。

2. **身体状况**

（1）症状与体征:①局部:评估有无腰部疼痛、肿块和血尿等,有无腹膜炎的症状与体征;②全身:评估生命体征及尿量,判断有无休克、感染等征象。

（2）辅助检查:了解血、尿常规检查结果的动态变化,影像学检查有无异常发现。

3. **心理-社会状况**  评估病人是否存在明显的焦虑与恐惧;病人及家属对肾损伤伤情与治疗的了解程度,能否配合肾损伤的治疗。

（二）术后评估

1. **术中情况**  了解病人的手术、麻醉方式与效果,术中出血、补液、输血情况。

2. **身体状况**  评估生命体征是否平稳,病人是否清醒;伤口是否干燥,有无渗液、渗血;肾周引流管是否通畅,引流量、颜色与性状等;有无出血、感染等并发症的发生。

3. **心理-社会状况**  评估病人是否担心手术预后,是否配合术后治疗和护理。

【常见护理诊断/问题】

1. **焦虑与恐惧**  与外伤打击、害怕手术和担心预后不良等有关。

2. **组织灌流量改变**  与肾裂伤、肾蒂损伤或其他脏器损伤引起的大出血有关。

3. **潜在并发症**：休克、感染。

【护理目标】

1. 病人恐惧与焦虑程度减轻，情绪稳定。
2. 病人的有效循环血量得以维持。
3. 病人未发生并发症，或并发症得到及时发现和处理。

【护理措施】

（一）非手术治疗的护理/术前护理

1. **休息**　绝对卧床休息2~4周，待病情稳定、血尿消失后病人可离床活动。通常肾损伤后需经4~6周才趋于愈合，过早过多离床活动有可能致再度出血。

2. **病情观察**　密切观察血压、脉搏、呼吸、体温情况，观察有无休克征象；每30min~2h留取尿液于带编号的试管内，观察尿色深浅变化，若颜色加深，说明有活动性出血；观察腰、腹部肿块范围的大小变化；动态监测血红蛋白和血细胞比容变化，以判断出血情况；观察疼痛的部位及程度。

3. **维持体液平衡**　建立静脉通道，遵医嘱及时输液，必要时输血，以维持有效循环血量，保证组织有效灌流量。合理安排输液种类，及时输入液体和电解质，以维持水、电解质及酸碱平衡。

4. **并发症的观察与护理**　肾损伤并发症的发生率为3%~33%，常见的有尿外渗、尿性囊肿、迟发性出血、肾周脓肿等。

（1）尿外渗：是肾损伤最常见的并发症，静脉尿路造影和CT可明确诊断。应早期给予有效抗生素，多数情况下会自然消退。

（2）尿性囊肿：多数为伤后近期发生，也可发生于伤后3周至数年。可疑病人首选CT扫描明确诊断。大部分尿性囊肿可以自行吸收，无须处理。若尿性囊肿巨大、持续存在，或出现发热、败血症等全身反应则需经皮囊肿穿刺引流术、肾脏坏死组织清除术、输尿管内支架引流等处理。

（3）迟发性出血：发生在创伤数周内，但通常不会超过3周。需密切观察生命体征，一旦发生内出血应绝对卧床、补液。选择性血管栓塞术是首选治疗手段。

（4）肾周脓肿：常发生在伤后5~7d，病人出现持续性发热，糖尿病、HIV感染、邻近空腔脏器损伤等属易患因素。一旦确诊，应用有效抗生素控制感染，首选经皮穿刺引流术，必要时行脓肿切开引流或肾脏切除。

5. **预防感染**　①伤口护理：保持伤口的清洁、干燥，敷料渗湿时及时更换；②及早发现感染征象：若病人体温升高、伤口疼痛并伴有白细胞计数和中性粒细胞比值升高、尿常规示白细胞计数增多时，提示有感染；③用药护理：遵医嘱应用抗生素，并鼓励病人多饮水。

6. **心理护理**　主动关心、安慰病人及其家属，稳定情绪，减轻焦虑与恐惧。加强交流，解释肾损伤的病情发展情况、主要的治疗护理措施，鼓励病人及家属积极配合各项治疗和护理工作。

7. **术前准备**　有手术指征者，在抗休克的同时，紧急做好各项术前准备。①协助病人做好术前常规检查，特别注意病人的凝血功能是否正常；②尽快做好备皮、配血等，条件允许时行肠道准备。

（二）术后护理

1. **休息**　肾部分切除术后病人适当卧床休息，以防继发性出血。

2. **病情观察**　观察病人生命体征及伤口情况；准确记录24h尿液的颜色、性状和量。

3. **输液管理**　合理调节输液速度，避免加重健侧肾脏负担。

4. **引流管护理**　肾脏手术后常留置肾周引流管，以引流渗血和渗液。应妥善固定，标识清楚，注意无菌，保持引流管通畅，观察、记录引流液颜色、性状与量，一般于术后2~3d，引流量减少时拔除。

（三）健康教育

1. **预防出血**　出院后3个月内不宜从事体力劳动或竞技类运动，防止继发损伤。

Note:

2. **用药指导**　行肾切除术者,须注意保护健侧肾脏,慎用对肾功能有损害的药物,如氨基糖苷类抗生素等。

## 【护理评价】

通过治疗与护理,病人是否:①恐惧与焦虑减轻,情绪稳定;②组织灌流量恢复正常,生命体征维持平稳;③并发症得以预防,或得到及时发现和处理。

# 第二节　膀　胱　损　伤

膀胱损伤(bladder injury)是指膀胱壁受到外力作用时发生膀胱浆膜层、肌层、黏膜层的破裂,引起膀胱腔完整性破坏、血尿外渗。膀胱为腹膜外器官,空虚时位于骨盆深处,受到周围筋膜、肌肉、骨盆及其他软组织的保护,很少为外界暴力所损伤。膀胱充盈时其壁紧张而薄,伸展高出耻骨联合至下腹部,易遭受损伤。

## 【病因】

1. **开放性损伤**　膀胱损伤处与体表相通,多见于战伤。由弹片、子弹或锐器贯通所致,常合并其他脏器(如阴道、直肠)损伤,可形成腹壁尿瘘、膀胱直肠瘘或膀胱阴道瘘等。

2. **闭合性损伤**　膀胱充盈时,拳击、挤压、碰撞等极易导致膀胱损伤。可见于:①膀胱过度充盈,受力后膀胱破裂;②骨盆骨折时,骨折片可直接刺破膀胱壁;③产妇产程过长,膀胱壁被压在胎头与耻骨联合之间也易引起缺血性坏死,可致膀胱阴道瘘。

3. **医源性损伤**　发生于下腹部或盆腔手术、妇产科手术、腔镜手术或检查时,其中发生于妇产科手术时最多见。

4. **自发性破裂**　有病变的膀胱(如膀胱结核、长期接受放射治疗的膀胱)因过度膨胀而发生破裂。

## 【病理】

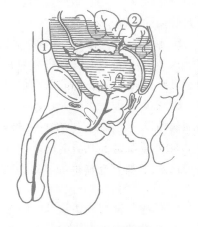

图 34-2　**膀胱损伤**
①腹膜外型;②腹膜内型。

1. **膀胱挫伤**　仅伤及膀胱黏膜或浅肌层,膀胱壁未穿破,局部有出血或形成血肿,无尿外渗,可出现血尿。

2. **膀胱破裂**　严重损伤者可发生膀胱破裂,分为腹膜内型、腹膜外型和混合型(图 34-2)。

(1) 腹膜内型:由膀胱内压力突然升高引起,通常继发于骨盆或下腹部的撞击。膀胱壁破裂伴腹膜破裂,尿液流入腹腔引起腹膜炎。膀胱穹窿是膀胱最薄弱的部位,最易发生膀胱破裂。

(2) 腹膜外型:膀胱壁破裂但腹膜完整,尿液外渗至膀胱周围组织及耻骨后间隙,沿骨盆筋膜到盆底,或沿输尿管周围疏松组织蔓延到肾区。大多由膀胱前壁的损伤引起,常伴骨盆骨折。

(3) 混合型:此型约占 10%,常合并多脏器损伤,死亡率高,火器或利器所致穿通伤是其主要原因。

## 【临床表现】

膀胱壁轻度挫伤仅有下腹部疼痛和少量终末血尿,短期内可自行消失。膀胱全层破裂时症状明显,根据腹膜外型或腹膜内型的破裂不同而有其特殊的表现。

### 1. 症状

（1）腹痛：腹膜内型膀胱破裂时，尿液流入腹腔常引起急性腹膜炎症状；腹膜外型膀胱破裂时，可引起下腹部疼痛，压痛及肌紧张。

（2）血尿和排尿困难：肉眼血尿是膀胱损伤病人的主要症状，占82%~95%,5%~15%的膀胱破裂病人仅有镜下血尿。膀胱破裂后，尿液流入腹腔和膀胱周围，病人有尿意，但不能排尿或仅排出少量血尿。

（3）休克：骨盆骨折所致剧痛、大出血可导致休克。

（4）尿瘘：开放性损伤时，因体表伤口与膀胱相通而有漏尿。若与直肠、阴道相通，则经肛门、阴道漏尿。闭合性损伤时，尿外渗继发感染后可破溃而形成尿瘘。

（5）氮质血症：当发生腹膜内型膀胱破裂时，大量尿液流入腹腔，由于腹膜有较强的吸收能力，短时间内可出现氮质血症症状。

### 2. 体征

闭合性损伤时，体表皮肤常有皮肤肿胀、血肿和瘀斑。腹膜内型膀胱破裂如腹腔内尿液较多可出现移动性浊音阳性；腹膜外型膀胱破裂时，尿液外渗，直肠指检可触及直肠前壁饱满并有触痛。

### 【辅助检查】

**1. 导尿试验** 导尿管插入膀胱后，如引流出300ml以上的清亮尿液，基本上可排除膀胱破裂；如顺利插入膀胱但不能导出尿液或仅导出少量血尿，则膀胱破裂的可能性大。此时可经导尿管注入无菌生理盐水200~300ml至膀胱，片刻后再吸出。液体外漏时，吸出量会减少；腹腔液体回流时，吸出量会增多。若引流出的液体量明显少于或多于注入量，提示膀胱破裂。此法简便易行，但会出现一定的假阳性或假阴性，可作为膀胱损伤的辅助诊断方法。

**2. 影像学检查**

（1）X线检查：腹部X线可显示骨盆骨折。膀胱造影是诊断膀胱破裂最可靠的方法，自导尿管注入15%泛影葡胺300ml后摄片，可见造影剂漏至膀胱外。腹膜内型膀胱破裂时，可观察到渗漏到腹腔内肠袢或腹腔脏器间的游离造影剂。腹膜外型膀胱损伤的典型征象是膀胱周围软组织处造影剂外渗，常呈火焰状。膀胱阴道瘘的标志是阴道内出现造影剂。

（2）CT：可发现膀胱周围血肿，增强后延迟扫描也可发现造影剂外渗现象。

### 【处理原则】

原则是尽早闭合膀胱壁缺损，保持尿液引流通畅或完全尿流改道，充分引流外渗的尿液。

**1. 急救处理** 积极抗休克治疗，如输血、输液、镇痛等。尽早使用广谱抗生素预防感染。

**2. 非手术治疗** 膀胱挫伤或膀胱造影仅有少量尿外渗且症状较轻者，可从尿道插入导尿管，持续引流尿液10d左右，同时使用抗生素预防感染，破裂多可自愈。

**3. 手术治疗** 严重膀胱破裂伴出血、尿外渗，且病情严重者，应尽早施行手术。若为腹膜内型膀胱破裂，应行剖腹探查，同时处理腹腔内其他脏器损伤。膀胱修补术后应留置Foley导尿管或耻骨上膀胱造瘘（suprapubic cystostomy），持续引流尿液2周。盆腔血肿应尽量避免切开，以免再次引发大出血。出血难以控制时，可行选择性盆腔血管栓塞术。

### 【护理措施】

（一）非手术治疗的护理/术前护理

**1. 心理护理** 主动关心、安慰病人与其家属，稳定情绪，减轻焦虑与恐惧。解释膀胱损伤的病情发展、主要治疗措施，鼓励病人及家属积极配合各项治疗和护理工作。

**2. 维持体液平衡、保证组织有效灌流量** ①密切观察病人的生命体征，尿液颜色及尿量；②遵医嘱输血、输液，保持输液管路通畅，观察有无输液反应。

**3. 预防感染** ①做好伤口护理和导尿管护理；②遵医嘱应用抗生素；③及早发现感染征象，通知

Note:

医师并协助处理。

**4. 术前准备**　有手术指征者,在抗休克的同时,紧急做好各项术前准备。

（二）术后护理

**1. 病情观察**　及早发现出血、感染等并发症。

**2. 膀胱造瘘管护理**　妥善固定,保持引流管通畅,防止逆行感染;观察记录引流液的颜色、性状、量及气味;保持造瘘口周围皮肤清洁、干燥,定期换药;膀胱造瘘管一般留置14d左右拔除;拔管前需先夹管,待病人的排尿情况良好后再行拔管,拔管后用纱布堵塞并覆盖造瘘口。

**3. 尿管护理**　按管道护理常规。尿管一般于术后5~10d拔除;若是复杂性损伤或伴伤口愈合不良者,拔尿管前需进行膀胱造影,以排除尿外渗并确定膀胱伤口是否愈合。

（三）健康教育

**1. 膀胱造瘘管的自我护理**　部分病人需带膀胱造瘘管出院,需做好管道自我护理指导:①引流管和引流袋的位置切勿高于膀胱区;②间断轻柔挤压引流管以促进沉淀物的排出;③发现阻塞时不可自行冲洗,应随时就诊;④如出现膀胱刺激征、尿中有血块、发热等,也应及时就诊。

**2. 用药指导**　遵医嘱服药,详细告知病人药物的不良反应及注意事项。

# 第三节　尿　道　损　伤

尿道损伤（urethral injury）是泌尿系统最常见的损伤,多见于男性,约占97%,女性尿道损伤仅占3%。男性尿道以尿生殖膈为界,分为前、后两段。前尿道包括球部和阴茎体部,后尿道包括前列腺部和膜部。男性尿道损伤是泌尿外科常见的急症,早期处理不当,会产生尿道狭窄、尿瘘等并发症。

【病因与分类】

**1. 按尿道损伤的部位分类**　①前尿道损伤:多发生于球部。球部尿道固定在会阴部,会阴部骑跨伤时,将尿道挤向耻骨联合下方,引起尿道球部损伤。异物插入、反复插导尿管、膀胱镜尿道检查等也可引起前尿道损伤。②后尿道损伤:多发生于膜部。膜部尿道穿过尿生殖膈,当骨盆骨折时,附着于耻骨下支的尿生殖膈突然移位,产生剪切样暴力,使薄弱的膜部尿道撕裂。

**2. 按致伤原因分类**　①开放性损伤:因弹片、锐器伤所致,常伴有阴茎、阴囊、会阴贯通伤。②闭合性损伤:因外来暴力所致,多为挫伤或撕裂伤。

【病理】

**1. 尿道挫伤**　尿道内层损伤,阴茎和筋膜完整;仅有局部水肿和出血,可以自愈,愈合后一般不发生尿道狭窄。

**2. 尿道裂伤**　尿道壁部分断裂,引起尿道周围血肿和尿外渗,愈合后可引起瘢痕性尿道狭窄。

**3. 尿道断裂**　尿道完全离断,断端退缩、分离,尿道周围血肿和尿外渗明显,可发生尿潴留。

（1）尿道球部断裂:血液及尿液渗入会阴浅筋膜包绕的会阴袋,使会阴、阴茎、阴囊肿胀淤血,有时向上扩展至下腹壁(图34-3)。

（2）尿道膜部断裂:由骨盆骨折及盆腔血管丛损伤引起大量出血,在前列腺和膀胱周围形成大血肿。当后尿道断裂后,尿液沿前列腺尖处外渗至耻骨后间隙和膀胱周围,若同时有耻骨前列腺韧带撕裂,则前列腺向后上方移位。

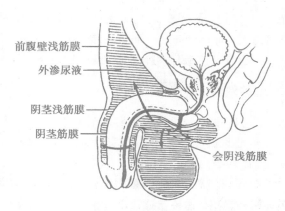

前腹壁浅筋膜
外渗尿液
阴茎浅筋膜
阴茎筋膜
会阴浅筋膜

**图34-3　尿道球部破裂的尿外渗范围**

【临床表现】

1. 症状

（1）疼痛：尿道球部损伤时受伤处疼痛，排尿时疼痛加重并向阴茎头及会阴部放射。后尿道损伤疼痛可放射至肛门周围、耻骨后及下腹部。

（2）尿道出血：前尿道损伤后即可见尿道外有鲜血滴出或溢出，是前尿道损伤最常见的症状；后尿道破裂时，可无尿道口流血或仅少量血液流出。尿道出血程度与尿道损伤严重程度不一定一致。

（3）阴道口出血：超过 80% 的女性病人因骨盆骨折造成尿道损伤可出现阴道口出血。

（4）排尿困难：排尿困难程度与尿道损伤程度有关。尿道挫裂伤后，因局部水肿或疼痛导致括约肌痉挛，发生排尿困难。尿道断裂时，可发生尿潴留。

（5）休克：骨盆骨折致后尿道损伤，常因合并大出血，引起创伤性、失血性休克。

（6）尿外渗：尿道断裂后，用力排尿时尿液可从裂口处渗入周围组织，如不及时处理或处理不当，可发生广泛的皮下组织坏死、感染及脓毒症；膜部尿道损伤致尿生殖膈撕裂时，会阴、阴囊部出现尿外渗及血肿。女性发生严重骨盆骨折时，阴唇肿胀提示可能存在尿道损伤。

2. 体征　直肠指检对确定尿道损伤部位极为重要。后尿道断裂时，可触及直肠前方有柔软、压痛的血肿，前列腺向上移位，有浮球感。

## 知 识 拓 展

### 欧洲泌尿外科学会指南中男性尿道损伤的推荐及等级

| 指南推荐 | 等级 |
| --- | --- |
| 使用膀胱尿道镜和/或逆行尿道造影评价男性尿道损伤 | 强 |
| 经尿道或耻骨上尿流改道治疗医源性前尿道损伤 | 强 |
| 耻骨膀胱造瘘术或留置导尿术治疗部分前尿道钝性损伤 | 强 |
| 男性前尿道钝性完全损伤可行即刻尿道成形术治疗 | 弱 |
| 对于血流动力学不稳定的骨盆骨折尿道损伤（PFUI）病人，予以经尿道或耻骨上尿流改道 | 强 |
| 若情况允许，对男性 PFUI 病人进行早期内镜下尿道会师术 | 弱 |
| 对于后尿道部分损伤，行留置导尿或耻骨上膀胱造瘘术予以治疗 | 强 |
| 对男性 PFUI 病人，不可进行即刻（<48h）尿道成形术 | 强 |
| 对特定的男性 PFUI 尿道完全断裂的病人（稳定、断裂长度短、会阴柔软、能够取截石位），应进行早期（2d~6 周）尿道成形术 | 弱 |
| 对于男性 PFUI 后尿道完全断裂的病人，可予以经耻骨上膀胱造瘘术和延期（至少 3 个月）尿道成形术 | 强 |

【辅助检查】

1. 导尿　检查尿道是否连续、完整。严格无菌下轻缓插入导尿管，若能顺利插入至膀胱，说明尿道连续而完整。若一次插入困难，不应勉强反复试插，以免加重局部损伤、导致感染。后尿道损伤伴骨盆骨折及尿道完全断裂时，一般不宜导尿。

**2. X 线检查**　骨盆前后位 X 线可显示骨盆情况及是否存在异物。尿道造影可显示尿道损伤部位及程度,尿道断裂可有造影剂外渗,而尿道挫伤则无外渗征象。

**3. CT、MRI**　用于尿道损伤的初期评估,但对观察严重损伤后骨盆变形的解剖情况和相关脏器(膀胱、肾脏、腹腔脏器等)的损伤程度有重要意义。

【处理原则】

**1. 急救处理**　尿道球部海绵体严重出血可致休克,应立即压迫会阴部止血,并进行积极抗休克治疗,尽早施行手术治疗。

**2. 非手术治疗**　尿道挫伤及轻度裂伤者不需特殊治疗,可止血、镇痛、应用抗生素预防感染。排尿困难者,可试插导尿管,如顺利进入膀胱,可留置导尿管 2 周左右。如试插导尿管失败、尿潴留者,可行耻骨上膀胱穿刺或造瘘术,及时引流出膀胱内尿液。损伤较重者,一般不宜导尿,以免加重局部损伤和引起感染。

**3. 手术治疗**

(1) 前尿道损伤:前尿道裂伤时若导尿失败,立即行经会阴尿道修补,并留置导尿管 2~3 周;尿道断裂者会阴、阴茎、阴囊内会形成大血肿,应及时经会阴切口予以清除,然后行尿道端端吻合术,并留置导尿管。

(2) 后尿道损伤:早期尿道会师复位术(urethral realignment):借牵引力使已断裂的尿道两断端复位对合,术后留置导尿管 3~4 周。尿道愈合后注意观察有无尿道狭窄。休克严重者在抢救期间不宜作此手术,只做膀胱高位造瘘,二期再行手术恢复尿道的连续性,即施行尿道瘢痕切除及尿道端端吻合术。

(3) 并发症

1) 尿外渗:在尿外渗区作多处切口,置多孔引流管作皮下引流,彻底引流外渗尿液。

2) 尿道狭窄:尿道损伤后常并发尿道狭窄,狭窄轻者可定期作尿道扩张术(dilatation of urethra),如狭窄严重引起排尿困难、尿流变细,可行内镜下尿道内冷刀切开狭窄部位、切除瘢痕组织;如狭窄严重引起尿道闭锁,可经会阴切除瘢痕狭窄段,行尿道端端吻合术,现多采用激光尿道狭窄切除术。尿道长度不足者,可切除耻骨联合,缩短尿道断端距离,吻合尿道。

3) 直肠损伤:后尿道合并直肠损伤时应立即修补,并作暂时性结肠造瘘。若并发尿道直肠瘘,应等待 3~6 个月后再施行修补手术。

4) 尿瘘:如果尿外渗未得到及时引流,感染后可形成尿道周围脓肿,脓肿破溃可形成尿瘘,尿道狭窄时尿流不畅也可引起尿瘘,应在解除狭窄的同时切除或清理瘘管。

---

知 识 拓 展

### 尿道扩张术

尿道扩张术是将金属探条由细到粗依次插入尿道内,逐渐扩张尿道,使其狭窄段变粗,可用于探查尿道狭窄程度、有无尿道结石以及治疗和预防尿道狭窄。方法:病人排空膀胱,取仰卧位。消毒尿道外口,行局部麻醉后,向尿道内注入无菌液体石蜡 5~10ml。取 16F 金属尿道探条,探条涂上石蜡油。右手持金属尿道探条柄,左手扶持病人的阴茎,将其向上拉直,将探条缓慢插入尿道内,不可暴力推进,以防后尿道破裂。还可采用线形探条和跟随器导引经尿道进入膀胱。通过尿道狭窄部位并固定 1h,再缓慢取出。扩张成功后根据排尿情况选择尿道扩张周期,可每周 1次、每 2 周 1 次到每月 1 次或更长时间,直至可通过 22F 金属尿道探条。尿道扩张术后嘱病人多饮水,并密切观察尿线、射程及排尿困难的改善情况。有急性尿道感染者禁行此术。

**【护理措施】**

（一）非手术治疗的护理/术前护理

**1. 急救护理**　①输液、止血、镇痛：迅速建立2条静脉通路，遵医嘱输液、输血，应用止血、镇痛药。②复合伤处理：若合并骨折，及时作骨折复位固定，骨盆骨折者须卧硬板床，勿随意搬动，以免加重损伤，并做好相关并发症的预防。

**2. 心理护理**　尿道损伤以青壮年男性为主，常合并骨盆骨折、大出血，甚至休克，伤情重，故病人及家属的精神负担大，极易产生恐惧、焦虑心理。应主动关心、安慰病人与家属，稳定情绪，减轻焦虑与恐惧，告诉伤者及家属尿道损伤的病情发展、主要的治疗护理措施，鼓励病人及家属积极配合。

**3. 病情观察**　①监测病人的神志、脉搏、呼吸、血压、体温、尿量及损伤部位的变化，并详细记录。②排尿困难者给予导尿管或膀胱造瘘管，避免发生尿潴留。拔除尿管或膀胱造瘘管后，观察病人排尿频率、每次排尿量、尿程、最大尿流、残余尿量及排尿期间伴随症状等。

**4. 预防感染**　①做好伤口局部护理、导尿管或膀胱造瘘管护理；②嘱病人勿用力排尿，避免引起尿外渗而致周围组织继发感染；③遵医嘱应用抗生素，嘱病人多饮水；④及早发现感染征象，通知医师并协助处理。

**5. 尿管或膀胱造瘘管护理**　妥善固定防脱出，避免牵拉导尿管引起不适；保持通畅；病情允许的情况下多饮水。

**6. 术前准备**　有手术指征者，在抗休克的同时，紧急做好各项术前准备。

（二）术后护理

**1. 引流管护理**

（1）尿管：尿道吻合术与尿道会师术后均留置尿管，引流尿液。护理：①妥善固定：尿管一旦滑脱均无法直接插入，须再行手术放置，直接影响损伤尿道的愈合。应妥善固定尿管于大腿内侧、减缓翻身动作，防止尿管脱落。②保持通畅：血块堵塞是导致尿管堵塞的常见原因，需及时清除。少量血块可在无菌操作下，用注射器吸取无菌生理盐水冲洗、抽吸。③预防感染：严格无菌操作，定期更换引流袋。留置尿管期间，每日清洁尿道口2次。避免逆行感染。④拔管：视尿道损伤程度及手术方式而定，一般留置2~4周。

（2）膀胱造瘘管：尿潴留者可行局麻下耻骨上高位膀胱穿刺造瘘，按管道护理常规做好相应的护理。经膀胱尿道造影明确尿道无狭窄及尿外渗后，才可拔除膀胱造瘘管。

**2. 尿外渗区切开引流的护理**　保持引流通畅；定时更换伤口浸湿敷料；抬高阴囊，以利外渗尿液吸收，促进肿胀消退。避免大便污染伤口。避免便秘，以免增加腹压影响伤口愈合。

**3. 心理护理**　尿道损伤属于隐私部位，病人容易出现焦虑、紧张等情绪反应，需及时发现，并积极给予干预。

（三）健康教育

**1. 定期行尿道扩张术**　尿道损伤男性病人，尿道狭窄的发生率较高，需要病人自我观察是否有排尿不畅、尿线变细、滴沥等现象，若出现以上症状，应及时来院诊治。若因尿道狭窄行尿道扩张，尿道扩张术较为痛苦，应向病人说明该治疗的意义，鼓励病人定期返院行尿道扩张术。

**2. 自我护理**　部分病人需带尿管或膀胱造瘘管出院，需做好病人的自我护理指导，具体内容同本章第二节膀胱损伤健康教育中"膀胱造瘘管的自我护理"内容，并嘱病人多饮水，定期更换膀胱造瘘管。

**3. 复查指导**　出院后1~3个月复查泌尿系统B超、尿流率、残余尿量及尿常规等。

（张美芬）

## 思 考 题

1. 刘先生,47 岁,不慎被汽车撞击下腹部,自觉下腹部剧痛,不能活动,2h 后被平车送往医院救治。病人自述不能自主排尿,疑有尿道损伤。体格检查:面色苍白,呼吸急促,P 120 次/min,BP 70/50mmHg;下腹膨隆,压痛,反跳痛,肌紧张,会阴部有青紫。导尿管插入引出 300ml 血性液体后再无尿液引出。辅助检查:X 线示骨盆骨折,超声示盆腔有大量积液。

请问:

（1）该病人的护理评估包括哪些方面?

（2）目前该病人主要的护理诊断/问题有哪些? 应采取哪些相应的护理措施?

2. 李先生,22 岁,翻越座椅不慎失足,会阴部骑跨在木质座椅椅背上,自述伤后会阴部剧痛。20min 后尿道外口滴血,不能自行排尿,急诊就医。体格检查:面色苍白,P 104 次/min,BP 110/70mmHg,呼吸急促;会阴部皮下淤血,尿道外口滴血;导尿管不能插入膀胱。血常规和下腹部 X 线未见异常。

请问:

（1）考虑该病人最可能存在何处损伤?

（2）目前该病人的主要护理诊断/问题有哪些? 应采取哪些相应的护理措施?

URSING

## 第三十五章

# 泌尿系统结石病人的护理

35章 数字内容

---

学 习 目 标

知识目标：

1. 掌握泌尿系统结石的临床表现、处理原则及不同治疗方式的护理。

2. 熟悉泌尿系统结石的病因、病理生理和辅助检查。

3. 了解泌尿系统结石的概念。

能力目标：

能运用护理程序对泌尿系统结石病人实施整体护理。

素质目标：

具备关心泌尿系统结石病人的心理问题和尊重病人隐私的态度和行为。

泌尿系统结石(urolithiasis)又称尿石症,是泌尿外科常见疾病之一。按泌尿系统结石所在的部位分为上尿路结石和下尿路结石,临床以上尿路结石多见。欧美国家流行病学资料显示,泌尿系统结石发病率为1%~20%。我国泌尿系统结石的患病率为1%~5%。尿石症的好发年龄为25~40岁,男女之比为3:1。全球范围内,尿石症的发病有明显的地区差别,热带和亚热带地区是其好发地区。我国南方的发病率明显高于北方地区。

尿路结石的治疗方法很多,且疗效满意。但结石的患病率、治疗后复发率均较高。因此做好尿路结石病人护理的同时,采取有效措施预防尿路结石的发生或延迟结石复发十分重要。泌尿系统结石病人的临床表现、处理原则以及围术期护理是本章学习的重点。

 ——————————————— 导入情境与思考 ———————————————

刘女士,57岁,突发腰部剧烈疼痛5h急诊入院。该病人5h前突发腰部剧烈疼痛,疼痛难忍,伴尿痛,尿色微红;恶心,无呕吐。既往身体健康。平素喜肉食,每日饮水量少,200~300ml。体格检查:左肾下区有叩击痛。辅助检查:尿常规结果显示:WBC 3~5/HP,RBC 30~40/HP;超声检查示左肾结石伴积水,左输尿管结石伴扩张。

请思考:

(1) 该病人的评估内容应重点关注什么?

(2) 该病人拟行体外冲击波碎石术,围术期主要的问题有哪些?

(3) 如何针对病人的护理问题,采取相应的护理措施?

# 第一节　上尿路结石

上尿路结石是指肾结石(renal calculi)和输尿管结石(ureteral calculi)。

## 【病因】

影响结石形成的因素很多,如年龄、性别、种族、遗传、环境因素、饮食习惯和职业等均对结石的形成有影响。身体的代谢异常、尿路梗阻、感染、异物和药物使用因素是结石形成的常见病因。

1. 代谢异常

(1) 形成尿结石的物质增加:长期卧床、甲状旁腺功能亢进者尿钙增加;痛风病人、使用抗结核药物和抗肿瘤药物者的尿酸排出增加。内源性合成草酸或肠道吸收草酸增加引起高草酸尿症。摄钙过多也易致高钙尿。尿液中钙、草酸或尿酸的排出量增加,易形成尿结石。

(2) 尿pH值改变:碱性尿中易形成磷酸盐及磷酸镁铵沉淀;酸性尿中易形成尿酸结石和胱氨酸结晶。

(3) 尿中抑制晶体形成和聚集的物质减少:如枸橼酸、焦磷酸盐、酸性黏多糖等。

(4) 尿量减少:使尿中盐类和有机物质的浓度增高。

2. 局部因素

(1) 尿液淤滞:由于机械性因素导致的尿路梗阻、尿动力学改变、肾下垂等原因均可引起尿液淤滞,促使结石形成。

(2) 尿路感染:泌尿系统感染时,细菌、坏死组织、脓块等均可成为结石的核心,尤其与磷酸镁铵和磷酸钙结石的形成有关。

(3) 尿路异物:长期留置尿管、小线头等可成为结石的核心而逐渐形成结石。

3. 药物相关因素　药物引起的肾结石占1%~2%。相关药物分为两类:①尿液的浓度高而溶解度比较低的药物,包括氨苯蝶啶、治疗HIV感染的药物(如茚地那韦)、硅酸镁和磺胺类药物等,这些药物本身就是结石的成分。②能够诱发结石形成的药物,包括乙酰唑胺、维生素D、维生素C和皮质激素等,这些药物在代谢的过程中导致了其他成分结石的形成。

【病理生理】

泌尿系统结石在肾和膀胱内形成,绝大多数在排出过程中停留在输尿管和尿道。输尿管结石常停留或嵌顿于 3 个生理狭窄处,即肾盂输尿管连接处、输尿管跨过髂血管处及输尿管膀胱壁段。其中以输尿管下 1/3 处最多见。

泌尿系统结石所致的病理生理改变与结石部位、大小、数目、是否有继发性炎症和梗阻的程度等因素有关。位于肾盏的结石可使肾盏颈部梗阻,引起局部积液或积脓,进一步导致肾实质萎缩,甚至发展为肾周围感染。肾盏结石进入肾盂或输尿管后可自然排出,或停留在泌尿道任何部位。当结石堵塞肾盂输尿管连接处或输尿管时,可引起完全性或不完全性尿路梗阻。结石引起的完全性尿路梗阻往往导致肾积水,使肾实质受损、肾功能不全。结石可引起局部损伤、梗阻、感染,梗阻与感染也可使结石增大,三者互为因果加重泌尿系统损害。

泌尿系统结石以草酸钙结石最常见,磷酸盐、尿酸盐次之,胱氨酸结石罕见。通常尿路结石以多种盐类混合形成。上尿路结石以草酸钙结石多见。

【临床表现】

1. 症状

(1)疼痛:病人多有肾区疼痛,可伴肋脊角叩击痛。疼痛程度取决于结石大小和位置。结石大、移动小的肾盂肾盏结石可无明显临床症状,活动后可引起上腹和腰部钝痛或隐痛。肾内小结石与输尿管结石可引起肾绞痛,常见于结石活动并引起输尿管梗阻的情况。肾绞痛(renal colic)的典型表现为突发性严重疼痛,多在深夜至凌晨发作,可使人从熟睡中痛醒,剧烈难忍。疼痛位于腰部或上腹部,沿输尿管放射至同侧腹股沟,甚至放射至同侧睾丸或阴唇。疼痛持续数分钟至数小时不等。发作时病人精神恐惧,坐卧不安,痛极时可伴恶心、呕吐,面色苍白、冷汗,甚至休克。

(2)血尿:多为镜下血尿,少数为肉眼血尿。有时活动后出现镜下血尿是上尿路结石的唯一症状。如果结石引起尿路完全性梗阻或固定不动(如肾盏小结石),可能没有血尿。

(3)恶心、呕吐:由于输尿管与肠道有共同的神经支配,输尿管结石引起尿路梗阻时,输尿管管腔内压力增高,管壁局部扩张、痉挛和缺血从而导致恶心、呕吐,常与肾绞痛伴发。

(4)膀胱刺激征:结石伴感染或输尿管膀胱壁段结石时,可有尿频、尿急、尿痛。

(5)感染和梗阻:结石继发急性肾盂肾炎(acute pyelonephritis)或肾积脓(pyonephrosis)时,可有发热、畏寒等全身症状。小儿上尿路结石以尿路感染为主要表现。双侧上尿路完全性梗阻时可导致无尿,甚至出现尿毒症。

2. 体征 患侧肾区可有轻度叩击痛。结石所致梗阻引起肾积水时,可在上腹部触到增大的肾脏。

【辅助检查】

1. 实验室检查

(1)尿液分析:留取禁食后清晨的新鲜尿液,检测 pH 值、钙、磷、尿酸、草酸等;伴泌尿系统感染者行尿液培养;如果通过其他手段不能排除胱氨酸尿症,则行尿胱氨酸检查。

(2)血液分析:检测血钙、尿酸和肌酐等的水平。

(3)结石成分分析:可确定结石性质,作为制订结石预防措施和选用溶石疗法的重要依据。

2. 影像学检查

(1)超声检查:是肾结石的重要筛查手段,能显示结石的特殊声影,可发现 2mm 以上 X 线阳性及阴性结石,还能显示肾积水和肾实质萎缩情况。

(2)X 线检查

1)尿路平片(kidney-ureter-bladder,KUB):能发现 90% 以上的泌尿系统结石。但结石过小、钙化程度不高或纯尿酸结石常不显示。孕妇忌做 KUB 检查。检查前应做肠道准备,主要包括检查前 1d 少渣饮食,检查前 1d 晚服缓泻剂,以清除肠道内的气体和粪便,确保检查质量。

2) 静脉尿路造影(intravenous urography,IVU):从静脉注射有机碘造影剂,分别于注射后 5min、15min、30min、45min 摄片。可显示结石所致的肾结构和肾功能改变。透 X 线的尿酸结石可显示充盈缺损。检查前禁食、禁饮,并作碘过敏试验,对离子型造影剂过敏者,可用非离子型造影剂。

3) 逆行肾盂造影(retrograde pyelography,RP):常用于其他方法不能确定结石的部位或结石以下尿路系统病情不明时,一般不作为初始检查手段。

(3) CT 和 MRU:CT 平扫能发现较小的结石,包括 X 线透光结石。增强 CT 可显示肾积水的程度和肾实质的厚度,反映肾功能的改变情况。磁共振水成像(MRU)能够了解结石梗阻后肾输尿管积水的情况,不适合做静脉尿路造影者可考虑采用。

(4) 放射性核素肾显像:放射性核素检查主要用于确定分肾功能,评价治疗前肾功能情况和治疗后肾功能恢复状况。

**3. 内镜检查**　包括肾镜、输尿管镜和膀胱镜检查。通常用于泌尿系统平片未显示的结石,排泄性尿路造影有充盈缺损而不能确诊时,借助于内镜可明确诊断和进行治疗。

**【处理原则】**

**1. 病因治疗**　如切除甲状旁腺瘤、解除尿路梗阻;原发性高草酸尿症、肠源性高草酸尿症的治疗。

**2. 非手术治疗**　适用于结石<0.6cm、表面光滑、结石以下尿路无梗阻者。

(1) 饮食与运动:每日饮水 2 500~3 000ml,保持每日尿量在 2 000ml 以上。对于高尿钙病人,限盐,保证每日钙摄入量<1 000mg,少食富含草酸的食物;适当运动。

(2) 药物治疗:尿酸及胱氨酸结石可服用枸橼酸氢钾钠、碳酸氢钠碱化尿液;感染性结石需控制感染,口服氯化铵酸化尿液,应用脲酶抑制剂,有控制结石长大作用;限制食物中磷酸的摄入,应用氢氧化铝凝胶限制肠道对磷酸的吸收,有预防结石作用。

(3) 中药和针灸:可解痉、镇痛,促进小结石的排出。常用中药有金钱草、车前子,常用针刺穴位是肾俞、膀胱俞、三阴交、阿是穴等。

(4) 肾绞痛的处理:肾绞痛是泌尿外科的常见急症,需紧急处理。①药物治疗:常用镇痛药物包括非甾体类镇痛药,如双氯芬酸钠、吲哚美辛;阿片类镇痛药,如二氢吗啡酮、曲马多等。解痉药物主要有阿托品、钙离子通道阻滞剂、黄体酮等。②当疼痛不能药物缓解时或结石直径大于 6mm,应考虑外科治疗。

**3. 体外冲击波碎石(extracorporeal shock wave lithotripsy, ESWL)**　通过 X 线或超声检查对结石进行定位,利用高能冲击波聚焦后作用于结石,使之裂解、粉碎成细砂,随尿流排出。临床实践证明它是一种安全而有效的非侵入性治疗,大多数的上尿路结石可采用此方法治疗。常见并发症包括出血、"石街"形成、肾绞痛、高血压等。

(1) 适应证:适用于直径≤2cm 的肾结石及输尿管上段结石。输尿管中下段结石治疗的成功率比输尿管镜取石低。

(2) 禁忌证:①结石远端尿路梗阻、妊娠、出血性疾病、严重心脑血管病、主动脉瘤、尚未控制的泌尿系统感染等。②过于肥胖、肾位置过高、骨关节严重畸形、结石定位不清等。

(3) 注意要点:推荐 ESWL 治疗次数不超过 3~5 次,连续两次 ESWL 间隔至少 10~14d。

**4. 手术治疗**

(1) 内镜取石或碎石术

1) 经皮肾镜碎石或取石术(percutaneous nephrolithotomy,PCNL):利用超声或 X 线检查定位,经腰背部细针穿刺直达肾盏或肾盂,扩张并建立皮肤至肾内的通道,置入肾镜,直视下取石或碎石。取石后酌情放置双 J 管和肾造瘘管。此法适用于直径≥2cm 的肾结石、有症状的肾盏结石、体外冲击波治疗失败的结石。术中、术后出血是 PCNL 最常见及危险的并发症,如出血凶猛应立即行经血管介入止血。

2）输尿管镜取石或碎石术(ureteroscopic lithotomy or lithotripsy,URL)：经尿道置入输尿管镜至膀胱，经膀胱输尿管口进入输尿管，直视找到结石，进行套石或取石。若结石较大可用超声、液电、激光或气压弹道碎石。此法适用于中、下段输尿管结石,ESWL 失败的输尿管上段结石,X 线阴性的输尿管结石,停留时间长的嵌顿性结石,亦用于 ESWL 治疗所致的"石街"。常见并发症主要有感染、黏膜下损伤、穿孔、撕裂等。

3）腹腔镜输尿管切开取石(laparoscopic ureterolithotomy,LUL)：适用于直径>2cm 的输尿管结石,或经 ESWL、输尿管镜手术失败者。一般不作首选方案。

（2）开放手术：少用。适用于结石远端存在梗阻、部分泌尿系统畸形、结石嵌顿紧密、其他治疗无效,肾积水感染严重或病肾功能丧失的尿石症。

### 知 识 拓 展

#### 饮食钙的含量

食物疗法是预防代谢性结石的重要措施。饮食钙的含量低于 800mg 就会引起体内的负钙平衡。低钙饮食虽然能够降低尿钙的排泄,但可能会导致骨质疏松和增加尿液草酸的排泄。摄入正常钙质含量的饮食、限制动物蛋白和钠盐的摄入较传统低钙饮食具有更好的预防草酸钙结石复发的作用。正常范围或者适当程度的高钙饮食对于预防尿路含钙结石的复发有一定作用。但是,额外的钙剂补充对于草酸钙结石的预防可能不利,因为不加控制的高钙饮食会增加尿液的过饱和水平。推荐吸收性高钙尿症病人摄入低钙饮食,不推荐其他病人摄入低钙饮食。成人每日钙的摄入量应为 1~1.2g,钠的摄入量应少于 2g,动物蛋白的摄入量少于 1g/(kg·d)。

【护理评估】

（一）术前评估

**1. 健康史**

（1）一般情况：包括病人的年龄、性别、职业、居住地、饮水习惯、饮食习惯(如肉类、奶制品的摄入)及排尿情况等。

（2）既往史：了解病人既往有无结石史,有无代谢和遗传性疾病,有无泌尿系统感染、梗阻性疾病,有无甲状旁腺功能亢进、痛风、肾小管酸中毒、长期卧床病史等。有无服用引起高尿钙尿、高草酸尿、高尿酸尿等代谢异常的药物。既往有无手术史,如肠管切除可引起腹泻,并引起高草酸尿和低枸橼酸尿。

**2. 身体状况**

（1）症状与体征：评估疼痛的部位、性质、程度及伴随症状；血尿的程度及特点,如有无活动后血尿；是否有排出结石；是否伴有恶心、呕吐及膀胱刺激征；是否有感染性疾病症状。体格检查是否有肾区叩击痛。

（2）辅助检查：了解实验室检查(尿液分析、血液分析、结石成分分析)结果,判断有无肾功能损害及代谢异常；了解影像学检查结果,判断病变部位及程度,以及是否并发尿路感染、输尿管扩张和肾积水等。

**3. 心理-社会状况**　评估病人是否了解尿石症的治疗方法；是否担心尿石症的预后；是否重视疾病的治疗及发展；是否知晓尿石症的预防方法。

（二）术后评估

**1. 术中情况**　了解病人手术、麻醉方式与效果；术中出血、补液、输血情况,术中留置双 J 管情况。

**2. 身体状况**　评估：①生命体征及疼痛；②病人的神志；③伤口与引流管情况：伤口是否干燥，有无渗液、渗血，肾造瘘管及导尿管是否通畅，引流液的颜色、性状及量等；④治疗效果：尿路梗阻解除及感染控制程度，肾功能恢复情况，结石排出情况；⑤并发症的发生：感染、出血、"石街"、肾绞痛等。

**3. 心理-社会状况**　评估病人是否存在焦虑情绪，是否重视疾病治疗，是否配合治疗和护理等。评估病人对尿石症预防知识的知晓情况，以及留置双J管的注意事项等。

【常见护理诊断/问题】

1. **疼痛**　与结石刺激引起的炎症、损伤及平滑肌痉挛有关。
2. **潜在并发症**：出血、感染、"石街"形成、双J管相关并发症、结石复发等。
3. **知识缺乏**：缺乏预防尿石症的知识。

【护理目标】

1. 病人自述疼痛减轻，舒适感增强。
2. 病人未发生并发症，或并发症得到及时发现或处理。
3. 病人知晓尿石症的预防知识。

【护理措施】

（一）非手术治疗的护理

1. **缓解疼痛**　嘱病人卧床休息，局部热敷，指导病人作深呼吸、放松以减轻疼痛。遵医嘱应用解痉、镇痛及抗生素等药物，并观察疼痛的缓解情况及药物副作用。

2. **饮食、饮水与活动**　对结石成分明确或部分因代谢性疾病引发结石的病人，给予对应的饮食指导；大量饮水可稀释尿液、预防结石复发、预防感染、促进排石。在病情允许的情况下，适当做一些运动，有助于排出结石。

3. **病情观察**　观察体温、尿常规，及早发现感染征象。观察结石排出情况，排出结石可作成分分析，以指导结石治疗与预防。

（二）体外冲击波碎石的护理

1. 术前护理

（1）心理护理：向病人及家属解释ESWL的方法、碎石效果及配合要求，解除病人的顾虑；嘱病人术中配合作好体位固定，不能随意变换体位，以确保碎石定位的准确性。

（2）术前准备：术前3d忌食产气食物，术前1d口服缓泻药，术晨禁饮食；教病人练习手术配合体位、固定体位，以确保碎石定位的准确性；术晨行泌尿系统X线复查，了解结石是否移位或排出，复查后用平车接送病人，以免结石因活动再次移位。

（3）了解病人是否有ESWL禁忌证：如出血性疾病、结石远端梗阻、妊娠、尚未控制的泌尿系统感染性疾病、心脑血管病、主动脉瘤等情况。

2. 术后护理

（1）鼓励病人多饮水：每日饮水2 500~3 000ml，可根据出汗量适当增减饮水量，促进排石。

（2）采取有效体位、促进排石：若病人无全身反应及明显疼痛，嘱适当活动、变换体位，以增加输尿管蠕动、促进碎石排出。①肾结石碎石后一般取健侧卧位；②结石位于中肾盏、肾盂、输尿管上段，碎石后取头高脚低位，上半身抬高；③结石位于肾下盏，碎石后取头低位。

（3）病情观察：严密观察和记录碎石后排尿及排石情况。可用纱布过滤尿液，收集结石碎渣作成分分析；定时摄腹部平片观察结石排出情况。

（4）并发症的观察与护理

1）血尿：碎石术后多数病人出现暂时性肉眼血尿，一般无须特殊处理，嘱病人多饮水并继续观察。

2）发热：感染性结石病人，由于结石内细菌播散而引起尿路感染，往往引起发热。遵医嘱应用抗生素，高热者采用降温措施。

3）疼痛：结石碎片或颗粒排出可引起肾绞痛，应给予解痉、镇痛及抗感染等处理。

4）"石街"形成：是常见且较严重的并发症之一。①原因：体外冲击波碎石术后碎石过多地积聚于输尿管内没有及时排出，可引起"石街"，阻碍尿液从肾脏引流至膀胱。②表现：病人有腰痛或不适，有时可继发感染。如果"石街"形成，需及时处理，否则肾功能将会受到影响。③预防及处理："石街"重在预防，关键在于严格掌握适应证。出现梗阻、感染、肾功能受损和发热时，再次行 ESWL 或经皮肾穿刺造瘘术通常是最有效的，对于复杂病例可行手术治疗。

### （三）手术治疗（内镜碎石、开放手术）的护理

**1. 术前护理**　同体外冲击波碎石术的术前护理。

**2. 术后护理**

（1）病情观察：观察病人生命体征、疼痛；关注病人血常规、肾功能、电解质等情况变化。

（2）引流管的护理

1）肾造瘘管：经皮肾镜取石术后常规留置肾造瘘管，目的是引流尿液、血液及残余碎石。护理：①妥善固定：搬运、翻身、活动时勿牵拉造瘘管，以防脱出或移位；②防止逆流：引流管的位置不得高于肾造瘘口，以防引流液逆流引起感染；③保持通畅：保持引流管位置低于肾造瘘口，勿压迫、冲洗、折叠导管；定期挤捏，防止堵塞；④观察记录：观察引流液的颜色、性状和量，并做好记录；⑤拔管：术后 3～5d 若引流尿液转清、体温正常，则可考虑拔管，拔管前先夹闭 24～48h，观察病人有无腰腹痛、发热及肾造瘘口渗液等不良反应，如无不适则可拔除，拔除时或拔除后观察是否有出血。

2）双J管：碎石术后于输尿管内放置双J管，可起到内引流、内支架的作用，还可扩张输尿管，有助于小结石的排出，防止输尿管内"石街"形成。术后指导病人尽早取半卧位，多饮水、勤排尿，勿使膀胱过度充盈而引起尿液反流。鼓励病人早期下床活动，但避免活动不当（如剧烈活动、过度弯腰、突然下蹲等）、咳嗽、便秘病人用力排便等使腹压增加的动作，以防引起双J管滑脱或上下移位。双J管一般留置 4～6 周，经复查腹部超声或 X 线确定无结石残留后，在膀胱镜下取出双J管。

3）肾周引流管：开放性手术后常留置肾周引流管，起引流渗血、渗液作用。护理：妥善固定，保持引流通畅，观察、记录引流液颜色、性状与量。

4）尿管：尿管护理常规，观察尿液的颜色、性状及量。

（3）并发症的观察与护理

1）出血：避免便秘，以免增加腹压导致出血。经皮肾镜取石或碎石术后早期，肾造瘘管引流出血性尿液，一般 1～3d 内尿液颜色转清，不需特殊处理。若术后短时间内造瘘管引流出大量鲜红色血性液体，须警惕为出血。应安慰病人，嘱其卧床休息，并及时报告医师处理。除应用止血药、抗休克等处理外，根据不同的出血原因给予处理。对于肾脏内小静脉出血，可夹闭造瘘管 1～3h 不等，造成肾盂内压力增高，达到压迫性止血的目的。若经止血处理后，病人生命体征平稳，再重新开放肾造瘘管。若为动脉出血、动静脉瘘出血、感染性 DIC、周围脏器损伤或者肾实质损伤等造成的出血，需尽早行肾动脉造影并选择性栓塞。

2）感染：术后应密切观察生命体征以及感染性休克的各项指标。遵医嘱应用抗生素，嘱病人多饮水；保持各引流管通畅，留置导尿管者做好尿道口与会阴部的清洁。

3）输尿管或周围脏器损伤：术后观察有无漏尿、腹膜刺激征及呼吸困难等征象。一旦发生，及时处理。

### （四）健康教育

**1. 尿石症的预防**

（1）大量饮水：以增加尿量，稀释尿中形成结石物质的浓度，减少晶体沉积，亦有利于结石排出。

除日间多饮水外,每夜加饮水 1 次,保持夜间尿液呈稀释状态,可以减少晶体形成。成人 24h 尿量 2 000ml 以上,这对任何类型的结石病人都是一项很重要的预防措施。

(2) 饮食指导:根据结石成分、代谢状态调节饮食。含钙结石者应合理摄入钙量;草酸盐结石病人应限制钠盐、浓茶、菠菜、巧克力、草莓、麦麸、芦笋和各种坚果(松子、核桃、板栗等)以及动物蛋白质的过量摄入同时增加水果和蔬菜的摄入;尿酸结石者不宜食用含嘌呤高的食物,如动物内脏,限制各种肉类和鱼虾等高蛋白的食物。

(3) 药物预防:根据结石成分,血钙磷、尿钙磷、尿酸、胱氨酸和尿 pH 值,应用药物预防结石发生。草酸盐结石病人可口服维生素 $B_6$ 以减少草酸盐排出;口服氧化镁可增加尿中草酸盐的溶解度。尿酸结石病人可口服别嘌醇和碳酸氢钠,以抑制结石形成。

(4) 特殊性预防:伴甲状旁腺功能亢进者,必须摘除腺瘤或增生组织。鼓励长期卧床者多活动,防止骨脱钙,减少尿钙排出。尽早解除尿路梗阻、感染、异物等因素。

**2. 双 J 管的自我观察与护理**

(1) 自我护理:部分病人行碎石术后带双 J 管出院,指导病人做好自我护理。若出现排尿疼痛,多为双 J 管膀胱端刺激所致,一般经多饮水、减少活动和对症处理后均能缓解。嘱病人术后 4~6 周回院复查并拔除双 J 管。

(2) 自我观察:如果出现无法缓解的膀胱刺激征、尿中有血块、发热等症状,应及时就诊。

**3. 复诊指导**　定期行 X 线或超声检查,观察有无残余结石或结石复发。若出现腰痛、血尿等症状,及时就诊。

### 知 识 拓 展

#### 草酸钙结石的预防

草酸降解酶能催化草酸的分解,使胃肠道内草酸浓度降低,达到预防草酸钙结石的目的。有研究显示,从数千物种中筛选得到的可食用的草酸降解酶,具有活性强、底物亲和力高等特点,且能够适应胃肠环境,快速降解胃肠道中的草酸。健康志愿者在正常饮食的情况下,每日口服 1g 草酸降解酶,持续 7d 后测得 24h 尿液中草酸水平降幅可达 26%;而肾脏草酸钙结石病人在正常饮食情况下,每日食用 1g 草酸降解酶,持续 7d 后测得 24h 尿液中草酸水平降幅可达 33%。因此,口服草酸降解酶可使机体草酸水平维持稳态,从而有效预防泌尿系统草酸钙结石的发生;但是,长期口服草酸降解酶是否会引发药物不良反应尚待进一步研究明确。

【护理评价】

通过治疗与护理,病人是否:①疼痛程度减轻;②并发症得到预防,或得到及时发现和处理;③知晓尿石症的预防知识。

## 第二节　下尿路结石

下尿路结石包括膀胱结石(vesical calculi)和尿道结石(urethral calculi)。

### 一、膀胱结石

膀胱结石仅占尿路结石的 5% 以下。原发性膀胱结石多发于男童,与低蛋白、低磷酸盐饮食有关;少数发生在成人。继发性膀胱结石的病因主要是尿道狭窄、前列腺增生、神经源性膀胱、膀胱内异物

Note:

和感染。感染性结石的成分主要是磷酸镁铵等,非感染性结石的成分则以草酸钙和尿酸多见。

【临床表现】

膀胱结石的典型症状为排尿突然中断,疼痛放射至远端尿道及阴茎头部,伴排尿困难和膀胱刺激症状。小儿常用手搓拉阴茎,跑跳或改变排尿姿势后,能使疼痛缓解,继续排尿。

【辅助检查】

超声检查能发现膀胱区的强光团及声影;X线检查能显示绝大多数结石;膀胱镜检查能直接见到结石,并可发现膀胱病变。

【处理原则】

1. **经尿道膀胱镜取石或碎石术**　大多数结石应用碎石钳机械碎石,并将碎石取出,适用于结石直径<2~3cm者。较大的结石需采用超声、液电、激光或气压弹道碎石。

2. **耻骨上膀胱切开取石术**　为传统的开放手术方式。小儿及膀胱感染严重者,应做耻骨上膀胱造瘘,以加强尿液引流。

3. **治疗引起膀胱结石的原发病**　膀胱感染严重时,应用抗菌药物;若有排尿困难,则应先留置导尿,以利于引流尿液及控制感染。

## 二、尿道结石

尿道结石绝大多数来自肾和膀胱,有尿道狭窄、尿道憩室及异物存在时亦可致尿道结石。

【临床表现】

尿道结石多见于男性,多位于前尿道。典型症状为排尿困难、点滴状排尿及尿痛,甚至造成急性尿潴留。前尿道结石可沿尿道扪及,后尿道结石经直肠指检可触及。

【辅助检查】

超声、X线检查有助于明确诊断。

【处理原则】

1. **前尿道结石**　表面麻醉下,压迫结石近端尿道以阻止结石后退。向尿道内注入无菌石蜡油,轻轻向尿道口推挤,然后将结石钳出。

2. **后尿道结石**　用尿道探条将结石推入膀胱,再按膀胱结石处理。

(张美芬)

思　考　题

1. 于先生,45岁,因左腰部隐痛1个月就诊。体格检查:左肾区有叩击痛。辅助检查:尿常规示镜下血尿,超声检查示左肾盂内有一结石,大小为1.2cm×1.4cm,IVP示肾功能正常,双侧输尿管通畅。考虑为"左肾结石"。

请问:

(1) 该病人目前最适宜的处理包括哪些?

(2) 目前主要的护理措施有哪些?

（3）如何预防本病的发生？

2. 陈先生,40岁,5h前无明显诱因下出现尿频尿急尿痛,并排尿中断,体位改变时能再次排尿,伴有下腹痛放射至会阴部不适感,无发热,畏寒,无恶心呕吐,来医院就诊。

请问：

（1）为了明确该病人的诊断,可以做哪些辅助检查？

（2）该病人目前主要的护理诊断/问题有哪些？该采取哪些护理措施？

## 第三十六章

# 泌尿、男性生殖系统增生和肿瘤病人的护理

36章 数字内容

— 学 习 目 标 —

● 知识目标：

1. 掌握良性前列腺增生、膀胱癌、肾癌、前列腺癌的临床表现和处理原则。

2. 熟悉良性前列腺增生、膀胱癌、肾癌、前列腺癌的病因、病理生理和辅助检查。

3. 了解良性前列腺增生、膀胱癌、肾癌、前列腺癌的概念。

● 能力目标：

能运用护理程序对良性前列腺增生、膀胱癌、肾癌、前列腺癌病人实施整体护理。

● 素质目标：

具有关心良性前列腺增生、泌尿系统肿瘤病人心理问题和尊重病人隐私的态度和行为。

随着我国经济社会发展、人民生活水平提高和人口老龄化进程的加速,良性前列腺增生、泌尿系统肿瘤的总体发病率逐年提高,已成为严重威胁国人健康的疾病。良性前列腺增生、膀胱癌、肾癌、前列腺癌的临床表现、处理原则及护理是本章学习的重点。

---

导入情境与思考

---

赵先生,60岁,因间歇性全程肉眼血尿2个月入院。2个月前无明显诱因出现肉眼血尿,呈间断性、全程肉眼血尿,伴夜尿增多,7~8次/晚,无尿痛、尿急、排尿困难等症状。有吸烟史20余年,约20支/d。辅助检查:B超提示膀胱右侧壁有一约2cm突起,不随体位改变移动;增强CT提示膀胱右侧壁2~3cm新生物,有蒂,并有明显的滋养血管;膀胱镜检+活检示高级别乳头状尿路上皮癌。结合全身检查,无淋巴结及远处转移征象,分期为膀胱癌($T_{2b}N_0M_0$)。完善各项检查后,病人在全麻下行腹腔镜根治性膀胱全切术+回肠原位新膀胱术。

请思考:

(1)该病人术后的护理评估应重点关注哪些问题?

(2)针对护理评估发现的问题,应采取哪些主要护理措施?

---

# 第一节　良性前列腺增生

良性前列腺增生(benign prostatic hyperplasia, BPH)也称前列腺增生症,是导致男性老年人排尿障碍最为常见的一种良性疾病。

## 【病因】

病因尚未完全清楚。目前公认高龄和有功能的睾丸是前列腺增生发病的2个重要因素,两者缺一不可。发病率随年龄的增长而增加。男性在45岁以后前列腺可有不同程度的增生,多在50岁以后出现临床症状。此外,受性激素的调控,前列腺间质细胞和腺体上皮细胞相互影响,各种生长因子相互作用,随着年龄增大体内性激素平衡失调以及雌、雄激素的协同效应等,可能是前列腺增生的重要病因。

## 【病理】

前列腺腺体由移行带(占5%)、中央带和外周带组成(共占95%)。前列腺增生主要发生于前列腺尿道周围移行带。增生的前列腺体将外围的腺体挤压萎缩成前列腺外包膜,与增生的腺体有明显界限。增大的腺体压迫尿道使之弯曲、伸长、变窄,尿道阻力增加,从而引起排尿困难。此外,前列腺内尤其是围绕膀胱颈部的平滑肌内含丰富的α肾上腺素能受体,这些受体的激活使该处平滑肌收缩,可明显增加前列腺尿道的阻力。

为了克服排尿阻力,逼尿肌增强其收缩力,逐渐代偿性肥大,加之长期膀胱内高压,膀胱壁黏膜面出现小梁、小室或假性憩室。由于逼尿肌退变,顺应性差,出现逼尿肌不稳定收缩,病人有明显尿频、尿急和急迫性尿失禁。如梗阻长期未能解除,逼尿肌萎缩,收缩力减弱,导致膀胱不能完全排空而出现残余尿。随着残余尿量增加,膀胱壁变薄,膀胱腔扩大,可出现慢性尿潴留及充溢性尿失禁,尿液反流引起上尿路积水及肾功能损害。梗阻引起膀胱尿潴留,可继发感染和结石。

## 【临床表现】

前列腺增生多在50岁以后出现症状,70岁左右更加明显。症状取决于梗阻的程度、病变发展速度以及是否合并感染和结石,与前列腺体积大小不完全一致。

1. **尿频**　尿频是前列腺增生最常见的早期症状,夜间更为明显。早期是因增生的前列腺充血刺激引起。随着梗阻加重,残余尿量增多,膀胱有效容量减少,尿频更加明显,可出现急迫性尿失禁等症状。

2. **排尿困难** 进行性排尿困难是前列腺增生最重要的症状,病情发展缓慢。典型表现是排尿迟缓、断续、尿细而无力、射程短、终末滴沥、排尿时间延长。严重者需用力并增加腹压以帮助排尿,常有排尿不尽感。

3. **尿失禁、尿潴留** 当梗阻加重到一定程度时,残余尿量逐渐增加,继而发生慢性尿潴留及充溢性尿失禁。在前列腺增生的任何阶段,可因气候变化、劳累、饮酒、便秘、久坐等因素,使前列腺突然充血、水肿导致急性尿潴留。病人因不能排尿,膀胱胀满,常需到医院急诊导尿。

4. **并发症** ①前列腺增生若合并感染或结石,可有尿频、尿急、尿痛症状;②增生的腺体表面黏膜血管破裂时,可发生不同程度的无痛性肉眼血尿;③梗阻引起严重肾积水、肾功能损害时,可出现慢性肾功能不全,如食欲缺乏、恶心、呕吐、贫血、乏力等症状;④长期排尿困难导致腹压增高,还可引起腹股沟疝、内痔或脱肛等。

【辅助检查】

1. **直肠指检** 直肠指检是重要的检查方法。典型 BPH 可扪及腺体增大,边缘清楚,表面光滑,中央沟变浅或消失,质地柔韧而有弹性。

2. **超声检查** 可经腹壁或直肠,测量前列腺体积、增生腺体是否突入膀胱,还可测定膀胱残余尿量。经直肠超声检查更为精确。

3. **尿流率检查** 一般认为排尿量在 150~400ml 时,如最大尿流率<15ml/s 表示排尿不畅;如<10ml/s 则提示梗阻较为严重。如需进一步评估逼尿肌功能,应行尿流动力学检查。

4. **前列腺特异性抗原（prostatic specific antigen，PSA）测定** 前列腺有结节或质地较硬时,PSA 测定有助于排除前列腺癌。

【处理原则】

（一）非手术治疗

1. **观察等待** 若症状较轻,不影响生活与睡眠,一般无须治疗,可观察等待,但需门诊随访。一旦症状加重,应进行治疗。

2. **药物治疗** 包括 $\alpha_1$-肾上腺素能受体阻滞剂、$5\alpha$ 还原酶抑制剂和植物类药等。

（1）$\alpha_1$ 受体阻滞剂:能有效降低膀胱颈及前列腺平滑肌张力,减少尿道阻力,改善排尿功能。一般用药后数小时至数天即可改善症状,适用于伴有中至重度下尿路症状（lower urinary tract symptom，LUTS）的病人。常用药物有特拉唑嗪、阿夫唑嗪、坦索罗辛等。

（2）$5\alpha$ 还原酶抑制剂:在前列腺内阻止睾酮转变为有活性的双氢睾酮,进而使前列腺体积缩小,改善排尿症状。一般在服药 3~6 个月起效,适用于前列腺体积增大同时伴有中至重度 LUTS 的病人。常用药物有非那雄胺、度他雄胺、依立雄胺。

（3）目前临床普遍应用的植物药有伯泌松、通尿灵、舍尼通等。

（二）手术治疗

经尿道前列腺切除术（transurethral resection of the prostate，TURP）是目前最常用的手术方式。近年来,经尿道前列腺切除手术和经尿道前列腺激光手术得到广泛应用。开放手术仅在巨大的前列腺或合并巨大膀胱结石者选用,多采用耻骨上经膀胱或耻骨后前列腺切除术。

良性前列腺增生的外科治疗适应证包括:①中至重度下尿路症状（LUTS）,已明显影响生活质量,经正规药物治疗无效或拒绝药物治疗的病人;②反复尿潴留（至少在一次拔导尿管后不能排尿或 2 次尿潴留）;③反复血尿,$5\alpha$ 还原酶抑制剂无效;④反复泌尿系感染;⑤膀胱结石;⑥继发性上尿路积水（伴有或不伴有肾功能损害）;⑦良性前列腺增生合并膀胱大憩室、腹股沟疝、严重痔疮或脱肛,临床判断不解除下尿路梗阻难以达到治疗效果者,应当考虑外科治疗。

Note:

（三）其他疗法

经尿道球囊扩张术、前列腺尿道支架以及经直肠高强度聚焦超声等对缓解前列腺增生引起的梗阻症状均有一定疗效，适用于不能耐受手术的病人。

## 知 识 拓 展

### 国际前列腺症状评分

国际前列腺症状评分（International Prostate Symptom Score，I-PSS）是量化良性前列腺增生病人下尿路症状的方法，是目前国际公认的判断良性前列腺增生病人症状严重程度的最佳手段。

**国际前列腺症状（I-PSS）评分表**

| 在最近 1 个月内，您是否有以下症状？ | 在 5 次中 | | | | | | 症状评分 |
|---|---|---|---|---|---|---|---|
| | 无 | 少于1次 | 少于半数 | 大约半数 | 多于半数 | 几乎每次 | |
| 1. 是否经常有尿不尽感 | 0 | 1 | 2 | 3 | 4 | 5 | |
| 2. 两次排尿间隔是否经常小于 2h | 0 | 1 | 2 | 3 | 4 | 5 | |
| 3. 是否曾经有间断性排尿 | 0 | 1 | 2 | 3 | 4 | 5 | |
| 4. 是否有排尿不能等待的现象 | 0 | 1 | 2 | 3 | 4 | 5 | |
| 5. 是否有尿线变细现象 | 0 | 1 | 2 | 3 | 4 | 5 | |
| 6. 是否需要用力及使劲才能开始排尿 | 0 | 1 | 2 | 3 | 4 | 5 | |
| 7. 从入睡到早起一般需要起来排尿几次 | 没有 | 1次 | 2次 | 3次 | 4次 | 5次 | |
| | 0 | 1 | 2 | 3 | 4 | 5 | |

症状总评分＝
注：0~7 分为轻度症状；8~19 分为中度症状；20~35 分为重度症状。

## 【护理措施】

（一）非手术治疗的护理/术前护理

1. **急性尿潴留的护理**　①预防：避免急性尿潴留的诱发因素，如受凉、过度劳累、饮酒、便秘、久坐；指导病人适当限制饮水，可以缓解尿频症状，注意液体摄入时间，例如夜间和社交活动前限水，但每日的摄入量不应少于 1 500ml；勤排尿、不憋尿，避免尿路感染；注意保暖，预防便秘。②护理：当发生急性尿潴留时，首选置入导尿管，置入失败者可行耻骨上膀胱造瘘；一般留置导尿管 3~7d，如同时服用 α 受体阻滞剂 3~7d，可提高拔管成功率。拔管后再次发生尿潴留者，应评估后决定是否择期进行外科治疗。

2. **用药护理**

（1）$\alpha_1$ 受体阻滞剂：主要副作用为头痛、头晕、体位性低血压等，病人改变体位时应预防跌倒；睡前服用可有效预防副作用。

Note:

（2）5α还原酶抑制剂：主要副作用为勃起功能障碍、性欲低下、男性乳房女性化等，必要时遵医嘱用药。

（二）术后护理

1. **膀胱冲洗的护理**　术后用生理盐水持续冲洗膀胱1~3d，以防止血凝块形成致尿管堵塞。护理：①冲洗液温度：建议与体温接近，避免过冷或过热。②冲洗速度：可根据尿色而定，色深则快、色浅则慢。③确保通畅：若血凝块堵塞管道致引流不畅，可采取挤捏尿管、加快冲洗速度、调整导管位置等方法；如无效可用注射器吸取无菌生理盐水进行反复抽吸冲洗，直至引流通畅。④观察记录：准确记录尿量、冲洗量和排出量，尿量=排出量-冲洗量，同时观察记录引流液的颜色和性状；术后可有不同程度的肉眼血尿，随冲洗持续时间的延长，血尿颜色逐渐变浅，若尿液颜色逐渐加深，应警惕有活动性出血，及时通知医师处理。

2. **出血**　可分为手术当日出血和继发出血。

（1）手术当日出血：原因：一般是术中止血不完善或静脉窦开放所致。护理：术后病人制动、持续牵拉导尿管、保持冲洗液通畅、防止膀胱痉挛，遵医嘱补液输血等措施多可缓解；如经积极治疗后出血不减轻，或有休克征象，需再次手术止血。

（2）继发出血：多发生在术后1~4周。原因：多由创面焦痂脱落、饮酒、骑车、便秘用力排便引起。护理：如出血伴尿潴留，延长导尿管留置时间，必要时遵医嘱予以膀胱冲洗、抗炎止血治疗；如病人术后反复血尿，需警惕残留腺体较多，继发感染所致，必要时需再次电切治疗。

3. **经尿道电切综合征**　是TURP手术病情最为凶险的并发症。

（1）原因：多因术中冲洗液大量吸收引起，以血容量过多和稀释性低血钠为主要特征。前列腺静脉窦开放、前列腺被膜穿孔、冲洗液压力高、手术时间长（>90min）、使用低渗冲洗液（如蒸馏水）是经尿道电切综合征的危险因素。

（2）表现：①循环系统：早期血压升高、心率快，而后变为血压下降、心动过缓；②呼吸系统：出现肺水肿，表现为呼吸困难、呼吸急促和喘息等；③神经系统：出现脑水肿，表现为头痛、烦躁不安和意识障碍等；④泌尿系统：出现肾水肿，表现无尿或少尿等。

（3）护理：应加强病情观察，如发现病人有上述临床征象，应立即遵医嘱采取下列措施：①急查血清电解质，了解钠离子水平。②静脉注射利尿剂，以促使大量水分排泄，恢复正常血容量。③纠正低渗透压、低钠血症，缓慢静脉滴注3%~5%高渗氯化钠溶液250~500ml，同时密切监测肺水肿情况，根据血清钠离子复查结果和肺水肿改善情况调整剂量。④吸氧，应用面罩加压给氧，改善肺水肿及缺氧状态。⑤抗心衰，血容量增加引起心脏负荷过大，如发生充血性心衰，可酌情应用洋地黄类药物，增加心肌收缩力。⑥有脑水肿征象时，应进行脱水治疗并静脉滴注地塞米松，有助于降低颅内压及减轻脑水肿。⑦抗感染，应用对肾功能无明显损害的抗生素预防感染。

4. **尿失禁**

（1）暂时性尿失禁：主要原因包括前列腺窝局部炎性水肿，刺激外括约肌关闭失灵；术前存在不稳定膀胱；术中外括约肌轻度损伤；气囊导尿管误放置在前列腺窝内、压迫外括约肌等。一般可逐渐恢复，膀胱刺激症状明显的病人，遵医嘱口服托特罗定治疗；加强盆底肌锻炼，以利恢复正常排尿。

（2）永久性尿失禁：由于切割过深损伤尿道外括约肌引起，表现为术后不能控制排尿，尤其站立位时，尿液不自主流出。经过1年治疗及盆底肌功能锻炼仍不能恢复，可基本确诊。姑息治疗一般以用集尿袋或阴茎夹为主。

5. **尿道狭窄**

（1）尿道外口狭窄：多因尿道口偏小，电切镜鞘长期压迫，牵拉导尿管的纱布压迫外口致局部坏死、感染形成的狭窄。治疗以外口扩张或切开腹侧尿道外口少许。

（2）膀胱颈挛缩：多由于电切过深，术后膀胱颈瘢痕挛缩狭窄，表现为排尿困难，膀胱镜检查可以确诊。治疗以冷刀切开或再次电切瘢痕组织。

**6. 附睾炎** 多发生在术后 1~4 周,出现附睾肿大、触痛。前列腺切除术后,由于射精管的开放,因排尿时带有一定数量细菌的尿液逆流进入射精管,从而引起附睾炎。一般经卧床休息,抬高阴囊,应用敏感抗生素治疗多能缓解。

（三）健康教育

**1. 非手术病人健康教育**

（1）疾病相关知识教育:对接受观察等待的病人提供 BPH 疾病相关知识,包括下尿路症状和 BPH 的临床进展,特别应该让病人了解观察等待的效果和预后;同时还应该提供前列腺癌的相关知识。

（2）生活方式指导:①改变生活嗜好:避免或减少咖啡因、乙醇、辛辣食物摄入。乙醇和咖啡具有利尿作用,可引起尿量增多、尿频、尿急等症状。②合理的液体摄入:适当限制饮水可以缓解尿频症状,注意液体摄入时间,例如夜间和出席公共社交场合前限水。但每日水的摄入量不应小于 1 500ml。③优化排尿习惯:伴有尿不尽症状者可以采用放松排尿、二次排尿和尿后尿道挤压等方法。④精神放松训练:伴有尿急症状者可以采用分散尿意感觉的方法,把注意力从排尿的欲望中转移开,如挤捏阴茎、呼吸练习、会阴加压等。⑤膀胱训练:伴有尿频症状者可以适当憋尿,以增加膀胱容量和排尿间歇时间。⑥伴有便秘者应同时治疗。

（3）合理用药指导:良性前列腺增生病人多为老年人,常因合并其他内科疾病同时服用多种药物,应告知病人严格遵医嘱用药。如阿托品、山莨菪碱等抑制膀胱逼尿肌收缩,增加排尿困难。某些降压药物含有利尿成分加重尿频症状。

**2. 手术病人健康教育**

（1）活动指导:前列腺切除术后 1 个月内避免剧烈活动,如跑步、骑自行车等,防止继发性出血。

（2）康复指导:①肛提肌训练:若有溢尿现象,指导病人继续作肛提肌训练,以尽快恢复尿道括约肌功能。②自我观察:术后若尿线逐渐变细,甚至出现排尿困难者,应警惕尿道狭窄,及时到医院复查。

**3. 性生活指导** 前列腺经尿道切除术后 1 个月、经膀胱切除术后 2 个月,原则上可恢复性生活。前列腺切除术后可出现逆行射精、不射精、性欲低下等改变。可先采取心理治疗,同时查明原因,再进行针对性治疗。

**4. 复查指导** 术后 1 个月复查病人总体恢复情况和有无出现术后早期并发症;术后 3 个月复查 I-PSS、尿流率检查、残余尿测定,必要时查尿常规、尿细菌培养、PSA、直肠指检。

# 第二节 膀 胱 癌

膀胱癌（carcinoma of bladder）是泌尿系统最常见的肿瘤,绝大多数来自上皮组织,其中 90% 以上为尿路上皮癌。发病年龄大多数为 50~70 岁,男女之比约为 4∶1,城市居民发病率高于农村居民。

【病因】

**1. 吸烟** 30%~50% 的膀胱癌由吸烟引起,吸烟者膀胱癌发病概率是非吸烟者的 2~4 倍。吸烟量越大,持续时间越长,初始成瘾年龄越小,膀胱癌发病风险越高。目前对吸烟诱发膀胱癌的机制尚缺乏直接、明确的证据,普遍认为与香烟中的致癌物多环芳香烃有关。

**2. 职业因素** 约 20% 的膀胱癌由职业因素引起,多见于纺织、燃料工业、皮革业、金属加工、橡胶化学、药物制剂、油漆等相关工作。一些芳香胺类化学物质,如 β-萘胺,4-氨基联苯、联苯胺,经皮肤、呼吸道或消化道吸收后,自尿液中排出其代谢产物作用于尿路上皮而引起肿瘤;因尿液在膀胱中停留时间最长,故膀胱癌发生率最高。

**3. 非职业性因素**

（1）食物:流行病学研究提示多吃新鲜蔬菜、水果可降低膀胱癌发病风险;大量摄入脂肪、胆固醇、油煎食物和红肉可增加膀胱癌发病风险。

（2）药物：环磷酰胺在代谢过程中有羟基化物质产生，其代谢产物从尿液中排出，可诱发膀胱癌发生，致癌性与服药剂量、持续时间有关。镇痛药非那西汀是苯胺的衍生物，在代谢过程中可形成邻羟氨基酚，具有致癌作用，致癌性与摄入量相关。

（3）其他：膀胱癌的发病与遗传、慢性感染（细菌、血吸虫、HPV 感染）、长期尿潴留、异物刺激（留置导尿管、结石）、盆腔放疗等因素亦有密切关系。

【病理】

1. **组织学分级**　目前建议使用 WHO 2004 分级法。此分级法将尿路上皮肿瘤分为乳头状瘤；低度恶性潜能尿路上皮乳头状瘤；乳头状尿路上皮癌，低级别；乳头状尿路上皮癌，高级别。

2. **生长方式**　分为原位癌、乳头状癌、浸润性癌。原位癌局限在黏膜内，无乳头亦无浸润基底膜现象，但与肌层浸润性直接相关。尿路上皮癌多为乳头状，高级别者常有浸润。不同生长方式可单独或同时存在。

3. **浸润深度**　是指癌浸润膀胱壁的深度，是判断膀胱肿瘤预后的最有价值指标之一。分为：Tis 原位癌；Ta 非浸润性乳头状癌；$T_1$ 浸润黏膜固有层；$T_2$ 浸润肌层；$T_3$ 浸润膀胱周围组织；$T_4$ 浸润前列腺、子宫、阴道及盆壁等邻近器官。临床习惯将 Tis、Ta、$T_1$ 期肿瘤称为表浅性膀胱癌，即非肌层浸润性膀胱癌（non-muscle invasive bladder cancer，NMIBC），$T_2$ 期以上称为肌层浸润性膀胱癌（muscle invasive bladder cancer，MIBC）。虽然原位癌属于非肌层浸润性膀胱癌，但一般分化差，向肌层浸润性进展的几率较高，属于高度恶性肿瘤。

4. **复发、进展与转移**　膀胱癌易复发，非肌层浸润性膀胱癌的复发率高达 50%～70%，少部分病人复发后可进展为肌层浸润性膀胱癌。肿瘤的扩散主要向膀胱壁内浸润，直至累及膀胱旁脂肪组织及邻近器官。淋巴转移是最主要的转移途径，主要转移到盆腔淋巴结。血行转移多在晚期，主要转移至肝、肺、肾上腺和小肠等处。种植转移可见于腹部切口、尿路上皮、切除的前列腺窝和损伤的尿道口。

【临床表现】

1. **血尿**　是膀胱癌最常见的症状。肿瘤乳头的断裂、肿瘤表面坏死和溃疡均可引起血尿。典型血尿为无痛性和间歇性，可自行减轻或停止，容易造成"治愈"或"好转"的错觉。血尿持续时间、严重程度和肿瘤恶性程度、分期、大小、数目和形态并不一致。

2. **膀胱刺激症状**　是膀胱癌病人第二常见症状，包括尿急、尿频、尿痛，常见于膀胱原位癌和浸润癌病人，往往同时伴有血尿。

3. **其他**　当肿瘤浸润达肌层时，可出现疼痛症状。肿瘤发生在膀胱内口或三角区，阻碍排尿活动；肿瘤破坏逼尿肌或支配排尿神经，可引起排尿困难甚至尿潴留。肿瘤位于输尿管口附近影响上尿路尿液排空时，可造成患侧肾积水，甚至肾功能不全。晚期病人常有体重减轻、贫血、水肿、下腹部肿块等症状，盆腔淋巴结转移可引起腰骶部疼痛和下肢水肿。

【辅助检查】

1. **尿液检查**　在新鲜尿液中，易发现脱落的肿瘤细胞，但干扰因素过多。近年来开展的尿液膀胱肿瘤抗原检查（BTA）、纤维蛋白和纤维蛋白降解产物（FDPs）、核基质蛋白（NMP-22）等检查方法有助于提高膀胱癌检出率。

2. **影像学检查**　超声检查能分辨 0.5cm 以上的膀胱肿瘤，是目前诊断膀胱癌最为简便、经济、具有较高检出率的诊断方法。CT 尿路造影（CTU）对较大的肿瘤可显示为充盈缺损，并可了解肾盂、输尿管有无肿瘤以及膀胱肿瘤对上尿路的影响。CT 和 MRI 可以判断肿瘤浸润膀胱壁深度、淋巴结及内脏转移情况。放射性核素骨扫描检查可了解有无骨转移。

**3. 膀胱镜检查** 是诊断膀胱癌最可靠的方法,可以明确膀胱肿瘤的数目、大小、形态、部位以及周围膀胱黏膜的异常情况,同时可以对肿瘤和可疑病变进行活检以明确病理诊断。

【处理原则】

以手术治疗为主。根据肿瘤的分化程度、临床分期并结合病人全身情况,选择合适的手术方式。非肌层浸润性膀胱癌采用经尿道膀胱肿瘤切除术(transurethral resection of bladder tumor, TURBT),术后辅助腔内化疗或免疫治疗;肌层浸润性膀胱癌及膀胱非尿路上皮癌采用根治性膀胱切除术,必要时术后辅助化疗或放疗。

**1. 非肌层浸润性膀胱癌** TURBT 既是非肌层浸润性膀胱癌的重要诊断方法,同时也是主要的治疗手段,具有创伤小、恢复快的特点。

尽管 TURBT 可以完全切除 Tis、$T_a$、$T_1$ 期肿瘤,但术后存在复发或进展为肌层浸润性膀胱癌的风险,因此,术后应辅助膀胱灌注化疗或免疫治疗。应在术后 24h 内立即膀胱灌注化疗药物。对于中高危病人还应进行维持膀胱腔内化疗或免疫治疗。常用化疗药物有表柔比星、丝裂霉素、阿霉素等。卡介苗是最有效的膀胱内免疫治疗制剂,疗效优于膀胱腔内化疗药物,一般在术后 2 周使用。

---

### 知 识 拓 展

#### 卡介苗治疗膀胱癌的机制

卡介苗为膀胱腔内灌注的常用生物制剂,是一种活的生物菌,具有一定的抗原性、致敏性和残余毒性,对表浅、无肌层浸润的膀胱癌和原位癌效果较好。其抗肿瘤机制仍不十分清楚,目前比较明确的有 2 点:卡介苗与膀胱黏膜接触后引起膀胱黏膜的炎症反应,从而激发局部的细胞免疫反应,形成有胶原纤维包绕的成纤维细胞、巨噬细胞、淋巴细胞团,干扰肿瘤细胞生长;卡介苗对黏膜上皮细胞及肿瘤细胞具有直接细胞毒性作用。

---

**2. 肌层浸润性膀胱癌** 根治性膀胱切除术同时行盆腔淋巴结清扫术,是肌层浸润性膀胱癌的标准治疗,是提高浸润性膀胱癌病人生存率,避免复发和转移的有效治疗方法。手术范围包括:膀胱及周围脂肪组织、输尿管远端,男性应包括前列腺、精囊(必要时全尿道),女性应包括子宫、附件及阴道前壁,以及盆腔淋巴结。术后需行尿流改道和重建术,主要包括原位新膀胱术、回肠通道术、输尿管皮肤造口术、利用肛门控尿术式等。近年来,腹腔镜行膀胱癌根治术得到广泛应用;机器人辅助的腹腔镜手术使手术操作更加精确和迅速。

---

### 知 识 拓 展

#### 常用尿流改道术

尿流改道术尚无标准治疗方案,目前有多种方法可选,常用方法包括:①原位新膀胱术(orthotopic neobladder):多用一段回肠、乙状结肠制作成球形储尿囊作为代膀胱置入原膀胱位置。②回肠通道术(ideal conduit):取一段回肠作输出道,一端连接双侧输尿管残端,一端作为皮肤造口,尿液分流。该术式是一种经典的简单、安全、有效的术式,是不可控尿流改道的首选术式,也是最常用的尿流改道方式之一。③输尿管皮肤造口术:输尿管皮肤造口术是一种简单、安全的术式。适用于预期寿命短、有远处转移、姑息性膀胱切除、肠道疾患无法利用肠管进行尿流改道或全身状态不能耐受手术者。

对于身体条件不能耐受或不愿意接受根治性膀胱切除术,可以考虑行保留膀胱的综合治疗。在接受合适的保留膀胱手术后,应辅以化疗和放疗,并密切随访,必要时行挽救性膀胱切除术。

化疗是根治性膀胱切除术的重要治疗手段,主要包括术前新辅助化疗和术后辅助化疗。对于无法手术治愈的转移性膀胱癌首选治疗方法是全身化疗,但这类病人常伴有严重血尿、排尿困难、泌尿系统梗阻等,因此,姑息性膀胱切除术及尿流改道也是较常用的方法。

【护理评估】

（一）术前评估

1. 健康史

（1）一般情况:年龄、性别、吸烟史、职业、饮食习惯等。

（2）既往史:了解病人的完整病史,尤其是膀胱手术史,有无并发症;是否合并高血压、糖尿病等内科疾病。

（3）家族史:了解家庭中有无遗传性疾病、泌尿系统肿瘤及其他肿瘤病人。

2. 身体状况

（1）主要症状与体征:评估有无血尿,血尿为间歇性或持续性;有无膀胱刺激征和/或排尿困难症状。

（2）辅助检查:有无尿液检查、肾功能、B超、CT、磁共振、膀胱镜检查及其他有关手术耐受性检查(心电图、肺功能检查等)的异常发现。

3. 心理-社会状况　　了解病人、家属对疾病的认知程度;社会支持系统是否健全。

（二）术后评估

1. 术中情况　　了解病人手术方式、麻醉方式、病变组织切除情况、术中用药、出血、补液、输血等信息。

2. 生命体征　　评估病人神志是否清醒;体温、脉搏、呼吸、血压是否平稳。

3. 伤口与引流管情况　　评估病人伤口是否干燥,有无渗血、渗液;引流管的数量、名称、位置,是否标记清楚、固定良好、引流通畅,引流液的颜色、性状、量等。

4. 心理状态与认知程度　　了解病人有无悲观失望、紧张;病人及家属对病情的认知。

【常见护理诊断/问题】

1. 焦虑与恐惧　　与对疾病认知不足、担忧疾病预后有关。

2. 体像紊乱　　与尿流改道术后留有造口,化疗导致脱发等有关。

3. 潜在并发症:膀胱穿孔、尿失禁、尿潴留、尿瘘、代谢异常、造口相关并发症。

【护理目标】

1. 病人焦虑、恐惧缓解,情绪稳定。

2. 病人及家属能够接受形象改变。

3. 病人未发生并发症或并发症得到及时发现、处理。

【护理措施】

（一）术前护理

1. 心理护理　　术前宣教与沟通,让病人及家庭成员充分认识可供选择的改道方式,不同术式相应的风险与受益,以及功能、生存质量的改变。

2. 肠道准备　　根治性膀胱切除术须作肠道准备。传统肠道准备要求术前3d口服不经肠道吸收的抗生素,如甲硝唑、庆大霉素等,这可能导致菌群失调和维生素K缺乏,破坏肠道自身免疫功能,因此不建议常规使用。目前推荐行膀胱切除尿流改道病人在术前 1d 服用泻药,如甘露醇、复方聚乙二醇电解质等,不行清洁灌肠,不使用肠道抗生素。但对于严重便秘的病人,建议术前给予充分的肠道准备,并联合口服抗生素。

（二）术后护理

**1. 引流管护理**　标记引流管,妥善固定,保持引流通畅,观察记录引流管、支架管、尿管、胃管、膀胱造瘘管引流液颜色、性状、量,发现异常及时报告医师,并协助处理。

**2. 造口护理**　回肠通道术后留置腹壁造口,病人需终身佩戴造口集尿袋。应检查记录造口颜色、形状、大小,注意有无缺血坏死、造口回缩、造口狭窄、造口周围皮肤是否异常等情况;注意对病人心理护理。

**3. 膀胱灌注治疗护理**　为消除非肌层浸润性膀胱癌术后残留肿瘤,预防或延长肿瘤复发以及肿瘤进展时间,防止肿瘤种植或原位癌的发生,因此,推荐所有非肌层浸润性膀胱癌病人术后进行膀胱灌注治疗。①膀胱灌注药物前避免大量饮水,灌注前排空膀胱,以便使膀胱内药液达到治疗药物浓度。②灌注时,保持病室温度适宜,充分润滑导尿管,以减少尿道黏膜损伤。③膀胱内药液保留 0.5～2h,协助病人每 15～30min 变换 1 次体位,分别取俯、仰、左、右侧卧位,使药液均匀地与膀胱壁接触。④灌注后,嘱病人大量饮水,稀释尿液以降低药物浓度,减少对尿道黏膜刺激。⑤如有化学性膀胱炎、血尿等症状,遵医嘱延长灌注时间间隔、减少剂量、使用抗生素等,特别严重者暂停膀胱灌注。

**4. 新膀胱冲洗**　术后早期对新膀胱进行低压冲洗、灌流,可以有效预防膀胱内肠道黏液或血块堵塞。冲洗可通过尿管、膀胱造瘘管进行;常用冲洗液为生理盐水、碳酸氢钠;可以是持续低压、或是间断 6～8h 一次,或视冲洗液性状有所增减,直至冲洗液澄清为止;注意冲洗液温度与体温接近。

**5. 并发症观察与护理**

（1）膀胱穿孔:为经尿道膀胱肿瘤切除术后常见并发症,常因膀胱过度膨胀、膀胱壁变薄时切割和闭孔反射等因素引起;一般为腹膜外穿孔,经适当延长导尿管留置时间,大多可自行愈合。

（2）尿瘘:由新膀胱与尿道吻合口瘘、新膀胱与输尿管吻合口瘘和/或新膀胱自身裂开导致。

1）原因:吻合口瘘可能原因包括缝合欠佳,吻合口血供不佳;新膀胱裂开多数由于新膀胱自身尿管、造瘘管引流不畅,内部压力升高引起。

2）表现:当病人术后出现引流量明显增多,而尿管引流量明显减少时,应注意尿瘘可能。引流液肌酐测定可以明确其中是否有尿液成分,CT 尿路成像或膀胱造影有助于提示尿瘘部位。

3）护理:①预防:应指导病人养成定时排尿、及时排尿习惯,避免长时间憋尿,以预防新膀胱自发破裂。②处理:若发生尿瘘,应加强引流,换用非负压持续引流管,保持引流通畅。

（3）代谢异常

1）原因:与肠道黏膜对尿液成分的吸收和使用肠道替代后,肠道功能变化有关。

2）表现:①水、电解质、酸碱平衡失调:术后肠道黏膜将尿液中铵根离子($NH_4^+$)、氢离子($H^+$)、氯离子($Cl^-$)、钾离子($K^+$)吸收入血,同时分泌碳酸氢钠进入尿液,导致高氯性代谢性酸中毒、低钠高钾血症。②营养失调:切除部分末段回肠可致胆汁酸吸收减少,影响脂肪的吸收,进而导致脂溶性维生素缺乏;维生素 $B_{12}$ 缺乏。③膀胱结石:碱性尿液、持续合并感染可促进新膀胱结石形成。

3）护理:①定期行血气分析监测病人血 pH 值及电解质水平;②注意病人有无疲劳、耐力下降等相应表现,遵医嘱补充维生素;③术后规律排空膀胱、规律冲洗,以减少结石发生率。

（4）尿失禁:是新膀胱术后不良后果之一,症状夜间较重。

1）分类:根据病人主诉及尿流动力学情况,可将原位新膀胱尿失禁分为以下 5 类:①膀胱源性尿失禁:由于新膀胱使用肠道材料所构建,一般都存在着不同强弱和节律的自发性收缩,当这种收缩产生的压力超过尿道阻力时,即会引起尿失禁发生。此外,可能同时还合并新膀胱顺应性降低,储尿期高压,也是导致尿失禁的危险因素。②尿道源性尿失禁:是指由于手术原因引起尿道括约肌或神经功能异常,进一步导致控尿能力下降。③混合源性尿失禁:既有膀胱源性因素又合并有尿道源性因素的尿失禁。④夜间尿失禁：其发生与下述因素密切相关。睡眠状态下意识支配的尿道外括约肌紧张度降低，使尿道关闭能力下降；夜间多尿，可能与新膀胱所具有的重吸收功能使水、电解质代谢改变有关；新膀胱不具有充盈后唤醒排尿的功能，可导致出现类似夜间遗尿的症状。⑤充溢性尿失禁：主要与新膀胱排空障碍，发生慢性尿潴留有关。

2）护理：①评估尿失禁类型：注意尿失禁发生时机、加重及缓解的因素、昼夜分布、夜尿次数等；②指导病人通过排尿日记、尿垫监测尿失禁程度；③盆底肌训练：锻炼尿道外括约肌和盆底肌肉，提高控尿能力，减少尿失禁发生，适用于因尿道外括约肌功能不全或盆底肌松弛所致的尿失禁；④膀胱训练：根据病人尿失禁类型不同，可选择延时排尿和定时排尿两种训练模式。

方法一：延时排尿。通过训练逐渐延长排尿间隔时间，力争达到2~3h 1次的排尿间隔，以逐渐增加新膀胱容量，减少尿失禁，适用于膀胱容量小，膀胱压力增加所致的尿失禁。

方法二：定时排尿。每2~3h定时排尿1次，并控制每次排尿量在合理范围，在夜间可用闹钟唤醒排尿，以防止新膀胱被尿液过度充溢所导致的器官功能受损和尿失禁，适用于新膀胱感觉功能差、容量过大、充溢性尿失禁及夜间多尿者。

（三）健康教育

1. **原位新膀胱病人健康教育**　应教会病人掌握有效排空新膀胱技巧，通过锻炼逐渐扩大新膀胱容量，增强排尿可控性，并充分理解及处理一些并发症。①休息与活动：术后6~12周，应避免久坐、重体力劳动、性生活等，多参与日常活动以及轻度、可耐受的锻炼。②饮食护理：适当加强营养，多食用高纤维食物，必要时遵医嘱服用缓泻剂，以软化粪便，防止便秘影响新膀胱功能。每日饮水2 000~3 000ml，同时增加饮食中盐的摄取，以预防新膀胱引起的盐丢失综合征。③定时排尿：白天约2h排尿一次，晚上设闹钟3h一次。若血气分析结果显示机体代偿良好，可以逐渐延长排尿间隔，如每次延长1h，最终达到每日自主排尿4~6次（每3~4h），膀胱容积400~500ml的理想容量。④排尿姿势：病人自行排尿早期可采用蹲位或者坐位排尿，如排尿通畅，试行站立排尿。注意排尿时主动舒张括约肌及盆底肌，同时采用Valsalva动作，即深吸气后紧闭声门，再用力做呼气动作来协助膀胱排空。⑤并发症识别：由于肠道分泌黏液，新膀胱术后病人尿液中会有一定量絮状物，随着时间的延长黏液量会逐渐减少。

2. **腹壁造口病人健康教育**　教会病人掌握更换造口袋、造口皮肤护理等造口护理常识；进食清淡食物，减少葱、姜、蒜等刺激性食物摄入，适当多饮水；积极的修饰与装扮，树立健康自信的形象。

3. **定期复查**　术后复查可以对病人进行正确指导，早期发现不良反应及疾病本身有无进展。复查内容包括血常规、尿常规、生化检查、膀胱镜、影像学检查等。

# 第三节　肾　癌

肾癌（renal carcinoma）是指起源于肾实质泌尿小管上皮系统的恶性肿瘤，又称肾细胞癌（renal cell carcinoma，RCC），占肾恶性肿瘤的80%~90%。发病年龄可见于各年龄段，60~70岁达发病高峰，男性发病率、死亡率明显高于女性，男女比例约为2:1，城市发病率高于农村。

【病因】

肾癌的确切病因至今未明。目前认为具有循证医学证据的肾癌发病相关因素有遗传、吸烟、肥胖、高血压与抗高血压治疗。

【病理】

绝大多数肾癌发生于一侧肾脏，常为单个肿瘤，10%~20%为多发病灶。多发病灶病例常见于遗传性肾癌以及肾乳头状腺癌的病人。肿瘤多位于肾脏上、下两极，瘤体大小差异较大，平均直径7cm，常有假包膜与周围肾组织相隔。双侧肾脏先后或同时发病者仅占散发性肾癌的 2%~4%。

1. **组织学分类** 肾癌主要有 3 种组织学分类:肾透明细胞癌,占 70%~80%;乳头状肾细胞癌,占 10%~15%;嫌色性肾细胞癌,约占 5%。

2. **转移途径** 肾癌可蔓延至肾盏、肾盂、输尿管,并常侵犯肾静脉。静脉内柱状的癌栓可延伸至下腔静脉,甚至右心。远处转移最常见的部位是肺、骨骼、肝、大脑。

## 【临床表现】

1. **肾癌三联征** 即疼痛、血尿、肿块,目前同时具备"三联征"表现的病人已很少见。疼痛常为腰部钝痛和隐痛,多由于肿瘤生长牵张肾包膜或侵犯腰肌、邻近器官所致;血块通过输尿管时可发生肾绞痛。血尿常为无痛性、间歇性,表明肿瘤已经侵犯肾盏、肾盂。肿瘤较大时在腹部和腰部易被触及。

2. **副瘤综合征** 10%~40% 的肾癌病人有副瘤综合征,临床表现为高血压、贫血、体重减轻、恶病质、发热、红细胞增多症、肝功能异常、高钙血症、高血糖、血沉增快、神经肌肉病变、淀粉样变性、溢乳症和凝血机制异常等。

3. **转移症状** 肾癌因转移部位和程度不同可出现咳嗽和咯血、瘙痒和黄疸、骨痛和病理性骨折、神经系统症状等症状。男性病人,如发现同侧阴囊内精索静脉曲张且平卧位不消失,提示肾静脉或下腔静脉癌栓可能。

## 【辅助检查】

1. **影像学检查** 能对肾癌病人进行临床诊断和临床分期。①腹部超声:无创伤,价格便宜,可作为肾癌的常规筛查,典型的肾癌常表现为不均匀的中低回声实质肿块。②CT:包括平扫和增强 CT,对肾癌的确诊率高,可发现 0.5cm 以上的病变,同时显示肿瘤部位、大小、有无累及邻近器官等,是目前诊断肾癌最可靠的影像学检查方法。③MRI:MRI 检查对肾肿瘤分期判定的准确性略优于 CT,特别在静脉癌栓大小、范围及脑转移的判定方面 MRI 优于 CT。

2. **肾穿刺活检检查** 影像检查诊断为肾癌且适于手术治疗者,不主张术前肾肿瘤穿刺活检。不宜手术治疗的肾癌病人或不能手术治疗的晚期肾癌病人,全身系统治疗前行穿刺活检明确病理诊断,有助于选择治疗用药。选择消融治疗的肾癌病人,消融前应行肾肿瘤穿刺活检获取病理诊断。

## 【处理原则】

1. **手术治疗** 局限性肾癌是指肿瘤局限于肾筋膜内,包括临床分期为 $T_1$ 和 $T_2$ 期的肿瘤。外科手术是局限性肾癌的首选方式,主要术式有根治性肾切除术和保留肾单位手术。

（1）根治性肾切除术(radical nephrectomy,RN):是公认的可能治愈肾癌的方法,对于不适合行肾部分切除术的 $T_{1a}$ 期肾癌病人,以及临床分期 $T_{1b}$ 期、$T_2$ 期的肾癌病人,根治性肾切除是首选的治疗方法。经典的根治性肾切除术范围包括:肾周筋膜、肾周脂肪、患肾、同侧肾上腺、从膈肌脚到腹主动脉分叉处腹主动脉或下腔静脉旁淋巴结以及髂血管分叉以上输尿管。

（2）肾部分切除术(partial nephrectomy,PN):适用于 $T_{1a}$ 期、位于肾脏表面、便于手术操作的肾癌。需完整切除肿瘤及肿瘤周围肾脂肪组织。

（3）微创治疗:射频消融、冷冻消融、高强度聚焦超声可用于不适合手术的小肾癌病人的治疗,应严格按照适应证慎重选择。

2. **辅助治疗** 肾癌对放疗和化疗均不敏感。20 世纪 90 年代中期起,以中高剂量的干扰素和/或白介素为代表的细胞因子治疗是晚期肾癌的重要辅助治疗方式,但疗效欠佳。近年来,靶向治疗取得了快速发展,我国国家药品监督管理局已经批准索拉菲尼、舒尼替尼、培唑帕尼、依维莫司、阿昔替尼用于转移性肾癌治疗。

Note:

【护理措施】

1. **卧床与休息**　行肾切除术者术后6h,指导病人床上适当活动,术后第1d鼓励病人下床活动,注意循序渐进;行肾部分切除术者常需卧床休息3~5d。具体需结合病人手术情况、术后身体状况等因素综合考虑。

2. **并发症的观察与护理**

(1) 出血:术中和术后出血是最主要的并发症。护理应密切注意病人生命体征的变化,若病人引流液较多、色鲜红且很快凝固,同时伴有血压下降、脉搏增快等失血性休克表现,常提示活动性出血,应及时通知医师,必要时行介入治疗栓塞出血动脉。

(2) 尿瘘:可能与术中误伤输尿管、破损的肾集合系统缝合欠佳或局部肾组织坏死等引起。护理应密切观察尿量变化;大多数尿性囊肿可行经皮置管引流和/或留置输尿管内支架管解决。

【健康教育】

1. **生活习惯**　低脂饮食,戒烟减肥,坚持运动,避免感冒。
2. **定期复查**　包括B超、CT、实验室检查等,及时发现病情变化。

# 第四节　前　列　腺　癌

前列腺癌(prostate cancer)是老年男性常见的恶性肿瘤,发病率具有明显的地理和种族差异。世界范围内,前列腺癌发病率在男性所有恶性肿瘤中位居第二,美国的发病率已经超过肺癌,成为第一位危害男性健康的肿瘤。随着我国人口老龄化以及诊疗技术不断进步,前列腺癌发病率亦逐年增高。

【病因】

前列腺癌的病因尚不清楚,可能与年龄、遗传、慢性炎症、种族、饮食、环境污染等有关。

【病理】

1. **分级**　Gleason分级法是根据腺体分化程度以及肿瘤在间质中的生长方式作为分级标准,以此评价肿瘤的恶性程度,广泛应用于临床。该评分法把前列腺癌组织分为主要分级区和次要分级区,每区按5级评分,1级分化最好,5级分化最差。Gleason评分为主要和次要肿瘤区分级评分之和,范围为2~10分。评分越高,预后越差。

2. **分期**　多采用TNM分期系统。根据肿瘤侵犯范围不同,分为1~4期。1期和2期肿瘤位于前列腺内;3期和4期肿瘤已经侵犯前列腺以外部位。区域淋巴结可以分为X、0、1期。X表示区域淋巴结无法评估,0表示无区域淋巴结转移,1表示有区域淋巴结转移。同样,远处转移也可分为X、0、1期。

【临床表现】

前列腺癌在疾病初期与良性前列腺增生症状类似或无特殊临床表现,可通过直肠指检(DRE)或前列腺特异性抗原(PSA)筛查异常时发现。中晚期可出现下述临床表现:

1. **排尿梗阻症状**　当前列腺癌肿突入尿道或膀胱颈,可引起梗阻症状,如排尿困难,表现为排尿等待、尿线无力、排尿间歇,甚至尿潴留等。如果肿瘤明显压迫直肠,还可引起排便困难或肠梗阻。

2. **局部侵犯症状**　肿瘤侵犯并压迫输精管可引起患侧睾丸疼痛和射精痛;侵犯膀胱可引起血尿;侵犯膀胱三角区,如侵犯双侧输尿管开口,可引起肾功能减退和腰酸;侵犯局部输精管可引起血精;当肿瘤突破前列腺纤维囊侵犯支配阴茎海绵体的盆腔神经丛分支时,可导致勃起功能障碍。

Note：

**3. 全身症状**　前列腺癌易发生骨转移,引起骨痛或病理骨折、截瘫;侵及骨髓可引起贫血或全血象减少;肿瘤压迫髂静脉或盆腔淋巴结转移,可引起双下肢水肿。其他临床表现包括肿瘤细胞沿输尿管周围淋巴扩散导致的腹膜后纤维化,异位激素分泌导致副瘤综合征和弥散性血管内凝血。

【辅助检查】

**1. 直肠指检（DRE）**　有助于前列腺癌的诊断和分期。典型的前列腺癌前列腺坚硬如石头、边界不清、不规则结节、无压痛、活动度差,但是差异大,浸润广、高度恶性的癌灶可能相当软。

**2. 实验室检查**　前列腺特异性抗原(PSA)是一种由前列腺导管上皮细胞及腺泡细胞产生的特异性糖蛋白,存在于前列腺组织、前列腺液、血清及精液中。目前已成为诊断前列腺癌、评估各种治疗效果和预测预后的重要肿瘤标记物。健康男性血清 PSA 值一般为 0~4ng/ml。

**3. 影像学检查**　①经直肠超声(TRUS):可帮助寻找可疑病灶,初步判断肿瘤大小;引导行穿刺活检。②MRI、CT:MRI 可显示前列腺包膜的完整性、肿瘤是否侵犯前列腺周围组织及器官、盆腔淋巴结受侵犯情况及骨转移的病灶。CT 对早期前列腺癌的诊断敏感性明显低于 MRI,主要是协助进行肿瘤临床分期。③全身核素骨显像检查(ECT):可比常规 X 线片提前 3~6 个月发现骨转移灶。

**4. 前列腺穿刺检查**　经直肠超声引导前列腺穿刺活检可确诊前列腺癌。

【处理原则】

（一）局限性前列腺癌治疗

局限性前列腺癌是指肿瘤局限于前列腺内,无周围浸润和淋巴结、远处脏器转移。局限性前列腺癌是能够治愈的恶性肿瘤。

**1. 观察等待（watchful waiting，WW）和主动监测（active surveillance，AS）**

（1）观察等待:对于已明确前列腺癌诊断的病人,通过密切观察、随诊,直到出现局部或系统症状(下尿路梗阻、疼痛、骨相关事件等),才对其采取一些姑息性治疗手段(如对症治疗、姑息性治疗、内分泌治疗等)以缓解转移病灶症状的一种保守治疗前列腺癌的方法。适用于不愿意或体弱不适合接受主动治疗的病人。

（2）主动监测:对已明确前列腺癌诊断,有治愈性治疗适应证的病人,因担心生活质量、手术风险等因素,不立即进行治疗而选择密切随访,积极监测疾病发展进程,在肿瘤出现进展达到预期设定的阈值时再给予治疗。对于主动监测的病人前 2 年每 3 个月复查 PSA 和 DRE,2 年后可每 6 个月复查 1 次。

**2. 手术治疗**　根治性前列腺切除术是治愈局限性前列腺癌最有效的方法之一。目前主要术式有腹腔镜前列腺癌根治术、机器人辅助腹腔镜前列腺癌根治术和开放式耻骨后前列腺癌根治术。

**3. 根治性放射治疗**

（1）前列腺癌外放射治疗:外放射治疗(external beam radiotherapy,EBRT)对于局限性、分化好的前列腺癌($T_{1-2}N_0M_0$)效果理想,局部控制率和 10 年无病存活率与前列腺癌根治术类似。对进展期或晚期前列腺癌病人效果较差,必须联合内分泌治疗。对转移性前列腺癌可行姑息性放疗,以减轻症状,改善生活质量。

（2）前列腺癌近距离放射治疗:近距离治疗包括腔内照射、组织间照射等,是将放射源密封后直接放入被治疗的组织或人体天然腔内进行照射。包括短暂插植治疗和永久粒子种植治疗,国内多开展永久性粒子植入治疗,常用放射性核素为碘($^{125}I$)、钯($^{103}Pd$)。

**4. 新辅助内分泌治疗**　对术前诊断为 $T_{2c}$~$T_{3a}$ 期前列腺癌病人,或术前预测手术难以彻底切除肿瘤组织的病人,在根治术前推荐进行内分泌治疗,减少手术切缘阳性率,但不能消退淋巴结转移灶和精囊的浸润。

**5. 前列腺癌的辅助内分泌治疗**　前列腺癌根治术后的辅助治疗是考虑手术未能彻底切除肿瘤

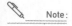

组织,局部有癌细胞残留或手术切缘阳性,或术中发现远处已有转移,为了提高手术的成功率,而采取的辅助治疗措施。

### (二)晚期前列腺癌治疗

1. **内分泌治疗** 雄激素与前列腺癌的发生、发展密切相关,绝大多数的前列腺癌通过去除体内雄激素作用后,肿瘤的生长在一定时间内得到有效抑制。任何去除雄激素和抑制雄激素活性的治疗方法统称为雄激素剥脱治疗(androgen deprivation therapy,ADT),也称前列腺的内分泌治疗;目的是减轻症状,延缓肿瘤进展,属于姑息性治疗。

内分泌治疗途径有:①手术去势:通过双侧睾丸切除术(毁坏雄激素分泌器官)达到阻断雄激素分泌作用。②药物去势:通过药物抑制促黄体激素释放激素(LHRH)分泌,继而抑制睾丸分泌雄激素,常用药物包括促黄体激素释放激素激动剂(LHRH-α),如亮丙瑞林、戈舍瑞林;促黄体激素释放激素拮抗剂,如地加瑞克。③抗雄激素类药物(雄激素受体拮抗剂):分为甾体类雄激素受体拮抗剂,如醋酸环丙孕酮、醋酸甲地孕酮;非甾体类雄激素受体拮抗剂,如氟他胺、比卡鲁胺。④抑制雄激素合成的药物:包括酮康唑、阿比特龙等。

2. **其他疗法** 目前,冷冻治疗、高能聚焦超声、组织内射频消融等物理疗法亦用于前列腺癌的治疗,具有一定的效果。

## 【护理措施】

术前肠道准备和术后引流管的护理等,参见本章第二节中膀胱癌病人的护理,前列腺癌病人的特殊护理主要为并发症的护理。

1. **手术治疗并发症的护理**

(1)尿失禁:主要由括约肌功能不全、逼尿肌功能不稳定和顺应性下降引起,通常在术后 1 年内得到改善。应鼓励病人坚持盆底肌锻炼,配合电刺激和生物反馈治疗等措施进行改善。

(2)勃起功能障碍:术中损伤血管、神经;继而诱发缺氧,导致勃起组织纤维化,出现勃起功能障碍。应注意对病人心理护理,遵医嘱行相应治疗。

2. **放射治疗并发症的护理**

(1)前列腺外放射治疗的护理:①急性期常见副作用包括下尿路症状:尿频、尿急、夜尿增多、血尿、尿潴留;肠道并发症:肠道功能紊乱、直肠炎、便血、肛周皮肤糜烂等。一般于放疗结束数周后即可消失。②晚期毒副作用最明显的是直肠出血,但严重影响生活,需外科治疗的便血发生率不足 1%。

(2)前列腺癌近距离放射治疗的护理:①短期并发症:尿频、尿急及尿痛等尿路刺激症状,排尿困难和夜尿增多;大便次数增多及里急后重等直肠刺激症状、直肠炎(轻度便血、肠溃疡)等。②长期并发症:慢性尿潴留、尿道狭窄、尿失禁等。

3. **内分泌治疗并发症的护理**

(1)性功能障碍:睾酮水平的下降可使病人出现性欲下降和勃起功能障碍。治疗间歇期,随着雄激素水平升高,症状能够得到一定恢复;也可借助一些药物(如万艾可)或者工具(如真空负压泵)帮助完成性生活。

(2)血管舒缩症状:典型表现为颜面部一阵潮热,向下扩散到颈部和躯体,随后出汗,一般持续< 5min,1d 可发作 10 余次。原因是雄激素缺乏导致下丘脑负反馈机制改变、儿茶酚胺分泌增加刺激下丘脑体温调节中枢引发热度增加的感觉。症状较轻者可行物理降温,注意避免感冒;症状较重者遵医嘱使用雌激素、孕激素、抗抑郁药、维生素 E 等。

(3)男性乳房女性化:在雌激素治疗时发生率为 50%～80%,单一抗雄激素治疗时发生率为 50%～70%。该现象与雌二醇增加有关。雌激素受体拮抗剂 Tamoxifen 可用于乳房增大、疼痛的治疗。

(4)其他:病人可出现肝功能受损、肥胖、骨质疏松、心血管和代谢并发症等。护理应注意监测病人肝功能、血糖、血脂;指导病人补充钙剂、进行有效的体育锻炼;遵医嘱应用双膦酸盐类药物。

Note:

**4. 健康教育**

（1）定期复查：前列腺癌病人通常需要定期复查 DRE 和 PSA 测定。最初每 3~6 个月复查一次。如病人有治愈可能，则复查间隔可缩短。

（2）生活习惯：保持良好的饮食习惯，适度的身体锻炼，避免肥胖，戒烟、限酒、多喝绿茶，高质量睡眠，良好的心态。

（3）高危筛查：年龄在 50 岁以上的男性，每年应做一次专科检查，包括直肠指检、PSA 和经直肠超声检查，对可疑者，行前列腺穿刺活检。

（李　领）

## 思 考 题

1. 钟先生，65 岁，因进行性排尿困难 2 年余就诊。体格检查：生命体征平稳；直肠指检：前列腺 Ⅱ 度肿大，质硬。辅助检查：泌尿系统超声检查示：前列腺增大；前列腺肿瘤二项：TPSA 28.6ng/ml，FPSA 2.01ng/ml；前列腺 MRI 平扫+增强：前列腺右侧周围带异常信号，考虑前列腺癌可能性大。病人在超声引导下行经直肠前列腺穿刺活检术，病理检查示前列腺腺癌。完善各项术前准备后，于全麻下经腹膜外途径行腹腔镜前列腺癌根治术。

请问：

（1）该病人目前主要的护理诊断/问题有哪些？

（2）针对以上护理诊断/问题，应采取哪些护理措施？

2. 陈女士，29 岁，因体检发现右肾肿瘤 2d 入院。体格检查：右上腹可扪及肿物，质地韧，活动度差，无明显触压痛；辅助检查：腹部超声示右肾占位性病变，大小约 10.4cm×8.9cm×6.6cm；IVU 示右肾增大，右输尿管中下段未显影；腹部 CT+肾 CTA 示右肾占位性病变，考虑肾癌。完善各项检查后，病人在全麻下经腹行根治性右肾切除术。

请问：

（1）该病人目前主要的护理诊断/问题有哪些？

（2）针对以上护理诊断/问题，应采取哪些护理措施？

3. 何先生，68 岁，因夜尿频繁、进行性排尿困难 6 个月入院。病人 6 个月前起出现夜尿增多，每晚 3~4 次，每次量小于 150ml，排尿费力，尿线细。此后症状逐渐加重，近 1 个月小便 6~7 次/晚，排尿更加困难，有时甚至尿失禁。既往未发生过尿潴留，有烟酒嗜好。患高血压 10 年，长期服药。体格检查：前列腺增大如鸽子蛋大小。辅助检查：超声检查示前列腺 5.1cm×4.4cm×4.0cm，残余尿量 105.8ml；尿流动力学率检查示最大尿流率为 9.3ml/s。

请问：

（1）该病人的护理评估内容应重点关注什么？

（2）该病人拟行前列腺切除术，围术期主要的护理诊断/问题有哪些？

（3）针对该病人的护理诊断/问题，应采取哪些相应的护理措施？

# URSING

## 第三十七章

# 泌尿、男性生殖系统结核病人的护理

37章　数字内容

---

## 学习目标

知识目标：

1. 掌握肾结核、男性生殖系统结核的临床表现和处理原则。

2. 熟悉肾结核、男性生殖系统结核的病因、病理生理和辅助检查。

3. 了解肾结核、男性生殖系统结核的概念。

能力目标：

能运用护理程序对肾结核、男性生殖系统结核病人实施整体护理。

素质目标：

具有关心肾结核、男性生殖系统结核病人心理的态度和行为。

结核病(tuberculosis,TB)是由结核分枝杆菌引起的慢性传染病,可侵入人体各器官,最常见的肺外器官结核是泌尿生殖系统结核。本章主要介绍肾结核、男性生殖系统结核的相关知识、诊断、治疗和护理要点。肾结核的病因、临床表现以及泌尿生殖系统结核病人的护理是本章学习的重点。

 ────────── 导入情境与思考 ──────────

王女士,58岁,因反复尿频、尿急、尿痛6年,间断左腰痛2年入院。病人6年前无明显诱因间断出现尿频、尿急、尿痛,无肉眼血尿,无发热,就诊于当地医院,查尿常规提示尿路感染,给予静脉滴注左氧氟沙星治疗。近6年症状反复出现,用抗生素治疗疗效不佳。2年前开始间断出现左腰部钝痛,与活动无关。

辅助检查:超声检查提示:左肾积水。CTU检查提示:左肾盂严重积水,肾实质菲薄,其内可见多发高密度影,左侧输尿管上段管壁增厚,下段显示不清。核素肾图提示:右肾血流灌注、肾功能、肾小球滤过率正常,上尿路引流通畅;左肾未显影,左肾基本无功能;GFR:右肾=86.28(正常);左肾=10.25(明显减低)。尿常规提示:LEU(+++)、BLD(+)、WBC 30~40/HP、RBC 6~8/HP。尿结核分枝杆菌(+)。

请思考:

(1) 该病人的护理评估应重点关注哪些方面?

(2) 病人拟于全麻下行腹腔镜左肾切除术,围术期主要的护理诊断/问题有哪些?

(3) 可采取哪些有针对性的护理措施?

# 第一节 肾 结 核

肾结核最常见于40~60岁男性。幼儿和老人发病较少,儿童发病多在10岁以上,婴幼儿罕见。约90%为单侧。

## 【病理生理】

结核分枝杆菌经血行播散进入肾,主要在双侧肾皮质的肾小球周围毛细血管丛内,形成多发性微小结核病灶。由于该处血液循环丰富,修复力较强,如果病人免疫状况良好,感染细菌的数量少或毒力较小,这种早期微小结核病变可全部自行愈合,临床上常不出现症状,但尿中可检测到结核分枝杆菌,称为病理肾结核。如果病人免疫力低下,细菌数量大或毒力较强,肾皮质内的病灶未愈合并逐渐扩大,结核分枝杆菌经肾小管到达肾髓质,由于该处血流缓慢、血液循环差,易发展为肾髓质结核。病变在肾髓质继续发展,穿破肾乳头到达肾盏、肾盂,发生结核性肾盂肾炎,出现临床症状及影像学改变,称为临床肾结核。

肾结核的早期病变主要是肾皮质内多发性结核结节,中央常为干酪样物质,边缘为纤维组织增生。随着病变发展,结核结节彼此融合,形成干酪样脓肿,逐渐扩大蔓延累及全肾。肾盏颈或肾盂出口因纤维化发生狭窄,可形成局限的闭合脓肿或结核性脓肾。少数病人全肾广泛钙化时,肾功能完全丧失,输尿管常完全闭塞,含有结核分枝杆菌的尿液不能流入膀胱,膀胱继发性结核病变逐渐好转和愈合,膀胱刺激症状也逐渐缓解甚至消失,尿液检查趋于正常,这种情况称之为"肾自截(autonephrectomy)"。

病变蔓延至膀胱,起初为黏膜充血、水肿,散在结核结节形成。结核结节互相融合形成溃疡,可累及全膀胱,病变愈合致使膀胱壁广泛纤维化和瘢痕收缩,使膀胱壁失去伸张能力,膀胱容量显著减少(<50ml),称为膀胱挛缩(contracted bladder)。膀胱挛缩可致健侧输尿管口狭窄或闭合不全,引起该侧肾积水。病变向深层侵入,可穿透膀胱壁,形成膀胱阴道瘘或膀胱直肠瘘。

## 【临床表现】

肾结核症状取决于肾脏病变范围及输尿管、膀胱继发结核病变的严重程度。早期常无明显症状及影像学改变,只是尿液检查有少量红细胞、白细胞及蛋白,呈酸性,尿中可发现结核分枝杆菌。随着病情的发展,可出现下列典型的临床表现。

1. **尿频、尿急、尿痛**　是肾结核的典型症状。尿频往往最早出现,常是病人就诊的主诉。最初是因含有结核分枝杆菌的脓尿刺激膀胱黏膜引起,当结核病变侵及膀胱壁,发生结核性膀胱炎及溃疡,尿频加剧,并伴有尿急、尿痛。晚期膀胱发生挛缩,容量显著缩小,尿频更加严重,每日排尿达数十次,甚至出现尿失禁。

2. **血尿**　是肾结核的重要症状,常为终末血尿。主要因为存在结核性炎症及溃疡,在排尿终末膀胱收缩时出血所致。少数肾结核因病变侵及血管,也可以出现全程肉眼血尿;出血严重时,血块通过输尿管偶可引起肾绞痛。肾结核的血尿常在膀胱刺激征后出现,但也有以血尿为初发症状者。

3. **脓尿(pyuria)**　是肾结核的常见症状,病人均有不同程度的脓尿,严重者尿如洗米水样,内含有干酪样碎屑或絮状物,也可出现脓血尿或脓尿中混有血丝。

4. **腰痛和肿块**　肾结核主要病变在肾,但一般无明显腰痛。仅少数病变破坏严重或梗阻,发生结核性脓肾或继发肾周感染,或输尿管被血块、干酪样物质堵塞时,可引起腰部钝痛或绞痛。较大肾积脓或对侧巨大肾积水时,腰部可触及肿块。

5. **男性生殖系统结核**　肾结核男性病人中有 50%~70% 合并生殖系统结核。

6. **全身症状**　常不明显。晚期肾结核或合并其他器官活动性结核时,可有发热、盗汗、消瘦、贫血、虚弱、食欲缺乏等典型结核症状。严重肾结核或肾结核对侧肾积水时,可出现水肿、恶心、呕吐、少尿等慢性肾功能不全的症状,甚至突然发生无尿。

【辅助检查】

1. **结核菌素试验(tuberculin test)**　对泌尿生殖系统结核的诊断具有一定指导价值。

2. **尿液检查**

(1) 尿常规:尿液呈酸性,可见红细胞、白细胞,少量蛋白等,在尿液未被污染情况下可呈现典型的"无菌性脓尿"。

(2) 尿沉渣抗酸染色:尿沉渣涂片做齐尼抗酸染色,检查前 1 周停用抗结核药物及抗生素,留取第 1 次新鲜晨尿送检,连续检查 3~5 次,或收集 24h 尿液送检。即使找到抗酸杆菌,亦不可作为诊断肾结核的唯一依据。

(3) 尿结核杆菌培养:选取晨尿标本用于培养,一般培养 3~5 次。该法最有诊断价值,阳性率高达 90%,但操作复杂,耗时长,需 4~8 周。

3. **影像学检查**

(1) 超声检查:简单易行,对中晚期病例可初步确定病变部位,常显示患肾结构紊乱、有钙化;也较容易发现对侧肾积水及膀胱有无挛缩。

(2) 尿路平片(KUB)和静脉尿路造影(IVU):KUB 可显示肾区以及下尿路的钙化灶。IVU 是早期肾结核最敏感的检查方法。典型表现为肾盏破坏,边缘不整如虫蚀样,或由于肾盏颈部狭窄肾盏变形,严重形成空洞者,肾盏完全消失。中晚期肾输尿管结核典型 IVU 表现为:①一个或多个肾盏变形、消失,或与肾盏连接的脓肿空腔形成;②肾盂纤维化、变小、形态不规则,肾门狭窄导致多个肾盏扩张、肾积水;③输尿管僵直且多段狭窄,典型的呈串珠样狭窄及其上段输尿管扩张,狭窄最多见于膀胱输尿管连接处;④肾功能损害及"肾自截";⑤静脉尿路造影的膀胱造影可评价膀胱情况,可表现为小而挛缩的膀胱、不规则灌注缺损或膀胱不对称。

(3) 胸部及脊柱 X 线:可排除陈旧性或活动性肺结核和脊柱结核。

(4) CT 和磁共振尿路造影(MRU):CT 对中晚期肾结核能清楚显示扩大的肾盏肾盂、皮质空洞及钙化灶,三维成像还可以显示输尿管全程病变。MRU 是了解上尿路梗阻的无创性检查,当 IVU 不显影或不能做 CT 增强扫描时,MRU 是一种可选择的检查方法。

Note:

4. **膀胱镜检查**　可见膀胱黏膜充血、水肿、浅黄色结核结节、结核性溃疡、肉芽肿及瘢痕等病变，以膀胱三角区和患侧输尿管口周围较为明显。患侧输尿管口可呈"洞穴"状，有时可见混浊尿液喷出。膀胱挛缩容量小于 100ml 或有急性膀胱炎时，不宜做膀胱镜检查。

**【处理原则】**

肾结核的治疗应根据病人全身和患肾情况，选择药物治疗或手术治疗。药物治疗原则为早期、适量、联合、规律、全程。

1. **药物治疗**　适用于男性生殖系统结核及早期肾结核无输尿管梗阻者，亦用于围术期病人。

目前 WHO 推荐应用的药物包括异烟肼（INH）、利福平（RIF）、吡嗪酰胺（PYR）、乙胺丁醇（EMB）。标准用药方案是联合用药至少 6 个月，其中初始/强化阶段四联用药 2 个月，持续/巩固阶段二联用药 4 个月，该阶段可根据疗效酌情延长 3 个月。

2. **手术治疗**　是治疗泌尿生殖系统结核的重要方法，与药物治疗互为补充。需要在抗结核药物治疗 2~4 周，血沉及病情稳定后方可手术治疗，术后继续抗结核药物治疗 6~9 个月。

（1）肾切除术：双侧肾正常，肾切除术的适应证包括：①无功能的结核肾，伴或不伴有钙化；②肾实质广泛破坏；③结核性脓肾或反复继发感染；④合并难以控制的高血压；⑤结核合并肾细胞癌者。双侧肾结核一侧广泛破坏呈"无功能"状态，另一侧病变较轻，在抗结核药物治疗一段时间后择期切除严重的一侧患肾。

（2）肾部分切除术：适应证：①局限性钙化病灶，经 4~6 周药物治疗无明显改善；②钙化病灶逐渐扩大而有破坏整个肾脏危险者。目前该手术已很少应用。

**【护理评估】**

（一）术前评估

1. **健康史**

（1）一般情况：了解病人的年龄、性别、职业，有无吸烟、饮酒，以及社会经历，包括出生地、居住地区、居住时间等，注意有无麻醉药品、毒品滥用史。

（2）既往史：社会经历，包括出生地、居住地区、居住时间等；职业及工作条件；习惯与嗜好，尤应注意有无麻醉药品、毒品滥用史；有无结核病史，如肺结核，有无与结核病人密切接触史，患结核病后治疗史。

（3）家族史：了解家庭中有无结核病人及其他传染性疾病病人。

2. **身体状况**

（1）症状与体征：评估有无膀胱刺激症状；有无血尿、脓尿；有无腰痛和肿块；有无发热、消瘦、盗汗、贫血等全身症状。

（2）辅助检查：了解有无尿液检查、血常规、肝功能、肾功能、传染病筛查、超声、X 线、CT 和 MRU、膀胱镜检查及其他有关手术耐受性检查（心电图、肺功能检查等）的异常发现。

3. **心理-社会状况**　了解病人、家属对疾病的认知程度，是否知晓抗结核病药物的服用方法、副作用及自我护理知识；社会支持系统是否健全。

（二）术后评估

1. **术中情况**　了解病人手术方式、麻醉方式、术中出血、用药、补液、输血等信息。

2. **身体状况**　评估病人生命体征是否平稳；神志是否清楚；伤口是否干燥，有无渗血、渗液；引流管的数量、名称、位置，是否标记清楚、固定良好、引流通畅，引流液的颜色、性状、量等。

3. **心理-社会状况**　了解病人有无悲观失望、紧张；病人及家属对病情的认知。

**【常见护理诊断/问题】**

1. **焦虑/抑郁**　与病程长、患肾切除、担心预后有关。

2. **排尿障碍**　与结核性膀胱炎、膀胱挛缩有关。

3. **活动耐力下降**　与贫血、机体负氮平衡、手术创伤有关。

4. **潜在并发症**：出血、感染、尿瘘、肾衰竭、肝功能受损。

【护理目标】

1. 病人焦虑/抑郁程度较轻。
2. 病人未出现排尿异常或程度减轻。
3. 病人活动耐力增强。
4. 病人未出现并发症，或并发症得到及时发现和处理。

【护理措施】

（一）非手术治疗的护理/术前护理

1. **心理护理**　临床肾结核为进行性疾病，不经治疗不能自愈。向病人解释疾病的特点及规范抗结核治疗的意义，全身治疗可增强抵抗力，合理的药物治疗及必要的手术治疗可清除病灶，缩短病程。

2. **休息与营养**　适当活动，避免劳累；改善并纠正全身营养状况，鼓励病人进食营养丰富、富含维生素饮食；多饮水以减轻结核性脓尿对膀胱的刺激，必要时给予肠外营养支持。

3. **用药护理**　指导病人按时、适量、足疗程服用抗结核药物；观察药物副作用，及时报告医师并协助处理。①肝功能损害：遵医嘱使用护肝药物，定期检查肝功能。②肾功能损害：勿用或慎用对肾脏有毒性的药物，如氨基糖苷类、磺胺类药物，尤其是双肾结核、孤立性结核双肾积水的病人。③听力损害：链霉素对第Ⅷ对脑神经有损害，影响听力，一旦发生，应通知医师停药、换药。

（二）术后护理

1. **休息与活动**　行肾切除术者术后 6h，指导病人床上适当活动，术后第 1d 鼓励病人下床活动，注意循序渐进；行肾部分切除术者常需卧床休息 3~5d。具体需结合病人手术情况、术后身体状况等因素综合考虑。

2. **预防感染**　术后监测生命体征；遵医嘱复查血常规、使用抗生素；保持切口敷料清洁干燥，有渗血、渗液及时换药；保持引流通畅，适时拔管；定时翻身、拍背、雾化吸入，必要时予以吸痰。

3. **肾功能观察**　一侧肾切除后，观察另一侧肾脏功能尤为重要。术后应准确记录 24h 尿量，若术后 6h 仍无排尿或 24h 尿量偏少，说明健肾功能有障碍，应及时通知医师并协助处理。

（三）健康教育

1. **康复指导**　保持心情愉悦，加强营养，适当活动，避免劳累。

2. **用药指导**　严格遵医嘱行抗结核治疗，勿随意增减剂量或停药。规范用药方法为：①督导治疗：所有抗结核药物均在医护人员或病人家属的监管下服用；②顿服治疗：将一日全部药量于睡前一次顿服。告知病人可能发生的副作用并嘱咐发现相关症状时及时与医务人员沟通。

---

**知 识 拓 展**

**结核病病人服药依从性评估**

由于病人不规律治疗，其体内结核杆菌对多种抗结核药物发生耐药。耐多药结核不断上升已成为困扰结核病防控工作的世界性难题，而细菌耐药性与治疗依从性密切相关。可通过问卷方式评估病人服药依从性，如 Morisky 服药依从性量表，其主要问题依次为：①您是否有时忘记服药；②在过去的两周内，是否有一天或几天您忘记服药；③治疗期间，当您觉得症状加重或出现其他症状时，您是否未告知医师而自行减少药量或停止服药；④当您外出时，您是否有时忘记随身携带药物；⑤昨天您服用了抗结核药物吗，今天您服用了抗结核药物吗；⑥当您觉得自己的症状已经好转或消失时，您是否停止过服药；⑦您是否觉得要坚持抗结核治疗计划有困难；⑧您觉得要记起按时按量服用抗结核病药物很难吗。

Note：

**3. 复诊指导**　术后应每月检查尿常规、尿结核分枝杆菌、血沉,连续半年尿中无结核分枝杆菌称为稳定阴转,5 年不复发可认为治愈。但如果有明显膀胱结核或伴有其他器官结核,随诊时间延长至10~20 年或更长。

【护理评价】

通过治疗与护理,病人是否:①焦虑/抑郁减轻;②排尿正常;③活动耐力增加;④并发症得以预防,或得到及时发现和处理。

# 第二节　男性生殖系统结核

男性生殖系统结核大多继发于肾结核,一般来自后尿道感染,少数由血行直接播散所致。首先在前列腺和精囊中引起病变,以后再经输精管蔓延到附睾和睾丸。单纯前列腺、精囊结核,因部位隐蔽,临床症状不明显,不易发现。附睾结核临床症状较明显,容易被病人和临床医师发现。

## 一、附睾结核

附睾结核(epididymal tuberculosis)是由结核分枝杆菌侵入附睾而引起,是最常见的男性生殖系统结核。早期 70% 为单侧附睾病变,病程 1 年以上者 75% 为双侧病变,可继发不育。

---

### 知 识 拓 展

#### 附睾的生理功能

附睾具有以下主要生理功能:①吸收功能:99% 的睾丸液由附睾上皮重吸收回体内。②分泌营养物质:附睾分泌甘油磷酸胆碱、卡尼汀、糖蛋白及多种酶,参与精子代谢、成熟和正常生理功能。③贮存精子:精子进入附睾后,一般要逗留 19~25d。④分泌功能:附睾上皮也能分泌少量雄激素。⑤免疫屏障作用:附睾本身可以防止精子进入附睾上皮内,以免发生自身免疫反应。⑥收缩功能:睾丸输出小管和附睾管的自发性有节律的收缩,可把精子运向输精管。⑦降解和吸收未射出的精子:附睾中的吞噬细胞可以使未射出的精子逐步解体和吸收。

---

【病理】

主要病理改变为结核肉芽肿、干酪样变、空洞形成和纤维化。附睾病变常从尾部开始,再向体、头部扩展。病变可蔓延至附睾外与阴囊粘连,破溃形成窦道,并可蔓延至睾丸。

【临床表现】

附睾结核主要表现为附睾肿大形成坚硬的肿块,多数不痛,或仅有轻微隐痛,常在无意中发现。少数病例急性发病,附睾肿痛明显。附睾结核多数从尾部开始肿大形成坚硬的肿块,逐渐蔓延至整个附睾,甚至睾丸。附睾结核压痛常不明显,病变发展时,附睾肿块可与阴囊粘连,并干酪化形成寒性脓肿。脓肿破溃后成窦道,经久不愈。输精管往往增粗、变硬、呈串珠状。双侧附睾结核常导致不育。

【辅助检查】

**1. 实验室检查**　①尿液检查:多次 24h 尿液沉渣涂片可查到抗酸杆菌,结核分枝杆菌培养阳性,聚合酶链反应(PCR)检测结核分枝杆菌敏感性高,特异性好;②血常规:白细胞计数正常,淋巴细胞比值增高,血沉加快;③结核菌素试验:阳性;④精液常规:可见精液量减少,精子计数减少,活力下降。

2. **超声检查**　表现为附睾肿大,附睾部位见弱增强或低回声结节,边缘不规则,内部回声不均匀。

【处理原则】

早期附睾结核应用抗结核药物多可治愈。已有脓肿或有阴囊皮肤窦道形成时,应在药物治疗配合下行附睾及睾丸切除术,术中尽量保留睾丸组织。术前抗结核治疗至少 2 周,术后常规抗结核治疗 3~6 个月。

【护理措施】

1. **休息与营养**　注意休息,适当运动,加强营养,摄入维生素丰富的食物。
2. **心理护理**　针对病人所担心的生育问题,给予耐心解释。
3. **预防感染**　附睾结核形成窦道者,应保持局部清洁、干燥,及时换药;遵医嘱使用抗生素。
4. **健康教育**　①强调早期、规律、全程、适量、联合抗结核药物治疗的重要性,提高服药依从性;②定期复查。

## 二、前列腺、精囊结核

前列腺、精囊结核多见于 20~40 岁男性。

【病因】

前列腺、精囊结核常继发于泌尿系统结核,是由于含结核分枝杆菌的尿液逆流入前列腺和精囊引起;也可能是肺结核、骨结核、结核性脑膜炎等原发感染血行播散所致。

【病理】

男性生殖系统结核的原发病灶一般在前列腺,精囊结核常继发于前列腺结核。前列腺、精囊结核病理改变早期为前列腺导管、射精管、精囊壁出现结核结节,之后结核结节发展成干酪样坏死、液化,形成空洞和纤维化。结核病灶向周围蔓延时,可形成会阴部窦道,排出干酪样坏死物;也可破入膀胱、尿道或直肠。

【临床表现】

1. **精液改变**　呈粉红色或咖啡色,量明显减少。
2. **射精疼痛**　由于前列腺导管阻塞,特别是射精管开口部位阻塞所致。
3. **尿路刺激征**　由于后尿道受结核炎症影响,可出现膀胱刺激症状。
4. **排尿困难**　前列腺因结核感染肿大可压迫尿道,严重时致尿潴留。
5. **窦道形成**　少数严重的前列腺结核,形成空洞后向会阴部、直肠破溃,形成瘘管,有脓液排出。

【辅助检查】

1. **尿道镜检查**　可见前列腺管口扩张,如高尔夫球洞状;尿道管腔扩大,黏膜增厚;可有结核结节。
2. **影像学检查**　超声检查可显示前列腺内脓肿或空洞。尿道造影可提示前列腺尿道部狭窄、僵硬、管壁不规则,膀胱挛缩。IVU 可了解尿路是否有结核,前列腺区可见钙化,精道造影可见虫蚀样模糊不清,晚期可见输精管闭塞致精道不显影。
3. **组织活检**　必要时可经会阴或直肠穿刺活检,发现结核结节提示为前列腺结核。

Note：

**【处理原则】**

前列腺、精囊结核一般采取全身支持治疗和抗结核药物治疗,疗程至少 6 个月。对于晚期前列腺、精囊结核,采用抗结核药物治疗不能控制时,可考虑清除较大的空洞或切除窦道,手术前后抗结核药物治疗仍应进行。治愈标准是尿液或前列腺液结核分枝杆菌涂片或培养均为阴性,泌尿生殖系统结核症状及体征全部消失。

**【护理措施】**

强调早期、规律、全程、适量、联合抗结核药物治疗的重要性,提高服药的依从性;定期复查。

(李　领)

---

## 思 考 题

1. 张先生,56 岁,因尿频、尿急、尿痛 1 个月入院。辅助检查:结核菌素试验阳性,尿沉渣抗酸染色阳性,IVU 示左肾结核。完善各项检查后,病人在全麻下行左肾切除术。

请问:

(1) 该病人目前主要的护理诊断/问题有哪些?

(2) 针对以上护理诊断/问题,可采取哪些护理措施?

2. 赵先生,32 岁,因右侧睾丸进行性肿大 8 个月入院。8 个月前无意中发现右侧睾丸肿大,双侧睾丸无明显疼痛,伴有发热,体温最高 38.5℃,能自行降至正常,未予诊治,自觉右侧睾丸逐渐增大。体格检查:右侧睾丸及附睾肿大,界限不清,大小约 4cm×4cm,质硬,无明显压痛,表面光滑,右侧阴囊有一大小约 0.5cm 破溃口,左侧睾丸及附睾未见明显异常。辅助检查:超声检查示右侧睾丸附睾结核,胸部 CT 示胸膜结核。完善各项检查后,病人在全麻下行睾丸附睾切除术。

请问:

(1) 该病人目前主要的护理诊断/问题有哪些?

(2) 针对以上护理诊断/问题,可采取哪些护理措施?

NURSING

第三十八章

# 肾上腺疾病病人的护理

38章 数字内容

── 学 习 目 标 ──

知识目标：

1. 掌握皮质醇增多症、原发性醛固酮增多症和儿茶酚胺增多症的临床表现和处理原则。

2. 熟悉皮质醇增多症、原发性醛固酮增多症和儿茶酚胺增多症的辅助检查。

3. 了解肾上腺疾病的病因与分类。

能力目标：

能运用护理程序对皮质醇增多症、原发性醛固酮增多症和儿茶酚胺增多症病人实施整体护理。

素质目标：

1. 具有关注肾上腺疾病病人的心理变化和尊重病人隐私的态度和行为。

2. 具有对肾上腺疾病病人风险防范意识。

肾上腺位于双侧肾上极内侧,左侧呈新月形,右侧呈三角形。虽然体积较小,但由于其分泌类固醇激素和儿茶酚胺等具有生物活性的激素,所以一旦出现病变,分泌异常,对病人全身将产生非常重要的影响。在泌尿外科收治的肾上腺疾病中,以皮质醇增多症、原发性醛固酮增多症和儿茶酚胺增多症最为常见。近年来,随着外科微创化的发展,腹腔镜肾上腺手术已成为首选的治疗方法,病人术后康复明显加快。目前,智能腹腔镜达芬奇机器人辅助肾上腺手术系统引领了微创手术的前沿水平。皮质醇增多症、原发性醛固酮增多症和儿茶酚胺增多症的临床表现、处理原则和护理是本章学习的重点。

---
**导入情境与思考**
---

王女士,32 岁,因头痛、头晕 7 个月收入住院治疗。7 个月前无明显诱因出现头痛、头晕,伴乏力、食欲缺乏,无发热、盗汗、水肿、肾区不适、尿频、尿急等症状,自发病以来,体重增加约 10kg。体格检查:T 36.4℃,P 110 次/min,R 22 次/min,BP 190/120mmHg;营养发育良好,神志清楚,精神欠佳,肥胖体型及面容。辅助检查:血 $K^+$ 3.4mmol/L,24h 尿游离皮质醇 620μg;CT 示左肾上腺结节状增生。诊断为"皮质醇增多症"。

请思考:

(1) 该病人的护理评估应重点关注哪些问题?

(2) 针对病人的护理诊断/问题,可采取哪些护理措施?

# 第一节　皮质醇增多症

皮质醇增多症(hypercortisolism)即皮质醇症,为机体组织长期在过量的糖皮质激素作用下出现的一系列临床症状和体征的综合征,也称为库欣综合征(Cushing syndrome,CS)。本病常见于 20~40 岁的女性。

【病因与分类】

1. **内源性皮质醇增多症**　分为 ACTH 依赖性和 ACTH 非依赖性 2 种类型。①ACTH 依赖性皮质醇增多症:其中 70%~80% 是由于垂体病变导致促肾上腺皮质激素(ACTH)过量分泌,称为库欣病;15% 是异位 ACTH 综合征,见于肺癌、胸腺癌、支气管肺癌、胰腺癌等异位分泌过多的 ACTH 所致。②ACTH 非依赖性皮质醇增多症:一般为单侧肾上腺肿瘤引起,即肾上腺皮质腺瘤或腺癌,是由于肾上腺束状带的肿瘤直接分泌大量皮质醇所致。

2. **外源性皮质醇增多症**　即医源性皮质醇增多症,当长期大剂量使用糖皮质激素的情况下,病人垂体-肾上腺皮质轴受抑制而导致肾上腺萎缩。

【临床表现】

1. **脂肪重新分布和向心性肥胖**　锁骨上区脂肪堆积和向心性肥胖是早期具有特征性的表现,数年内呈进行性肥胖,形成具有典型特征的"满月脸""水牛背""悬垂腹"等表现,但四肢及臀部正常或消瘦。这些临床表现与皮质醇升高,胰岛素抵抗、高胰岛素血症,胰岛素促进脂肪的合成有关,尤其面部与躯干特别敏感,皮质醇促进脂肪动员,四肢则对皮质醇较敏感,促进脂肪的分解。

2. **糖代谢异常和糖尿病**　糖皮质激素增多使糖异生作用增强,胰岛素抵抗,易发展成为糖尿病,因此约有 50% 的病人出现糖耐量降低,20% 的伴有糖尿病。

3. **水钠潴留、高血压和低钾血症**　糖皮质激素有水钠潴留、保钠排钾的作用,高血压一般为轻至中度,收缩压与舒张压同时升高。

4. **性功能紊乱**　女性表现为月经不调、不育,甚至出现女性男性化;成年男性表现为阳痿或性功能低下,阴茎萎缩,睾丸变软等;少年儿童提早出现腋毛和阴毛。

5. **蛋白代谢变化，皮肤、骨骼和肌肉变化**　糖皮质激素增高可导致负氮平衡，引起肌肉萎缩，以近端肌肉受累明显；抑制肠道对钙的吸收导致骨质疏松，病程长的病人易发生骨折；蛋白过度消耗，导致皮肤菲薄、毛细血管脆性增加，易出现瘀斑，皮下血管明显可见，呈现紫纹，以下腹部两侧、大腿前内侧、臀部、腋窝等处常见。

6. **其他**　糖皮质激素刺激骨髓使红细胞计数和血红蛋白含量增高，导致病人面容呈多血质。免疫系统受抑制，病人机体抵抗力下降，容易发生感染性疾病。另外，有超过70%的病人出现不同程度的精神症状，如焦虑、失眠、注意力不集中等，严重的会出现抑郁、认知障碍等精神症状。

【辅助检查】

1. **实验室检查**　①血浆游离皮质醇增高，且昼夜分泌节律消失对早期明确本病具有重大意义。常表现为下午或午夜明显升高，甚至接近早8点的最高水平。②24h尿游离皮质醇(24h-UFC)明显升高，超过正常值的2倍是CS典型表现。③血浆ACTH持续>3.3pmol/L提示为ACTH依赖性疾病，如2次ACTH<1.1pmol/L，提示为ACTH非依赖性疾病(肾上腺来源)。

2. **特殊检查**　用于疾病的定性判断。

(1) 小剂量地塞米松抑制试验：可以用于鉴别皮质醇症和单纯性肥胖症。病人23:00~24:00顿服地塞米松1mg(或1.5mg)，次日8:00抽血，测定血浆游离皮质醇值，与试验前相比下降超过50%，是单纯性肥胖症和正常人的表现，CS病人试验后血皮质醇下降不明显。

(2) 大剂量地塞米松试验：用于判断皮质醇症的病因。23:00~24:00顿服地塞米松8mg，次日8:00抽血，测定血浆游离皮质醇值，与试验前相比，下降(或抑制)超过50%，则提示为垂体性皮质醇增多症，而肾上腺皮质肿瘤或异位ACTH综合征不被抑制。

3. **影像学检查**

(1) 超声：对直径在1cm以上的肾上腺肿瘤检出率可达90%。

(2) CT：99%的肾上腺皮质腺瘤和增生可以通过CT检出。

(3) MRI：蝶鞍冠状薄层扫描可发现垂体增生、微腺瘤、腺瘤，效果优于CT。MRI对肾上腺检查并不优于CT。

【处理原则】

1. **非手术治疗**　药物治疗可作为皮质醇增多症术前准备、术后复发及无法切除的肾上腺皮质癌等的辅助治疗措施，包括皮质醇生物合成抑制剂和直接作用于下丘脑-垂体的药物，抑制ACTH的释放。常用药物有美替拉酮、密托坦、氨鲁米特、赛庚啶、溴隐亭及米非司酮等。

2. **手术治疗**

(1) 库欣病：首选方法是应用手术显微镜经鼻经蝶窦切除垂体瘤；如经蝶手术失败或无手术指征时，库欣病症状又严重者，可采取双侧肾上腺全切除加垂体放射治疗。

(2) 肾上腺原发肿瘤：分泌皮质醇的肾上腺腺瘤采用腹腔镜肾上腺肿瘤切除术，推荐保留肾上腺。肾上腺皮质癌首选根治性切除。

(3) 原发性肾上腺皮质增生：应先行病变严重(即体积较大侧)的一侧肾上腺全部切除术，若症状仍较重，再行另一侧肾上腺大部切除术。

(4) 异位皮质醇增多症：应手术切除原发肿瘤。若定位不清或不能切除时，可作双侧肾上腺全切或仅保留部分肾上腺，以减轻症状。

【护理评估】

(一) 术前评估

1. **健康史**

(1) 一般情况：包括年龄、性别、婚姻状况、文化程度、饮食习惯等。

（2）既往史：了解是否患高血压、糖尿病、骨质疏松症等疾病，有无泌尿系统、神经系统疾病治疗史。

（3）家族史：了解家族中有无皮质醇增多症、颅内肿瘤及其他肿瘤病人。

2. **身体状况**

（1）症状与体征：评估病人体重、血压，有无满月脸、水牛背、皮肤紫纹或四肢肌肉萎缩等情况；了解女性病人有无长胡须、多毛现象、月经失调等；男性有无阳痿或性功能低下；有无躁狂、抑郁和精神分裂等精神症状。

（2）辅助检查：了解血常规、血清电解质、血气分析、肾功能、血糖、24h-UFC、地塞米松抑制试验、血浆 ACTH 及其相关肽有无异常，超声、CT、MRI 及其他有关检查是否发现肾上腺肿瘤或垂体肿瘤。

3. **心理-社会状况** 了解病人、家属对疾病的认知程度；病人是否因身体意象改变而自卑，有无心理问题；社会支持系统是否健全。

（二）术后评估

1. **术中情况** 了解病人手术方式、麻醉方式、病变组织切除范围、术中出血情况以及术中用药、输液、输血等信息。

2. **身体状况** 评估病人血压和意识状况，监测血浆皮质醇水平；观察有无继发气胸、感染、邻近组织脏器的损伤和肾上腺功能不全等情况。

3. **心理-社会状况** 了解病人情绪状态，病人及家属对病情的认知，对于疾病的治疗与护理是否配合。

## 【常见护理诊断/问题】

1. **体象紊乱** 与糖皮质激素分泌过多引起的身体意象改变有关。
2. **活动耐力下降** 与低钾血症、腰背痛、骨痛等有关。
3. **潜在并发症**：急性肾上腺皮质功能不足、感染、静脉血栓栓塞症（VTE）。

## 【护理目标】

1. 病人及家属能够接受形象改变。
2. 病人活动耐力增加，活动量逐步增加。
3. 病人未发生并发症，或并发症得到及时发现和处理。

## 【护理措施】

（一）术前护理

1. **心理护理** 术前宣教与沟通，让病人及家庭成员充分认识治疗方式及相应的风险与受益，以及功能、生存质量的改变。

2. **饮食护理** 给予高蛋白、高钾、高钙、低钠、低脂肪饮食，避免刺激性食物，戒除烟酒等；合并糖尿病者给予糖尿病饮食；术前常规禁食禁饮。

3. **用药护理** 由于肾上腺肿瘤长期自主性分泌大量皮质醇，致使垂体 ACTH 分泌处于抑制状态，同时对侧肾上腺及肿瘤周围正常肾上腺皮质也呈萎缩状态。为防止肿瘤切除后体内皮质醇骤然不足引起肾上腺危象，术前遵医嘱补充糖皮质激素，遵医嘱静脉滴注氢化可的松 100mg。根据情况应用降压药、降糖药、抗生素、补钾和纠正酸中毒等药物，密切观察药物副作用。

4. **静脉血栓栓塞症（VTE）预防** 对病人进行静脉血栓形成风险评估，做好术前 VTE 的健康教育；指导病人适度饮水、戒烟和戒酒，控制血糖或血脂等；指导病人术后卧床期间如何进行腿部的功能锻炼。对高危病人遵医嘱采取药物预防和机械预防措施。

Note:

知 识 拓 展

**泌尿外科围术期血栓形成风险分级**

| 风险等级 | 风险因素 | VTE 发生可能性(x:倍数) |
|---|---|---|
| 低危 | 无危险因素 | 1x |
| 中危 | 下列任意 1 项危险因素: | 2x |
| | 年龄≥75 岁 | |
| | BMI≥35kg/m$^2$ | |
| | 一级亲属(父母、子女、兄弟姐妹)有 VTE 病史 | |
| 高危 | 个人 VTE 病史 | 4x |
| | 2 项或以上危险因素 | |

BMI:身体质量指数。

5. **预防受伤**　本病常引起高血压、低钾血症、骨质疏松等,严重时亦可出现抑郁症、躁狂症等精神症状。因此在做好风险评估的基础上,有针对性地指导病人保持情绪稳定避免激动,适当卧床休息避免剧烈活动,必要时搀扶病人行走或轮椅接送病人,防止跌倒、坠床、外伤、骨折等意外伤害。

（二）术后护理

1. **替代治疗的护理**　肾上腺肿瘤的自主性过量分泌使下丘脑-垂体-肾上腺轴处于严重的抑制状态,肿瘤切除后,将有一段时期的肾上腺皮质功能低下,需要相当长一段时间才能恢复,故术后糖皮质激素替代治疗不可或缺。术后激素替代治疗逐渐减量过程中,应注意病人有无出现乏力、食欲缺乏、恶心、肌肉关节疼痛等。若出现以上不适症状,及时报告医师并协助处理。

2. **并发症的护理**

（1）急性肾上腺皮质功能不足

1）原因:感染,术前准备、术后激素补充不足,长期大剂量应用糖皮质激素替代治疗时骤然停药或减量过速等,均可诱发肾上腺危象。

2）表现:①发热:高热可达 40℃以上;②消化系统症状:恶心、呕吐、腹痛、腹泻等;③神经系统症状:精神萎靡、表情淡漠、嗜睡甚至昏迷等;④循环系统症状:心率增快、血压下降、四肢湿冷甚至休克等。

3）护理:①术后避免使用吗啡、巴比妥类药物,严密观察病情,一旦发现肾上腺危象迹象,及时报告医师;②遵医嘱立即静脉补充肾上腺皮质激素,最初 1~2h 内迅速静脉滴注氢化可的松 100mg,之后每 6h 滴注一次,若病情缓解第 2d 可以将氢化可的松改为 50mg,若病情基本稳定可持续缓慢减量,直到改为口服;③遵医嘱纠正水、电解质、酸碱平衡失调及低血糖等情况。

（2）感染

1）原因:包括糖代谢紊乱、肾上腺皮质功能不足、机体抵抗力差等。

2）表现:病人术后易发生手术部位及切口的延迟愈合或感染、脂肪液化、肾周及膈下脓肿。

3）护理:①监测病人体温变化;②做好口腔、会阴及皮肤护理;③保持伤口敷料清洁、干燥,如有渗湿、污染应及时换药;④观察切口愈合情况,如有红、肿、热、痛及分泌物排出时,及时通知医师并协助处理。

（三）健康教育

1. **用药指导**　行糖皮质激素替代治疗者,告知遵医嘱服药的重要性,切勿自行增减剂量。

2. **复诊指导**　定期复查生化指标(血常规、血糖、电解质、血脂等)、激素水平(ACTH、午夜血浆/唾液皮质醇、24h-UFC、地塞米松抑制试验等)、CT/MRI 等。

【护理评价】

通过治疗与护理,病人是否:①能够正确认识形象改变;②活动耐力增加;③并发症得以预防,或得到及时发现和处理。

# 第二节　原发性醛固酮增多症

原发性醛固酮增多症(primary hyperaldosteronism,PHA)是肾上腺皮质分泌过量的醛固酮激素,引起以高血压、低血钾、高血钠、低血浆肾素活性和碱中毒为主要表现的临床综合征,又称 Conn 综合征。

【病因与分类】

1. **分泌醛固酮的肾上腺皮质腺瘤**　又称醛固酮瘤(aldosterone-producing adenomas,APA),最常见,占 PHA 的 80% 左右,以单侧单个肿瘤多见,醛固酮分泌不受肾素及血管紧张素 Ⅱ 的影响,临床表现典型。肿瘤呈圆形、橘黄色,一般较小,仅 1~2cm。

2. **单侧肾上腺皮质球状带增生**　较少见,具有典型的原发性醛固酮增多症表现,但内分泌及生化测定类似于肾上腺皮脂腺瘤,病理多为单侧或以一侧结节性增生为主。

3. **双侧肾上腺皮质球状带增生**　又称特发性醛固酮增多症(idiopathic hyperaldosteronism,IHA),临床表现多不典型,与垂体产生的醛固酮刺激因子有关,对血管紧张素敏感。

4. **分泌醛固酮的肾上腺皮质腺癌**(aldosterone-producing adrenocortical carcinoma,ACC)　约占 1%。肿瘤直径常 >5cm,该病除分泌大量醛固酮外,还分泌糖皮质激素和性激素。肿瘤进展快,确诊时多已发生血行转移,对手术、化学治疗、放射治疗均不理想,预后极差。

5. **分泌醛固酮的异位肿瘤**　极罕见,仅见于少数肾癌或卵巢癌的病例,其癌细胞具有分泌醛固酮的功能,但对 ACTH 和血管紧张素无反应。

6. **家族性醛固酮增多症**　不足 1%,有家族史,是一种常染色体显性遗传病。与 PHA 的临床表现相似,血浆 17-去氧皮质酮升高。

【临床表现】

30~50 岁多见,主要表现为高血压和低血钾。

1. **高血压**　几乎所有病人均有高血压,以舒张压升高为主,一般降血压药物效果不佳。

2. **低钾血症**　约 70% 病人呈现持续性低钾血症,30% 为间歇性。病人表现为肌无力,甚至周期性瘫痪,四肢首先受累,常因劳累、久坐、呕吐、服用利尿剂等发作,也可突然发作,严重者可发生吞咽困难、呼吸困难和心律失常,心电图出现低血钾的相应改变。合并代谢性碱中毒者可出现低血钙。

3. **烦渴、多饮、多尿**　多尿以夜尿增多为主,由于长期缺钾,肾浓缩功能下降引起。

【辅助检查】

1. **实验室检查**　①低血钾、高血钠、碱中毒;②尿钾排出增多,24h 超过 25~30mmol/L;③血、尿醛固酮含量升高;④血浆肾素活性降低,激发试验往往无反应。

2. **特殊检查**　①螺内酯试验:口服螺内酯 80~100mg/次,每日 3 次,2~3 周后病人血压下降,血钾升高,尿钾下降,血钠降低,尿钠升高,$CO_2$ 结合力恢复正常,尿 pH 变酸性。②体位试验:IHA 病人站立位肾素和醛固酮分泌增高。③钠钾平衡试验:仅适用于诊断有困难者,病人普食情况下钾负衡,钠平衡;低钠饮食情况下血钾升高,尿钠排出减少。

3. 定位检查　①超声检查：能显示直径>1cm 的肾上腺肿瘤。②CT：为肾上腺肿瘤首选检查手段。肾上腺 CT 平扫加增强可检出直径>5mm 的肾上腺肿瘤。③MRI：空间分辨率低于 CT，不作为常规应用，仅用于 CT 造影过敏者。

【处理原则】

1. 非手术治疗　药物治疗适用于：①IHA；②糖皮质激素可抑制性醛固酮增多症；③不能耐受手术或不愿手术的醛固酮腺瘤者。常用药物有螺内酯、依普利酮、阿米洛利、硝苯地平、氨氯地平、卡托普利、依那普利等降压药物以及糖皮质激素等。

2. 手术治疗　肾上腺皮质腺瘤，单纯切除后可望完全恢复，腺瘤以外的腺体有结节性改变时宜将该侧肾上腺切除。单侧原发性肾上腺皮质增生可做同侧肾上腺切除或肾上腺次全切除。肾上腺皮质癌及异位产生醛固酮的肿瘤应尽量切除原发病灶。近年来，腹腔镜手术已广泛用于原发性醛固酮增多症的治疗。

【护理措施】

（一）非手术治疗的护理/术前护理

1. 心理护理　告知病人疾病相关知识；解释疾病的治疗与护理方案，鼓励积极配合；及时心理疏导。

2. 饮食护理　指导病人低钠、高钾、低脂饮食。

3. 预防跌倒　低钾性软瘫以及降压治疗期间可引起体位性低血压，应做好活动指导，加强防护：出现头晕、视物模糊时，立即就地休息；避免长时间站立；改变体位宜缓慢；避免用过热的水洗澡；上厕所或外出时有人陪伴；切忌远行。

4. 用药护理　为了降低手术的危险性，术前遵医嘱使用保钾利尿剂、钾剂等药物控制血压、纠正低血钾和碱中毒等；监测血清钠、钾、pH 情况，注意纠正水、电解质失衡，密切观察药物的副作用。

5. 术前准备　术前详细了解病人的心、肝、肺、肾等主要脏器的功能，充分评估手术的危险性，及时改善营养状况，调整全身状态。术前常规禁食、禁饮。

（二）术后护理

监测病人生命体征、血清电解质及醛固酮水平，记录 24h 出入量，遵医嘱补充液体，纠正水、电解质及酸碱平衡失调；根据血压情况遵医嘱用药控制血压；观察肾上腺皮质功能不全的表现，一旦出现，及时通知医师处理。

（三）健康教育

1. 用药指导　行肾上腺全切除或次全切除病人需终身激素替代治疗，告知遵医嘱服药的重要性，切勿自行增减剂量。若术后血压未降至正常水平，需继续遵医嘱服用降压药。向病人讲解口服钾剂的注意事项，尽量减少对胃肠道的刺激。

2. 复诊指导　定期复查血压、血清电解质、肝肾功能、血浆肾素活性水平和血、尿醛固酮，根据情况进行腹部超声和 CT 检查，以判断疾病的治疗效果及康复情况。

# 第三节　儿茶酚胺增多症

儿茶酚胺增多症（hypercatecholaminemia）是嗜铬细胞瘤（pheochromocytoma，PHEO）和肾上腺髓质增生（adrenalmedulla hyperplasia）的总称，其共同特点是肿瘤或肾上腺髓质的嗜铬细胞分泌过量的儿茶酚胺，而引起相似的临床症状，统称为儿茶酚胺增多症。

【临床表现】

本病临床表现多种多样，但多数病人表现为以肿瘤或增生组织分泌过多的儿茶酚胺为基础的症状和体征。阵发性高血压或持续性高血压伴阵发性极度升高是本病的典型特征;多数病人伴有代谢紊乱。

**1. 高血压**　①持续性高血压伴阵发性极度升高,最多见,占 50% 以上。在高血压的基础上发作时血压极度升高,甚至用一般血压计测不出。典型发作症状是"头痛、心悸、多汗"三联征,严重者可出现心力衰竭、肺水肿、脑出血而死亡。阵发性发作的常见诱因包括精神刺激、弯腰、排便、排尿、触摸腹部、按压肿块、麻醉诱导期和药物(组胺、胍乙啶、高血糖素、甲氧氯普胺、三环类抗抑郁药)等。②阵发性高血压,占 40% 以上,女性多见,平时不出现高血压,当受外界诱因时血压突然升高,若处理不当,严重者可导致死亡。③持续性高血压,易与原发性高血压相混淆,多见于儿童。

**2. 代谢改变**　表现为基础代谢率增高,肝糖原分解加速和胰岛素分泌受抑制引起的血糖升高、出现尿糖;脂代谢加速,血中游离脂肪酸和胆固醇增高;少数病人还可能有低血钾的表现。

**3. 儿茶酚胺性心肌病**　是较严重的特殊并发症,常以急性左心衰为主要表现,可伴心律失常,心肌退行性变、坏死,高血压性心肌肥厚、心脏扩大等。

---

### 知 识 拓 展

#### 嗜铬细胞瘤危象诊断标准

在骤发高血压或持续性高血压阵发性加剧的基础上,同时伴有下列 1 项或多项症状,即可诊断为嗜铬细胞瘤危象:①发作时有剧烈头痛、呕吐、视力下降且血压 >220/180mmHg;②伴有短暂意识丧失、抽搐、脑出血等明显高血压脑病症状;③严重心律失常、心力衰竭、心肌损害等心脏损害症状;④剧烈腹痛、消化道出血、急性溃疡穿孔等消化系统症状;⑤高热,体温 >39℃;⑥出现休克或高、低血压反复交替出现。

---

**【辅助检查】**

**1. 定性诊断**　24h 尿液儿茶酚胺测定(包括肾上腺素、去甲肾上腺素和多巴胺)含量升高 2 倍以上有意义、24h 尿香草扁桃酸(VMA)测定(一般需要连续测定 3 次)、血儿茶酚胺测定。某些食物和药物(如咖啡、香蕉、柑橘类水果、阿司匹林等)可干扰上述测定值,故检查前必须停用。

**2. 定位诊断**　超声检查和 CT 能清楚显示肾上腺部位的肿瘤,是首选的检查方法,MRI 检查在 $T_1$ 加权像低信号或等信号、在 $T_2$ 加权像呈高信号为其典型表现。

**【处理原则】**

嗜铬细胞瘤(包括肾上腺内及肾上腺外嗜铬细胞瘤)的有效治疗手段为手术切除;双侧肾上腺髓质增生者选用肾上腺次全切除,即一侧全切,一侧大部切除,保留部分肾上腺皮质,以避免终身的肾上腺皮质功能减退。对不能耐受手术,或未能切除的恶性嗜铬细胞瘤,或手术后肿瘤复发等病人,可使用酚苄明、哌唑嗪等药物改善症状,也可用 $^{131}I$-间位碘苄胍进行内放射治疗。

**【护理措施】**

(一) 术前护理

**1. 病情观察**　密切监测病人生命体征,尤其注意血压变化,必要时监测中心静脉压。

**2. 避免诱因**　避免高血压阵发性发作的诱因。如腹部可触及的嗜铬细胞瘤要注意避免不必要的腹部按压;膀胱内嗜铬细胞瘤,由于排尿时膀胱收缩对其压迫,亦可引起阵发性血压升高,故病人排尿时最好有人陪同,避免意外。

**3. 用药护理**　遵医嘱给予降压、护心、扩容治疗,确保血压控制在正常范围,心率 <90 次/min,血

细胞比容正常;密切观察药物的副作用。同时纠正电解质和酸碱平衡失调。

4. **术前准备**　由于肾上腺嗜铬细胞瘤病人血液中的儿茶酚胺增高所致周围血管长期处于收缩状态,血容量相对较低,切除肿瘤后儿茶酚胺含量减少,血管舒张,导致血压急剧下降,因此易导致术中或术后出现失血性休克,严重者危及生命。因此病人围术期的管理至关重要。术前准备一般在2周以上。

（1）控制血压:应用 α-肾上腺素能受体阻滞剂,如酚苄明,使血压在正常范围,若血压仍控制不好,可加用钙离子通道阻滞剂,如硝苯地平。用药期间注意防止低血压的发生。

（2）扩充血容量:手术前遵医嘱补液治疗,如低分子右旋糖酐,使血细胞比容<45%。

（二）术后护理

密切观察血压变化,注意有无心电图改变、心血管并发症发生;遵医嘱用药,维持水、电解质、酸碱平衡;观察有无出血、感染、低血压、急性肾上腺皮质功能不足危象等并发症,及时通知医师并协助处理。

（三）健康教育

1. **饮食指导**　加强营养,避免暴饮暴食,减轻肾脏负担。
2. **活动指导**　适当进行体育活动,增强体质,预防感冒。
3. **用药指导**　术后继续行降压治疗或糖皮质激素替代治疗者,遵医嘱服药,切勿自行增减剂量。
4. **复诊指导**　定期检查临床症状、生化指标(血浆游离 MNs、24h 尿儿茶酚胺和分馏的 MNs)、超声或 CT 检查等,发现异常,及时就诊和遵医嘱用药。

（郑　瑾）

---

## 思 考 题

1. 王先生,52 岁,因反复肢体无力 3 年入院。体格检查:BP 161/102mmHg,辅助检查:血 $K^+$ 3.1mmol/L,尿 $K^+$ 94.28mmol/24h,ARR 146.6,CT 示右侧肾上腺腺瘤。拟诊断为"原发性醛固酮增多症(肾上腺腺瘤)"。完善各项检查后,病人在全麻下行腹腔镜肾上腺腺瘤切除术,术后返回病房。

请问:

（1）该病人目前主要的护理诊断/问题有哪些?

（2）针对以上护理诊断/问题,可采取哪些护理措施?

2. 刘女士,40 岁,因反复头晕 3 年入院。体格检查:BP 170/120mmHg;腹部可触及一质实包块,大小约 6.0cm×5.0cm,无压痛。辅助检查:泌尿系统超声检查示左侧腹膜后实质性肿块;腹部大血管超声检查示腹主动脉左旁实性肿块,大小约 6.9cm×5.7cm,边界欠清,内回声欠均匀;CT 示左肾中下极水平腹主动脉左侧旁占位性病变;24h 尿 VMA 定量 200.4μmol/24h;空腹血糖 7.78mmol/L,HbA1c 7.1%。拟诊断为"嗜铬细胞瘤"。手术前病人血压曾突然升至 200/160mmHg,经应用联合降压药后血压平稳,完善各项检查后,病人择日在全麻下行异位嗜铬细胞瘤切除术,病理检查示肾上腺外嗜铬细胞瘤。术后返回病房。

请问:

（1）该病人目前主要的护理诊断/问题有哪些?

（2）针对以上护理诊断/问题,可采取哪些护理措施?

（3）术前预防病人血压突然升高应采取哪些护理措施?

# 骨折病人的护理

39章 数字内容

--- 学习目标 ---

**知识目标：**

1. 掌握骨折的定义、病因、分类、移位、临床表现、急救和处理原则；常见四肢骨折、脊柱骨折、脊髓损伤和骨盆骨折的临床表现、处理原则。

2. 熟悉常见四肢骨折、脊柱骨折、脊髓损伤和骨盆骨折的病因、分类。

3. 了解骨折的愈合过程、影响因素和常用的辅助检查方法。

**能力目标：**

能运用护理程序对骨折病人实施整体护理。

**素质目标：**

具有关心骨折病人心理和尊重骨折病人隐私的态度和行为。

骨折不仅有骨的连续性或完整性中断,而且可能因损伤到周围的神经、血管、脊髓和脏器等,引起更为严重的并发症,因此对骨折的及时诊断,以及骨折后正确的复位、固定和功能锻炼都极为重要。骨折病人的临床表现和处理原则,以及不同部位骨折的临床特点和骨折后护理是本章学习的重点。

**导入情境与思考**

张女士,65 岁,因左髋部外伤后疼痛,活动受限 3h 入院。体格检查:左下肢内收、缩短,外旋50°畸形,左髋部压痛和轴向叩击痛。经过检查后,该病人被诊断为左股骨颈骨折,行患肢外展中立位皮牵引,拟于第 2d 行全髋关节置换术。在此期间,病人主诉伤口疼痛,患肢不敢活动,并询问护士牵引期间需要注意什么。

请思考:
(1) 病人目前存在哪些护理诊断/问题?
(2) 针对病人目前的问题,应采取哪些护理措施?

# 第一节　概　述

骨折(fracture)是指骨的完整性和连续性中断。

【病因】

骨折可由创伤和骨骼疾病所致。创伤性骨折较为多见,如交通事故、坠落或跌倒等。骨髓炎、骨肿瘤等疾病导致骨质破坏,在轻微外力作用下即发生的骨折,称为病理性骨折。

1. **直接暴力**　暴力直接作用于局部骨骼使受伤部位发生骨折,常伴有不同程度的软组织损伤。如小腿被车轮碾压的部位出现骨折(图 39-1)。

2. **间接暴力**　暴力通过传导、杠杆、旋转和肌肉收缩等方式使受力点以外的骨骼部位发生骨折(图 39-2)。如跌倒时以手掌撑地,由于上肢与地面的角度不同,暴力向上传导可致桡骨远端骨折或肱骨髁上骨折;骤然跪倒时,股四头肌猛烈收缩可致髌骨骨折。

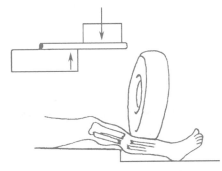

图 39-1　直接暴力引起骨折

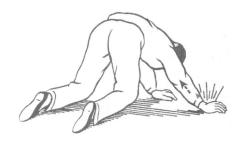

图 39-2　间接暴力引起骨折

3. **积累应力**　长期、反复、轻微的直接或间接外力可致肢体某一特定部位骨折,称为疲劳性骨折(fatigue fracture)。如长途行军易致第 2、3 跖骨及腓骨下 1/3 骨干骨折。

【分类】

1. **根据骨折处皮肤、黏膜的完整性分类**

(1) 开放性骨折(open fracture):骨折处皮肤、筋膜或骨膜破裂,骨折端直接或间接与外界相通。如刀枪打击造成骨折处有开放性创口,耻骨骨折伴膀胱或尿道破裂,尾骨骨折导致直肠破裂。

（2）闭合性骨折（closed fracture）：骨折处皮肤或黏膜完整，骨折端不与外界相通。

**2. 根据骨折的程度和形态分类** 按骨折线的方向及形态可分为以下9类：

（1）青枝骨折：多见于儿童长骨骨折。由于外力作用使骨干变弯，但无明显断裂和移位，因与青嫩树枝被折断时相似而得名。

（2）裂缝骨折：骨质出现裂缝，无移位，像瓷器上的裂缝。多见于颅骨、肩胛骨等。

（3）横形骨折：骨折线与骨干纵轴接近垂直。

（4）斜形骨折：骨折线与骨干纵轴呈一定角度。

（5）螺旋形骨折：骨折线呈螺旋状。

（6）粉碎性骨折：骨质碎裂成3块以上。

（7）嵌插骨折：骨折片相互嵌插，多见于干骺端骨折，即骨干的密质骨嵌插入骨骺端的松质骨内。

（8）压缩性骨折：骨质因压缩而变形，多见于松质骨，如脊椎骨和跟骨。

（9）骨骺损伤：经过骨骺的骨折，骨骺的断面可带有数量不等的骨组织。

其中青枝骨折与裂缝骨折为不完全骨折，其他7类骨折为完全骨折（图39-3）。

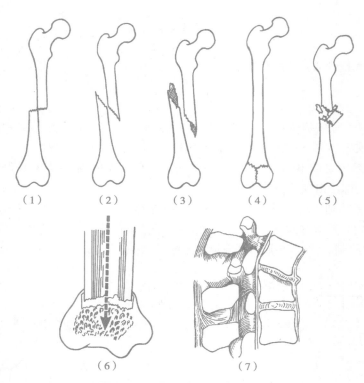

**图 39-3 完全骨折的分类示意图**
（1）横形骨折；（2）斜形骨折；（3）螺旋形骨折；（4）T 形骨折；（5）粉碎性骨折；（6）嵌插骨折；（7）压缩性骨折。

**3. 根据骨折端的稳定程度分类**

（1）稳定性骨折（stable fracture）：在生理外力作用下，骨折端不易移位或复位后不易再发生移位的骨折，如裂缝骨折、青枝骨折、横形骨折、压缩骨折和嵌插骨折等。

（2）不稳定性骨折（unstable fracture）：在生理外力作用下，骨折端易移位或复位后易再移位的骨折，如斜形骨折、螺旋形骨折和粉碎性骨折等。

【骨折移位】

由于暴力作用、肌肉牵拉以及不恰当的搬运等原因，大多数完全骨折均有不同程度的移位。常见的移位有以下5种（图39-4），常同时存在：

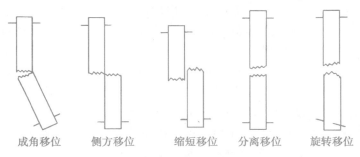

成角移位　　侧方移位　　缩短移位　　分离移位　　旋转移位

图 39-4　骨折段 5 种不同移位

1. **成角移位**　两骨折段的纵轴线交叉成角,以其顶角的方向为准分为向前、后、内或外成角。
2. **侧方移位**　以近侧骨折段为准,远侧骨折段向前、后、内、外的侧方移位。
3. **缩短移位**　两骨折段相互重叠或嵌插,使其缩短。
4. **分离移位**　两骨折段在纵轴上分离,形成间隙。
5. **旋转移位**　远侧骨折端围绕骨的纵轴旋转。

【骨折愈合】

1. **骨折愈合过程**　根据组织学和细胞学的变化,通常将骨折后的愈合过程分为以下 3 个相互交织逐渐演进的阶段:

(1) **血肿炎症机化期**:骨折导致骨髓腔、骨膜下和周围组织血管破裂出血。伤后 6~8h,骨折断端及其周围形成的血肿凝结成血块。损伤可致部分软组织和骨组织坏死,在骨折处引起无菌性炎症反应。炎性细胞逐渐清除血凝块、坏死软组织和死骨,而使血肿机化形成肉芽组织。肉芽组织内成纤维细胞合成和分泌大量胶原纤维,转化为纤维结缔组织连接骨折两端,称为纤维连结。此过程约在骨折后 2 周完成。同时,骨折端附近骨外膜的成骨细胞伤后不久即活跃增生,1 周后即开始形成与骨干平行的骨样组织,并逐渐延伸增厚。骨内膜在稍晚时也发生同样改变。

(2) **原始骨痂形成期**:骨内、外膜增生,新生血管长入,成骨细胞大量增殖,合成并分泌骨基质,使骨折端附近内、外形成的骨样组织逐渐骨化,形成新骨,即膜内成骨。由骨内、外膜紧贴骨皮质内、外形成的新骨,分别称为内骨痂和外骨痂。填充于骨折断端间和髓腔内的纤维组织逐渐转化为软骨组织,软骨组织经钙化而成骨,即软骨内成骨,形成环状骨痂和髓腔内骨痂,即为连接骨痂。连接骨痂与内、外骨痂相连,形成桥梁骨痂,标志着原始骨痂形成。这些骨痂不断钙化加强,当其达到足以抵抗肌收缩及剪力和旋转力时,则骨折达到临床愈合,一般需 12~24 周。此时 X 线片上可见骨折处有梭形骨痂阴影,但骨折线仍隐约可见。

(3) **骨痂改造塑形期**:原始骨痂中新生骨小梁逐渐增粗,排列越来越规则和致密。随着破骨细胞和成骨细胞的侵入,完成骨折端死骨清除和新骨形成的爬行替代过程。原始骨痂被板层骨所替代,使骨折部位形成坚强的骨性连接,此过程需 1~2 年。根据 Wolff 定律,骨的机械强度取决于骨的结构,正常与异常骨结构随着功能需要而发生变化。因此在骨痂形成成熟骨板后,破骨细胞与成骨细胞相互作用。在应力轴线上成骨细胞相对活跃,有更多新骨形成坚强的板层骨;在应力轴线以外破骨细胞相对活跃,吸收和清除多余的骨痂。最终,髓腔重新沟通,骨折处恢复正常骨结构,在组织学和放射学上不留痕迹。但这种改建有一定限度,畸形严重者将很难完全矫正。

骨折愈合过程分为一期愈合(直接愈合)和二期愈合(间接愈合)。前者是指骨折复位和固定后,骨折断端可通过哈弗系统重建直接发生连接,X 线检查显示无明显外骨痂形成,骨折线逐渐消失。后者是膜内化骨与软骨内化骨 2 种成骨方式的结合,有骨痂形成。临床上以二期愈合多见。

骨折经过治疗,超过一般愈合所需时间(4~8 个月),骨折断端仍未出现骨折连接,称为骨折延迟愈合(delayed union)。此时骨折仍有愈合能力,针对原因适当处理后仍可达到骨折愈合。骨折经过治

Note:

疗,超过一般愈合时间(9 个月),且经再度延长治疗时间(3 个月)仍达不到骨性愈合,称为骨折不愈合(nonunion)。骨折愈合的位置未达到功能复位的要求,存在成角、旋转或重叠畸形,称为骨折畸形愈合(malunion)。

**2. 临床愈合** 临床愈合是骨折愈合的重要阶段,其标准为:①局部无压痛及轴向叩击痛;②局部无反常活动;③X 线检查显示骨折处有连续性骨痂通过,骨折线已模糊。达到临床愈合后,可拆除病人的外固定,通过功能锻炼逐渐恢复患肢功能。

**3. 影响愈合的因素** 骨折愈合受多种因素影响,主要包括以下 3 个方面:

(1) 全身因素:①年龄:儿童骨折愈合较快,而老年人则较慢。例如新生儿股骨骨折 2 周后即可达到坚固愈合,成人则 3 个月左右。②健康状况:健康状况欠佳者愈合较慢,特别是患有慢性消耗性疾病,如糖尿病、营养不良、恶性肿瘤和钙磷代谢紊乱者。

(2) 局部因素:①骨折类型:螺旋形和斜形骨折断端接触面积大,比横形骨折愈合快。多发性骨折或一骨多段骨折愈合较慢。②骨折部位血液供应:血液供应不足是影响骨折愈合的重要因素。例如,股骨颈头下型骨折时股骨头血液供应几乎中断,因此容易发生骨折不愈合或缺血性坏死。③软组织损伤程度:严重的软组织损伤,尤其是开放性损伤,可直接损伤骨折端附近的肌肉、血管和骨膜,破坏血液供应,影响骨折愈合。④软组织嵌入:血管、肌肉和肌腱等软组织嵌入骨折断端之间,阻碍骨折端的对合和接触,影响骨折愈合。⑤感染:开放性骨折时,局部感染可导致化脓性骨髓炎,出现软组织坏死并形成死骨,影响愈合。

(3) 治疗方法:①反复多次手法复位:损伤局部软组织和骨外膜,不利于骨折愈合。②治疗操作不当:如切开复位时软组织和骨膜剥离过多,开放性骨折清创时过多摘除碎骨片,骨牵引时牵引力量过重等,可造成骨折端分离,局部供血不足,影响骨折愈合。③骨折固定不牢固:骨折断端仍然受到剪切力和旋转力影响,干扰骨痂生长。④过早或不恰当的功能锻炼:可影响骨折部位的固定而影响骨折愈合。

**【临床表现】**

(一) 全身表现

大多数骨折只会引起局部症状,但严重骨折和多发性骨折可导致全身反应。

**1. 休克** 多由于出血所致,特别是骨盆骨折、股骨骨折和多发性骨折,严重时出血量可超过 2 000ml。严重的开放性骨折或并发重要内脏器官损伤时也可导致休克甚至死亡。

**2. 发热** 骨折后体温一般正常。股骨骨折、骨盆骨折等的出血量较大,血肿吸收时可出现吸收热,但一般不会超过 38℃。开放性骨折出现高热时,应考虑感染的可能。

(二) 局部表现

**1. 一般表现**

(1) 疼痛和压痛:骨折和合并伤处疼痛,移动患肢时疼痛加剧,伴明显压痛。由骨长轴远端向近端叩击和冲击时可诱发骨折部位的疼痛,为轴向叩击痛。

(2) 肿胀和瘀斑:骨折处血管破裂出血形成血肿,软组织损伤导致水肿,这些都可使患肢严重肿胀,甚至出现张力性水疱和皮下瘀斑。由于血红蛋白的分解,皮肤可呈紫色、青色或黄色。

(3) 功能障碍:局部肿胀和疼痛使患肢活动受限。完全骨折时受伤肢体活动功能可完全丧失。

**2. 特有体征**

(1) 畸形:骨折段移位可使患肢外形改变,多表现为缩短、成角或旋转畸形。

(2) 反常活动:正常情况下肢体非关节部位出现类似于关节部位的活动。

(3) 骨擦音或骨擦感:两骨折端相互摩擦时,可产生骨擦音或骨擦感。

具有以上特有体征三者之一即可诊断为骨折。但是,三者都不出现亦不能排除骨折,如裂缝骨折和嵌插骨折。不能为了检查特有体征而刻意搬动患肢,不可故意反复检查,以免加重周围组织特别是血管和神经的损伤。

（三）并发症

骨折常由较严重的创伤所致,有时骨折伴有或导致重要组织、器官的损伤比骨折本身更严重,甚至可以危及病人的生命。

**1. 早期并发症**

（1）休克:严重创伤、骨折引起大出血或重要脏器损伤可致休克。

（2）脂肪栓塞综合征（fat embolism syndrome）:成人多见,多发生于粗大的骨干骨折,如股骨干骨折。由于骨折部位的骨髓组织被破坏,血肿张力过大,使脂肪滴经破裂的静脉窦进入血液循环,引起肺、脑、肾等部位的脂肪栓塞。通常发生在骨折后48h内,典型表现有进行性呼吸困难、发绀,低氧血症可致烦躁不安、嗜睡甚至昏迷和死亡,胸部X线显示有广泛性肺实变。

（3）重要内脏器官损伤:严重的下胸部损伤可导致肋骨骨折和肝脾破裂出血,肋骨骨折可损伤肋间血管和肺组织,骨盆骨折可损伤膀胱和尿道,骶尾骨骨折可损伤直肠等。

（4）重要周围组织损伤:骨折可导致重要血管、周围神经和脊髓等损伤,如伸直型肱骨髁上骨折可造成肱动脉损伤（图39-5）、脊柱骨折和脱位可伴发脊髓损伤。

（5）骨筋膜室综合征（osteofascial compartment syndrome）:骨筋膜室是由骨、骨间膜、肌间隔和深筋膜形成的密闭腔隙。骨筋膜室综合征是由骨筋膜室内的压力增高,导致肌肉和神经等组织急性缺血、缺氧而产生的一系列临床综合征。好发于前臂和小腿。引起骨筋膜室内压力增高的因素包括:①骨折的血肿和组织水肿使室内内容物体积增加;②包扎过紧、局部压迫使室内容积减小。当压力达到一定程度,供应肌肉血液的小动脉关闭（图39-6）,形成缺血—水肿—缺血的恶性循环。根据缺血程度不同可导致以下不同结果:①濒临缺血性肌挛缩:缺血早期,若能及时恢复血液供应,可不发生或仅发生极小量的肌肉坏死,可不影响肢体功能;②缺血性肌挛缩:缺血时间较短或程度严重的不完全性缺血,恢复血液供应后大部分肌肉坏死,形成挛缩畸形,严重影响肢体功能;③坏疽:广泛、长时间的完全缺血可导致大量肌肉坏疽,常需截肢。如有大量毒素进入血液循环,还可导致休克、心律失常和急性肾功能衰竭。

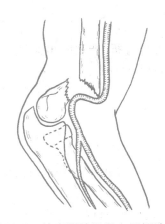

图39-5　伸直型肱骨髁上骨折造成肱动脉损伤

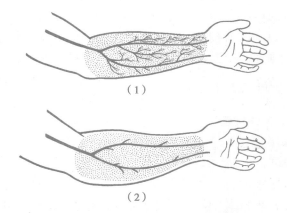

图39-6　前臂骨筋膜室综合征发展过程
（1）早期肌肉的毛细血管血液循环开始受压;（2）若骨筋膜室内张力继续增加,肌肉血液供应可完全丧失,但远侧的动脉搏动还可以存在,因此临床上不能以此作为安全的客观指标。

病人最常见的早期临床表现是进行性加重的疼痛,疼痛程度与原发损伤程度不相符,患肢制动和止痛治疗均不能缓解。被动牵拉患肢手指或足趾时剧痛也是早期敏感体征。病人还可能出现患肢明显肿胀、颜色改变、脉搏减弱、感觉异常和麻痹等表现。筋膜室内压力测定有助于诊断。

**2. 晚期并发症**

（1）坠积性肺炎（hypostatic pneumonia）:主要发生于因骨折长期卧床不起者,以老年、体弱和伴有慢性病者多见,有时甚至可危及病人生命。

（2）压力性损伤：骨突处受压时，局部血液循环障碍易形成压力性损伤。常见部位有骶尾部、髋部、足跟部等。截瘫病人由于肢体失去神经支配，局部缺乏感觉且血液循环更差，因此压力性损伤更易发生且更难治愈。

（3）下肢深静脉血栓形成：多见于骨盆骨折或下肢骨折病人。由于下肢长时间制动、静脉血液回流缓慢以及创伤导致的血液高凝状态等，都容易导致下肢深静脉血栓形成。若血栓脱落阻塞肺动脉及其分支可引起肺栓塞。

（4）感染：开放性骨折时，由于骨折断端与外界相通而存在感染的风险，严重者可发生化脓性骨髓炎。

（5）损伤性骨化（traumatic myositis ossificans）：又称骨化性肌炎。关节扭伤、脱位或关节附近骨折时，骨膜剥离形成骨膜下血肿，若血肿较大或处理不当使血肿扩大，血肿机化并在关节附近的软组织内广泛骨化，严重影响关节活动功能。特别多见于肘关节周围损伤，如肱骨髁上骨折反复暴力复位，或骨折后肘关节活动受限时强力反复牵拉所致。

（6）创伤性关节炎（traumatic osteoarthritis）：关节内骨折后若未能准确复位，骨折愈合后关节面不平整，长期磨损易引起活动时关节疼痛。多见于膝关节、踝关节等负重关节。

（7）关节僵硬（joint stiffness）：最常见。由于患肢长时间固定导致静脉和淋巴回流不畅，关节周围组织发生纤维粘连，并伴有关节囊和周围肌肉挛缩，致使关节活动障碍。

（8）急性骨萎缩（acute bone atrophy）：是损伤所致关节附近的痛性骨质疏松，又称反射性交感神经性骨营养不良。好发于手、足骨折后，典型症状是疼痛和血管舒缩紊乱。疼痛与损伤程度不一致，随邻近关节活动而加剧，局部有烧灼感，因关节周围保护性肌肉痉挛而致关节僵硬。由于血管舒缩紊乱，骨折早期皮温升高、水肿、汗毛和指甲生长加快，随之皮温低、多汗、皮肤光滑、汗毛脱落，导致手或足部肿胀、僵硬、寒冷、略呈青紫色达数月。

（9）缺血性骨坏死（ischemic osteonecrosis）：骨折使某一断端的血液供应被破坏，导致该骨折段缺血坏死。常发生在腕舟状骨骨折后近侧骨折段或股骨颈骨折后股骨头部位。

（10）缺血性肌挛缩（ischemic contracture）：是骨折最严重的并发症之一，是骨筋膜室综合征处理不当的严重后果。常见原因是骨折处理不当，特别是外固定过紧，也可由骨折和软组织损伤直接导致。一旦发生则难以治疗，可造成典型的爪形手（图39-7）或爪形足。

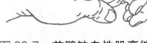

图39-7　前臂缺血性肌挛缩后的典型畸形——爪形手

## 【辅助检查】

1. **X线检查**　是骨折时首选且常规的检查方法。对怀疑骨折或临床表现已明确骨折者都应进行X线检查，以了解骨折的部位、类型和移位情况，有助于指导治疗。应拍摄包括邻近一个关节在内的正侧位片，必要时应拍摄特殊位置。有些轻微的裂缝骨折在急诊拍片时未见明显骨折线，应于伤后2周拍片复查。此时骨折断端吸收，常可出现骨折线。

2. **CT检查**　CT尤其是三维CT具有分辨率高、无重叠和图像后处理的优点。对于早期、不典型病例和复杂解剖部位的骨折，能够弥补X线检查的不足，有助于确定病变部位和范围。

3. **MRI检查**　磁共振可提供横轴面、矢状位、冠状位或任意断层的扫描图像。所获图像清晰而精细，分辨率高，对比度好，信息量大，特别是对软组织层次的显示和观察椎体周围韧带、脊髓损伤和椎体挫伤较好。

## 【处理原则】

### （一）现场急救

在现场急救时不仅要处理骨折，更要注意全身情况的处理。骨折急救的目的是用最为简单而有效的方法抢救生命、保护患肢并迅速转运，以便尽快妥善处理。

（二）临床处理

骨折的治疗有三大原则，即复位、固定和功能锻炼。

**1. 复位**　复位是将移位的骨折段恢复正常或接近正常的解剖关系，重建骨的支架作用，是骨折固定和功能锻炼的基础。临床可根据对位（两骨折端的接触面）和对线（两骨折段在纵轴上的关系）是否良好衡量复位程度。

（1）复位标准

1）解剖复位：骨折段恢复了正常的解剖关系，对位和对线完全良好。

2）功能复位：骨折段虽未恢复正常的解剖关系，但骨折愈合后对肢体功能无明显影响。

（2）复位方法

1）手法复位：又称闭合复位，适用于大多数骨折。其步骤包括解除疼痛、松弛肌肉、对准方向和拔伸牵引。复位时应争取达到解剖复位，动作必须轻柔，并争取一次成功。不能为了追求解剖复位而反复进行多次复位，以免加重软组织损伤，影响骨折愈合。

2）切开复位：指手术切开骨折部位的软组织，暴露骨折端，在直视下将骨折复位。适用于骨折端有软组织嵌入，关节内骨折，骨折并发重要血管、神经或脊髓损伤，多处骨折，四肢斜形、螺旋形或粉碎性骨折，脊柱骨折合并脊髓损伤，老年人四肢骨折需尽早离床活动等情况。其最大优点是可使手法复位无效的骨折达到解剖复位，有效的内固定还可使病人早期下床活动，减少并发症，方便护理。但是切开复位本身可加重局部软组织损伤，影响血液供应，若无菌操作不当，可造成化脓性骨髓炎。

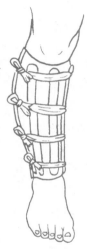

**2. 固定**　固定是将骨折断端维持在复位后的位置直至骨折愈合，是骨折愈合的关键。常用方法有外固定和内固定两类。

（1）外固定（external fixation）：是身体外部的固定，固定器材位于体外。

1）小夹板：利用有一定弹性的柳木板、竹板或塑料板制成的小夹板，绑在骨折部肢体的外面固定骨折（图39-8）。此法主要适用于四肢闭合性、无移位、稳定性骨折。其优点是固定范围一般不包括骨折的上、下关节，便于及早进行功能锻炼，防止关节僵硬。缺点是易导致骨折再移位，若使用不当可导致压力性损伤和骨筋膜室综合征等严重后果，现已少用。

图39-8　小夹板固定

2）石膏绷带（plaster bandage）：适用于骨关节损伤及术后固定（图39-9）。石膏绷带的优点是可根据肢体形状塑形，固定可靠，可维持时间较长。缺点是石膏绷带较沉重，不能调节松紧度，固定范围一般须超过骨折部的上、下关节，易引起关节僵硬，透气性差及 X 射线透光性差。目前临床上多使用树脂石膏，与传统石膏相比具有固化速度快、硬度较强、无污染、易于调整、透气性和舒适性较好，且利于骨折四肢的护理和观察等优点。

3）骨科固定支具：颈椎损伤时可使用头颈支具。四肢闭合性稳定性骨折或关节软组织损伤时，可使用肩关节吊带、上肢外展架、肘托支具、膝关节固定器和踝关节固定器等（图39-10）。支具可将肢体固定于功能位，抬高患处以利消肿，且可避免重力导致骨折分离移位。

4）持续牵引：既有复位作用，也是外固定。常用方法有 3 种：①皮牵引：又称间接牵引，是利用包压于患肢皮肤上的海绵带与皮肤的摩擦力，通过滑轮装置及肌肉在骨骼上的附着点，将牵引力传递到骨骼，例如股骨颈骨折行下肢海绵带牵引（图39-11）。②骨牵引：又称直接牵引，是将不锈钢针穿入骨骼的坚硬部位，通过牵引钢针直接牵引骨骼，例如颈椎骨折脱位行颅骨牵引（图39-12），股骨骨折行股骨髁上牵引或胫骨结节骨牵引（图39-13），胫骨骨折行跟骨牵引（图39-14）。③兜带牵引：是利用布带或海绵兜带兜住身体突出部位施加牵引力，例如颈椎骨折脱位行枕颌带牵引（图39-15），骨盆骨折行骨盆悬

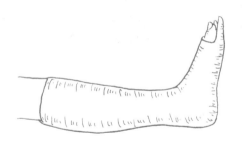

图39-9　小腿石膏绷带固定

Note：

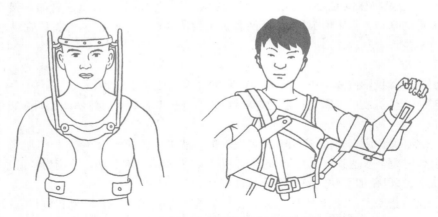

图 39-10 支具固定用于颈椎损伤和上臂骨折或损伤

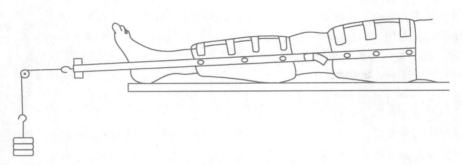

图 39-11 下肢海绵带牵引

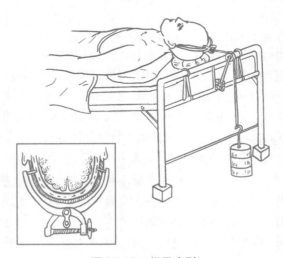

图 39-12 颅骨牵引

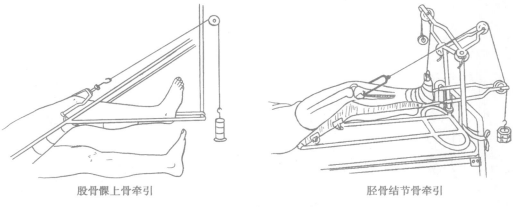

股骨髁上骨牵引　　　　　胫骨结节骨牵引

图 39-13　股骨骨折骨牵引

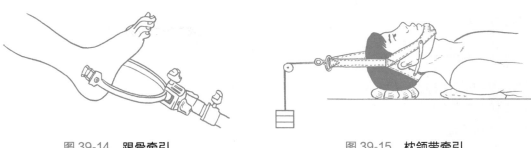

图 39-14　跟骨牵引　　　　　图 39-15　枕颌带牵引

吊牵引（图 39-16）。应根据病人的年龄、骨折部位、肌肉发达程度和软组织损伤情况等来选择牵引的方法和牵引重量。

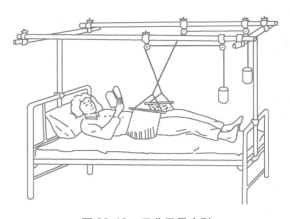

图 39-16　骨盆悬吊牵引

5）外固定器：骨折复位后将钢针穿过远离骨折处的骨骼，利用夹头在钢管上的移动和旋转矫正骨折移位，最后用金属外固定器固定（图 39-17）。外固定器适用于开放性骨折，闭合性骨折伴有局部软组织损伤，骨折合并感染和骨折不愈合，截骨矫形或关节融合术后等情况。它具有固定可靠、易于处理伤口、不限制关节活动、可早期功能锻炼等优点。

（2）内固定（internal fixation）：是身体内部的固定，固定器材位于体内。金属内固定物包括接骨板、螺丝钉、带锁髓内钉或加压钢板（图 39-18）等。在骨折切开复位后，可用内固定物将骨折段固定在解剖位置。但取出内固定器材多需要二次手术。

3. 功能锻炼　在不影响固定的情况下，病人应在医务人员指导下尽快恢复患肢肌肉、肌腱、韧带和关节囊等软组织的舒缩活动。早期合理的功能锻炼和康复治疗可促进患肢血液循环，消除肿胀；减少肌肉萎缩，保持肌肉力量；防止骨质疏松、关节僵硬和促进骨折愈合，是恢复患肢功能的重要保证。

【护理评估】

（一）非手术治疗/术前评估

1. 健康史

（1）一般情况：包括年龄、性别、婚姻、职业和运动爱好等。

Note:

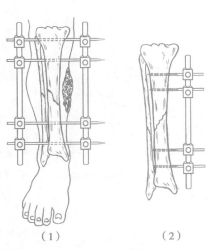
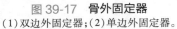

（1）　　　　　（2）

图 39-17　骨外固定器
（1）双边外固定器；（2）单边外固定器。

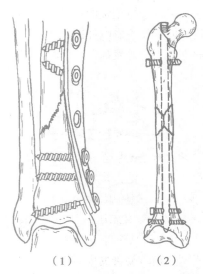

（1）　　　　　（2）

图 39-18　骨折内固定
（1）金属接骨板内固定；（2）带锁髓内钉内固定。

（2）外伤史：了解受伤的时间、原因和部位，受伤时的体位、症状和体征，搬运方式，急救情况，有无昏迷史和其他部位复合伤等。

（3）既往史：重点了解与骨折愈合有关的因素，如病人有无骨质疏松、骨折、骨肿瘤病史或手术史。

（4）家族史：了解家族中是否有患骨科疾病的病人。

2. 身体状况

（1）症状与体征：评估有无休克或体温异常的症状；是否有骨折局部一般表现和专有体征；皮肤是否完整，开放性损伤的范围、程度和污染情况；有无其他重要伴发伤，如神经、血管或脊髓损伤；有无骨折后早期和晚期并发症；外固定是否维持于有效状态等。

（2）辅助检查：了解有无 X 线、CT、MRI 及其他有关手术耐受性检查（如心电图、肺功能检查）等的异常。

3. 心理-社会状况　了解病人对疾病的认知程度，对治疗方案和疾病预后有何顾虑和思想负担；了解病人亲友对其关心和支持程度；了解家庭对治疗的经济承受能力。

（二）术后评估

1. 术中情况　了解病人手术、麻醉方式与效果、骨折修复情况、术中出血、补液、输血情况和术后诊断。

2. 身体评估　评估外固定是否维持于有效状态；肢体功能恢复情况；是否出现与手术有关的并发症。

3. 心理-社会状况　评估病人有无焦虑、抑郁等负性情绪；康复训练和早期活动是否配合；对出院后的继续治疗是否了解。

【常见护理诊断/问题】

1. 疼痛　与骨折部位神经损伤、软组织损伤、肌肉痉挛和水肿有关。

2. 有外周神经血管功能障碍的危险　与骨和软组织损伤、外固定不当有关。

3. 躯体移动障碍　与骨折、牵引或石膏固定有关。

4. 潜在并发症：休克、脂肪栓塞综合征、骨筋膜室综合征、静脉血栓栓塞症、关节僵硬等。

【护理目标】

1. 病人主诉骨折部位疼痛减轻或消失。

Note：

2. 患肢末端维持正常的组织灌注,皮肤温度和颜色正常,末梢动脉搏动有力,感觉正常。

3. 病人能够在不影响外固定的情况下有效移动。

4. 病人未出现并发症,或并发症得到及时发现和处理。

【护理措施】

（一）急救护理

1. **抢救生命**　骨折病人,尤其是严重骨折者,常合并其他组织和器官的损伤。应检查病人全身情况,首先处理休克、昏迷、呼吸困难、窒息或大出血等可能威胁病人生命的紧急情况。

2. **包扎止血**　绝大多数伤口出血可用加压包扎止血,大血管出血时可用止血带止血。最好使用充气止血带,并记录所用压力和时间。创口用无菌敷料或清洁布类包扎,以减少再污染。若骨折端已戳出伤口并已污染,又未压迫重要血管或神经,则不应现场复位,以免将污物带到伤口深处。若在包扎时骨折端自行滑入伤口内,应作好记录,以便入院后清创时进一步处理。

3. **妥善固定**　妥善的固定可以防止骨折断端活动,从而避免其对周围血管、神经或内脏等重要组织的损伤,减轻疼痛,并便于搬运。凡疑有骨折者均应按骨折处理。对闭合性骨折者在急救时不必脱去患肢的衣裤和鞋袜,患肢肿胀严重时可用剪刀将患肢衣袖和裤脚剪开。骨折有明显畸形,并有穿破软组织或损伤附近重要血管、神经的危险时,可适当牵引患肢,使之变直后再行固定。固定物可以为特制的夹板,或就地取材的木板、木棍或树枝等。若无任何可利用的材料,可将骨折的上肢固定于胸部,骨折的下肢与对侧健肢捆绑固定。

4. **迅速转运**　病人经初步处理后,应尽快地转运至就近的医院进行治疗。

（二）非手术治疗护理/术前护理

1. **心理护理**　向病人及其家属解释骨折的愈合是一个循序渐进的过程,充分固定能为骨折断端连接提供良好的条件,而正确的功能锻炼可以促进断端生长愈合和患肢功能恢复,因此若能在医务人员指导下积极锻炼,则可取得良好的治疗效果。对骨折后可能遗留残疾者,应鼓励其表达自己的思想,减轻病人及其家属的心理负担。

2. **病情观察**　观察病人意识和生命体征,患肢固定和愈合情况,患肢远端肤色、皮温、脉搏搏动、血液循环、感觉和运动等。若发现患肢青紫、发绀、肿胀、疼痛、麻木、动脉搏动减弱或消失,患侧和健侧的皮肤感觉、运动不同时,应立即通知医师处理。对于肢体固定和长期卧床的病人,还应关注病人是否发生了坠积性肺炎、便秘、泌尿道感染等并发症。对牵引或石膏固定等病人,还应密切观察患肢末梢血液循环情况,检查局部包扎有无过紧、牵引重量是否过大等。

3. **疼痛护理**　在病房等时间和沟通条件较好时,可以使用数字评价量表（numerical rating scale, NRS）、视觉模拟评分法（visual analogue scale, VAS）或面部疼痛表情量表等量化评价方法进行评估。在门诊、急诊等时间和沟通条件有限时,可使用语言评价量表（verbal description scales, VDS）等分级方法直接判断病人疼痛程度。疼痛较轻时可鼓励病人听音乐或看电视以分散注意力,也可用局部冷敷或抬高患肢来减轻水肿以缓解疼痛。热疗和按摩可减轻肌肉痉挛引起的疼痛。疼痛严重时可遵医嘱给予镇痛药。护理操作时动作应轻柔准确,严禁粗暴搬动骨折部位,以免加重疼痛。若因伤口感染引起疼痛,应及时清创并应用抗生素等进行治疗。若患肢除了疼痛,还有麻木、皮温降低、皮肤苍白或青紫、脉搏减弱或消失等血液灌注不足表现,应立即平放患肢,松解外固定,严禁局部按摩、热敷,并尽量减少患肢活动,以免因动脉压降低、小动脉关闭而加重组织缺血。在骨筋膜室综合征早期,患肢疼痛可进行性加重,镇痛药常不能缓解,应及时行肢体切开减压术。

4. **石膏固定期间护理**

（1）石膏干固前

1）加快干固:根据情况选择开窗通风、提高室温、用热风机吹干等方法,加快石膏干固。

2）搬运:搬运及翻身时,注意用手掌平托石膏固定的肢体,切忌手指抓捏石膏,以免留下指压凹陷,干固后形成局部压迫。

3）体位:潮湿的石膏容易变形,故石膏固定的位置应用软枕妥善垫好,维持至石膏完全干固。

### 知识拓展

#### 创伤骨科患者围手术期 VTE 的预防

创伤骨科患者静脉血栓栓塞症(VTE)的预防包括3方面。第一,基本预防措施包括:①手术操作尽量轻柔、精细,避免静脉内膜损伤;②规范使用止血带;③术后抬高患肢,防止深静脉回流障碍;④常规进行 VTE 的相关知识宣教,鼓励患者勤翻身、早期功能锻炼、主动和被动活动、做深呼吸和咳嗽动作,特别是老年患者这一点尤为重要;⑤术中和术后适度补液,多饮水,避免脱水;⑥建议患者改善生活方式,如戒烟、戒酒、控制血糖及血脂等。第二,物理预防措施包括足底静脉泵、间歇充气加压装置及梯度压力弹力袜等,利用机械原理促使下肢静脉血流加速,减少血液滞留,且推荐与药物预防联合应用。第三,合理的药物预防可降低 VTE 风险,但对有出血风险者应权衡血栓预防与出血风险的利弊。

4）保暖:寒冷季节注意患肢保温。未干固的石膏需覆盖毛毯时应用支架托起。

（2）石膏干固后

1）病情观察:密切观察石膏固定肢体的末梢血液循环受阻或神经受压征象。若因患肢肿胀或石膏包扎过紧,病人出现肢体血液循环受阻征象,应立即放平肢体,并通知医师全层剪开固定的石膏,严重者须拆除,甚至行肢体切开减压术。如有出血或渗出液渗出石膏外,用记号笔标记出范围和日期,并详细记录。如血迹边界不断扩大须及时报告医师。

2）保持石膏清洁、干燥:石膏污染后用布蘸少量洗涤剂擦拭,清洁后立即擦干。断裂、变形和严重污染的石膏应及时更换。

3）体位:四肢包扎石膏时抬高患肢,适当支托,以减轻肢体肿胀。下肢石膏应防足下垂及足外旋。

4）保持有效固定:肢体肿胀消退或肌肉萎缩可导致原石膏失去固定作用,必要时应重新更换。

5）皮肤护理:若病人长期卧床,或者石膏塑形不好,都可压迫皮肤导致局部压力性损伤。应保持床单位清洁干燥,定时翻身,避免剪切力、摩擦力。协助石膏固定术后病人翻身时,需双手平托石膏固定处,随病人翻身移动后放置,患肢以软枕垫高,一般高于心脏 15～30cm,每次翻身均应检查皮肤情况。嘱病人忌将异物伸入石膏内搔抓石膏下皮肤。如发现局部持续性疼痛,有恶臭及脓性分泌物流出或渗出石膏,应及时开窗检查和处理。

（3）并发症的护理

1）骨筋膜室综合征:①原因:四肢骨折时,骨折部位骨筋膜室内的压力增高,导致肌肉和神经急性缺血。②表现:骨筋膜室综合征好发于前臂掌侧和小腿,应密切观察石膏固定肢体的末梢血液循环,注意评估"5P"征:疼痛(pain)、苍白(pallor)、感觉异常(paresthesia)、麻痹(paralysis)及脉搏消失(pulseless)。③处理:一旦出现肢体血液循环受阻或神经受压的征象,立即将患肢平放于心脏水平,并通知医师全层剪开固定的石膏,严重者须拆除,甚至行肢体切开减压术;酌情给予病人持续吸氧,湿敷硫酸镁或静脉滴注甘露醇以促进患肢消肿,监测肾功能和血电解质等;因病人常并发肌红蛋白尿,应给予足量补液以促进排尿。

2）化脓性皮炎:①原因:多因石膏塑形不好,石膏未干固时搬运或放置不当等致石膏凹凸不平引起;部分病人可能将异物伸入石膏内搔抓石膏下皮肤,导致肢体局部皮肤受损。②表现:局部持续性疼痛、形成溃疡、有恶臭及脓性分泌物流出或渗出石膏。③处理:一旦发生应及时开窗检查及处理。

3）石膏综合征:①原因:石膏包裹过紧,影响病人呼吸及进食后胃的扩张;手术刺激神经及后腹

Note:

膜致神经反射性急性胃扩张;过度寒冷、潮湿等致胃肠功能紊乱。②表现:部分行躯干石膏固定者可能出现反复呕吐、腹痛甚至呼吸窘迫、面色苍白、发绀、血压下降等。③预防:缠绕石膏绷带时不可过紧,且上腹部应充分开窗;调整室内温度在 25℃ 左右、湿度为 50%~60%;嘱病人少量多餐,避免过快过饱及进食产气多的食物等。④处理:发生轻度石膏综合征可通过调整饮食、充分开窗等处理;严重者应立即拆除石膏,予禁食、胃肠减压及静脉补液等处理。

4)失用综合征:由于肢体长期固定、缺乏功能锻炼导致肌萎缩;同时大量钙盐溢出骨骼可致骨质疏松;关节内纤维粘连致关节僵硬。因此石膏固定期间应加强未固定肢体的功能锻炼。

5)出血:创面出血时,血液或渗出液可能渗出石膏外,应用记号笔标记出范围、日期,并详细记录。如血迹边界不断扩大须及时报告医师,必要时协助医师开窗以彻底检查。

6)其他:由于行石膏固定术后长期卧床,病人还可能出现压力性损伤、坠积性肺炎、便秘和泌尿道感染等并发症,应加强观察并及时处理。

(4)石膏拆除后:拆石膏前需向病人解释,使用石膏锯时可有振动、压迫及热感,但无痛感,不会切到皮肤。石膏拆除后,病人可能有肢体减负的感觉。石膏下的皮肤可有一层黄褐色的痂皮或死皮、油脂等,其下的新生皮肤较为敏感,应避免搔抓。可用温水清洗皮肤,涂润肤霜,每日局部按摩。

**5. 牵引期间护理**

(1)病情观察:观察记录病人的生命体征、穿刺点渗血渗液、肢体感觉、运动、血液循环和皮肤完整性等情况。颅骨牵引术后还应关注病人的意识和神经系统症状。枕颌带牵引时,应关注是否因牵引带压迫气管导致呼吸困难、窒息。下肢皮牵引时,应关注是否因腓总神经损伤导致足下垂畸形。

(2)保持牵引的有效性:①保持反牵引力:颅骨牵引时,应抬高床头;下肢牵引时,抬高床尾 15~30cm。若身体移位,抵住床头或床尾,及时调整。②牵引重锤保持悬空:牵引期间,牵引方向与被牵引肢体长轴应成直线,不可随意放松牵引绳,不能擅自改变体位,不可随意增减牵引重量。③防止牵引带或牵引弓松脱:皮牵引时,检查牵引带有无松脱,扩张板位置是否正确,出现移位及时调整;颅骨牵引时,检查牵引弓有无松脱,并拧紧螺母,防止其脱落。④避免过度牵引:每日测量被牵引的肢体长度,并与健侧进行对比;也可通过 X 线检查了解骨折对位情况,及时调整牵引重量。

(3)预防牵引针眼感染:牵引针安置成功后,使用无菌敷料保护针眼。如出现渗血渗液应及时换药,无菌敷料覆盖。若此期间无渗血、渗液等情况,3d 后去除无菌敷料。若针眼处皮肤完好,无红肿、疼痛、渗液或感染,则保留针眼处的痂壳并加强观察。若针眼处有红肿、疼痛、大量渗出或感染,则采用外科换药的方法,直至针眼处干燥、无红肿。感染严重时须拔去钢针,改变牵引位置。骨牵引针两端套上软木塞或胶盖小瓶。牵引针若向一侧偏移,不可随手将针推回,应用碘伏、乙醇消毒后调至对称。

(4)预防神经和血管损伤:皮牵引时,牵引带包裹的松紧度以能伸进 1~2 个手指为宜。下肢水平皮牵引时,在膝外侧垫棉垫,定时观察患肢背伸、跖屈功能,按摩腓骨小头处皮肤,防止因腓总神经受压而引起足下垂。

**6. 功能锻炼**　在保证牢固固定的前提下,应遵循循序渐进、动静结合、主动与被动运动相结合的原则,进行患肢功能锻炼,以促进骨折愈合,预防并发症发生。通常骨科病人的功能锻炼分 3 个阶段。

(1)初期:术后 1~2 周,此期功能锻炼的主要目的是促进肢体血液循环,消除肿胀,防止失用综合征。此期病变部位可能由于疼痛、肿胀导致肢体活动受限,因此功能锻炼应以肌肉等长舒缩运动为主;而身体其他部位应加强各关节的主动活动。

(2)中期:术后 2 周以后,即手术切口愈合、拆线到解除牵引或外固定支具之间的时间,此时病变部位肿胀已消退,局部疼痛减轻,应根据病情需要,在医护人员指导和健肢帮助下,配合简单的器械或支架辅助锻炼,逐渐增加病变肢体的运动范围和运动强度。

(3)后期:此时病变部位已基本愈合,外固定支具已拆除,是功能锻炼的关键时期,特别是早、中期训练不足者,要尽早消除肢体部分肿胀和关节僵硬的现象,加强关节活动范围和肌力的锻炼,并配合理疗、按摩、针灸等物理治疗和外用药物熏洗,促进恢复。

**7. 生活护理**　指导病人在患肢固定制动期间进行力所能及的活动,为其提供必要的帮助,如协助进食、进水、排便和翻身等。在可能发生压力性损伤的部位放置水垫、应用减压贴或气垫床,保持床单位清洁、干燥和平整,定时翻身,避免剪切力、摩擦力等损伤。

**8. 加强营养**　指导病人进食高蛋白、高钙和高铁的食物,多饮水。增加晒太阳时间以促进骨中钙和磷的吸收,促进骨折修复。对不能到户外晒太阳者要注意补充鱼肝油滴剂、维生素 D 片、强化维生素 D 的牛奶和酸奶等。

（三）术后护理

术后早期遵医嘱维持肢体于固定体位,鼓励病人积极进行功能锻炼,早期下床活动,及时拆除外固定。其他护理措施参见本节中非手术治疗护理/术前护理和第七章手术前后病人的护理。

（四）健康教育

**1. 安全指导**　指导病人及家属评估家居环境的安全性,妥善放置可能影响病人活动的障碍物,如小块地毯、散放的家具等。指导病人安全使用步行辅助器械或轮椅。行走练习需有人陪伴,以防跌倒。

**2. 功能锻炼**　告知病人出院后继续功能锻炼的意义和方法。必要时指导家属如何协助病人完成各种活动。

**3. 复诊指导**　告知病人若骨折远端肢体肿胀或疼痛明显加重,肢体感觉麻木、肢端发凉,夹板、石膏或外固定器械松动等,应立即到医院复查并评估功能恢复情况。

【护理评价】

通过治疗与护理,病人是否:①主诉骨折部位疼痛减轻或消失;②患肢肢端维持正常的组织灌注,皮肤温度和颜色正常,末梢动脉搏动有力,感觉正常;③能够在不影响外固定的情况下有效移动;④未发生并发症,或并发症被及时发现和处理。

# 第二节　常见四肢骨折

## 一、肱骨干骨折

肱骨干骨折(fracture of the shaft of the humerus)是发生在肱骨外科颈下 1~2cm 至肱骨髁上 2cm 段内的骨折。在肱骨干中下 1/3 段后外侧有桡神经沟,此处骨折容易发生桡神经损伤。

【病因】

肱骨干骨折可由直接暴力或间接暴力引起。直接暴力常由外侧打击肱骨干中部,致横形或粉碎性骨折。间接暴力常由于手部或肘部着地,外力向上传导,加上身体倾倒所产生的剪式应力,多导致中下 1/3 骨折。有时也可因投掷运动或"掰腕"引起,多为斜形或螺旋形骨折。骨折端多有移位。

【临床表现】

**1. 症状**　患侧上臂出现疼痛、肿胀、畸形、皮下瘀斑和上肢活动障碍。

**2. 体征**　患侧上臂反常活动,骨摩擦感/骨擦音。若合并桡神经损伤,可出现患侧垂腕畸形,各手指掌指关节不能背伸,拇指不能伸直,前臂旋后障碍,手背桡侧皮肤感觉减退或消失。

【辅助检查】

X 线检查可确定骨折的类型、移位方向。

【处理原则】

1. **手法复位外固定**　手法复位后比较稳定的骨折可用 U 形石膏固定。中、下段长斜形或长螺旋形骨折因不够稳定,可采用上肢悬垂石膏固定。宜采用轻质石膏,以免因重量太大而导致骨折端分离。

2. **切开复位内固定**　在切开直视下骨折复位后,用外固定支架或加压钢板螺钉内固定,也可用带锁髓内针固定骨折部位。内固定物可在半年后取出,若无不适也可不取。对于有桡神经损伤者应术中探查神经,若完全断裂可一期修复桡神经。若为挫伤则切开神经外膜,减轻神经继发性病理改变。

【护理措施】

1. **局部制动**　用吊带或三角巾将患肢托起,以促进静脉回流,减轻肢体肿胀疼痛。

2. **功能锻炼**　无论手法复位或切开复位,复位固定后均应尽早开始手指屈伸活动,并进行上臂肌肉的主动舒缩运动,但禁止做上臂旋转运动。2~3 周后,开始腕、肘关节屈伸主动活动和肩关节外展、内收活动,逐渐增加活动量和活动频率。6~8 周后加大活动量,并作肩关节旋转活动,以防肩关节僵硬或萎缩。在锻炼过程中,要随时检查骨折对位、对线及愈合情况,还可配合理疗和中医治疗等。

## 二、肱骨髁上骨折

肱骨髁上骨折(supracondylar fracture of humerus)是指肱骨干与肱骨髁交界处发生的骨折。肱骨髁上骨折多发生于 10 岁以下儿童,占小儿肘部骨折的 30%~40%。在肱骨髁内、前方有肱动脉和正中神经,肱骨髁的内侧和外侧分别有尺神经和桡神经,骨折断端向前移位或侧方移位时可损伤相应神经和血管。在儿童期,肱骨下端有骨骺,若骨折线穿过骺板有可能影响骨骺发育,导致肘内翻或外翻畸形。

【病因与分类】

肱骨髁上骨折多为间接暴力引起。根据暴力和骨折移位的方向的不同,肱骨髁上骨折分为伸直型和屈曲型(图 39-19)。

1. **伸直型**　约占 97%。跌倒时手掌着地,肘关节处于半屈曲或伸直位,暴力经前臂向上传递,同时身体前倾,由上向下产生剪式应力,造成肱骨干与肱骨髁交界处骨折。骨折近端向前下方移位,远端向后上方移位。此时,骨折近端极易压迫或刺破肱动脉,加上损伤后的组织反应使局部严重肿胀,均会影响远端肢体血液循环,导致前臂骨筋膜室综合征。若跌倒同时受到侧方暴力可发生尺侧或桡侧移位。

2. **屈曲型**　跌倒时肘后方着地,肘关节处于屈曲位,暴力传导致肱骨下端骨折。骨折近端向后下方移位,远端向前上方移位。很少合并神经和血管损伤。

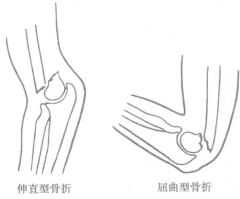

伸直型骨折　　　　屈曲型骨折

图 39-19　**肱骨髁上骨折的典型移位**

【临床表现】

1. **症状**　受伤后肘部出现疼痛、肿胀和功能障碍,肘后凸起,患肢处于半屈曲位,可有皮下瘀斑。

2. **体征**　局部明显压痛和肿胀,有骨摩擦音及反常活动,肘部可扪及骨折断端,肘后三角关系正常。若肱动脉挫伤或受压,可有前臂缺血表现。若正中神经、尺神经或桡神经受损,可有手臂感觉异常和运动功能障碍。屈曲型骨折时,由于肘后方软组织较少,骨折断端锐利,骨折端可刺破皮肤形成开放性骨折。

【辅助检查】

肘部正、侧位 X 线检查能够确定骨折的存在并判断骨折移位情况。

【处理原则】

1. **手法复位外固定** 对受伤时间短、局部肿胀轻、没有血液循环障碍者，可进行手法复位外固定。复位后用后侧石膏托在屈肘位固定 4~5 周。

2. **切开复位内固定** 手法复位困难、复位失败或有神经血管损伤者在切开直视下复位后用交叉克氏针作内固定。

3. **功能锻炼** 复位固定后应严密观察肢体血液循环及手的感觉、运动功能，同时进行功能锻炼。

4. **并发症处理** 若确定患肢存在骨筋膜室高压，应紧急手术，切开前臂掌、背侧深筋膜，充分减压，辅以脱水剂、扩张血管药等治疗，则可能预防前臂缺血性肌挛缩的发生。儿童期骨折者应尽量达到解剖复位。若出现肘内翻或外翻畸形，不严重者可在儿童生长发育过程中逐渐纠正。若随着生长发育，畸形有加重趋势并有功能障碍，可在 12~14 岁时作肱骨下端截骨矫正术。

【护理措施】

1. **病情观察** 观察患肢感觉、运动功能，观察石膏绷带或夹板固定的松紧度，必要时及时调整松解。若患肢疼痛进行性加重、被动牵拉患指剧痛、患肢明显肿胀、颜色改变、脉搏减弱等，应警惕是否发生了骨筋膜室综合征。若患儿不能清晰主诉疼痛症状，可指导家长参与观察和护理。

2. **局部制动** 抬高患肢，或用吊带或三角巾将患肢托起。

3. **功能锻炼** 无论手法复位或切开复位，骨折复位固定后均应尽早开始上臂肌肉的主动舒缩运动，如握拳和伸指活动，有利于减轻水肿。4~6 周后 X 线片证实骨折愈合良好，外固定解除，开始肘关节屈伸活动。手术切开复位且内固定稳定者，术后 2 周即可开始肘关节活动。

## 三、前臂双骨折

尺桡骨干双骨折(fracture of the radius and ulna)较多见，以青少年多见。因骨折后常伴随复杂的移位，复位十分困难，易发生骨筋膜室综合征。

【病因】

可由直接暴力、间接暴力和扭转暴力导致。有时暴力因素复杂，难以分析确切因素。

1. **直接暴力** 多见于重物直接打击、挤压或刀砍伤。特点为两骨同一平面的横形或粉碎性骨折，多伴有不同程度的软组织损伤，包括肌肉、肌腱断裂、神经血管损伤等，整复对位不稳定。

2. **间接暴力** 常为跌倒时手掌着地，由于桡骨负重较多，暴力作用向上传导后首先使桡骨骨折，继而残余暴力通过骨间膜向内下方传导，引起低位尺骨斜形骨折。

3. **扭转暴力** 跌倒时手掌着地，同时前臂发生旋转，导致不同平面的尺桡骨螺旋形骨折或斜形骨折，尺骨的骨折线多高于桡骨的骨折线。

【临床表现】

1. **症状** 患侧前臂出现疼痛、肿胀、畸形及功能障碍。

2. **体征** 反常活动、骨摩擦音或骨擦感。尺骨上 1/3 骨干骨折可合并桡骨小头脱位，称为孟氏(Monteggia)骨折。桡骨干下 1/3 骨折合并尺骨小头脱位，称为盖氏(Galeazzi)骨折。

【辅助检查】

X 线检查应包括肘关节或腕关节，可发现骨折的准确部位、骨折类型、移位方向以及是否合并有桡骨头脱位或尺骨小头脱位。

**【处理原则】**

1. **手法复位外固定**　除了要达到良好的对位、对线以外,应特别注意防止畸形和旋转,以免发生尺骨桡骨交叉愈合,影响旋转功能。复位成功后可采用上肢前、后石膏夹板固定,待肿胀消退后改为上肢管型石膏固定,一般 8~12 周可达到骨性愈合。

2. **切开复位内固定**　在切开直视下准确对位,用加压钢板螺钉固定或髓内钉固定,可不用外固定。

**【护理措施】**

1. **病情观察**　观察石膏绷带或夹板固定的松紧度,必要时及时调整松解,以免神经、血管受压,影响有效组织灌注。

2. **局部制动**　用吊带或三角巾将患肢托起患肢,支持并保护患肢复位后体位,防止腕关节旋前或旋后。

3. **功能锻炼**　无论手法复位或切开复位,复位固定后均应进行上臂和前臂肌肉的主动舒缩运动,如握拳和手指屈伸活动。2 周后局部肿胀消退,开始腕关节活动。4 周以后开始练习肘关节和肩关节活动。8~10 周后 X 线检查证实骨折已愈合,可进行前臂旋转活动。

### 四、桡骨远端骨折

桡骨远端骨折(fracture of the distal radius)是指距桡骨远端关节面 3cm 以内的骨折,常见于有骨质疏松的中老年女性。

**【病因与分类】**

桡骨远端骨折多为间接暴力引起。因跌倒时手部着地,暴力向上传导导致。

根据受伤机制的不同,可发生伸直型骨折和屈曲型骨折。伸直型骨折(Colles 骨折)最多见,多因跌倒时腕关节背伸、手掌着地、前臂旋前导致,骨折远端向背侧和桡侧移位。屈曲型骨折(Smith 骨折)常由于跌倒时腕关节屈曲、手背着地导致,骨折远端向掌侧和桡侧移位,也称为反 Colles 骨折。

**【临床表现】**

1. **症状**　患侧腕关节局部疼痛、皮下瘀斑、肿胀和功能障碍。

2. **体征**　腕部压痛明显,腕关节活动受限。伸直型骨折从侧面看腕关节呈"银叉"畸形,从正面看呈"枪刺样"畸形(图 39-20)。屈曲型骨折者腕部出现下垂畸形。

**【辅助检查】**

X 线检查可见腕部典型移位。骨折还可合并下尺桡关节损伤、尺骨茎突骨折和三角纤维软骨损伤。

**【处理原则】**

1. **手法复位外固定**　对伸直型骨折者行手法复位后,在旋前、屈腕、尺偏位用石膏绷带固定前臂。2 周后水肿消退,在腕关节中立位改用石膏托或前臂管型石膏继续固定。

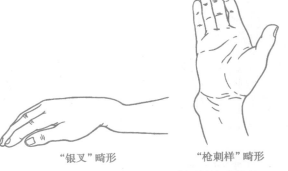

"银叉"畸形　　　　"枪刺样"畸形

**图 39-20　伸直型桡骨远端骨折后的典型畸形**

屈曲型骨折的处理原则基本相同,复位手法相反。

**2. 切开复位内固定** 严重粉碎骨折移位明显、手法复位失败或复位后外固定不能维持复位者,可行切开复位内固定。

【护理措施】

1. **病情观察** 观察石膏绷带或夹板固定的松紧度,前臂血液循环、肿胀程度和感觉、运动功能。
2. **局部制动** 支持并保持患肢在复位后体位。
3. **功能锻炼** 无论手法复位或切开复位,复位固定后均应尽早开始手指伸屈和用力握拳活动,并进行前臂肌肉舒缩运动。4~6 周后可去除外固定,逐渐开始腕关节活动。

## 五、股骨颈骨折

股骨颈骨折(fracture of the femoral neck)多发生在中老年人,以女性多见,占成人骨折的3.6%,占髋部骨折的48%~54%。随着医学技术的进步,股骨颈骨折的治疗效果显著提高,但骨折不愈合和股骨头缺血性坏死的发生率仍较高。

【病因与分类】

股骨颈骨折的发生常与骨质疏松导致骨质量下降有关,使病人在遭受轻微扭转暴力时发生骨折。病人多在走路时跌倒,身体发生扭转倒地,间接暴力传导致股骨颈发生骨折。青少年股骨颈骨折较少见,常需较大暴力才会引起,如高处坠落或交通事故,且多为不稳定型。

**1. 按骨折线部位分类** 分为:①股骨头下骨折:骨折线位于股骨头下;②股骨颈骨折:骨折线位于股骨颈中部;③股骨颈基底骨折:骨折线位于股骨颈与大、小转子间连线处(图 39-21)。前两者属于关节囊内骨折,由于股骨头的血液供应大部分中断,易发生骨折不愈合或股骨头缺血坏死。基底骨折由于两骨折端的血液供应受干扰较小而较易愈合。

**2. 按骨折线方向分类**

(1) 内收型骨折:远端骨折线与两侧髂嵴连线的夹角(Pauwels 角)大于 50°。由于骨折面接触较少,容易再移位,故属于不稳定性骨折。

(2) 外展型骨折:远端骨折线与两侧髂嵴连线的夹角小于 30°。由于骨折面接触多,不容易再移位,故属于稳定性骨折(图 39-22)。

**3. 按移位程度分类** 常采用 Garden 分型,根据骨折近端正位 X 线平片上骨折移位程度分为 4型:①Ⅰ型:不完全骨折;②Ⅱ型:完全骨折但不移位;③Ⅲ型:完全骨折,部分移位且股骨头与股骨颈

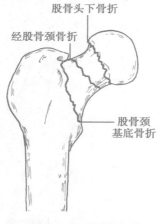

图 39-21　股骨颈骨折按骨
折部位分类

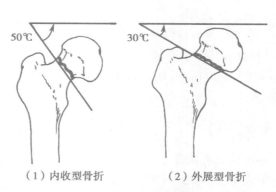

图 39-22　股骨颈骨折线按骨折线方向分类

(1) 内收型骨折　　(2) 外展型骨折

有接触;④Ⅳ型:完全移位的骨折。Ⅲ型和Ⅳ型约占股骨颈骨折的3/4。

【临床表现】

1. **症状**　中老年人有跌倒外伤史,伤后感髋部疼痛和活动受限,不能站立和行走。部分外展嵌插型骨折病人受伤后只有髋部轻微疼痛,仍能负重行走,但数日后髋部疼痛逐渐加重,活动后更疼,甚至完全不能行走,提示可能由受伤时的稳定骨折发展为不稳定骨折。

2. **体征**　内收型骨折病人可有患肢缩短,出现45°~60°的外旋畸形(图39-23)。病人患处局部压痛和轴向叩击痛,较少出现髋部肿胀和瘀斑。

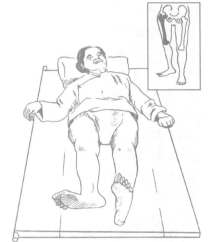

图39-23　**股骨颈骨折患肢的外旋畸形**

【辅助检查】

髋部正侧位 X 线检查可明确骨折的部位、类型和移位情况,是选择治疗方法的重要依据。

【处理原则】

1. **非手术治疗**　适用于年龄过大,全身情况差,或合并有严重心、肺、肾、肝等功能障碍者。应尽早预防和治疗全身并发症,待全身情况允许后尽快手术治疗。对于 24h 内可完成手术的病人,可穿防旋鞋;24h 内不能完成者应行下肢外展中立位皮牵引或胫骨结节牵引,牵引重量为体重的 1/11~1/7。

2. **手术治疗**　手术治疗是绝大多数病人首选的治疗方式。

(1)闭合复位内固定:对所有类型股骨颈骨折病人均适用。闭合复位成功后,在股骨外侧打入多根空心拉力螺纹钉内固定或动力髋螺钉固定。

(2)切开复位内固定:对手法复位失败,或固定不可靠,或青壮年病人的陈旧骨折不愈合,可在切开直视下进行复位和内固定。

(3)人工关节置换术:对全身情况良好,预期寿命比较长的 Garden Ⅲ型和Ⅳ型股骨颈骨折病人,可选择全髋关节置换。对全身情况差,合并症多,预期寿命比较短的老年病人选择半髋关节置换术。

【护理措施】

(一)非手术治疗护理/术前护理

1. **搬运**　尽量减少搬运或移动病人。搬运时将髋关节与患肢整个平托起,防止关节脱位或骨折断端移位造成新的损伤。

2. **体位**　保持患肢外展中立位,即平卧时两腿分开,腿间放枕头,脚尖向上或穿丁字鞋。卧床期间不可侧卧,不可使患肢内收,坐起时不能交叉盘腿,以免发生骨折移位。

3. **牵引护理**　病情观察、保持牵引的有效性、预防牵引针眼感染、预防神经和血管损伤及功能锻炼等,参见本章第一节中骨折病人牵引期间的护理。一般牵引 6~8 周后复查 X 线,若无异常可去除牵引后在床上坐起。3 个月后骨折基本愈合,可扶双拐患肢不负重活动。6 个月后根据骨折愈合情况决定是否挂拐或使用助行器行走。

4. **功能锻炼**　指导患肢股四头肌等长收缩、踝关节和足趾屈伸、旋转运动,以防下肢深静脉血栓形成、肌肉萎缩和关节僵硬。在锻炼患肢的同时,指导病人进行双上肢及健侧下肢全范围关节活动和功能锻炼。

（二）术后护理

1. **一般护理**　观察病人意识状态,做好生命体征监测、引流管护理、术后并发症护理等。

2. **体位和活动**　指导病人避免髋关节屈曲超过90°、内收超过中线和外旋。平卧时,病人患肢保持外展中立位,穿丁字鞋或持续皮牵引制动,双膝之间放软枕。避免将垫枕置于膝关节下方,以防髋关节屈曲型挛缩。翻身时,指导病人伸直术侧髋关节,两腿之间加软枕。侧卧时(遵医嘱)若患肢在上,两腿间要夹厚软枕,以防髋关节内收假体脱位。

（三）健康教育

1. **坚持功能锻炼**　告知病人股骨颈骨折愈合时间较长,无论是否接受手术治疗,都需要长期、循序渐进地进行患肢功能锻炼。学习正确使用双拐或助行器,活动时注意安全。

2. **预防关节脱位**　人工髋关节置换术后3个月内,指导病人避免患肢过度内收、外旋和屈髋(不超过90°),禁坐矮凳、软沙发、盘腿、蹲位排便、跷二郎腿,避免过度弯腰、俯身捡东西、穿袜提鞋等动作,以防关节脱位。

3. **定期复查**　一般术后2周伤口拆线,术后3个月、6个月、1年来院复查,之后每年复查1次。在此期间,若出现置换关节部位红肿热痛、切口异常渗液,可能发生了假体感染。若发现患肢疼痛、缩短、活动受限,要警惕是否发生了关节脱位,应及时就诊。

## 六、股骨干骨折

股骨干骨折(fracture of the shaft of the femur)是指股骨转子以下、股骨髁以上部位的骨折。股骨干骨折约占全身各类骨折的2.2%,多见于青壮年。股骨是人体最粗、最长、承受应力最大的管状骨。全股骨的抗弯强度与铸铁相近,弹性比铸铁更好。因此,股骨需遭受强大暴力才能发生股骨干骨折,同时也使骨折后的愈合与重塑时间延长。股骨干血运丰富,一旦骨折常有大量失血,甚至可导致失血性休克。股骨部肌群是支持膝关节屈伸活动的重要结构。导致股骨干骨折的暴力也可损伤周围肌肉和筋膜,加之出血后血肿机化、粘连和骨折固定等因素,可使肌肉功能发生障碍,导致膝关节屈伸活动受限。

【病因与分类】

重物打击、车轮碾轧等直接暴力容易引起股骨干的横形或粉碎性骨折,同时有广泛软组织损伤。高处坠落、机械扭转等间接暴力常导致股骨干斜形或螺旋形骨折,周围软组织损伤较轻。股骨干骨折可分为上1/3、中1/3和下1/3骨折。在暴力作用、肢体位置、肌肉牵拉和急救搬运等多种因素的作用下,不同部位的股骨干骨折可有不同的典型移位。

【临床表现】

1. **症状**　患肢疼痛、肿胀,远端肢体异常扭曲,不能站立和行走。

2. **体征**　单一股骨干骨折因失血量较多,可能出现休克前期表现;若合并多处骨折,或双侧股骨干骨折,甚至可以出现休克表现。股骨下1/3骨折时远折端向后移位,可损伤腘动脉、腘静脉、胫神经或腓总神经,出现远端肢体相应的血液循环、感觉和运动功能障碍。

【辅助检查】

正、侧位X线检查可明确骨折的准确部位、类型和移位情况。

【处理原则】

1. **非手术治疗**　3岁以下儿童采用垂直悬吊皮肤牵引(图39-24),即将双下肢向上悬吊,牵引重量应使臀部离开床面有患儿一拳大小的距离。针对成人和3岁以上儿童的股骨干骨折,近年来多采

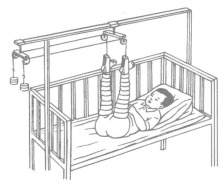

图 39-24　儿童的垂直悬吊皮肤牵引

用手术内固定治疗。若存在手术禁忌证,则在骨折闭合复位后采用持续牵引,一般需持续牵引 8~10 周。

**2. 手术治疗**　成人股骨干骨折手术多采用钢板、带锁髓内钉固定。儿童股骨干骨折多采用弹性钉内固定。

**【护理措施】**

**1. 病情观察**　由于股骨干骨折失血量较大,应观察病人有无脉搏增快、皮肤湿冷、血压下降等低血容量性休克表现。因骨折可损伤下肢重要神经或血管,应观察患肢血液供应,如足背动脉搏动和毛细血管充盈情况,并与健肢比较,同时观察患肢是否出现感觉和运动功能障碍等。一旦出现异常,及时报告医师并协助处理。在牵引的过程中,要定时测量肢体长度,并进行床旁 X 线检查,以便了解牵引力是否足够。若牵引力过大,导致过度牵引,骨折端出现间隙,将会发生骨折延迟愈合或不愈合。

**2. 牵引护理**　病情观察、保持牵引的有效性、预防牵引针眼感染、预防神经和血管损伤及功能锻炼等,参见本章第一节中骨折病人牵引期间的护理。

**3. 功能锻炼**　卧床期间,患肢复位固定后应加强股四头肌等长收缩运动,并活动足部、踝关节和小腿,以预防肌肉萎缩、关节僵硬和深静脉血栓形成。在 X 线检查证实有牢固的骨愈合后,可逐渐下床活动。

## 七、胫腓骨干骨折

胫腓骨干骨折(fracture of the tibia and fibula)指胫骨平台以下至踝以上部分发生的骨折。胫腓骨干骨折是长骨骨折中最常见的一种,占全身骨折的4%。

**【病因与分类】**

**1. 直接暴力**　胫腓骨位置表浅,又是负重的主要骨骼,易受重物撞击、车轮辗轧等直接暴力损伤,可引起胫腓骨同一平面的横形、短斜形或粉碎性骨折。

**2. 间接暴力**　多在高处坠落后足着地,身体发生扭转所致。可引起胫骨、腓骨螺旋形或斜形骨折等。

胫腓骨干骨折分为胫腓骨干双骨折、单纯胫骨干骨折和单纯腓骨干骨折 3 种类型。前者最多见,由于所受暴力大,骨和软组织损伤重,并发症多,治疗较困难。后两者少见,常因直接暴力引起,移位少,预后较好。

**【临床表现】**

**1. 症状**　患肢局部疼痛、肿胀,不敢站立和行走。

**2. 体征**　病人可有反常活动和明显畸形。由于胫腓骨表面的皮肤和组织薄弱,骨折常合并软组织损伤,成为开放性骨折,可见骨折端外露。胫骨上 1/3 骨折可致胫后动脉损伤,引起下肢严重缺血甚至坏死。胫骨骨折后,由于骨折断端出血、血肿或水肿,可引起骨筋膜室综合征,胫前区和腓肠肌区张力增加,肌肉缺血坏死,后期可发生缺血性肌挛缩,将严重影响下肢功能。胫骨下 1/3 段骨折由于血运差,软组织覆盖少,容易发生延迟愈合或不愈合。腓骨颈有移位的骨折可损伤腓总神经,出现相应感觉和运动功能障碍。骨折后期,若骨折对位对线不良,使胫骨上、下两端的关节面失去平行,改变了关节的受力面,易发生创伤性关节炎。

Note：

【辅助检查】

X线检查包括膝关节和踝关节,可确定骨折的部位、类型和移位情况。

【处理原则】

治疗目的是矫正畸形,恢复胫骨上、下关节面的平行关系,恢复肢体长度。

1. 非手术治疗 无移位骨折、稳定的胫腓骨干横形骨折或短斜形骨折可在手法复位后用石膏固定,10~12周可扶拐部分负重行走。单纯胫骨干骨折由于有完整腓骨的支撑,多无明显移位,石膏固定10~12周后可下地活动。单纯腓骨干骨折若不伴上、下胫腓联合分离,也无须特殊治疗,为减轻下地时的疼痛,石膏固定3~4周。

2. 手术治疗 不稳定的胫腓骨干双骨折采用微创或切开复位,可选择钢板螺钉或髓内针固定,手术4~6周后可扶双拐部分负重行走。对损伤严重的开放性胫腓骨干双骨折,应彻底清创,并行切开复位内固定。

【护理措施】

1. 病情观察 观察病人意识和生命体征,患肢固定和愈合情况,患肢远端肤色、皮温、脉搏搏动、血液循环、感觉和运动等。对石膏固定等病人,还应密切观察患肢末梢血液循环情况,检查局部包扎有无过紧等。

2. 功能锻炼 复位固定后尽早开始趾间和足部关节的屈伸活动,做股四头肌等长舒缩运动以及髌骨的被动活动。去除外固定后遵医嘱进行踝关节和膝关节的屈伸练习和髋关节各种运动,逐渐下地行走。

# 第三节 脊柱骨折和脊髓损伤

## 一、脊柱骨折

脊柱骨折(fracture of the spine)包括颈椎、胸椎、胸腰段及腰椎的骨折,约占全身骨折的5%~6%,以胸腰段骨折多见。脊柱骨折可以并发脊髓或马尾神经损伤,特别是颈椎骨折-脱位合并有脊髓损伤者可达70%,往往能严重致残甚至致命。

每块脊椎骨分为椎体与附件两部分。从解剖结构和功能上讲,整个脊柱可以被分成前柱、中柱和后柱。其中,中柱和后柱包裹了脊髓和马尾神经,此处损伤可以累及神经系统,特别是中柱的损伤,碎骨片和髓核组织可以突入椎管的前半部导致脊髓损伤,因此对每个脊柱骨折病人都必须了解有无中柱损伤。

【病因与分类】

多数脊柱骨折因间接暴力引起,少数为直接暴力所致。间接暴力多见于从高处坠落后头、肩、臀或足部着地,由于地面对身体的阻挡,使暴力传导致脊柱造成骨折。直接暴力所致的脊柱骨折多见于战伤、爆炸伤、直接撞伤等。

1. 颈椎骨折 按照受伤时病人颈椎所处的位置(前屈、直立和后伸)分为4种类型。

(1)屈曲型损伤:颈椎在屈曲位时受到暴力作用,造成前柱压缩、后柱牵张损伤。临床常见压缩骨折和骨折-脱位。

1)压缩骨折:较多见,尤其多见于骨质疏松者。除有椎体骨折外,还有不同程度的后方韧带结构破裂。

Note:

2）骨折-脱位:因过度屈曲导致后纵韧带断裂,暴力使脱位椎体的下关节突移行于下位椎体上关节突前方,称为关节突交锁。关节突交锁时有不同程度的椎体脱位。大部分病人会有脊髓损伤。部分病人有小关节突骨折。

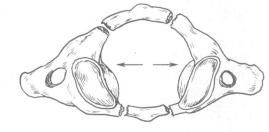

图 39-25　Jefferson 骨折

（2）垂直压缩型损伤:颈椎处于直立位时受到垂直应力打击所致,多见于高空坠落或高台跳水者。

1）Jefferson 骨折:即寰椎前、后弓双侧骨折(图39-25)。

2）爆破骨折:为下颈椎($C_3 \sim C_7$)椎体粉碎性骨折,多见于 $C_5$ 和 $C_6$ 椎体。破碎的骨折片不同程度凸向椎管内,因此瘫痪发生率可以高达80%。

（3）过伸型损伤

1）无骨折-脱位的过伸损伤:常因病人跌倒时额面部着地,颈部过伸所致。其特征是额面部有外伤痕迹。病人常有颈椎椎管狭窄,因而在过伸时常造成脊髓受压。此损伤也可发生于急刹车或撞车时,惯性使头部撞于挡风玻璃或前方座椅靠背上,迫使头部过度仰伸后又过度屈曲,使颈椎严重损伤,也称"挥鞭伤"或 whiplash 损伤。此损伤使颈椎后移,脊髓夹于皱缩的黄韧带和椎板之间而造成脊髓和中央管周围损伤,严重者可导致脊髓完全损伤。

2）枢椎椎弓根骨折:来自颏部的暴力使颈椎过度仰伸,在枢椎后半部形成强大的剪切力,使枢椎的椎弓根无法承受而发生垂直状骨折(图39-26)。以往多见于被缢死者,故又名缢死者骨折。目前多发生于高速公路上的交通事故。

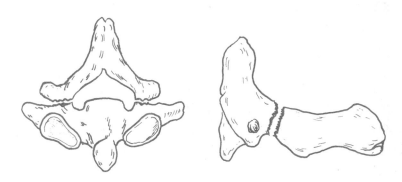

图 39-26　枢椎椎弓根骨折（缢死者骨折）

（4）齿状突骨折:受伤机制还不清楚,暴力可能来自水平方向,从前至后经颅骨而至齿状突。

2. **胸腰椎骨折的分类**　胸腰段脊柱($T_{10} \sim L_2$)处于 2 个生理弧度的交汇处,是应力集中部位,因此该处骨折最常见。

（1）按照骨折的稳定性分类

1）稳定性骨折:包括后柱完整的轻、中度椎体压缩骨折,以及单纯横突、棘突和椎板等附件骨折。

2）不稳定性骨折:①三柱中有两柱骨折;②爆裂骨折:中柱骨折后骨折块突入椎管,可能损伤神经;③累及三柱的骨折-脱位:常伴有神经损伤。

（2）按照骨折形态分类(图39-27)。

1）压缩骨折:多因高处坠落时身体猛烈向前屈曲引起,椎体通常成楔形,后方的结构很少受影响,脊柱仍保持稳定。骨质疏松症病人在轻微外力作用下即可发生胸腰椎压缩骨折,一般不合并神经损伤。

2）爆裂骨折:椎体呈粉碎骨折,骨折块向四周移位,向后移位可压迫脊髓、神经。X 线和 CT 检查

Note:

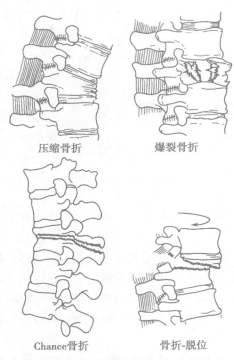

压缩骨折　　　　爆裂骨折

Chance骨折　　　　骨折-脱位

图 39-27　胸腰段脊柱骨折的分类

可见椎体前后径和横径均增加,两侧椎弓根距离加宽,椎体高度减小。

3) Chance 骨折:为椎体水平状撕裂性损伤,属于不稳定性骨折,临床上比较少见。

4) 骨折-脱位:脊柱的三柱骨折,可以是椎体向前、向后或横向移位,可伴有关节突关节脱位或骨折。

【临床表现】

1. 症状

(1) 局部疼痛:颈椎骨折者可有头颈部疼痛,不能活动。胸腰椎损伤后,因腰背部肌肉痉挛、局部疼痛,病人站立及翻身困难,或站立时腰背部无力,疼痛加重。

(2) 腹痛、腹胀:腹膜后血肿刺激了腹腔神经节,使肠蠕动减慢,常出现腹痛、腹胀甚至肠麻痹等症状。

(3) 其他:伴有脊髓损伤者可有四肢或双下肢感觉和运动障碍。病人还可伴有颅脑、胸、腹部和盆腔脏器等损伤,出现相应的症状。

2. 体征

(1) 局部压痛和肿胀:后柱损伤时中线部位有明显压痛,局部肿胀。

(2) 活动受限和脊柱畸形:颈、胸、腰段骨折病人常有活动受限,强迫体位,胸腰段脊柱骨折时常可摸到后凸畸形。

【辅助检查】

1. X 线检查　有助于明确骨折的部位、类型和移位情况。

2. CT　压痛区域的 CT 及三维重建。必要时可拍摄脊柱全长 CT 三维重建。

3. MRI　有助于观察和确定脊髓、神经、椎间盘及韧带损伤的程度和范围。

4. 其他　如超声检查腹膜后血肿,电生理检查四肢神经情况等。

【处理原则】

1. 急救处理　脊柱骨折病人伴有颅脑、胸、腹腔脏器损伤或并发休克时首先处理紧急问题,抢救生命。待病情稳定后再处理脊柱骨折。

2. 颈椎损伤治疗　对稳定性颈椎骨折脱位、压缩或移位较轻者,应卧床休息,并采用颅骨牵引、Halo 架固定等非手术治疗。对有神经症状、骨折块挤入椎管内以及不稳定性骨折等损伤严重者须手术治疗。

3. 胸腰椎损伤治疗　Vaccaro 等提出了胸腰椎骨折分型和严重程度评分,即 TLICS 评分系统。此评分系统针对骨折 3 个方面的特点分别赋分:①损伤形态:压缩 1 分,爆裂 2 分,平移/旋转 3 分,分离 4 分;②后方韧带复合体完整性:无损伤 0 分,可疑/不确定 2 分,损伤 3 分;③神经损伤情况:无损伤 0 分,神经根损伤 2 分,完全性脊髓/圆锥损伤 2 分,不完全性脊髓/圆锥损伤 3 分,马尾神经损伤 3 分。所有项目得分相加即为 TLICS 评分。TLICS 评分≥5 分者建议手术治疗,4 分者可以手术或非手术治疗,≤3 分者建议非手术治疗。另外,高龄骨质疏松病人因轻微外伤引起的压缩性骨折多采用微创手术治疗。

4. 腰背肌锻炼　利用背伸肌的肌力和背伸姿势使脊柱过伸,借助椎体前方的前纵韧带和椎间盘纤维环的张力,使压缩的椎体自行复位,恢复原状。

【护理措施】

1. **急救搬运**　对疑有脊柱骨折者应尽量避免移动。若确实需要搬运,可采用平托法或滚动法移至硬担架、木板或门板上。前者是将病人平托至担架上;后者是使病人身体保持平直状态,整体滚动至担架上。无论采用何种搬运方法,都应让病人保持脊柱中立位。严禁1人抬头1人抬脚,或用搂抱的搬运方法,以免因增加脊柱弯曲而使碎骨片挤入椎管,从而造成或加重脊髓损伤。颈椎损伤者需有专人托扶头部并沿纵轴向上略加牵引,搬运后用沙袋或折好的衣服放在颈部两侧以固定头颈部。

2. **病情观察**　严密观察病人生命体征、神经系统症状、伤口引流等变化情况,及时发现术后并发症并通知医师处理。若病人受伤平面以下肢体感觉、运动、反射和括约肌功能部分或全部丧失,可能发生了脊髓损伤。若引流液异常增多,或引流出血性液,可能发生了脑脊液漏或活动性出血。颈椎手术病人若颈部增粗,呼吸困难甚至窒息,可能发生了颈深部血肿。

3. **体位与翻身**　病人一般卧床休息,患肢保持关节功能位,防止关节屈曲、过伸或过展。为避免压力性损伤,应定时翻身。翻身时采用轴线翻身法,即病人头部、肩部、背部和臀部在一条直线上,保持脊柱中立位。胸腰段骨折者双臂交叉胸前,两护士分别托扶病人肩背部和腰腿部翻至侧卧位;颈段骨折者还需一人托扶头部,使其与肩部同时翻动。病人自行翻身时应先挺直腰背部再翻身,以利用绷紧的躯干肌肉形成天然内固定夹板。教会病人及家属正确使用颈托、腰围、支架等支具。卧床期间可不佩戴支具。但当病人坐起、站立时应先佩戴支具再起床。颈椎损伤病人卧床时,头两侧放置沙袋以保持头部制动,翻身时需佩戴颈托。

4. **功能锻炼**　遵医嘱指导和鼓励病人早期开始腰背部肌肉锻炼,如臀部离开床面左右移动、五点支撑法、四点支撑法、三点支撑法、飞燕点水等。锻炼过程应循序渐进,直到可以正常下床活动。此外,还应定时进行全身各个关节的全范围被动或主动活动,每日数次,以促进血液循环,预防关节僵硬和肌肉萎缩。

## 二、脊髓损伤

脊髓损伤(spinal cord injury)是脊柱骨折的严重并发症,由于椎体的移位或碎骨片突出于椎管内,使脊髓或马尾神经产生不同程度的损伤,多发生于颈椎下段和胸腰段。

【病理】

根据脊髓损伤的部位和程度不同可出现不同的病理变化。

1. **脊髓震荡(spinal cord concussion)**　与脑震荡相似,脊髓震荡是最轻微的脊髓损伤。脊髓受到强烈震荡后发生超限抑制,脊髓功能处于生理停滞状态。在组织形态学上并无病理变化,只是暂时性功能抑制。

2. **不完全性脊髓损伤**　脊髓损伤轻者仅有脊髓中心小坏死灶,保留大部分神经纤维。损伤严重者的脊髓中心可出现坏死软化灶,并由胶质或瘢痕代替,只保留小部分神经纤维。

3. **完全性脊髓损伤**　脊髓实质完全性横贯性损伤。脊髓内的病变呈进行性加重,从中心出血至全脊髓水肿,从中心坏死到大范围脊髓坏死。晚期脊髓为胶质组织所代替,也可为脊髓完全断裂。

【临床表现】

1. **脊髓震荡**　脊髓损伤平面以下发生弛缓性瘫痪,感觉、运动和反射功能全部或大部分丧失。一般在数小时到数日后感觉和运动功能开始恢复,不留任何神经系统后遗症。

2. **不完全性脊髓损伤**　脊髓损伤平面以下感觉和运动功能部分丧失,包括4种类型:

(1) 前脊髓综合征:颈脊髓前方受压严重,有时可引起脊髓前中央动脉闭塞,出现四肢瘫痪,下肢瘫痪重于上肢瘫痪。但下肢和会阴部仍保持位置觉和深感觉,甚至还保留浅感觉。在不完全性损伤中预后最差。

(2)后脊髓综合征:脊髓受损平面以下运动功能和痛温觉、触觉存在,深感觉全部或部分消失。

(3)脊髓中央管周围综合征:多因颈椎过伸性损伤时,颈椎管容积急剧减小,脊髓受黄韧带皱褶、椎间盘或骨刺的前后挤压,使脊髓中央管周围的传导束受到损伤。病人损伤平面以下四肢瘫痪,上肢瘫痪重于下肢瘫痪,没有感觉分离。

(4)脊髓半切征:又名 Brown-Séquard 综合征,为脊髓的半横切损伤。脊髓损伤平面以下同侧肢体的运动及深感觉消失,对侧肢体痛觉和温觉消失。

**3. 完全性脊髓损伤** 脊髓实质完全性横惯性损害,损伤平面以下的最低位骶段感觉、运动功能完全丧失,包括肛门周围的感觉和肛门括约肌的收缩运动丧失,称为脊髓休克期。这是脊髓失去高级中枢控制的一种病理生理现象。2~4周后逐渐演变成痉挛性瘫痪,表现为肌张力增高,腱反射亢进,并出现病理性锥体束征。胸段脊髓损伤使下肢的感觉与运动功能发生障碍,称为截瘫(paraplegia)。颈段脊髓损伤后,双上肢也有神经功能障碍,称为四肢瘫痪(quadriplegia)。上颈椎损伤时四肢均为痉挛性瘫痪,下颈椎损伤时由于脊髓颈膨大部位和神经根的毁损,上肢表现为弛缓性瘫痪,下肢仍为痉挛性瘫痪。

**4. 脊髓圆锥损伤** 成人脊髓终止于第1腰椎体下缘,因此第12胸椎和第1腰椎骨折可发生脊髓圆锥损伤,表现为会阴部(鞍区)皮肤感觉缺失,括约肌功能丧失致大小便不能控制和性功能障碍,双下肢的感觉和运动功能仍保留正常。

**5. 马尾神经损伤** 马尾神经起自第2腰椎的骶脊髓,一般终止于第1骶椎下缘。马尾神经完全损伤者少见。表现为损伤平面以下弛缓性瘫痪,有感觉及运动功能障碍及括约肌功能丧失,肌张力降低,腱反射消失,无病理性锥体束征。

脊髓损伤严重程度分级可作为脊髓损伤的自然转归和治疗前后对照的观察指标。依据脊髓损伤的临床表现进行分级,目前较常用的是美国脊髓损伤学会 ASIA 分级(表 39-1)。

表 39-1　ASIA 分级

| 级别 | 损伤程度 | 功能 |
|------|----------|------|
| A | 完全损伤 | 损伤平面以下无任何感觉、运动功能 |
| B | 不完全损伤 | 损伤平面以下,包括腰骶段感觉存在,但无运动功能 |
| C | 不完全损伤 | 损伤平面以下有运动功能,一半以上关键肌肉肌力<3 级 |
| D | 不完全损伤 | 损伤平面以下有运动功能,一半以上关键肌肉肌力≥3 级 |
| E | 正常 | 感觉和运动功能正常 |

【辅助检查】

**1. 影像学检查** X 线检查和 CT 检查为最常规的检查手段,可发现损伤部位的脊柱骨折或脱位。椎间盘和韧带结构的损伤若病变不明显,可能无法被这 2 项检查发现,称为无放射线检查异常的脊髓损伤(spinal cord injury without radiographic abnormality,SCIWORA),多见于颈椎外伤。MRI 可以了解脊髓损害变化,包括脊髓受压程度、脊髓信号强度、信号改变范围和脊髓萎缩情况等。

**2. 电生理检查** 体感诱发电位检查(somatosensory evoked potential,SEP)和运动诱发电位检查(motor evoked potential,MEP)可了解脊髓功能状况。前者检查脊髓感觉通道功能,后者检查锥体束运动通道功能,两者均不能引出者为完全性截瘫。

【处理原则】

**1. 非手术治疗** 伤后 6h 内是治疗关键时期,24h 内为急性期,应抓紧时间治疗。

（1）固定和制动：一般先采用枕颌带牵引或持续颅骨牵引，以防因损伤部位移位而产生脊髓再损伤。

（2）甲泼尼龙冲击疗法：只适用于受伤8h以内者。按每千克体重30mg剂量一次性给药，15min静脉注射完毕，休息45min，休息的同时静脉使用保护胃黏膜药物，以免大剂量激素引起胃肠道并发症。在以后23h内以5.4mg/（kg·h）剂量持续静脉滴注，同时使用心电监护仪密切观察生命体征变化。大剂量甲泼尼龙能阻止类脂化合物的过氧化反应和稳定细胞膜，从而可减轻外伤后神经细胞变性，降低组织水肿，改善脊髓血流量，预防损伤后脊髓缺血进一步加重，促进新陈代谢和预防神经纤维变性。

（3）高压氧治疗：一般伤后4~6h内应用。高压氧用0.2MPa氧压，1.5h/次，10次为1个疗程。

**2. 手术治疗**　手术只能解除对脊髓的压迫和恢复脊柱的稳定性，目前还无法使损伤的脊髓恢复功能。手术的途径和方式视骨折的类型和致压物的部位而定。手术指征包括：①脊柱骨折-脱位有关节突交锁者；②脊柱骨折复位不满意，或仍有脊柱不稳定因素存在者；③影像学显示有碎骨片凸出至椎管内压迫脊髓者；④截瘫平面不断上升，提示椎管内有活动性出血者。

【护理评估】

（一）非手术治疗/术前评估

**1. 健康史**

（1）一般情况：包括年龄、性别、婚姻和职业等。

（2）外伤史：应详细了解病人受伤的时间、原因和部位，受伤时的体位、症状和体征，搬运方式，急救情况，有无昏迷史和其他部位复合伤等。

（3）既往史与服药史：评估病人既往健康状况，有无脊柱受伤或手术史，近期是否因其他疾病而服用激素类药物，以及应用的剂量、时间和疗程。

**2. 身体状况**

（1）症状与体征：①生命体征与意识：评估病人的呼吸、血压、脉搏、体温和意识情况。②排尿和排便：了解有无尿潴留或充盈性尿失禁；尿液颜色、量和比重变化；有无便秘或大便失禁。③皮肤组织损伤：受伤部位有无皮肤组织破损，肤色和皮温改变，活动性出血及其他复合型损伤的迹象。④腹部体征：有无腹胀和麻痹性肠梗阻征象。⑤神经系统功能：躯体痛、温、触及位置觉的丧失平面及程度，肢体运动、反射和括约肌功能损伤情况。

（2）辅助检查：了解有无X线、CT、MRI及其他有关手术耐受性检查（心电图、肺功能检查）等的异常发现。

**3. 心理-社会状况**　了解病人对疾病的认知程度，对手术和疾病预后有何顾虑和思想负担；了解朋友及家属对病人的关心、支持程度；家庭对手术的经济承受能力。

（二）术后评估

**1. 术中情况**　了解病人手术和麻醉的方式与效果，病变组织修复情况，术中出血、补液、输血情况和术后诊断。

**2. 身体状况**　评估生命体征是否平稳，意识是否清醒；躯体感觉、运动和各项生理功能恢复情况；有无呼吸系统或泌尿系统功能障碍、压力性损伤等并发症发生。

**3. 心理-社会状况**　了解病人有无焦虑、抑郁、自暴自弃等负性情绪；康复训练和早期活动是否配合；对出院后的继续治疗是否清楚。

【常见护理诊断/问题】

**1. 低效性呼吸型态**　与脊髓损伤、呼吸肌无力、呼吸道分泌物排出不畅有关。

**2. 体温过高或体温过低**　与脊髓损伤、自主神经系统功能紊乱有关。

3. **尿潴留** 与脊髓损伤,逼尿肌无力有关。

4. **有皮肤完整性受损的危险** 与肢体感觉及活动障碍有关。

5. **体象紊乱** 与受伤后躯体运动障碍或肢体萎缩变形有关。

【护理目标】

1. 病人呼吸道通畅,能够维持正常呼吸功能。

2. 病人体温保持在正常范围。

3. 病人能有效排尿或建立膀胱的反射性排尿功能。

4. 病人皮肤清洁、完整,未发生压力性损伤。

5. 病人主诉能接受身体意象及生活改变的现实。

【护理措施】

(一)非手术治疗护理/术前护理

1. **心理护理** 理解病人惊慌、恐惧、焦虑等情绪反应。向病人说明手术的重要性,指导术前术后配合,耐心解答问题。介绍疾病相关知识,提高其自我护理能力,增强其战胜疾病的信心。家庭成员和医务人员应相信并认真倾听病人的诉说。可让病人和家属参与制订护理计划,帮助病人建立有效的社会支持系统。

2. **病情观察** 密切观察病人的生命体征,重点观察呼吸频率、节律、幅度和有无鼻翼扇动、胸闷和胸式呼吸消失等体征,监测血氧饱和度。脊髓损伤后易出现脊髓水肿反应,应密切观察躯体及肢体感觉和运动情况,当出现瘫痪平面上升、肢体麻木、肌力减弱或不能活动时,应立即通知医师处理。

3. **配合治疗** 对行颅骨牵引治疗的病人行牵引护理。对行甲泼尼龙冲击治疗者,应遵医嘱按时给药,并观察用药后反应。对拟行手术者做好术前准备。

4. **并发症的护理** 脊髓损伤一般不直接危及生命,其并发症是导致病人死亡的主要原因。

(1)呼吸衰竭和呼吸道感染:颈脊髓损伤时,由于肋间神经支配的肋间肌完全麻痹,胸式呼吸消失,病人能否生存,很大程度上取决于腹式呼吸是否幸存。腹式呼吸主要依靠膈肌运动,而支配膈肌的膈神经由 $C_{3\sim5}$ 节段组成,其中 $C_4$ 是主要成分。因此损伤越接近 $C_4$,因膈神经麻痹引起膈肌运动障碍,从而导致呼吸衰竭的危险越大。$C_{1\sim2}$ 损伤时病人往往当场死亡。$C_{3\sim4}$ 损伤时病人也常于早期因呼吸衰竭而死亡。即使是 $C_{4\sim5}$ 以下的损伤,也会因伤后脊髓水肿的蔓延,波及呼吸中枢而产生呼吸功能障碍。因此,任何阻碍膈肌活动和呼吸道通畅的原因均可导致呼吸衰竭,如脊髓水肿继续上升至近 $C_4$ 节段、痰液阻塞气管、肠胀气和便秘等。

呼吸道感染是病人晚期死亡的常见原因。由于呼吸肌力量不足,或者病人因怕痛不敢深呼吸和咳嗽,使呼吸道的阻力增加,分泌物不易排出,久卧者容易产生坠积性肺炎。一般在 1 周内便可发生呼吸道感染,吸烟者更易发生。病人常因呼吸道感染难以控制或痰液堵塞气管窒息而死亡。

护理中应注意观察病人的呼吸功能,监测血氧饱和度。给予氧气吸入,必要时协助医师行气管插管、气管切开或呼吸机辅助呼吸等,并做好相应护理。遵医嘱给药以减轻脊髓水肿,避免进一步抑制呼吸功能。做好呼吸道护理,指导和协助病人深呼吸、咳嗽咳痰、翻身拍背、雾化吸入和吸痰等,以促进肺膨胀和有效排痰。及时处理肠胀气、便秘,不要用沉棉被压盖胸腹,以免影响病人呼吸。已经发生肺部感染者应遵医嘱选用合适的抗生素。

(2)体温失调:颈脊髓损伤后,自主神经系统功能紊乱,受伤平面以下毛细血管网舒张而无法收缩,皮肤不能出汗,对气温的变化丧失了调节和适应能力。室温>32℃时,闭汗使病人容易出现高热(>40℃),且药物降温效果不佳。

病人体温升高时,应以物理降温为主,如冰敷、温水擦浴、冰盐水灌肠等。必要时给予输液和冬眠药物。夏季将病人安置在阴凉或设有空调的房间。

### 知识拓展

#### 3D 打印在中国骨科的应用

3D 打印正以惊人的速度向医疗领域渗透。所有领先的骨科医疗器械公司都开始利用 3D 打印技术研发新的植入产品。现在,在骨科领域,3D 打印正快速地完成从实验室到临床的科技成果转化。不仅仅用 3D 打印技术制作各种解剖模型、手术导板,也用它来研制各种新型的植入物,如髋臼白杯、脊柱椎体等。未来 3D 打印将会发挥其更大的优势——制作病人定制型的假体。因此,只有真正意义上的临床转化才能展现 3D 打印的价值和未来。

（3）泌尿生殖道感染和结石:排尿的脊髓反射中枢在 $S_{2\sim4}$,位于脊髓圆锥内。圆锥以上脊髓损伤者由于尿道外括约肌失去高级神经支配,不能自主放松,因而可出现尿潴留。圆锥损伤者则因尿道外括约肌放松出现尿失禁。由于病人需长期留置导尿管,容易发生泌尿系感染与结石,男病人还会发生附睾炎。

主要护理措施包括:①留置导尿:在脊髓休克期应留置导尿,持续引流尿液并记录尿量,以防膀胱过度膨胀。2~3 周后改为定期开放尿管,以防膀胱萎缩。②排尿训练:根据脊髓损伤部位和程度不同,部分病人排尿功能可逐渐恢复,但脊髓完全性损伤者则需要进行排尿功能训练。当膀胱充盈时,鼓励病人在膀胱区按摩加压将尿排尽,训练自主性膀胱,争取早日拔除导尿管,此方法对马尾神经损伤者特别有效。③多饮水:鼓励病人每日饮水 3 000ml 以上以稀释尿液,预防泌尿系结石;④定期监测:定期检查残余尿量、尿常规和中段尿培养,及时发现泌尿系统感染征象。⑤控制感染:发生感染时遵医嘱使用抗生素。⑥间歇性导尿或膀胱造瘘:需长期留置导尿管而又无法控制泌尿系统感染者,应教会病人遵循无菌操作原则进行间歇性导尿,也可作永久性耻骨上膀胱造瘘术。⑦建立人工神经反射弧:脊髓损伤 4~6 个月,截瘫平面稳定后,可以利用损伤平面以下的失用神经创建一个人工体神经-内脏神经反射弧,用以控制排尿。根据所用神经节段不同,大部分病人可于 1 年左右显著恢复膀胱功能,并能控制大便,部分病人尚可不同程度地恢复性功能。

（4）便秘:脊髓损伤后,骶髓的副交感神经中枢失去了高级中枢的控制,肠道的神经功能和膀胱一样受到破坏,结肠蠕动减慢,使水分吸收较多,而活动减少和饮水减少也是便秘的原因。

护士应指导病人多食新鲜水果和蔬菜等富含膳食纤维的食物,多饮水。在餐后 1h 按顺时针方向做腹部按摩 15~30min,以刺激肠蠕动。对顽固性便秘者可遵医嘱给予灌肠或缓泻剂。部分病人通过持续的排便训练可逐渐建立起反射性排便。方法为尽量取坐位以增加腹压,每日定时用手指按压肛门周围或者扩张肛门,刺激括约肌,反射性地引起肠蠕动。

（5）压力性损伤:截瘫病人因长期卧床,皮肤知觉丧失,骨隆突部位的皮肤长时间受压于床褥与骨隆突之间而发生神经营养性改变从而出现压力性损伤。压力性损伤最常发生的部位为枕后、骶尾部、股骨大转子、髂嵴和足跟等处。截瘫病人出现压力性损伤后极难愈合,压力性损伤每日渗出大量体液,消耗蛋白质,又是感染进入的门户,病人可因消耗衰竭或脓毒症而致死。

主要护理措施包括:①床单应清洁、平整、干燥和舒适,有条件时可使用减压敷料和气垫床;②定时翻身,避免在床上拖拽病人,以减少局部皮肤剪切力;③保持病人皮肤清洁干燥;④保证足够的营养摄入,提高机体抵抗力。

（二）术后护理

1. **病情观察**　严密观察病人生命体征、意识、尿量和血氧饱和度,肢体感觉、运动和反射功能,以及伤口敷料和引流等情况。若病人出现胸闷、憋气、肢体麻木、疼痛加重或感觉、运动、大小便异常等情况,均应及时报告医师并配合处理。

2. **饮食护理**　术后麻醉清醒、拔除气管插管后评估病人无吞咽困难,则可协助其进食流质,再逐渐恢复至普食,给予高热量、高维生素、粗纤维、易消化饮食。颈椎手术后病人 2d 内可进温凉流食,以减轻喉头水肿,减少出血。

Note:

3. **体位与功能锻炼** 保持各肢体关节处于功能位,防止关节屈曲、过伸或过展。可用矫正鞋或支足板固定足部,以防足下垂。每2h轴线翻身1次。每日应对瘫痪肢体做被动的全范围关节活动和肌肉按摩,以防止肌肉萎缩和关节僵硬,减少截瘫后并发症。上肢功能良好者可以通过举哑铃和拉拉力器等方法增强上肢力量,为今后的生活自理做准备,并增强病人的信心和对生活的热爱。

（三）健康教育

1. **活动指导** 病情允许时,指导病人练习床上坐起,学习使用轮椅、拐杖或助行器等移动工具,练习上下床和行走。病人下地时应有专人保护,清除地面障碍物,以防跌倒。坐位或下床时需佩戴脊柱支具3个月或遵医嘱使用。

2. **指导间歇性导尿** 鼓励上肢功能良好的病人尽早开始自我清洁间歇性导尿。若病人无法实施,则指导病人家属进行间歇性导尿,防止因长期留置导尿管引起泌尿系统感染。

3. **复诊指导** 告知病人定期返院复诊,随时监测病情变化。若出现脊柱局部疼痛、四肢感觉、活动能力下降等不适,应及时就诊。

【护理评价】

通过治疗与护理,病人是否:①呼吸道通畅,能够维持正常呼吸功能;②体温保持在正常范围;③能有效排尿或建立膀胱的反射性排尿功能;④皮肤清洁、完整,压力性损伤得以预防,或得到及时发现和处理;⑤主诉能接受身体意象及生活改变的现实。

# 第四节 骨 盆 骨 折

骨盆为环形结构,是由两侧的髂、耻、坐骨经Y形软骨融合而成的2块髋骨和1块骶尾骨,经前方耻骨联合和后方的骶髂关节构成的坚固骨环。骨盆骨折(fracture of the pelvic)常合并静脉丛和动脉大量出血,以及盆腔内脏器的损伤。

【病因与分类】

骨盆骨折多由强大的直接暴力挤压骨盆所致。年轻人骨盆骨折主要是由于交通事故和高处坠落引起,多存在严重的多发伤,常伴休克。

1. **按骨折位置与数量分类**

（1）骨盆边缘撕脱性骨折:发生于肌肉猛烈收缩而造成骨盆边缘肌肉附着点撕脱性骨折,骨盆环不受影响。最常见的有髂前上棘撕脱骨折、髂前下棘撕脱骨折和坐骨结节撕脱骨折。多见于青少年运动损伤。

（2）髂骨翼骨折:多为侧方挤压暴力所致,移位不明显,可为粉碎性骨折,不影响骨盆环的稳定。

（3）骶尾骨骨折:①骶骨骨折:可位于骶骨翼部、骶孔处或正中骶管区,可损伤腰骶神经根和马尾神经;②尾骨骨折:通常于跌倒坐地时发生,常伴骶骨末端骨折,一般移位不明显。

（4）骨盆环骨折:单处骨盆环骨折少见,双处骨折多见,包括:①双侧耻骨上、下支骨折;②单侧耻骨上、下支骨折合并耻骨联合分离;③耻骨上、下支骨折合并骶髂关节脱位;④耻骨上、下支骨折合并髂骨骨折;⑤髂骨骨折合并骶髂关节脱位;⑥耻骨联合分离合并骶髂关节脱位等。产生这类骨折的暴力通常较大,往往并发症也较多。

2. **按骨盆环的稳定性分类** Tile分型将骨盆环损伤分为3型:①A型(稳定型):后环完整;②B型(部分稳定型):旋转不稳定,但垂直稳定,或后环不完全性损伤;③C型(旋转、垂直均不稳定型):后环完全损伤。

3. **按暴力的方向分类**

（1）侧方挤压损伤(lateral compression,LC骨折):来自侧方的挤压力量造成骨盆的前后部结构及骨盆底部韧带发生一系列损伤,约占骨盆骨折的38.2%。

Note:

（2）前后挤压损伤（antero-posterior compression，APC 骨折）：可分为 3 类：①APC- Ⅰ 型：耻骨联合分离；②APC- Ⅱ 型：耻骨联合分离，骶结节和骶棘韧带断裂，骶髂关节间隙增宽，轻度分离；③APC- Ⅲ 型：耻骨联合分离，骶结节和骶棘韧带断裂，骶髂关节前、后方韧带都断裂，骶髂关节分离。约占骨盆骨折的一半。

（3）垂直剪力损伤（vertical shear，VS 骨折）：约占 5.8%，通常为高处坠落伤。

（4）混合暴力损伤（combined mechanical，CM 骨折）：约占 3.6%，通常是混合性骨折，如 LC/VS、LC/APC。

上述骨折中以 LC/APC- Ⅲ 型骨折与 VS 骨折最严重，并发症也多见。下面主要讲述 LC/APC- Ⅲ 型骨折与 VS 骨折。

【临床表现】

1. **症状**　病人髋部肿胀、疼痛，不敢坐起或站立，多数病人存在严重的多发伤。有大出血或严重内脏损伤者可有休克早期表现。

2. **体征**

（1）骨盆分离试验与挤压试验阳性：检查者双手交叉撑开两髂嵴，骨折的骨盆前环产生分离，如出现疼痛即为骨盆分离试验阳性。检查者用双手挤压病人的两髂嵴，伤处出现疼痛为骨盆挤压试验阳性。在做上 2 项检查时偶尔会感到骨擦音。

（2）肢体长度不对称：用皮尺测量胸骨剑突与两髂前上棘之间的距离，骨盆骨折向上移位的一侧长度较短。也可测量脐孔与两侧内踝尖端的距离。

（3）会阴部瘀斑：是耻骨和坐骨骨折的特有体征。

【辅助检查】

X 线检查可显示骨折类型及骨折块移位情况。CT 检查可更清晰地观察骶髂关节情况。CT 三维重建可更加立体直观地显示骨折类型和移位方向。超声检查可筛查腹盆腔脏器损伤情况。

【处理原则】

原则是先处理休克和各种危及生命的合并症，再处理骨折。

1. **急救处理**　骨盆骨折可伴发盆腔内血管损伤，应严密监测病人的生命体征，尤其脉搏变化，因其比血压变化更快更敏感。遵医嘱在上肢或颈部快速建立输血补液通道。视病情尽快完成 X 线和 CT 检查，并确定有无其他合并损伤。嘱病人自主排尿或导尿，判断有无泌尿系统损伤。协助医师进行诊断性腹腔穿刺，判断有无腹腔内脏器破裂。

2. **非手术治疗**

（1）卧床休息：骨盆边缘性骨折、骶尾骨骨折和骨盆环单处骨折无移位时，可不做特殊处理，卧床休息 3~4 周。

（2）牵引：单纯性耻骨联合分离且较轻者可用骨盆兜带悬吊固定。此法不适用于侧方挤压损伤导致的耻骨支横形骨折。但由于治疗时间较长，目前大都主张手术治疗。

（3）手法复位：对有移位的尾骨骨折，可将手指插入肛门内，将骨折片向后推挤复位，但易再移位。

3. **手术治疗**　对骨盆环双处骨折伴骨盆变形者，多主张手术复位及内固定，必要时加上外固定支架。骨盆骨折脱位微创手术是骨盆损伤治疗的发展趋势，能明显减少手术并发症的发生，并降低死亡率。导航技术的应用提高了微创手术的成功率。骶 1 椎弓根轴位 X 线投照和置钉方法提高了骶髂螺钉置入的安全性。

【护理措施】

1. **急救处理**　有危及生命的并发症时应先抢救生命，对休克病人先抗休克治疗，然后处理骨折。

Note:

**2. 体位和活动**　卧床休息期间,髂前上、下棘撕脱骨折可取髋、膝屈曲位;坐骨结节撕脱骨折者应取大腿伸直、外旋位;骶尾骨骨折者可在骶部垫气圈或软垫。协助病人更换体位,骨折愈合后才可患侧卧位。长期卧床者需练习深呼吸,进行肢体肌肉等长收缩训练。允许下床后,可使用助行器或拐杖,以减轻骨盆负重。

**3. 骨盆兜带悬吊牵引的护理**　骨盆兜带用厚帆布制成,其宽度上抵髂骨翼,下达股骨大转子,依靠骨盆挤压合拢的力量,使耻骨联合分离复位。选择宽度适宜的骨盆兜带,悬吊重量以将臀部抬离床面为宜,不要随意移动,保持兜带平整,排便时尽量避免污染兜带。

**4. 并发症的护理**　骨盆骨折常伴有严重并发症,如腹膜后血肿、盆腔内脏损伤和神经损伤等。这些并发症常较骨折本身更为严重,因此应进行重点观察和护理。

(1) 腹膜后血肿:骨盆各骨主要为松质骨,邻近又有许多动脉和静脉丛,血液循环丰富。骨折后巨大血肿可沿腹膜后疏松结缔组织间隙蔓延至肾区或膈下,病人可有腹痛腹胀等腹膜刺激症状。大出血可造成失血性休克,甚至造成病人迅速死亡。护士应严密观察生命体征和意识变化,立即建立静脉输液通路,遵医嘱输血输液,纠正血容量不足。若经抗休克治疗仍不能维持血压,应配合医师及时做好手术准备。

(2) 盆腔内脏损伤:尿道的损伤远比膀胱损伤多见。耻骨支骨折移位容易引起尿道损伤、会阴部撕裂,可造成直肠损伤或阴道壁撕裂。直肠破裂如发生在腹膜反折以上可引起弥漫性腹膜炎;如在反折以下,则可发生直肠周围感染。注意观察有无血尿、无尿或急性腹膜炎等表现。遵医嘱禁食补液,合理应用抗生素。由于行直肠修补术时还需做临时结肠造瘘,因此应做好造瘘口护理。

(3) 神经损伤:主要是腰骶神经丛与坐骨神经损伤。观察病人是否有括约肌功能障碍,下肢某些部位感觉减退或消失,肌肉萎缩无力或瘫痪等表现,发现异常及时报告医师。

(4) 脂肪栓塞与静脉栓塞:是病人死亡的主要原因之一,发生率可高达 35% ~ 50%,有症状性肺栓塞发生率为 2% ~ 10%。由于下肢长时间制动、静脉血液回流缓慢以及创伤导致的血液高凝状态等,易导致下肢深静脉血栓形成;骨盆内静脉丛破裂以及骨髓腔被破坏,骨髓脂肪溢出随破裂的静脉窦进入血液循环,引起肺、脑、肾等部位的脂肪栓塞。如病人突然出现胸痛、胸闷、呼吸困难、咳嗽、咯血、烦躁不安甚至晕厥时,应警惕肺栓塞的发生。

(庞　冬)

## 思　考　题

1. 王女士,65 岁,晨练时跌倒,右手掌撑地后腕部剧烈疼痛,不敢活动,遂来院就诊。体格检查:右腕部明显肿胀,出现典型"银叉"畸形和"枪刺样"畸形。X 线检查示桡骨远端移位,被诊断为桡骨远端伸直型骨折,给予右腕部骨折复位及石膏绷带固定。

请问:

(1) 该病人腕部的两种畸形分别是由桡骨远端向何种方向的移位导致?

(2) 如何指导该病人进行功能锻炼?

2. 李先生,42 岁,因其电动车急刹车时不慎跌倒,致左小腿剧烈疼痛,移动肢体时加重,遂急诊入院。体检示左小腿肿胀,皮肤发亮,压痛明显,活动受限。X 线检查示左侧胫骨中下段裂缝骨折。患肢石膏固定 1h 后,病人左小腿肿胀和疼痛加重,足趾活动障碍,足背动脉搏动减弱,足部皮肤苍白发凉,感觉麻木。

请问:

(1) 该病人目前最主要的护理诊断/问题是什么?

(2) 该病人出现该护理诊断/问题的原因可能是什么?

(3) 护士应如何处理该问题?

# URSING
## 第四十章

# 关节脱位病人的护理

40章 数字内容

———— 学 习 目 标 ————

知识目标:

1. 掌握关节脱位的概念、病因和分类,以及肩关节、肘关节、髋关节脱位的临床表现。

2. 熟悉关节脱位的处理原则。

3. 了解关节脱位的辅助检查方法。

能力目标:

能运用护理程序对关节脱位病人实施整体护理。

素质目标:

具有关心关节脱位病人创伤后心理变化的综合素养。

本章主要介绍关节脱位的基本理论知识和护理。在骨与关节损伤中,关节脱位占10%,好发于肩关节、肘关节、髋关节,常伴有关节囊的撕裂或韧带损伤,严重者合并骨折或神经血管损伤,一般有外伤史,患处可出现不同程度的疼痛、肿胀、功能丧失。根据病人外伤史、临床表现等及时识别病人关节脱位部位,并采取相应的急救护理是本章的学习重点,如何对不同类型的关节进行正确复位是本章的学习难点。关节脱位的护理是一个临床护士必须掌握的基本急救常识。

 ———————————— 导入情境与思考 ————————————

刘先生,47岁,因肩部肿痛、活动受限4h入院。经检查诊断为肩关节脱位。入院当天医师为其实施了手法复位,并行三角巾悬吊固定。第2d,病人出现指端肿胀、疼痛、麻木的现象。体格检查:T 36.5℃,P 72次/min,R 16次/min,BP 112/80mmHg,指端青紫,桡动脉搏动减弱。

请思考:

(1) 病人目前存在哪些护理诊断/问题?

(2) 针对病人目前的问题,应采取哪些护理措施?

# 第一节　概　　述

关节脱位(dislocation)是指由于直接或间接暴力作用于关节,或关节有病理性改变,使骨与骨之间的相对关节面失去正常的对合关系。关节脱位多见于青壮年和儿童,多发生在肩、肘、髋等活动范围较大的关节。关节脱位的治疗效果,不仅取决于恢复关节的正常生理对合,还取决于维持关节稳定的周围组织的正常结构和功能是否恢复。

【病因与发病机制】

1. **创伤**　由外来暴力间接作用于正常关节引起的脱位,是导致脱位最常见的原因,多发生于青壮年。

2. **病理改变**　关节结构发生病变,骨端遭到破坏,不能维持关节面正常的对合关系,如关节结核或类风湿关节炎所导致的脱位。

3. **先天性关节发育不良**　胚胎发育异常导致关节先天性发育不良,出生后即发生脱位且逐渐加重,如由于髋臼和股骨头先天发育不良或异常引起的先天性髋关节脱位。

4. **习惯性脱位**　创伤性脱位后,关节囊及韧带松弛或在骨附着处被撕脱,使关节结构不稳定,轻微外力即可导致再脱位,如此反复,形成习惯性脱位,如习惯性肩关节脱位、习惯性颞下颌关节脱位等。

【分类】

1. **按脱位程度分类**　①全脱位:关节面对合关系完全丧失;②半脱位:关节面对合关系部分丧失。

2. **按脱位时间分类**　①新鲜性脱位:脱位时间未超过2周;②陈旧性脱位:脱位时间超过2周。

3. **按脱位方向分类**　分为前脱位、后脱位、侧方脱位、中央脱位等。

4. **按脱位后关节腔是否与外界相通分类**　①闭合性脱位:局部皮肤完好,脱位处关节腔不与外界相通;②开放性脱位:脱位关节腔与外界相通。

【临床表现】

1. **症状**　病人常出现关节疼痛、肿胀、局部压痛和关节功能障碍。早期全身可合并复合伤、休克等,局部可合并骨折和神经血管损伤。晚期可发生骨化性肌炎、缺血性骨坏死和创伤性关节炎等。

2. **体征**

（1）畸形:关节脱位后肢体出现旋转、内收或外展、外观变长或缩短等畸形,与健侧不对称。关节的正常骨性标志发生改变。

（2）弹性固定:关节脱位后,由于关节囊周围未撕裂肌肉和韧带的牵拉,使患肢固定在异常的位置,被动活动时感到弹性阻力。

（3）关节盂空虚:脱位后可触到空虚的关节盂,移位的骨端可在邻近异常位置触及;肿胀严重时则难以触及。

【辅助检查】

1. **X线检查** 确定脱位的方向、程度,有无合并骨折,有无骨化性肌炎或缺血性骨坏死等。

2. **CT** 有助于诊断X线不能确诊的脱位。

3. **MRI** 可评价相关软组织损伤。

【处理原则】

1. **早期复位** 早期复位包括手法复位和切开复位。以手法复位为主,最好在脱位后3周内进行,因为早期复位容易成功,且功能恢复好。若脱位时间较长,关节周围组织发生粘连,空虚的关节腔被纤维组织充填,常导致手法复位难以成功。若发生以下情况,考虑行手术切开复位:①关节腔内有骨折碎片或有软组织嵌顿影响复位;②脱位合并血管神经损伤和明显移位的骨折;③经手法复位失败或手法难以复位。关节脱位复位成功的标志是被动活动恢复正常、骨性标志恢复、X线检查提示已复位。

2. **有效固定** 即将复位后的关节固定于适当位置,有效的固定是保证软组织修复和防止再脱位的重要措施。固定的时间视脱位情况而定,一般为2~3周。陈旧性脱位经手法复位后,固定时间适当延长。

3. **功能锻炼** 鼓励早期活动,在固定期间经常进行关节周围肌肉的收缩练习和患肢其他关节的主动或被动活动,防止肌肉萎缩及关节僵硬。固定解除后,逐步扩大患肢关节的活动范围,并辅以理疗、中药熏洗等治疗,逐渐恢复关节功能。功能锻炼过程中切忌粗暴的被动活动,以免增加损伤。

【护理评估】

（一）术前评估

1. **健康史** ①一般情况:如年龄、出生时的情况、日常运动的量和强度等;②外伤史:评估病人有无突发外伤,受伤后的症状和处理方法;③既往史:病人以前有无外伤病史、关节脱位习惯、既往脱位后的治疗及恢复情况等。

2. **身体状况**

（1）症状与体征:评估患肢疼痛程度,有无血管、神经受压的表现,皮肤有无受损;评估生命体征、躯体活动能力、生活自理能力等。

（2）辅助检查:评估X线检查有无阳性发现。

3. **心理-社会状况** 评估病人的心理状态,对本次治疗有无信心;病人所具有的疾病知识和对治疗、护理的期望。

（二）术后评估

1. **术中情况** 了解麻醉及手术方式、术中出血、输血和输液情况,术中有无异常情况和术后诊断。

2. **身体状况** 评估生命体征是否平稳,意识是否清楚,有无疼痛;患肢是否处于功能位,病人是否舒适,外固定是否维持于有效状态;肢体功能恢复情况,是否出现与手术有关的并发症;引流管、尿管是否妥善固定,引流是否通畅。

3. **心理-社会状况** 评估病人的心理状态、对手术治疗效果的信心、对治疗护理的依从性及病人获得的社会支持等。

Note:

【常见护理诊断/问题】

1. **疼痛**　与关节脱位引起局部组织损伤及神经受压有关。
2. **躯体移动障碍**　与关节脱位、疼痛、制动有关。
3. **潜在并发症**：血管、神经受损。
4. **有皮肤完整性受损的危险**　与外固定压迫局部皮肤有关。

【护理目标】

1. 病人疼痛减轻或消失。
2. 病人关节活动能力和舒适度改善。
3. 病人未出现血管、神经损伤等并发症，或得到及时发现和处理。
4. 病人皮肤完整，未出现压力性损伤或感染。

【护理措施】

（一）非手术治疗的护理/术前护理

1. **病情观察**　移位的骨端压迫邻近血管和神经，可引起患肢缺血，感觉、运动功能障碍。定时观察患肢远端血运、皮肤颜色、温度、感觉和活动情况等；发现患肢苍白、发冷、肿胀、疼痛加剧、感觉麻木等，及时通知医师并配合处理。

2. **体位护理**　抬高患肢并保持患肢于关节的功能位，以利于静脉回流，减轻肿胀。

3. **疼痛护理**

（1）避免加重疼痛的因素：进行护理操作或移动病人时，托住患肢，动作轻柔，以免用力不当加重疼痛。

（2）镇痛：受伤24h内局部冷敷以消肿镇痛，24h后局部热敷以减轻肌肉痉挛引起的疼痛；还可应用心理暗示、转移注意力或松弛疗法等非药物镇痛方法缓解疼痛，必要时遵医嘱应用镇痛药。

4. **外固定护理**　保持各类外固定维持有效状态；行石膏或牵引外固定病人的护理参见第三十九章第一节中骨折病人行石膏或牵引固定期间的护理。

5. **皮肤护理**　使用石膏固定或牵引者，避免因外固定物持续压迫而损伤皮肤。此外，髋关节脱位固定后需长期卧床者，每2h更换体位，保持床单位整洁，预防压力性损伤。对于皮肤感觉功能障碍的肢体，防止冻伤和烫伤。

6. **功能锻炼**　讲解并示范功能锻炼的方法，根据病人恢复情况制订循序渐进的锻炼计划。

7. **心理护理**　关节脱位多由意外事故造成，病人常有焦虑、恐惧以及自信心不足，要耐心讲解有关疾病知识，鼓励家属多陪伴病人，在生活上给予帮助，加强沟通，使之心情舒畅，从而接受并配合治疗。

（二）术后护理

1. **病情观察**　密切观察病人意识、生命体征、肢体活动、血液循环情况，发现异常及时处理。

2. **疼痛护理**　评估疼痛的性质、时间、程度，听取病人的主诉，分散病人注意力，适当应用镇痛药或使用镇痛泵。

3. **管道护理**　密切观察伤口敷料渗血情况，留置伤口引流管者保持引流通畅，防止折叠、堵塞，记录引流液的颜色、性状和量。

（三）健康教育

1. **疾病知识**　向病人及家属讲解关节脱位治疗和康复的知识。说明复位后固定的目的、方法、重要意义及注意事项，使其充分了解固定的重要性、必要性及复位后的固定时限。讲述功能锻炼的重要性和必要性，并指导其进行康复锻炼，使病人能自觉按计划实施。

Note:

2. **功能锻炼** 固定期间进行关节周围肌肉收缩活动及邻近关节主动或被动运动;固定拆除后,逐步进行肢体的全范围关节功能锻炼,防止关节粘连和肌肉萎缩。习惯性脱位者,须保持有效固定并严格遵医嘱坚持功能锻炼,避免各种导致再脱位的原因。

【护理评价】

通过治疗与护理,病人是否:①疼痛减轻或消失;②关节功能得以恢复,满足日常活动需要;③血管、神经损伤得以预防,或得到及时发现和处理;④皮肤完整,压力性损伤或感染得以预防,或得到及时发现和处理。

## 第二节 肩关节脱位

肩关节运动涉及肱盂关节、肩锁关节、胸锁关节及肩胸关节,其中以肱盂关节的活动最重要,故临床上习惯将肱盂关节脱位称为肩关节脱位(dislocation of the shoulder joint),多发生于青壮年。肩关节由肩胛骨的关节盂和肱骨头构成,属球窝关节,关节盂小而浅,肱骨头大呈球形,其面积为关节盂的4倍,关节囊薄而松弛,所以肩关节是人体运动范围最大而又最灵活的关节,可做屈、伸、收、展、旋转及环转运动。肩关节周围有很多肌肉通过,这些肌肉在一定程度上维护了肩关节的稳定性。

【病因】

创伤是肩关节脱位的主要原因,多为间接暴力所致。当身体侧位跌倒时,手掌或肘撑地,肩关节处于外展、外旋和后伸位,肱骨头在外力作用下突破关节囊前壁,滑出肩胛盂而致脱位;当肩关节极度外展、外旋和后伸时,肱骨颈或肱骨大结节抵触于肩峰时构成杠杆的支点,使肱骨头向盂下滑出发生脱位。若肩关节后方受到直接暴力的碰撞,可使肱骨头向前脱位。

【分类】

根据脱位的方向,肩关节脱位分为前脱位、后脱位、下脱位和上脱位。但由于肩关节前下方组织薄弱,关节囊最松弛,因此以前脱位多见。肩关节前脱位可发生在锁骨下、喙突下、肩前方及关节盂下,其中以喙突下最为常见。肩关节脱位常合并肱骨大结节撕脱骨折和肩袖损伤。

### 知识拓展

#### 肩袖损伤

肩袖又被称为旋转肌袖,由冈上肌、冈下肌、小圆肌及肩胛下肌组成,对肩关节的稳定和活动起关键作用。肩袖损伤是临床上常见的肩关节疾病,主要与撞击、缺血、退变等因素有关。出现肩袖损伤的病人,常常会出现肩关节疼痛、肩关节功能障碍、肌肉萎缩等症状。大多数肩袖损伤的病人均需接受手术治疗。手术方式以肩袖切开修补术为主,手术治疗可以确切缓解患肩的疼痛,改善肩关节功能。目前保守治疗的疗效尚不确定。

【临床表现】

1. **症状** 肩关节疼痛,周围软组织肿胀,手臂无法抬起,活动受限。病人常有用健侧手扶持患肢前臂,头倾向患肩的特殊姿势。

2. **体征** 肩关节脱位后,关节盂空虚,肩峰明显突出,肩部失去正常饱满圆钝的外形,呈方肩畸形(图40-1);在腋窝、喙突下或锁骨下可触及肱骨头;Dugas征阳性:即将病侧肘部紧贴胸壁时,手掌

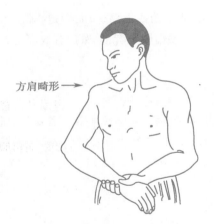

方肩畸形 →

图 40-1　肩关节前脱位

搭不到健侧肩部,或手掌搭在健侧肩部时,肘部无法贴近胸壁。

【辅助检查】

X 线检查可确定脱位的类型、移位方向及有无骨折。CT 检查可从冠状位、矢状位对肩关节进行重建,了解关节面的对合移位方向。发现关节周围是否合并微小骨折,是否存在关节卡顿。

【处理原则】

1. **复位**　肩关节前脱位应首选手法复位加外固定治疗,肩关节后脱位一般不能顺利手法复位,可行切开复位加外固定治疗。

(1) 手法复位:一般采用局部浸润麻醉,常用 Hippocrates 法复位(图 40-2):病人仰卧,术者站在病侧床边,腋窝处垫棉垫,以同侧足跟置于病人腋下靠胸壁处,双手握住患肢于外展位作徒手牵引,以足跟顶住腋部作为反牵引力。需持续均匀用力牵引,待肩部肌肉逐渐松弛后内收、内旋上肢,肱骨头便经关节囊的破口滑入肩胛盂内,此时可听到弹跳声,提示复位成功,Dugas 征由阳性转为阴性。小儿非创伤性脱位很少需要手法复位,通常可自行复位。

(2) 切开复位:当合并大结节骨折、肩胛盂骨折移位、软组织嵌入、闭合复位不成功等及习惯性肩关节脱位者,应积极采取手术治疗,包括切开手术和关节镜手术。

2. **固定**　单纯肩关节脱位,复位后腋窝处垫棉垫,用三角巾悬吊上肢,肩关节内收、内旋,保持肘关节屈曲 90°;关节囊破损明显或仍有肩关节半脱位者,将患侧手置于对侧肩上,上肢以绷带与胸壁固定,腋下垫棉垫(图 40-3)。一般情况下,固定 3 周,合并大结节骨折者应延长 1~2 周,有习惯性脱位病史的年轻病人适当延长固定期;40 岁以上的病人,固定时间可相应缩短,因为年长病人关节制动时间越长,越容易发生关节僵硬。

3. **功能锻炼**　固定期间须主动活动腕部与手指,严禁上臂外旋;疼痛肿胀缓解后,用健侧手缓慢推动患肢行外展与内收活动,活动范围以不引起患侧肩部疼痛为限。解除固定后,开始进行肩关节的活动锻炼,配合理疗按摩,效果更好。锻炼须循序渐进,主动进行肩关节各方向的活动,使其活动范围

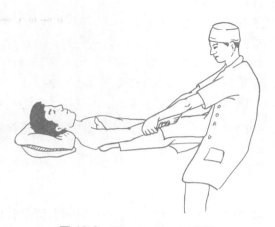

图 40-2　Hippocrates 法复位

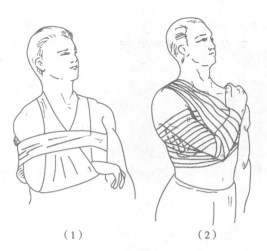

(1)　　　　　(2)

图 40-3　肩关节脱位复位固定
(1)三角巾吊肘固定:腋窝处垫棉垫,用三角巾悬吊上肢,肩关节内收、内旋,保持肘关节屈曲 90°;
(2)搭肩胸肱绷带固定:患侧手置于对侧肩上,上肢以绷带与胸壁固定,腋下垫棉垫。

得到最大限度恢复,切忌操之过急,以免诱发肩关节再次脱位。

【护理措施】

病情观察、体位护理、疼痛护理和皮肤护理等,参见本章第一节概述。

1. **并发症的护理**　肩关节脱位复位后,仍然存在持续性疼痛和功能障碍者,须高度警惕其可能伴随肩袖损伤。密切观察有无肩袖损伤及习惯性肩关节脱位等并发症的发生。

2. **功能锻炼**　术后用外展支架固定,使伤肩呈外展45°,前屈20°,外旋25°,避免发生旋转而再脱位。白天可解除绷带,行关节功能锻炼,晚上仍用绷带固定。如此持续2~3个月。

# 第三节　肘关节脱位

肘关节脱位(dislocation of the elbow joint)的发生率仅次于肩关节脱位,好发于10~20岁青少年,多为运动损伤,占肘关节损伤的3%~6%,发病高峰年龄在13~14岁,即骺板闭合后。

【病因与分类】

肘关节脱位多由间接暴力所致,根据脱位的方向可分为后脱位、侧方脱位及前脱位。

1. **后脱位**　最常见。当肘关节处于伸直位、前臂旋后位跌倒时,手掌着地,暴力沿尺、桡骨上端向近端传导,在尺骨鹰嘴处产生杠杆作用,导致前方关节囊撕裂,使尺、桡骨近端同时向肱骨远端后方脱出,形成肘关节后脱位。

2. **侧方脱位**　当肘关节处于内翻或外翻位时遭受暴力,可发生尺侧或桡侧侧方脱位。

3. **前脱位**　当肘关节处于屈曲位时,肘后方受到直接暴力作用,可产生尺骨鹰嘴骨折和肘关节前脱位,此类相对少见。

小儿肘关节脱位以后外侧脱位为主,常见原因是手或肘关节伸直位跌倒,杠杆的力量使得鹰嘴自滑车脱出,导致脱位。小儿肘关节脱位可能伴有尺骨冠突骨折,也可能伴有肱骨内、外上髁骨折。

【临床表现】

1. **症状**　肘关节局部疼痛、肿胀,功能受限。

2. **体征**　肘部变粗、后突,前臂短缩,肘后三角关系失常。鹰嘴突高出内外髁,可触及肱骨下端。若患肢出现前臂或手麻木、胀痛、运动不灵活等表现,则可能发生了正中神经或尺神经损伤,抑或为动脉受压。

【辅助检查】

X线检查帮助明确脱位的类型、移位情况及有无合并骨折。对于陈旧性关节脱位,X线检查有助于明确有无骨化性肌炎或缺血性骨坏死。

【处理原则】

1. **复位**　一般情况下行手法复位。复位方法为:助手配合沿畸形关节方向行前臂和上臂牵引和反牵引,术者从肘后用双手握住肘关节,以指推压尺骨鹰嘴向前下,同时矫正侧方移位,助手在复位过程中维持牵引并逐渐屈肘,出现弹跳感表示复位成功。手法复位失败时,不可强行复位,应采取手术复位。合并有神经损伤者,手术时先探查神经,在保护神经的前提下进行手术复位。

小儿肘关节脱位须在镇静、镇痛甚至采用局部或全身麻醉后,才能进行闭合复位。8岁以下的病

Note:

人可取俯卧位,患侧上肢自床边下垂,将鹰嘴向前推挤,以获得复位;8 岁以上的病人取仰卧位,在远侧牵引下,前臂旋后、肘关节屈曲可获得复位。

2. **固定**　复位后,用超关节夹板或长臂石膏托固定患肢于屈肘 90°功能位,再用三角巾悬吊于胸前,2~3 周后去除固定。

3. **功能锻炼**　固定期间,可做伸掌、握拳、手指屈伸等活动。去除固定后,练习肘关节的屈伸、前臂旋转活动及锻炼肘关节周围肌力,通常需要 3~6 个月方可恢复。

【护理措施】

体位、缓解疼痛、病情观察和健康教育等常规护理措施参见本章第一节概述。行手术复位者,术后用石膏托将肘关节固定于屈曲 90°位。术后 10~14d 可拆线,拆线后每日取下石膏托数次,作肘关节伸屈活动,逐渐增加频率及力量。待肘关节已恢复部分有力的自主活动后,可以白天去掉石膏,作功能锻炼及理疗,晚上睡觉时仍用石膏托保护,共 6~8 周。

# 第四节　髋关节脱位

髋关节由股骨头和髋臼构成,是人体最大的杵臼关节。髋臼为半球形,深而大,周围有强大韧带和肌肉附着,结构相当稳定,故往往只有强大暴力才能导致髋关节脱位(dislocation of the hip joint),髋关节脱位多见于 20~50 岁男性,约 50%髋关节脱位同时合并有骨折。

小儿髋关节脱位的发病时间成双峰分布,发病的第 1 高峰在 2~5 岁,这与关节松弛及软骨比较柔韧有关,常发生于轻微外伤,如站立位时跌倒。第 2 个高峰出现在 11~15 岁,与运动损伤和交通事故增多有关,且常合并髋臼骨折。

【病因】

髋关节脱位的致伤原因以交通事故多见,其次为高处坠落伤,偶可见体育运动伤。发生交通事故时,如病人处于坐位,膝、髋关节屈曲,暴力使大腿急剧内收、内旋,以致股骨颈前缘抵于髋臼前缘而形成一个支点,股骨头因受杠杆作用冲破后关节囊而向后方脱出。此外,房屋倒塌时,若病人处于下蹲位,下肢强力外展、外旋时,大转子抵于髋臼缘上,形成杠杆的支点,股骨头向前滑出穿破关节囊,发生髋关节前脱位。

【分类】

按股骨头的移位方向,分为后脱位、前脱位和中心脱位(图 40-4),其中以后脱位最常见,占全部髋关节脱位的 85%~90%。脱位时常造成关节囊撕裂、髋臼后缘或股骨头骨折,有时合并坐骨神经挫伤或牵拉伤。

【临床表现】

1. **症状**　患侧髋关节剧烈疼痛,主动活动障碍,无法站立和行走,被动活动可引起剧烈疼痛。

2. **体征**　不同方向的脱位,其体征有所不同。

(1) 后脱位:髋关节呈屈曲、内收、内旋及短缩畸形。臀部可触及向后上突出移位的股骨头。大粗隆上移是诊断髋关节脱位的重要依据。约 10%的髋关节后脱位会合并坐骨神经损伤,多表现为以腓总神经损伤为主的体征,出现足下垂、趾背伸无力、足背外侧感觉障碍等,大多数病人可于术后逐渐恢复。暴力损伤者,如车祸致髋臼、股骨干等部位的骨折,病人因出血、疼痛等原因,可合并创伤性休克。

(2) 前脱位:髋关节呈明显外旋、轻度屈曲和外展畸形,患肢很少短缩,合并周围骨折损伤也较

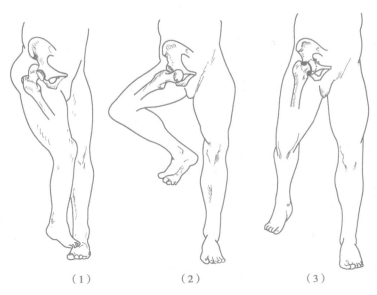

图 40-4　髋关节脱位
(1)后脱位；(2)前脱位；(3)中心脱位。

少见。腹股沟肿胀,可摸到股骨头。

(3)中心脱位:即股骨头向骨盆方向脱出。病情较轻时,身体只有局部的疼痛和轻度活动障碍,但随着病情加重,患肢会短缩、内旋,有明显的疼痛感和活动受限。但该类型脱位较少见。

【辅助检查】

X 线检查可明确诊断,必要时行 CT 检查髋臼后缘及关节内骨折情况。

【处理原则】

1. 复位　脱位后力争在 24h 内、麻醉状态下进行闭合复位,髋关节后脱位常用的复位方法有 Allis 法(图 40-5)和 Stimson 法(图 40-6)。Allis 法为病人仰卧于地上,一助手蹲下用双手按住髂嵴以固定骨盆,术者面对病人站立,先使髋关节及膝关节各屈曲至 90°,然后以双手握住病人的腘窝作持续的牵引,待肌肉松弛后,略作外旋,即可使股骨头还纳至髋臼内。Stimson 法为病人取俯卧位,利用肢体重量和外加压力使脱位复位。髋关节前脱位亦常采用手法复位。闭合复位不成功时采用手术切开复位,同时将伴发的骨折进行复位、内固定。小儿髋关节脱位后 12h 内,可行闭合复位;对不能行闭合复位需行手术治疗的病人,术后

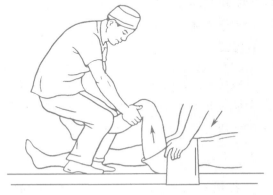

图 40-5　Allis 法

行骨牵引或人字形石膏固定 4~6 周以获得髋关节稳定。

2. 固定　用绷带将双踝暂时捆在一起,于髋关节伸直位下将病人搬运至床上,患肢作皮肤牵引或穿丁字鞋 2~3 周,不必做石膏固定。

3. 功能锻炼　卧床期间作股四头肌收缩动作,2~3 周后开始活动关节,4 周后扶双拐下地活动,3 个月后可完全承重。

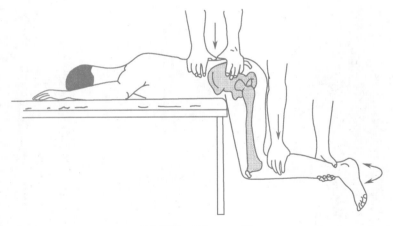

图 40-6　Stimson 法

【护理措施】

　　体位、缓解疼痛、病情观察和健康教育等常规护理措施参见本章第一节概述。密切观察有无股骨头缺血性坏死、坐骨神经损伤等并发症。未并发骨折的脱位术后行皮牵引或骨牵引 4 周。4 周后开始持拐行走,6~8 周后逐渐负重。并发骨折的脱位术后行骨牵引,尽早做股四头肌舒缩的功能锻炼。6~8 周后去除牵引,并锻炼髋关节功能。有股骨头骨折者,术后 12 周才能负重。

(赵丽萍)

## 思 考 题

　　1. 张先生,28 岁,打篮球时右肩关节受伤。病人肩关节处疼痛、肿胀,活动受限,固定于轻度外展内旋位,用左手托住右侧前臂,外观呈"方肩"畸形,肩峰明显突出,肩峰下空虚。

　　请问:

　　(1) 如何帮助该病人缓解疼痛?

　　(2) 护士应注意哪些方面的病情观察?

　　(3) 如何指导该病人进行功能锻炼?

　　2. 患儿,男,14 岁,因车祸后右髋部疼痛、不能自主活动 1h 入院,入院后第 2d 在全麻下行髋关节切开复位术。术后第 5d 出现右下肢肿胀、疼痛。

　　请问:

　　(1) 该患儿目前主要的护理诊断/问题是什么?

　　(2) 针对以上护理诊断/问题,如何进行护理?

# URSING

## 第四十一章

# 手外伤及断肢/指再植病人的护理

41章 数字内容

── 学 习 目 标 ──

知识目标：

1. 掌握手外伤、断肢/指再植病人的处理原则及术后护理，尤其是血管危象的预防和处理措施。

2. 熟悉手外伤、断肢/指再植病人的急救方法。

3. 了解手外伤、断肢/指再植病人的适应证。

能力目标：

1. 能运用护理程序对手外伤围术期病人实施整体护理。

2. 能为断肢/指再植病人制订患肢/指功能锻炼计划并评价效果。

素质目标：

具备面对手外伤、断肢/指再植病人的沉着冷静和快速反应的态度和行为。

　　手是重要的劳动器官,受伤的概率较大。手的解剖比较精细和复杂,以便抓、握、捏、持等功能的发挥。手外伤可包括皮肤、血管、神经、肌腱、骨和关节的损伤,造成不同程度的功能障碍,严重影响病人的生活和工作。随着显微外科的发展,我国断肢/指再植技术已相当成熟,长期处于国际领先地位。本章学习的重点是掌握手外伤(hand injury)及断肢/指再植(limb replantation)病人的处理原则以及围术期护理。

 ─────────────── 导入情境与思考 ───────────────

　　李先生,46岁,因左手不慎绞入机器致示指挫裂伤6h入院,病人左手示指近节成角畸形,伤口疼痛,流血不止,出血量约100ml,手指活动障碍。病人极度惊恐,不停喊叫。体格检查:T 36.5℃,P 80次/min,R 21次/min,BP 145/95mmHg。左手示指近节见环形伤口,长约1.5cm,深达骨面,左手示指近节指骨骨折,骨折端外露,伤口活动性渗血,肢端血运稍欠佳。

　　请思考:
　　(1) 该病人目前存在的护理诊断/问题有哪些?
　　(2) 如何护理该病人?

# 第一节　手　外　伤

　　目前,手外科已经成为一门独立的学科。本节仅介绍手部开放性损伤的早期处理。

## 【损伤原因及特点】

　　1. **刺伤**　尖锐物体,如钉、针、竹尖、小木片、小玻片等刺伤。特点是进口小,损伤深,可伤及深部组织,并可将污物带入深部组织内,导致异物存留于腱鞘或深部组织而引起感染。

　　2. **切割伤**　因日常生活中刀、玻璃、切纸机、电锯等切割所致。伤口一般较整齐,污染较轻,伤口出血较多。伤口深浅不一,常造成重要的深部组织如神经、肌腱、血管的切断伤。严重者导致指端缺损、断指或断肢。

　　3. **钝器伤**　钝器砸伤引起组织挫伤、皮肤裂伤,严重者可导致皮肤撕脱,肌腱、神经损伤和骨折;重物的砸伤,可造成手指或全手各种组织严重毁损;高速旋转的叶片,如轮机、电扇等,常造成断肢或断指。

　　4. **挤压伤**　门窗挤压可仅引起指端损伤,如甲下血肿、甲床破裂、远节指骨骨折等;车轮、机器滚轴挤压,可致广泛的皮肤撕脱甚至全手皮肤脱套伤,多发性开放性骨折和关节脱位,以及深部组织严重破坏,有时甚至发生手指或全手毁损性损伤。

　　5. **火器伤**　由鞭炮、雷管爆炸伤和高速弹片伤所致,伤口极不整齐,损伤范围广泛,常致大面积皮肤及软组织缺损和多发性粉碎性骨折。由于污染严重、坏死组织多,容易发生感染。

## 【处理原则】

　　1. **现场急救**　现场急救包括止血、伤口包扎、局部固定和迅速转运。
　　(1) 止血:局部加压包扎是手外伤最简单且行之有效的止血方法。
　　(2) 伤口包扎:采用无菌敷料或清洁布类包扎伤口,避免进一步感染。
　　(3) 局部固定:就地取材,固定伤肢,以减轻局部反常活动引起的疼痛,防止组织的进一步损伤。
　　(4) 迅速转运:为后续处理争取宝贵时间。

　　2. **处理损伤**
　　(1) 早期彻底清创和组织修复:①一般争取在伤后6~8h内进行彻底清创,清创后尽可能一期修复手部的肌腱、神经、血管、骨等组织。②在良好的麻醉和气囊止血带控制下进行,无血手术野可使解剖清晰,避免损伤重要组织,缩短手术时间,减少出血。③从浅层到深层,按照顺序将各种组织进行清创。④创缘皮肤不宜切除过多,特别是手掌及手指,避免缝合时张力过大。⑤注意判断损伤的皮肤活力,以便决定切除或保留。⑥清创后应尽可能地修复深部组织,影响手部血液循环的血管损伤应立即修复;骨折、关节脱位应立即复位、固定。⑦受伤超过 12h,伤口污染严重,组织损伤广泛,或缺乏必要的条件者,仅作清创,再行延期(3 周左右)或二期(12 周左右)修复。

(2)闭合伤口:①直接缝合:适用于伤口整齐,无明显皮肤缺损者;②Z 字成形术:适用于伤口纵行越过关节、与指蹼边缘平行或与皮纹垂直者,改变伤口方向,避免日后瘢痕挛缩,影响手部功能;③自体游离皮肤移植修复:适用于张力过大或有皮肤缺损,而基底部软组织良好或深部重要组织能用周围软组织覆盖者;④其他:皮肤缺损而伴有重要深部组织如肌腱、神经、骨关节外露者,不适于游离植皮,可根据局部和全身情况,选择应用局部皮瓣转移修复,邻近的带血管蒂岛状皮瓣,传统的带蒂皮瓣如邻指皮瓣、前臂交叉皮瓣、上臂交叉皮瓣或胸、腹部皮瓣等,或吻合血管的游离皮瓣移植修复。

(3)术后处理:术后根据组织损伤和修复情况进行相应的固定:肌腱缝合后固定 3~4 周,神经修复固定 4 周左右,骨折复位后固定 4~6 周。固定拆除后应积极进行主动和被动功能锻炼,促进功能恢复。

3. **控制感染**　合理使用抗生素、破伤风抗毒血清预防和控制感染。

4. **消肿镇痛**　运用镇痛药、消肿药等药物治疗。

【护理评估】

(一)术前评估

1. **健康史**　①一般情况:包括年龄、性别、身高、体重、工作性质等;②外伤史:受伤原因、手外伤性质等;③既往史:既往有无高血压、糖尿病、冠心病等病史。

2. **身体状况**　评估全身情况和患肢疼痛、功能障碍,X 线检查结果等情况。手部检查应系统而全面,从皮肤、肌腱、神经、血管和骨关节 5 个方面进行损伤检查,以便在术前对手部重要组织的损伤全面了解和正确判断,为其处理作好充分的思想、物资和器材准备。

(1)皮肤损伤:①检查伤口的部位和性质;②估计皮肤缺损的面积;③判断皮肤活力:通过皮肤的颜色与温度、毛细血管回流试验(手指按压皮肤时呈白色,放开手指,皮肤颜色由白很快转红表示活力良好,恢复慢或不恢复表示活力不良或无活力)以及皮肤边缘出血状况判断。

(2)肌腱损伤:肌腱断裂表现为手的休息位发生改变,如屈指肌腱断裂时该手指伸直角度加大,伸指肌腱断裂则表现为该手指屈曲角度加大,而且该手指的主动屈指或伸指功能丧失。还会出现一些典型的畸形,如指深、浅屈肌腱断裂,该手指呈伸直状态。

(3)神经损伤:手部的运动和感觉功能分别由来自臂丛神经根组成的正中神经、尺神经和桡神经支配。正中神经损伤主要表现为拇指对掌功能障碍及拇、示指捏物功能障碍,呈"猿手"畸形;尺神经损伤主要表现为环、小指掌指关节过伸、指间关节屈曲,呈"爪形手"畸形;桡神经损伤可表现为拇指背侧及手的桡侧感觉障碍,呈"垂腕"畸形。

(4)血管损伤:手部血液循环状况和血管损伤可通过手指的颜色、温度、毛细血管回流试验和血管搏动来判断。如皮色苍白、皮温降低、指腹瘪陷、毛细血管回流缓慢或消失,表示为动脉损伤。如皮色青紫、肿胀、毛细血管回流加快,动脉搏动良好,则为静脉回流障碍。

(5)骨关节损伤:骨关节损伤往往表现为局部疼痛、肿胀及功能障碍,如手指明显缩短、旋转、成角或侧偏畸形及异常活动者则可确诊为骨折。凡疑有骨折者应拍摄 X 线,了解骨折类型和移位情况,为其治疗做准备。因此,X 线检查应列为手外伤的常规检查。除拍摄正、侧位 X 线外,特别是掌骨在侧位片时重叠,应加拍斜位片。

3. **心理-社会状况**　评估病人对于疾病的认知状态,有无焦虑、恐惧等心理反应;家属的支持程度及家庭的经济状况。

（二）术后评估

观察病人的生命体征,患肢的皮肤颜色、温度,动脉搏动,伤口的愈合情况,患肢感觉和运动功能恢复程度以及对肢体功能锻炼的认知和配合情况。

【常见护理诊断/问题】

1. **焦虑/恐惧**　与病人担心手外伤的治疗效果和预后有关。
2. **急性疼痛**　与创伤和手术有关。
3. **潜在并发症：**失血性休克、感染、急性肾衰竭。
4. **有失用综合征的危险**　与不能进行有效的功能锻炼有关。

【护理目标】

1. 病人主诉焦虑、恐惧减轻或消失。
2. 病人主诉疼痛缓解。
3. 病人未出现休克、感染等并发症,或得到及时发现和处理。
4. 病人能配合医护人员进行功能锻炼,未出现失用综合征。

【护理措施】

（一）急救护理

1. **止血**　局部加压包扎是手部创伤最简便且有效的止血方法,对尺、桡动脉损伤者亦有效。禁止采用束带类物在腕平面以上捆扎,原因是:①捆扎过紧、时间过长易导致手指坏死;②若捆扎压力不够,只将静脉阻断而动脉未能完全阻断,出血会更加严重。大血管损伤所致大出血时采用止血带止血。应将止血带缚于上臂上 1/3 部位,不能缚于上臂中段以免引起桡神经损伤;记录止血带止血时间,如时间超过 1h,应放松几分钟后再加压,以免引起肢体缺血性肌挛缩或坏死;放松止血带时,应在受伤部位加压,以减少出血。

2. **伤口包扎**　用无菌敷料或清洁布类包扎伤口,防止伤口进一步被污染,伤口内不要涂药水或撒敷消炎药物。

3. **局部固定、迅速转运**　转运过程中,无论伤手是否有明显骨折,均应适当加以固定,以减轻病人疼痛和避免进一步加重组织损伤。固定器材可就地取材,因地制宜,采用木板、竹片、硬纸板等。固定范围应达腕关节以上。

（二）术前护理

1. **体位指导**　平卧位患手高于心脏,以利于血液回流,减轻水肿和疼痛,同时注意局部保暖。
2. **缓解疼痛**　手部创伤常伴有明显疼痛,剧烈的疼痛会引起血管痉挛,还可引起情绪、凝血机制等一系列的变化,应及时遵医嘱使用镇痛药物。
3. **心理护理**　对病人的焦虑和恐惧持接纳和理解的态度,耐心解释手术的步骤和效果,使病人建立康复的信心,积极配合治疗,同时争取家属的理解和支持。
4. **预防感染**　病人入院后,注意保护患手,避免或防止污染程度增加;妥善固定患肢,防止加重损伤;术前认真细致地备皮;及时应用破伤风抗毒素和广谱抗生素。
5. **纠正休克**　急诊手外伤,如出血较多,有失血性休克症状,应立即建立静脉通道,纠正休克,通知医师进行简单包扎止血,并紧急进行术前准备。

（三）术后护理

1. **病情观察**　包括生命体征及患肢末端皮肤的颜色、温度、局部感觉和运动情况的观察。
2. **环境护理**　保持室温 22～25℃,使局部血管扩张、改善末梢循环;局部保暖,可用烤灯距离 30～40cm 局部照射,避免烫伤。

3. **饮食指导**　病人宜高热量、高蛋白、高维生素、高铁、粗纤维饮食,忌食肥腻、煎炸等食物。

4. **伤指(肢)护理**

(1)包扎:包扎伤口时用柔软敷料垫于指蹼间,以免汗液浸泡皮肤而发生糜烂,游离植皮处应适当加压。

(2)固定:用石膏托将患肢固定,以利修复组织的愈合。一般应于腕关节功能位、掌指关节屈曲位、指间关节微屈位固定。如关节破坏,日后难以恢复活动功能者,手部各关节应固定于功能位。神经、肌腱和血管修复后固定的位置应以修复的组织无张力为原则。固定时间依修复组织的性质而定,如血管吻合后固定 2 周,肌腱缝合后固定 3~4 周,神经修复后根据有无张力固定 4~6 周,关节脱位为 3 周,骨折 4~6 周。

(3)拆线:术后 10~14d 拆除伤口缝线,组织愈合后尽早拆除外固定,需二期修复的深部组织,根据伤口愈合和局部情况,在 1~3 个月内进行修复。

5. **用药护理**　及时、准确执行医嘱,正确使用解痉、抗凝药物,以减少红细胞之间的凝集和对血管壁的附着,增加血容量,降低血液黏稠度,利于血液流通及伤口愈合;用药过程中,需注意观察药物不良反应。

6. **功能锻炼**　指导病人抬高患肢,早期活动,术后第 3d 开始进行手指功能锻炼,指掌关节伸屈与肩关节的上举外展及内收屈曲活动,肘关节屈伸活动(植皮者不宜早期活动),功能锻炼时注意活动度,避免血管、神经、肌腱吻合口断裂。

(四)健康教育

1. 保持手部卫生,及时修剪指甲,保持伤口周围皮肤清洁。

2. 注意营养,以利神经、血管的修复。

3. 康复训练,改善手部功能。

4. 避免再次损伤,如烫伤、碰伤、冻伤等。

5. 定期复诊,神经损伤病人 3 周时复查 1 次,此后每隔 3 个月复查 1 次;肌腱损伤病人 3 周时复查,以后可在 1 个半月、3 个月、6 个月复查。

【护理评价】

通过治疗与护理,病人是否:①主诉焦虑、恐惧减轻或消失;②主诉疼痛缓解;③并发症得以预防,或得到及时发现和处理;④主动进行功能锻炼,失用综合征得以预防。

# 第二节　断肢/指再植

断肢/指再植是对离断的肢/指体,采用显微外科技术对其进行清创、血管吻合、骨骼固定以及修复肌腱和神经,将肢/指体重新缝合到原位,使其完全存活并恢复一定功能的精细手术。我国于 1963 年首次报告断肢再植成功,1964 年又成功完成断指再植。时至今日,我国断肢/指再植技术已取得一系列突破性进展。

知 识 拓 展

**我国的断肢/指再植技术**

我国断肢再植的研究是从 20 世纪 60 年代初开始的。1963 年 1 月,陈中伟完成了世界首例断肢再植术,成功地将 1 例完全离断的前臂创伤性肢体再植成活,在当时被称为人类医学史上的奇迹。1964 年王澍寰等首次为 1 例示指完全离断的 6 岁患儿施行再植手术,开创我国断指再植先例,掀起了研究和开展断指再植的热潮。

断肢/指再植经历20世纪60年代的开拓期、70年代的发展期、80年代的成熟期、90年代的硕果期,现在已基本进入"后断肢/指再植时代"。越来越多的显微外科工作者意识到断肢/指再植术后的功能康复与术中组织的保护处于同等重要的地位,这一理念为护理研究的开展提供了广大的空间。

肢/指体离断多由外伤所致,包括完全或不完全性离断肢/指体。没有任何组织相连或虽有残存的少量组织相连,清创时必须切除者称为完全性断肢/指;凡伤肢/指断面有主要血管断裂合并骨折脱位,伤肢断面相连的软组织少于断面总量的1/4,伤指断面相连皮肤不超过周径的1/8,不吻合血管,伤肢/指远端将发生坏死者称为不完全性断肢/指。

## 【再植条件】

**1. 全身情况** 全身情况良好是断肢/指再植的必要条件,若有重要器官损伤应先抢救,断肢/指放于冰箱中保存,待全身情况稳定后实施再植。断肢/指再植与年龄无明确关系,但老年人常合并慢性疾病,应慎重决定是否再植。

**2. 肢/指条件**

(1) 损伤性质:离断肢体的状况,如损伤性质等也与再植能否成功密切相关。①切割伤:断面整齐、污染较轻,血管、神经、肌腱等重要组织挫伤轻,再植成活率高,功能恢复较好;②碾压伤:局部组织损伤严重,但切除碾压部分后,可使断面变整齐,在肢体一定范围缩短后再植成功率仍可较高;③撕脱伤:局部损伤广泛且血管、神经、肌腱从不同平面撕脱,常需复杂的血管移植或移位方能再植,成功率和功能恢复均较差。

(2) 再植时限:肢体离断后,组织细胞因缺血缺氧而死亡。不同组织对缺血的耐受性不一,肌肉丰富的高位断肢比肌肉组织较少的断掌、断指和断足耐受性差。缺血引起的组织学变化随时间延长而加重,因此再植时限原则上是越早越好。一般以伤后6~8h为限,若伤后早期即将断肢/指进行冷藏保存,可适当延长再植时限。如为上臂和大腿离断,则应严格控制再植时限,如为断指再植则可延长至12~24h。

(3) 离断平面:肢/指体离断的平面与再植时限对于术后全身情况的影响及功能恢复有明显关系,越是远端的断指,其再植术后效果越好。

## 【再植禁忌证】

再植禁忌证包括:①全身性慢性疾病,不允许长时间手术或有出血倾向者;②断肢/指多发性骨折及严重软组织挫伤,血管床严重破坏,血管、神经、肌腱高位撕脱者;③断肢/指经刺激性液体及其他消毒液长时间浸泡者;④高温季节,离断时间过长,断肢/指未经冷藏保存者;⑤病人精神不正常、本人无再植要求且不能合作者。

## 【处理措施】

### (一) 现场急救

由于肢体离断现场往往远离医疗机构,现场急救对于再植的成功具有十分重要的作用,故需要争分夺秒,做好止血包扎、保存断肢/指、迅速转运。

**1. 止血包扎** 由于血管离断后发生回缩痉挛及血凝块常使血管闭塞,故对断肢/指完全离断者应首先控制近端出血。根据出血部位选择合适的止血方法:①一般采用加压包扎止血法,用敷料局部加压包扎即可;②大动脉(如肱、腘动脉)出血时采用止血带止血法,用橡皮止血带或布带捆扎出血动脉,每隔1h放松5min,以免压迫过久导致肢体坏死。放松止血带时按压肢体近心端主干血管,以减少伤口出血;③如离断部位较高,如在肩下或髋下,无法使用止血带,而加压包扎又不能控制出血时,可用止血钳夹住血管断端。

2. **断肢/指保存** 完全离断的肢体,原则上不做任何无菌处理,禁忌用任何液体冲洗、浸泡或涂药,视运送距离确定保存方法。运送距离近的,可将离断的肢体用无菌敷料或清洁布类包好,与病人一起送往医院。运送距离远的,对断肢/指进行干燥冷藏法保存,用无菌或清洁敷料包好,放入塑料袋内,扎好袋口,做好标记,再将其放入加盖的容器中,容器外周加放水和冰块各一半(图 41-1),避免断肢/指与冰块直接接触而冻伤。对不完全离断的肢体,包扎止血后,用夹板固定,以减轻疼痛及组织的进一步损伤。如断肢/指仍在机器中,应将机器拆开取出断肢/指,切不可强行拉出或将机器倒转,以免加重损伤。到达医院后,立即检查断肢/指,刷洗消毒后用肝素盐水从动脉端灌注冲洗后,用无菌敷料包好,放在无菌盘内,置入4℃冰箱冷藏。切忌放入冷冻室,否则会造成肢体冻伤,影响再植。如为多指离断,分别包好,标记后放入冰箱,按再植顺序逐一取出。

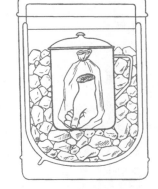

图 41-1 断手的保存方法

3. **迅速转运** 迅速将病人和断肢/指送往医院,力争在 6h 内进行再植手术。转送途中注意监测病人的生命体征,了解有无其他并发症,积极防治休克;昏迷病人需尤其注意保持呼吸道通畅。

(二)再植程序

1. **彻底清创** 既是再植手术的重要步骤,又是对离断肢/指体组织损伤进一步了解的过程。一般对肢体的近、远端同时进行清创。除遵循一般创伤的清创原则外,还应仔细寻找和修整重要组织,如血管、神经、肌腱,并分别予以标记。肢/指体血液循环恢复后,需再次对无血供的组织进行彻底切除。

2. **重建骨的连续性** 修整和缩短骨骼,缩短长度以血管与神经在无张力下缝合、肌腱或肌肉在适当张力下缝合、皮肤及皮下组织能够覆盖为标准。为恢复骨的支架作用,可选用螺丝钉、克氏针、钢丝、髓内针或钢板行骨骼内固定,内固定的要求是简便迅速、剥离较少、坚实稳固、愈合较快。

3. **缝合肌腱** 重建骨支架后,先缝合肌腱再吻合血管。原因是:①缝合的肌腱或肌组织作为适当的血管床,有利于调节吻合血管张力;②可避免先吻合血管再缝合肌腱时的牵拉对血管吻合口的刺激和影响。缝合的肌肉和肌腱应以满足手部和手指主要功能为准,不必缝合所有离断的肌腱。

4. **重建血液循环** 确认动、静脉的解剖部位,在无张力下吻合,如有血管缺损应行血管移位或移植。一般主要血管均需吻合,如尺、桡动脉和手指的双侧指固有动脉等。吻合血管的数目尽可能多,动静脉比例以 1:2 为宜。一般先吻合静脉,再吻合动脉,最好在手术显微镜下进行。

5. **缝合神经** 离断神经尽量在无张力状态下行一期缝合,如有缺损应立即行神经移植修复。可采用神经外膜缝合或束膜缝合。

6. **闭合伤口** 断肢/指再植的伤口应完全闭合,不应遗留任何创面。适当缩短骨骼,以满足软组织修复的需要。皮肤直接缝合时,为避免环形瘢痕,可采用 Z 字成形术,使直线伤口变为曲线伤口。必要时采用中厚或全厚皮片覆盖创面或采用局部皮瓣转移修复。

7. **包扎** 温生理盐水洗去血迹,以便与健侧对比观察再植肢体的皮肤颜色。多层松软敷料包扎,指间分开,指端外露,便于观察血液循环。腕关节功能位石膏托固定,固定范围从手指至前臂近端,必要时超过肘关节或整个上肢。

【护理评估】

(一)术前评估

1. **健康史** ①一般情况:包括年龄、性别、身高、体重、工作性质等;②外伤史:了解受伤原因、损伤性质、离断时间及离断肢/指体保存情况;③既往史:了解既往有无血管性疾病及高血压、糖尿病、冠心病等病史。

**2. 身体状况** 评估全身情况和断肢/指局部情况,判断有无接受再植手术的条件。

**3. 心理-社会状况** 评估病人有无恐惧、悲伤、自卑等心理反应;评估病人及其家属对手术后功能锻炼知识的了解程度。

（二）术后评估

了解手术过程,观察再植肢/指体皮肤颜色、温度、毛细血管充盈时间、动脉搏动情况,有无血管危象和感染征象等。定时评估患肢/指感觉和运动功能恢复程度以及肢/指体功能锻炼情况。

【常见护理诊断/问题】

**1. 有外周组织灌注无效的危险** 与血管痉挛、血管栓塞有关。

**2. 有失用综合征的危险** 与不能进行有效的功能锻炼有关。

**3. 潜在并发症:休克、急性肾衰竭、血管危象、感染等。**

【护理目标】

1. 病人再植肢体组织灌流正常,无血管痉挛或栓塞现象。

2. 病人能主动进行功能锻炼,未出现失用综合征。

3. 病人未发生并发症,或并发症得到及时发现和处理。

【护理措施】

（一）术前护理

**1. 心理护理** 病人由于突遭事故,毫无思想准备,同时常伴有疼痛难忍,因此,在身体受到折磨的同时,病人还会承受严重的心理创伤,多数病人出现不同程度的紧张、焦虑、恐惧等心理反应。当反应过于强烈时,会严重影响麻醉和手术的顺利进行及术后身体的康复。另外,再植手术仅能恢复一定功能,病人也可因手术失败而面临截肢及残障的打击。因此,术前要向病人介绍手术的目的和方法,给予关心、安慰和心理支持,且说明通过治疗和长期功能锻炼有助于恢复患肢功能,解除病人及其家属的忧虑,鼓励其勇敢面对现实,积极配合,力争手术成功。

**2. 环境准备** 病房应保持安静、舒适、空气新鲜,室温保持在 20～25℃。防止寒冷刺激、严禁吸烟,以免发生血管痉挛。

**3. 病情观察** 监测生命体征,严密观察有无合并其他器官损伤以及离断肢/指体的局部情况。

（二）术后护理

**1. 并发症的护理** 一般低位断肢再植术后全身反应较轻,高位断肢再植,特别是缺血时间较长的高位断肢再植,病人可出现休克、急性肾衰竭、血管危象和伤口感染等。

（1）休克

1）原因:①病人因创伤大、出血多、手术时间长,容易出现低血容量性休克。血容量不足易使吻合段血管栓塞,使再植的肢/指体缺氧而致手术失败。②如果肢/指体创伤严重、高平面离断、缺血时间长或严重感染等可使大量毒素吸收导致中毒性休克。

2）表现:除低血压外,病人常出现中枢神经系统症状,如神志不清、四肢痉挛抽搐、口吐白沫、牙关紧闭等。

3）护理:①预防:术中和术后应补充血容量。②病情观察:除一般休克征象以外,还应严密观察有无神志改变和神经系统体征,以便及早发现休克迹象。③处理:积极采取抗休克措施,如输血、输液维持收缩压在 100mmHg 以上;若发生中毒性休克而危及病人生命时,应及时截除再植的肢体。

（2）急性肾衰竭:是断肢再植术后极其严重的并发症,可导致病人死亡。

1) 原因:主要是长时间低血压、肢体挤压伤、离断肢体缺血时间长、清创不彻底、肢体并发感染等。

2) 表现:早期表现为少尿或无尿、尿比重降低。

3) 护理:①病情观察:观察病人尿量,测定尿比重,详细记录液体出入量;同时观察病人神志、有无水肿、心律失常、恶心呕吐、皮肤瘙痒等尿毒症症状。②处理:如每日排尿量不足 500ml 或每小时尿量不足 30ml,及时通知医师予以利尿等处理。

（3）血管危象:术后 48h 内易发生,如未及时处理,将危及再植肢/指体的成活。

1) 原因:血管痉挛和栓塞可致血管危象。

2) 表现:①动脉血供中断(动脉危象):患肢颜色变苍白,皮温下降,毛细血管回流消失,指/趾腹切开不出血;②动脉血供不足:患肢颜色由红润变成紫灰色,指腹张力降低,毛细血管回流缓慢,皮温降低,指/趾腹侧方切开缓慢流出淡红色血液;③静脉回流障碍(静脉危象):指/趾腹由红润变成暗紫色,且指/趾腹张力高,毛细血管回流加快,皮温从略升高而逐渐下降,指/趾腹切开立即流出暗紫色血液,不久又流出鲜红色血液,且流速较快,指(趾)腹由紫逐渐变红。长时间静脉危象可致动脉危象,影响再植肢/指存活。

3) 护理:①预防:抬高患肢,使之处于略高于心脏水平,以利静脉回流,减轻肢体肿胀。术后病人平卧 10~14d,勿侧卧,以防患侧血管受压影响患肢的血流速度,勿起坐,以免引起患肢血管压力的改变而危及血供。再植肢体局部用落地灯照射以加温肢体,既利于血液循环,也利于局部保温,一般用 60~100W 侧照灯,照射距离 30~40cm,但在患肢血液循环较差的情况下则不宜照射,以免增加局部组织代谢。应用麻醉性镇痛药,既可镇痛,又可保持血管扩张,防止血管痉挛。适当应用抗凝解痉药物如低分子右旋糖酐、复方丹参注射液、山莨菪碱等抗凝解痉。严禁吸烟,以防刺激患肢/指血管发生痉挛。②病情观察:观察指标包括皮肤温度及颜色、毛细血管回流试验、指/趾腹张力和指/趾端侧方切开出血等。正常情况下,再植肢体的指/趾腹饱满、颜色红润,早期颜色可比健侧稍红,皮温亦可比健侧稍高,毛细血管回流良好,指/趾端侧方切开 1~2s 有鲜红色血液流出。术后应每 1~2h 观察 1 次。③处理:对于动脉危象,一旦发现应立即解开敷料,解除压迫因素,应用解痉药物如罂粟碱、山莨菪碱、妥拉唑林等,高压氧治疗,经短时间观察仍未见好转应立即手术探查取出血栓,切除吻合口重新吻合,以确保再植肢/指体存活。对于静脉危象,首先解除血管外的压迫因素,完全松解包扎,如血液循环无好转,再拆除部分缝线,清除积血降低局部张力,指腹侧方切开放血,必要时手术探查。

（4）伤口感染:可直接威胁再植肢/指体的成活,严重时还可危及病人生命。术中应严格无菌操作,彻底清创,伤口放置引流管,并应用抗生素预防感染。患肢/指伤口愈合前,保持局部干燥清洁,敷料浸湿后及时更换。如有高热应打开伤口观察是否有局部感染。当感染严重并危及病人生命时,应将再植肢/指体截除。

2. 功能锻炼　是术后康复护理的重要环节,遵循循序渐进、主动的原则,按计划进行,不可操之过急。在肢/指体成活、骨折愈合拆除外固定后,进行主动或被动功能锻炼,并适当辅以物理治疗,促进功能恢复。一般做法如下:

（1）术后 4 周内:再植肢/指体血液供应基本平稳,软组织已愈合,此期康复护理的重点是预防和控制感染。可用红外线理疗等方法促进淋巴回流,减轻肿胀,促进伤口一期愈合。未制动的关节可做轻微的屈伸活动,以免因长期制动而影响关节活动。

（2）术后 4~6 周:骨折端愈合尚不牢固,康复护理的重点是预防关节僵直、肌肉和肌腱粘连及肌肉萎缩。应以主动活动为主,练习患肢/指伸屈、握拳等动作;被动活动时动作轻柔并对再植部位进行妥善保护。

（3）术后 6~8 周:骨折已愈合,功能锻炼的重点是促进神经功能的恢复、软化瘢痕、减少粘连。应加强受累关节的主动活动,患手做提、挂、抓的使用练习,并配合理疗、中药熏洗等,促进肢体运动和感觉功能的恢复。

（三）健康教育

1. **自我防护**　注意安全,加强劳动保护;告知病人术后恢复的注意事项,如出院后坚持戒烟,不到有吸烟人群的场所,寒冷季节注意保暖。

2. **功能锻炼**　讲解术后功能锻炼的意义和方法,协助病人制订功能锻炼计划,坚持再植肢/指体的分期功能锻炼。

3. **复诊指导**　遵医嘱定期复查,发现异常及时就诊。

【护理评价】

通过治疗与护理,病人是否:①再植肢/指体组织灌流正常;②主动进行功能锻炼,失用综合征得以预防;③并发症得以预防,或得到及时发现和处理。

（高　丽）

## 思 考 题

王先生,20 岁,因工伤致右手示指不完全离断 2h 入院。病人 2h 前因操作机器不慎导致右手示指不完全离断,局部骨折外露,指节麻木,活动受限,急送医院就诊。体格检查:一般情况可,T 36.5℃,P 90 次/min,R 20 次/min,BP 130/80mmHg。右手示指近节中段不全离断,仅掌侧部分皮肤相连。断端出血,皮缘整齐,骨折端外露。远端皮肤苍白,感觉丧失,甲床无充盈。处理措施:急诊行断指再植手术,术后 7h,护士发现病人断指肿胀明显,颜色变暗紫色,指腹张力高,皮温高于健侧。

请问:

（1）该病人符合断指再植条件包括哪些?

（2）该病人离断手指应如何保存?

（3）目前该病人出现了什么问题?护士应采取什么护理措施?

Note:

URSING

# 第四十二章

# 椎间盘突出症病人的护理

42章 数字内容

— 学 习 目 标 —

知识目标：

1. 掌握颈椎间盘突出症、腰椎间盘突出症的定义、病因、临床表现和辅助检查。

2. 熟悉颈椎间盘突出症、腰椎间盘突出症的发病机制、分类和治疗原则。

3. 了解胸椎间盘突出症的临床特点。

能力目标：

能运用护理程序对椎间盘突出症病人实施整体护理。

素质目标：

1. 具有积极与椎间盘突出症病人讨论保持良好体位和姿势的素质。

2. 具有主动参与椎间盘突出症病人术后康复工作的素质。

由于各种原因导致椎间盘变性、纤维环破裂、髓核突出刺激或压迫神经根或脊髓,出现相应部位疼痛、麻木或功能障碍等一系列临床症状常是病人就诊的主要原因。若就诊不及时或处理不当,严重者甚至会导致截瘫或四肢瘫痪,严重影响病人生活质量。常见的脊柱退行性变(颈椎间盘突出症、胸椎间盘突出症、腰椎间盘突出症)病人的病因、临床表现、处理原则以及围术期护理是本章学习的重点。

 —————— 导入情境与思考 ——————

李女士,54 岁,因腰痛 1 年、加重伴左下肢疼痛 4 个月入院。病人 1 年前因劳累出现腰痛,呈持续性胀痛,劳累后加重,休息后缓解,无明显夜间痛,无下肢放射性痛,未予重视;4 个月前腰痛加重,性质同前,伴左下肢放射性疼痛,由臀部放射至大腿外侧伴脚底麻木感,无会阴麻木感。病人自行佩戴腰围并口服消炎镇痛药,不能缓解。体格检查:跛行步态,棘突及椎旁压痛,叩击痛,腰椎活动受限,左下肢感觉减退,左下肢直腿抬高试验和加强试验阳性。辅助检查:X 线腰椎正侧位示腰 4~腰 5 椎间盘病变,MRI 示腰椎退行性变,腰 1~腰 2,腰 2~腰 3,腰 3~腰 4 椎间盘膨出,腰 4~腰 5 椎间盘突出,骨密度检查示低密度。

请思考:

(1) 如何指导该病人正确佩戴腰围?

(2) 病人拟行腰 4~腰 5 椎间盘切除术,围术期主要的护理诊断/问题有哪些?

(3) 该病人首要的护理措施是什么?

# 第一节　颈椎间盘突出症

颈椎间盘突出症(cervical disc herniation)指由于退行性变、颈部创伤等因素引起纤维环破裂,髓核从破裂处脱出,刺激或压迫颈神经根或脊髓等组织而引起相应的症状和体征。颈椎间盘突出症发病率仅次于腰椎间盘突出症,多见于 40~50 岁,男性多于女性,突出部位以颈 5~颈 6,颈 4~颈 5 多见。

【病因】

1. **退行性变**　由髓核,纤维环和椎体上、下软骨板三者构成的椎间盘为一个完整解剖单位,使上、下两节椎体紧密连结,并保证颈椎生理功能的进行。发生退行性变后,后侧纤维环部分损伤或断裂,若受到轻微外力作用使颈椎过伸或过屈运动,过伸使近侧椎骨向后移位,过屈使近侧椎骨向前移位,椎间盘纤维环因突然承受巨大的牵张力而完全断裂,髓核组织从破裂处经后纵韧带突入椎管,引起颈髓或神经根受压。由于椎间盘形态改变可失去正常的功能,以致最终影响或破坏颈椎骨性结构的内在平衡,并直接涉及椎骨外在的力学结构。因此,退行性变常被视为颈椎间盘突出发生与发展的主要因素。

2. **慢性劳损**　慢性劳损是指超过正常生理活动范围最大限度或局部所能耐受的各种超限活动所带来的损伤,有别于明显的外伤或生活、工作中的意外,易被忽视。但事实上,这是构成颈椎骨关节退变最常见的因素,并与颈椎间盘突出的发生、发展、治疗及预后等都有着直接关系。

3. **头颈部外伤**　各种全身性外伤对颈椎局部均有影响,但与颈椎间盘突出的发生与发展有直接关系的是头颈部外伤。

【发病机制】

颈椎间盘突出症在慢性劳损和椎间盘退变基础上发病。下颈椎由于负重较大,活动较多,又与相对固定的胸椎相连,故易于劳损而发生退行性病变。纤维环发生退行性变以后,其纤维首先肿胀变粗,继而发生玻璃样变性,最后破裂。由于变性纤维环的弹性减退而不能承受椎间盘内的张力,当受

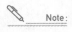

到头颅屈伸中的重力作用、肌肉的牵拉以及外伤等影响时,不但纤维环可以向外膨出,而且髓核也可经由破裂的纤维环裂隙向后突出。大多数颈椎间盘突出发生在第5、6颈椎,因为颈5~颈6椎间盘活动最多,最易劳损,此处为颈膨大,颈髓无退让余地,轻度压迫即出现症状。

【分类】

根据颈椎间盘向椎管内突出的位置不同,分为以下3种类型:

1. **中央突出型**　突出部位在椎管中央,压迫脊髓双侧腹面而产生脊髓双侧的症状。

2. **侧方突出型**　突出部位在后纵韧带的外侧,钩椎关节的内侧。该处是颈脊神经经过的地方,突出的椎间盘压迫脊神经根可产生根性症状。

3. **旁中央突出型**　突出部位偏向一侧而在脊髓与脊神经之间,因此可以同时压迫两者而产生单侧脊髓及神经根症状。

【临床表现】

根据颈椎间盘向椎管内突出的位置不同,其临床表现有所差异。

1. **中央突出型**

(1)症状:不同程度的四肢无力,且下肢重于上肢,表现为步态不稳;严重时可出现四肢不完全性或完全性瘫痪,大小便功能障碍,表现为尿潴留和排便困难。

(2)体征:不同程度的肢体肌力下降;深、浅感觉异常,可因椎间盘突出部位不同而显示不同的平面;肢体肌张力增高,腱反射亢进,并出现病理现象。

2. **侧方突出型**

(1)症状:后颈部疼痛、僵硬、活动受限;颈部后伸时疼痛加剧,并向肩臂部放射;一侧上肢有放射性疼痛或麻木。

(2)体征:颈部活动受限;病变节段相应椎旁压痛、叩痛;臂丛牵拉试验阳性;受累的脊神经支配区感觉异常、肌力减退、肌肉萎缩、反射改变等。

3. **旁中央突出型**　除有侧方突出型颈椎间盘突出症的症状、体征外,还可有不同程度的单侧脊髓受压症状,表现为患侧下肢无力、活动不便、踩棉花感等。

【辅助检查】

1. **影像学检查**

(1)X线检查:常规拍摄颈椎正位、侧位及双斜位X线平片,可见颈椎生理前凸减小或消失;受累椎间隙变窄及骨赘增生等。

(2)CT:对本病的诊断有一定帮助,可见突出椎间盘压迫脊髓,增生骨赘突入椎管内,但常规CT检查往往不能确诊。

(3)MRI:对颈椎间盘突出症的诊断具有重要价值,可清楚显示椎间盘突出和脊髓受压程度。在中央型突出者可见突出椎间盘明显压迫颈髓,使之局部变扁或出现凹陷,受压部位的颈髓信号异常。在侧方型突出者,可见突出的椎间盘使颈髓侧方受压变形,信号强度改变,神经根消失或向后移位。

2. **肌电图**　用于确定神经根损害的程度及其定位,肌电图阴性表示神经根功能尚好,预后良好。

【处理原则】

1. **非手术治疗**　为本病的基本疗法,主要适用于:①颈椎间盘突出症早期;②颈椎间盘突出症仅表现为神经根性症状者;③颈椎间盘突出症表现为脊髓压迫症状,但病人无法耐受手术治疗者。治疗方法除了适当休息外,还包括以下几种:

(1)颈椎牵引:牵引可解除肌痉挛,增大椎间隙,减少椎间盘压力,使嵌顿于小关节内的滑膜皱襞复位,减轻对神经、血管的压迫和刺激。病人取坐位或卧位,颈部前屈 15°~25°,牵引质量为 2~6kg,每次 15~30min,每日 2 次;若无不适,可行持续牵引,每日 6~8h,2 周为一疗程。长时间持续小重量牵引可以每牵引 1~2h 休息 10~15min。

（2）佩戴颈托:可限制颈椎过度活动,且不影响病人日常生活。如充气型颈围对颈椎不仅有固定作用,还有牵引治疗作用。

（3）推拿按摩:可以减轻肌痉挛,改善局部血液循环。推拿按摩应由专业人士操作,以防发生颈椎骨折、脱位和脊髓损伤。

（4）理疗:采用热疗、磁疗、超声疗法等,达到改善颈肩部血液循环、松弛肌肉、消炎镇痛的目的。

（5）药物治疗:目前尚无治疗颈椎间盘突出症的特效药物,所用药物均属对症治疗,如非甾体抗炎药、肌松剂、镇静剂等。

**2. 手术治疗**

（1）手术指征:①神经症状反复发作,经非手术治疗无效者;②上肢症状重于颈部症状,且经至少 6 周的保守治疗无效者;③出现明显脊髓压迫症状且呈进行性加重者;④影像学表现有明确的椎间盘突出,与临床表现相一致。

（2）手术类型:颈椎间盘突出症手术入路选择由临床表现、影像学表现以及医师的经验决定,包括前路、后路和前后联合入路,常用的术式有 2 种:

1）颈椎前路手术:适用于 1~2 个椎间盘病变。以颈前路减压、突出椎间盘摘除,并行椎间植骨融合术为主。近年来,在颈前路摘除突出椎间盘后,以内固定器械行椎间植骨融合术已成为当前治疗颈椎间盘突出症的新方法。

2）颈椎后路手术:适用于侧方型颈椎间盘突出或多节段椎间盘突出者以及合并有椎管狭窄者。术式包括颈后路椎板切除术、椎管成形术以及植骨融合术等。近年来,随着内镜技术的不断发展,后路经皮内镜下椎间盘摘除术的应用也逐渐增加。

【护理措施】

（一）非手术治疗的护理/术前护理

**1. 心理护理** 向病人解释病情,告知其治疗周期较长,术后恢复可能需要数月甚至更长时间,让病人做好充分的思想准备。对病人焦虑的心情表示理解,介绍治疗方案及手术的必要性,手术目的及优点,介绍目前的医疗护理情况和技术水平,使其产生安全感,愉快地、充满信心地接受手术。重视社会支持系统的影响,尤其是亲人的关怀和鼓励。

**2. 术前训练**

（1）呼吸功能训练:由于颈髓受压致呼吸功能降低,加上长期吸烟或患有慢性阻塞性肺病等,有些病人伴有不同程度的肺功能低下。因此,术前指导病人练习深呼吸、行吹气泡或吹气球等训练,以增加肺的通气功能;术前 1 周戒烟。

（2）气管、食管推移训练:适用于颈椎前路手术病人,以适应术中反复牵拉气管、食管的操作,避免术后出现呼吸困难、咳嗽、反复吞咽困难等并发症。指导病人用自己的 2~4 指插入切口侧的内脏鞘与血管神经鞘间隙处,持续将气管、食管向非手术侧推移。开始用力尽量缓和,训练中如出现局部疼痛、恶心呕吐、头晕等不适,可休息 10~15min 后再继续,直至病人能适应。训练时间:术前 3~5d 开始,开始为每次 10~20min,每日 3 次;以后逐渐增至每次 30~60min,每日 4 次,使气管推移超过中线。

（3）俯卧位训练:适用于后路手术病人,以适应术中长时间俯卧位并预防呼吸受阻。开始每次为 30~40min,每日 3 次;以后逐渐增至每次 3~4h,每日 1 次。

**3. 安全护理** 病人肌力下降致四肢无力时应防烫伤和跌倒,指导病人不要自行倒开水以防烫伤;穿平跟鞋,保持地面干燥,走廊、浴室、厕所等日常生活场所要有扶手,以防步态不稳而跌倒。

（二）术后护理

1. **病情观察** 包括生命体征、伤口敷料、伤口引流管、疼痛情况等。重点观察病人呼吸系统和神经系统的变化情况；观察手术切口敷料有无渗液及渗出液的颜色、性状、量等；观察伤口引流管是否通畅及引流液的颜色、性状、量等；观察病人术后有无疼痛，疼痛严重者予以镇痛剂或镇痛泵。

2. **体位护理** 行内固定植骨融合术者，加强颈部制动。病人取平卧位，颈部稍前屈，两侧颈肩部置沙袋以固定头颈部，侧卧位时枕与肩宽同高，在搬动或翻身时，保持头、颈和躯干在同一平面上，维持颈部相对稳定。下床活动时，需佩戴颈托或行头颈胸支架固定颈部。

3. **并发症的护理**

（1）呼吸困难：是颈椎前路手术最危急的并发症，多发生于术后 1~3d 内。

1）原因：①切口内出血压迫气管；②喉头水肿压迫气管；③术中损伤脊髓；④移植骨块松动、脱落压迫气管等。

2）表现：病人出现颈部憋胀感、呼吸困难、张口状急迫呼吸、应答迟缓、口唇发绀等。

3）护理：颈椎前路手术病人床旁应常规准备气管切开包；术后加强病人呼吸频率、节律的观察；一旦发生呼吸困难，立即通知医师，并做好气管切开及再次手术的准备。

（2）伤口出血

1）原因：颈椎前路手术常因骨面渗血或术中止血不完善而引起伤口出血。

2）表现：颈深部血肿多见于术后当日，尤其是 12h 内，病人颈部明显肿胀，并出现呼吸困难、烦躁、发绀等。出血量大、引流不畅时，可压迫气管导致呼吸困难甚至危及生命。

3）护理：①观察：术后注意观察生命体征、伤口敷料及引流液，注意观察颈部情况，检查颈部软组织张力。②处理：如 24h 伤口引流液超过 200ml，检查是否有活动性出血；若引流量多且呈淡红色，考虑有脑脊液漏发生，及时报告医师处理；病人颈部明显肿胀时，报告并协助医师剪开缝线、清除血肿，若血肿清除后呼吸仍不改善，应尽快实施气管切开术。

（3）脊髓神经损伤

1）原因：手术牵拉、周围血肿压迫均可损伤脊髓及神经。

2）表现：病人出现声嘶、四肢感觉运动障碍以及大、小便功能障碍。

3）护理：手术牵拉所致的神经损伤为可逆的，一般在术后 1~2d 内明显好转或消失；血肿压迫所致的损伤为渐进性的，术后应注意观察，以便及时发现问题并迅速处理。

（4）吞咽困难：前路手术病人术后可能出现吞咽困难，应注意观察进食状况，必要时给予鼻饲。若出现发热、颈部疼痛、颈前肿胀、手术切口有分泌物、进食后有食物残渣从切口溢出，应警惕食管瘘的发生。应立即禁饮食，必要时留置胃管，协助医师进行检查和处理。

（5）植骨块脱落、移位：多发生在手术后 5~7d 内，系颈椎活动不当时，椎体与植骨块间产生界面间的剪切力使骨块移动、脱出。所以，颈椎术后应重视病人的活动指导。

4. **功能锻炼** 指导肢体能活动者做主动运动，以增强肢体肌肉力量；肢体不能活动者，病情许可时，协助并指导其做各关节的被动运动，以防肌肉萎缩和关节僵硬。一般术后第 1d，开始进行各关节的主被动功能锻炼；术后 3~5d，引流管拔除后，可戴支具下床活动。注意不宜从仰卧位直接起床，应先在床边坐至无头晕等不适时，再进行坐位和站立位平稳训练及日常生活活动能力的训练。

（三）健康教育

1. **纠正不良姿势** 在日常生活、工作、休息时注意纠正不良姿势，最佳的伏案工作姿势是保持颈部正直，微微前倾，不要扭转、倾斜；每工作 1h，应休息几分钟，做颈部运动或按摩，以缓解颈部肌肉的慢性劳损；不宜长时间低头，避免将头靠在床头或沙发扶手上看书或看电视。

2. **注意颈部保暖** 在秋冬季节最好穿高领衣服保护颈部；天气稍热，夜间睡眠时应注意防止颈部受凉；炎热季节，空调温度不宜太低。

3. **选择合适枕头及床垫** 枕头选择以中间低两端高、透气性好、长度超过肩宽、高度以头颈部压下后一拳头高为宜。床垫的材质也可影响疾病的康复。与硬质的木板床和软质的海绵床相比,中等硬度的弹簧床垫较有利于康复。

**4. 避免外伤**　行走或劳动时注意避免损伤颈肩部。一旦发生损伤,尽早诊治。乘坐机动车时戴颈托保护,避免乘坐高速汽车,以防止紧急制动引起挥鞭性损伤而致高位截瘫。

# 第二节　胸椎间盘突出症

胸椎间盘突出症(thoracic disc herniation)指由于胸椎间盘突出,继而出现胸椎节段退变,出现椎管狭窄等造成胸段脊髓、神经根受压所导致的以胸背部疼痛、感觉障碍、无力等为主要症状的临床病症。胸椎间盘突出症是临床少见的疾病,远较颈椎、腰椎的椎间盘突出症少见,原因可能与胸椎活动的范围局限和承受的重力轻有关。胸椎间盘突出症多发生在40岁以上,男女发病率基本相同,可发生在胸椎的各椎间隙,但下胸段发生机会较多。

【病因】

常见病因主要有以下3个:①脊柱外伤和慢性损伤是最常见的原因,如高处坠落、跌倒、旋转扭伤等;②脊柱姿势的改变,如先天和后天的驼背畸形;③胸椎及椎间盘的退行性改变。以上病因可以是单方面的存在,也可以相互作用,使椎间盘突出对周围组织产生压迫或刺激,并引起相应的症状。

【临床表现】

临床上根据突出的解剖位置不同,将胸椎间盘突出症分为后外侧突出型和中央突出型2个主要类型。胸椎间盘突出症的临床症状与突出物的大小、位置有密切关系。

**1. 后外侧突出型**　只单侧神经根受压,无脊髓受压症状,表现为剧烈的疼痛,早期多表现为非特异性胸背痛,随病情进展,疼痛呈放射性,屈颈或腹压增加时疼痛加剧。随受累神经根的高低不同,疼痛分布区也不同,多呈束带状分布于胸腹,有时放射到下肢。

**2. 中央突出型**　因脊髓直接受压,临床首先出现运动功能障碍,同时存在疼痛及感觉异常,有时可出现截瘫。

【辅助检查】

**1. X线检查**　可见胸椎有骨质增生、小关节硬化、椎间隙变窄等退行性改变。

**2. CT**　可显示椎间盘突出部位、类型及程度。

**3. MRI**　可清晰显示胸椎间盘突出和脊髓受压的程度,尤其是胸段多椎间盘病变,以及合并黄韧带骨化或后纵韧带骨化。

【处理原则】

**1. 非手术治疗**　适用于年轻及症状较轻者。主要措施包括:①休息;②胸部制动;③镇痛消炎。

**2. 手术治疗**　适用于以脊髓损害为主要临床表现或经非手术治疗无效者。常用的手术方式有:

(1) 前入路椎间盘切除术:最适用于中央型胸椎间盘突出或椎间盘突出伴钙化者。

(2) 经椎弓根侧后方潜式减压术:该术式使脊髓的损伤降低到最低限度,手术可在两侧进行,适用于中央型、后外侧型突出及后纵韧带骨化骨嵴形成者。

(3) 胸腔镜下椎间盘切除术:该术式损伤小,恢复快,尤其适用于高龄或一般情况差者。

(4) 肋骨横突切除入路椎间盘切除术:最适用于以后外侧型突出为主的胸椎间盘突出症或怀疑为髓核脱出或游离的胸椎间盘突出。

(5) 经后入路椎间盘切除术:由于该术式手术难度大,病变切除亦不彻底,术后效果不佳,部分病人术后症状加重,临床上此术式已渐被淘汰。

【护理措施】

（一）非手术治疗的护理/术前护理

1. **休息**　卧位时椎间盘承受的压力比站立时降低50%,故卧床休息可减轻负重和体重对椎间盘的压力,缓解疼痛。视病情需要绝对卧床休息、一般休息或限制活动量,绝对卧床休息主要用于急性期病情突然加重者。

2. **佩戴胸部支具**　胸部支具能加强胸椎的稳定性,限制胸椎的屈伸活动,对胸椎起到保护和制动作用,对病情逆转或防止恶化具有积极的意义。病情平稳后,可戴胸部支具下床活动。

3. **有效镇痛**　因疼痛影响入睡时,遵医嘱给予口服非甾体类抗炎药物、肌松剂、营养神经药物,外敷镇痛消炎药膏,理疗等,缓解疼痛。

4. **心理护理**　鼓励病人多与家属交流,使家属能够帮助他们克服困难;介绍病人与病友进行交流,以增加自尊和自信心。

5. **术前准备**　术前常规戒烟、训练床上排便,根据对手术的了解程度,向病人解释手术方式及术后可能出现的问题,如疼痛、麻木等,告知其医护人员将采取的措施,增加其对手术及术后护理的认知度。

（二）术后护理

1. **病情观察**　包括生命体征、伤口敷料、疼痛等方面;观察手术切口敷料有无渗液及渗出液的颜色、性状、量等,渗湿后及时通知医师更换敷料,以防感染;观察病人术后有无疼痛,疼痛严重者予以镇痛剂或镇痛泵。

2. **体位护理**　术后平卧,2h后可通过轴线翻身侧卧。

3. **伤口引流管护理**　防止引流管脱出、折叠,观察并记录引流液颜色、性状和量,有无脑脊液漏,是否有活动性出血,有异常则及时报告医师处理。

4. **胸腔闭式引流管护理**　若病人术中胸膜腔破裂,常需放置胸腔闭式引流管,置管期间应严密观察引流液的量和性状,若24h内引流液少于300ml,胸部X线证实无胸腔积液或积气时,可考虑拔除胸腔闭式引流管。

5. **功能锻炼**　一般术后病情平稳,可戴胸部支具下床活动,卧床期间为预防长期卧床所致的肌肉萎缩、关节僵硬、下肢深静脉血栓、肺部感染等并发症,病人宜早期行床上肢体功能锻炼。若病人不能进行主动锻炼,在病情许可的情况下,由医护人员或家属协助活动各个关节、按摩肌肉,以促进血液循环。

6. **并发症的护理**

（1）脊髓或神经根损伤:观察下肢感觉、运动情况,若发现病人出现脊髓神经受损加重表现,遵医嘱立即予以脱水、激素、营养神经类药物治疗。

（2）脑脊液漏:若引流袋内引流出淡黄色液体,病人出现头痛、呕吐等症状,应考虑发生脑脊液漏,须立即报告医师予以处理;同时适当抬高床尾,去枕卧位7～10d;监测及补充电解质;遵医嘱按时使用抗生素,预防颅内感染发生。必要时探查伤口,行裂口缝合或修补硬脊膜。

（3）切口内血肿:病人可表现为术后迟发的、渐进性的下肢神经损害症状加重,一旦发现,及时协助医师对病人进行切口血肿探查术,清除血肿。

（三）健康教育

日常生活中尽量减少负重,搬运重物时采用正确的姿势。坐位时尽量采用有靠背垫的椅子。

## 第三节　腰椎间盘突出症

腰椎间盘突出症（lumbar intervertebral disc herniation）是指腰椎间盘发生退行性改变以后,由于椎

Note:

间盘变性、纤维环破裂、髓核组织突出刺激和压迫马尾神经或神经根所引起的一种综合征,是腰腿痛最常见的原因之一。腰椎间盘突出症可发生于任何年龄,最多见于中年人,20~50岁为多发年龄,男性多于女性。好发部位是腰4~腰5椎间盘和腰5~骶1椎间盘。

【病因】

导致腰椎间盘突出症的原因既有内因也有外因,内因主要是腰椎退行性变,外因则有外伤、劳损、受寒受湿等。

1. **椎间盘退行性变** 是腰椎间盘突出发生的根本病因。随着年龄增长,纤维环和髓核水分减少,弹性降低,椎间盘变薄,纤维环逐渐出现裂隙。在此基础上,经劳损积累和外力作用,椎间盘发生破裂,髓核、纤维环甚至终板向后突出。

2. **损伤** 积累损伤是椎间盘退行性变的主要原因。反复弯腰、扭转等动作最易引起椎间盘损伤。当腰部负荷过重时,髓核向后移动,引起后方纤维环破裂。长期从事重体力劳动者,如煤矿工人或建筑工人,因过度负荷易造成纤维环破裂。汽车和拖拉机驾驶员在驾驶过程中,长期处于坐位及颠簸状态,腰椎间盘承受的压力过大,可导致椎间盘退变和突出。儿童及青少年发病与外伤有密切关系。

3. **妊娠** 妊娠期间体重突然增长,腹压增高,而韧带相对松弛,腰骶部承受比平时更大的压力,易导致椎间盘膨出。

4. **其他** 如遗传因素、腰骶部先天发育异常、吸烟、糖尿病、高脂血症、感染等也是本病的危险因素。

【病理生理】

由于椎间盘组织承受人体躯干及上肢的重量,在日常生活及劳动中,劳损较其他组织更为严重。但其仅有少量血液供应,营养极为有限,从而极易退变。一般认为人在20岁以后,椎间盘开始退变,髓核的含水量逐渐减少,椎间盘的弹性和抗负荷能力也随之减退。在外力及其他因素的影响下,椎间盘继发病理性改变,以至纤维环破裂,髓核突出(或脱出),对神经根产生机械性压迫,刺激周围组织及神经根发生炎性反应,引起腰腿痛和神经功能障碍。腰椎间盘突出症多发生在脊柱活动度大,承重较大或活动较多的部位,以腰4~腰5椎间盘及腰5~骶1椎间盘多见,发生率约占90%。

腰椎间盘突出症根据突出程度和影像学特征,结合治疗方法可分为:①膨出型:纤维环部分破裂,表层完整;②突出型:纤维环完全破裂,但后纵韧带完整;③脱出型:髓核穿破后纵韧带;④游离型:髓核完全突入椎管,与原椎间盘脱离;⑤Schmorl结节型:髓核经上下软骨板裂隙突入椎体松质骨内;⑥经骨突出型:髓核沿软骨终板和椎体间血管通道向前纵韧带方向突出。

【临床表现】

1. **症状**

(1) 腰痛:超过90%的病人有腰痛表现,也是最早出现的症状。疼痛范围主要是在下腰部及腰骶部,多为持久性钝痛。

(2) 下肢放射痛:一侧下肢坐骨神经区域放射痛是本病的主要症状,多为刺痛。典型表现为从下腰部向臀部、大腿后方、小腿外侧直至足部的放射痛,伴麻木感。腰椎间盘突出多在一侧,故病人多表现为单侧疼痛。中央型腰椎间盘突出症可有双侧坐骨神经痛。咳嗽、打喷嚏时,因腹压增高,疼痛加剧。高位椎间盘突出时,可出现大腿前内侧或腹股沟区疼痛。

(3) 马尾综合征:突出的髓核或脱垂的椎间盘组织压迫马尾神经,出现双下肢及会阴部疼痛、感觉减退或麻木,甚至大小便功能障碍。

**2. 体征**

（1）腰椎侧凸：系腰椎为减轻神经根受压而引起的姿势性代偿畸形（图 42-1）。

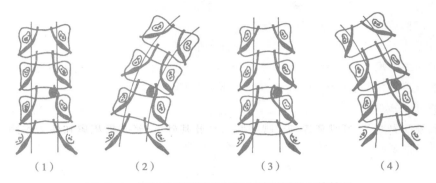

（1）　　　　　　（2）　　　　　　（3）　　　　　　（4）

图 42-1　**姿势性脊柱侧凸与缓解神经根受压的关系**
（1）椎间盘突出在神经根腋部时；（2）神经根所受压力可因脊柱凸向健侧而缓解；（3）椎间
盘突出在神经根外侧时；（4）神经根所受压力可因脊柱凸向病侧而缓解。

（2）腰部活动受限：腰部活动在各方向均有不同程度的障碍，尤以前屈受限最明显。

（3）压痛和骶棘肌痉挛：在病变椎间隙的棘突间，棘突旁侧 1cm 处有深压痛、叩痛，向下肢放射。约 1/3 病人因腰部骶棘肌痉挛，使腰部固定于强迫体位。

（4）直腿抬高试验及加强试验阳性：病人平卧，膝关节伸直，被动直腿抬高患肢，至 60°以内即出现放射痛，称为直腿抬高试验阳性。此时，缓慢降低患肢高度，待放射痛消失，再被动背屈踝关节以牵拉坐骨神经，若又出现放射痛，则称为加强试验阳性。

（5）感觉、运动及反射功能减弱：由于神经根受损，导致其支配区域的感觉异常、肌力下降和反射异常。①感觉异常：病人出现皮肤麻木、发凉、皮温下降等。腰 5 神经根受累时，小腿外侧和足背痛、触觉减退；骶 1 神经根受累时，外踝附近及足外侧痛、触觉减退。②肌力下降：腰 5 神经根受累时，足踇趾背伸肌力下降；骶 1 神经根受累时，足跖屈肌力下降。③反射异常：骶 1 神经根受累时，踝反射减弱或消失；骶 3~骶 5 马尾神经受压，表现为肛门括约肌张力下降及肛门反射减弱或消失。

【辅助检查】

**1. X 线检查**　为常规检查，能直接反映腰部有无侧弯、椎间隙有无狭窄等。

**2. CT**　能更好地显示骨性结构的细节，也可显示黄韧带是否增厚及椎间盘突出的大小、方向等。CT 及三维重建可提高本病的检出率。

**3. MRI**　为首选影像学检查手段，能清楚地显示椎管形态，全面反映出各椎体、椎间盘有无病变及神经根和脊髓受压情况，对本病有较大诊断价值。

**4. 神经电生理检查**　可推断神经受损的节段，对本病的辅助诊断有一定实用价值。

【处理原则】

依据临床症状的严重程度，采用非手术或手术方法治疗。

**1. 非手术治疗**　适用于初次发作、病程较短且经休息后症状明显缓解，影像学检查无严重突出者。为腰椎间盘突出症的首选治疗方法，80%~90%的病人可经非手术治疗治愈。但临床复发率较高，可达 25%。

（1）卧床休息：包括卧床使用便盆。卧床休息可以减少椎间盘承受的压力，缓解脊柱旁肌肉痉挛引起的疼痛，是传统保守治疗的重要方法之一。但目前不主张长期卧床，主要原因是不能降低疼痛程度和促进功能恢复。应鼓励病人缩短卧床时间，进行适当的、有规律的日常活动，活动时可佩戴腰围。

（2）**药物治疗**：非甾体抗炎药物可缓解急慢性腰痛，是治疗腰背痛的一线药物。阿片类镇痛药和糖皮质激素有短期镇痛作用。肌松剂和抗抑郁药也有一定疗效。

（3）**运动疗法**：应在康复医学专业人员的指导下，基于康复评定结果，按照运动处方正确执行。运动疗法主要包括核心肌力训练、方向特异性训练、身心训练等，可缓解疼痛并改善功能。

（4）**皮质激素硬膜外注射**：皮质激素可减轻神经根周围的炎症与粘连。常选用长效皮质类固醇制剂加利多卡因经硬膜外腔注射。

（5）**髓核化学溶解法**：将胶原酶注入椎间盘或硬脊膜与突出的髓核之间，达到选择性溶解髓核和纤维环、缓解症状的目的。

（6）**骨盆牵引**：牵引可增大椎间隙，减轻对椎间盘的压力和对神经的压迫，改善局部循环和水肿。多采用骨盆持续牵引，抬高床脚作反牵引。牵引质量一般为 7~15kg，持续 2 周；也可采用间断牵引法，每日 2 次，每次 1~2h，但效果多不如前者。

（7）**手法治疗**：如推拿、按摩可缓解肌痉挛及疼痛，减轻椎间盘压力和对神经根的压迫。

（8）**其他**：热敷、针灸、低中频电疗、弱激光治疗、超声治疗、认知行为治疗等也有助于缓解症状。

**2. 手术治疗**　10%~20% 的病人需要手术治疗。

（1）**手术指征**：①椎间盘突出症诊断明确，经 6~12 周系统的保守治疗无效，或保守治疗过程中反复发作；②疼痛剧烈，处于强迫体位，影响工作和生活；③出现单根神经受累或马尾神经症状；括约肌功能障碍，表现为肌肉瘫痪或出现直肠、膀胱症状。

（2）**手术类型**：根据椎间盘位置和脊柱的稳定性选择手术类型。①传统开放性手术：包括全椎板切除髓核摘除术、半椎板切除髓核摘除术以及椎板开窗髓核摘除术。摘除或切除 1 个或多个椎板、骨赘及突出的髓核，减轻神经受压，是最常用的手术方式。②显微外科椎间盘摘除术：在显微镜辅助下行椎间盘切除。③微创椎间盘摘除术：包括经皮髓核切吸术、内镜下椎间盘切除术等，有损伤小，恢复快的特点。④植骨融合术：在椎体间插入一楔形骨块或骨条以稳定脊柱。⑤人工椎间盘置换术：是近年来临床开展的术式，其手术适应证尚存在争论，选择此手术须谨慎。

---

**知 识 拓 展**

**腰椎间盘突出症手术治疗**

1934 年，美国哈佛医学院的 Mixter 和 Barr 首次用手术证实并治愈腰椎间盘突出症。这一贡献被誉为开创了椎间盘手术治疗的时代。1964 年，Lyman Smith 第一次报告用木瓜凝乳蛋白酶注入腰椎间盘内，溶解病变的髓核组织，用以治疗腰椎间盘突出症，开创了"化学溶核术"的历史。1975 年，Hijikata 首次报道应用经皮穿刺髓核摘除术治疗腰椎间盘突出症获得成功。1990 年，Kambin 报告经皮椎间盘镜技术治疗腰椎间盘突出症，于是显微腰椎间盘摘除术作为一种有前途的新的手术方法不断得到发展和改进。

---

**【护理评估】**

**（一）术前评估**

**1. 健康史**

（1）**一般资料**：包括性别、年龄、职业、营养状况、生活自理能力，压力性损伤、跌倒/坠床的危险性评分。

（2）**既往史**：了解是否有先天性的椎间盘疾病、既往有无腰部外伤、慢性损伤史，如经常弯腰、搬运重物和慢性腰拉伤，是否做过腰部手术。

（3）**外伤史**：了解病人有无急性腰扭伤或损伤史。询问受伤时病人的体位、外来撞击的着力点，

Note:

受伤后的症状和腰痛的特点和程度、致腰痛加剧或减轻的相关因素、有无采取制动和治疗措施。

（4）家族史：了解家族中有无类似病史。

**2. 身体状况**

（1）症状与体征：评估疼痛的部位及性质，诱发及加重的因素，缓解疼痛的措施及效果等；评估本次疼痛发作后治疗的情况，如是否使用镇痛剂、肌肉松弛剂等药物；评估下肢的感觉、运动和反射情况，病人行走的姿势、步态；有无大小便失禁现象。

（2）辅助检查：了解病人的各项检查结果有无阳性发现。

**3. 心理-社会状况**　观察病人的情绪变化，了解其对疾病的认知程度及对手术的了解程度，有无焦虑、紧张、恐惧、抑郁心理；评估病人的家庭及支持系统对病人的支持帮助能力等。

（二）术后评估

**1. 术中情况**　麻醉方式、手术名称、术中情况、引流管的数量及位置，有无导尿管。

**2. 身体状况**　动态评估生命体征、伤口情况以及引流液颜色、性状和量；评估病人有无排尿困难和尿潴留，下肢感觉运动功能，是否能按计划进行功能锻炼、有无并发症发生的征象等。

**3. 心理-社会状况**　观察病人的情绪变化，有无焦虑、紧张、恐惧心理；能否配合术后的功能训练。

【常见护理诊断/问题】

1. **慢性疼痛**　与椎间盘突出压迫神经、肌肉痉挛及术后切口疼痛有关。

2. **躯体移动障碍**　与疼痛、牵引或手术有关。

3. **焦虑**　与腰部疼痛和活动受限有关。

4. **潜在并发症**：神经根粘连、脑脊液漏等。

【护理目标】

1. 病人主诉疼痛减轻或消失。

2. 病人能够使用适当的辅助器具增加活动范围。

3. 病人主诉焦虑程度减轻。

4. 病人未发生并发症，或并发症得到及时发现和处理。

【护理措施】

（一）非手术治疗的护理/术前护理

**1. 休息、有效镇痛、完善术前准备**　参见本章第二节中胸椎间盘突出的术前护理。

**2. 佩戴腰围**　腰围能加强腰椎的稳定性，对腰椎起到保护和制动作用。在持续工作或在一些会加重脊柱负荷的情况下可佩戴腰围，在进食及卧位休息时取下腰围放松。

**3. 保持有效牵引**　牵引前，在牵引带压迫的髂缘部位使用减压保护贴，预防压力性损伤。牵引期间观察病人体位、牵引线及重量是否正确，经常检查牵引带压迫部位的皮肤有无疼痛、红肿、破损、压力性损伤等。

**4. 心理护理**　针对长期慢性疼痛病人存在的焦虑、抑郁、恐惧问题进行心理辅导及认知干预，改善病人的不良情绪。

（二）术后护理

**1. 病情观察、体位护理及引流管的护理**　参见本章第二节中胸椎间盘突出的术后护理。

**2. 功能锻炼**　为预防长期卧床所致的肌肉萎缩、关节僵硬等并发症，病人宜早期行床上肢体功能锻炼。向病人强调在病情允许的范围内，维持日常活动并进行一定强度功能锻炼的重要性。若病人不能进行主动锻炼，在病情许可的情况下，由医护人员或家属协助活动各个关节、按摩肌肉，以促进血液循环，预防并发症。

（1）四肢肌肉、关节的功能锻炼：卧床期间坚持定时活动四肢关节，以防关节僵硬。

（2）直腿抬高锻炼：术后第 1d 开始进行股四头肌收缩和直腿抬高锻炼，每分钟 2 次，抬放时间相等，每次 15～30min，每日 2～3 次，以能耐受为限；逐渐增加抬腿幅度，以防神经根粘连。

（3）腰背肌锻炼：根据术式及医嘱，指导病人锻炼腰背肌，以增加腰背肌肌力、预防肌肉萎缩和增强脊柱稳定性。一般术后病情稳定后，可用五点支撑法，1～2 周适应后，采用三点支撑法；每日 3～4 次，每次 50 个，循序渐进，逐渐增加次数。但腰椎有破坏性改变、感染性疾患、内固定物置入、年老体弱及心肺功能障碍者不宜进行腰背肌锻炼。

（4）行走训练：制订活动计划，根据手术情况适当缩短或延长下床时间。一般不主张长期卧床，可借助腰围或支具下床活动。指导病人正确起床，预防长时间卧床引起的体位性低血压及肌无力。方法为：协助病人戴好腰围或支具，抬高床头，先半卧位数分钟；然后将身体移至床旁，将腿放于床边，一手肘支撑，另一手掌辅助，将上身撑起，在床旁坐数分钟，无头晕、眼花等不适后，再在护士或家属的扶助下利用腿部肌肉收缩使身体由坐位改为站立位。躺下时按相反顺序，先坐于床旁，双上肢撑起，身体侧卧倒在床上，双腿移至床上，身体翻转成平卧。

**3. 并发症的护理** 常见并发症为神经根粘连和脑脊液漏，需予以积极预防。

（1）神经根粘连：术后及时评估脊髓神经功能情况，观察下肢感觉、运动情况，并与健侧和术前对比，评估病人术后疼痛情况有无缓解。

（2）脑脊液漏：适当抬高床尾，去枕卧位 7～10d；监测及补充电解质；遵医嘱按时使用抗生素，预防颅内感染发生。必要时探查伤口，行裂口缝合或修补硬脊膜。

（三）健康教育

**1. 预防指导** 指导病人采取正确卧、坐、立、行和劳动姿势，减少急、慢性损伤发生的机会。

（1）保持正确的坐、立、行姿：坐位时选择高度合适、有扶手、有腰垫和坐垫，符合人体工学设计的靠背椅，保持身体与桌子距离适当，膝与髋保持同一水平，身体靠向椅背，维持正确坐姿；站立时尽量使腰部平坦伸直、收腰、提臀；行走时抬头、挺胸、收腹，利用腹肌收缩支撑腰部。

（2）经常变换姿势：避免长时间保持同一姿势，适当进行原地活动或腰背部活动，以解除腰背肌疲劳。长时间伏案工作者，积极参加课间操活动，以避免肌肉劳损。勿长时间穿高跟鞋站立或行走。

（3）合理应用人体力学原理：如站位举起重物时，高于肘部，避免膝、髋关节过伸；蹲位举重物时，背部伸直勿弯；搬运重物时，宁推勿拉；搬抬重物时，弯曲下蹲髋膝，伸直腰背，将重物尽量贴近身体侧放置，用力抬起重物后再行走。

（4）采取保护措施：增强自我职业保护意识，腰部劳动强度过大的工人、长时间开车的司机可佩戴腰围保护腰部。脊髓受压者，也可佩戴腰围，直至神经压迫症状解除。

**2. 加强营养** 加强营养可缓解机体组织及器官退行性变。但超重或肥胖者应注意控制食量，减轻体重。

**3. 体育锻炼** 在康复医学专业人员的指导下，合理进行中等强度的体育锻炼，有利于增强腰背肌肌力，增加脊柱稳定性。参加剧烈运动时，运动前应有预备活动，运动后有恢复活动，切忌活动突起突止，应循序渐进。急性疼痛的锻炼应以柔韧性牵伸及方向特异性训练为主；亚急性和慢性疼痛以有氧训练和认知行为干预为主。

【护理评价】

通过治疗与护理，病人是否：①疼痛减轻，舒适感增加；②肢体感觉、运动等功能恢复；③焦虑程度减轻；④神经根粘连和脑脊液漏等并发症得以预防，或得到及时发现和处理。

（李 津）

Note:

思 考 题

1. 陈女士,45 岁,因腰痛 3 个月,大小便失禁 10h 入院。入院后予以留置导尿管,MRI 检查显示腰椎间盘突出症并马尾神经损伤。完善相关检查后急诊在全麻下行腰椎间盘髓核摘除术,术后伤口留置引流管 1 根。

请问:

(1) 该病人术后可能出现哪些并发症,如何预防和处理?

(2) 该病人术后如何进行功能锻炼?

2. 康先生,60 岁,有颈椎间盘突出症病史,曾跌倒 2 次,跌倒后数分钟即可自行站起,意识清醒。近日因下肢行走无力,有踩棉花样感觉,来院就诊。体格检查:颈部疼痛,有压痛,腱反射亢进,MRI 检查示颈椎管矢状径变小,脊髓受压。完善检查后,予以实施颈椎前路手术治疗。

请问:

(1) 该病人入院后,应如何防止再次跌倒?

(2) 该病人手术前,护士应该进行哪些方面的指导?

(3) 该病人手术后,应注意观察哪些并发症的发生? 如若发生,如何处理?

# 第四十三章

URSING

## 骨与关节感染病人的护理

43章 数字内容

---

### 学 习 目 标

**知识目标：**

1. 掌握化脓性骨髓炎、化脓性关节炎和骨与关节结核的临床表现。

2. 熟悉化脓性骨髓炎、化脓性关节炎和骨与关节结核的处理原则。

3. 了解化脓性骨髓炎、化脓性关节炎和骨与关节结核的病因病理。

**能力目标：**

能运用护理程序对急性血源性化脓性骨髓炎和骨与关节结核围术期病人实施整体护理。

**素质目标：**

在学习骨与关节感染病人的护理过程中，学生树立关注细节、尊重科学的思想品质，强化关爱病人、认真负责的专业精神。

骨与关节感染疾病,包括化脓性骨髓炎、化脓性关节炎、骨与关节结核等。当病人骨与关节出现感染时,会出现不同程度的局部疼痛和体温升高,影响病人的肢体功能,甚至导致关节挛缩畸形和病理性骨折。在全身支持疗法和抗感染治疗的控制下,及时进行手术治疗可以缩短疗程,预防或矫正畸形,减少复发和肢体残疾。术前缓解疼痛、维持正常体温、改善营养状况,术后维持引流通畅、适当功能锻炼是预防术后并发症、促进病人康复的关键。常见骨与关节感染(化脓性骨髓炎、化脓性关节炎、骨与关节结核)病人的临床表现、处理原则以及围术期护理是本章学习的重点。

 ————————————————— 导入情境与思考 —————————————————

　　张姓患儿,男,11 岁,因右膝关节疼痛 3 周、加重伴肿胀 1 周入院,诊断为右侧股骨干骨折,完善相关检查后于第 2d 行右侧股骨干骨折髓内钉内固定术,术后 14d 拆线出院。出院 1 周出现发热,体温 38.5℃,感伤口肿痛,遂回院复查,行脓肿分层穿刺检查,于右大腿下端骨膜下穿刺抽出脓性液体,诊断为急性血源性化脓性骨髓炎。体格检查:T 40.2℃,P 120 次/min,R 24 次/min,BP 110/85mmHg。右大腿局部皮温高,压痛明显。

　　请思考:

　　(1) 该患儿的护理评估内容应重点关注哪些方面?

　　(2) 患儿将实施脓肿开窗减压+闭式灌洗引流手术,围术期主要的护理诊断/问题有哪些?

　　(3) 针对该患儿的护理诊断/问题,如何采取相应的护理措施?

# 第一节　化脓性骨髓炎

　　化脓性骨髓炎(pyogenic osteomyelitis)是化脓性细菌感染引起的病变,包括骨膜、骨皮质、骨松质和骨髓组织的炎症。感染途径有 3 种:①血源性感染:由身体其他部位化脓性病灶引起,如上呼吸道感染、皮肤疖肿、毛囊炎或胆囊炎等,经血液循环散播至骨组织,称为血源性骨髓炎;②创伤后感染:骨组织创伤,如开放性骨折直接污染,或骨折手术后出现骨感染,称为创伤后骨髓炎;③邻近感染灶:邻近软组织感染直接蔓延至骨骼,如脓性指头炎蔓延引起指骨骨髓炎,慢性小腿溃疡引起胫骨骨髓炎等。化脓性骨髓炎按病程发展可分为急性和慢性骨髓炎两类。急性骨髓炎反复发作,病程超过 10d 即进入慢性骨髓炎阶段。两者没有明显时间界限,一般认为死骨形成是慢性骨髓炎的标志,死骨出现约需 6 周时间。

## 一、急性血源性化脓性骨髓炎

　　身体其他部位化脓性病灶中的细菌经血流传播引起骨膜、骨皮质和骨髓的急性化脓性炎症称急性血源性化脓性骨髓炎(acute hematogenous osteomyelitis)。80%以上为 12 岁以下儿童,男性多于女性。好发部位为长骨的干骺端,如胫骨近端、股骨远端、肱骨近端,还可见于脊椎骨及髂骨等。

【病因】

　　本病最常见的致病菌是溶血性金黄色葡萄球菌,其次为 β 溶血性链球菌,其他包括流感嗜血杆菌、大肠埃希菌、产气荚膜杆菌和白色葡萄球菌等。病人先有身体其他部位的感染灶,如疖、痈、扁桃体炎和中耳炎等。若原发病灶处理不当或机体抵抗力下降时,细菌经血液循环播散至骨组织。由于儿童干骺端骨滋养血管为终末血管,血流缓慢,容易使细菌滞留,引发急性感染,因此儿童长骨干骺端为好发部位。开放性骨折、吸烟、糖尿病及长期使用类固醇激素等是本病的危险因素。

【病理生理】

　　细菌在长骨的干骺端停滞繁殖,局部充血、水肿和白细胞浸润,使骨腔内压力升高,引起剧痛。白细胞坏死释放蛋白溶解酶破坏骨组织,形成小脓肿。脓肿压迫其他血管,造成广泛的骨坏死和更大的脓肿。扩大的脓肿依局部阻力大小而向不同方向蔓延：①脓肿向骨干髓腔蔓延，由于小儿骨骺板抵抗感染力较强，不易通过，所以脓液多流入骨髓腔，而使骨髓腔受累。②髓腔内脓液压力增高后，可再沿哈佛管至骨膜下层，形成骨膜下脓肿，或穿破骨膜、软组织、皮肤，排出体外，则成为窦道。③当脓液增多，高压的脓液穿破干骺端的密质骨，再经骨小管进入骨髓腔并随之蔓延，破坏骨髓组织、松质骨和内层密质骨的血液供应，造成大片骨坏死。④在死骨形成过程中，病灶周围的骨膜因炎症和脓液刺激而生成新骨，包在骨干外层，形成"骨性包壳"。⑤包壳上有数个小孔与皮肤窦道相通，包壳内有死骨、脓液和炎性肉芽组织，往往引流不畅，形成骨性无效腔。死骨和包壳可使病灶经久不愈，发展成为慢性骨髓炎。⑥若干骺端位于关节内，脓液可进入关节，引起化脓性关节炎。

本病基本病理变化是脓肿、骨质破坏、骨吸收和死骨形成，同时出现反应性骨质增生。早期以骨质破坏为主，晚期以死骨形成为主。脓肿使骨膜掀起，阻碍外层密质骨的血液供应，形成死骨；在坏死骨的周围形成炎性肉芽组织，长期存留在体内。

### 【临床表现】

**1. 症状**

（1）全身中毒症状：起病急骤，寒战，体温达 39℃ 以上，患儿可有烦躁不安、呕吐或惊厥等，重者有昏迷或感染性休克。

（2）局部症状：早期为患部剧痛，肌肉保护性痉挛，肢体呈半屈曲状，小儿因疼痛而抗拒主动与被动活动。数日后局部出现水肿，压痛更为明显，说明该处已形成骨膜下脓肿。当脓肿穿破骨膜形成软组织深部脓肿时，疼痛反而减轻，但局部红、肿、热、痛更为明显。若脓液扩散至骨髓腔，则疼痛和脓肿范围更大。

**2. 体征**　患肢局部皮肤温度增高。当脓肿进入骨膜下时，局部有明显压痛。被动活动肢体时，患儿常因疼痛而啼哭。若整个骨干均受破坏，易继发病理性骨折，出现骨折的相应体征。

### 【辅助检查】

**1. 实验室检查**　白细胞计数明显升高，一般都在 $10×10^9/L$ 以上，中性粒细胞比值可占 90% 以上，红细胞沉降率加快，血中 C 反应蛋白水平升高比红细胞沉降率更有价值、更敏感。病人高热寒战时或应用抗生素之前抽血培养，一般抽血 3 次，可提高血培养阳性率，应针对致病菌行药物敏感试验，以便及时调整抗生素。

**2. 局部脓肿分层穿刺**　对早期诊断具有重要价值。在肿胀和压痛最明显部位穿刺，先穿入软组织内抽吸，若无脓液，则逐层深入抽吸，不可一次穿入骨内，以免将单纯软组织脓肿的细菌带入骨内。抽出脓液、混浊液或血性液时应及时送检。若涂片中发现多是脓细胞或细菌，即可明确诊断，同时可做细菌培养和药物敏感试验。

**3. 影像学检查**

（1）X 线检查：起病 2 周内检查无异常。起病 2 周后，X 线表现为层状骨膜反应和干骺端稀疏，继之出现干骺端散在虫蚀样骨破坏，骨皮质表面形成葱皮状、花边状或放射状致密影。病变进一步发展，密质骨变薄，并且内层和外层依次出现不规则，可见死骨形成，骨膜新生骨围绕骨干形成骨性包壳。少数病人伴病理性骨折。

（2）CT、MRI：CT 可以发现骨膜下脓肿。MRI 有助于早期发现骨组织炎性反应。

### 【处理原则】

处理的关键是早期诊断与正确治疗。尽快控制感染，防止炎症扩散，及时切开减压引流脓液，防止死骨形成及演变为慢性骨髓炎。目前骨与关节感染的治疗主要为以下 3 个方面：

**1. 抗生素治疗**　早期足量联合应用抗生素治疗。发病 5d 内抗生素治疗多可控制炎症。由于致病菌主要为金黄色葡萄球菌,选用的抗生素一种应为针对革兰氏染色阳性球菌,另一种则为广谱抗生素,待细菌培养和药物敏感试验结果出来后调整为敏感抗生素,并持续应用至少3周,直至体温正常,局部红、肿、热、痛等症状消失,红细胞沉降率和C反应蛋白水平必须正常或明显下降后,停用抗生素。由于抗生素很难进入细胞和生物膜内,难以彻底清除细胞和生物膜内的细菌,导致耐药菌的产生以及骨感染的反复发作。若抗生素治疗不能控制炎症,则需手术切开引流。

2. **手术治疗**　目的在于引流脓液、减压或减轻毒血症症状,防止急性骨髓炎转变为慢性骨髓炎。彻底清除感染组织是治疗的关键,如果手术清创范围过小,则不能达到彻底清除坏死病灶的目的,会残留细菌在体内,有复发的可能;而清创范围过大则会对病人造成巨大的伤害,使病人的生活质量大大降低。手术治疗宜早,最好在抗生素治疗48~72h后局部炎症仍不能控制时进行手术,也有主张提前为36h。手术方式分为局部钻孔引流术、开窗减压引流术和闭式引流术。

3. **辅助治疗**　骨髓炎即便应用标准化的手术治疗和抗生素治疗,治疗失败和复发也非常常见。骨髓炎若无法得到有效治疗,甚至可能需要截肢处理。因此,骨髓炎的辅助治疗也发挥了重要作用。

（1）基础辅助治疗:①补液,维持水、电解质和酸碱平衡;②高热期间予以降温;③营养支持,增加蛋白质和维生素摄入量,经口摄入不足时经静脉途径补充;④必要时少量多次输新鲜血、血浆或球蛋白,以增强病人机体抵抗力;⑤患肢用皮牵引或石膏托固定于功能位,以利于炎症消散和减轻疼痛,防止感染扩散,同时也可防止关节挛缩畸形和病理性骨折。

（2）新型辅助治疗:高压氧、电磁场、冲击波和超声波等辅助治疗既能促进骨髓炎骨愈合,又可以抑制骨髓炎细菌生长。脂质体作为抗生素载体,能够抑制细菌生物膜充分发挥抗生素疗效。生长因子虽对骨髓炎细菌无抑制作用,但可显著加速骨与周围组织的生长,促进骨髓炎骨愈合。

【护理评估】

（一）术前评估

1. **健康史**　了解病人有无其他部位感染和外伤史,病程长短,采取过哪些治疗措施,治疗效果如何。疾病有无反复,既往有无药物过敏史和手术史等。

2. **身体状况**

（1）症状与体征:评估病人有无高热、寒战、脉快、头痛、呕吐、烦躁不安、意识障碍或惊厥等全身中毒或休克症状;评估局部有无红、肿、热、痛;有无窦道;了解疼痛的部位、性质和持续时间,诱发和缓解的因素;肢体的感觉和运动功能有无改变;关节是否处于屈曲位,有无关节强直;局部制动及固定效果。

（2）辅助检查:评估各项实验室检查结果,特别是血白细胞计数、中性粒细胞比值、红细胞沉降率和C反应蛋白水平是否异常;X线检查有无异常发现;分层穿刺或关节穿刺抽出液体的量和性质,涂片检查是否发现脓细胞,细菌培养的结果。

3. **心理-社会状况**　了解病人对疾病的认知程度,对治疗和护理的期望程度,了解朋友及家属对病人的关心、支持程度,病人对此病预后的心理承受能力等。

（二）术后评估

评估局部伤口、创面有无异味;局部冲洗及引流是否通畅,引流液的颜色、性状和量是否异常;局部症状有无改善。

【常见护理诊断/问题】

1. **体温过高**　与化脓性感染有关。
2. **急性疼痛**　与化脓性感染和手术有关。
3. **组织完整性受损**　与化脓性感染和骨质破坏有关。

**【护理目标】**

1. 病人体温维持在正常范围。
2. 病人主诉疼痛减轻或消失。
3. 病人感染得到控制,创面愈合。

**【护理措施】**

（一）术前护理

**1. 维持正常体温**

（1）控制感染:配合医师尽快明确致病菌。使用抗生素前或寒战时抽取血培养,配合医师行局部脓肿分层穿刺,及时送检标本。遵医嘱应用抗生素,以控制感染和发热。用药时注意:①合理安排用药顺序,注意药物浓度和滴入速度,保证药物在单位时间内有效输入;②注意病人有无用药后副作用和毒性反应;③警惕双重感染的发生,如假膜性小肠结肠炎和真菌感染引起的腹泻。

（2）降温:病人发热且体温较高时,鼓励病人多饮水,可用冰袋、温水擦浴、冷水灌肠等措施进行物理降温,以防高热惊厥发生。遵医嘱使用退热药物,观察并记录用药后的体温变化。

（3）卧床休息:病人高热期间,卧床休息,以保护患肢和减少消耗。

**2. 缓解疼痛**

（1）制动患肢:抬高患肢,促进血液和淋巴回流。限制患肢活动,维持肢体于功能位,以减轻疼痛及局部病灶修复。移动患侧肢体时,动作轻稳,做好支托,尽量减少刺激,避免患处产生应力。

（2）应用镇痛药:遵医嘱给予镇痛药物缓解疼痛,并观察用药效果。

（3）转移注意力:让病人听音乐、与人交谈等,使之分散对患处疼痛的注意力。

**3. 避免意外伤害**　密切观察病情变化,对出现高热、惊厥、谵妄、昏迷等中枢神经系统功能紊乱症状者,应用床挡、约束带等保护措施,必要时遵医嘱给予镇静药物。

（二）术后护理

**1. 保持有效引流**

（1）妥善固定:拧紧接头防止松动;翻身或转运病人时,妥善安置管道以防脱出;躁动病人适当约束四肢,以防自行拔出引流管。

（2）保持通畅:①保持引流管与一次性负压引流袋/瓶连接紧密,并维持负压状态。②切开引流术后病人一般会放置 2 根引流管,置于高处者为冲洗管,其连接的输液瓶高于伤口 60~70cm,以 1 500~2 000ml 抗生素溶液作 24h 持续冲洗;置于低位者为引流管,接负压引流袋/瓶,引流袋/瓶低于伤口 50cm(图 43-1)。③观察引流液的颜色、性状和量,保持出入量的平衡。④根据冲洗后引流液的颜色和清亮程度调节灌洗速度。一般钻孔或开窗引流术后 24h 内连续快速灌洗,以防血块堵塞,以后每 2h 快速冲洗 1 次,引流液颜色变淡时逐渐减少冲洗液的量,维持冲洗直至引流液清亮为止。若出现滴入不畅或引流液突然减少,应检查是否有血凝块堵塞或管道受压扭曲,并及时处理,以保证引流通畅。

（3）拔管指征:引流管留置 3 周,体温下降,引流液连续 3 次培养阴性,引流液清亮无脓时,先将冲洗管拔除,3d 后再考虑拔除引流管。

**2. 功能锻炼**　为防止长期制动导致肌肉萎缩或关节挛缩畸形,病人术后麻醉清醒即可练习踝关节跖屈、背伸和环转运动,股四头肌等长收缩运动;待炎症消退后,关节未明显破坏者可进行关节功能锻炼。

（三）健康教育

**1. 改变生活方式**　吸烟、饮酒、熬夜、过度劳累、服用激素类药物等均会影响伤口愈合,营养不良或者肥胖也可影响伤口愈合。因此应鼓励病人改变生活方式。鼓励病人进食高蛋白、高热量、高维生素和易消化食物,必要时给予肠内或肠外营养支持,以改善病人的营养状况。存在基础疾病包括糖尿

Note:

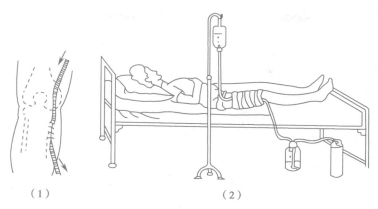

图 43-1　闭式冲洗、负压引流术
(1)局部；(2)装置全貌。

病和血管性疾病的病人,应该积极治疗。

2. **活动指导**　指导病人每日进行患肢肌肉等长收缩练习及关节被动或主动活动,避免患肢功能障碍。教会病人使用辅助器械,如拐杖、助行器等,减轻患肢负重,经 X 线检查证实病变恢复正常时才能开始逐渐负重,以免诱发病理性骨折。

3. **用药指导**　出院后继续按医嘱联合足量应用抗生素治疗,持续用药至症状消失 3 周左右,以巩固疗效,防止转为慢性骨髓炎。密切注意药物副作用和毒性反应,一旦出现,应立即停药并到医院就诊。

4. **预防压力性损伤**　对卧床病人,保持床单位整洁,帮助病人翻身或变换体位,预防压力性损伤的发生。

5. **复诊指导**　出院后应注意自我观察,并定期复诊。骨髓炎病人易复发,若伤口愈合后又出现红、肿、热、痛、流脓等则提示转为慢性,需及时就诊。

【护理评价】

通过治疗与护理,病人是否:①体温维持在正常范围;②主诉疼痛减轻或消失;③感染得到控制,创面逐渐愈合。

## 二、慢性血源性化脓性骨髓炎

急性血源性化脓性骨髓炎在急性感染期未能彻底控制,反复发作,遗留死骨、无效腔和窦道,形成骨性包壳,即演变为慢性血源性化脓性骨髓炎(chronic hematogenous osteomyelitis)。一般症状限于局部,往往顽固难治,甚至数年或数十年仍不能痊愈。

【病因】

慢性血源性化脓性骨髓炎大多继发于急性血源性化脓性骨髓炎,细菌多以金黄色葡萄球菌为主,然而绝大多数病例为多种细菌混合感染。

【病理生理】

慢性血源性化脓性骨髓炎的基本病理变化是病灶区域内有死骨、无效腔、骨性包壳和窦道。①死骨和无效腔:骨质因感染破坏和吸收,局部形成无效腔,内有死骨、脓液、坏死组织和炎性肉芽组织,成为经久不愈的感染源;②骨性包壳:骨膜反复向周围生长形成板层状"骨性包壳",包壳内有多处向无效腔和外界的开口,称瘘孔,向内与无效腔相通,向外与窦道相通;③窦道:脓液穿破皮肤后形成窦道,小的死骨经窦道排出后,窦道可暂时闭合;④纤维瘢痕化:窦道内反复流脓,周围软组织损毁严重并形

Note:

成大量瘢痕,局部血运不良,修复功能减退。当病人抵抗力降低时,残留在无效腔内的致病菌重新活动,急性炎症再次发作。窦道经久不愈者,其周围皮肤色素沉着,少数病人可发生恶变。

【临床表现】

1. **症状** 在病变静止期可无症状,急性发作时有疼痛和发热。

2. **体征** 长期病变使患肢表面粗糙,肢体增粗变形,邻近关节畸形。周围皮肤有色素沉着或湿疹样皮炎,局部可见经久不愈的伤口和窦道。窦道的肉芽组织突出,流出大量臭味脓液,偶有小的死骨片经窦道排出。有时伤口暂时愈合,但由于感染病灶未彻底治愈,当机体抵抗力下降时,炎症扩散,可引起急性发作,表现为红、肿、热、痛及局部流脓。由于炎症反复发作,窦道对肢体功能影响较大,可出现肌肉萎缩、关节屈曲畸形和病理性骨折。

【辅助检查】

1. **X 线检查** 显示骨干失去原有外形,增粗、不规则、密度不均。骨膜掀起,有新生骨形成,可见三角状或葱皮样骨膜反应。骨质硬化,轮廓不规则,髓腔变窄甚至消失,骨干内甚至可见浓白致密死骨,边缘不整齐,死骨周围有透亮的无效腔。发育过程中可见骨干缩短或发育畸形。

2. **CT** 可显示出脓腔与小型死骨,经窦道插管注入碘造影剂可显示出脓腔的部位、大小及延伸方向。

【处理原则】

手术治疗为主,原则是清除死骨和炎性肉芽组织、消灭无效腔和切除窦道。有死骨形成、无效腔和窦道流脓者均应手术治疗。慢性骨髓炎急性发作时不宜做病灶清除,仅行脓肿切开引流。若有大块死骨而包壳未充分形成者,不宜摘除死骨,以免造成长段骨缺损。

1. **清除病灶** 在骨壳上开窗,进入病灶内,吸出脓液、清除死骨及炎性肉芽组织。术中过多切除骨质可能会形成骨缺损或发生病理性骨折。病灶切除是否彻底是决定术后窦道能否闭合的关键。

2. **消灭无效腔**

(1) 碟形手术:在清除病灶后再用骨刀将骨腔边缘削去一部分,使之成为口大底小的碟形,使周围组织向碟形腔内填充而消灭无效腔。用于无效腔不大,削去骨量不多的病例。

(2) 肌瓣填塞:将骨腔边缘略做修整后,用邻近带蒂肌瓣填塞封闭无效腔,肌肉血液循环丰富,与骨腔壁愈合后可改善骨的血运。

(3) 闭式灌洗:在彻底清除病灶、无效腔碟化形成后,冲洗伤口,定点缝合皮肤,不分层缝合,在伤口内留置灌洗和吸引管各 1 根,以便术后经灌洗管滴入抗生素溶液。伤口经过充分滴注冲洗引流,感染容易控制,大多数病例可获得愈合。

(4) 抗生素骨水泥珠链填塞:将敏感抗生素放入骨水泥中,制成直径 7mm 左右的小球,用不锈钢丝穿成珠链,填塞入骨无效腔内,留 1 粒小珠露于皮肤外。使骨腔内抗生素浓度稳定持续约 2 周之久,随着基底肉芽组织的生长而逐步抽出串珠。大型骨无效腔可在拔除珠链后再次手术植骨。

(5) 缺损骨修复:慢性骨髓炎病灶清除后遗留的骨缺损,可采用抗生素磷酸钙人工骨进行填充和修补。

3. **其他** 腓骨、肋骨、髂骨等部位的慢性化脓性骨髓炎,可行病变骨段切除术。跟骨慢性炎症可采用跟骨次全切除术。窦道周围皮肤恶变者,可行截肢术。

【护理措施】

1. **心理护理** 病人因病程长,行动不便,社交活动少,反复多次手术,使其对手术效果悲观失望,对生活和工作的能力担忧。护士要理解病人的心情,对病人多加鼓励,做好心理诱导,介绍成功治愈的病例,减轻病人心理负担,积极配合治疗,争取早日根治疾病。

**2. 伤口护理**　术后注意观察伤口大小、形状、边缘与颜色,肉芽组织的生长情况以及脓液的颜色、性状和量;保持伤口清洁,按无菌操作进行换药。可遵医嘱使用含银离子敷料、水凝胶、吸收棉、合成泡沫片等覆盖创面,换药时可定期对创面进行测量,包括创面的长度、宽度和深度,以及基底的破坏情况、有无窦道和隧道形成等,以评估创面愈合情况。

**3. 肌瓣填塞的护理**　术后观察皮瓣色泽、温度、肿胀、毛细血管充盈反应,若皮瓣苍白,局部皮温下降、毛细血管充盈时间延长,考虑动脉供血不足;若有发绀、水疱、肿胀等现象,考虑静脉回流障碍,及时报告医师处理。

# 第二节　化脓性关节炎

化脓性关节炎(suppurative arthritis)指发生在关节内的化脓性感染。多见于儿童,尤以营养不良小儿居多,男性多于女性。成年人创伤后感染多见。好发于髋关节和膝关节。

**【病因】**

化脓性关节炎最常见的致病菌为金黄色葡萄球菌,约占85%,其次分别为白色葡萄球菌、淋病奈瑟菌、肺炎链球菌和肠道杆菌等。身体其他部位化脓性病灶内的细菌,通过血液循环播散至关节内是最常见的感染途径;其他途径包括邻近关节附近的化脓性病灶直接蔓延至关节腔内、开放性关节损伤后继发感染和医源性感染等。近年来人工关节置换术的普遍应用也成为关节感染的重要途径。

**【病理生理】**

化脓性关节炎的病变发展过程可分为3个阶段,各阶段无明确的时间界限,有时可互相演变或难以区分。

**1. 浆液性渗出期**　炎症仅在滑膜浅层,毛细血管扩张充血,滑膜肿胀,有白细胞浸润及浆液性渗出物,渗出物内含大量白细胞,此期关节软骨尚未被破坏,若能及时、正确治疗,关节功能可完全恢复。本期病理改变为可逆性。

**2. 浆液纤维素性渗出期**　病变继续发展,渗出物变混浊,量增多,细胞亦增多。白细胞释放的溶酶体类物质破坏软骨基质;纤维蛋白的沉积影响软骨代谢;氨基葡聚糖开始丢失,使关节软骨破坏,并造成关节粘连。此期出现了不同程度的关节软骨损毁,部分病理变化成为不可逆改变,即使治愈,关节也将丧失部分或大部分功能。

**3. 脓性渗出期**　炎症侵及软骨下骨质,滑膜和关节软骨被破坏,关节周围亦有蜂窝织炎,渗出物转为明显脓性。由于关节重度粘连呈纤维性或骨性强直,治愈后遗留重度关节功能障碍。本期病变为不可逆性,后期可发生病理性关节脱位,关节纤维性强直或骨性强直。

**【临床表现】**

**1. 症状**　起病急骤,寒战、高热,体温可达39℃以上,甚至出现谵妄与昏迷,小儿可见惊厥。全身中毒症状严重。病变关节处疼痛剧烈。

**2. 体征**

(1) 浅表关节病变:局部红、肿、热、痛明显,关节多处于半屈曲位,使关节腔内的容量增大,关节囊松弛以缓解疼痛。关节积液在膝部最为明显,可见髌上囊隆起,浮髌试验可为阳性。

(2) 深部关节病变:如髋关节,因有厚实的肌肉,局部红、肿、热、压痛多不明显,但关节内旋受限,常处于屈曲、外展、外旋位。遇到不能解释的膝关节疼痛时,应警惕疼痛可能来自髋关节。

【辅助检查】

1. **实验室检查** 白细胞计数及中性粒细胞比值升高,红细胞沉降率增快,C 反应蛋白增加。寒战期血培养可检出病原菌。

2. **关节腔穿刺** 病变早期抽出关节液呈浆液性,有大量白细胞,中期关节液混浊,后期关节液为黄白色脓液,镜下可见大量脓细胞,细菌培养可明确致病菌,药敏试验可明确敏感抗生素。

3. **影像学检查**

(1)X 线检查:早期可见关节周围软组织肿胀、积液、关节间隙增宽;中期可见周围骨质疏松;后期关节间隙变窄或消失,关节面毛糙,可见骨质破坏或增生;甚至出现关节畸形或骨性强直。

(2)CT、MRI 和放射核素扫描:可鉴别关节周围软组织炎症及骨髓炎。

【处理原则】

早期诊断、早期治疗是治愈感染、保全生命和关节功能的关键。

1. **非手术治疗**

(1)抗感染治疗:早期、足量、全身性使用广谱抗生素,而后可根据关节液细菌培养及药物敏感试验结果选择敏感抗生素。

(2)全身治疗:加强全身支持治疗,高热应予降温,注意维持水电解质的平衡及纠正酸中毒,符合用血指标者可适量输血或血液制品以提高全身抵抗力。改善营养状况,摄入高蛋白、富含维生素的食物。

(3)局部治疗

1)关节腔内注射抗生素:每日关节穿刺 1 次,抽净积液后,注入抗生素,如果抽出液逐渐变清,且局部症状和体征缓解,说明治疗有效,可以继续使用直至引流液清亮,体温正常,实验室检查正常。如果抽出液转混浊甚至成为脓性,说明治疗无效,应改为灌洗或切开引流。

2)关节腔持续灌洗:适用于浅表大关节,如膝关节。在关节部位两侧穿刺,经穿刺套管插入 2 根塑料管或硅胶管留置在关节腔内,一根为灌洗管,另一根为引流管。每日经灌洗管滴入抗生素溶液 2 000~3 000ml,直至引流液清澈,细菌培养阴性后停止灌流。再引流数日至无引流液吸出、局部症状和体征消退,即可拔管。

3)患肢制动:用皮牵引或石膏固定关节于功能位,以减轻疼痛,促进炎症消散和预防关节畸形。

2. **手术治疗**

(1)关节镜手术:在关节镜下彻底清除病变滑膜,直视下摘除死骨,清除窦道,彻底冲洗关节腔,必要时置管灌洗引流。与传统开放手术相比,具有创伤小、术后关节粘连少,可多次手术的优势。

(2)关节切开引流:适用于较深的大关节,穿刺插管难以成功的部位(如髋关节),及时做切开引流术。手术彻底清除关节腔内的坏死组织、纤维性沉积物并用生理盐水冲洗后,在关节腔内置入 2 根硅胶管后缝合,进行持续性灌洗。

(3)关节矫形术:有陈旧性病理性脱位者可行矫形手术,髋关节强直可行全髋关节置换手术。关节融合术或截骨术已不常采用。

【护理措施】

1. **功能锻炼** 为防止关节粘连,尽可能保留关节功能,可作持续性关节被动活动。在对病变关节进行局部治疗后即可将肢体置于下(上)肢功能锻炼器上进行持续被动运动;急性炎症消退时,一般在 3 周后即可鼓励病人做主动锻炼,但关节功能恢复往往不太满意。

2. **其他护理** 心理护理和伤口护理等护理参见本章第一节化脓性骨髓炎中护理的内容。

Note:

# 第三节　骨与关节结核

## 一、概述

骨与关节结核(bone and joint tuberculosis)是由结核分枝杆菌侵入骨或关节而引起的一种继发性结核病。随着人口的快速增长,流动人口的大量增加,耐药菌的出现,骨与关节结核的发病率有回升的趋势。骨与关节结核的发病率约占结核病人总数的 5%~10%。其原发病灶大多源于肺结核。本病好发于儿童和青少年,30 岁以下的病人约占 80%。好发于负重大、活动多、易于发生损伤的部位,如脊柱、膝关节、髋关节等。

【病因】

人体感染结核分枝杆菌后,结核分枝杆菌由原发病灶经血液循环达到骨与关节部位,但不一定立刻发病。它在骨关节内可以潜伏若干年,当机体抵抗力降低,如有外伤、营养不良、过度劳累等诱发因素时,潜伏的结核分枝杆菌活跃起来而出现临床症状。

【病理生理】

结核分枝杆菌一般不能直接侵入骨或关节的滑膜引起骨关节结核,主要是原发肺结核或胃肠道结核通过血液传播继发引起。根据病变部位和发展情况不同,骨关节结核可分为 3 种类型:单纯性骨结核、单纯性滑膜结核和全关节结核。骨与关节结核的最初病理变化是单纯性骨结核或单纯性滑膜结核。在发病初期,病灶局限于长骨干骺端,关节软骨面完好,表现为关节腔积液,如能在此阶段治愈,则关节功能不受影响。如果病变进一步发展,结核病灶侵及关节腔,破坏关节软骨面,侵入关节滑膜,即为全关节结核。全关节结核若不能控制,便会出现破溃,产生瘘管或窦道,并引起继发感染,此时关节已完全毁损,必定会遗留各种关节功能障碍。

【临床表现】

### 1. 症状

(1) 全身症状:起病缓慢,症状隐匿,可无明显全身症状或只有轻微结核中毒症状。病人可有午后低热、乏力、盗汗,典型病例还可见消瘦、食欲差、贫血等症状。少数起病急骤,出现高热,一般多见于儿童。患儿常有“夜啼”。

(2) 局部症状:发病初期局部疼痛不明显,多为偶发关节隐痛,活动时疼痛加重,逐渐转为持续性疼痛。单纯性骨结核髓腔内压力增高,脓液聚集过多以及脓液破入关节腔使疼痛剧烈。由于髋关节与膝关节神经支配有重叠现象,因此髋关节结核病人亦可主诉膝关节疼痛。脊柱结核的寒性脓肿会压迫脊髓而产生肢体瘫痪。

### 2. 体征

(1) 关节积液与畸形:浅表关节病变可见肿胀与积液,并有压痛。因活动时疼痛而有肌痉挛,致使关节主动和被动活动均受限,持久性肌痉挛可引起关节挛缩或变形,患肢因失用而致肌肉萎缩,产生不同程度的畸形和关节功能障碍。病理性脱位和病理性骨折不少见。

(2) 脓肿与窦道:若病变关节骨质破坏,病灶部位积聚大量脓液、结核性肉芽组织、死骨和干酪样坏死物质,易形成脓肿;由于缺乏红、热等急性炎症表现,被称为寒性脓肿或冷脓肿(cold abscess)。脓肿向体表破溃,形成窦道,流出米汤样脓液,形成外瘘。脓肿与内脏器官相通,可形成内瘘。寒性脓肿破溃后若合并混合感染,则出现急性炎症反应。若不能控制混合感染可引起慢性消耗、贫血、全身中毒症状,严重时可致肝、肾衰竭,甚至死亡。

【辅助检查】

**1. 实验室检查**

（1）血常规：可有轻度贫血，少数病人白细胞计数升高。

（2）红细胞沉降率：在结核活动期明显增快，是检测病变是否静止和有无复发的重要指标。

（3）C反应蛋白：其高低与疾病的炎症反应程度关系密切，可用于结核活动性及临床治疗疗效的判定。

（4）脓液或关节液涂片：镜检找到抗酸杆菌或结核分枝杆菌培养阳性可诊断为结核病，但阳性率较低。

（5）结核菌素试验：强阳性对成年人有助于支持结核病的诊断，对儿童特别是1岁以下幼儿可作为结核诊断的依据。脓液结核菌素培养一般阳性率为70%。

（6）结核分枝杆菌基因检测技术：可直接对结核分枝杆菌的种系进行分类鉴定和药敏的检测，具有操作简便、反应快速、灵敏度高、特异度高等特点。必要时做活体组织病理学检查。

**2. 影像学检查**

（1）X线检查：早期X线检查无明显改变，6~8周后可有区域性骨质疏松和钙化的骨质破坏病灶，周围有软组织肿胀影。病变进一步发展，可见边界清楚的囊性变并伴有明显硬化反应和骨膜反应。可出现死骨和病理性骨折。

（2）CT和MRI：CT能发现X线检查不能发现的病灶，确定软组织病变程度，清晰显示病灶、死骨和寒性脓肿，还可在CT引导下穿刺抽脓和活检；MRI可在炎症浸润阶段显示异常信号，有助于早期诊断。

（3）关节镜检查：关节镜检查及滑膜活检对诊断滑膜结核很有价值。

【处理原则】

骨与关节结核应采用综合的治疗方法，其中抗结核药物治疗贯穿于整个治疗过程，在治疗中占主导地位。

**1. 非手术治疗**

（1）全身支持疗法：充分休息，避免劳累，加强营养，每日摄入足够的蛋白质和维生素，加强日光照射，以增强机体抵抗力。贫血严重者，可给予少量多次输血。

（2）抗结核药物治疗：遵循早期、联合、适量、规律和全程应用的原则，以增强药效，降低细菌的耐药性。按规定疗程用药是确保疗效的前提。目前常用的一线抗结核药物为：异烟肼（INH，又称雷米封）、利福平（RFP）、吡嗪酰胺（PZA）、链霉素（SM）、乙胺丁醇（EMB）。主张联合用药，异烟肼与利福平为首选药物。对于骨关节结核，主张疗程不得少于12个月，必要时可延长至18~24个月。

经过抗结核药物治疗后，全身症状与局部症状都会逐渐减轻。判断骨关节结核是否痊愈应当从病人主诉、临床检查、实验室检查、影像学表现及远期随访进行判断。治愈的标准为：①全身情况良好，体温正常，食欲良好；②局部症状消失，无疼痛，窦道闭合；③3次血沉均正常；④影像学表现脓肿缩小乃至消失，或已经钙化，无死骨，病灶边缘轮廓清晰；⑤起床活动已1年，仍能保持上述4项指标。符合标准的可以停止抗结核药物治疗，但仍需定期复查。

（3）局部制动：根据病变部位和病情轻重分别用夹板、石膏绷带、支具固定和牵引等方法使病变关节制动，以保持关节于功能位，减轻疼痛，防止病理性骨折，预防与矫正患肢畸形。一般小关节固定4周，大关节要延长至12周左右。

（4）局部注射：适用于早期单纯滑膜结核。局部注射抗结核药物，可使局部药物浓度增高，增强杀菌效果，减少全身反应。常用药物为异烟肼，剂量为100~200mg，每周注射1~2次，注射次数视关节积液的多少而定。每次穿刺时发现积液逐渐减少，颜色清亮，表明药物治疗有效。对于寒性脓肿，避免反复穿刺抽脓和注入抗结核药物,以免诱发混合性感染和形成窦道。

**2. 手术治疗**　在全身支持疗法和抗结核药物的控制下,及时进行手术治疗可以缩短疗程,预防或矫正畸形,减少肢体残疾和复发。手术方法包括:

(1) 脓肿切开引流:冷脓肿有混合感染、体温高、中毒症状明显者,因全身状况差,不能耐受病灶清除者,可先施行脓肿切开引流。待全身状况改善后,再行病灶清除术。但应注意脓肿切开引流后易形成慢性窦道。

(2) 病灶清除术:在全身性抗结核药物治疗下行病灶清除术可以在短时间内取得较好的疗效。采用适当的手术路径进入病灶,将脓液、死骨、结核性肉芽组织与干酪样坏死物质彻底清除。由于手术可能造成结核分枝杆菌的血源性播散,因此术前应规范应用抗结核药物治疗4~6周,至少2周。术后应继续完成规范药物治疗全疗程。

(3) 其他手术:①关节融合术:用于关节不稳定者;②截骨术:用以纠正关节畸形;③人工关节置换术:用以改善关节功能;④植骨融合内固定术:用以维护脊柱稳定性;⑤脊柱畸形矫正术:用以矫正严重后凸畸形。

## 二、脊柱结核

脊柱结核(tuberculosis of the spine)的发病率居全身骨与关节结核的首位,约占50%。其中,椎体结核占98%~99%,椎弓结核占1%~2%。椎体以松质骨为主,它的滋养动脉为终末动脉,结核杆菌容易停留在椎体部位。在整个脊柱中,腰椎负重和活动度最大,结核发病率最高,其次是胸椎、颈椎。

【病理生理】

根据椎体结核病变初起所在部位不同,病理改变可分中心型和边缘型2种。

**1. 中心型**　多见于10岁以下儿童,好发于胸椎。病变始于椎体中心松质骨,以骨质破坏为主,可出现死骨,死骨吸收后遗留空洞,空洞内充满脓液和干酪样物质,椎体可压缩成楔形。一般只侵犯1个椎体,也可侵及椎间盘和邻近椎体。

**2. 边缘型**　常见于成人,好发于腰椎。病变局限于椎体上下缘,以溶骨性破坏为主,死骨较少,易侵及椎间盘和邻近椎体。椎间盘破坏是此型的特征,早期X线检查显示椎间隙变窄。椎体结核形成的寒性脓肿有2种表现形式:

(1) 椎旁脓肿:脓液聚集在椎体旁,以椎体两侧和前方较为多见。脓肿将骨膜掀起,脓液沿韧带间隙蔓延,使多个椎体边缘出现骨破坏;还可以向后方进入椎管压迫脊髓和神经根。

(2) 流注脓肿:椎旁脓肿聚集至一定容量后,压力增大,可穿破骨膜沿肌筋膜间隙向下方流注,在远离病灶的部位出现脓肿。不同部位脊柱脓肿有不同的流注途径。颈椎结核可见咽后壁脓肿,易流注到锁骨上窝;胸椎结核多表现为椎旁脓肿;胸腰段结核可同时有椎旁和腰大肌脓肿;腰椎结核脓液聚集在腰大肌鞘内,可沿髂腰肌筋膜流注到腹股沟部、小转子甚至腘窝部。腰骶段结核可同时有腰大肌脓肿和骶前脓肿(图43-2)。

【临床表现】

**1. 症状**

(1) 全身症状:起病缓慢,可有午后低热、消瘦、疲乏、食欲差、盗汗、贫血等。儿童常有夜啼、呆滞或性情急躁等。

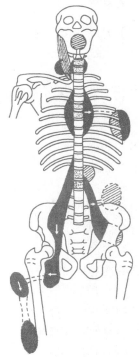

图43-2　脊柱结核寒性脓肿流注途径

（2）局部症状：主要有疼痛、肌肉痉挛、脊柱活动受限、神经功能障碍等。疼痛是最早出现的症状，多为轻微钝痛，劳累、咳嗽、打喷嚏或持重物时加重，休息后减轻。初期疼痛多较轻，痛点也不局限，随着病变进展，痛点多固定于脊柱病变平面的棘突或棘突旁。可伴有相应神经节段支配区的放射性疼痛：颈椎结核放射至上肢，胸椎结核可有背痛症状，下段胸椎可放射至腰骶部，腰椎结核可放射至大腿前方。

2. 体征

（1）姿势异常：因疼痛导致椎旁肌痉挛，脊柱活动受限，致病人姿势异常。颈椎结核常表现为斜颈、头前倾、颈短缩和双手托下颌；胸椎结核表现为脊柱后凸；腰椎结核病人在站立或行走时，往往用手扶住腰部，腰椎结核病人弯腰拾物时需挺腰屈膝屈髋下蹲，称拾物试验阳性。

（2）脊柱畸形：椎体病变塌陷后，脊柱可呈局限性成角后凸畸形，以胸段多见。

（3）压痛和叩击痛：受累椎体棘突处可有压痛和叩击痛。

（4）寒性脓肿和窦道：70%~80%的脊柱结核合并寒性脓肿。

（5）截瘫：脓液、死骨和坏死的椎间盘可压迫脊髓，造成部分或完全截瘫。

【辅助检查】

1. X线检查　主要表现为骨质破坏和椎间隙狭窄。中心型骨质破坏集中在椎体中央，很快出现椎体压缩成楔形，前窄后宽。边缘型骨质破坏集中在椎体的上缘或下缘，表现为进行性椎间隙狭窄，椎旁软组织阴影增宽。

2. CT　可清晰显示病灶部位、骨质破坏程度、有无空洞和死骨形成。CT检查对腰大肌脓肿有独特的诊断价值。

3. MRI　具有对软组织分辨率高的特点，主要用于显示骨和软组织病变，观察脊髓有无受压或变性，有早期诊断价值。

【处理原则】

脊柱结核治疗的目的是：彻底清除病灶，解除神经压迫，重建脊柱稳定性，矫正脊柱畸形。

1. 非手术治疗

（1）全身支持治疗：注意休息，避免劳累，合理加强营养。

（2）抗结核药物治疗：有效的药物治疗是杀灭结核分枝杆菌、治愈脊柱结核的根本措施。绝大多数脊柱结核采用全身营养支持和合理的抗结核药物治疗可获得治愈。具体药物应用原则见本节概述。

（3）局部制动：病人有低热和腰背痛时，严格卧硬板床休息。病变已静止而脊柱不稳定者，可用躯干支具、石膏背心、石膏床、腰围、颈托等限制脊柱活动，减轻疼痛，预防和矫正畸形。

（4）局部脓肿穿刺或引流：适用于脓肿较大者，可局部注入抗结核药物加强局部治疗。

2. 手术治疗

（1）适应证：①病灶内有明显死骨或较大寒性脓肿；②窦道流脓经久不愈；③骨质严重破坏，脊柱不稳定，有脊髓压迫症状或合并截瘫；④严重后凸畸形；⑤经非手术治疗效果不佳，病变仍有进展。

（2）治疗原则：①术前4~6周规范抗结核治疗，至少2周，以控制混合感染。②术中彻底清除病灶，解除神经及脊髓压迫，重建脊柱稳定性。其中，病灶清除术是控制感染的关键；植骨融合+内固定术用于脊柱功能重建。③术后继续完成规范化抗结核治疗的全疗程。

（3）手术方式：目前脊柱结核的手术治疗主要由病灶清除和脊柱功能重建两部分组成，具体手术方式应综合分析病人病变部位、病变程度、体质、年龄、经济能力等因素，根据个体化原则选择最佳手术方案。

**【护理措施】**

**1. 缓解疼痛**

（1）环境和体位：保持病房整洁、安静、舒适，空气流通。指导病人采取合适体位，减少局部压迫和刺激以缓解疼痛。

（2）局部制动：疼痛严重者，严格卧床休息，局部予以制动，减少局部活动，进行轴线翻身。防止病理性骨折、关节畸形和截瘫的发生。

（3）合理用药：合理抗结核治疗，控制病变发展。必要时给予药物镇痛。

（4）心理护理：因结核病人病程较漫长，脊柱结核手术可能影响病人术后的活动能力，病人担心手术失败或预后不良等影响日后生活和工作，表现出不同程度的焦虑、悲观情绪，对生活和前途失去信心。护士应耐心向病人及家属解释手术的意义，提高病人对手术的信心，积极配合手术治疗。

**2. 改善营养状况**

（1）饮食：鼓励病人摄取高热量、高蛋白、高维生素、易消化饮食，每日热量达到 2 000~3 000kcal，蛋白质 1.5~2g/（kg·d），保证牛奶、鸡蛋、鱼、瘦肉、豆制品、蔬菜和水果等的均衡摄入。

（2）营养支持：若病人食欲差，经口摄入难以满足营养需要，可遵医嘱为病人提供肠内或肠外营养支持。

（3）输血：对有贫血或严重低蛋白血症者，遵医嘱给予少量多次输新鲜血或白蛋白，保持血红蛋白在 100g/L 以上；对凝血功能较差者，术前给予维生素 K 和卡巴克络等药物以改善凝血功能。

**3. 维持有效的气体交换**

（1）加强病情观察：严密监测生命体征，若胸椎结核病人在病灶清除术后出现呼吸困难或发绀，应及时通知医师，并协助处理。

（2）保持呼吸道通畅：由于术后咳嗽时伤口疼痛加剧，病人不愿咳嗽、咳痰，容易引发坠积性肺炎及窒息。术前应指导病人正确咳嗽和有效咳痰。病情允许的情况下定时翻身、拍背，以松动分泌物，使之易于咳出，或在雾化吸入后给予拍背。呼吸困难及时给予氧气吸入，严重呼吸困难者，行气管插管或气管切开，呼吸机辅助呼吸。

**4. 抗结核药物治疗的护理**

（1）观察治疗效果：用药后是否体温下降、食欲改善、体重增加、局部疼痛减轻以及红细胞沉降率正常或接近正常，如有上述改变，说明药物治疗有效。

（2）观察药物不良反应：异烟肼的不良反应为末梢神经炎、肝脏损害和精神症状；利福平和吡嗪酰胺的不良反应为胃肠道反应和肝脏损害；链霉素主要损害第Ⅷ对脑神经、肾脏和引起过敏反应；乙胺丁醇的不良反应为球后视神经炎和末梢神经障碍。用药过程中若出现眩晕、口周麻木、肢端疼痛、耳鸣、听力异常、恶心、肝功能受损等改变，及时通知医师调整药物。

**5. 功能锻炼**　功能锻炼适当延迟，活动量视病人病情和体力而定，循序渐进，持之以恒。术后当日，可行踝关节的屈伸运动和环转运动，同时被动活动、按摩下肢各关节，以防止关节粘连强直。术后长期卧床者，应主动活动非制动部位。合并截瘫或脊柱不稳制动者，鼓励病人做抬头、扩胸、深呼吸和上肢活动。

**6. 健康教育**

（1）体位：注意防止手术部位屈曲，以免术后植骨块脱落或移动。

（2）用药：向病人和家属讲解遵医嘱服用抗结核药物的意义，告知病人要维持足够的用药剂量和时间，指导病人观察药物的不良反应，若出现眩晕、口周麻木、耳鸣、听力异常、恶心等应立即停药并及时复诊。

（3）功能锻炼：指导病人和家属出院后坚持功能锻炼。

### 三、髋关节结核

髋关节结核(coxotuberculosis)是结核分枝杆菌通过血液循环侵入髋关节而引起的感染。约占骨与关节结核的 15%,仅次于脊柱和膝关节,位居第 3。多见于儿童,单侧髋关节结核多见。

【病理生理】

髋关节结核中以单纯滑膜结核较多,其次为单纯骨结核和晚期全关节结核。单纯骨结核病灶多起于髋臼上缘或股骨头的边缘部分,表现为骨质破坏、出现死骨和空洞,且常形成脓肿。至后期会产生寒性脓肿与病理性脱位。病灶部位常有干酪样物质和寒性脓肿形成,并可向腹股沟区或大粗隆处穿破,形成窦道,并易合并感染。

【临床表现】

#### 1. 症状

(1)全身中毒症状:起病缓慢,病人常有低热、乏力、倦怠、食欲差、消瘦及贫血等全身中毒症状。

(2)疼痛:早期症状为髋部疼痛,休息后可缓解。疼痛常放射至膝部,患儿常主诉同侧膝关节内疼痛,若不加注意,会延误诊断。小儿表现为“夜啼”。病变发展为全关节结核时,疼痛剧烈、不能平卧、不敢移动患肢。

#### 2. 体征

(1)压痛:早期髋关节前侧可有压痛,但肿胀多不明显。

(2)窦道形成:病变后期常会在腹股沟内侧与臀部出现寒性脓肿,破溃后成为慢性窦道。

(3)畸形:由于疼痛引起肌痉挛,髋关节呈现屈曲、内收、内旋畸形,并可引起髋关节病理性脱位,肢体相对变短。

(4)跛行:随着病情发展,疼痛加剧,出现跛行。最早症状为步态发生变化,走路时健肢着地重而患肢轻,略显跛行。当病变发展为滑膜结核时跛行比较明显,全关节结核跛行最严重。

(5)特殊体征:下列 3 种检查阳性有助于本病诊断。

1)4 字试验阳性:检查髋关节屈曲、外展或外旋 3 种运动。病人平卧于检查床上,患肢屈髋、屈膝,将外踝置于健侧髌骨上方,检查者用手下压其患侧膝部,若患髋出现疼痛且膝部不能接触床面即为阳性(图 43-3)。该试验受个体因素(年老或肥胖)影响较大,应进行两侧对比,作对比时外踝放置的位置必须相同。

2)髋关节过伸试验阳性:用于检查儿童早期髋关节结核。患儿俯卧位,检查者一手按住骨盆,另一手握住踝部提起下肢,直到大腿前面离开检查床面为止。同样试验对侧髋关节,两侧对比,可以发现患侧髋关节在后伸时有抗拒感,因而后伸的范围不如健侧大。正常侧可以有 10°后伸。

3)托马斯(Thomas)征阳性:又称髋关节屈曲挛缩试验,用来检查髋关节有无屈曲畸形。病人仰卧于检查床上,检查者将其健侧髋、膝关节完全屈曲,使大腿紧贴腹壁,膝部尽可能贴近前胸,患肢保持伸展状态,此时腰椎前凸完全消失而腰背平贴于床面,即为阴性;若患髋存在屈曲畸形,患肢随之翘起而不能伸直平放于床面上,即为阳性,根据大腿与床面所成的角度,断定屈曲畸形的角度(图 43-4)。

【辅助检查】

#### 1. 实验室检查
详见本节概述。

#### 2. X 线检查
早期可见股骨头及髋臼局限性骨质疏松,关节囊肿胀。后期常有破坏性关节炎伴有少量反应性硬化表现,偶可在数周内出现关节的完全破坏,出现空洞和死骨。可伴有病理性脱位。

#### 3. CT、MRI
可辅助早期诊断,CT 能清楚显示髋关节内积液和微小骨骼破坏病灶。MRI 还能

Note:

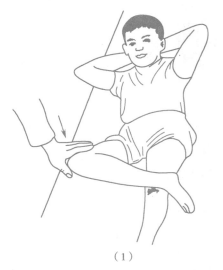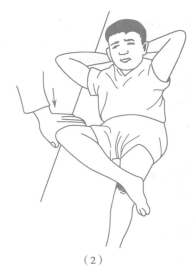

　　　（1）　　　　　　　　　　（2）

图 43-3　4 字试验
（1）阴性；（2）阳性。

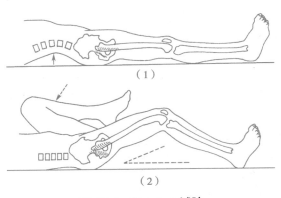

　　　（1）

　　　（2）

图 43-4　Thomas 试验
（1）平卧时腰椎前突；（2）阳性。

显示骨内的炎性浸润。

【处理原则】

1. **非手术治疗**　详见本节概述。

2. **手术治疗**

（1）单纯滑膜结核：关节内注射抗结核药物疗效不佳时可行滑膜切除术，术后行皮牵引和防垂足托功能位制动 3 周。

（2）单纯骨结核：尽早行病灶清除术，术后行皮牵引或髋人字石膏固定。

（3）全关节结核：尽快手术治疗，挽救关节功能。早期可行病灶清除术，术后皮牵引 3 周。后期病人在病灶清除的基础上加髋关节融合术，疗效不明显者可行全髋关节置换术，关节屈曲、内收、外展畸形者，可做转子下矫形截骨术。

### 知识拓展

#### 人工关节置换术最新研究进展

　　人工关节最初开始于 1890 年由 Gluck 采用象牙制做下颌关节。1939 年 Wiles 提出全髋关节成形术的概念，不锈钢金属被首次应用于人工髋关节，成为现代全髋关节置换的开篇之作；随后因不锈钢假体出现松动现象，被钴铬钼合金所取代。1951 年后钛金属被用于股骨假体关节置换，对人工关节的发展起到了极大的促进作用。1960 年以后经 Charnley 研究并将高分子聚乙烯材料、聚甲基丙烯酸甲酯应用于临床，形成了具有低摩擦、低松动率、高稳定性等优点的关节材料。与国外相比，我国人工关节置换手术开展较晚。在 20 世纪 50 年代末，范国声等开始将聚甲基丙烯酸甲酯用于人工股骨头、人工膝关节等。如今我国每年人工关节置换数量可达 40 万台，且每年以 25%~30% 的速度增长。一直以来，人们不停地寻找新的材料来提高关节假体各项性能，并尝试打破以往材料限制,增加人工关节假体的耐用性,减轻磨损,从而延长人工关节使用寿命。目前临床工作者正致力于寻找新的仿生性能材料并借助科技手段进一步提高假体的耐磨性与力学性能,增强关节假体与人体骨的结合能力及融合度,并借助 3D 打印技术使人工关节置换的发展方向更加趋向于个体化、技术化、微创化和智能化,为提高人工关节置换病人生存质量奠定基础。

【护理措施】

1. **有效牵引**　髋关节结核病人行皮牵引固定期间注意保持有效牵引,在膝外侧垫棉垫,防止压迫腓总神经,预防足下垂。

2. **功能锻炼**　患肢在不负重情况下早期进行功能锻炼,如踝关节屈伸活动和股四头肌收缩锻炼。行全髋关节置换术的病人术后保持患肢外展中立位,避免患侧髋关节内收、内旋、屈髋超过 90°,以防人工髋关节脱位。

3. **其他护理**　缓解疼痛、改善营养状况和抗结核药物治疗的护理等其他措施参见本节脊柱结核病人的护理内容。

## 四、膝关节结核

膝关节结核(tuberculosis of knee joint)患病率仅次于脊柱结核,居骨与关节结核的第 2 位。这主要与膝关节滑膜面积大、松质骨丰富、下肢负重大、活动多且易扭伤等因素有关。儿童或青壮年是高发人群。

【病理生理】

因膝关节是全身关节中滑膜最多的关节,而结核分枝杆菌主要侵犯滑膜或骨端,故膝关节滑膜结核的发病率最高。病变发展缓慢,以炎性浸润和渗出为主,表现为膝关节肿胀和积液。随着病变的发展,结核性病变可以经过滑膜附着处侵袭至骨骼,产生边缘性骨侵蚀。病变进一步发展,可累及软骨和软骨下骨板,但关节面的软骨保持完整,此时为早期全关节结核。晚期,大部分关节面软骨和骨质破坏继续增加,膝关节结核易发生寒性脓肿破溃,并发混合感染成为慢性窦道。关节韧带结构的毁坏会产生病理性半脱位或脱位。病变静止后产生膝关节纤维性或骨性强直,此时关节常有屈曲及内外翻畸形。儿童膝关节结核骨骺遭到破坏后,可引起明显的肢体短缩畸形。

【临床表现】

1. **症状**　全关节结核可剧烈疼痛,特别是活动时疼痛加重,膝部有广泛压痛。当结核脓肿破溃减压或病变吸收后,疼痛可逐渐减轻甚至消失。患儿可因夜间突发疼痛而产生"夜啼"、易哭闹等特有表现。通常膝关节结核病人全身症状较轻,表现为低热、盗汗、贫血、消瘦、易疲劳、食欲差等。

2. **体征**

(1) 压痛:单纯骨结核局部压痛明显。

(2) 肿胀:单纯滑膜结核可见关节普遍肿胀,关节内渗液多时浮髌试验可为阳性。单纯骨结核的肿胀常常局限在病变的一侧。全关节结核肿胀明显并且广泛,因膝关节功能明显障碍,肌肉萎缩明显,故呈典型的梭形畸形。

(3) 跛行:单纯滑膜结核可有轻度跛行,膝关节伸直受限。单纯骨结核主要为劳累后酸痛不适,故跛行多不明显。全关节结核病人膝关节功能明显受限,甚至不能行走,常有膝关节病理性半脱位,故治愈后也遗留跛行和畸形。

(4) 寒性脓肿和窦道:单纯滑膜结核寒性脓肿多见于腘窝部、膝关节两侧及小腿周围。全关节结核于腘窝部和膝关节周围均可触及寒性脓肿,脓肿破溃后形成慢性窦道,常年不愈,经窦道排出米汤样、干酪样物质及死骨,窦道口周围皮肤瘢痕硬化,皮肤色素沉着。

(5) 畸形:单纯滑膜结核和单纯骨结核引起的膝关节畸形常不明显,主要是轻度屈曲畸形,膝关节过伸受限。全关节结核病人因关节骨质破坏严重,加之肌肉萎缩,肌肉痉挛及韧带的松弛,可产生膝关节内外翻畸形和半脱位;严重时关节畸形位强直,造成患肢髋关节不能伸直和跟腱挛缩,患肢呈现屈髋屈膝足下垂畸形,只能用足尖着地。

【辅助检查】

1. **影像学检查**　单纯滑膜结核 X 线检查可表现为髌上囊肿胀,股骨远端及胫骨近端可出现普遍的骨质疏松。病程较长者可见进行性关节间隙变窄和边缘性骨侵蚀。至后期,骨质破坏加重,关节间隙消失,严重者可有骨性强直、畸形,还可见病理性脱位。CT 和 MRI 可以发现 X 线检查不能显示的病灶,特别是 MRI 有早期诊断价值。

2. **关节镜检查**　对膝关节滑膜结核早期诊断具有独特价值,可同时行关节液培养、组织活检及滑膜切除术。

【处理原则】

1. **非手术治疗**　①支持治疗:摄入高蛋白、高维生素饮食,少量多次输新鲜血以纠正贫血,注意休息;②抗结核药物治疗:一般 12~18 个月;③局部制动:膝关节结核通过牵引或石膏制动可防止畸形,适用于早期单纯滑膜结核和早期骨结核;④关节穿刺:先抽出结核性渗液,再注入抗结核药物。

2. **手术治疗**　①膝关节滑膜切除术:适用于单纯滑膜结核病人非手术治疗无效者或晚期滑膜结核滑膜肥厚者。②膝关节结核病灶清除术:适用于病灶接近关节、易侵入关节或有死骨及骨脓肿,对于保守治疗无效的单纯骨结核亦适用。③关节融合术:膝关节结核关节损毁严重并有畸形者,在病灶清除的基础上行膝关节加压融合术,一般认为 15 岁以上的病人才做关节融合术。

【护理措施】

膝关节结核病人局部制动非常重要,无论是手术或非手术治疗,固定时间一般不少于 3 个月。早期开始不负重功能锻炼,根据关节恢复情况,逐步过渡到部分负重和全负重功能锻炼。缓解疼痛、改善营养状况和抗结核药物治疗的护理等其他措施参见本节脊柱结核病人的护理内容。

(罗翔翔)

---

思 考 题

---

1. 患儿,男,10 岁,因车祸外伤致右侧股骨干闭合性骨折,石膏托固定 1 个月,高热、寒战 1d 收入院。7d 前出现发热、头痛和咽痛,自行服用酚麻美敏混悬液后体温降至正常。1d 前高热,寒战,伴右大腿下端持续性剧烈疼痛,不能活动,遂来院就诊。体格检查:T 40.5℃,P 113 次/min,R 26 次/min,BP 108/75mmHg。右大腿下端轻度肿胀、压痛。辅助检查:血常规示 WBC $20×10^9$/L,中性粒细胞占比 85%;血清 C 反应蛋白 106mg/L(正常值≤20mg/L),红细胞沉降速率为 66mm/h(正常值≤20mm/h)。诊断为急性血源性化脓性骨髓炎。

请问:

(1) 该患儿来院后还应该完善哪些检查?

(2) 该患儿目前有哪些主要的护理诊断/问题?

(3) 该患儿来院第 3d 行脓肿切开闭式引流术,术后应采取哪些护理措施?

2. 周女士,43 岁,因腰背部疼痛 3 个月,加重 1 个月入院。病人于 3 个月前搬抬重物后出现腰部疼痛,休息后可缓解。1个月前疼痛较前加重,休息后稍缓解。发病以来有午后低热,夜间盗汗,易劳累,食欲减退。体格检查:腰椎第3、4椎体棘突处有压痛和叩击痛,拾物试验阳性。辅助检查:实验室检查示血清C反应蛋白偏高,结核抗体弱阳性;腰椎X线示腰3~4椎体破坏、塌陷,局部后凸畸形;CT示腰3~4椎体大部破坏、椎间死骨、椎旁脓肿,椎体塌陷。

　　请问:

（1）该病人目前有哪些主要的护理诊断/问题?

（2）针对以上护理诊断/问题,应采取哪些护理措施?

## 第四十四章

# 骨肿瘤病人的护理

44章 数字内容

—— 学 习 目 标 ——

**知识目标：**

1. 掌握骨肉瘤、骨巨细胞瘤、骨软骨瘤的临床表现。

2. 熟悉骨肉瘤、骨巨细胞瘤、骨软骨瘤的处理原则。

3. 了解骨肉瘤、骨巨细胞瘤、骨软骨瘤的病因病理。

**能力目标：**

能运用护理程序对骨肉瘤病人实施整体护理。

**素质目标：**

在学习骨肿瘤病人的护理过程中，学生树立良好的心理素质和人文关怀能力，强化学生尊重病人隐私的医学伦理道德。

骨肿瘤,包括良性、交界性和恶性骨肿瘤,病人局部出现不同程度的肿胀和疼痛,影响肢体功能,甚至导致病理性骨折。恶性骨肿瘤早期手术治疗可保全病人肢体,但就诊较晚、破坏严重的恶性骨肿瘤常需进行截肢手术,虽可有效解除病人痛苦,但对肢体活动功能影响较大。术前加强心理护理、缓解局部疼痛,术后加强功能锻炼、促进关节功能康复、尽早佩戴义肢是预防术后并发症和促进病人康复的关键。骨肉瘤病人的处理原则以及围术期护理是本章学习的重点。

 ━━━━━━━━━━━ 导入情境与思考 ━━━━━━━━━━━

患儿,男,11 岁,因右膝关节疼痛 2 周,加重伴肿胀 1 周入院。

患儿 2 周前跑步后感右膝关节疼痛,3d 后疼痛消失。近 1 周来感右膝部持续疼痛加重,夜间尤甚,并且发现右膝外侧肿胀,压之疼痛加重。自行外敷"扶他林软膏"及休息后有效,疼痛感减轻,2d 后疼痛持续加重。患儿感到焦虑、紧张,担心影响学习,遂来院就诊。体格检查:右大腿下端外侧可触及 3cm×2cm 包块,基底界线不清,不活动,压痛明显,局部皮温高,无静脉曲张,右膝关节活动受限。辅助检查:血常规示 Hb 130g/L,WBC $8.5×10^9$/L;血沉 17mm/L,碱性磷酸酶 980U/L,右膝关节 X 线示右股骨远端溶骨性破坏,在骨破坏区可见密度增高的针状新生骨,与骨皮质垂直排列,肿块近端有三角形骨膜反应;肺部 X 线检查未见明显异常,穿刺活检病理报告显示成骨骨肉瘤。患儿应用大剂量甲氨蝶呤+多柔比星+顺铂霉素进行化学治疗 2 周后,准备在全麻下行骨肉瘤根治性切除术。

请思考:

(1) 如何对该患儿进行心理护理?

(2) 该患儿术后的护理诊断/问题有哪些?

(3) 针对该患儿术后的护理诊断/问题,如何采取相应的护理措施?

# 第一节　概　述

发生在骨内或起源于各种骨组织成分的肿瘤,以及由其他脏器恶性肿瘤转移到骨骼的肿瘤统称为骨肿瘤(bone tumor)。骨肿瘤分原发性和继发性两类,前者来自骨及其附属组织,后者是由其他部位的恶性肿瘤通过血液或淋巴液转移而来。原发性骨肿瘤占全身肿瘤的 2%~3%,以良性肿瘤多见。良性骨肿瘤中骨软骨瘤发病率最高,恶性骨肿瘤中骨肉瘤发病率最高。骨肿瘤男性发病率稍高于女性,病因尚不完全明确,但骨肿瘤的发生具有年龄和部位的特点,如骨肉瘤多见于儿童和青少年,骨巨细胞瘤多见于成人,而骨髓瘤多见于老年人。解剖部位对肿瘤的发生也有影响,许多肿瘤好发于长骨生长活跃的部位即干骺端,如股骨远端、胫骨近端和肱骨近端,而骨骺则很少发生。

## 【外科分期】

骨肿瘤的外科分期方法有多种,目前最常用的为 Enneking 于 1980 年根据骨和软组织间叶性肿瘤生物学行为特点提出的 G-T-M 外科分期系统。这一分期方法反映了肿瘤生物学行为及侵袭程度,有利于判断预后,合理选择手术方案,指导骨肿瘤的治疗。

G 表示病理分级,共分 3 级:$G_0$ 为良性,$G_1$ 为低度恶性,$G_2$ 为高度恶性。

T 表示肿瘤解剖定位,分为:$T_0$ 肿瘤局限于囊内,$T_1$ 囊外、间室内,$T_2$ 间室外。

M 表示远处转移,分为:$M_0$ 无远处转移,$M_1$ 有远处转移。

(一) 良性骨肿瘤分期

用阿拉伯数字 1、2、3 表示。

1($G_0$,$T_0$,$M_0$),静止性肿瘤,有完整的包囊。

2($G_0$,$T_1$,$M_0$),生长活跃,仍位于囊内或为自然屏障所阻挡。

3（$G_0$，$T_2$，$M_0$），具有侵袭性。

（二）恶性骨肿瘤分期

用罗马数字Ⅰ、Ⅱ、Ⅲ表示。每期又分为A（间室内）和B（间室外）两组。

Ⅰ$_A$（$G_1$，$T_1$，$M_0$），低度恶性，间室内病变。

Ⅰ$_B$（$G_1$，$T_2$，$M_0$），低度恶性，间室外病变。

Ⅱ$_A$（$G_2$，$T_1$，$M_0$），高度恶性，间室内病变。

Ⅱ$_B$（$G_2$，$T_2$，$M_0$），高度恶性，间室外病变。

Ⅲ$_A$（$G_{1\sim2}$，$T_1$，$M_1$），间室内病变，有转移。

Ⅲ$_B$（$G_{1\sim2}$，$T_2$，$M_1$），间室外病变，有转移。

【临床表现】

1. 症状

（1）疼痛：是生长迅速的骨肿瘤最显著的症状。恶性骨肿瘤几乎均有局部疼痛，开始时为轻度、间歇性，后来发展为持续性剧痛，夜间明显，并有局部压痛。良性骨肿瘤生长缓慢，多无疼痛或仅有轻度疼痛，少数良性骨肿瘤，如骨样骨瘤可因反应骨的生长而产生剧痛。

（2）压迫症状：肿块巨大时，可压迫周围组织引起相应症状，如位于骨盆的肿瘤可引起机械性梗阻，表现为便秘与排尿困难；脊柱肿瘤可压迫脊髓，出现截瘫。

（3）病理性骨折：肿瘤生长可破坏骨质，轻微外力引发病理性骨折常为某些骨肿瘤的首发症状，也是恶性骨肿瘤和骨转移瘤的常见并发症。

（4）其他：晚期恶性骨肿瘤可出现贫血、消瘦、食欲下降、体重下降、低热等全身症状。恶性骨肿瘤可经血流和淋巴向远处转移，如肺转移。

2. 体征

（1）肿块和肿胀：恶性骨肿瘤局部肿块和肿胀常发展迅速，表面可有皮温增高和浅静脉怒张。良性骨肿瘤生长缓慢，病程较长，通常被偶然发现。

（2）功能障碍：位于长骨干骺端的骨肿瘤多邻近关节，由于疼痛、肿胀和畸形，可使关节肿胀和活动受限。

【辅助检查】

1. 影像学检查

（1）X线检查：对骨肿瘤诊断有重要价值。它能显示骨与软组织的基本病变，判断肿瘤的良、恶性。良性骨肿瘤呈膨胀性骨病损，密度均匀，边界清楚。恶性骨肿瘤X线检查表现为病灶不规则，密度不均，边界不清。骨质破坏呈虫蚀样或筛孔样。

（2）MRI：可根据软组织水肿情况初步判断肿瘤的良恶性，同时清楚显示病变范围，对有相似影像学表现的不同骨肿瘤进行鉴别、判断骨肿瘤的分级与分型。

（3）放射性核素检查：可以明确病损范围，先于其他影像学检查几周或几个月，可显示骨转移瘤的发生。

（4）血管造影：可显示肿瘤的血供，并能进行选择性血管栓塞和注入化学治疗药物。

2. 病理学检查　活检组织的病理学检查是确诊骨肿瘤的唯一可靠检查。活检组织可以通过切开或穿刺针吸获得。

3. 实验室检查　恶性骨肿瘤病人有广泛溶骨性病变时，可有血钙升高；血清碱性磷酸酶升高有助于成骨肉瘤诊断；男性酸性磷酸酶升高对前列腺癌骨转移有意义；血、尿中Bence-Jones蛋白阳性提示浆细胞骨髓瘤。

4. 现代生物技术检测　分子生物学和细胞生物学领域的新发现揭示了与临床转归及预后的机制。遗传学研究揭示了一些骨肿瘤中有常染色体异常，能帮助诊断和进行肿瘤分类，并更精确地预测肿瘤的转归和预后。

**5. 骨标志物测量** 外周血或尿液中骨标志物(bone markers,BMs)的测量可以评估骨的健康状况,与标准成像技术相结合还可监测治疗的反应,早期发现肿瘤相关骨病的高危病人,以改进治疗方案。

**【处理原则】**

骨肿瘤的治疗应以外科分期为指导,选择适当的治疗方案,尽量做到既切除肿瘤,又保全肢体。

**(一)良性骨肿瘤**

以手术切除为主,手术方式有以下 2 种:

**1. 刮除植骨术** 适用于良性骨肿瘤及瘤样病变。彻底刮除病灶组织至正常骨质,使用药物或理化方法杀灭残存肿瘤细胞。刮除后空腔内置入填充材料。填充材料中以自体骨较好,但来源少,完全愈合较慢,疗程长;也可使用异体骨或人工骨等其他生物活性骨修复材料。

**2. 外生性骨肿瘤切除术** 将肿瘤自基底部正常骨质处切除,如骨软骨瘤切除术,手术的关键是完整切除肿瘤骨质、软骨帽及软骨外膜,防止复发。

**(二)恶性骨肿瘤**

通常采用以手术治疗为主,化学治疗、放射治疗和生物治疗为辅的综合治疗。

**1. 手术治疗**

(1)保肢治疗:不断成熟的化疗手段促进和发展了保肢技术。实践证明保肢治疗与截肢治疗的生存率与复发率相同,局部复发率为 5%~10%。手术的关键是采用合理外科边界完整切除肿瘤,切除范围包括肿瘤实体、包膜、反应区及其周围部分正常组织。

(2)截肢术:对于病变广泛和其他辅助治疗无效的晚期高度恶性骨肿瘤,截肢术仍是重要治疗手段。应严格掌握手术适应证,选择安全截肢平面,同时也应考虑术后义肢的制作和安装。

**2. 非手术治疗**

(1)化学治疗:化学治疗特别是新辅助化学治疗的应用,大大提高了恶性骨肿瘤病人的生存率和保肢率。对于骨肉瘤、软骨肉瘤等恶性骨肿瘤,围术期的新辅助化疗已经是标准的治疗流程。目前主张术前化学治疗,术后再根据细胞的反应交替应用不同化学治疗方案。

(2)放射治疗:放射治疗可抑制和影响恶性骨肿瘤细胞的繁殖能力,同时也可杀伤肿瘤细胞。部分骨肿瘤术前、术中、术后辅助放射治疗可控制病变和缓解疼痛,降低局部复发率。病变广泛不能手术者可单独放疗。

(3)其他治疗:包括血管栓塞治疗、温热-化学疗法、干扰素、白细胞介素-2、淋巴因子活化的杀伤细胞、集落刺激因子和单克隆抗体等的治疗。

**知 识 拓 展**

**新辅助化学治疗骨肿瘤**

20 世纪 70 年代骨肿瘤治疗的进展之一是术前化学治疗,随后发展为新辅助化学治疗,即"术前化学治疗+手术+术后化学治疗",应用该模式治疗后疼痛减轻,肿瘤缩小,关节活动改善或恢复正常,影像学检查表现为病灶边界清晰,瘤体缩小,病灶钙化,新生血管减少或消失,有利于手术的实施。术前化学治疗后,肿瘤细胞坏死率大于 90% 的病人,5 年存活率可达 80%~90%,而坏死率低于 90% 的病人,5 年存活率低于 60%。对后一种情况需要调整术后化学治疗方案,实施大剂量化学治疗。大剂量化学治疗虽可提高疗效,但毒性反应也增大。因此,化学治疗方案的执行需要结合个体有针对性地实施。

# 第二节　恶性骨肿瘤

恶性骨肿瘤包括骨肉瘤、软骨肉瘤、骨纤维肉瘤、Ewing 肉瘤、恶性淋巴瘤、骨髓瘤等,其中骨肉瘤发病率最高,其次为软骨肉瘤。在本节中主要阐述骨肉瘤病人的围术期护理。

骨肉瘤(osteosarcoma)是最常见的原发性恶性骨肿瘤。恶性程度高,预后差,是儿童及年轻病人最常见的原发恶性骨肿瘤,中位发病年龄为 20 岁。65 岁以上的骨肉瘤病人常继发于 Paget 病,男性多于女性,好发部位为长管状骨干骺端,如股骨远端、胫骨和肱骨近端。近年来,由于早期诊断和新辅助化学治疗的发展,使骨肉瘤的 5 年存活率大大提高。

【病因】

骨肉瘤从间质细胞系发展而来。肿瘤经软骨阶段直接或间接形成肿瘤骨样组织和骨组织而迅速生长。下肢负重骨在外界因素(如病毒)的作用下,使细胞突变,可能与骨肉瘤形成有关。

【病理生理】

骨肉瘤的组织学特点是瘤细胞直接形成骨样组织或未成熟骨。它是一种倾向于退行性和多型性的肿瘤,大多数病例都由 2 种或 2 种以上不同形态的细胞组成。瘤体一般呈梭形,可累及骨膜、骨皮质及髓腔,病灶切面呈鱼肉状,棕红或灰白色。骨肉瘤主要有髓内、表面、骨外 3 种亚型,髓内高级别骨肉瘤是经典病理类型,占全部骨肉瘤的 80%。

【临床表现】

1. 症状

(1) 疼痛:早期症状为局部隐痛,可发生在肿瘤出现以前,起初为间断性疼痛,常与生长痛混淆,逐渐发展为持续性剧烈疼痛,尤以夜间为甚,休息、制动或一般镇痛药无法缓解。

(2) 病理性骨折:肿瘤生长可破坏骨质,轻微外力即可引发病理性骨折,多见于溶骨性病变为主的骨肉瘤。

(3) 其他:晚期骨肉瘤可出现贫血、消瘦、食欲缺乏、体重下降、低热等全身恶病质表现。晚期最易转移至肺,可出现咳嗽、咯血、胸痛、憋气和呼吸困难。

2. 体征

(1) 肿胀和肿块:早期仅感觉局部不适。随着病情发展,骨端近关节处可见肿块,影响关节活动,肿块发展迅速,触之硬度不一,伴有皮温升高,静脉怒张。

(2) 关节活动受限和功能障碍:位于长骨干骺端的骨肉瘤多邻近关节,由于疼痛、肿胀和畸形,关节活动可出现受限。

(3) 跛行:由肢体疼痛而引发的避痛性跛行,随着病情的进展而加重。

【辅助检查】

1. 实验室检查　血清碱性磷酸酶、乳酸脱氢酶升高,与肿瘤细胞的成骨活动有关。如果手术完整切除肿瘤后,血清碱性磷酸酶可下降至正常水平,肿瘤复发时可再次升高。

2. 影像学检查　对于原发灶应进行影像学检查(MRI 和 CT)、胸部检查、PET-CT 扫描和/或骨扫描。对于可疑转移灶应进行 CT 或 MRI 检查。骨肉瘤在 X 线检查可显示病变多起于长骨干骺端,表现为成骨性、溶骨性或混合性骨质破坏。肿瘤生长顶起骨外膜,骨膜下产生新骨,表现为三角状骨膜反应阴影,称 Codman 三角。若肿瘤生长迅速,超出骨皮质范围,同时血管随之长入,肿瘤骨与反应骨沿放射状血管方向沉积,表现为"日光射线"形态。MRI 可清晰地显示肿瘤在骨和软组织内的边界,以及周边组织受累情况。

【处理原则】

骨肉瘤的处理原则遵循"诊断—术前化疗—手术—术后再化疗"的过程。目前,手术(截肢或保肢)仍是骨肉瘤治疗的主要方式。对于无转移的高级别骨肉瘤,截肢术与保肢手术在复发率以及生存率上无显著差异,而保肢手术往往能带来更好的功能。在新辅助化疗反应较好的高级别骨肉瘤病人,如果能达到广泛的外科边界,应首选保肢治疗。当保肢治疗无法达到满意的外科边界时应进行截肢治疗。在手术基础上联合辅助化疗和新辅助化疗可明显改善非转移性骨肉瘤病人的预后。目前临床上治疗骨肉瘤的化学治疗药物主要包括多柔比星(ADM)、顺铂(DDP)、甲氨蝶呤(MTX)和异环磷酰胺。

【护理评估】

(一)术前评估

**1. 健康史**

(1)一般情况:包括年龄、性别、职业、生活环境和习惯,特别注意有无发生肿瘤的相关因素,如长期接触化学致癌物质、放射线等。

(2)既往史:了解有无外伤和骨折史。既往有无其他部位肿瘤史。

(3)家族史:了解家族中有无骨肉瘤或其他肿瘤病史者。

**2. 身体状况**

(1)症状与体征:①局部:评估疼痛的部位、性质、程度、加重或缓解的因素;肢体有无肿胀、肿块和浅表静脉怒张;局部有无压痛和皮温升高;肢体有无畸形,关节活动是否受限;有无因肿块压迫和转移引起的局部体征,有无病理性骨折发生。②全身:评估病人有无消瘦、体重下降、营养不良和贫血等恶病质表现;重要脏器,如心、肺、肝、肾功能是否正常,有无肺转移;能否耐受手术治疗和化学治疗。

(2)辅助检查:了解血沉、碱性磷酸酶、乳酸脱氢酶是否升高,血清钙是否异常;尿蛋白检查是否异常;X线检查有无骨质破坏、骨膜反应和软组织影;病理学检查有无异常;各重要脏器功能是否正常。

**3. 心理-社会状况**　评估病人和家属对疾病的接受程度,能否承受截肢术后肢体的外观改变和遗留残疾,是否了解手术前后化学治疗的相关知识。

(二)术后评估

**1. 术中情况**　了解病人手术、麻醉方式与效果、病变组织切除情况、术中出血、补液、输血情况和术后诊断。

**2. 身体状况**　评估生命体征是否平稳,病人是否清醒,呼吸状态如何,有无胸闷、胸痛、呼吸浅快、发绀及肺部痰鸣音等;评估伤口是否干燥,有无渗液、渗血;各引流管是否通畅,引流液的颜色、性状和量等;评估肢体末梢循环是否正常,有无感觉和运动异常;外固定位置是否正确,关节功能是否恢复。

**3. 心理-社会状况**　评估病人对术后康复的认识,对术后肢体外观改变和缺失是否能承受,对术后化学治疗及功能锻炼是否有充分的心理准备;了解家庭成员是否能为病人提供术后长期照护,是否有足够的经济能力满足病人的治疗和康复。

【常见护理诊断/问题】

1. **恐惧**　与担心肢体功能丧失和预后不良有关。
2. **急性疼痛**　与肿瘤浸润压迫周围组织、病理性骨折、手术创伤、术后幻肢痛有关。
3. **躯体移动障碍**　与疼痛、关节功能受限及制动有关。

4. **体象紊乱**　与手术和化学治疗引起的自我形象改变有关。

5. **潜在并发症**：病理性骨折。

【护理目标】

1. 病人主诉恐惧减轻或消除。

2. 病人主诉疼痛缓解或消失。

3. 病人关节活动得到恢复或重建。

4. 病人能正确面对自我形象改变。

5. 病人未发生病理性骨折,或得到及时发现和处理。

【护理措施】

（一）术前护理

1. **心理护理**　骨肉瘤恶性程度较高、转移早,预后差,病死率高,一旦确诊,病人往往产生忧郁、恐惧、悲观失望等负性情绪,对治疗失去信心。此外,由于病人多为青少年,对保肢手术寄予过多的希望,对截肢术后肢体的外观改变和遗留残疾缺乏承受能力,往往拒绝治疗。护士应多与病人和家属沟通,了解疾病对病人和家庭带来的影响,理解病人的情绪反应,并了解病人的经济状况和医疗保险情况。向病人及家属介绍目前骨肉瘤的治疗方法和进展,手术治疗和化学治疗的重要性,鼓励病人积极配合治疗。介绍治疗成功病人与其交流,以树立战胜疾病的信心。骨肉瘤术前各种检查项目较多,充分做好解释工作,促使病人配合术前准备。对于拟行截肢术的病人,给予精神上的支持,与病人一起讨论术后可能出现的问题,并提出可能的解决方案,使病人在心理上对截肢术有一定的准备。

2. **缓解疼痛**

（1）非药物镇痛:协助病人采取适当体位,如肿瘤局部固定制动,以减轻疼痛;进行护理操作时避免触碰肿瘤部位,尽量减少诱发或加重疼痛的护理操作。与病人讨论缓解疼痛的有效措施,如缓慢地翻身和改变体位,转移注意力等。

（2）药物镇痛:WHO 推荐癌性疼痛三阶梯疗法及其护理参见第十章肿瘤病人的护理。

3. **化学治疗副作用的护理**　参见第十章肿瘤病人的护理。

（二）术后护理

1. **促进关节功能恢复**　①术后抬高患肢高于心脏水平,促进静脉和淋巴回流,预防肢体肿胀。②保持肢体功能位,预防关节畸形。膝部手术后,膝关节屈曲 5°~10°;髋部手术后,髋关节保持外展中立位,防止发生髋关节脱位。③术后早期卧床休息,避免过度活动,以后可根据康复状况开始床上活动和床旁活动。④教会病人正确应用助行器、拐杖、轮椅等协助活动。

2. **提供相关康复知识**　告知病人长期卧床及制动后可能发生的并发症,在适当的时候需进行功能锻炼。①术前 2 周,与病人讨论功能锻炼的方法,指导下肢手术病人做股四头肌等长收缩锻炼、健侧肢体力量训练、床上翻身和大小便;②下肢手术麻醉清醒后即可开始做股四头肌等长收缩锻炼和踝泵运动,以促进血液循环,预防深静脉血栓形成和关节粘连;③行人工关节置换术者,术后一般不需要外固定,2~3d 即可开始关节的功能锻炼;④术后 6 周,进行重点关节的活动,加大活动范围;⑤有条件时可辅助理疗,利用器械进行活动。

3. **预防病理性骨折**　由于骨质被破坏,骨肉瘤病人可能发生病理性骨折。护理病人时应注意:①搬运病人时应轻柔,避免暴力;②翻身时应予以协助;③对于术后骨缺损大、人工假体置换术或异体骨移植术后病人,要注意保护患肢;④功能锻炼要循序渐进,不要急于下地行走,病人开始站立或练习行走时应在旁保护,防止跌倒;⑤若发生骨折,应局部石膏固定或牵引,按骨折常规护理。

4. **截肢术后的护理**

（1）体位:①术后残肢应用牵引或夹板固定在功能位置,以防发生关节挛缩;②保持下肢截肢病人髋关节和/或膝关节于伸直位,术后24~48h整体抬高患肢,避免关节屈曲,预防肢体肿胀;③下肢截肢者,每3~4h俯卧20~30min,并将残肢以枕头支托,压迫向下;仰卧位时,不可外展患肢或在膝关节下垫枕头,以免造成膝关节的屈曲挛缩。

(2) 手术切口及引流管护理:切口渗液、出血影响伤口愈合,易导致术后切口感染。术后放置引流管可以减轻手术部位的肿胀及瘀斑,缓解疼痛,降低感染风险。但过长时间放置引流管会加重病人的心理负担,影响病人功能锻炼,增加切口感染风险。因此,一般建议24h引流量<50ml可以拔除引流管。但对于不同病人,应根据手术部位、引流液的性质和量的变化等来决定拔管时间。

(3) 并发症的护理

1) 出血:注意观察肢体残端伤口渗血情况,伤口引流液的颜色、性状和量,保持引流通畅。床旁常规放置止血带,以备急用。对于渗血较多者,可用棉垫加弹性绷带加压包扎;若出血量较大,血压急剧下降,脉搏细弱,应警惕残端血管破裂或血管结扎缝线脱落,须立即以沙袋压迫术区或在出血部位的近心端扎止血带压迫止血,并告知医师,配合处理。

2) 伤口感染:是该手术的严重并发症。由于手术切除范围广泛,手术时间长,出血多,伤口容易出现积液,病人术前或术后经过化学治疗,容易发生感染。术后按时换药,观察伤口渗出情况。若伤口剧痛或跳痛并伴体温升高,局部有波动感,可能有术区深部感染,应报告医师及时查找原因,调整抗生素种类及剂量,必要时行局部穿刺或及时拆除缝线,充分引流。

3) 幻肢痛:绝大多数截肢病人在术后相当长的一段时间内感到已切除的肢体仍然有疼痛或其他异常感觉,称为幻肢痛(phantom limb pain)。可能是由于术前肿瘤压迫周围组织造成的剧烈疼痛对大脑皮层中枢刺激形成兴奋灶,术后短时间内未能消失所致。疼痛多在残肢的远端出现,性质多种,如电击样、切割样、撕裂样或烧灼样等,多为持续性,尤以夜间为甚,属精神因素性疼痛。缓解幻肢痛的方法主要有:①尽早佩戴义肢:通常术后6~8周伤口愈合后,病人可尝试适应临时义肢,有的甚至在术后10~14d即可适应临时义肢。②心理护理:护士应引导病人注视残肢,接受截肢的现实。应用放松疗法等心理治疗手段逐渐消除幻肢感,指导病人自我训练调节心理平衡,达到自我分析、自我控制、自我暗示的目的。③药物治疗:必要时适当给予安慰剂治疗或交替给予安眠药与镇痛药。④手术治疗:截肢残端神经阻滞术、残端探查术或脊髓神经镇痛术可有效缓解幻肢痛。⑤其他:对于幻肢痛持续时间长者,可轻叩残端,进行残端按摩,或用理疗、封闭的方法消除幻肢痛。幻肢痛大多可随时间延长而逐渐减轻或消失。

(4) 残肢功能锻炼:一般术后2周,伤口愈合后开始功能锻炼。方法是:下肢截肢病人应俯卧位练习大腿内收、后伸;上肢截肢病人肩关节进行外展、内收及旋转运动;每日用弹性绷带反复包扎残端,均匀压迫,促进软组织收缩,并将残端塑形为圆锥形,以适应后期义肢的安装;当残端瘢痕不敏感,伤口愈合牢固后,可进行残端按摩、拍打及蹬踩,以增加残端的负重能力。制作临时义肢,鼓励病人拆线后尽早使用,以消除水肿,促进残端成熟,为安装义肢做准备。

(三) 健康教育

1. 心理指导  指导病人保持平稳心态,树立战胜疾病的信心;对于截肢者,介绍类似经历的病人现身说法,消除病人的心理顾虑或障碍,促使病人逐渐接受和坦然面对自身形象。

2. 康复指导  严防过早负重导致病理性骨折,帮助病人制订康复锻炼计划,并按计划锻炼,调节肢体适应能力。指导病人正确佩戴义肢,正确使用各种助行器,如拐杖、轮椅等,以最大限度恢复病人的生活自理能力。

3. 自我监测  教会病人自我检查和监测伤口及截肢残端,定期复诊;按时接受化学治疗;发现肢体肿胀或疼痛及时就诊。

4. 复诊指导  术后第1、2年应每3个月复诊1次,第3年每4个月1次,第4、5年每半年1次,此后每年1次。每次均应完善影像学及实验室检查,发现异常及时就诊,对需要继续放射治疗、化学治疗者,不要轻易中止疗程。

Note:

【护理评价】

通过治疗与护理,病人是否:①主诉恐惧减轻或消除;②主诉疼痛缓解;③关节功能得以恢复,能满足日常活动需要;④能正确面对自我形象改变;⑤病理性骨折得以预防,或得到及时发现和处理。

# 第三节　骨巨细胞瘤

骨巨细胞瘤(giant cell tumor of bone)是较常见的原发性骨肿瘤,为交界性或行为不确定的肿瘤,占所有原发性骨肿瘤的3%~5%,在东亚人群中更为常见。骨巨细胞瘤好发于20~40岁,女性多于男性,好发部位为长骨干骺端和椎体,特别是股骨远端和胫骨近端,骨盆和脊柱等中轴骨也常受累。

【病理生理】

瘤组织以单核基质细胞及多核巨细胞为主要结构。可分为巨细胞瘤和恶性巨细胞瘤。巨细胞瘤是一种良性的、局部侵袭性的肿瘤,由成片的卵圆形单核瘤性细胞均匀分布于大的巨细胞样成骨细胞之间。而恶性巨细胞瘤是表现为原发性骨巨细胞瘤的恶性肉瘤,或原有骨巨细胞瘤的部位发生恶变。

【临床表现】

1. **症状**　主要表现为疼痛和肿胀,瘤内出血或病理骨折时疼痛加重。
2. **体征**　病变局部可有轻压痛,皮温增高,可触及局部肿物,压之有乒乓球样感觉,病变邻近关节活动受限。

【辅助检查】

1. **影像学检查**　X线检查显示长骨骨骺处偏心性、溶骨性破坏,骨皮质膨胀变薄,界限较清晰,周围无骨膜反应。病变常累及邻近干骺端,有时甚至侵犯到关节。溶骨性破坏可呈“肥皂泡”样改变。侵袭性强的肿瘤可穿破骨皮质导致病理性骨折。CT有助于确定骨皮质破坏范围,而评估肿瘤侵犯周围软组织及神经血管时首选MRI。CT和MRI增强扫描还可提供肿瘤的血供信息。
2. **血管造影**　可显示肿瘤血管丰富,并有动-静脉瘘形成。
3. **活检**　活检是明确诊断的最重要手段,如活检结果提示恶变,应按照骨肉瘤的治疗方案处理。

【处理原则】

以手术治疗为主。常用手术方式有:①刮除植骨术:肿瘤较小者,可采用病灶彻底刮除加灭活处理,再用松质骨和骨水泥填充,但术后易复发;②瘤段切除术:对于术后复发、肿瘤较大或伴病理性骨折者,行肿瘤节段切除、假体植入;③截肢术:对于恶性无转移者,可行广泛、根治性切除或截肢术。

对手术清除肿瘤困难者,可试行放射治疗。放射治疗也可作为术后辅助治疗方法,但照射后易发生肉瘤变,应慎用。本病对化学治疗不敏感。

【护理措施】

（一）术前护理

1. **心理护理**　骨巨细胞瘤为潜在恶性肿瘤,病人担心手术和预后。与病人沟通,了解病人的疑虑,有针对性地予以指导,减轻焦虑与恐惧,保持病人情绪稳定,能接受并配合治疗。
2. **缓解疼痛**　与病人讨论疼痛的原因和缓解疼痛的方法。疼痛较轻者可采用放松疗法、理疗等;疼痛严重者,遵医嘱应用芬太尼、哌替啶等镇痛药物,以减轻疼痛。尽量减少护理操作中的疼痛,避免不必要的搬动。

Note:

3. **预防病理性骨折**　对于骨质破坏严重者,应用小夹板或石膏托固定患肢;对股骨近端骨质破坏严重者,除固定外,还应同时牵引,以免关节畸形。给卧床病人变动体位时,动作要轻。一旦发生骨折,按骨折病人常规护理进行护理。

（二）术后护理

1. **体位**　根据手术性质、部位决定术后体位。人工髋关节置换术后应保持患肢外展中立位,膝关节置换术后保持膝关节屈曲5°~10°,两侧可放置沙袋以保持中立位。

2. **病情观察**　注意观察伤口有无出血、水肿,局部皮肤温度和肢体末梢血运有无异常。抬高患肢,保持引流管通畅,记录引流液的颜色、性状和量。

3. **功能锻炼**　鼓励病人进行功能锻炼,预防肌肉萎缩和关节僵硬。术后病情平稳即可开始患肢肌肉等长收缩运动和足趾活动;术后1~2周逐渐开始关节活动。人工髋关节置换者练习外展运动,术后尽早扶拐下地,训练站立负重;人工膝关节置换者练习屈伸运动;异体骨与关节移植者,根据愈合程度,逐渐增加活动量,以防异体骨发生骨折。

（三）健康教育

1. **坚持治疗**　告知病人术后遵医嘱继续进行放射治疗,了解放射治疗的注意事项,治疗期间积极预防和处理放射性皮炎、骨髓抑制等并发症。

2. **复诊指导**　复诊内容包括体格检查、手术部位的影像学检查以及胸部影像学检查,2年内每3个月复查1次,2年后每半年复查1次。如出现局部复发,复发灶应及时进行手术切除。

# 第四节　良性骨肿瘤

良性骨肿瘤包括骨软骨瘤、骨样骨瘤、软骨瘤等,其中骨软骨瘤发病率最高,多为原发性骨肿瘤。本节重点介绍骨软骨瘤。

骨软骨瘤（osteochondroma）是一种常见的、软骨源性的良性骨肿瘤,是位于骨表面的骨性突起物,顶面有软骨帽,中间有髓腔。好发于长骨的干骺端,当骨骺线闭合后,骨软骨瘤也停止生长。多见于10~20岁青少年,男性多于女性。骨软骨瘤有单发性及多发性2种。单发性骨软骨瘤又名外生骨疣;多发性骨软骨瘤也叫骨软骨瘤病,常合并骨骼发育异常,并有家族遗传史,有恶变倾向,且恶变机会较单发性高。

【临床表现】

1. **症状**　绝大多数无自觉症状,常因无意中发现骨性肿块而就诊。骨性包块生长缓慢,增大到一定程度可压迫周围组织,如肌腱、神经、血管等,出现相应压迫症状,或发生继发性滑囊炎和病理性骨折等。若病人出现疼痛加重,肿块突然增大,应考虑恶变为继发性软骨肉瘤的可能。

2. **体征**　肿块常见于股骨远端、胫骨近端或肱骨近端,肩胛骨、髂骨和脊柱也可发生。多发性骨软骨瘤可妨碍正常骨的生长发育,以致患肢有短缩、屈曲畸形。

【辅助检查】

X线检查示干骺端有从骨皮质突向软组织的骨性突起,单发或多发,其皮质和骨松质以窄小或宽扁的蒂与正常骨相连,彼此髓腔相通,皮质相连续,突起表面为软骨帽,不显影,厚薄不一,有时可见不规则钙化影。骨软骨瘤发生恶变可见骨质破坏,呈云雾状改变及不规则钙化表现。

【处理原则】

一般无须治疗,但应密切观察随访。若肿瘤过大、生长较快、出现压迫症状影响关节功能或可疑恶变者应手术切除。切除范围从肿瘤基底四周正常骨组织开始,包括纤维膜或滑囊、软骨帽等,以防复发。

## 【护理措施】

1. **心理护理**　主动与病人沟通，了解其焦虑、恐惧的具体原因。病人担心疾病预后时，向其解释骨软骨瘤属良性骨肿瘤，无症状者，无须治疗；有症状者，可手术切除。向病人介绍治疗方法及预后，减轻焦虑和恐惧程度。

2. **病情观察**　观察伤口敷料有无渗血，肢体远端有无感觉和运动异常。若发现异常，应立即配合医师处理并采取相应护理措施。

3. **缓解疼痛**　为病人提供安全舒适的环境，并与其讨论疼痛的原因和缓解方法。指导病人术后抬高患肢，预防肿胀；应用非药物方法缓解疼痛，如放松训练、催眠、暗示、想象等。若疼痛不能控制，可遵医嘱应用镇痛药物，观察镇痛药物的效果及副作用。

4. **预防病理性骨折**　提供无障碍环境，教会病人正确使用拐杖、轮椅等助行器，避免肢体负重，预防病理性骨折。

5. **功能锻炼**　骨软骨瘤手术一般对关节功能的影响较小，术后可早期开始功能锻炼，提供术后康复的相关知识。

（罗翔翔）

## 思 考 题

1. 患儿，女，13 岁，1 个月前因右膝关节疼痛在外院行局部物理治疗未见明显好转。3d 前疼痛加重，夜不能寐，遂来院就诊。体格检查：右膝部弥漫性包块，边界不清，压痛明显，局部皮温高，可见静脉怒张，右膝关节屈曲，不能伸直。X 线检查：右股骨下端骨质呈浸润性破坏，有溶骨现象，可见明显的 Codman 三角和日光射线反应。该患儿经 2 周化学治疗后瘤体缩小，在全麻下行右股骨下端根治性瘤段切除+淋巴清扫术，术后留置引流管，手术当晚 2h 引出鲜红色血性液体 300ml。体格检查：T 37.0℃，P 105 次/min，R 20 次/min，BP 85/50mmHg。

请问：

（1）该患儿术后主要的护理诊断/问题有哪些？

（2）针对术后的护理诊断/问题，应采取哪些护理措施？

2. 患儿，男，12 岁，因左膝关节肿痛 3 周，加重 3d 来诊。膝部 X 线示左股骨下端骨质呈溶骨性破坏，可见明显的 Codman 三角。经穿刺活检病理报告显示：成骨肉瘤。该患儿在全麻下行左侧膝上截肢术+淋巴清扫术。术后 1 周患儿诉夜间感觉切除的左下肢仍然存在，且移动困难，左膝关节疼痛难忍，给予镇痛药效果不明显。

请问：

（1）该患儿目前主要的护理诊断/问题有哪些？

（2）该患儿疼痛的原因是什么？如何缓解疼痛？

## E

## F

## G

## H

［1］ 步宏,李一雷.病理学［M］.9 版.北京:人民卫生出版社,2018.

［2］ 蔡卫新,贾金秀.神经外科护理学［M］.北京:人民卫生出版社,2018.

［3］ 陈孝平,汪建平,赵继宗.外科学［M］.9 版.北京:人民卫生出版社,2018.

［4］ 陈志强,谭志健.中西医结合外科学［M］.3 版.北京:科学出版社,2018.

［5］ 崔慧先,李瑞锡.局部解剖学［M］.9 版.北京:人民卫生出版社,2018.

［6］ 郭莉.手术室护理实践指南［M］.北京:人民卫生出版社,2020.

［7］ 葛均波,徐永健,王辰.内科学［M］.9 版.北京:人民卫生出版社,2018.

［8］ 赫捷.肿瘤学概论［M］.北京:人民卫生出版社,2018.

［9］ 顾莺.先天性心脏病患儿家庭养育指导手册［M］.北京:世界图书出版公司,2020.

［10］ 侯建全.实用泌尿外科学［M］.3 版.北京:人民卫生出版社,2019.

［11］ 黄人健,李秀华.护理学高级教程［M］.北京:人民军医出版社,2011.

［12］ 姜洪池.腹部创伤学［M］.北京:人民卫生出版社,2010.

［13］ 李乐之,路潜.外科护理学［M］.6 版.北京:人民卫生出版社,2017.

［14］ 李丽红.泌尿外科护理［M］.北京:人民卫生出版社,2018.

［15］ 路潜,张美芬.外科护理学［M］.北京:北京大学医学出版社,2015.

［16］ 裴福兴,陈安民.骨科学［M］.北京:人民卫生出版社,2016.

［17］ 全国科学技术名词审定委员会,肠外肠内营养学名词审定分委员会.肠外肠内营养学名词［M］.北京:科学出版社,2019.

［18］ 孙颖浩,黄健.中国泌尿外科和男科疾病诊断治疗指南［M］.北京:科学出版社,2019.

［19］ 孙颖浩,吴阶平.泌尿外科学［M］.北京:人民卫生出版社,2019.

［20］ 田文.甲状腺手术并发症预防与处理［M］.北京:人民军医出版社,2015.

［21］ 万学红,卢雪峰.诊断学［M］.9 版.北京:人民卫生出版社,2018.

［22］ 王建枝,钱睿哲.病理生理学［M］.北京:人民卫生出版社,2018.

［23］ 王荣福,安锐.核医学［M］.9 版.北京:人民卫生出版社,2018.

［24］ 吴惠平,付方雪.现代临床护理常规［M］.北京:人民卫生出版社.2018.

［25］ 杨宝峰,陈建国.药理学［M］.北京:人民卫生出版社,2018.

［26］ 叶章群,周利群.外科学泌尿外科分册［M］.北京:人民卫生出版社,2016.

［27］ 尤黎明,吴瑛.内科护理学［M］.6 版.北京:人民卫生出版社,2017.

［28］ 于键春.临床肠外肠内营养治疗指南与共识［M］.北京:中华医学电子音像出版社.2018.

［29］ 张启瑜,钱礼.腹部外科学［M］.2 版.北京:人民卫生出版社,2017.

［30］ 张清.内外科护理学［M］.北京:清华大学出版社,2020.

［31］ 赵继宗.神经外科学［M］.4 版.北京:人民卫生出版社,2019.

［32］ 赵玉沛,陈孝平.外科学［M］.3 版.北京:人民卫生出版社,2015.

［33］ 中国抗癌协会肿瘤营养专业委员会,中华医学会肠外肠内营养学分会.中国肿瘤营养治疗指南 2020［M］.

北京:人民卫生出版社.2020.

[34] 中国临床肿瘤学会.前列腺癌诊疗指南 2020[M].北京:人民卫生出版社,2020.

[35] 中国临床肿瘤学会指南工作委员会.尿路上皮癌诊疗指南 2020[M].北京:人民卫生出版社,2020.

[36] 中国临床肿瘤学会指南工作委员会.肾癌诊疗指南 2020[M].北京:人民卫生出版社,2020.

[37] 中国临床肿瘤学会指南工作委员会.中国临床肿瘤学会(CSCO)恶性肿瘤患者营养治疗指南 2019[M].北京:人民卫生出版社,2019.

[38] 中华医学会麻醉学分会.2017 版中国麻醉学指南与专家共识[M].北京:人民卫生出版社,2017.

[39] 那竹惠,陈文敏,刘雪莲.心血管外科专科护理服务能力与管理指引[M].沈阳:辽宁科学技术出版社,2018.

[40] HINKLE J L,CHEEVER K H. Brunner & Suddarth's Textbook of Medical-Surgical Nursing. 14th ed[M]. Philadelphia:Wolters Kluwer,2018.

[41] TOWNSEND C M,BEAUCHAMP R D,EVERS B M,et al. Sabiston Textbook of Surgery. 20th ed[M]. Philadelphia:Saunders Elsevier,2017.